Medicina Neonatal

Co-Editores:

Israel Figueiredo Júnior
Mestrado em Pediatria pela Universidade Federal Fluminense, RJ
Professor Adjunto de Pediatria da Faculdade de Medicina da
Universidade Federal Fluminense, RJ
Título de Especialista em Neonatologia pela Sociedade Brasileira de Pediatria

Luciano Abreu de Miranda Pinto
Mestrado em Pediatria pela Universidade Federal Fluminense, RJ
Professor Assistente de Pediatria da Universidade do Estado do Rio de Janeiro
Médico do Serviço de Neonatologia do HUAP – Universidade Federal Fluminense, RJ

Antonino Barros Filho
Mestrado em Pediatria pela Universidade Federal Fluminense
Professor Adjunto de Pediatria da Faculdade de Medicina da
Universidade Federal Fluminense, RJ

Medicina Neonatal

Adauto Dutra Moraes Barbosa

Pós-Doutor (CNPq) em Neonatologia – *University of Miami* – EUA
Doutor em Pediatria pela
Escola Paulista de Medicina da Universidade Federal de São Paulo
Mestre em Pediatria pela Universidade Federal do Rio de Janeiro
Professor Adjunto de Pediatria da Faculdade de Medicina da Universidade Federal Fluminense, RJ
Título de Especialista em Neonatologia pela Sociedade Brasileira de Pediatria

REVINTER

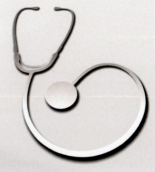

Medicina Neonatal
Copyright © 2006 by Livraria e Editora Revinter Ltda.

ISBN 85-372-0007-7

Todos os direitos reservados.
É expressamente proibida a reprodução
deste livro, no seu todo ou em parte,
por quaisquer meios, sem o consentimento
por escrito da Editora

Contato com o autor:
adutra@vm.uff.br

A ciência médica evolui continuamente. À medida que novas pesquisas são realizadas e a experiência clínica adquirida amplia o nosso conhecimento, a mudança no tratamento farmacológico pode ser necessária. Desta forma, informações atualizadas, fornecidas pelo fabricante de cada medicamento a ser administrado, devem ser verificadas pelos leitores, quanto ao método, à duração da administração e às contra-indicações. O médico-assistente é o responsável pela definição das doses e o melhor tratamento relacionado. Nem a editora nem os autores assumirão qualquer responsabilidade por qualquer dano e/ou lesão de pessoas ou propriedade.
A responsabilidade civil e criminal, perante terceiros e perante a Editora Revinter, sobre o conteúdo total desta obra, incluindo as ilustrações e autorizações/créditos correspondentes, é do(s) seu(s) autor(es).

Livraria e Editora REVINTER Ltda.
Rua do Matoso, 170 – Tijuca
20270-131 – Rio de Janeiro – RJ
Tel.: (21) 2563-9700 – Fax: (21) 2563-9701
livraria@revinter.com.br – www.revinter.com.br

Ao meu pai, Lair

(In memoriam)

Aos professores
Israel Figueiredo e
Geraldo Roberto Parente de Miranda

(In memoriam)

Seja quem seja, auxilia como e quanto puder,
a fim de que todos os que se comunicam com você
permaneçam em paz e alegria.

(Emmanuel)

Apresentação

O desenvolvimento técnico-científico do último século trouxe grandes benefícios às ciências médicas e contribuiu de maneira importante com a Pediatria, ao consolidar a Neonatologia como a subespecialidade que mais ganhou adeptos nas últimas décadas.

As constantes indagações acerca dos distúrbios orgânicos ligados ao período perinatal estimularam e alimentaram dezenas de pesquisas e trabalhos científicos que propiciaram o aparecimento de novas formas de se manipular o pequeno ser humano, rico em detalhes surpreendentes, envolto em importantes e complexos mecanismos desconhecidos que, ainda, desafiam as nossas mentes.

No Brasil, diversos serviços de Neonatologia foram criados, seguindo o rumo da necessidade de se reservar local propício para a assistência e o ensino das doenças do recém-nascido.

Em Niterói, na Faculdade de Medicina da Universidade Federal Fluminense, ainda no início da década de 1970, os Professores Israel Figueiredo e Geraldo Parente de Miranda deram os primeiros passos na organização do serviço neonatal. Começou a ser implantado o alojamento conjunto, e somente o recém-nascido que, por algum motivo, não pudesse permanecer junto à mãe era encaminhado ao berçário especificamente. Mais tarde, já no fim da década de 1980, foi criada e integrada ao serviço a UTI Neonatal. Crescia, assim, o serviço de atendimento aos casos de maior complexidade. Hoje, ele é responsável pela assistência integral aos recém-nascidos gravemente enfermos, culminando com o apoio ambulatorial por meio do seu programa de "Acompanhamento do RN de Risco", dando apoio a, pelo menos, cinco cidades de localização periférica.

Pelo lado acadêmico, o Serviço de Neonatologia da UFF, que funciona no Hospital Universitário Antônio Pedro, conta com um programa de residência de 3º ano e um curso de especialização em Neonatologia e tem procurado estimular o corpo discente para o desenvolvimento de trabalhos científicos, originando publicações e monografias e contribuindo com dissertações e teses.

O apoio da Sociedade Brasileira de Pediatria à Neonatologia, já de várias décadas, tem estimulado, consideravelmente, os pediatras a se dedicarem a esta área por meio de congressos, cursos de atualização e, nos últimos, pela obtenção do título de especialista em Neonatologia, reconhecido pela Associação Médica Brasileira.

Enfim, a Neonatologia ainda engatinha frente às desafiadoras descobertas que vislumbramos no dia-a-dia, mas que são o nosso grande desafio como médicos e como educadores. Assim, a confecção deste pequeno livro é a forma que encontramos para reunir alguns professores, renomados e entusiastas, profundamente comprometidos com as necessidades e o bem-estar do recém-nascido e da sua família, e levar aos colegas mais jovens e aos alunos o que conhecemos e pensamos.

Prefácio

É uma grande satisfação realizar o prefácio da obra *Medicina Neonatal*, organizada pelo professor Adauto Dutra Moraes Barbosa, que contém 76 capítulos, divididos em três partes, a maioria escrita e revisada pelos professores e médicos do Departamento Materno-Infantil da UFF.

É uma obra que, pela sua relevância e abrangência, preenche os requisitos para o diagnóstico e o tratamento das principais doenças dos recém-nascidos. Contempla, também, temas como banco de leite humano, imunizações, farmacologia e testes de triagem neonatal. Certamente, contribuirá como importante elemento para estudantes e médicos, esclarecendo dúvidas e acrescentando informações valiosas em Neonatologia. Abrange temas atuais não contemplados em outros compêndios semelhantes, como complicações oftalmológicas, dermatológicas e ortopédicas. A primeira parte abrange temas das doenças em geral; a segunda, refere-se aos procedimentos especiais e à terapia intensiva; a terceira parte é dedicada ao apoio multidisciplinar, tão indispensável em UTI Neonatal.

Neste espaço, registramos o dedicado e incansável trabalho do professor Adauto, que desempenhou a árdua tarefa de organizar esta magnífica obra.

Gesmar Volga Haddad Herdy
Professora Titular de Pediatria da UFF

Colaboradores

ALINE SOARES MENDES MARQUES
Fonoaudióloga do Centro de Estimulação e Desenvolvimento Global da APAE, RJ

ALTIVAR BITTENCOURT PIRES (*IN MEMORIAM*)
Mestre em Pediatria pela UFRJ
Especialista em Nefrologia Pediátrica pela SBP e SBN
Professor Adjunto de Pediatria da UNIGRANRIO
Ex-Professor Adjunto de Pediatria da UFF, RJ
Membro do Comitê de Nefrologia da SOPERJ
Membro da IPNA
Membro da ALANEPE

AMARYLIS GONÇALVES GUEDES
Mestre em Enfermagem
Professora Convidada da Pós-Graduação da Escola de Enfermagem da UFF, RJ
Enfermeira da UTI Neonatal do HUAP – UFF, RJ

ANDRÉ LUIZ L. CURI
Assistente Voluntário do Serviço de Oftalmologia da UFF, RJ

ANDRÉ LUIZ MATHIAS ARRUDA
Mestre em Pediatria pela UFF, RJ

ANTÔNIO CARLOS DE ALMEIDA MELO
Diretor da Divisão de Apoio Técnico do Hospital Maternidade Carmela Dutra da Secretaria Municipal de Saúde, RJ
Presidente do Comitê de Perinatologia da SOPERJ (2001-2003)
Membro dos Comitês de Aleitamento Materno e Perinatologia da SOPERJ

BENJAMIN ISRAEL KOPELMAN
Professor Titular e Coordenador do Curso de Pós-Graduação
Departamento de Pediatria – UNIFESP – EPM
Membro dos Comitês de Bioética das SBP e SPSP
Membro do Departamento de Neonatologia da SBP

CARLOS MURILO GUEDES DE MELLO
Doutor em Cirurgia pela UFRJ
Professor Adjunto de Cirurgia Pediátrica da UFF, RJ

CAROLINA LEMOS CURI
Assistente Voluntária do Serviço de Oftalmologia da UFF, RJ

CLÁUDIA BRAGA MONTEIRO ABADESSO CARDOSO
Médica-Endocrinologista da UERJ
Coordenador da Área de Prevenção da Federação das APAEs do Estado do Rio de Janeiro

CRISTIANE ALVARENGA SILVEIRA
Fisioterapeuta no Rio de Janeiro

CRISTINA ORTIZ VALETE
Doutora em Epidemiologia IMS/UERJ
Mestre em Pediatria pela UFF, RJ
Professora Assistente de Pediatria da
Faculdade de Medicina de Duque de Caxias – UNIGRANRIO
Responsável pela Residência Médica da UTI Infantil do
Hospital Geral de Bonsucesso – MS, RJ
Diretora Médica do Hospital Geral de Bonsucesso – MS, RJ

DANIELLE PLUBINS BULKOOL
Gastroenterologista Pediátrica
Mestre em Pediatria pela UFF, RJ
Professora Assistente de Pediatria da
Faculdade de Medicina de Duque de Caxias – UNIGRANRIO

EDMO DUTRA FRANCO
Cirurgião Pediátrico do Hospital Estadual Infantil Getúlio Vargas Filho – Niterói, RJ

EVELYN KAHN
Mestre em Pediatria pela UFRJ
Professora Adjunta de Pediatria da UFF e da UFRJ

FLÁVIO ADOLFO COSTA VAZ
Professor Titular de Pediatria da Faculdade de Medicina da USP

FLÁVIO AUGUSTO PRADO VASQUES
Doutor em Medicina pela UNIFESP – EPM
Professor Adjunto da Disciplina de Obstetrícia da Faculdade de Medicina da UFF, RJ
Chefe de Clínica do Serviço de Obstetrícia do HUAP – UFF, RJ
Diploma in Fetal Medicine (Teórico) da *Fetal Medicine Foundation* – Londres, UK
Membro do *American Institute of Ultrasound in Medicine*
Membro da *International Society of Ultrasound in Obstetrics and Gynaecology*
Membro da Sociedade Brasileira de Medicina Fetal

GERSON CARAKUSHANSKY

Professor Titular do Departamento de Pediatria da
Faculdade de Medicina da UFRJ
Chefe do Serviço de Genética do IPPMG – UFRJ

GESMAR VOLGA HADDAD HERDY

Pós-Doutor em Cardiologia pela Universidade de Londres
Doutor em Cardiologia pela UFRJ
Mestre em Pediatria pela UFRJ
Professora Titular de Pediatria da Faculdade de Medicina da UFF, RJ

GLÁUCIA MACEDO DE LIMA

Mestre em Pediatria pela UFF, RJ
Professora Assistente de Pediatria da Faculdade de Medicina Souza Marques, RJ
Médica do Serviço de Neonatologia do HUAP – UFF, RJ
Médica do Serviço de Neonatologia do HSE

HALF ANTÔNIO XAVIER

Professor Adjunto do Departamento de Doenças Infecciosas e Parasitárias da UFF, RJ

HEIDI HILDEGARD MONKEI PACHECO

Mestre em Pediatria pela UFF, RJ
Pediatra do Hospital Municipal Jesus, RJ
Médica do Serviço de Neonatologia do HUAP – UFF, RJ

HÉLIO FERNANDES DA ROCHA

Mestre em Pediatria pela UFRJ
Professor Adjunto do Departamento de Pediatria da UFRJ
Membro do Comitê de Nutrição da SBP

HENRIQUE JOSÉ C. LAIA FRANCO (*IN MEMORIAM*)

Mestre em Pediatria pela UFF, RJ
Professor Adjunto de Pediatria da UFF, RJ
Chefe do Setor de Nefrologia do HUAP – UFF, RJ
Membro do Comitê de Nefrologia da SOPERJ

IVETE MARTINS GOMES

Médica do Setor de Controle de Infecção Hospitalar do HUAP – UFF, RJ

JOÃO BAPTISTA CORREIA ORMONDE FILHO

Doutor em Cirurgia Torácica pela UFRJ
Mestre em Cirurgia Torácica pela UFF, RJ
Professor Adjunto de Cirurgia Pediátrica da UFF, RJ

JOSÉ LAERTE BOECHAT
Mestre em Alergia e Imunologia pela UFRJ
Professor Assistente de Alergia e Imunologia do
Instituto de Pós-Graduação Médica Carlos Chagas

JOSÉ MARIA DE ANDRADE LOPES
Pós-Doutor em Ciências Médicas pela *Macgill University*, Canadá
Doutor em Ciências Médicas pela *Macgill University*, Canadá
Professor do Curso de Pós-Graduação do IFF – FIOCRUZ, RJ

JOSÉ RICARDO DUARTE ALVES
Mestre em Pediatria pela UFRJ
Professor Adjunto do Departamento de Radiologia da UFF, RJ

KAY SANT'ANNA ARAÚJO
Fonoaudióloga do Centro de Estimulação e Desenvolvimento Global da APAE, RJ

LAÍS DE CARVALHO PIRES
Neuropediatra do IPPMG – UFRJ

MANOEL DE CARVALHO
Doutor e Mestre em Saúde da Mulher e da Criança do IFF – FIOCRUZ, RJ
Professor Adjunto de Pediatria da Faculdade de Medicina da UFF, RJ
Chefe do CTI Neonatal do IFF – FIOCRUZ, RJ
Diretor da Clínica Perinatal Laranjeiras, RJ

MARCELO PALIS VENTURA
Doutor e Mestre em Oftalmologia pela UFRJ
Professor Adjunto da Disciplina de Oftalmologia da Faculdade de Medicina da UFF, RJ
Responsável pelo Setor de Glaucoma do HUAP – UFF, RJ

MÁRCIA ANTUNES FERNANDES
Mestre em Pediatria pela UFF, RJ
Professora Assistente de Pediatria da UFF, RJ

MARCIA SALIM DE MARTINO
Psicóloga do Serviço de Psiquiatria da Infância e Adolescência do HUAP – UFF, RJ

MARCO ANTÔNIO GOMES ANDRADE
Mestre em Pediatria pela UFF, RJ
Professor Adjunto de Pediatria da UFF, RJ

MARIA CHRISTINA LINS DE ALMEIDA
Chefe de Clínicas do CEPERJ

MARIA DO CARMO FREITAS BRIGGS
Doutora em Cirurgia pela USP
Professora Adjunta de Cirurgia Pediátrica da UFF, RJ

MARIA DOLORES DE SOUSA CARVALHO
Doutora em Endocrinologia pela UFRJ
Mestre em Pediatria pela UFF, RJ
Professora Adjunta da Disciplina de Pediatria da UFF, RJ

MARIA ELISA VIEIRA DA CUNHA RAMOS
Doutora em Otorrinolaringologia pela USP
Mestre em Otorrinolaringologia pela UFRJ
Professora Adjunta de Otorrinolaringologia da UFF, RJ

MARIA REGINA AUGUSTO DE ANDRADE
Neuropediatra
Consultora de Neuropediatria do CEPERJ
Pediatra do Centro Pediátrico da Lagoa, RJ

MARIA TERESA CAMPOS VIEIRA
Mestre em Pediatria pela UFF, RJ
Médica do Serviço de Neonatologia do HUAP – UFF, RJ
Especialização em Dermatologia pela UFF, RJ
Membro do Departamento de Dermatologia Pediátrica na SBP

MAURI CARAKUSHANSKY
Research Fellow, Pediatric Endocrinology Division
Johns Hopkins University School of Medicine
Baltimore, EUA

MAURÍCIO VIDAL DE CARVALHO
Médico-Socorrista da Ponte S.A.

MÔNICA ANDRADE RODRIGUES
Mestranda em Saúde da Mulher e da Criança pelo IFF – FIOCRUZ, RJ

NICOLE OLIVEIRA MOTA GIANINI
Mestre em Saúde da Criança pelo IFF – FIOCRUZ, RJ
Chefe de Clínica do CETRIN
Neonatologista da SSS da Secretaria Municipal de Saúde do Rio de Janeiro
Coordenadora do Centro de Referência do Método Mãe Canguru – SMS, RJ
Membro do Departamento de Neonatologia da SBP e da SPRJ

NORMA ELIZABETH RATTES COSTA
Médica do Serviço de Neonatologia do HUAP – UFF, RJ

ORLANDO JOSÉ FERREIRA MARTINS
Doutor em Fisiologia pela UFES
Mestre em Pediatria pela UFF, RJ
Professor Adjunto de Pediatria da UFF, RJ

PAULO CÉSAR M. SCHOTT
Professor Titular de Ortopedia e Traumatologia da UFF, RJ
Membro Titular da SBOT
Membro Titular da SBOP

PAULO CÉSAR SANTOS DIAS
Médico do Serviço de Neonatologia do HUAP – UFF, RJ

PLÍNIO DE ASSIS TAVARES JÚNIOR
Doutor em DIP pela UFRJ
Mestre em Pediatria pela UFRJ
Professor Adjunto de Pediatria da UFF, RJ

RAFAEL DEL CASTILLO VILLALBA
Gastroenterologista Pediátrico
Mestre em Pediatria pela UFRJ
Professor Adjunto de Pediatria da UFF, RJ
Chefe do Setor de Gastroenterologia Pediátrica do HUAP – UFF, RJ

RAUL N. G. VIANNA
Professor Adjunto Doutor e Chefe do Setor de Retina e Vítreo do Departamento de Oftalmologia da Faculdade de Medicina da UFF, RJ

REGINA LUCIA RIBEIRO REIS
Doutora em Psiquiatria pela UFRJ
Mestre em Pediatria pela UFF, RJ
Professora Adjunta de Neuropsiquiatria Infantil da UFF, RJ

RENATO LUIZ NAHOUM CURI
Professor Titular de Oftalmologia da Faculdade de Medicina da UFF, RJ

RINALDO FÁBIO SOUZA TAVARES
Mestre em Pediatria pela UFRJ
Médico da UTI Neonatal do Serviço de Neonatologia do HUAP – UFF, RJ
Membro do Comitê Científico de Neonatologia da SBP

ROBERTA LEITE DE CASTRO DE SOUZA
Fisioterapeuta Especialista em Neuropediatria pela
Universidade Federal de São Carlos, SP

RONALDO O. LOMELINO
Médico da Emergência do HUAP – UFF, RJ
Membro Titular da SBOT
Membro Titular da SBOP

ROSANA MARIA RANGEL DOS SANTOS
Presidente da Comissão de Controle de Infecção Hospitalar – Hospital da Lagoa, RJ
Assessora Técnica em Controle de Infecção Hospitalar da
Secretaria Municipal de Saúde do Município do Rio de Janeiro

ROSANGELA CARVALHO DOS SANTOS
Ex-Chefe do Serviço de Nutrição do HUAP – UFF, RJ

SALIN KANAAN
Mestre em Biofísica pela UFRJ
Professor Adjunto de Patologia Clínica da UFF, RJ

SÉRGIO SETÚBAL
Mestre em DIP pela UFF, RJ
Professor Adjunto de DIP da UFF, RJ

SILVIA BENTO DE MELLO MIRANDA
Neuropediatra
Consultora de Neuropediatria do CEPERJ
Fellow em Neurologia do Desenvolvimento pelo
Albert Einstein Hospital of Medicine – Nova Iorque, EUA

SOLANGE ARTIMOS DE OLIVEIRA
Professora Titular de DIP da UFF, RJ

SUELI REZENDE CUNHA
Doutora em Enfermagem
Professora do Curso de Pós-Graduação em
Saúde da Mulher e da Criança do IFF – FIOCRUZ, RJ

SUSIE ANDRIES NOGUEIRA
Doutora e Mestre em DIP pela UFRJ
Professora Adjunta do Departamento de Pediatria da
Faculdade de Medicina de Petrópolis, RJ
Professora do Curso de Pós-Graduação em
Doenças Infecciosas e Parasitárias da Faculdade de Medicina da UFRJ

TÂNIA LAURINDO BORGES DE AZEVEDO
Mestre em Pediatria pela UFF, RJ
Professora Adjunta de Pediatria da UFF, RJ

TELMO PIMENTEL DO VABO
Professor Adjunto do Departamento de Radiologia da UFF, RJ

VANIA GLÓRIA SILAMI LOPES
Doutorado em Anatomia Patológica pela UFF, RJ
Professora Adjunta do Departamento de Patologia da UFF, RJ

VERA REGINA ARNAUD XAVIER
Médica do Serviço de Neonatologia do HUAP – UFF, RJ
Responsável pelo Setor de Alojamento Conjunto do
Serviço de Neonatologia do HUAP – UFF, RJ

SUMÁRIO

Parte I
MEDICINA NEONATAL

1. PRINCÍPIOS ÉTICOS EM NEONATOLOGIA 3
   Benjamin Israel Kopelman

2. ATENÇÃO HUMANIZADA AO RECÉM-NASCIDO........................... 14
   Nicole Oliveira Mota Gianini ♦ Antônio Carlos de Almeida Melo

3. MEDICINA FETAL 25
   Flávio Augusto Prado Vasques

4. ADAPTAÇÃO FETAL À VIDA EXTRA-UTERINA 32
   Adauto Dutra

5. CONTROLE DA INFECÇÃO NO BERÇÁRIO 39
   Ivete Martins Gomes

6. UTI NEONATAL 57
   Adauto Dutra

7. SEMIOLOGIA DO RECÉM-NASCIDO 73
   Adauto Dutra ♦ Gláucia Macedo de Lima

8. ASSISTÊNCIA AO RECÉM-NASCIDO 105
   Adauto Dutra

9. ALTA HOSPITALAR DO RECÉM-NASCIDO 124
   Vera Regina Arnaud Xavier ♦ Adauto Dutra

10. PLACENTA – IMPORTÂNCIA DO EXAME PARA O NEONATOLOGISTA........... 137
    Vania Glória Silami Lopes

11. REANIMAÇÃO NO PERÍODO NEONATAL 147
    Israel Figueiredo Júnior ♦ Maurício Vidal de Carvalho

12. ASFIXIA PERINATAL... 183
    Manoel de Carvalho ♦ José Maria de Andrade Lopes
    Mônica Andrade Rodrigues

13 Doença da Membrana Hialina.................................. 194
    Luciano Abreu de Miranda Pinto

14 Outros Distúrbios Respiratórios do Recém-Nascido............... 223
    Luciano Abreu de Miranda Pinto

15 Toxoplasmose Congênita.. 244
    Márcia Antunes Fernandes ◆ Half Antônio Xavier

16 Infecção por Parvovírus B19................................... 261
    Sérgio Setúbal ◆ Solange Artimos de Oliveira

17 Rubéola Congênita... 269
    Sérgio Setúbal ◆ Solange Artimos de Oliveira

18 Infecção pelo Citomegalovírus................................. 280
    Susie Andries Nogueira

19 Herpes Neonatal... 285
    Susie Andries Nogueira

20 Sífilis Congênita... 289
    Antonino Barros Filho

21 AIDS/SIDA... 301
    Plínio de Assis Tavares Júnior

22 Sepse Neonatal.. 312
    Tânia Laurindo Borges de Azevedo ◆ Luciano Abreu de Miranda Pinto

23 Banco de Leite Humano... 328
    Rosangela Carvalho dos Santos ◆ Adauto Dutra

24 Leite Materno... 335
    Antonino Barros Filho

25 Nutrição Enteral no Recém-Nascido............................. 341
    Hélio Fernandes da Rocha

26 Nutrição Parenteral no Recém-Nascido.......................... 361
    Hélio Fernandes da Rocha

27 Equilíbrio Ácido-Básico – Abordagem Fisiopatogênica........... 381
    Orlando José Ferreira Martins

28 Hidratação Venosa no Neonato.................................. 411
    Rinaldo Fábio Souza Tavares ◆ André Luiz Mathias Arruda

29 Distúrbios Metabólicos da Glicose, do Cálcio e do Magnésio.... 419
    Adauto Dutra ◆ Heidi Hildegard Monkei Pacheco

30 PRINCIPAIS ERROS INATOS DO METABOLISMO 438
   Adauto Dutra

31 TESTES DE TRIAGEM NEONATAL 449
   Adauto Dutra ♦ *Norma Elizabeth Rattes Costa*

32 GENITÁLIA AMBÍGUA 455
   Gerson Carakushansky ♦ *Mauri Carakushansky*

33 HIPOTIREOIDISMO CONGÊNITO 475
   Maria Dolores de Sousa Carvalho
   Cláudia Braga Monteiro Abadesso Cardoso

34 REFLUXO GASTRESOFÁGICO 481
   Rafael Del Castillo Villalba ♦ *Danielle Plubins Bulkool*

35 ENTEROCOLITE NECROSANTE 495
   Rafael Del Castillo Villalba ♦ *Danielle Plubins Bulkool*

36 IMUNIZAÇÃO EM RECÉM-NASCIDOS 510
   José Laerte Boechat

37 ANEMIA DA PREMATURIDADE 526
   Flávio Adolfo Costa Vaz

38 POLICITEMIA E HIPERVISCOSIDADE SANGÜÍNEA NO PERÍODO NEONATAL 529
   Flávio Adolfo Costa Vaz

39 ICTERÍCIA E COLESTASE NEONATAL 534
   Antonino Barros Filho ♦ *Gláucia Macedo de Lima*
   Marco Antônio Gomes Andrade

40 DERMATOSES NEONATAIS 548
   Maria Teresa Campos Vieira

41 O RECÉM-NASCIDO SINDRÔMICO 564
   Evelyn Kahn

42 CARDIOPATIAS CONGÊNITAS NO RECÉM-NASCIDO 590
   Gesmar Volga Haddad Herdy

43 CONVULSÕES NO PERÍODO NEONATAL 613
   Silvia Bento de Mello Miranda ♦ *Laís de Carvalho Pires*

44 MENINGITE NEONATAL 628
   Maria Christina Lins de Almeida ♦ *Rosana Maria Rangel dos Santos*

45 HEMORRAGIA INTRACRANIANA NO NEONATO 640
   Maria Regina Augusto de Andrade ♦ *Silvia Bento de Mello Miranda*

46 Insuficiência Renal Aguda no Período Neonatal 649
    Altivar Bittencourt Pires ◆ Henrique José C. Laia Franco

47 Patologias Cirúrgicas do Tórax 662
    Carlos Murilo Guedes de Mello ◆ Maria do Carmo Freitas Briggs
    João Baptista Correia Ormonde Filho

48 Patologias Cirúrgicas da Parede Abdominal 677
    Carlos Murilo Guedes de Mello ◆ Maria do Carmo Freitas Briggs
    João Baptista Correia Ormonde Filho

49 Patologias Cirúrgicas do Aparelho Digestório 690
    Carlos Murilo Guedes de Mello ◆ Maria do Carmo Freitas Briggs
    João Baptista Correia Ormonde Filho

50 Fraturas e Luxações Mais Freqüentes no Recém-Nascido por
    Tocotraumatismo 711
    Paulo César M. Schott ◆ Ronaldo O. Lomelino

51 Artrite Séptica 718
    Paulo César M. Schott ◆ Ronaldo O. Lomelino

52 Displasia do Desenvolvimento do Quadril 722
    Paulo César M. Schott ◆ Ronaldo O. Lomelino

53 Catarata Congênita 728
    Carolina Lemos Curi ◆ Renato Luiz Nahoum Curi

54 Glaucomas da Infância 732
    Marcelo Palis Ventura

55 Retinopatia da Prematuridade 738
    Raul N. G. Vianna

56 Exames por Imagens Essenciais em Neonatologia 741
    José Ricardo Duarte Alves ◆ Telmo Pimentel do Vabo

57 Estudo por Imagem do Sistema Nervoso Central do Recém-Nascido . . . 767
    Telmo Pimentel do Vabo ◆ José Ricardo Duarte Alves

58 Avaliação Auditiva Neonatal 789
    Maria Elisa Vieira da Cunha Ramos

59 Aspectos Clínicos da Depressão no Pós-Parto 809
    Regina Lucia Ribeiro Reis

60 Farmacologia Neonatal 815
    Adauto Dutra

61 Transporte do Recém-Nascido Grave 843
    Paulo César Santos Dias

Parte II
PROCEDIMENTOS ESPECIAIS EM NEONATOLOGIA E TERAPIA INTENSIVA NEONATAL

62 NOÇÕES GERAIS SOBRE COLHEITA E TRANSPORTE DE LÍQUIDOS BIOLÓGICOS . . 855
    Salin Kanaan

63 ACESSO VASCULAR 864
    Carlos Murilo Guedes de Mello ◆ Edmo Dutra Franco
    Maria do Carmo Freitas Briggs

64 CATETERIZAÇÃO DE VASOS UMBILICAIS 870
    Gláucia Macedo de Lima ◆ Israel Figueiredo Júnior

65 EXSANGÜINOTRANSFUSÃO 877
    Israel Figueiredo Júnior

66 FOTOTERAPIA PARA RECÉM-NASCIDOS ICTÉRICOS – MECANISMO DE AÇÃO E
    USO CLÍNICO 886
    Manoel de Carvalho

67 ERITROPOIETINA RECOMBINANTE 898
    Cristina Ortiz Valete

68 ASPECTOS BÁSICOS DA HEMOTERAPIA EM RECÉM-NASCIDOS 903
    Cristina Ortiz Valete

69 USO DO ÓXIDO NÍTRICO 909
    Cristina Ortiz Valete

70 SURFACTANTE EXÓGENO 915
    Luciano Abreu de Miranda Pinto

71 VENTILAÇÃO MECÂNICA NEONATAL 925
    Luciano Abreu de Miranda Pinto ◆ Israel Figueiredo Júnior

72 OFTALMOSCOPIA 942
    André Luiz L. Curi ◆ Renato Luiz Nahoum Curi

Parte III
APOIO MULTIDISCIPLINAR EM NEONATOLOGIA

73 CONTRIBUIÇÃO DO PSICÓLOGO NA UNIDADE NEONATAL 947
    Marcia Salim de Martino

74 INTERVENÇÃO FONOAUDIOLÓGICA EM UTI NEONATAL 960
    Aline Soares Mendes Marques ◆ Kay Sant'Anna Araújo

75 INTERVENÇÃO FISIOTERAPÊUTICA NO RECÉM-NASCIDO 975
    Roberta Leite de Castro de Souza ◆ Cristiane Alvarenga Silveira

76 PRINCIPAIS PROCEDIMENTOS DE ENFERMAGEM NEONATAL 989
    Sueli Rezende Cunha ◆ Amarylis Gonçalves Guedes

ÍNDICE REMISSIVO 1001

Parte I

MEDICINA NEONATAL

1 PRINCÍPIOS ÉTICOS EM NEONATOLOGIA

Benjamin Israel Kopelman

INTRODUÇÃO

Bioética surgiu há mais de 30 anos com os objetivos, dentre outros, de garantir sobrevivência humana e qualidade de vida frente à tecnologia que se impõe.

O grande avanço nos cuidados ao recém-nascido leva à sobrevivência cada vez maior, nem sempre acompanhada de boa qualidade de vida. Avanços tecnológicos incorporados aos cuidados de recém-nascidos em Unidades de Terapia Intensiva (UTI) aumentaram a sobrevivência destes, principalmente nos menores de 750 gramas e 23-25 semanas de gestação. Essa diminuição da mortalidade é acompanhada de aumento da morbidade, com seqüelas neuropsicomotoras, às vezes, graves, que aumentam sua gravidade com a diminuição da idade gestacional.

Nesse quadro de incertezas, médicos e pais são confrontados por importantes questões éticas e ônus emocionais e financeiros. Decisões na área Neonatal diferem das da criança maior ou do adulto gravemente enfermo, pois são tomadas contra expectativas e esperanças da família e médicos e em situações em que existem possibilidades de sucesso, levando, às vezes, ao excessivo tratamento, e os conflitos são freqüentes.

Princípios éticos utilizados para outras idades são os mesmos para o recém-nascido, com diferença no princípio da autonomia pela sua incapacidade de deliberar a respeito de atos ou desejos, cabendo a decisão aos pais ou responsáveis legais. Não se deve esquecer que o recém-nascido (RN) é o centro da discussão, e devemos respeitar seus interesses e não apenas os dos médicos, da família ou sociedade.

No geral, pais ou responsáveis devem ser respeitados e suas opiniões predominam, mas devem ser contestadas quando contrariar nitidamente o melhor interesse do recém-nascido. Existe necessidade de argumentos e concordância através de convencimento racional e educado, considerando-se aspectos culturais, legais, morais e religiosos.

Ética e moral são usadas freqüentemente com o mesmo sentido, mas existem diferenças sutis:

- *Moral*: normas sociais de comportamento.
- *Ética*: questionamento filosófico do julgamento moral. Ética significa discutir idéias, conceitos que mudam sob influência de costumes, tradições, mídia, tecnologia etc.

Ética Médica objetiva resolver conflitos morais que surgem no cuidado ao paciente, envolvendo familiares, médicos, instituições etc.

Ética e lei são concordantes em identificar ações que sejam aceitas socialmente, porém são duas coisas distintas e nem sempre concordantes.

Associações médicas com seus códigos de ética preconizam que o médico deve guardar respeito absoluto pela vida humana, atuando sempre em benefício do paciente, indicando tratamento correto, com práticas aceitas e normas vigentes no país. Decisões não dependem somente do médico, mas dos pais, comitês de ética, poder judiciário etc.

Vamos destacar princípios éticos clássicos: fazer bem, não fazer mal, autonomia, preservação da vida, justiça e distribuição de recursos, retirar ventilação e nutrição parenteral, testemunhas de Jeová e pesquisa médica, recomendações de não reanimar também são assuntos freqüentemente envolvidos no tratamento de pacientes graves, situação comum no período neonatal.

FAZER BEM, NÃO FAZER MAL

Fazer o bem é a obrigação moral de agir em benefício do outro. Fazer aos outros o que gostaríamos que fizessem a nós poderia significar impor nossa visão pessoal do bem. Faça aos outros o bem deles. Na medicina paternalista, a definição do bem cabe ao médico.

Quanto mais indivíduos compartilharem de uma comunidade moral e um único sentido moral, mais claramente definidas tornam-se as obrigações morais ou de beneficência e mais acordo haverá entre doador e receptor do bem.

Atuar em favor do paciente envolve múltiplos conceitos, e sua definição envolve toda uma coletividade. Bem e mal não são conceitos absolutos, existindo áreas não-delimitadas.

Nem todos os doentes graves devem ser admitidos em UTI, sendo a possibilidade de recuperação um pré-requisito, e aí o princípio de preservar a vida prevalece sobre qualquer outro (fazer o bem). Se não houver possibilidade de recuperação, agir no melhor interesse do RN pode significar a suspensão de recursos que mantêm a vida e usar analgesia e sedação, se necessário.

Às vezes a morte não é inimiga, sendo um ato moralmente desejável (não fazer mal); apesar de apressar a morte, cabe não aplicar suporte avançado a paciente em estado vegetativo.

O princípio fazer bem não fazer mal é prioritário sobre os de autonomia e justiça; na maioria das vezes, fazer bem prevalece sobre não fazer mal, mas no paciente terminal existe inversão de expectativa e prioridade, e o objetivo é não fazer mal, ou seja, alívio do sofrimento.

AUTONOMIA

Significa o direito de escolher o próprio destino, após ser bem informado, concordando com procedimento sem pressão do médico, salvo se houver risco iminente de vida. Escolha reflexiva e individual, limitada pela responsabilidade que a realidade impõe.

Ausência de autonomia é incapacidade deliberativa de atos ou desejos (prisioneiros, crianças, deficientes mentais, doentes em coma etc.). É situação típica que ocorre no período neonatal. Nesses casos o poder de decisão é delegado aos pais ou responsáveis legais. A criança pode decidir dependendo da idade, capacidades intelectual, cognitiva e emocional.

A equipe profissional pode não aceitar a decisão se julgar que esta não esteja favorecendo a criança. Nesse caso é aconselhável recorrer a opiniões de comissões de ética ou jurídica. Direito à liberdade é conceito amplo, ninguém será obrigado a fazer ou deixar de fazer alguma coisa, senão em virtude da lei.

A família deve ser amplamente informada para que se possa decidir de forma racional; de maneira geral, se a mesma encontra-se dividida, o tratamento deve continuar.

PRESERVAÇÃO DA VIDA

Este princípio remonta à tradição judaico-cristã.

A morte intencional de crianças ao nascimento tem uma longa história. Em muitas culturas, crianças muito frágeis, não-desejadas ou com defeitos físicos eram abandonadas, afogadas ou asfixiadas, às vezes, com cumplicidade médica e, geralmente, às escondidas.

Em 1960, 10% das crianças nascidas com 1 kg sobreviviam; já em 1970-1980, representavam 50%, freqüentemente com danos irreversíveis, trazendo o assunto para análise ética. Decisões de terminar a vida em RN podem caracterizar três grupos: 1. não iniciar tratamento, por exemplo: não ressuscitar ou efetuar cirurgia para que mantenha a vida; 2. retirar tratamento que mantenha a vida, por exemplo: ventilação mecânica; 3. em casos extremos, morte intencional.

A bioética em Neonatologia teve um fato marcante, o caso que se tornou mundialmente conhecido: Baby Doe, criança nascida em 1982 em Bloomington, Indiana, EUA. Era um RN com síndrome de Down, com atresia de esôfago; a família não permitiu cirurgia; apesar de esforços do hospital, a justiça apoiou os pais, e a criança faleceu dias após.

O fato gerou muitas discussões, e por sugestão do presidente Reagan, em 1983, estabeleceu-se por lei federal a obrigação de tratamento à criança com incapacidade física. Juízes da Academia Americana de Pediatria posicionaram-se contra e, em 1985, a lei sofreu correção: prover tratamento se não for meramente para prorrogar a morte, sem melhorar ou corrigir situações que ameaçam à vida ou ser fútil em termos de sobrevida.

Em relação ao feto, existem controvérsias se o médico tem obrigação moral em relação ao mesmo, com implicações filosóficas, religiosas e médicas. Estas vão desde opinião de que sua obrigação é apenas com a mãe, sendo o feto indistinguível da mesma, cabendo a ela decidir a feitura de diagnósticos antenatais e continuidade da gravidez, até os que consideram que, no momento da concepção, o feto tem direito inclusive à vida, e aborto só é justificado para proteger a vida da mãe.

Em relação ao RN, não existem dúvidas: o médico e a mãe têm o dever de agir no melhor interesse do RN, que não tem autonomia para decisões e, às vezes, existem conflitos.

Reconhecem-se o direito e a importância dos pais fazerem a escolha, decidirem por seus filhos em uma ampla gama de situações, envolvendo sua saúde, bem-estar e futuro. Isso não isenta o médico do dever de invocar tratamento se a recusa familiar colocar o RN em risco de prejuízo e procurar até na justiça o que julgar ser o melhor interesse da criança.

Enquanto a eutanásia ativa não é aceita (Artigo 66 – código de ética: é vedado ao médico utilizar em qualquer caso meios destinados a abreviar a vida do paciente, ainda que a pedido deste ou de seu responsável legal), deixar o paciente morrer suspendendo ou não indicando suporte avançado de vida, eutanásia passiva em situações específicas, pode ser ação de interesse do paciente.

Enquanto se considerar que o paciente poderá se recuperar, o princípio de preservar a vida prevalece. Caso contrário, o alívio do sofrimento é interesse da criança, com suspensão de procedimento agressivo. Se a família exigir manutenção de suporte contra a opinião da equipe profissional, a substituição persiste, até substituição do pátrio poder por um juiz.

A decisão pode manter o tratamento, se não houver sofrimento inaceitável; às vezes o médico não concorda em interromper o tratamento; neste caso, chamar outro médico ou transferir o paciente de hospital.

O término deliberado da vida pode ser baseado em sofrimento intolerável, ausência de tratamento eficaz disponível, consentimento dos pais (ambos), conselho de médico experiente, por escrito, discussão com a equipe.

Vários países estabeleceram regras sabendo que consenso total é irreal; procura-se o melhor consenso ético possível após ampla discussão envolvendo família, médicos e sociedade.

Em 1992, a Associação de Pediatria da Holanda estabeleceu normas para retirada ou não-início de tratamento e uso de droga letal. Eutanásia é contra a lei, e a conduta deve ser reportada à justiça. Se o procedimento é feito de acordo com normas aceitas, nada acontecerá ao médico. Em 1996, em dois casos, os médicos que foram processados por término intencional da vida foram absolvidos, porque atos eram inevitáveis.

Na Holanda, há grande número de decisões de abreviar a vida, suspendendo (situação mais freqüente) ou não, indicando tratamento que sustente a vida e, às vezes, com uso de drogas para apressar a morte. Mais de 80% dos pediatras apóiam essa decisão.

Em 1995, na Holanda, em 299 mortes consecutivas no primeiro ano de vida, 57% das mesmas eram precedidas de decisão de suspender tratamento com administração de drogas; em 23% dos casos, geralmente opióides com potencial de abreviar a vida e em 8%, drogas usadas com finalidade específica de apressar a morte.

Em três RNs (1%) não se usou tratamento de sustentação e apressou-se o óbito com uso de drogas (morte intencional). Em 77% dos casos, o motivo era nenhuma chance de sobrevida; em 18%, prognóstico ruim.

Pacientes envolvidos em 79% das decisões, em um total de 88%, foram consultados por outros colegas. Anomalias congênitas foram as principais causas para não iniciar tratamento (56%), e cerca de 1/3 dos casos, devido à imaturidade. Prematuridade com complicações foi o principal motivo para a retirada de tratamento.

JUSTIÇA E DISTRIBUIÇÃO DE RECURSOS

O custo de tratamento aumentou, e os recursos financeiros diminuíram, surgindo, assim, questões éticas, tais como: custos devem influenciar decisões médicas? E para quais pacientes devem ser destinados?

Importante princípio de justiça é a necessidade de distribuição eqüitativa dos recursos, garantindo-os para pessoas que precisam mais de atendimento prioritário.

Caberá ao médico não permitir que problemas decorrentes de recursos limitados conflitem com o tratamento, sendo as decisões tomadas em base médica e não econômica.

Segundo o artigo 8º do Código de Ética, o médico não pode, em qualquer circunstância e sob qualquer pretexto, renunciar à sua liberdade profissional, evitando que restrições ou imposições prejudiquem a eficácia e correção do seu trabalho. Já o artigo 16º do Código de Ética postula que nenhuma disposição estatutária ou regimental poderá limitar a escolha por parte do médico dos meios a serem postos em prática para o diagnóstico e tratamento, salvo quando em benefício de pacientes.

É moralmente aceitável, frente aos recursos finitos, não indicar suporte avançado de vida a pacientes sem prognóstico.

RETIRAR CRIANÇA DE APARELHO DE VENTILAÇÃO

Eticamente não existe diferença entre retirar suporte ventilatório e não indicá-lo, mas retirar é mais difícil para o médico e a família. Apesar disso, decisões que envolvem retirada do aparelho de ventilação são tomadas com mais freqüência do que as de iniciar a ventilação mecânica.

Geralmente podemos decidir melhor por interrupção de tratamento após observar o paciente do que não indicar seu uso. O adulto pode decidir como quer ser tratado; no caso de crianças, se o procedimento nitidamente não for eficaz, o médico pode legalmente não aceitar o desejo contrário dos pais. Se o suporte ventilatório provoca sofrimento sem possibilidade de reverter doença ou melhorar qualidade de vida, temos opção de usar sedativos e analgésicos. Em situação de emergência, pode ser usada ventilação mecânica, por exemplo: em reanimação e na evolução decidir-se-á por continuidade ou não.

SUSPENSÃO DE NUTRIÇÃO PARENTERAL

Em determinados países argumenta-se que a via parenteral de alimentação é procedimento tão artificial como o uso de aparelho de ventilação pulmonar mecânica. Dessa forma, a suspensão desse tipo de nutrição estaria moralmente correta em situações irreversíveis; no entanto, nutrição e hidratação são necessidades básicas de vida e por isso sempre necessárias – seu uso parenteral é que é questionável nas situações de irreversibilidade.

TESTEMUNHAS DE JEOVÁ

O princípio ético de autonomia garantindo o poder de decidir livremente sobre sua pessoa e o direito à liberdade religiosa permite às testemunhas de Jeová recusar transfusões de sangue e derivados, com exceção de situações em que esse tratamento é indispensável à vida (Artigo 48º do Código de Ética Médica).

No caso de crianças, não se aplica o princípio da autonomia da decisão dos pais. Os pais não podem impor seus princípios religiosos ao filho em situações de risco de vida. É prudente que a equipe que cuida do paciente recorra a apoio jurídico antecipadamente, com caráter preventivo, não deixando de prescrever os hemoderivados necessários à manutenção da vida em tempo hábil.

PESQUISA MÉDICA

A finalidade da pesquisa envolvendo seres humanos deve ser o aperfeiçoamento do diagnóstico, de procedimentos terapêuticos e profiláticos e a compreensão da etiologia e da patologia da doença. Investigar a causa e a natureza das doenças e produzir meios para combatê-las e preveni-las são os objetivos primordiais da medicina.

As instituições devem possuir Comitê de Ética com a finalidade de fiscalizar a natureza da pesquisa e o comprimento dos princípios éticos a ela inerentes.

- *Artigo 123º do Código de Ética Médica*: é vedado ao médico realizar pesquisa em ser humano sem que este tenha dado consentimento por escrito, após devidamente esclarecido, sobre a natureza e conseqüências da pesquisa.
- *Parágrafo Único*: caso o paciente não tenha condições de dar seu livre consentimento, a pesquisa só poderá ser realizada, em seu próprio benefício, após expressa autorização de seu responsável legal.
- *Artigo 124º do Código de Ética Médica*: é vedado ao médico usar experimentalmente qualquer tipo de terapêutica ainda não liberada para uso no País, sem a devida autorização dos órgãos competentes e sem consentimento do paciente ou de seu responsável legal, devidamente informados da situação e das possíveis conseqüências.
- *Artigo 127º do Código de Ética Médica*: é vedado ao médico realizar pesquisa médica em ser humano sem submeter o protocolo à aprovação e ao acompanhamento de comissão isenta de qualquer dependência em relação ao pesquisador.
- *Artigo 129º do Código de Ética Médica*: é vedado ao médico executar ou participar de pesquisa médica em que haja necessidade de suspender ou deixar de usar terapêutica consagrada e, com isso, prejudicar o paciente.
- *Artigo 130º do Código de Ética Médica*: é vedado ao médico realizar experiência com novos tratamentos clínicos ou cirúrgicos em pacientes com afecção incurável ou terminal sem que haja esperança razoável de utilidade dos mesmos, não lhes impondo sofrimentos adicionais.

RECOMENDAÇÕES DE NÃO REANIMAR

Stevenson e Goldworth afirmam que uma análise satisfatória de problemas éticos que envolvem atendimento na sala de parto deve incluir discussão de qualidade de vida e melhor interesse da criança e família, conceitos, às vezes, baseados em possibilidades. Deve-se evitar tratamento fútil, termo muito usado e controverso, mas referido como tratamento que não oferece benefício fisiológico, não prolonga ou melhora qualidade de vida.

São decisões difíceis, às vezes, baseadas em conceitos de imaturidade e viabilidade, que podem diferir em crianças com mesma idade gestacional. Recomendam decisões sábias, prudentes e não baseadas em conceitos subjetivos e abstratos.

Pode ser observado que um RN com 750 gramas, apropriado para idade gestacional, tem variações de 4 semanas, de 22 a 26 semanas, mas sobrevida de 0 a 66%. Nos RNs com menos de 26 semanas, com o novo escore Ballard, pode ocorrer um erro de até 10 dias. Que o exame de ultra-sonografia no último trimestre de gravidez pode mostrar uma diferença para mais ou menos de 1-2 semanas. Davis, 1993, observou, por exemplo, que na 26ª semana de gestação o peso fetal pode variar de 405-975 gramas.

Reanimação cardiopulmonar geralmente é usada, se não houver ordem específica em contrário. Quando houver lesão irreversível em órgãos vitais, quando o prognóstico é incerto, deve-se procurar opinião de outros médicos e justificar a decisão para a família. Decisão de interromper ou não reanimar deve ser baseada em princípios médicos e compaixão pelo paciente e pela família. Existem fartos argumentos médicos, legais e morais, para reconhecer que pais ou responsáveis devem decidir pelo tratamento de seu RN após terem sido muito bem informados e com tempo, mas isso nem sempre é aceito, e existem conflitos. Às vezes o interesse da sociedade em limitar custos e sobrevida de crianças com seqüelas conflita com o interesse individual.

Com novas políticas de custo, aumenta a pressão para limitar tratamento aos prematuros extremos.

Estas crianças representam problema freqüente. Quem é demasiado pequeno ou imaturo para ser candidato à vida ou para se prever vida com qualidade? Não basta apenas perguntar se pode sobreviver, mas como sobreviverá, e prematuro extremo sobrevive com seqüela freqüente: santidade de vida e qualidade de vida.

Menores de 750 gramas, 50% com problemas no desenvolvimento neuropsicomotor, às vezes, são educáveis e fazem parte do grupo familiar. O que definimos, então, como evolução inaceitável? Crianças de 24 ou 25 semanas, mortalidade; 40%, 25% de risco de retardo no desenvolvimento; 40% de risco de hiperatividade e dificuldade de atenção e 5% com paralisia cerebral grave. São razões suficientes para não reanimar?

Não existem dúvidas em relação à malformação grave, anencefalia, meningomielocele grave, cromossomopatia grave etc. Em nosso meio não existem regras definidas, e a tendência é ressuscitar praticamente todos os RNs com sinais de vitalidade.

Quando se tenta fixar limites para iniciar reanimação na sala de parto, o consenso é difícil, com a decisão individual baseada em peso, idade gestacional, condições de nascimento e família. Em 1980, alguns não ressuscitavam crianças menores que 750 gramas. Hoje temos crianças com menos de 500 gramas que tiveram desenvolvimento normal.

Drogas são pouco usadas. A adrenalina, usada em 1% dos RN em nosso serviço, é menos testada e comprovada que nos adultos, de onde se tiram os valores para seu uso. Tem efeito alfa vasoconstritor superior ao beta, inotrópico. No adulto a fibrilação ventricular aparece com freqüência como fase final de arritmia cardíaca, sendo secundária a estado de baixa perfusão e vasoconstrição periférica; aumenta fluxo de sangue coronariano.

No RN ocorre geralmente bradicardia com boa perfusão miocárdica, e a droga seria menos útil. No RN existe risco de hipertensão e hemorragia, principalmente com doses maiores que a recomendada: 0,01 mg/Kg. O uso endotraqueal, recomendado em doses iguais ao endovenoso, tem absorção menor, e alguns acham que a dose deveria ser aumentada, mas o risco de hipertensão é maior.

Duff e Campbell mostraram que entre 259 mortes consecutivas no berçário da Yale, New Haven, período de 1970-1972, 43 (14%) resultaram da decisão de não iniciar ou retirar tratamento, principalmente ventilação mecânica, geralmente em malformações graves ou trissomias.

As decisões de terminar a vida aumentaram, como veremos. Este artigo gerou muitos protestos e discussões entre médicos, advogados, religiosos, com pontos de vista discordantes, alguns pregando eutanásia passiva e não ativa. A própria Igreja Católica reconhece situações em que os recursos para manter a vida não devem ser usados pela expectativa de má qualidade de vida. Esses autores referem que em 1971, John Lorbs, neurologista inglês, afirmava que crianças com meningomielocele alta e hidrocefalia deveriam morrer sem tratamento, alguns pregando eutanásia ativa.

Entre 142 RNs, 22-25 semanas de gestação, período 1989-9, 56 (39%) sobreviveram pelo menos seis meses; a sobrevida foi maior nos com maior idade gestacional. Reanimar com 25 semanas e não com 22 semanas. Entre 23 e 24 semanas, deve haver discussão entre médicos, família e sociedade. Alguns advogam ressuscitar todo RN com sinais de vida, com decisões tomadas posteriormente. É preciso lembrar que decisão de não ressuscitar prontamente a criança, considerada não-viável, aumenta o risco de seqüela.

Wall & Partridge, Universidade de São Francisco, Califórnia, de 1989-1992, mostraram que, de 165 mortes em RN, 108 ocorreram após retirada de suporte, em 13 não se iniciou tratamento e só em 44 (26,7%) ocorreram durante tratamento, o máximo possível; do total, 29% eram menores de 1.000 gramas com problemas graves. Referem que estudos recentes mostram que seqüelas graves a moderadas, como cegueira, surdez, retardo mental, acometem de 15% a 25% de RN entre 500 e 800 gramas, sendo mais constantes naqueles com menor peso e idade gestacional.

Grupos canadenses estabeleceram recomendações específicas. Em RNs com 22 semanas completas de gestação, só se inicia tratamento com pedido da família após ampla informação ou se parecer que a idade gestacional é subestimada. Entre 23-24 semanas, a família exerce papel importante na decisão, e recomendam flexibilidade para iniciar ou interromper reanimação, dependendo das condições de nascimento; RN com 25 semanas, todos devem ser ressuscitados, se não houver anomalia importante.

Kraybill refere que, no momento, podemos definir uma zona de viabilidade incerta entre 22 e 25 semanas completas de gestação, com peso muito variável, geralmente ao redor de 400-600 gramas. Abaixo dessa faixa, a sobrevida é impossível e acima, com cuidados apropriados, é bem possível. Dentro dessa faixa, sem tratamento intensivo, poucos sobrevivem, e mesmo com tratamento adequado, mais da metade morre, e os sobreviventes podem ser normais ou apresentar seqüelas. Os dados não são uniformes em virtude de critérios diversos de avaliação. Não existem estudos suficientes a longo prazo, e podem ser detectados problemas na idade escolar.

Davis oferece subsídios para reanimação na sala de parto, em estudo de 156 reanimados, menores ou iguais a 1.000 gramas; 15 a 25 menores ou iguais a 500 gramas não-reanimados; dos dez reanimados, só um sobreviveu ao período neonatal, falecendo antes da alta. No grupo de 501 a 750 gramas, 62 de 66 reanimados, se apenas ventilados, intubados ou não, 59% sobreviveram, período neonatal e, destes, 57% tiveram alta. Dos que necessitaram também de massagem cardíaca com ou sem adrenalina, nenhum sobreviveu para alta.

No grupo entre 751-1.000 gramas, todos foram reanimados; dez não necessitaram de intubação e sobreviveram; se necessária intubação, 88% sobreviveram para alta; de dez que necessitaram também de massagem cardíaca, com ou sem adrenalina, sete sobreviveram.

Apgar de cinco minutos forneceu informações importantes; no grupo 501-750 gramas Apgar acima de seis, sobrevida de 75%, sendo 20% se Apgar 4-5 e 0% se 0-3. No grupo 751-1.000 gramas a sobrevida foi de, respectivamente, 94%, 82% e 38%. De maneira geral, dos reanimados, 43% e 86% nos grupos 501-750 e 751-1.000 gramas tiveram alta. Sugere-se que todos os RN de 750 gramas ou menos que não respondam à ressuscitação com ventilação mecânica devem receber apenas conforto, apoio aos pais e permitir seu contato com o RN.

Em RN aparentemente natimorto, Apgar 0 com um minuto, Jain *et al.*, entre 93 casos, constataram que 62 (66%) responderam à reanimação e saíram vivos da sala de parto e, destes, 26 morreram no período neonatal e 36 tiveram alta. Destes 36, 23 foram seguidos por um período de 4 a 60 meses, sendo 14 considerados normais, seis com problemas e três suspeitos. Se Apgar 0 com 10 minutos ou mais, de 58, um sobreviveu com seqüela. Em recém-nascidos de peso menor ou igual a 750 gramas, 80% responderam à reanimação, e todos morreram no período neonatal. Entre 751 e 1.500 gramas, 90% responderam. Se Apgar 0 com 5 minutos, a chance de normalidade ficava em 25%, se 4-7, 80%.

Apesar das controvérsias e dificuldades, o problema deveria ser amplamente discutido em nosso meio, o que não ocorre, e deveria haver tentativas de oferecer subsídios para decisões.

Recentemente, a Academia Americana de Pediatria estabeleceu a recomendação de não iniciar reanimação em recém-nascidos com menos de 23 semanas ou 400 gramas ao nascimento.

No caso de recém-nascidos portadores de malformações graves, pode-se dispensar ou interromper reanimação cardiopulmonar, quando estas determinarem óbito ou sobrevida vegetativa em 100%. A anomalia tem que ser facilmente reconhecível e acompanhada de dosagem de cariótipo.

A Academia Americana de Pediatria não recomenda reanimar pacientes com trissomias 13 e 18 e anencefalia. A possibilidade de comprometimento neurológico grave ocorre na asfixia aguda e aqui devemos decidir pelo início ou interrupção da reanimação.

Vários trabalhos oferecem dados a respeito do prognóstico da resposta à reanimação, principalmente em prematuros extremos em condições de asfixia grave.

A Academia Americana de Pediatria recomenda interromper a reanimação se, após 15 minutos de procedimentos adequados, a freqüência cardíaca permanecer zero.

O fato de Apgar baixo estar associado ao risco elevado de seqüelas, como paralisia cerebral, retardo mental e morte, não significa que determinado paciente nessas condições esteja fadado a evoluir mal.

Dados recentes, de 122 unidades de terapia intensiva neonatal de vários países europeus, mostram que foram tomadas decisões de limitar cuidados intensivos em razão de condições incuráveis em 61%-96%.

Uma prática freqüente é manter o tratamento que está sendo usado sem intensificá-lo e sem recorrer a manobras de emergência; a retirada de ventilação mecânica ocorreu em 28%-90% e, só na França (73%) e Holanda (47%), foram usadas drogas para encerrar a vida.

As leis na Itália são fortemente a favor da preservação da vida, especialmente em crianças, e ressuscitação é mandatória, mesmo em casos de aborto tardio. A legislação francesa é semelhante, mas os médicos tomam outras atitudes, apesar de estas serem ilegais.

Assim, valores sociais, crenças, cultura, religiosidade predominam sobre a legislação, mostrando a necessidade de elaboração de normas a partir de valores e princípios morais e não baseada em crenças pessoais.

BIBLIOGRAFIA

Allen MC, Donohue PK, Dusman AE. The limit of viability neonatal outcome of infants born at 22 to 25 weeks gestation. *New England J Med* 1993;329:1597-1601.

Boyle RJ, Kattwinkel J. Ethical issues surrounding ressuscitation. *Clin in Perin* 1999 September;26(3):779-90.

Constantino CF, Z*New England J Med* ERM, Hirschheimer MR. Ética médica em terapia intensiva pediátrica. In: Matsumoto T, de Carvalho WB, Hirschheimer MR. (Ed.). *Terapia intensiva pediátrica*. 2nd ed. São Paulo; Rio de Janeiro; Belo Horizonte: Atheneu, 1997. p 49-54.

Cuttini M *et al*. End of life decisions in neonatal intensive care. Phisicians self reported practices in seven european countries. *Lancet* 2000;355(17):2121-8.

Davis J. How agressive should delivery room cardiopulmonary ressuscitation be for extremely low birth weigh neonates. *Pediatrics* 1993;92:447-50.

Duff RS, Campbell AG. Moral and ethical dilemmas in the special-care nursery. *N England J Med* 1973;289:890-4.

Fetus and Newborn Committe, Canadian Paediatric Society, Maternal-Fetal Medicine Committe, Society of Obstetricians and Gynecologists of Canada. Management of the woman with threatened birth of an infant of extremely low gestational age. *Can Med Assoc J* 1994;151(5):547-53.

Finer NN, Horbar JD, Carpenter JH. For the vermont oxford network. Cardiopulmonary resuscitation of apparently stillborn infants: survival and long-term outcome. *J Pediatr* 1991;118:778-82.

Fleischman AR, Chevernak FA, Mccullough LB. The physician´s moral obligations to the pregnant woman, the fetus and the child. In: Fleischman AR, Chevernak FA, Mccullough LB (guest editors). *Ethical Issues in Perinatal Medicine*. In: D´Alton ME, Gross I. (Editors) Seminars in Perinatology. W. B. Saunders Co., 23:3, June, 1998. p 184-8.

Ginsberg HG, Goldsmith JP. Controversies in neonatal resuscitation. *Clin in Perin* 1998 March;25:1-15.

Jain L, Ferre C, Vidyasagar D, Nath S, Sheftel D. Cardiopulmonary resuscitation of apparently still born infants: survival a long-term outcome. *J Pediatr* 1991;118:778-82.

Jonsen AR. *The birth of bioethics*. New York, Oxford: Oxford University Press, 1998.

Kolle LAA, Van Der Heidi A, De Leeuw R, Van Der Maas PJ, Van Der Wal G. End-of-life decisions in neonates. *Seminars in Perinatology* 1999 June;23(3):234-41.

Kraybill EN. Ethical issues in the care of extremely low birth weight infants. In: Fleischman AR, Chevernak FA, Mccullough LB (guest editors). Ethical Issues in Perinatal Medicine. In: D´Alton ME, Gross I. (Editors) *Seminars in Perinatology* . W.B. Saunders Co, 23:3, June 1998. p 207-15.

Niermeyer S, Kattwinkel J, Van Reempts P, Nadkarni V, Philips B, Zideman D. International guidelines for neonatal resuscitation: an excerpt from guideline 2000 for cardiopulmonary resuscitation and emergency cardiovascular care: international consensus. *Pediatrics* 2000;106:e29.

Stevenson DK, Goldworth A. Ethical dilemmas in the delivery room. In: Fleischman AR, Chevernak FA, Mccullough LB (guest editors). *Ethical Issues in Perinatal Medicine.* . In: D´Alton ME, Gross I (Editors). Seminars in Perinatology. W. B. Saunders Co., 23:3, June 1998. p 198-206.

Van Der Heide A, Van Der Maas PJ, Van Der Wal G, de Graaf CLM, Kester JGC, Kolle LAA, et al. Medical end-of-life decisions made for neonates and infants in the Netherlands. *Lancet* 1997 July;350:251-55.

Wall SN, Partridge JC. Death in the intensive care nursery: physician practice of withdrawing and withholding life support. *Pediatrics* 1997;99:64-70.

Atenção Humanizada ao Recém-Nascido

Nicole Oliveira Mota Gianini ♦ Antonio Carlos de Almeida Melo

INTRODUÇÃO

Nunca as pessoas do Ocidente viveram tanto ou estiveram tão sadias, e nunca as conquistas médicas foram tão grandes. Contudo, paradoxalmente, raramente a medicina atraiu dúvidas tão intensas e desaprovação como ocorre em nossos dias.

Quando os pacientes são vistos como "problemas" e reduzidos a biópsias e testes laboratoriais, não há como estranhar o fato de que segmentos do público optem por tipos de medicina holística, que se apresentam a eles enfocando-os como mais humanos. Por isso a medicina vem se auto-remodelando, constantemente, demolindo velhos dogmas, construindo sobre o passado, criando novas perspectivas e redefinindo objetivos e paradigmas.

Livros e reportagens sobre o que um paciente sente quando internado em Unidade de Cuidados Intensivos, suas angústias e sua crítica sobre as rotinas nessas Unidades, são hoje freqüentemente divulgados. Já há também o relato de pais que vivenciaram a internação de seus filhos prematuros em Unidade de Cuidado Intensivo Neonatal, relatando o "outro lado", o que nos leva a refletir e discutir sobre as nossas práticas e rotinas. Daí surge a tão badalada "humanização" e a ampla discussão em congressos, simpósios e grupos de trabalho em unidades hospitalares sobre a abordagem comportamental dos pacientes e seus familiares.

Mas não só os pacientes e a mídia impulsionam a reflexão sobre a prática assistencial. O profissional de saúde, isoladamente, também vem refletindo sobre sua profissão e sua forma de encarar a vida. A tarefa de cuidar é um dever humano, e não um dever exclusivo de uma classe profissional. Se os pais não cuidam dos filhos, estes dificilmente se tornam maduros e autônomos; se um esportista não cuida de sua alimentação, dificilmente supera as próprias marcas.

Cuidamos todos porque também queremos ser mais felizes, mais plenos. Sabemos que para alcançar a felicidade é fundamental que cuidemos bem de nós mesmos e dos outros. A condição humana é tão frágil como efêmera, requer reequilíbrio e constantes cuidados pessoais, sociais e ambientais.

Cabe à equipe da unidade hospitalar permitir que os familiares fiquem próximos do paciente e que toda a família participe daquele momento de hospital, daquele momento de crise. O profissional de saúde não pode, de maneira alguma, negar o núcleo no qual o paciente vive. Todos precisam de atenção e de cuidados para crescer e aprender com aquela experiência. E para sair dela com o mínimo possível de cicatrizes emocionais.

A NEONATOLOGIA

Os cuidados neonatais modernos se originaram na França, com o surgimento da primeira incubadora, a Tarnier – Martin Couves, em 1880. Pierre Budin, um obstetra francês, considerado o primeiro perinatologista, desenvolveu uma forma de cuidar das crianças que ajudou a nascer. Budin considerava a presença da mãe fundamental para o bebê.

A alta taxa de morbidade e mortalidade dos pacientes hospitalizados aumentou a preocupação com o controle de infecção e levou ao desenvolvimento de um isolamento rigoroso para esses pequenos pacientes. Assim, as mães foram impedidas de continuar cuidando de seus bebês, ficando essa tarefa apenas para a equipe de saúde.

A progressiva melhoria do atendimento e o avanço tecnológico permitiram a sobrevivência de recém-nascidos com idade gestacional cada vez menor, que eram devolvidos às suas famílias. No entanto, muitas dessas crianças eram negligenciadas e necessitavam constantemente de reinternações.

Klaus e Kennel deram início aos estudos sobre o efeito da separação da mãe do seu bebê. A prematuridade e a internação precoce e prolongada foram reconhecidas como fatores de risco para atraso de desenvolvimento, seqüelas neurológicas, assim como maus-tratos familiares e até mesmo abuso. A gênese desses problemas foi atribuída ao afastamento da criança imposto à família. Nesse contexto, os pioneiros trabalhos de Klaus e Kennel culminaram com a reintrodução dos pais na Unidade Neonatal.

A FAMÍLIA

Etologistas, que observam os comportamentos de animais e seres humanos, consideram o vínculo entre mãe e bebê como sendo o protótipo de todas as formas de amor. Não importando a espécie, imediatamente após o parto, há um curto e crítico período de tempo que tem conseqüências a longo prazo.

Recentemente, tem havido uma explosão de estudos explorando os efeitos comportamentais dos hormônios envolvidos nos diferentes episódios da vida – o ato sexual, o parto e a lactação. Hoje a ocitocina parece ser um importante "hormônio do amor". Adotando uma abordagem hormonal, pode-se interpretar o conceito do período crítico, que foi introduzido pelos etologistas. Os diferentes hormônios que são liberados pela mãe e pelo bebê durante o trabalho de parto e nascimento não são imediatamente eliminados após o parto e todos têm um papel específico na interação entre mãe e bebê.

Além dos estudos de Michel Odent sobre os hormônios que interferem e agem sobre as emoções, outros estudiosos se debruçaram e se debruçam sobre a pesquisa das emoções que permeiam as relações dentro da Unidade de Cuidados Intensivos Neonatais, como, por exemplo, Catherine Mathelin. Suas observações, fruto da experiência em uma unidade francesa, proporcionam uma fonte interessante da qual podemos beber mais conhecimentos sobre o turbilhão de emoções que assola o bebê e sua família nesse momento de dor e crise, que é a internação na Unidade Intensiva. O relato dos casos por ela acompanhados nos remete a situações que vivenciamos, promovendo a reflexão e melhor compreensão de atitudes e comportamentos de mães e de membros da equipe.

Os últimos meses da gravidez, quando há aumento do volume abdominal e a mãe o sente mexer e aprende a conhecê-lo, são momentos extremamente importantes para a construção da criança, mas também para a da mãe.

O parto prematuro ocorre no momento em que a mulher mal começa a sentir os movimentos de seu bebê. O nascimento parece então se anular, a mãe permanecendo portadora do filho imaginário para tentar lutar contra a decepção e a inevitável culpa. O que vai contribuir para a formação e o fortalecimento dos laços afetivos após o nascimento do bebê é o fato de poder ver, tocar e cuidar do bebê.

A necessidade de um bebê ser internado em Unidade de Cuidados Intensivos, representa, para ele e sua família, uma situação de crise. Isso repercute de maneira especial no surgimento da interação entre pais e bebê, podendo trazer interferências na formação e no estabelecimento dos futuros vínculos afetivos familiares.

Assim sendo, o acolhimento oferecido ao bebê durante sua permanência no hospital deve ser ampliado para a família, que, nessa situação tão particular e diferente, necessita de apoio. Portanto, o trabalho de acolhimento à família, na Unidade Neonatal, refere-se a uma ação profilática em relação ao desenvolvimento das relações desse grupo familiar, além de visar minimizar o sofrimento de ter um bebê internado na Unidade de Cuidados Intensivos.

O pai é o primeiro a entrar na Unidade Neonatal e ter contato com a equipe e com o bebê. Ele é quem vai ser o responsável por levar as primeiras informações ao restante da família, o que sem dúvida o coloca num papel especial nesse momento. Aliás, cada vez mais se estuda o papel do pai e do estabelecimento do vínculo pai-bebê. Todos devem se preocupar com essa importante relação.

A mãe, após o parto, quando o bebê é levado para a Unidade de Cuidados Intensivos, vivencia momentos de vazio, solidão e angústia. Sua permanência no leito, em algumas ocasiões, também recebendo cuidados intensivos, lhe oferece uma experiência de se encontrar muito distante de seus pares e especialmente de seu bebê. Não é raro que pense que estejam lhe escondendo ou negando informações.

Surge aqui a necessidade da existência de um elo de ligação entre ela e seu bebê. A visita de um profissional de saúde, para lhe trazer informações sobre seu filho e os cuidados que ele vem recebendo, inicia sua aproximação com essa equipe, com o espaço onde ele vem sendo atendido e do qual ela brevemente fará parte. É nesse momento que se dá o primeiro passo para o estabelecimento de relações entre os profissionais de saúde e a mãe, que culminará numa atenção mais humanizada e facilitará o método canguru.

Com o nascimento de um bebê pré-termo, normalmente os pais não têm tempo para ver, tocar e cuidar do bebê logo após o nascimento. Esse contato inicial pode ser adiado para mais tarde, quando o bebê já se encontrar na Unidade Neonatal. Logo, caberá à equipe de saúde tentar proporcionar o contato inicial em um ambiente acolhedor. Nesse caso, o apoio recebido por parte dos profissionais da unidade é fundamental para facilitar que os pais possam ver e tocar seu bebê tão logo as condições clínicas permitam.

Durante o período em que a mãe se encontra mais disponível para o bebê, necessita também do suporte da família para poder sentir-se apoiada nessas atividades. A presença de seu companheiro ao seu lado, visitando e tocando o bebê, funcionará como um reabastecimento frente aos investimentos que ela realiza no bebê. Ver o pai com o bebê no colo ou em contato pele-a-pele (pai canguru) é motivo de muita alegria para a mãe e para a família.

Desde que passamos a "permitir" a entrada dos pais na Unidade Neonatal, percebemos que a maioria continua a sofrer, mesmo após o contato próximo com seu filho. Entretanto, apesar da ansiedade, eles consideram a experiência positiva, e segurar seu bebê faz com que este se sinta mais amado. Gostaríamos de enfatizar que o pai e a mãe não podem ser considerados como "visitas", devendo ter seu horário de permanência o mais expandido possível. Atenção especial deve ser dada à primeira vez que os pais chegam para ver o bebê. Algum membro da equipe deve servir de guia durante todo o tempo, na tentativa de atenuar o impacto emocional negativo causado pela situação. Tentar sempre transmitir um sentimento de otimismo, desde que o recém-nascido tenha boas possibilidades, apesar da gravidade momentânea. Não devemos fornecer informações enganosas, mas também não é necessário sobrecarregar os pais com excesso de dados técnicos e previsões sobre a evolução clínica.

A presença da "família ampliada" é fundamental. Nesse sentido a avó, especialmente a materna, possui um lugar privilegiado. Em geral é ela que se oferece como rede de apoio para a mãe, sua filha, no que se refere a dar continuidade a suas atividades ou compromissos extra-hospitalares, especialmente no cuidado com o restante da família.

Além dos pais e outras pessoas da família (avós, irmãos, outros parentes), os amigos próximos devem ter acesso facilitado, com orientação e supervisão adequadas a cada tipo de visitante. Tudo isso tem como objetivo criar uma "rede" protetora em torno desse núcleo familiar com um recém-nascido doente, o que vai ter efeitos positivos não só durante a internação, como também após a alta hospitalar ou, em caso de desfecho desfavorável, facilitar o consolo e apoio que precisam ser dados a esses pais.

Tal fato mostra a importância de haver, desde o início da internação, um contato com a família ampliado para que esse apoio possa ocorrer. Assim é que o acolhimento à família implica também na facilitação de outros familiares participarem do processo de cuidar do bebê no atendimento especial que ele necessita nesse período.

Da mesma forma, os outros filhos deverão ser convidados a participar da internação. Muitas vezes sua participação durante a gestação foi intensa, ficando difícil a compreensão do que ocorreu e culminou com o nascimento prematuro de seu irmão. Um programa de visitação para os irmãos, independente do tempo de internação do bebê ou das patologias que se encontram associadas ao seu nascimento, é indicado, para que diminuam ansiedades, a culpa pelo fato de o bebê estar no hospital, que algumas vezes pode ser entendido como decorrente de sentimentos agressivos, naturalmente experimentados pela chegada de um irmão.

A idéia principal que norteia essas preocupações reside no reconhecimento de que "um bebê sozinho, não existe" (Winnicot). Ele surge sempre acompanhado de sua mãe, mas também de seu pai, seus irmãos e sua história familiar. Zelar pela prevenção dos vínculos afetivos familiares, através do acolhimento à família, é cuidar e prevenir a saúde de toda a família.

O RECÉM-NASCIDO

O recém-nascido olha os rostos que se debruçam sobre seu berço, já reconhece o cheiro da mãe, identifica sua voz, reage aos carinhos e à presença das pessoas à sua volta. Os receptores sensoriais e as vias de condução aparecem bem cedo (desde a 7ª semana de gestação), depois se instalam, um após o outro, os sistemas olfativo, gustativo, auditivo e visual. Ao longo do 6º mês de gestação, são todos operacionais. O crescimento dos neurônios atinge seu apogeu no fim da gravidez. As sinapses entre os neurônios multiplicam-se na hora do nascimento. O lactente hoje é tido pela comunidade científica como um indivíduo extremamente competente, capaz de substituições e de correlações infinitas.

O bebê que nasce prematuramente, sabemos agora, não é um ser insensível ou tão imaturo que seu sistema sensorial não lhe permita sentir o mundo à sua volta. Eis o que complica o trabalho na Unidade Neonatal. Não é mais possível pensar que o recém-nascido não sofra. É mesmo corrente ouvir que ele sofre mais, que seria hipersensível, pois a imaturidade de seu equipamento neurobioquímico não permitiria ainda a instalação dos sistemas inibidores da dor.

É importante termos em mente que, para que o desenvolvimento psíquico ocorra, é necessário cuidarmos do corpo do bebê pré-termo sem nos esquecermos da importância das interações entre ele e seus pais ou seus substitutos.

Se o bebê nascido a termo necessita de carinho, conforto, cuidados por parte de seus pais, o bebê pré-termo necessita ainda mais, em virtude de suas condições, sua dor, seu estresse.

Ao favorecer a qualidade de vida do bebê pré-termo em sua incubadora, ao melhorar o contato dele com sua mãe e seu pai durante sua permanência na Unidade de Cuidados Intensivos Neonatais, diminuímos a separação e ajudamos também a evitar rupturas na relação, a qual deve ser o mais contínua possível nos primeiros anos de vida. Sabe-se que a interação com o bebê pré-termo deve respeitar seu ritmo, bem como suas condições físicas sem, no entanto, privá-lo dessa interação.

A EQUIPE

As pessoas que trabalham numa Unidade Neonatal são como a tripulação de um navio. Cada uma ocupa uma função precisa e, do comandante de bordo ao simples marinheiro, todos dependem uns dos outros para assegurar a boa marcha do navio.

Individualmente, é preciso procurar respeitar uma orientação comum, um projeto comum, a fim de permitir, diante das intempéries e apesar dos momentos de desânimo ou de incerteza, manter a direção fixa de início. São muitas as tempestades a serem atravessadas numa Unidade de Cuidados Intensivos Neonatais.

É fundamental a preocupação da equipe quanto à comunicação com a família. Uma informação inadequada, ou em um momento inadequado, pode interferir num processo interativo que esteja em formação. É importante lembrar sempre: a internação de um filho recém-nascido significa uma interrupção na regularidade da vida; é impossível esperar coerência dos pais nessa situação. O passo em direção a uma melhor relação deve ser dado pelos profissionais de saúde. Para que exista um bom processo de comunicação é importante que a equipe se preocupe com a compreensão que a família sugere em relação às informações recebidas.

É preciso que as inquietações da mãe, o próprio cansaço de estar disponível, em um ambiente não familiar, possam receber apoio e atenção da equipe. Da mesma maneira, uma escuta atenta, compreensiva, em relação aos sentimentos que brotam a partir desse contato tão íntimo com este bebê do qual se separou tão precocemente, pode lhe oferecer a experiência de estar sendo *maternada* pela equipe e podendo servir de modelo na interação com seu bebê.

INTERVENÇÕES NO MEIO AMBIENTE DA UNIDADE NEONATAL

É importante estar atento aos fatores ambientais que podem interferir no bem-estar e no desenvolvimento do recém-nascido doente que precisa ser internado na Unidade Neonatal. O esperado aconchego dos braços maternos é substituído por um local onde o nível de ruído é alto, a iluminação intensa e contínua, o manuseio incessante (mais de 100 vezes em 24 horas no período crítico), além de ser submetido a várias intervenções que geram incômodo e até dor. Freqüentemente nem se tenta consolar o bebê, que continua sofrendo por um período variável de tempo até parar não pela diminuição do estresse, mas sim por cansaço.

A programação do manuseio atende à conveniência dos profissionais, não levando em consideração as peculiaridades do bebê. A equipe não costuma deixar o bebê quieto por muito tempo, independente do horário, de dia ou de noite. Além disso, as interações afetuosas, para acalmar ou diminuir o estado de alerta, ocorrem de forma esparsa. Sinalizando seus efeitos na fisiologia do recém-nascido, são eventos comuns o aumento da freqüência cardíaca e a diminuição da saturação de oxigênio durante o manuseio.

Para reduzir os efeitos nocivos do ambiente da Unidade Neonatal, Heidelise Als *et al.* desenvolveram um método de cuidados individualizados, que leva em consideração o que cada bebê vivencia como agradável ou desorganizador, de acordo com suas necessidades comportamentais e ambientais. Essa observação sistemática é realizada durante os primeiros dias de vida e serve de base para um plano individualizado de cuidados (luz, som, posicionamento, procedimentos técnicos). Utilizando estudos randomizados, observaram que os recém-nascidos que receberam tais cuidados precisaram de menos dias de oxigênio e de uso de respirador, ficaram menos dias internados e apresentaram menor incidência de hemorragia intraventricular.

O simples fato de reduzir a iluminação ambiente durante o período noturno tem efeitos positivos na recuperação desses bebês enfermos, com aumento de tempo de sono e melhor ganho ponderal após a alta, quando comparados a recém-nascidos que não tiveram esse tipo de abordagem. Atenção especial também deve ser dada aos riscos de exposição da retina em desenvolvimento a vários tipos de fontes luminosas. Deve-se ter em mente a possibilidade de individualizar a iluminação ambiente, aumentando sua intensidade somente quando necessário. Utilizar mantas sobre a incubadora, reguladores de intensidade luminosa (dimers) ou outros recursos disponíveis para proporcionar conforto visual ao bebê. Manter sempre uma monitorização adequada do recém-nascido.

Quando da realização de procedimentos técnicos, devemos convidar os pais para que auxiliem na organização do bebê, respeitando seu desejo e suas limitações. Nosso objetivo é que o bebê se organize adequadamente com sua ajuda. Devemos esclarecer aos pais por que motivos sua interação e alguns tipos de toque podem gerar desconforto em determinada etapa do desenvolvimento do bebê. É importante, porém, que sejam orientados quanto a formas alternativas de interação e manuseio, a fim de reforçar sua importância nos cuidados do filho.

Seguindo o caminho da participação ativa dos pais nos cuidados com o recém-nascido, o contato pele-a-pele (mãe ou pai canguru) pode contribuir de forma importante para o desenvolvimento cognitivo do pré-termo, pelos seus componentes sensoriais, táteis e rítmicos, favorecendo a organização neurofisiológica. Desenvolvimento de um vínculo mais forte entre os pais e o bebê, aumento da lactação e maior chance de sucesso da amamentação são algumas das vantagens dessa abordagem.

Intervenção tátil

Fornecer contenção adequada para o corpo todo: cabeça, tronco, quadril e membros inferiores; permitir exploração manual da face e da boca, da mão com a mão e do corpo; individualizar o cuidado de acordo com o estágio do desenvolvimento e as capacidades do bebê, mantendo um equilíbrio entre contenção, exploração e auto-organização. Para atingir essas metas podemos utilizar rolinhos de tecido para fabricar um "ninho", criando limites e suporte para o corpo. Outra opção é o uso de roupa ou enrolamento do bebê, mantendo as mãos próximas à face e os membros em flexão.

Deve-se agrupar cuidados, mantendo sintonia e dando toda a atenção ao bebê durante os procedimentos planejados, permitindo também períodos de repouso. Uma pessoa (o pai, a mãe, um profissional) pode atuar simultaneamente, ficando responsável por fornecer suporte contínuo durante todo o manuseio. É importante ser gentil e paciente, respeitando os limites de tolerância do bebê, sempre que o procedimento assim o permitir. Se, apesar desse suporte fornecido, o recém-nascido apresentar sinais de desorganização, fazer uma pausa, se possível, e usar estratégias para facilitar a recuperação: contenção, redução de luz e de ruídos, preensão e sucção, oportunidades de abraçar e levar as mãos à boca. Só reiniciar os cuidados após a organização do bebê.

Ruído na UTI neonatal

A parede uterina, o líquido amniótico e a audição apenas pela via óssea produzem um ambiente sonoro atenuado, facilitando o desenvolvimento da discriminação auditiva e a preferência pela voz de sua mãe. Na Unidade Neonatal o recém-nascido fica exposto a níveis de ruídos muito superiores ao limite recomendado pela literatura, de 55 dB. Isso pode levar a diversas alterações fisiológicas e comportamentais (aumento das freqüências cardíaca e respiratória e da pressão intracraniana, diminuição da saturação de oxigênio, susto, choro, dor, dificuldade na manutenção do sono profundo). Não podemos afastar a possibilidade de perda auditiva, em razão de dano coclear, induzida pelo ruído ou pelo efeito sinérgico de medicamentos ototóxicos. Listamos no Quadro 2-1 algumas situações comuns na Unidade Neonatal e a sua intensidade em decibéis.

Estratégias para adequar o meio ambiente sonoro

- Falar baixo.
- Não utilizar rádios ou outros aparelhos sonoros.

Quadro 2-1. Tipos de ruídos na Unidade Neonatal

Atividade	Intensidade (dB)
Conversa normal	45-50
Rádio na UTI	60-62
Alarme de bomba de infusão	60-78
Água borbulhando nos circuitos do respirador	62-87
Abertura de embalagem plástica	67
Alarme da incubadora	67-96
Fechamento de porta ou gaveta da incubadora	70-95
Bater com os dedos no acrílico da incubadora	70-95
Fechamento da portinhola da incubadora	80-111
Colocar mamadeira sobre a incubadora	84
Cuidados com o bebê	109-126
Esbarrão no corpo da incubadora	Até 140

- Reduzir o volume da campainha dos telefones convencionais e desligar telefones celulares.
- Alarmes de equipamentos: diminuir volume, desligar "bip", atender prontamente e resolver a situação que acionou o alarme.
- Usar mantas sobre a incubadora, que ajudam a diminuir o ruído geral e o impacto sonoro de pancadas no acrílico.
- Remover a água acumulada nos circuitos do respirador.
- Manusear com cuidado a incubadora, principalmente ao abrir e fechar as portinholas.
- Não colocar objetos nem batucar sobre os tampos das incubadoras.
- Usar abafadores de ruído em portas, gavetas, lixeiras, pias, *hampers* e superfícies para manuseio de material.
- Considerar o uso de protetores de ouvido nas primeiras duas semanas de internação de pré-termos de 28 a 32 semanas e nos casos de hipertensão pulmonar.
- Estar atento e reforçar periodicamente, com a equipe e as visitas, a importância de se manter um ambiente sonoro saudável para todos.

ATENÇÃO HUMANIZADA AO RECÉM-NASCIDO NO BRASIL – MINISTÉRIO DA SAÚDE – O MÉTODO MÃE-CANGURU

A iniciativa do Ministério da Saúde de realizar um programa nacional que promova o atendimento humanizado ao recém-nascido de baixo peso, em que a metodologia mãe-canguru contribui como parte importante, preenche não só o aspecto da necessidade de maior conhecimento dessas questões, como também estabelece uma metodologia de assistência diferenciada.

O método mãe-canguru, como preconizado no modelo brasileiro e diferente do tradicional modelo idealizado na Colômbia, no final da década de 1970, visa fundamentalmente a uma mudança no paradigma da atenção ao recém-nascido de baixo peso, à sua mãe, família e dos profissionais envolvidos nesse atendimento, objetivando fundamentalmente uma abordagem mais humanizada. Dessa forma, o contato pele-a-pele precoce que se estabelece entre a mãe e o recém-nascido de baixo peso ocorre de forma crescente e pelo tempo que ambos entenderem ser prazeroso e suficiente, permitindo, assim, a participação maior dos pais no cuidado de seu recém-nascido. Esse contato, feito de forma gradual, pode evoluir para a colocação da criança em posição canguru, que é o posicionamento do bebê em decúbito prono, na posição vertical, contra o peito do adulto, que pode ser a mãe, o pai ou eventualmente algum outro familiar. Em nenhum momento a norma apresenta-se como substitutivo ou se contrapõe às tecnologias utilizadas para o adequado atendimento ao recém-nascido de risco. Pelo contrário, essa proposta de cuidados estabelece conceitos importantes e atuais no atendimento desse grupo de pacientes, constituindo-se em uma nova e moderna visão de assistência.

O método é dividido em três etapas: a primeira etapa tem lugar na Unidade de Cuidados Intensivos ou Intermediários; na segunda etapa o recém-nascido encontra-se estável e poderá ficar com acompanhamento contínuo de sua mãe, na unidade conjunta (unidade canguru); e a terceira etapa consiste no adequado acompanhamento ambulatorial após a alta.

Uma vez estabelecida uma norma que pudesse nortear a utilização desses cuidados, foram convidados consultores pela equipe técnica da Área da Criança do Ministério da Saúde para desenvolver um programa de treinamento teórico-prático sobre a norma de Atenção Humanizada ao Recém-Nascido de baixo peso (método mãe-canguru).

Essa capacitação consiste em habilitar esses profissionais para o atendimento humanizado, considerando as peculiaridades físicas e psicológicas de cada caso, as particularidades do psiquismo da mãe, da família e do recém-nascido, as características do ambiente, as interações e competências do recém-nascido e o desenvolvimento do apego. São também abordados nesse curso técnicas de manuseio adequado do recém-nascido pré-termo, vigilância quanto aos sinais de risco, conhecimento das suas necessidades nutricionais, estimulação sensorial vinculada em especial ao contato pele-a-pele e acompanhamento do crescimento e desenvolvimento dessas crianças. O curso é oferecido em 40 horas, para 30 participantes, e a metodologia aplicada está pautada em aulas expositivas, leitura de textos, dinâmica de grupo, dramatizações, debates e exercícios práticos.

Os cursos são realizados em centros hospitalares, identificados pelo Ministério da Saúde, por apresentarem características organizacionais e de estrutura hospitalar compatíveis com a proposta de treinamento estabelecida. São os *centros de referência*. Atualmente há sete centros de referência no Brasil.

Benefícios da estratégia

Embora acreditemos que deveria haver provas de que essa forma de atender ao recém-nascido pré-termo e sua família não seja benéfica, e não o inverso, já há estudos tentando analisar o que o contato pele-a-pele e o cuidado individualizado são capazes de causar nas interações e no desenvolvimento desses recém-nascidos, comprovando que mudar nosso paradigma e nossas rotinas, para contemplar as questões que comentamos até aqui, significa melhoria de qualidade. Em julho de 2002 houve a publicação de um estudo comparando crianças que tiveram a oportunidade de ter contato pele-a-pele com sua família, com aquelas que tiveram cuidado tradicional (incubadora) durante sua internação na Unidade Neonatal. A conclusão de que o cuidado-canguru tem um impacto positivo no desenvolvimento perceptual-cognitivo e motor dessas crianças, além de contribuir para a organização neurofisiológica e ter um efeito indireto na interação com os pais, vem ao encontro de nossa inferência de que garantir um contato com sua família tem impacto positivo no desenvolvimento de um recém-nascido em formação.

Outras pesquisas estão em curso, muitas com metodologia qualitativa, tentando quantificar a satisfação da família e da equipe de saúde diante dessa nova forma de cuidar.

Livros-textos tradicionalmente utilizados em Neonatologia também fazem referências favoráveis ao cuidado-canguru nas unidades neonatais.

O grande desafio que é cuidar do recém-nascido prematuro e gravemente enfermo provoca um turbilhão de emoções. A emoção envolve a equipe de saúde, a família desse bebê e o bebê. Nesse cenário de constante embate com a morte, buscando vida e qualidade de vida, são muitos os desafios com os quais nos deparamos.

É chegada a hora de muita reflexão. Embora a Neonatologia seja uma especialidade "recém-nascida", quando comparada a outras, já tivemos muitas idas e vindas em muitos pontos, em especial na participação da família e na avaliação comportamental dos recém-nascidos.

Novos conhecimentos e maior observação desse nosso paciente são hoje norteadores de modificações. Não queremos fazer coisas diferentes, precisamos fazer diferente o que já fazemos. Não vamos modificar intervenções, vamos realizá-las sob um novo enfoque, com novos conhecimentos. Essa nova ótica visa melhorar, a curto e longo prazos, as repercussões no sistema nervoso central e na vida de relação desses recém-nascidos. Permite identificar estados comportamentais do bebê, atentando para os sinais de retraimento e organização. Essa interação dará mais tranqüilidade e bem-estar ao bebê e ao profissional que dele cuida.

O cuidado com a manipulação, a postura, o som, a iluminação, o estresse e a dor, à luz do conhecimento das capacidades do recém-nascido, em muito enriquecerão a equipe de saúde, que há anos vive momentos de angústia, excesso de trabalho e conflito. Com o maior conhecimento sobre áreas outrora menos difundidas, a equipe terá novo alicerce, com mudanças de paradigmas, para uma nova prática.

A rotina de avaliação de sinais vitais, gavagem, higiene e administração de medicamentos terá o mesmo roteiro de antes, mas certamente não será a mesma. Desejamos agregar valor ao que a equipe já possui. E isso fará muita diferença, que será sentida pela equipe, pelo bebê e por sua família.

Einstein disse: "Algo só é impossível até que alguém duvida e acaba provando o contrário". Vamos provar como as coisas podem ser diferentes.

BIBLIOGRAFIA

AAP. Committee on Environment Health. Noise: a hazard for the fetus and newborn. *Pediatrics* 1997;100(4):724-27.

Als H et al. Effectiveness of individualized neurodevelopmental care in the newborn intensive care unit (NICU). *Acta Paediatr Suppl* 1996;416:21-30.

Als H et al. Individualized developmental care for the very low birthweight preterm infant. Medical and neurofuncional effects. *JAMA* 1994;272(11):853-8.

Botsaris A. *Sem anestesia: o desabafo de um medo.* Rio de Janeiro: Objetiva, 2001.

Brasil. Ministério da Saúde. Secretaria de Políticas de Saúde. Área de Saúde da Criança. *Atenção humanizada ao recém-nascido de baixo peso: método mãe-canguru.* 1ª edição. Brasília: Ministério da Saúde, 2002.

Buehler DM et al. Effectiveness of individualized developmental care for low-risk preterm infants: behavioral and electrophysiologic evidence. *Pediatrics* 1995;96(5 Pt 1):923-32.

Fanaroff AA, Martin RJ. *Neonatal-perinatal medicine: diseases of the fetus and infant.* 7th edition, Mosby St. Louis, 2002.

Feldman R et al: Comparison of skin-to-skin (kangaroo) and traditional care: parenting outcomes and preterm infant development. *Pediatrics* 2002;110(1):16-26.

Graven SN. Sound and the developing infant in the NICU: conclusions and recommendations for care. *J Perinatol* 2000;20(8 Pt 2):S88-93.

Klaus MH, Kennell JH. *Pais/bebês: a formação do apego.* Porto Alegre: Artes Médicas, 2000.

Lund CH, Epstein B. Neonatal Nursing: The Organization of Care and Quality Assurande in the NICU. In: Avery G, Fletcher MA, MacDonald MG. *Neonatology: Pathophysiology & Management of the Newborn.* Fifth Edition. Philadelphia: Lippincott Williams & Wilkins, 1999. p 61-72.

Mann NP et al.: Effect of night and day on preterm infants in a newborn nursery: A randomized trial. *Br Med J* 1986;293(6557):1265-7.

Mathelin C. *O sorriso da Gioconda.* Rio de Janeiro: Companhia de Freud, 1999.

Odent MA. *Cientificação do amor.* São Paulo: Terceira Margem, 2000.

Philbin MK et al. Recommended permissible noise criteria for occupied, newly constructed or renovated hospital nurseries. The Sound Study Group of the National Resource Center. *J Perinatol* 1999;19(8 Pt 1):559-63.

Porter R. *Cambridge. História Ilustrada da Medicina.* Rio de Janeiro: Revinter, 2001.

Pruett KD. Role of the Father. *Pediatrics* 1998;102:1253-1261.

Rey ES, Martinez HG. Manejo racional del niño prematuro. In: *Curso de Medicina Fetal.* Bogotá, Colombia: Universidad Nacional, 1983.

Silva MJP. *O Amor é o caminho (maneiras de cuidar).* São Paulo: Gente, 2000.

Winnicot DW. *Os bebês e suas mães.* São Paulo: Martins Fontes, 1999.

3 MEDICINA FETAL

Flávio Augusto Prado Vasques

INTRODUÇÃO

O marco inicial, pioneiro, na utilização do método ultra-sonográfico em Obstetrícia e Ginecologia reporta-se ao clássico artigo publicado por Donald, McVicar e Brown, na vetusta revista inglesa denominada The Lancet, em 1958, intitulado *Investigation of abdominal masses by pulsed ultrasound*.

O objetivo inicial dos pesquisadores era o de desenvolver um método eficaz e, sobretudo, não-invasivo, para diagnosticar as inserções baixas de placenta.

Campbell considera a utilização do método na especialidade tocoginecológica como uma verdadeira revolução, comparável à introdução do fórceps pelos Chamberlain e da anestesia por Simpson, afirmativa que o passar dos anos tem corroborado.

Efusivamente recebido, a princípio, o método permitia a visibilização do concepto no *claustro materno* (como diria o *Magistra Magistrorum* Jorge Fonte de Rezende) sem lhe causar qualquer dano, difundindo-se prontamente.

A utilização de ondas sonoras de altíssima freqüência, não-ionizantes, portanto, tornou-se um recurso propedêutico direto, sem os percalços dos métodos até então existentes (como, por exemplo, o raios X). Todavia, os primeiros aparelhos fabricados eram grandes, pesados e de difícil manuseio. As imagens eram estáticas e exigiam árduos esforços para a interpretação de sua significância. Mas, se o uso e o manuseio de tais aparelhos eram de competência médica, sua pesquisa e fabricação eram guiadas pelas ciências eletroeletrônicas que, paralelamente, experimentavam (e ainda experimentam) meteórico progresso.

Assim é que, na década de 1970, surgiu a ultra-sonografia dinâmica, em tempo real, por alguns denominada de cine-ultra-sonografia, trazendo consigo modificações importantes nos equipamentos, como diminuição do tamanho, peso, preço, melhora na resolução das imagens e mais fácil manuseio.

O método ultra-sonográfico, que era então considerado desejável e útil, porém de difícil obtenção e manuseio, eliminava grande parte dos problemas que emperravam sua popularização.

Nos idos de 1974, pelas mãos vanguardeiras de Rezende, Rodrigues Lima e Montenegro, implantou-se o método em nosso meio.

Ademais de vencer os obstáculos entre os profissionais de saúde e de ter incontente o seu valor, o exame popularizou-se entre as gestantes e seus familiares, que relatavam passar a enfocar a gravidez de forma diferente, com visão mais positiva, quando podiam, através do exame, tornar visíveis os movimentos e batimentos cardíacos fetais.

No campo teórico, estudos dinâmicos vieram somar-se a inúmeras pesquisas até então realizadas.

Às curvas do diâmetro biparietal, circunferências craniana e abdominal, diâmetros diversos, estimativa de peso e idade gestacional somaram-se o estudo dos movimentos fetais, além de muitos outros parâmetros que a melhor resolução dos aparelhos propiciou pesquisar.

Novos tipos de transdutores foram desenvolvidos, de menor tamanho e melhor resolução, sendo os tipos intracavitários o melhor exemplo disso.

O desenvolvimento do Perfil Biofísico Fetal (PBF) é outro marco na evolução do método ultra-sonográfico e que bem exemplifica esta era.

O final dos anos 1980 e o início dos anos 1990 tiveram como marco primordial a associação, num mesmo aparelho, de imagens bidimensionais às ondas de efeito Doppler, para estudo dos fluxos vasculares, principalmente.

Passando pelos aparelhos de efeito Doppler com o método contínuo e com o método pulsátil, chegamos aos aparelhos com o mapeamento colorido. O estudo dos fluxos sangüíneos materno-fetais em Obstetrícia, dos fluxos vasculares dos ovários, uterinos e outros, em Ginecologia, propiciou significativo progresso na propedêutica tocoginecológica.

A continuada e bem-sucedida parceria Medicina-Informática permanece dando os seus frutos. O surgimento da ultra-sonografia tridimensional permitiu a visibilização mais detalhada e de forma mais completa de órgãos pélvicos e estruturas fetais, cujas imagens impressionam pela clareza com que são apresentados os detalhes anatômicos dos órgãos ou regiões estudadas.

Em virtude do progresso experimentado pelos aparelhos ultra-sonográficos, tornando mais primoroso e detalhado o exame ultra-sonográfico fetal, surge a nova especialidade, denominada Medicina Fetal, com a necessidade de superespecialização de seus praticantes, denominados fetólogos ou médicos fetais, e cuja ferramenta mestra é a ultra-sonografia.

A Medicina Fetal é definida como o conjunto de ações preventivas, diagnósticas e terapêuticas que visa avaliar, assistir e promover a saúde do feto, numa visão ética e multiprofissional, dentro dos contextos social e cultural da população.

A nova especialidade envolve, por definição, a atuação de uma equipe multidisciplinar, superespecializada, em que cabe a atuação do especialista em Medicina Fetal, do obstetra, do neonatologista, de cirurgiões pediátricos, neurocirurgiões, cardiologistas pediátricos, entre outras especialidades médicas, além de uma equipe de psicologia e enfermagem altamente qualificada e especializada, que atua, nos casos patológicos, ainda no período pré-natal.

Nos tempos atuais, portanto, grande número de doenças cromossômicas, genéticas e infecciosas pode ser diagnosticado através dos exames ultra-sonográficos, a cargo do especialista em Medicina Fetal. Excetuando-se as letais, como a displasia tanatofórica e a acrania, por exemplo, que muitas vezes não são levadas a termo, há outras entidades mórbidas que podem ser tratadas durante o período pré-natal, como a Válvula de Uretra Posterior, certos tipos de hidrocefalia entre outras, mas que exigirão imediata intervenção pós-natal, sendo então de suma importância a participação do neonatologista, já previamente alertado, com participação ativa no pré-natal, por motivos vários, dos quais destacamos:

- Contato e conhecimento da gestante, estabelecendo uma relação médico-paciente com a gestante e familiares, o que será, sem dúvida, extremamente benéfico na hora do parto.
- Esclarecimento aos pais e familiares quanto à gravidade do caso em questão, elucidando-os quanto ao prognóstico e às possibilidades terapêuticas futuras.
- Acompanhamento da evolução do feto e da gestante no período pré-natal, quanto à adequação do seu crescimento e bem-estar.
- Participação na discussão da conduta quanto ao parto e à terapêutica subseqüente do recém-nascido, com toda a equipe envolvida.

Portanto, de maneira prática, apresentaremos o desenrolar de uma gestação normal e suas consultas pré-natal, rotineiras e, para comparação, o desenrolar de uma gestação patológica, ressaltando então a atuação do neonatologista nesse período.

A gestação de evolução normal é acompanhada de uma primeira consulta, quando são solicitados os exames de rotina, que podem variar de acordo com as possibilidades dos diferentes serviços, mas que no geral incluem:

- Tipagem sangüínea e fator Rh.
- Hemograma completo.
- Sorologias (lues, rubéola, toxoplasmose, HIV, citomegalovírus, hepatite).
- Urina Tipo I (EAS).
- Fezes: parasitológico.
- Exame preventivo do câncer ginecológico.
- Glicemia de jejum.
- Ultra-sonografia morfológica de 1º trimestre (da 11ª semana até 13 semanas e seis dias), para aferição da translucência nucal e Doppler do ducto venoso, como funções precípuas, que, em conjunto apresentam, alta sensibilidade e especificidade na detecção de anomalias cromossômicas.

A associação da medida da translucência nucal (TN) com o estudo dopplervelocimétrico do retorno venoso (Fig. 3-1) ao coração fetal e da artéria umbilical poderá ser útil no rastreamento de cromossomopatias, entre 10 e 14 semanas de gestação. Além disso, a alteração da onda de velocidade do fluxo venoso no 1º trimestre da gestação poderá ser um sinal de alerta para a investigação de defeitos cardíacos.

A onda de velocidade do fluxo venoso (Fig. 3-1) é unidirecional e bifásica. O primeiro pico surge durante a sístole ventricular (S) e o segundo, na diástole ventricular (D). A incisura que aparece entre dois ciclos representa o final da diástole ventricular e a contração atrial (a).

Na ausência de anormalidades que mereçam investigação mais aprofundada, alterações comuns e próprias à gravidez (porém merecedoras de correção ou tratamento), segue-se o acompanhamento de tal gestação com consultas mensais até o 7º mês, consultas quinzenais no 8º mês e semanalmente no 9º mês.

Importante salientar que alguns exames (sorologia para lues, anti-HIV, EAS, entre outros) devem ser repetidos nos outros trimestres, assim como a ultra-sonografia morfológica de 2º e 3º trimestres (detalhado exame da morfologia fetal que se acompanha de estudos dopplervelocimétricos arteriais e venosos), na tentativa de detecção de

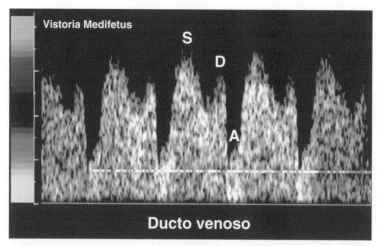

Fig. 3-1. Onda de fluxo obtida por Doppler pulsátil no ducto venoso de um feto com 12 semanas, evidenciando padrão normal, traduzido por uma onda trifásica e pela presença da onda "A" positiva (fluxo anterógrado) durante o ciclo cardíaco. Cortesia do Prof. Dr. Carlos G.V. Murta. S = sístole ventricular; D = diástole ventricular; A = contração atrial.

alterações ainda não passíveis de diagnóstico quando da época de realização da ultrasonografia morfológica de 1º trimestre.

A ultra-sonografia morfológica de 2º trimestre tem como época ideal de sua realização o período que vai da 20ª a 24ª semanas de gestação, quando poderemos realizar adequada avaliação das seguintes estruturas fetais:

- *Pólo cefálico*: com análise da integridade e forma da calota craniana.
- *Estruturas encefálicas*: ventrículos laterais, 3º e 5º ventrículos, tálamo, ínsula, *cavum* do septo pelúcido, cerebelo, *vermis* cerebelar, cisterna magna, corpo caloso (Fig. 3-2).
- *Pescoço*: detecção de bócio, higroma cístico, teratomas, aumento da prega nucal (equivalente a translucência nucal após a 14ª semana).
- *Coluna*: espinha bífida.

Estruturas palatais:

- *Face*: fronte, órbitas, pálpebras, cristalino, nariz, lábios, palato, língua, mandíbula, orelhas.
- *Tórax e coração*: diâmetro torácico, pulmões, visão das quatro câmaras cardíacas, conexões atrioventriculares, conexões ventrículo-arteriais, septos, banda moderadora do ventrículo direito, ecogenicidade das cordoalhas tendinosas, valvas tricúspide e mitral, saída dos grandes vasos, posição do coração no tórax.
- *Parede abdominal*: hérnia diafragmática, atresia do esôfago, obstrução intestinal, hepatosplenomegalia, cisto mesentérico, cisto do colédoco, onfalocele, gastrosquise, entre outras.
- *Órgãos abdominais*: anomalias renais, hepáticas, entre outras.
- *Órgãos genitais externos*: hidrocele, criptorquidia, genitália ambígua.

3 ♦ Medicina Fetal | 29

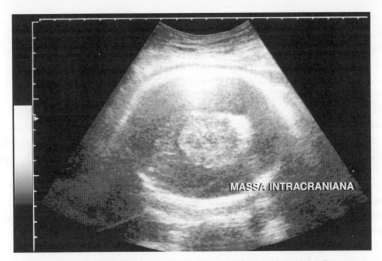

Fig. 3-2. Massa sólida no pólo cefálico (achado de exame de ultra-sonografia morfológica). Cortesia do Prof. Dr. Antonio Fernandes Moron.

- *Anomalias esqueléticas*: acondrogênese, osteogênese imperfeita, craniossinostose, hipofosfatasia, pé torto congênito, entre outras (Fig. 3-3).

  Membros e extremidades:

- *Estudo da placenta, cordão umbilical e líquido amniótico*: espessura da placenta, pesquisa dos vasos umbilicais, aferição do Índice do Líquido Amniótico.
- *Dopplervelocimetria arterial e venosa*: artérias uterinas, artéria umbilical, artéria cerebral média, ducto venoso, veia umbilical, seio transverso.

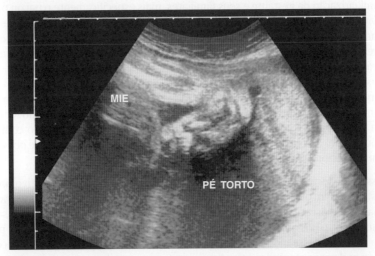

Fig. 3-3. Pé torto congênito à ultra-sonografia morfológica. Cortesia do Prof. Dr. Antonio Fernandes Moron.

Este exame, que deve ser realizado por profissional experiente, com treinamento em Medicina Fetal, deverá permitir adequado diagnóstico sindrômico, caso sejam detectadas anomalias fetais. Por esse motivo, tem-se convencionado denominar esse procedimento como "Ultra-sonografia genético-fetal".

Transcorrendo sem intercorrências a gravidez, além do acompanhamento periódico através das consultas rotineiras, não podemos nos esquecer da avaliação da vitalidade fetal nas proximidades do termo, que deve ser feita sistematicamente, como rotina.

A ultra-sonografia morfológica, também já denominada de genético-fetal em epígrafe, pode ser realizada, todavia, em data posterior à preconizada, ficando de certa forma, de acordo com o tamanho do feto e a quantidade de líquido amniótico, prejudicada pela impossibilidade de visibilização de determinadas partes fetais.

No caso de gestantes de alto risco (diabéticas, hipertensas etc.) ou quando se detecta alguma alteração mórbida no feto durante a gestação, a atuação de uma equipe multidisciplinar, com a inclusão de um neonatologista, torna-se fundamental no acompanhamento desta prenhez.

Há serviços de Medicina Fetal que adotam a denominada "consulta perinatal". Tal procedimento, não limitado apenas a um encontro do neonatologista com a gestante, inclui:

- Uma primeira consulta da gestante e familiares com o neonatologista, que explicará com detalhes o problema apresentado pelo feto, sua gravidade, perspectivas ou possibilidades de tratamento, riscos, prognóstico, demais exames necessários à confirmação ou ao acompanhamento do caso.
- Discussão e esclarecimentos à gestante e aos familiares das opções existentes para o caso específico, esclarecendo todas as dúvidas, considerando a ética do feto como paciente e da opinião dos familiares.
- Visita ao berçário de alto risco, para que a gestante tome o primeiro contato com o local onde seu filho irá permanecer, ao menos por um certo tempo, objetivando a familiarização da gestante e seus familiares, mais especificamente o pai ou parceiro, evitando o choque natural que tal visão e impacto proporcionam às pessoas leigas.
- Participação nas consultas subseqüentes, acompanhando a evolução da gestação, crescimento do feto, resultados de exames e tratamentos que, porventura, sejam realizados ou possam ser realizados durante o período pré-natal.
- Discussão com a equipe multiprofissional (obstetras, psicólogos, enfermagem, cirurgiões especializados que porventura venham a participar dos procedimentos), em relação à época mais propícia para interrupção da gestação (quando for o caso), da via de parto, da infra-estrutura necessária ao nascimento do feto com alterações, enfim do planejamento de tudo o que for necessário para que se possa alcançar o melhor resultado possível.

Assim, de forma sucinta e resumida, esperamos ter alcançado o objetivo proposto para este capítulo, ou seja, mostrar a fundamental importância de uma equipe multiprofissional nos dias atuais, plenamente integrada na nova especialidade que surge, a Medicina Fetal, cujos objetivos esperamos ter aclarado no início deste capítulo, possibilitando alcançar, desse modo, os melhores resultados terapêuticos e prognósticos, respeitando as decisões tomadas pelos familiares (mais especificamente pelos pais) quanto ao futuro das gestações patológicas.

BIBLIOGRAFIA

Manning FA. Intrauterine growth retardation. In: _____. *Fetal medicine: principles and practice*. 1st ed. Norwalk: Appleton & Lange,1995. p 307-393.

Moron AF. Manual prático de medicina fetal. In press. 2002.

Murta CGV. *Dopplervelocimetria na detecção de aneuploidias: Ênfase no ducto venoso*. Tese de Doutorado. Universidade Federal de São Paulo – Escola Paulista de Medicina, 2001.

Vasques FAP, Moron AF, Bortolleti J. Ultra-som morfológico. In: Vasques FAP, Moron AF, Murta CGV. *Manual prático de ultra-sonografia em obstetrícia e ginecologia*. 2 ed. São Paulo: Fundo Editorial Byk. *In press*.

Vasques FAP. *Manual prático de ultra-sonografia em obstetrícia e ginecologia*. 1 ed. São Paulo: Fundo Editorial Byk, 1997. p 01-143.

Adaptação Fetal à Vida Extra-Uterina

Adauto Dutra

INTRODUÇÃO

O mais empolgante evento que se tem conhecimento é o nascimento de uma criança, seguido de sua imediata e mediata adaptação ao meio extra-uterino.

A transição do feto à vida pós-natal envolve substituição definitiva do ambiente protetor intra-uterino por um meio relativamente hostil, onde os substratos energéticos e nutricionais, até então fornecidos pela mãe, passam a ser da responsabilidade do feto, assim como as trocas gasosas. É uma complexa interação de fatores mecânicos, hormonais, vasoativos, morfológicos e gasosos que modificam e mantêm aquelas alterações no período neonatal. Com a remoção da placenta e o início da respiração começa intensa defesa contra a hipotermia, a hipoxemia e contra distúrbios endocrinometabólicos.

SISTEMA CARDIOVASCULAR

O sistema cardiovascular fetal, arquitetado para atender às necessidades do feto intra-útero, permite, com o nascimento, modificações importantes para o estabelecimento da circulação pós-natal.

Circulação fetal

Como o feto não respira, o sangue fetal não pode ser oxigenado nos pulmões. Dessa forma, o feto recebe sangue oxigenado através da placenta, via veia umbilical. Cerca de 50% do sangue oriundo da placenta passa através dos sinusóides hepáticos, e o restante é desviado e passa através do ducto venoso, alcançando a veia cava inferior, seguindo, então, para o átrio direito do coração.

Quando o fluxo venoso é alto na veia umbilical, o fluxo sangüíneo que passa pelo ducto venoso é regulado por um esfíncter próximo à veia umbilical, impedindo sobrecarga cardíaca.

O fluxo sangüíneo que chega ao átrio direito é uma mistura de sangue não-oxigenado, proveniente dos membros inferiores, abdome e pelve, com o sangue oxigenado, proveniente da veia umbilical.

A mistura de sangue oxigenado e não-oxigenado é suficiente para que o feto mantenha suas necessidades metabólicas reduzidas.

Cerca de 90% do sangue proveniente da veia cava inferior se dirige para o forame oval, após seguir o trajeto da borda inferior do *septum secundum*. Os outros 10% do fluxo, que se mistura no átrio direito ao sangue proveniente da veia cava superior, tornando-se menos oxigenado, é levado aos pulmões pelas artérias pulmonares e deles voltam, sem serem oxigenados, ao átrio esquerdo. Em parte, esse sangue é desviado para a aorta, antes de alcançar os pulmões através do canal arterial ou ducto arterioso, pequeno pertuito de aproximadamente 1,5 mm que une a artéria pulmonar esquerda à aorta. O sangue, proveniente do pulmão e do átrio esquerdo, mistura-se e passa para o ventrículo esquerdo, dirigindo-se, posteriormente, para a aorta ascendente. Assim, os vasos arteriais do coração, cabeça, pescoço e membros superiores recebem sangue bem oxigenado.

Cerca de 40% a 50% do sangue da aorta descendente passa pelas artérias umbilicais e retorna à placenta para reoxigenação. O resto do sangue vai suprir as vísceras e a metade inferior do corpo (Fig. 4-1).

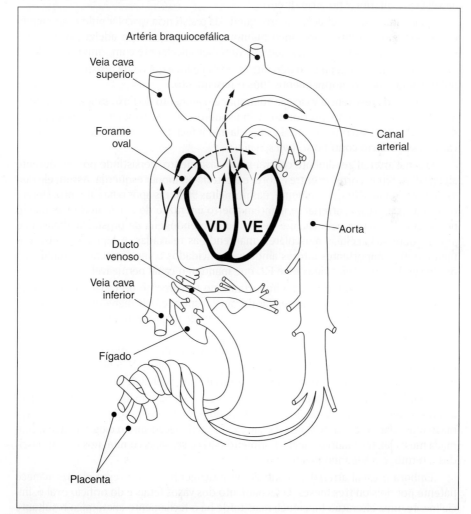

Fig. 4-1. Circulação fetal.

Circulação neonatal

Dois eventos extraordinários desencadeiam ajustes circulatórios importantes ao nascimento: cessação da circulação do sangue fetal pela placenta e início da respiração aérea, quando os pulmões do recém-nascido começam a funcionar.

Aquela circulação condicionada pela presença do forame oval, do canal arterial e do ducto venoso, que permitia que a maior parte do sangue fosse desviada do fígado e dos pulmões, modifica-se substancialmente tão logo a criança nasce.

Os vasos umbilicais já não são mais necessários, o esfíncter no ducto venoso então se contrai, e todo o sangue é obrigado a passar pelo fígado.

A exclusão da circulação placentária causa queda imediata da pressão sangüínea na veia cava inferior e no átrio direito.

Com o início da respiração, ocorre queda da resistência vascular pulmonar, significativo aumento do fluxo sangüíneo pulmonar e um progressivo adelgaçamento das paredes das artérias pulmonares que estavam mecanicamente comprimidas.

A produção endógena de óxido nítrico é vital para a queda da resistência vascular pulmonar que ocorre normalmente após o nascimento.

A queda da resistência vascular pulmonar e o aumento do fluxo sangüíneo pulmonar elevam a pressão no interior do átrio esquerdo, que se torna mais elevada que a do átrio direito. Essa pressão atrial esquerda maior fecha o forame oval ao pressionar a valva desse orifício contra o *septum secundum*.

O canal arterial geralmente contrai-se ao nascimento, persistindo porém, durante alguns dias, tênue corrente entre a aorta e a artéria pulmonar esquerda. Assim, ele deixa de ser funcional, freqüentemente, nas primeiras 96 horas após o nascimento. Durante a vida fetal, o canal arterial se mantém aberto em razão do baixo nível de oxigênio no sangue que passa pelo canal e pela produção endógena de prostaglandinas, que atuam sobre suas células musculares, mantendo-as relaxadas. A hipóxia e provavelmente outros importantes fatores ainda não elucidados completamente estimulam a produção das prostaglandinas E1 e E2, que mantêm o canal permeável.

Como o oxigênio tem função importante no fechamento do canal arterial, os recém-nascidos prematuros, cujas células do canal respondem de maneira menos intensa ao oxigênio, e aqueles com hipóxia persistente podem apresentá-lo aberto por muito mais tempo.

Com o início da respiração e o resultante aumento de oxigênio no sangue da aorta, o pulmão parece liberar bradicinina, um mediador capaz de influenciar no fechamento do canal, quando a PaO_2 no canal arterial atinge cerca de 50 mm/Hg.

O efeito do oxigênio parece ser direto sobre a musculatura lisa do canal arterial ou através da mediação na secreção de prostaglandinas que atuam sobre as células da camada muscular do canal. Não se sabe ainda por qual mecanismo o oxigênio age na camada muscular, fechando o canal. O primeiro parece ser mais comum nos recém-nascidos a termo, e o segundo nos prematuros.

Embora o canal arterial se contraia ao nascimento, via de regra ele permanece patente por dois ou três meses. O fechamento dos vasos fetais e do orifício oval é, inicialmente, uma alteração funcional; mais tarde há o fechamento anatômico resultante da proliferação dos tecidos endotelial e fibroso.

As estruturas que mantinham em perfeito funcionamento a circulação fetal, após o nascimento, gradualmente, transformam-se em estruturas anatômicas:

- *Artérias umbilicais*: contraem-se logo após o início da respiração; transformam-se nos ligamentos umbilicais medianos.
- *Veia umbilical*: em sua porção infra-abdominal, transforma-se no ligamento redondo do fígado.
- *Ducto venoso*: transforma-se no ligamento venoso.
- *Canal arterial*: inicialmente com o aumento da pressão sangüínea na aorta o fluxo sangüíneo faz-se no sentido da artéria pulmonar, gerando o fechamento funcional do canal. Somente após várias semanas ocorre o fechamento anatômico e passa a constituir uma estrutura fibrosa denominada ligamento arterioso.
- *Forame oval*: com o seu fechamento anatômico, forma-se a *fossa oval* e o *limbo da fossa oval*.

Ver também Capítulo 42.

ADAPTAÇÃO PULMONAR

Existe uma relação significativa entre as condições anatômicas e fisiológicas pulmonares do feto e a sua viabilidade pós-natal.

A adaptação do recém-nascido ao ambiente extra-uterino é facilitada pela presença de um pulmão capaz de efetuar trocas gasosas com eficiência, aumentando sua sobrevida.

Desenvolvimento do pulmão fetal

Durante seu desenvolvimento, o pulmão fetal pode dividir-se em quatro períodos: embrionário, pseudoglandular, canalicular e sacular.

No período embrionário, já a partir da 6ª semana de idade gestacional, todos os segmentos broncopulmonares tornam-se identificáveis e, ao redor da 10ª semana, resultando da ramificação contínua da árvore traqueobrônquica, adquire aspecto histológico de glândula exócrina – é o período pseudoglandular. Nesse período somente as estruturas relacionadas ao bronquíolo terminal ainda não estão desenvolvidas. Com o progredir do seu desenvolvimento, entre a 17ª e 24ª semanas, o pulmão fetal promove várias gerações de bronquíolos respiratórios – é o período canalicular, e, por volta da 24ª semana, dois tipos de células especiais que revestem os ácinos diferenciam-se: são os pneumócitos tipos I e II, sendo estes últimos ricos em corpos lamelares, estruturas estas que contêm substâncias surfactantes. A seguir, entre a 24ª e a 37ª semanas, as vias aéreas terminam em estruturas saculares, que se diferenciam em ductos alveolares e alvéolos, promovendo importante expansão do espaço respiratório – é o período sacular.

Adaptações ao início da respiração

Com o início da respiração ocorrem diminuição da pressão vascular pulmonar e elevação da pressão vascular sistêmica.

A diminuição da pressão vascular pulmonar é dependente da adaptação estrutural vascular e de mediadores capazes de influenciar aquela transição.

A disfunção causada pela persistência da elevada pressão ao nível vascular pulmonar gera o quadro conhecido como hipertensão pulmonar do recém-nascido (HPRN).

O endotélio vascular é uma importante fonte de ativação de mediadores que contribuem para o controle do tônus vasomotor. O balanço na produção ou no metabolismo de vários mediadores vasoativos produzidos no pulmão pode contribuir na adaptação respiratória extra-uterina do feto.

Diversos mediadores parecem ter função na transição normal respiratória ao nascimento e na fisiopatologia da HPRN, entre eles os lipídicos, o peptídeo endotelina e o radical oxidante óxido nítrico. Além destes, diversos outros fatores neuro-humorais influenciam a transição pulmonar fetal e do seu tônus vascular.

Metabólitos do ácido araquidônico parecem ter função reguladora na modificação do tônus vascular que ocorre na transição para a vida extra-uterina. A prostaciclina (PGI2) atua modulando e mantendo a resistência vascular pulmonar constante e produz outras substâncias vasodilatadoras, entre elas o fator relaxante de endotélio (óxido nítrico). Os leucotrienos, também metabólito do ácido araquidônico e potente constritor da musculatura lisa vascular, parecem ter a função de manter normalmente uma alta resistência vascular pulmonar.

Eicosanóides vasoativos, tais como prostaglandinas e leucotrienos, são formados em múltiplos sítios pulmonares e exercem múltiplos efeitos sobre a circulação pulmonar perinatal. Tanto direta, quanto indiretamente, através da interação com outros sistemas, os eicosanóides parecem ter a função de rearranjar a circulação ao nascimento. Nesse momento, prostaglandina E-1, acetilcolina, bradicinina e endotelina parecem causar vasodilatação pulmonar fetal via liberação de óxido nítrico.

Adrenomedulina e calcitonina são substâncias vasoativas que têm profundo e prolongado efeito na circulação pulmonar fetal.

O óxido nítrico é produzido por muitas células, incluindo células endoteliais, e suas funções variam de neurotransmissora a vasodilatadora. Como vasodilatador exerce efeito significativo sobre a pressão arterial pulmonar sem influenciar a sistêmica.

O surfactante pulmonar é uma lipoproteína sintetizada e secretada pelas células chamadas pneumócitos do tipo II, do alvéolo pulmonar, onde glicerolfosfolipídeos surfactantes e proteínas atuam reduzindo a tensão superficial na interface alveolar líquido-ar, por volta da 24ª semana de gestação. A diminuição de sua disponibilidade para manter as trocas gasosas tem extrema importância no desenvolvimento da síndrome de membrana hialina.

ADAPTAÇÃO DE TEMPERATURA

Ao nascer, com o seu corpo úmido, a temperatura central cai drasticamente por evaporação. Além disso, sua presença em um ambiente de paredes frias, como a sala de parto, resulta em enormes perdas de calor por radiação e convecção, já que o recém-nascido apresenta pequena quantidade de tecido subcutâneo e maior relação superfície/massa corporal, comparada à do adulto.

A resposta do recém-nascido às modificações de temperatura, tanto corporal quanto ambiental, produz alterações metabólicas consideráveis. É possível que o estresse inicial causado pelo resfriamento intenso e breve da pele exerça benefício na adaptação extra-uterina, influenciando no início da respiração e estimulando a função tireoidiana.

Após o nascimento, a criança precisa lutar contra a hipotermia, produzindo calor pelas vias metabólicas, consumindo principalmente glicose (com conseqüente risco de hipoglicemia, acidose, hipóxia e morte), já que não é capaz de gerar calor através do tremor, como no adulto. Dessa forma, o recém-nascido lança mão de um importante mecanismo que contribui para a produção de calor, a termogênese química.

Termogênese química

A principal fonte para geração de calor no recém-nascido é a gordura marrom, que é um tecido altamente especializado na função de regulação da temperatura corporal. Suas células são ricas em mitocôndrias e contêm numerosos vacúolos, rica vascularização e inervação. Está localizada na região da nuca, pericárdica e perirrenal.

Quando o recém-nascido é estimulado pelo frio, há liberação de noradrenalina, induzindo à lipólise nos depósitos de gordura marrom.

Por ação da proteína termogenina, a gordura marrom pode sofrer fosforilação oxidativa e quebrar gordura para produzir calor, sem inibição do *feedback* para produzir ATP. Triglicerídeos da gordura são quebrados em ácidos graxos e glicerol. Os ácidos graxos entram na via metabólica termogênica e terminam em um *pool* de ácidos metabólicos.

Durante o estresse ao frio, a glicólise pode ser estimulada, quando a adrenalina liberada pelas adrenais ativa o estoque de glicogênio, podendo resultar em hiperglicemia transitória.

ADAPTAÇÃO ENDÓCRINA

Evidências experimentais e clínicas indicam a participação de catecolaminas, glicocorticóides, prostaglandinas, vasopressina, endorfinas e do sistema renina-angiotensina-aldosterona na adaptação cardiovascular e respiratória.

Cortisol

Próximo ao termo, ocorrem aumento da produção de cortisol pela adrenal fetal e aumento da taxa de conversão de cortisol a cortisona.

Entre os efeitos primários, observam-se:

- Aumento da síntese de surfactante no tecido pulmonar.
- Aumento da reabsorção de líquido pulmonar.
- Diminuição da sensibilidade do canal arterial para prostaglandinas, facilitando seu fechamento.
- Aumento da conversão de T4 para T3.
- Indução da maturação de diversas enzimas e dos processos de transporte no intestino delgado.
- Estimulação da maturação das enzimas hepáticas.

Entre os efeitos secundários, observa-se elevação do nível de T3, que potencializa a síntese de surfactante no tecido pulmonar e aumenta a sensibilidade da gordura marrom à noradrenalina.

Próximo ao parto ocorrem elevação da carga de catecolaminas no recém-nascido, aumento de noradrenalina, adrenalina e dopamina.

Essa elevação provoca elevação da pressão sangüínea, aumento dos efeitos inotrópicos cardíacos positivos, aumento da secreção de glucagon, diminuição da secreção de insulina, elevação da termogênese, aumento dos níveis séricos de ácidos graxos livres, mobilização do fluido pulmonar e aumento da liberação de surfactante.

BIBLIOGRAFIA

Avery GB, Fletcher MA, Mac Donald MG. *Neonatologia: fisiopatologia e tratamento do recém-nascido.* 4 ed. Rio de Janeiro: Medsi, 1999. p. 1520.

Britton JR. The transition to extrauterine life and disorders of transition. *Clin Perinatol* 1998 Jun;25(2):271-94.

Fanaroff, Martin. *Neonatal-Perinatal Medicine. Diseases of the Fetus and Infant.* Vol. I e II. 7th edition. St. Louis: Mosby, 2002.

Klaus, Fanaroff. *Care of The High-Risk Neonate.* 5th ed. Philadelphia: Saunders, 2001.

Sansoucie DA, Cavaliere TA. Transition from fetal to extrauterine circulation. *Neonatal Netw* 1997;16(2):5-12.

Verklan MT. Physiologic variability during transition to extrauterine life. *Crit Care Nurs Q* 2002;24(4):41-56.

Zugaib M, Kanas M. *Fisiologia Fetal Aplicada.* São Paulo: Roca, 1986.

5 Controle da Infecção no Berçário

Ivete Martins Gomes

INTRODUÇÃO

A história das Infecções Hospitalares (IH) começou com a origem dos hospitais, quando as precárias condições de higiene e as doenças epidêmicas estavam implicadas na alta incidência dessas complicações infecciosas. Mas foi somente no século XIX que a IH começou a ser estudada por profissionais de saúde, contribuindo para o entendimento da transmissão das doenças dentro dos hospitais.

Ao longo dos séculos, acumularam-se conhecimentos sobre técnicas de assepsia, desinfecção e esterilização, arquitetura hospitalar, microbiologia e antibióticos, mas, mesmo assim, observa-se um aumento na ocorrência das IH mundialmente. Isso porque o constante avanço tecnológico nos trouxe a uma realidade onde os pacientes têm maior sobrevida, permanecem mais tempo internados e são submetidos a procedimentos invasivos e ao uso de antimicrobianos de largo espectro, aumentando sobremaneira os riscos para aquisição de infecções dentro dos hospitais.

Em Neonatologia, vemos os recém-nascidos (RNs) de muito baixo peso sobreviverem cada vez mais, e, por sua imaturidade imunológica, adquirem quadros infecciosos mais facilmente e com maior gravidade, fazendo com que as Unidades de Tratamento Intensivo (UTIs) Neonatais tenham as taxas mais elevadas de IH em relação a outros setores do hospital. Isso implica em aumento da mortalidade e de custos.

Para enfrentarmos o desafio de tentar prevenir e controlar as infecções hospitalares nos Berçários, o primeiro passo é compreender as características particulares envolvidas na aumentada suscetibilidade a infecções dos recém-nascidos.

MECANISMOS DE DEFESA DO RECÉM-NASCIDO

A imaturidade do sistema imunológico e a fragilidade da pele do recém-nascido têm papel fundamental na aquisição de infecção.

Há diminuição da produção de imunidade mediada por células T e de citocinas por falta de células T de memória, e a aquisição de resposta antígeno-específica está retardada. Essa deficiência tem importância nas infecções por vírus.

O RN a termo está, em parte, protegido pelos anticorpos maternos que são transferidos através da placenta a partir da 34ª semana de gestação. Mas a resistência neonatal contra as bactérias cujos anticorpos a mãe não transferiu está prejudicada pela inabilidade do RN em produzir anticorpos para polissacarídeos bacterianos, resultado da falta ou imaturidade das células B. Nos prematuros, resulta que, além da produção prejudicada, há déficit de anticorpos maternos (hipogamaglobulinemia).

A ausência de IgA nas secreções, nos primeiros dias de vida, facilita a aderência de microrganismos nas mucosas dos tratos respiratório e digestivo.

As células NK ou *natural killer*, embora apareçam precocemente durante a gestação e estejam presentes em número normal, têm o fenótipo imaturo (CD56–) em aproximadamente 50% delas, prejudicando a atividade citotóxica comparada com a das células do adulto (CD56+). Isso confere uma atividade diminuída contra células infectadas pelos vírus do grupo herpes.

Os neutrófilos estão deficientes em número e na habilidade de aderir ao endotélio e migrar para os locais de infecção, prejudicando a fagocitose e facilitando, por exemplo, infecção pelo *Streptococcus* do grupo B.

Há poucos monócitos nos locais de infecção pela diminuída atividade quimiotática dessas células. As funções de fagocitose, atividade microbicida, apresentação de antígenos e produção de citocinas TNF-α e IL-6 dos macrófagos teciduais estão diminuídas.

Comparados com os adultos, os RNs têm a atividade do sistema complemento e as concentrações de fibronectina diminuídas. Isso se correlaciona à dificuldade do RN em opsonizar certos microrganismos na ausência de anticorpos. A diminuição de anticorpos e complemento prejudica a destruição de cepas de *E. coli* e outras bactérias gram-negativas.

As infecções por patógenos intracelulares não-virais (*Listeria monocytogenes, Mycobacterium tuberculosis, Toxoplasma gondii, Chlamydia trachomatis*) são facilitadas pelos déficits nas células NK, macrófagos, linfócitos T antígeno-específicos e suas citocinas.

A pele, além de fazer a termorregulação, controlar a perda de água e evitar entrada de substâncias tóxicas, funciona como uma barreira contra-infecções. No RN, em particular no prematuro, as camadas são mais finas e suas funções menos desenvolvidas, levando ao aumento da permeabilidade a agentes externos. Extrato córneo diminuído, menos queratina e menor coesão entre epiderme e derme fazem com que a pele do RN pré-termo tenha um grande risco para ruptura.

DEFINIÇÃO

Definir a origem das infecções em neonatos é o primeiro passo para a vigilância e determinação de condutas adequadas no controle das infecções hospitalares no Berçário. No entanto, ainda não existe um consenso sobre essa questão.

A portaria nº 2.616/98, do Ministério da Saúde, define Infecção Comunitária (IC) como aquela constatada ou em incubação no ato da admissão do paciente, ou a adquirida através da placenta ou a infecção do recém-nascido associada à bolsa rota superior a 24 horas. Nessa definição estão incluídas as infecções congênitas por citomegalovírus e herpes simples, toxoplasmose, sífilis, rubéola e AIDS. Segundo essa mesma portaria, Infecção Hospitalar (IH) é aquela adquirida após a admissão do paciente, que se manifesta durante a internação, a partir de 72 horas após a admissão e mesmo antes de 72 horas, desde que associada a procedimentos diagnósticos e/ou terapêuticos realizados durante a internação. Também é IH aquela manifestada após a alta, quando puder ser relacionada à internação ou aos procedimentos hospitalares. Quando um paciente proveniente de outro hospital é internado portando infecção, trata-se de um episódio de IH do hospital de origem.

O CDC (Centers for Disease Control and Prevention – Atlanta) considera infecções perinatais como infecções hospitalares e define infecções hospitalares precoces (ou de origem materna) como aquelas que ocorrem até 48 horas de vida, e como infecções hospitalares tardias as observadas a partir de 48 horas, estas provavelmente adquiridas após o parto e, portanto, evitáveis através de medidas de controle.

Também devem ser determinados critérios para diagnóstico e topografia de uma infecção hospitalar: infecção da corrente sangüínea, pneumonia relacionada ou não ao uso de respirador, infecção do trato urinário relacionada ou não a cateter vesical, infecção do sítio cirúrgico, meningite, infecção de pele, onfalite etc. A enterocolite necrosante, mesmo não sendo uma doença infecciosa em si, é considerada uma IH.

EPIDEMIOLOGIA

A prevalência das infecções hospitalares varia entre os hospitais, dependendo de suas características, o mesmo ocorrendo com os vários setores de um mesmo hospital. Taxas em hospitais americanos (NNISS 1986-1990) mostraram 14 IH por 100 altas em Berçários de alto risco e 0,4 IH por 100 altas em Berçários de baixo risco.

Em estudo brasileiro realizado em 1994 envolvendo mais de oito mil pacientes, entre todos os setores, as maiores taxas de pacientes com IH foram obtidas nas UTIs neonatais, representando 46,9%. Outras unidades de Neonatologia apresentaram taxa de 14% de pacientes com IH.

As variações nas taxas se devem às diferenças na definição de IH, nos fatores de risco e nos critérios para admissão de RNs de outros hospitais, além da subnotificação das infecções virais e fúngicas e das infecções hospitalares manifestadas após a alta.

ETIOLOGIA

No Berçário de baixo risco, os germes que mais causam infecções são os *S. aureus*, bactérias entéricas e vírus respiratórios. Nas UTIs neonatais, além das enterobactérias, os *S. coagulase-negativo* e *Candida sp* atingem os RNs, freqüentemente os de mais baixo peso ao nascer.

Staphylococcus aureus são os que mais causam infecções nos RNs saudáveis, geralmente infecções de pele. As cepas hospitalares são transmitidas pelas mãos dos profissionais de saúde, podendo ocorrer surtos; são causa também de pneumonia, sendo a via principal de transmissão a intubação traqueal.

O *Staphylococcus* coagulase-negativo, como o *S. epidermidis*, vem sendo nas últimas décadas cada vez mais implicado como causa de bacteremia em RN de muito baixo peso, com cateter central e em uso de nutrição parenteral. Em estudo americano foi o principal agente (seguido de *S. aureus*, enterococos, *Enterobacter sp* e *E. coli*), causando infecção da corrente sangüínea de origem hospitalar em todas as faixas etárias nos RNs de alto risco. Como faz parte da flora normal da pele, devem ser seguidos critérios para afastar a suspeita de contaminação nas culturas. A maioria das cepas já apresenta resistência à oxacilina.

Estreptococos do grupo B (EGB) ou *Streptococcus agalactiae* são transmitidos pela mãe colonizada durante o periparto e podem ser importante causa de infecção da corrente sangüínea (46%) e de meningite de início precoce em algumas UTIs. Nos EUA, em 1990, a estimativa era de 1,8 caso de sepse neonatal por EGB por 1.000 nascidos vivos.

Os enterococos (*E. faecalis*) podem causar infecções graves com letalidade alta, como sepse, meningite e pneumonia, nos RNs em uso de cateter venoso e antimicrobianos por tempo prolongado. São encontrados no trato gastrintestinal e podem ser transmitidos através de objetos e superfícies. Cepas resistentes a vancomicina estão em emergência.

Klebsiella, Enterobacter, Serratia e *Citrobacter* são agentes etiológicos de sepse, pneumonia e meningite em RN de alto risco. As infecções ocorrem a partir do próprio trato gastrintestinal do RN ou através de equipamentos e fluidos contaminados.

Escherichia coli, igualmente, é causa de infecção da corrente sangüínea e meningite, além de infecção urinária e diarréia. Adquirida de outros pacientes, pode causar surtos.

Pseudomonas aeruginosa são causa de sepse, conjuntivite, endoftalmite e pneumonia em pacientes em ventilação mecânica. O trato respiratório e aparelhos e locais contendo água podem servir de reservatórios para essas bactérias.

Candida sp está envolvida em infecções mucocutâneas (oral e perineal) e infecções graves em prematuros em nutrição parenteral e antibioticoterapia prolongada.

Infecções respiratórias por vírus sincicial respiratório (VSR), parainfluenza, adenovírus e rinovírus também são importantes causas de morbidade entre os neonatos.

COLONIZAÇÃO E INFECÇÃO

A ausência de uma flora endógena ao nascimento faz com que o RN adquira os microrganismos com os quais entra em contato. A primeira exposição é a flora materna do canal do parto. Bebês normais que ficam com a mãe e são amamentados se colonizam com cocos gram-positivos (*Streptococcus* α-hemolítico na orofaringe e *Staphylococcus* coagulase-negativo na pele, coto umbilical) e por anaeróbios, lactobacilos e *E. coli* no trato gastrintestinal. Os recém-nascidos que são separados da mãe e vão para UTI se colonizam com bactérias gram-negativas potencialmente patogênicas (*Klebisiella sp.* e *Enterobacter sp.*), através de contato direto com pessoas, objetos e outros RNs. Embora para a maioria dos RNs esta exposição inicial resulte apenas em colonização bacteriana, a infecção, que é a invasão por microrganismos com manifestação clínica, é freqüentemente originada da flora do RN. Portanto, facilitar o desenvolvimento de uma população microbiana inócua protetora no RN e minimizar a transmissão de microrganismos patogênicos é uma estratégia de prevenção da infecção hospitalar na Neonatologia.

A aquisição de microrganismos se faz através do contato direto com pessoa colonizada ou infectada, seja paciente, visitante ou profissional do Berçário; de objetos contaminados como termômetros, estetoscópios, aparelhos ou água contaminados (contato indireto) ou via secreções respiratórias (tosse, espirros). A transmissão também pode ser feita através de veículos como leite materno, leite artificial, água e soluções endovenosas; de partículas infectantes que ficam suspensas no ar (aerossóis) e de vetores (insetos). Entre todas, as mãos dos profissionais é a principal via de transmissão de germes no Berçário.

FATORES DE RISCO

Vários são os fatores de risco para infecção em RN, sendo o principal deles o baixo peso ao nascer. Outros seriam a imaturidade dos mecanismos de defesa, principalmente nos prematuros; a internação prolongada, que predispõe o RN à colonização com microrganismos potencialmente patogênicos do ambiente hospitalar; procedimentos invasivos (cateterização de veias e artérias, ventilação mecânica, drenagem torácica, sondagem gástrica, derivação ventriculoperitoneal); relação enfermagem/paciente e área física inadequadas; superlotação do Berçário, levando a falhas nas técnicas de controle de infecção, em especial a lavagem das mãos; e o uso freqüente e prolongado dos antimicrobianos, com conseqüente seleção de germes resistentes que irão colonizar o RN. A infusão de lipídeos tem sido identificada como um fator de risco independente para o desenvolvimento de bacteremia por estafilococo coagulase-negativo e candidemia em RN de muito baixo peso.

Os recém-nascidos que possuem menos fatores de risco são aqueles a termo, que estão sendo cuidados em alojamento conjunto e em aleitamento natural. Dificilmente adquirem infecções graves, e as IH mais comuns (impetigo, conjuntivite e onfalite) são, muitas vezes, manifestadas apenas após a alta, já que a permanência no hospital é geralmente curta. São os RNs que se encontram internados na UTI Neonatal ou Berçário de Alto Risco os mais atingidos pelas IH, sendo, então, um dos focos principais para vigilância epidemiológica e medidas preventivas de IH nos hospitais.

VIGILÂNCIA E CONTROLE DE INFECÇÕES HOSPITALARES

Programa de controle de infecções hospitalares

No Brasil, a lei nº 9.431 de 1997 tornou obrigatória a manutenção, pelos hospitais do país, de Programa de Controle de Infecções Hospitalares (PCIH), que é "um conjunto de ações desenvolvidas deliberada e sistematicamente, com vistas à redução máxima possível da incidência e da gravidade das infecções hospitalares", devendo ser executado pela Comissão de Controle das Infecções Hospitalares (CCIH), segundo diretrizes e normas da portaria nº 2.616/MS de 1998, que está em vigor.

Vigilância epidemiológica das infecções hospitalares

Vigilância epidemiológica (VE) de infecções hospitalares é "a observação ativa, sistemática e contínua de sua ocorrência e distribuição entre pacientes e dos eventos e condições que afetam o risco de sua ocorrência, com vistas à execução oportuna das ações de prevenção e controle" e faz parte das ações a serem desenvolvidas pelos membros da CCIH. Os objetivos principais da VE das infecções hospitalares na UTI Neonatal são reduzir os índices de ocorrência de IH, identificar precocemente as epidemias e verificar as tendências da resistência aos antimicrobianos. Para isso, deve-se fazer busca ativa das infecções e dos eventos relacionados às IH, calcular e analisar taxas e estabelecer, implementar e difundir medidas preventivas de IH. O estudo das informações coletadas permite a elaboração de ações estratégicas para controle e intervenção.

Existem vários sistemas de VE, mas a metodologia mais utilizada para vigilância de IH nas UTIs neonatais é o sistema NNIS (National Nosocomial Infections Surveillance). Foi criado em 1970, nos Estados Unidos, para padronizar definições e métodos de coleta de dados, tornando comparáveis as taxas de Infecção Hospitalar entre hospitais.

O NNIS–componente Berçário de Alto Risco considera fatores de risco para IH no RN como:

- Peso ao nascimento: ≤ 1.000 g; de 1.001 g a 1.500 g; de 1.501 g a 2.500 g e ≥ 2.500 g.
- Utilização de procedimentos invasivos: cateteres vasculares centrais/umbilicais e respiradores.
- Tempo de permanência.

Os principais indicadores de IH são:

- *Taxa de infecção hospitalar*: nº de IH/nº de saídas ou admissões.
- *Taxa de pacientes com IH*: nº pacientes com IH/nº de saídas ou admissões.
- *Densidade de IH*: nº de IH/pacientes-dia, onde "pacientes-dia" indica o tempo de exposição aos fatores de risco.

Também é recomendado o estudo da sensibilidade aos antimicrobianos dos microrganismos mais prevalentes, coletando-se dados do laboratório (culturas positivas), o que permite a orientação da terapêutica empírica inicial baseando-se em dados locais.

Pela dificuldade de se obter consenso nas definições, na escolha de critérios distintos de vigilância, pelas características diversas dos hospitais (universitários, gerais, públicos etc.) e flora hospitalar própria, deve-se ter cuidado na comparação dos dados entre hospitais, sendo mais efetiva a sua comparação no mesmo hospital em diferentes períodos. Seja qual for o sistema de vigilância utilizado, a qualidade do processo deve ser avaliada periodicamente. É primordial que se tenha sempre em mente que o sucesso do controle das IH só é alcançado quando há trabalho em conjunto com a equipe envolvida nos cuidados diretos com o RN e a equipe da CCIH do hospital.

MEDIDAS DE PREVENÇÃO E CONTROLE

Incluem ações para diminuir ou evitar a transmissão de microrganismos patogênicos para os recém-nascidos e para os profissionais de saúde.

Periparto e pós-parto

A prevenção da infecção bacteriana neonatal de origem materna depende do controle de seus fatores de risco, que são: prematuridade; ruptura prematura e prolongada de membranas; infecção intra-amniótica ou corioamnionite. As bactérias do trato genital baixo atingem a cavidade amniótica por via ascendente com o início do trabalho de parto e a ruptura das membranas amnióticas. O manejo desses fatores inclui indução do parto, uso de corticosteróides, antibioticoterapia materna e antibioticoprofilaxia intraparto.

Prevenção de infecção no RN de mãe colonizada/infectada pelo estreptococo β-hemolítico do grupo B (EGB)

Administrar antibiótico intraparto nas gestantes com base em algum desses fatores de risco: trabalho de parto prematuro; infecção do trato urinário pelo EGB; infecção neonatal pelo EGB em gestação anterior; febre no período do parto; ruptura de membranas ≥ 18 horas. Se não for identificado algum fator de risco, realizar cultura de material vaginal e retal; sendo positiva, também fazer a quimioprofilaxia intraparto. O antibiótico de primeira escolha é a Penicilina G, na dose de cinco milhões UI intravascular seguida de 2,5 milhões a cada quatro horas até o nascimento. Ampicilina, clindamicina e eritromicina (em caso de alergia à penicilina) podem ser usadas.

Prevenção de hepatite B

Identificar a mãe portadora do antígeno HBs através de sorologia e administrar vacina e imunoglobulina contra-hepatite B no RN. Quando a sorologia materna não for realizada, administrar a vacina o mais rápido possível, dentro das primeiras 12 horas de vida. O RN prematuro pesando menos de 2 kg deverá repetir a primeira dose um mês depois para completar o esquema vacinal. Após o esquema vacinal completo (0,1 e 6 meses), os RNs deverão ser testados para confirmar a resposta vacinal com o aparecimento do anticorpo HBs. Não há necessidade de contra-indicar o aleitamento materno.

Prevenção da infecção pelo HIV

O risco da transmissão materno-infantil é maior no período periparto e pode ser reduzido com as seguintes medidas: evitar o trabalho de parto prolongado e a ruptura artificial das membranas, realizar parto cesárea eletivamente (se a carga viral materna for desconhecida ou maior que 1.000 cópias de RNA de HIV/ml); infusão do anti-retroviral zidovudina por via endovenosa na dose de 2 mg/kg durante a primeira hora seguida de infusão contínua de 1 mg/kg/hora até o momento do clampeamento do cordão umbilical; lavar o RN e evitar lesar pele e mucosa durante os primeiros cuidados. A transmissão pós-parto se dá com o aleitamento materno, que deve ser contra-indicado, tomando-se o cuidado de oferecer à mãe carente o leite artificial. Contra-indicado também o aleitamento cruzado (amamentação em outra mãe).

Prevenção do HTLV tipos I e II

Causam neoplasias malignas e doença neurológica nos adultos. Contra-indicar a amamentação se estiver interrompendo a mais importante via de transmissão destes retrovírus para o RN. Identificar a mãe portadora solicitando sorologia no pré-natal.

Prevenção da varicela

A imunoglobulina contra o vírus varicela zoster (VZIG) deve ser aplicada após exposição à doença no RN prematuro com idade gestacional (IG) maior que 28 semanas com mãe suscetível, no RN menor que 28 semanas ou menor que 1.000 g, independentemente da suscetibilidade materna, e no RN cuja mãe apresentou a doença entre os cinco últimos dias que precedem e os dois primeiros dias que sucedem o parto. Nessas situações a mãe não transferiu anticorpos específicos através da placenta, podendo resultar em varicela grave no RN. A VZIG é aplicada via intramuscular na dose de 125 U até no máximo 96 horas após a exposição.

Prevenção do herpes simples

Identificar a gestante portadora de herpes genital através de anamnese e exame físico e fazer parto cesárea imediato quando houver lesões ativas em parturiente com bolsa rota. Quando o parto for vaginal e houver lesão no canal do parto, o uso do Aciclovir EV no RN pode ser útil na prevenção. A mãe não deverá amamentar, se houver lesão em mama.

Prevenção da tuberculose pulmonar

Durante as três primeiras semanas de tratamento ou enquanto for bacilífera, a mãe com tuberculose pulmonar não deverá ficar no mesmo quarto que o RN. A mãe poderá amamentar usando máscara cirúrgica. Iniciar quimioprofilaxia com isoniazida após afastar a doença no RN.

Prevenção de outras doenças infecciosas

Aqui estão alguns exemplos de infecções cuja prevenção inclui a suspensão da amamentação, devendo-se ser muito criterioso antes de tomar tal conduta: doença de Chagas em fase aguda; estafilococcia disseminada – até 24 horas de terapia; lesões infectadas próximas ao mamilo – até a cura das lesões; mastite e abscesso de mama – até drenagem e 24 horas de antibioticoterapia; escabiose – até tratamento específico por 24 horas; hanseníase – até início da terapia materna.

ÁREA FÍSICA E RECURSOS HUMANOS

A área física deve possuir as dimensões adequadas para permitir manuseio dos pacientes pelos profissionais e evitar transmissão de doenças entre pacientes. A resolução RDC nº 50 de 21 de fevereiro de 2002 orienta que se reservem 2,2 m^2 por berço de RN sadio, com distância mínima de 0,6 m^2 entre os berços; na UTI e na UI (ver Capítulo 6). Para facilitar a lavagem das mãos, as pias devem estar em número e locais convenientes. O ambiente deve estar livre de poeira e ser limpo (piso, parede, superfícies, incubadoras) conforme rotina preestabelecida para limpeza hospitalar. Equipamentos e artigos hospitalares devem sofrer desinfecção ou esterilização conforme a classificação em artigos não críticos (termômetros), semicríticos (circuitos de respiradores) ou críticos (instrumental cirúrgico). A inobservância da relação do número de profissionais por RN e da capacidade de leitos interfere na incidência de IH. Na UTI neonatal a relação enfermeiro: paciente deve ser de 1:5 e no Berçário de cuidados intermediários de 1:10 e a relação auxiliar de enfermagem com paciente, de 1:2 e 1:4, respectivamente.

VISITANTES E PARAMENTAÇÃO

É medida prudente fazer triagem dos visitantes, não permitindo a entrada de pessoas com quadros febris agudos, diarréia, infecções de pele, sintomas respiratórios ou tuberculose e de crianças (estas podem estar em período de incubação de doenças contagiosas). Devem ser orientados a lavar as mãos. Os mesmos cuidados devem ser aplicados aos profissionais de saúde que entram ou trabalham na UTI.

Não há nenhuma evidência de que o uso de aventais possa diminuir a incidência de infecções adquiridas pelos pacientes. Por isso, na maioria das UTIs neonatais se recomenda o uso de aventais apenas como parte das precauções-padrão e de contato, ao carregar ou amamentar o RN e para realização de procedimentos, devendo ser, de preferência, de mangas longas, descartáveis ou de uso único no manuseio de cada paciente.

OLHOS

Como a infecção por *Neisseria gonorrhoeae* ainda é importante no nosso meio, a profilaxia da oftalmite gonocócica deve ser feita em todos os RNs, logo após o nascimento e não mais do que uma hora após. A transmissão ocorre no canal de parto ou mesmo por via ascendente; por isso, tanto os RNs nascidos de parto vaginal como os de cesárea devem receber a profilaxia.

Utiliza-se a solução de nitrato de prata a 1%, de preferência em frascos individuais ou para 24 horas, pingando-se 2 gotas da solução no saco conjuntival inferior depois de retiradas as secreções. Após um minuto de ação, o excesso de nitrato de prata pode ser retirado com gaze estéril. Pomadas ou colírios de eritromicina a 0,5% ou de tetraciclina a 1% podem ser usados. Nenhum desses antimicrobianos previne a conjuntivite por clamídia. O nitrato de prata causa mais conjuntivite química, mas é preferível, principalmente em áreas onde a incidência de produtora de penicilinase for alta. Deve-se reconhecer a conjuntivite química para fazer diagnóstico diferencial com infecção de outras etiologias. Ela aparece nas primeiras 24 horas de vida com edema, hiperemia conjuntival e secreção serosa ou purulenta, resolvendo-se espontaneamente em 24 a 48 horas. A oftalmite gonocócica tem período de incubação de dois a sete dias e é mais grave, podendo ocorrer com infecção disseminada. O período de incubação da oftalmite por clamídia é de cinco a quatorze dias e pode vir associada à pneumonite, que se manifesta a partir da terceira semana de vida.

PELE

Romper a integridade da pele é abrir uma porta de entrada para infecção. Portanto, devem ser tomados cuidados desde o nascimento, principalmente com os prematuros, cuja pele é mais imatura em suas funções e mais frágil. Logo que estabilizada a temperatura do RN, retirar sangue e secreções maternas com algodão embebido em água morna, mantendo o vérmix caseoso e sempre manuseando com luvas. O banho completo diário não precisa ser realizado rotineiramente, assim como o uso de sabão com anti-séptico, só indicado nos casos de surto de infecção de pele e nos casos de colonização por *Staphylococcus aureus* resistente à oxacilina, quando então o anti-séptico a ser escolhido deve ser a clorexidina. Avaliar constantemente a presença de eritema, escoriação, úlcera de pressão e evitar queimaduras e lesões com adesivos. A dermatite perineal pode ser evitada com o uso rotineiro de óxido de zinco. Podem ser usados emolientes em prematuros com menos de 32 semanas para diminuir a perda de água, proteger e restabelecer a integridade da pele, mas podem causar infecções sistêmicas pela contaminação do produto.

COTO UMBILICAL

Cuidados simples como clampeamento asséptico com material estéril, manter a área do cordão limpa e seca, manusear com mãos lavadas, evitar contaminação com urina e fezes mantendo a fralda dobrada previnem infecção. Logo após o nascimento e sempre que estiver sujo, limpar com água estéril ou água e sabão neutro. É controverso o uso de anti-sépticos e cremes com antibióticos, pois podem prolongar o tempo de queda do coto e parece não influenciar na colonização bacteriana ou freqüência de infecção.

CATETER INTRAVASCULAR

As principais infecções relacionadas ao acesso vascular são flebite e infecção da corrente sangüínea relacionada ao cateter. A infecção se dá pela introdução de microrganismos durante a inserção do cateter, através de infusão de soluções contaminadas, por via hematogênica de um foco infeccioso a distância e, principalmente, pela migração na superfície externa do cateter até a porção intravascular, oriundas da colonização da pele periorifício. A taxa de infecção da corrente sangüínea associada a cateter intravascular nas Unidades de Terapia Intensiva Neonatais varia de 4 a 11,3 por 1.000 cateteres/dia para cada faixa de peso ao nascer.

Um estudo mostrou que a cateterização de veias umbilicais estava associada à colonização em 22% a 59% e à infecção de corrente sangüínea em 3% a 8% dos casos. Nesse mesmo estudo, das artérias umbilicais cateterizadas, a colonização ocorreu em 40% a 55%, e 5% delas resultaram em infecção da corrente sangüínea. O método de inserção do cateter também interfere na aquisição de infecção, estando a inserção cirúrgica mais associada a risco de sepse do que à inserção periférica. Esses riscos devem ser pesados na hora de se escolher o local e o tipo de acesso vascular no RN.

Para se conseguir minimizar as complicações relacionadas ao cateter, são necessários rotina preestabelecida e treinamento das equipes que realizam os procedimentos de inserção e manutenção dos cateteres periférico e central nas UTIs neonatais. As principais recomendações do CDC são: monitorar o local de inserção para sinais de infecção; evitar uso de cateter periférico com agulha de metal; manter o máximo de tempo possível o cateter periférico, trocando-o apenas quando houver sinais de infecção; preferir cateter central de inserção periférica (PICC) sempre que houver necessidade de infusão endovenosa por mais de seis dias; usar precauções de barreira máxima (gorro, máscara, avental estéril, luvas estéreis e campo estéril amplo) e solução anti-séptica na pele para inserção de cateter central; higiene das mãos com anti-séptico antes e após a manipulação (com ou sem luvas) do acesso vascular central; não fazer flebotomia de rotina; usar curativo com gaze estéril (quando houver sangramento) ou curativo transparente trocando-os a cada dois dias e sete dias, respectivamente; usar lúmen exclusivo para infusão de nutrição parenteral; manter cateter umbilical arterial com baixas doses de heparina e removê-lo o quanto antes, não mais que cinco dias; não realizar cultura da ponta de cateter rotineiramente.

As soluções com clorexidina têm sido preferidas tanto na lavagem das mãos dos profissionais que fazem a inserção e a manutenção do cateter central quanto para a anti-sepsia da pele do RN, por possuírem efeito residual, serem menos tóxicas e menos irritantes em comparação aos iodóforos (PVPI-I).

TRATO RESPIRATÓRIO

As pneumonias hospitalares são transmitidas via canal de parto e, no pós-parto, através do contato com pessoas ou da contaminação dos equipamentos de terapia respiratória, sendo a intubação traqueal a via mais freqüente. A diminuição dos fatores de risco para sua aquisição inclui o uso do CPAP nasal e o uso do surfactante no tratamento da síndrome do desconforto respiratório no RN, evitando ou reduzindo o tempo de ventilação mecânica nos prematuros. Deve-se evitar a circulação de pessoas com infecções de vias aéreas no Berçário.

Outras medidas (CDC) preventivas de pneumonia hospitalar:
- Precauções-padrão.
- Verificar periodicamente a posição da sonda gástrica para evitar que bactérias intestinais atinjam os pulmões.
- Não trocar circuitos dos respiradores em menos de 48 horas e desprezar a água acumulada sem deixar refluir para o paciente.
- Desinfecção de alto nível dos circuitos, umidificadores, nebulizadores, ambus no uso entre pacientes.
- Usar água estéril nos umidificadores.
- Usar material estéril na aspiração, se o sistema for aberto.
- Controlar a dor para melhor mobilidade torácica.

LEITE

O leite é um bom meio para multiplicação de bactérias, podendo se transformar em fonte de infecção para o RN, caso não sejam tomados cuidados de assepsia durante a ordenha e estocagem do leite materno e durante o preparo e a estocagem das fórmulas lácteas. As enterobactérias são a principal causa de infecção nesses casos. A mãe deve ordenhar o leite em área reservada, estando com as mãos lavadas com anti-séptico e as mamas limpas, utilizar bomba e mamadeiras esterilizadas e estocar em geladeira por até 24 horas. A preparação de fórmulas lácteas deve ser realizada em Lactário com planta física adequada (salas de paramentação, de lavagem e de preparo) e seguindo rotinas estabelecidas que devem ser supervisionadas. Os funcionários devem usar gorro, máscara e avental e lavar as mãos com anti-sépticos, e os equipamentos e utensílios devem ser de material adequado para limpeza ou esterilização. As fórmulas não podem ser congeladas, devem ser utilizadas até quatro horas após o preparo ou armazenadas a 4ºC até 24 horas. Fornos microondas nunca devem ser usados, pois podem causar superaquecimento das fórmulas. A autoclavagem terminal (100ºC por 25 minutos) não deve ser recomendada de rotina, em virtude das alterações dos nutrientes, mas pode ser utilizada em casos de surtos relacionados às fórmulas.

LAVAGEM DAS MÃOS

É a medida isolada mais eficaz para a interrupção da transmissão de microrganismos patogênicos entre profissionais de saúde e pacientes. As mãos dos profissionais são contaminadas por microrganismos do paciente (bacilos gram-negativos, *S. aureus*, leveduras) através do contato direto, dos seus objetos pessoais e dos aparelhos usados na UTI, formando uma flora transitória nas camadas mais superficiais da pele. A flora transitória é a mais implicada na origem das infecções associadas aos profissionais de saúde e é a mais fácil de ser removida com a lavação rotineira das mãos em comparação com a flora residente.

O uso de sabão com ou sem anti-séptico depende do procedimento a ser realizado. A lavagem das mãos com água e sabão neutro consegue uma redução no número de bactérias em 0,6 a 1,1 $\log_{10}$, se durar 15 segundos, e aumentando o tempo de lavação para 30 segundos, se reduz em 1,8 a 2,8 $\log_{10}$ a quantidade de bactérias das mãos. A redução microbiana pelo uso do álcool a 70% é de 3,5 $\log_{10}$, se aplicado por 30 segundos. Os anti-sépticos não agem na presença de matéria orgânica, devendo, então, se proceder à higiene com água e sabão antes de sua aplicação. O álcool a 70% e os degermantes contendo clorexidina ou iodóforos têm atividade contra bactérias, vírus e fungos, mas não são esporicidas, enquanto a lavagem das mãos pode eliminar fisicamente os esporos (por exemplo: *Clostridium sp* e *Bacillus sp*). Os produtos à base de álcool podem ser usados sem a lavagem das mãos, mas não por repetidas vezes nem quando houver sujeira visível. A clorexidina tem a vantagem de possuir efeito residual bactericida e ser menos irritante para a pele, sendo o anti-séptico de escolha para uso na UTI neonatal.

Como rotina, todas as pessoas que entrarem na UTI neonatal devem lavar as mãos e antebraços com sabão contendo anti-séptico. Deve-se ainda: lavar com água e sabão neutro ou água e sabão anti-séptico quando houver sujeira visível; antes e depois do contato direto com o paciente; antes e depois de usar luvas; quando for manusear uma região limpa após ter manuseado uma região contaminada do paciente; após contato com objetos inanimados que ficam perto do paciente; não usar unhas artificiais. A técnica consiste em molhar as mãos, depois aplicar o sabão e friccionar por, no mínimo, 15 segundos, cobrindo toda a superfície da palma, dorso, dedos e unhas e posterior enxágüe com água; secagem com papel descartável utilizando-o também para o fechamento da torneira. Para diminuir o risco de dermatite, recomenda-se evitar a água quente e usar anti-sépticos com emolientes (por exemplo: álcool glicerinado). Como o sabão pode ser contaminado, orienta-se não completar o volume na saboneteira.

Vários trabalhos têm sido realizados comprovando a associação da lavagem de mãos com a queda dos índices de IH, desde quando Semmelweis conseguiu diminuir a mortalidade entre as puérperas, há quase dois séculos, até hoje. Apesar das evidências, a prática da lavagem de mãos entre os profissionais de saúde é inadequada, tanto em relação à freqüência quanto em relação à técnica e à duração. Portanto, esse deve ser o principal foco de ação num programa de prevenção e controle de infecções hospitalares.

São estratégias para aumentar as taxas de aderência à higiene das mãos: observação rotineira; educação continuada e treinamento de pessoal; cartazes explicativos; escolher produtos pouco irritantes; manter pias bem localizadas; disponibilizar produtos à base de álcool perto dos leitos; evitar trabalhar com poucos profissionais e acima da capacidade do número de leitos. É necessário também esclarecer aos administradores que o custo com a compra de sabonetes e anti-sépticos de boa qualidade e em quantidade suficiente é menor do que o gasto com o tratamento de infecções relacionadas aos cuidados de saúde, além de resultar em redução da mortalidade.

PRECAUÇÕES E ISOLAMENTO

A aplicação das precauções e técnicas de isolamento nas UTIs neonatais é baseada no modo de transmissão das doenças.

Precauções-padrão

São recomendadas para aplicação em todas as situações e pacientes, independente da presença ou ausência de doença transmissível comprovada. A grande preocupação no Berçário é a transmissão de infecções através do sangue, como hepatite B e AIDS, pois geralmente os RNs são assintomáticos.

- Lavagem das mãos antes e após contato com paciente, entre dois procedimentos realizados no mesmo paciente e após a retirada das luvas.
- Uso de luvas, avental, máscara e óculos, caso haja possibilidade de contato da pele ou das roupas do profissional com sangue ou secreções do paciente ou respingos com líquidos potencialmente infectantes.
- Prevenção de acidentes com materiais perfurocortantes: o manuseio desses materiais deve ser feito com atenção; agulhas não devem ser reencapadas; o transporte deve ser feito dentro de bandejas ou similares; o descarte deve ser feito em recipientes adequados, dispostos em locais visíveis e secos e preenchidos até dois terços de sua capacidade máxima.
- Artigos e equipamentos devem ser submetidos à limpeza e desinfecção ou esterilização, antes de serem utilizados em outro paciente.

Precauções de contato

Destinam-se às situações de suspeita ou confirmação de doenças e microrganismos transmitidos por contato. Quarto privativo não é necessário na UTI Neonatal, desde que o paciente esteja em seu berço ou incubadora, com a distância mínima exigida entre os leitos.

- Uso de luvas em qualquer contato com o paciente e lavagem das mãos com sabão anti-séptico após a retirada das luvas.
- Uso de avental.
- Uso exclusivo, para cada paciente, de artigos e equipamentos como estetoscópio, esfigmomanômetro e termômetro, devendo ser limpos e desinfetados ou esterilizados após a alta do paciente.
- Ao transportar o paciente, manter contidas as secreções.
- As visitas deverão ser restritas e instruídas.

Precauções respiratórias para gotículas

- Uso de máscara cirúrgica pelo profissional ao entrar em contato com o paciente que não estiver em incubadora.
- Evitar o transporte do RN.
- Não é necessário quarto privativo na UTI Neonatal para este tipo de isolamento, desde que se respeite a distância mínima exigida entre os leitos.
- As visitas deverão ser restritas e seguir as recomendações.

Precauções respiratórias para aerossóis

As doenças transmitidas por aerossóis mais freqüentes nos hospitais são sarampo, tuberculose pulmonar e laríngea, herpes zoster disseminado e varicela. Esta última é o exemplo mais comum nos Berçários e de grande preocupação, em razão de as partículas que contêm o microrganismo serem eliminadas durante a respiração, tosse ou espirros e ficarem suspensas no ar e atingir ambientes diferentes. Por esse motivo, não podemos considerar a incubadora um isolamento para aerossóis, sendo recomendado o uso de quarto privativo em casos de varicela. O RN pode estar infectado pelo vírus varicela zoster sem apresentar lesões, se a mãe tiver apresentado quadro de varicela perto do parto (cinco dias antes até dois dias depois), devendo o RN receber VZIG (imunoglobulina específica contra varicela) na dose de 125 U até 96 horas e ficar em isolamento (21 a 28 dias) para aerossóis e de contato.

- Quarto privativo com portas fechadas, de preferência com pressão negativa e filtro de alta eficácia.
- Máscara tipo N95 (filtra partículas menores que 5 μ): obrigatória ao entrar no quarto.
- Transporte do paciente com máscara cirúrgica.
- Visitas restritas e orientadas.

Situações especiais de isolamento

Em situações de surto, podemos usar o sistema de coorte, agrupando-se os pacientes infectados ou colonizados pelo mesmo microrganismo, sendo cuidados por profissionais exclusivos, além das precauções baseadas na transmissão do microrganismo em questão (Quadro 5-1).

CONTROLE DE SURTOS

Surto é um aumento na ocorrência comparada à freqüência habitual de determinada doença, em um período de tempo e local definidos. Quando envolve diferentes microrganismos, geralmente está relacionado à quebra nas ações de controle e prevenção de IH por superlotação do Berçário e redução de pessoal.

Se apenas um microrganismo for a causa do surto, este deve estar implicado com determinada fonte ou com a introdução de uma cepa virulenta na unidade. Uma investigação epidemiológica detalhada deverá ser feita com o objetivo de identificar o número de pacientes acometidos, a etiologia, a fonte do microrganismo e os pacientes de risco. Isso inclui fazer cultura nos RNs para detectar portador assintomático e cultura de superfície dos profissionais para determinar possíveis reservatórios e modo de transmissão. Colher culturas de ambiente (superfícies, água), apenas se, após a investigação, houver suspeita de sua associação com o surto. A primeira e mais importante medida a ser adotada é enfatizar a prática da lavagem de mãos. Outras medidas: rever as técnicas de desinfecção e esterilização de equipamentos, de preparação das fórmulas lácteas e de anti-sepsia nos procedimentos invasivos; separar os pacientes infectados dos outros RNs e mantê-los sob os cuidados de profissionais exclusivos (coorte). Essas ações podem ser suficientes para a resolução do surto, mas, se não surtirem efeito, considerar a conduta de fechar o Berçário para novas admissões.

Os agentes mais envolvidos em surtos nas UTIs neonatais são o *Staphylococcus aureus*, *Staphylococcus* coagulase-negativo, espécies de *Klebsiella*, *Enterobacter*, *Serratia* e *Citrobacter*, *E. coli*, *Pseudomonas aeruginosa* e *Candida sp*.

USO DE ANTIMICROBIANOS E GERMES MULTIRRESISTENTES

A emergência de microrganismos multirresistentes é preocupante, pois leva a uma série de conseqüências como a limitação de opções terapêuticas e o aumento de custos. A resistência a antimicrobianos ocorre através de vários mecanismos (Quadro 5-2), mas está cada vez mais associada ao uso de antibióticos.

5 ◆ Controle da Infecção no Berçário

Quadro 5-1. Precauções e isolamento em Neonatologia

Infecção	Tipo de precauções/ isolamento	Duração do isolamento	Observações
Sífilis congênita	Padrão + contato	Até completar 24 horas de tratamento com penicilina	
Rubéola congênita	Padrão + contato	Até a alta hospitalar	A eliminação do vírus pode ocorrer pela nasofaringe e urina até um ano ou mais de vida
Herpes simples – infecção mucocutânea – infecção SNC	Padrão + contato Padrão	Até a cura da doença	Para o RN sem doença, exposto no parto, isolar durante o período de incubação (até quatro semanas)
Vírus sincicial respiratório	Padrão + contato	Até a cura da doença	Transmissão por contato direto e indireto com as secreções respiratórias
Impetigo	Padrão + contato	Até a cura das lesões	Banho dos RN do Berçário com anti-sépticos para controle de surto
Varicela	Padrão + contato + aerossóis	Até não haver mais vesículas	Isolamento a partir da exposição até 21 dias ou 28 dias, se o RN recebeu VZIG
Bactérias multirresistentes (gram-negativos MDR, *S. aureus* resistente a oxacilina, Enterococo resistente à vancomicina	Padrão + contato	Até a alta hospitalar ou cultura negativa	Investigar nos RN transferidos de outros serviços: Infecção/colonização por (MRSA); faz-se também a descolonização com banho com clorexidina e uso de mupirocina na mucosa nasal
Conjuntivite (purulenta, viral e hemorrágica)	Padrão + contato	Até a cura	
Estreptococo do grupo B	Padrão	Até a alta hospitalar	Em caso de surto, aplicar precauções de contato e coorte nos infectados e colonizados
HIV/AIDS	Padrão	Até a alta hospitalar	RN de portadora de HIV deve receber zidovudina (2 mg/kg de 6/6 horas)
Hepatite B	Padrão	Até a alta hospitalar	RN de portadora de hepatite B deve receber HBIG (0,5 ml) + vacina aplicados em locais diferentes
Hepatite A	Padrão + contato	Até a cura da doença	Isolar desde o nascimento na transmissão vertical
Rotavírus	Padrão + contato	Até a cura da doença	Considerar a manutenção do isolamento durante toda a internação, devido à eliminação do vírus em baixas concentrações após a cura da diarréia

MDR = multidrogarresistente; VZIG = imunoglobulina contra o vírus varicela zoster; HBIG = imunoglobulina contra hepatite B; HIV/AIDS = vírus da imunodeficiência humana/síndrome da imunodeficiência adquirida; MRSA = *S. aureus* meticilina-resistente.

Quadro 5-2. Mecanismos de resistência aos antimicrobianos

Microrganismo	Resistência	Mecanismo
S. aureus e S. coagulase-negativos resistentes a meticilina-oxacilina (MRSA)	Todos os betalactâmicos	Alteração de enzimas PBPs
		Produção de betalactamases
Enterococcus faecalis, E. faecium e outros	Ampicilina	Alteração de PBPs, betalactamases
		Alteração peptideoglicano
	Vancomicina; teicoplanina	Van A, van B, van C
Bacilos gram-negativos multirresistentes (enterobactérias)	Cefalosporinas de 2ª e 3ª gerações; monobactâmicos	Produção de betalactamases de espectro ampliado (ESBL)
	Aminoglicosídeos	Inativação enzimática
	Quinolonas	Alteração da ADN-girase

O uso de antibióticos nas UTIs neonatais é freqüente, podendo chegar a 92% entre os RNs abaixo de 1.500 g. Seu início costuma ser precoce e empírico, motivado pelo risco aumentado dessa população em adquirir infecções graves e pela dificuldade de diagnóstico, pois os sinais e sintomas de outras patologias podem ser confundidos com os de infecção. Os antibióticos utilizados, geralmente de largo espectro, destroem a flora de germes sensíveis do RN fazendo com que predomine a colonização com germes resistentes adquiridos de outros pacientes, de profissionais de saúde ou de objetos contaminados. Além disso, podem induzir resistência, até mesmo durante o tratamento da infecção, como ocorre, por exemplo, com bacilos gram-negativos (cepas de *Klebsiella, Serratia, Enterobacter, Pseudomonas*), que produzem betalactamases de origem cromossômica induzidas por antibióticos betalactâmicos. O surgimento de cepas resistentes também pode ocorrer através de transferência de material genético de resistência de uma bactéria para outra, veiculado por plasmídeos, sendo de grande importância clínica a transferência da resistência a glicopeptídeos dos enterococos para os *Staphylococcus aureus*.

Para se tentar reduzir a colonização e infecção por bactérias multirresistentes deve ser feito um programa para o uso racional dos antibióticos em conjunto com a CCIH, farmácia, laboratório e os profissionais que atendem os RNs, levando em conta o conhecimento do perfil de sensibilidade dos microrganismos prevalentes e seu estudo periódico, a otimização dos métodos diagnósticos para diminuir a antibioticoterapia empírica e de amplo espectro, a padronização de antibióticos no hospital para uso terapêutico e profilático, a discussão das prescrições, as restrições no uso de antibióticos, a rotina de precauções e isolamento com critérios bem definidos de multirresistência. O antimicrobiano de escolha, portanto, deve ser aquele que causa menos distúrbio à flora normal, ser usado na dose e tempo adequados e baseado nos dados epidemiológicos locais, evitando-se aquele que seleciona germes resistentes, como as cefalosporinas de 3ª geração.

SAÚDE OCUPACIONAL

Para que os profissionais que trabalham no Berçário não transmitam e não adquiram doenças no ambiente hospitalar, os seguintes cuidados devem ser tomados:

- Estimular bons hábitos de higiene pessoal.
- Orientar o profissional quanto ao aparecimento de sinais e sintomas de doenças infecciosas.
- Afastar o profissional portador de doenças infecciosas respiratórias, exantemáticas, diarréicas ou em período de incubação.
- Indicar o uso de luvas para aqueles com dermatite nas mãos.
- Certificar imunidade contra doenças infecciosas com realização de anamnese, exames sorológicos e através de vacinação contra hepatite B, rubéola, varicela, gripe, hepatite A, sarampo, caxumba.
- Oferecer de rotina exames periódicos ao funcionário.
- Divulgar as medidas referentes a biossegurança, como, por exemplo, evitar acidentes com material biológico, utilizar equipamento de proteção individual (EPI), conhecer e praticar as precauções e medidas para isolamento, quando indicados. Os agentes mais envolvidos nos acidentes ocupacionais são o HIV, com risco de transmissão de 0,3% após exposição percutânea a sangue infectado; o vírus da hepatite B, risco de 6% a 30% para os não-vacinados, e o vírus da hepatite C, que apresenta um risco de 3% a 10%. Após o acidente, o profissional deve tomar cuidados locais, dirigir-se imediatamente (não ultrapassar duas horas) a CCIH que irá iniciar medidas de prevenção para hepatite B e infecção pelo HIV e comunicar o médico do trabalho.

BIBLIOGRAFIA

A Hospital Infection Program, Centers for Disease Control. Nosocomial infection rates for inter hospital comparison: limitations and possible solutions. *Infect Control Hosp Epidemiol* 1991;12:609-621.

American Academy of Pediatrics. Group B Streptococcal Infections. In: 2000 Red Book: Report of the Committee on Infectious Diseases. 25th ed. Elk Grove Village. *American Academy of Pediatrics* 2000:537-44.

American Academy of Pediatrics. Herpes simplex. In: 2000 Red Book: Report of the Committee on Infectious Diseases. 25th ed. Elk Grove Village. *American Academy of Pediatrics* 2000:309-18.

American Academy of Pediatrics. Prevention of Neonatal Ophthalmia. In: 2000 Red Book: Report of the Committee on Infectious Diseases. 25th ed. Elk Grove Village. *American Academy of Pediatrics* 2000:735-42.

American Academy of Pediatrics. Rotavirus Infections. In: 2000 Red Book: Report of the Committee on Infectious Diseases. 25th ed. Elk Grove Village. *American Academy of Pediatrics* 2000:493-5.

American Academy of Pediatrics. Varicella-Zoster Infections. In: 2000 Red Book: Report of the Committee on Infectious Diseases. 25th ed. Elk Grove Village. *American Academy of Pediatrics* 2000:624-38.

American Academy of Pediatrics-Committee on Infectious Diseases and Committee on Fetus and Newborn. Revised Guidelines for Prevention of Early-onset Group B Streptococcal (GBS). *Infection* 1997;99(3):489-96.

Brasil, Ministério da Saúde. Portaria nº 2616 de 12 de maio de 1998. *Diário Oficial da União*. Brasília, 13 de Maio de 1998. seção I, p 133-5.

CDC. Guideline for Hand Hygiene in Health-Care Settings: Recommendations of the Healthcare Infection Control Practices Advisory Committee and the HICPAC/SHEA/APIC/IDSA Hand Hygiene Task Force. *MMWR* 2002;51(RR-16):1-45.

CDC. Guidelines for the Prevention of Intravascular Catheter-related Infections. *MMWR* 2002;51(RR10):1-26.

CDC. Public Health Focus: Surveillance, Prevention, and Control of Nosocomial Infections. *MMWR* 1992;41(42):783-7.

De Carvalho M, Lopes JM, Pellitteri M. Frequency and duration of handwashing in a neonatal intensive care unit. *Pediatr Infect Dis J* 1989;8(3):179-80.

Garner JS, Jarvis WR, Emori TG et al. CDC definitions for nosocomial infections. *Am J Infect Control* 1988;16:128-140.

Kawagoe JY, Gabrielloni MC. Prevenção Nosocomial-Cuidados com o RN: Pele e Olhos. In: *Diagnóstico e prevenção de infecção hospitalar em neonatologia.* 1 ed. São Paulo: Associação Paulista de Estudos e Controle de Infecção Hospitalar-APECIH, 2001. p 88-113.

LaForce FM. The Control of Infections in Hospitals: 1750 to 1950. In: Wenzel RP, ed. *Prevention and control of nosocomial infections.* 2nd ed. Baltimore: Williams & Wilkins:1-12, 1993.

Lewis DB, Wilson CB. Developmental immunology and role of host defenses in neonatal susceptibility to infection. In: Remington JS, Klein JO, eds. *Infectious diseases of the fetus and newborn infant.* 4th ed. Philadelphia: W.B. Saunders Company, 1995. p 20-98.

Martins MA. Aspectos históricos das Infecções Hospitalares. In: *Infecções hospitalares: abordagem, prevenção e controle.* 1 ed. Rio de Janeiro: Medsi, 1998. p 1-7.

Ministério da Saúde. Coordenação de Controle de Infecção Hospitalar. *Vigilância Epidemiológica por Componentes NNISS.* Brasília, 1994.

Prade SS, Oliveira ST, Rodriguez R, Nunes FA, Netto EM, Félix JQ et al. Estudo brasileiro da magnitude das infecções hospitalares em hospitais terciários. Ministério da Saúde. *Rev Controle Inf Hosp* 1995;2(2):11-24.

Ramos SR. Vigilância Epidemiológica das Infecções Hospitalares. In: Diagnóstico e Prevenção de Infecção Hospitalar em Neonatologia, 1 ed. São Paulo: Associação Paulista de Estudos e Controle de Infecção Hospitalar-APECIH, 2001. p 6-19.

6 UTI Neonatal

Adauto Dutra

HISTÓRICO

A moderna medicina perinatal data de mais de um século, quando o obstetra francês, Pierre Constant Budin (Fig. 6-1), criou o Ambulatório de Puericultura no Hospital Charité de Paris em 1882, o que chamou a atenção para os cuidados do recém-nascido além da sala de partos. Em 1914, em Chicago, foi criado pelo pediatra Julius Hess o primeiro centro de recém-nascidos prematuros no Hospital Michel Reese. A ambos, segue-se a criação de diversos outros centros, com propósitos definidos de oferecer aos recém-nascidos prematuros cuidados especiais de enfermagem, normas dirigidas à prevenção de infecções e procedimentos mais adequados e rigorosos.

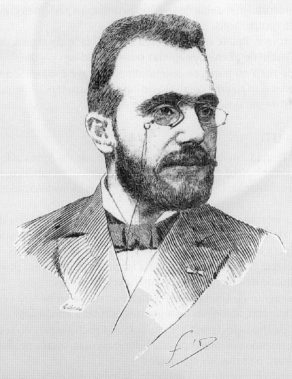

Fig. 6-1. Pierre Constant Budin (obstetra francês).

Foi criado, em 1947, na Universidade do Colorado, um centro especial que, além de prestar cuidados aos prematuros, já oferecia leitos para mães com gravidez de risco para parto prematuro e programas de treinamento para médicos e enfermeiros.

A partir da década de 1960, diversos tratados de Neonatologia surgiram, reunindo um grande número de professores e pesquisadores da área, entre eles os professores Harry Gordon, Alexander Schaffer e Mary Ellen Avery. Multiplicou-se o interesse pelo recém-nascido e suas doenças, e diversos médicos e pesquisadores colaboraram no desenvolvimento ao seu atendimento.

O progresso tecnológico e o esclarecimento diagnóstico de várias enfermidades do período neonatal contribuíram, então, com o aparecimento das primeiras Unidades de Tratamento Intensivo voltadas para recém-nascidos.

UTI NEONATAL

Com o desenvolvimento de novas tecnologias, as taxas de mortalidade de recém-nascidos, outrora inviáveis, reduziram-se consideravelmente, face à organização de novas propostas de atendimento. Entretanto, as taxas de morbidade continuam um desafio constante e incansável.

A Unidade de Terapia Intensiva (UTI) é o local, dentro da unidade de saúde, destinado ao atendimento em sistema de vigilância contínua a pacientes graves, ou de risco, potencialmente recuperáveis.

Paciente grave é aquele que apresenta instabilidade de alguns de seus sistemas orgânicos, em razão de alterações agudas ou agudizadas.

Paciente de risco ou paciente potencialmente grave é aquele que não apresenta instabilidade, mas tem alguma condição de base que é, potencialmente, determinante de instabilidade de um dos seus sistemas orgânicos.

Estrutura da UTI

A Unidade de Terapia Intensiva deve estar estruturada de forma a fornecer suporte (diagnóstico e terapêutico), nos aspectos hemodinâmico, metabólico, nutricional, respiratório e de reabilitação. Deve funcionar em espaços individualizados e com equipes próprias.

É vedada a internação de pacientes em unidades diferentes das destinadas a ele por definição, a não ser em caráter de exceção, por emergência e desde que exista suporte mínimo para a sustentação até ser providenciada sua remoção.

É desejável que as Unidades de Terapia Intensiva se localizem próximo ao Centro Cirúrgico e Unidade de Emergência (Pronto-Socorro).

O funcionamento de Unidades de Terapia Intensiva só poderá verificar-se desde que sejam, no mínimo, atendidas as seguintes normas e condições:

A entrada da Unidade deverá ser limitada aos profissionais do setor, médicos de outros setores, quando em interconsulta, fisioterapeutas, outros profissionais da equipe multidisciplinar, pais dos RN internados.

Cuidados aparentemente sem importância, tais como ter as unhas curtas, prender o cabelo, quando longo, retirar os anéis, pulseiras, relógio, aliança antes de realizar a lavagem das mãos, são essenciais.

A lavagem das mãos visa à remoção da flora transitória, camada de células descamativas, suor, oleosidade da pele e, quando associada a um anti-séptico, promove a diminuição da flora residente.

As mãos devem ser lavadas sempre que se entrar ou sair da Unidade, quando as mãos estiverem sujas; antes e após o contato com o paciente; após contato com secreções e fluidos corporais; sempre que manipular materiais e equipamentos que estavam em contato com o paciente; no preparo de materiais e equipamentos; na manipulação de medicamentos; antes de procedimentos invasivos (ver Capítulo 5).

Observação: o uso de luvas não substitui a lavagem das mãos, que deve realizada antes e após a retirada das mesmas. A lavagem de mãos pode ser realizada com sabão comum ou feita desinfecção com álcool glicerinado em procedimentos de baixo risco ou situações emergenciais, quando é necessário o uso de anti-séptico, e as mãos não apresentam sujidade.

Área física

A área física da UTI deverá ser apropriada e separada de outras dependências, como se segue:

- Área física: leito UTI neonatal = 6,5 m² (seis metros e meio quadrados) de área total/leito (Fig. 6-2A).
- Mínimo de 5 (cinco) leitos.
- Local para guarda de roupas, medicamentos e materiais.
- Posto de preparo de medicações, com balcão e pia.
- Expurgo para sólidos e líquidos e limpeza de material, contendo balcão e pia.
- Conforto com banheiro para a equipe de saúde na Unidade de Terapia Intensiva.
- Local próprio dentro da Unidade, para preparo de material, contendo balcão e pia.
- Lavabo na UTI.
- Um expurgo e um lavabo em cada box de isolamento.
- Sistema de suprimento de energia elétrica durante 24 h.
- Sistema de suprimento de gases (oxigênio e ar comprimido) durante 24 h.
- Um ponto de oxigênio por leito (Fig. 6-2C).
- Um ponto de ar comprimido por leito (Fig. 6-2C).
- Um sistema de aspiração a vácuo para cada leito.
- Tomadas aterradas (todas) no mínimo 8 (oito) por leito/box, dispostas de acordo com as normas da ABNT (Fig. 6-2B).
- Posto de enfermagem com visão centralizada dos leitos.
- Dupla responsabilidade técnica da UTI, da instituição e do prestador de serviços, em caso de terceirização de serviços.
- Referência para centro cirúrgico, disponível por 24 horas.

Recursos materiais

Todo recurso material mínimo necessário e descrito a seguir deverá estar plenamente funcionante e deverá atender às necessidades da demanda da internação.

- Carro de reanimação, contendo desfibrilador, material de intubação (ambu, cânulas endotraqueais, laringoscópio), máscara e cânulas de Guedel.
- Ventilador, na proporção mínima de 1 (um) para dois leitos.

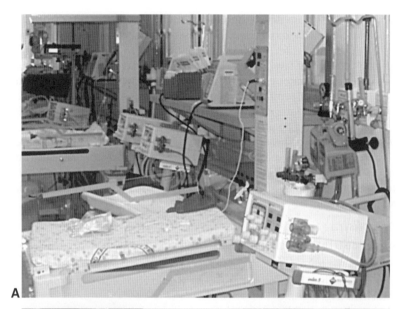
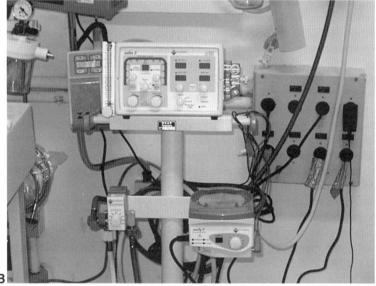

Fig. 6-2. UTI Neonatal. (**A**) Vista panorâmica. (**B**) Conjunto de oito tomadas.

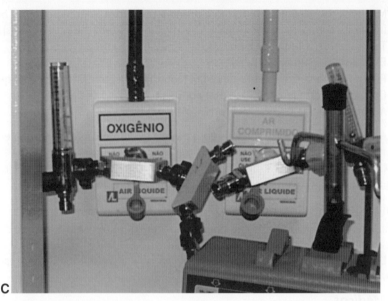

Fig. 6-2. (Cont.) Pontos de oxigênio e ar comprimido.

- Eletrocardiógrafo (um para cada unidade).
- Aparelho móvel de raios X (um para cada unidade).
- Monitor cardíaco de beira de leito, mínimo de 1 (um) por leito.
- Negatoscópio (um para cada unidade).
- Oxímetros de pulso, 1 (um) para cada (três) leitos.
- Material disponível e condições de realização dos seguintes procedimentos, 24 horas/dia: traqueostomia, diálise peritoneal, drenagem torácica, cateterismo vesical, punção liquórica, acesso vascular profundo, marca-passo temporário, curativos.
- Acesso a laboratório de análises clínicas durante 24 horas/dia, com capacidade de realizar hemogasometria e dosagem de eletrólitos.
- Minilaboratório junto à UTI com microcentrífuga, bilirrubinômetro, refratômetro, *kit* para glicemia; *kit* para colheita de bacteriologia.
- Acesso a uma unidade transfusional 24 horas/dia.
- Referência para transporte extra-hospitalar.
- Transporte intra-hospitalar adequado às necessidades e com acompanhamento médico.
- Aspirador mecânico móvel de reserva.
- Uma incubadora para cada leito.
- Um berço aquecido para cada cinco leitos.
- Um aparelho de fototerapia para cada três leitos.
- Capacetes *(hood)* de oxigenoterapia, 1 (um) para cada 2 (dois) leitos.
- Balança pediátrica (até 15 kg), 1 (uma) por unidade.
- Desfibrilador-cardioversor, 1 (um) por unidade com pás de tamanho pediátrico.
- Bolsa de ventilação tamanho pediátrico, 1 (um) para cada 2 (dois) leitos.

- Máscaras de oxigênio, pré-termo e termo e pediátrica, 1 (um) por leito; bombas infusoras, com capacidade de microfusão (0,1 ml/h), 1 (um) para cada 2 (dois) leitos.
- Termômetros, 1 (um) por leito.
- Estetoscópio, 1 (um) por leito.
- Esfigmomanômetro, 1 (um) para cada 4 (quatro) leitos, com braçadeira adequada.
- Otoscópio e oftalmoscópio, 1 (um) por unidade.
- Área para amamentação e ordenha.

A Unidade semi-intensiva deverá ter a mesma estrutura e os mesmos materiais da UTI, mas em ambiente separado, anexo.

É desejável serviço de apoio 24 horas de diagnóstico por imagem (raios X, ultra-sonografia e ecografia) e hemoterapia.

Equipe de atendimento

A relação entre o número de profissionais e o número de leitos varia de acordo com o tipo e a gravidade dos pacientes.

Deverá existir referência de profissionais afins para consultoria médica especializada, alcançável por 24 horas.

Médicos

Deve existir médico exclusivo para a área da UTI, ininterruptamente, nas 24 horas por dia.

Observação: é vedado ao médico da UTI prestar atendimento a outros setores de hospital em seu horário de permanência na UTI, salvo excepcionalmente em situações de emergência.

Nenhuma norma da instituição poderá obrigar o médico intensivista a prestar atendimento em outros setores do hospital, durante o seu horário na UTI.

A relação de médicos varia com o tipo e a gravidade dos pacientes, obedecendo-se, porém, a relação máxima de 10 (dez) leitos para cada médico plantonista.

Deve existir um médico supervisor pertencente ao quadro de médicos da Unidade de Terapia Intensiva, que é o responsável técnico pela UTI. Recomenda-se que possua título de especialista ou equivalente na área.

Deve existir um médico que faça visita diária aos leitos e acompanhe os casos do ponto de vista da medicina intensiva.

Recomenda-se que todos os médicos pertencentes à equipe da UTI tenham capacitação em Terapia Intensiva Neonatal ou Título de Especialista em Neonatologia.

Enfermagem

- Deverá manter um enfermeiro 24 horas por dia na UTI (1:5 leitos).
- Deverá existir técnico/auxiliar de enfermagem na proporção mínima de um para cada dois leitos por turno de trabalho.

Outros profissionais

- É de extrema valia a presença e atuação de outros profissionais, tais como assistente social, fonoaudiólogo, nutricionista, psicólogo, fisioterapeuta e outros.
- Deverão existir serventes de limpeza 24 horas por dia.

A EQUIPE, O MÉDICO ASSISTENTE E OS FAMILIARES

Relação entre a equipe médica da UTI e o médico assistente do paciente

A internação de um paciente, quando acionada a UTI, deve ser feita em comum acordo entre o médico intensivista e o assistente, salvo caso de iminente risco de vida. Em casos de discordância entre ambos, é necessário que se registrem no prontuário os motivos das condutas por ambos os médicos.

A responsabilidade do médico intensivista sobre o paciente inicia-se no momento em que se dá a internação do paciente na UTI, cabendo ao médico assistente do paciente conduzi-lo nos seus aspectos globais e da relação com familiares. Caso o médico assistente não esteja disponível para acompanhamento, a equipe da UTI poderá tomar suas decisões sem consultá-lo.

As medidas diagnósticas e terapêuticas durante a internação na UTI são indicadas e realizadas pela equipe desta. No entanto, sempre que não se configurar urgência nas decisões, elas devem ser discutidas com o médico assistente, que é o encarregado dos aspectos globais da condução do caso.

Relação da equipe da UTI e os familiares e acompanhantes do paciente

A equipe de UTI deve prestar todas as informações necessárias aos familiares do paciente no momento da internação e nos horários de visitas e através dos boletins.

Os horários de visitas, o número de visitantes/paciente e a duração de visita devem ser definidos em comum acordo entre a equipe da UTI e a administração do hospital, visando-se sempre ao benefício do paciente.

A presença de acompanhantes deve ser normalizada pela direção da UTI, ouvindo-se a administração do hospital e respeitando-se o Estatuto da Criança e do Adolescente.

O boletim médico é responsabilidade da equipe da UTI e do(s) médico(s) assistente(s) e deve conter informações claras e de fácil entendimento, obedecendo-se sempre o que preceitua o artigo 117 do Código de Ética Médica.

INDICAÇÕES DE INTERNAÇÃO EM UTI E UNIDADE INTERMEDIÁRIA

Indicação de internação em UTI

- Recém-nascido com peso inferior a 1.500 g.
- Filho de mãe diabética apresentando quadro de hipoglicemia.
- Malformação com risco de vida imediato.
- Infecção congênita diagnosticada.
- Icterícia não-fisiológica em nível de exsangüineotransfusão.
- Asfixia perinatal.
- Desconforto respiratório de qualquer etiologia.
- Anemia aguda.
- Síndromes hemorrágicas.
- Convulsões.
- Sepse.

- Doença hemolítica.
- Cardiopatia congênita descompensada.
- Em uso de aminas vasoativas.

Indicações para internação em Unidade Intermediária (Semi-Intensiva)

- RN de baixo peso.
- Filho de mãe diabética.
- Malformação.
- Icterícia não-fisiológica sem níveis de exsangüineotransfusão.
- Pós-maturidade.
- Infecção congênita controlada (em tratamento e sem riscos maiores).
- Pré e pós-operatório.
- Em uso de alimentação parenteral ou enteral (sem doença que indique UTI).

Sala de isolamento

Embora modernamente não existam indicações para se isolar recém-nascidos com infecções graves, alguns casos devem ser olhados com bastante cuidado, evitando-se maiores problemas dentro da UTI neonatal (ver também Quadro 5-1).

Os recém-nascidos são isolados conforme as medidas de precaução:

- *Transmissão aérea*: varicela, herpes zoster disseminado ou localizado em imunossuprimido, sarampo.
- *Transmissão por gotícula*: doença invasiva por meningococo.
- *Transmissão por contato*: colonizado por microrganismo multirrresistente; processos infecciosos transferidos de outros setores.

ESCORES DE GRAVIDADE DO RECÉM-NASCIDO NA UTI

Durante muitas décadas as medidas de gravidade da doença e do risco de mortalidade neonatal na UTI eram avaliadas baseadas apenas no peso de nascimento e na idade gestacional. Entretanto, com a necessidade de medidas mais abrangentes para avaliar essas crianças, surgiram os escores de gravidade, que incluem fatores de risco, parâmetros fisiológicos, diagnósticos e terapêuticos.

Os escores têm servido como parâmetro para comparações entre os resultados advindos de práticas e evoluções de recém-nascidos em diferentes serviços, com o objetivo de tentar explicar as suas variações.

Os principais escores desenvolvidos são o Clinical Risk Index for Babies (CRIB), o Score for Neonatal Acute Physiology (SNAP) e o Neonatal Therapeutic Interventions Scoring System (NTISS), sendo os dois primeiros os mais utilizados.

CRIB *(Clinical Risk Index for Babies)*

Foi desenvolvido pelo International Neonatal Network no Reino Unido, em 1993; é útil para medir o risco de óbito hospitalar. Entre prematuros, cujo número de óbitos é mais elevado, torna-se um instrumento importante na avaliação de desempenho das UTIs Neonatais. É simples e fácil de ser aplicado.

O CRIB é baseado em seis variáveis: peso de nascimento, idade gestacional, presença de malformações congênitas, maior nível de acidose nas primeiras 12 horas de vida, necessidade mínima de oxigênio inspirado e máxima de oxigênio inspirado (FiO_2), nas primeiras 12 horas de vida.

É aplicado em recém-nascidos com idade gestacional menor que 31 semanas e peso inferior a 1.500 g (Quadro 6-1).

SNAP *(Score for Neonatal Acute Physiology)*

O SNAP (Score for Neonatal Acute Physiology) foi desenvolvido por Richardson *et al.*, em 1991, para avaliar a gravidade clínica dos recém-nascidos internados em Unidades Neonatais, podendo ser usado em recém-nascidos de qualquer peso.

É baseado em múltiplas medidas fisiológicas efetuadas, na UTI Neonatal, nas primeiras 24 horas de internação, cujo valor final é dado pela somatória de pontos após a admissão do recém-nascido. Utiliza medidas de sinais vitais e de achados laboratoriais.

Tem sido utilizado como preditor de morbimortalidade neonatal (Quadro 6-2). É complexo, demorado e de acuracidade que deixa a desejar.

SNAPP-II

Em virtude da multiplicidade de parâmetros do SNAP, alguns de difícil definição, foi desenvolvido em 2001, também por Richardson *et al.*, um novo escore denominado SNAPP-II, com o objetivo de ser mais simples e eliminar aqueles pontos controversos e complexos (Quadro 6-3).

Tem sido válido como medida de gravidade de doença no recém-nascido.

SNAPPE-II

O SNAPPE-II tem sido usado como medida de risco de mortalidade (Quadro 6-4). Ao SNAPP-II, juntam-se os parâmetros de peso de nascimento (baseado no percentil 3 de peso de acordo com a idade gestacional), que pode ser visto no Quadro 6-5, e o escore de Apgar no 5º minuto.

Tanto o SNAPP-II quanto o SNAPPE-II podem ser usados em crianças com qualquer peso de nascimento.

NTISS *(Neonatal Therapeutic Interventions Scoring System)*

Foi desenvolvido em 1992 por Gray *et al.*, baseado em um estudo publicado por Cullen *et al.*, em 1974. Fundamenta-se no fato de que os serviços têm a mesma filosofia, praticam os mesmos cuidados, e que a intensidade terapêutica está diretamente relacionada à gravidade da doença.

O escore NTISS avalia a gravidade do paciente em função do número de intervenções terapêuticas durante as primeiras 24 horas da admissão do recém-nascido na UTI Neonatal, em que são avaliados 62 itens como possíveis intervenções (Quadro 6-6).

É bastante trabalhoso pelo grande número de parâmetros e tem sido utilizado com pouca freqüência.

Quadro 6-1. Escore CRIB

Variável	Pontuação
Peso de nascimento (g)	
• > 1.350	0
• 851-1.350	1
• 701-850	4
• < 700	7
Idade gestacional (semanas)	
• > 24	0
• < 24	1
Malformação congênita	
• Ausente	0
• Sem risco de vida imediato	1
• Com risco de vida imediato	3
BE máximo nas primeiras 12 h de vida (mmol/l)	
• > −7,0	0
• −7,0 a −9,9	1
• −10,0 a −14,9	2
• < −15,0	3
FiO$_2$ mínima apropriada nas primeiras 12 h de vida	
• < 0,40	0
• 0,41-0,60	2
• 0,61-0,90	3
• 0,91-1,00	4
FiO$_2$ máxima apropriada nas primeiras 12 h de vida	
• < 0,40	0
• 0,41-0,80	1
• 0,81-0,90	3
• 0,91-1,00	5

Quadro 6-2. Escore SNAP

Parâmetro	Pontuação 1	Pontuação 3	Pontuação 5
Pressão arterial (média) em mmHg			
Sistólica	66-80	81-100	> 100
Diastólica	30-35	20-29	< 20
Freqüência cardíaca			
Alta	180-200	201-250	> 250
Baixa	80-90	40-79	< 40
Freqüência respiratória	60-100	> 100	–
Temperatura, °C	35-35,5	33,3-34,9	< 33,3
PO_2 mmHg	50-65	30-50	< 30
Razão PO_2/FiO_2	2,5-3,5	0,3-2,49	< 0,3
PCO_2 mmHg	50-65	66-90	> 90
Índice de oxigenação	0,07-0,20	0,21-0,40	> 0,40
Hematócrito (%)			
Alto	66-70	> 70	–
Baixo	30-35	20-29	<20
Leucometria (× 1.000)	2,0-5,0	< 2, –	–
Relação imaturo/total	> 0,21	–	–
Contagem absoluta de neutrófilos	500-999	< 500	–
Plaquetometria (× 1.000)	30-100	0-29	–
Uréia plasmática (mg/dl)	40-80	> 80	–
Creatinina (mg/dl)	1,2-2,4	2,5-4,0	> 4,0
Débito urinário (ml/kg/hora)	0,5-0,9	0,1-0,49	< 0,1
Bilirrubina indireta (por peso de nascimento)			
> 2 kg: mg/dl[1]	15-20	> 20	–
< 2 kg: mg/dl[1]	5-10	> 10	–
Bilirrubina direta (mg/dl)	> 2,0	–	–
Sódio (mEq/l)			
Alto	150-160	161-180	> 180
Baixo	120-130	< 120	–
Potássio (mEq/l)			
Alto	6,6-7,5	7,6-9,0	> 9,0
Baixo	2,0-2,9	< 2,0	–
Cálcio (ionizado)[2] (mg/dl)			
Alto	> 1,4	–	–
Baixo	0,8-1	< 0,8	–

Quadro 6-2. Escore SNAP *(Cont.)*

Parâmetro	Pontuação 1	Pontuação 3	Pontuação 5
Cálcio total (mg/dl)			
Alto	> 12	–	
Baixo	5,0-6,9	< 5,0	–
Glicose (ou fita reagente) (mg/dl)			
Alto	150-250	> 250	–
Baixo	30-40	< 30	–
Bicarbonato sérico (mEq/l)			
Alto	> 33	–	–
Baixo	11-15	< 10	–
pH sérico	7,20-7,30	7,10-7,19	< 7,10
Convulsões	Única	Múltiplas	–
Apnéia	Que respondem ao estímulo	Que não respondem ao estímulo	Completa
Sangue oculto nas fezes	Positivo	–	–
1.2 Itens excludentes entre si			

Quadro 6-3. Escore SNAPP-II

Parâmetro	Pontuação
Pressão arterial média: 20-29 mmHg	9
Pressão arterial média: < 20 mmHg	19
Menor temperatura: 35 – 35,5°C	8
Menor temperatura: < 35°C	15
Relação PO$_2$/FiO$_2$: 1,0-2,49	5
Relação PO$_2$/FiO$_2$: 0,3-0,99	16
Relação PO$_2$/FiO$_2$: < 0,3	28
Menor pH sérico: 7,10-7,19	7
Menor pH sérico: < 7,10	16
Convulsão múltipla	19
Débito urinário: 0,1 a 0,9 ml/kg/h	5
Débito urinário: < 0,1 ml/kg/h	18

Quadro 6-4. Escore SNAPPE-II

Parâmetro	Pontuação
Pressão arterial média: 20-29 mmHg	9
Pressão arterial média: < 20 mmHg	19
Menor temperatura: 35-35,5°C	8
Menor temperatura: < 35°C	15
Relação PO_2/FiO_2: 1,0-2,49	5
Relação PO_2/FiO_2: 0,3-0,99	16
Relação PO_2/FiO_2: < 0,3	28
Menor pH sérico: 7,10-7,19	7
Menor pH sérico: < 7,10	16
Convulsão múltipla	19
Débito urinário: 0,1 a 0,9 ml/kg/h	5
Débito urinário: < 0,1 ml/kg/h	18
Peso de nascimento: 750-999 g	10
Peso de nascimento: < 750 g	17
PIG (≤ percentil 3 – ver Quadro 6-5)	12
Apgar 5 minutos < 7	18

Quadro 6-5. Peso do recém-nascido PIG em g (percentil 3 de acordo com a idade gestacional)

Idade gestacional	Percentil 3
22	320
23	380
24	430
25	500
26	580
27	670
28	740
29	820
30	920
31	1.030
32	1.140
33	1.280
34	1.420
35	1.580
36	1.750
37	1.920
38	2.120
39	2.350
40	2.520
41	2.660
> 41	2.750

Quadro 6-6. Escore NTISS (Neonatal Therapeutic Intervention Scoring System)

Respiratório	Sub-escore	Cardiovascular	Sub-escore
Suplemento de oxigênio[a]	1	Administração de indometacina	1
CPAP[a]	2	Expansor volume (≤15 ml/kg)[c]	1
Ventilação mecânica[a]	3	Expansor volume (> 15 ml/kg)[c]	3
Ventilação mecânica[a] com relaxamento muscular [a]	4	Administração de vasopressor (1 agente)[d]	2
Ventilação de alta freqüência[a]	4	Administração de vasopressor (> 1 agente)[d]	3
Administração surfactante	1	Ressuscitação cardiopulmonar	4
Intubação endotraqueal	2	Marca-passo em *standby*[e]	3
Cuidados com traqueostomia[b]	1	Marca-passo usado[e]	4
Colocação de traqueostomia[b]	1		
ECMO	4		
Administração de drogas		**Monitorização**	
Administração de antibiótico (≤ 2 agentes)[f]	1	Sinais vitais freqüentes	1
Administração de antibiótico (> 2 agentes)[f]	2	Flebotomia (5-10 amostras de sangue)[h]	1
Administração de diurético (via oral)[g]	1	Flebotomia extensa (> 10 amostras de sangue)[h]	2
Administração de diurético (parenteral)[g]	2	Monitorização cardiorrespiratória	1
Terapia anticonvulsivante	1	Ambiente termorregulado	1
Administração de aminofilina	1	Monitorização não-invasiva de oxigênio	1
Outros medicamentos fora do programa	1	Monitorização da pressão arterial	1
Administração esteróide (pós-natal)	1	Monitorização da pressão venosa central	1
Administração de resina ligadora de potássio	3	Cateter urinário	1
Tratamento da acidose metabólica	3	Ingestas e perdas quantitativas	1
Metabólico/nutricional		**Transfusão**	
Alimentação por gavage	1	Gamaglobulina intravenosa	1
Fototerapia	1	Exsangüineotransfusão com duplo volume	3
Emulsão de lipídeos intravenosos	1	Exsangüineotransfusão parcial	2
Solução intravenosa de aminoácidos	1	Transfusão de concentrado de hemácias (≤15 ml/kg[i])	2
Administração de insulina	2	Transfusão de concentrado de hemácias (> 15 ml/kg)[i]	3
Infusão de potássio	3	Transfusão de concentrado de plaquetas	3
		Transfusão de concentrado de leucócitos	3

Quadro 6-6. Escore NTISS (Neonatal Therapeutic Intervention Scoring System) *(Cont.)*

Respiratório	Subescore	Cardiovascular	Subescore
Procedimentos		*Acesso vascular*	
Transporte do paciente	2	Linha intravenosa periférica	1
Diálise	4	Linha arterial	2
Inserção torácica de tubo único[j]	2	Linha venosa central	2
Inserção torácica de tubos múltiplos[j]	3		
Toracocentese	3		
Inserção de tubo pericárdico[l]	4		
Pericardiocentese[l]	4		
Pequena cirurgia[k]	2		
Grande cirurgia[k]	4		
NTISS = SOMA (pontos por atividades realizadas)			

As letras sobrescritas representam variáveis mutuamente exclusivas.

BIBLIOGRAFIA

Albano N, Miranda LEV. Organização da Unidade de Tratamento Intensivo. In: Viegas D, Grajwer LA. Necessidades Básicas de Equipamentos em uma Unidade de Tratamento Intensivo Neonatal. In: Viegas D, Morais RV. *Neonatologia Clínica e Cirúrgica.* São Paulo: Atheneu, 1986. p 371-77.

Baumer JH, Wright D, Mill T. Illness severity measured by CRIB score: a product of changes in perinatal care? *Arch Dis Child* 1997;77:211-5.

Bondurant PG, Brinkman KS. Developmentally supportive care in the newborn intensive care unit: early intervention in the community. *Nurs Clin North Am* 2003;38(2):253-69.

Diniz EMA et al. *Manual de Neonatologia.* São Paulo: Sociedade de Pediatria de São Paulo, Physi Revinter, 1994. p 342.

Fontes JAS. *Perinatologia Social.* São Paulo: Fundo Editorial BYK Procienx, 1984. p 892.

Gray JE, Richardson DK, McCormick MC, Workman-Daniels K, Goldman DA. Neonatal Therapeutic Intervention Scoring System: a therapeutic based severity of illness index. *Pediatrics* 1992;90:561-67.

Horbar JD, Lucey JF. Evaluation of neonatal intensive care technologies. *Future Child* 1995;5(1):139-61.

International Neonatal Network. The CRIB (critical risk index for babies) score: a tool for assessing initial neonatal risk and comparing performance of neonatal intensive care units. *Lancet* 1993;342:193-8.

Matsuoka OT, Sadeck LSR, Haber JFS, Proença RSM, Mataloun MG, Ramos JLA, et al. Valor preditivo do "Clinical Risk Index for Babies" para o risco de mortalidade neonatal. *Rev Saúde Pública* 1998;32:550-5.

Miura E. *Neonatologia: princípio e prática.* Porto Alegre: Artes Médicas, 1991.

Rautonen J, Mälelä A, Boyd H, Pohjavouri M. CRIB and SNAP: assessing the risk of death for preterm neonates. *Lancet* 1994;343:1272-3.

Richardson DK, Corcoran JD, Escobar GJ, Lee SK. SNAP-II and SNAPPE-II: Simplified newborn illness severity and mortality risk scores. *J Pediatr* 2001;138:92-100.

Richardson DK, Gray JE, McCormick MC, Workman K, Goldmann DA. Score for Neonatal Acute Physiology: a physiologic severity index for neonatal intensive care. *Pediatrics* 1993;91:617-23.

Richardson DK, Phibbs CS, Gray JE, McCormick MC, Workman-Daniels K, Goldmann DA. Birth weight and illness severity: independent predictors of neonatal mortality. *Pediatrics* 1993;91:969-75.

Sarquis ALF, Miyaki M, Cat MNL. Aplicação do escore CRIB para avaliar o risco de mortalidade neonatal. *J Pediatr* [Rio de Janeiro] 2002;78:225-9.

Silveira RC, Schlabendorff M, Procianoy RS. Valor preditivo dos escores de SNAP e SNAP- PE na mortalidade neonatal. *J Pediatr* [Rio de Janeiro] 2001;77:455-460.

Swyer PR. Organisation of perinatal/neonatal care. *Acta Paediatr Suppl* 1993;385:1-18.

The creation of formal planning guidelines for newborn intensive care units (NICUs). *Perinatol* 2003:23(Suppl 1):S4-21.

7 SEMIOLOGIA DO RECÉM-NASCIDO

Adauto Dutra • Gláucia Macedo de Lima

ANAMNESE

Alguns dados obtidos na anamnese obstétrica auxiliam o pediatra no diagnóstico de determinadas doenças, cujo reconhecimento precoce contribui para a diminuição da morbimortalidade.

História materna

Detalhes do passado das gestações, história ginecológica, cirúrgica, obstétrica e abdominal; história médica de hipertensão, diabetes, endocrinopatias, infecções, doenças sexualmente transmissíveis, suas condições, gravidade, hospitalizações, medicações e grau de controle, doenças imunopreveníveis passadas ou vacinação, uso abusivo de drogas, hereditariedade, ocupação profissional social constituem variáveis importantes a serem ressaltadas.

Saúde geral e nutrição

A dieta não-balanceada, de acordo com a massa corporal pré-gestação, influencia o ganho ponderal. Aumento excessivo costuma estar associado ao diabetes gestacional. Ganho súbito de peso no terceiro trimestre apresenta relação com pré-eclâmpsia. Ganho de peso inferior a 4,5 kg até a 28ª semana de gestação, geralmente, acompanha parto prematuro e retardo de crescimento fetal intra-uterino. Embora não seja tão estreita a relação entre nutrição materna e saúde da criança, a desnutrição crônica da gestante, principalmente com alimentação insuficiente no último trimestre da gestação, pode diminuir o peso de nascimento.

História obstétrica

A necessidade de intervenção na gestação é, primariamente, baseada em dados anteriores da anamnese obstétrica.

O passado de complicações, principalmente resultando em prematuros, natimortos ou neomortos, chama a atenção para as causas imediatamente preveníveis, tratáveis, ou que mereçam suporte para intervenção.

Condições obstétricas adversas, como incompetência istmocervical e paridade com múltiplas gestações, aumentam o risco de placenta prévia, sangramentos, descolamento prematuro de placenta e, conseqüentemente, da prematuridade.

Uso materno abusivo de drogas

O tabaco e o álcool (etanol) são as substâncias de uso abusivo mais freqüente por gestantes, sobretudo acima de 35 anos de idade.

O fumo na gestação parece estar relacionado a abortamento espontâneo, mortalidade perinatal e baixo peso de nascimento. Neonatos pequenos para a idade gestacional são, entre 20% e 40% dos casos, filhos de fumantes na gestação.

O uso abusivo do álcool pode induzir hipertensão na gestação, prematuridade, descolamento prematuro de placenta e gestação múltipla, constituindo, pelos efeitos teratogênicos sobre a criança, a chamada "síndrome alcoólica fetal", com grave retardo do neurodesenvolvimento. A quantidade consumida de álcool para desencadear a síndrome é ainda desconhecida. O risco depende da quantidade consumida, da idade gestacional à exposição e da freqüência do consumo da droga. Apesar de ser prevenível, constitui causa de retardo mental que supera, em prevalência, a síndrome de Down e os defeitos de tubo neural. É recomendável total abstinência de álcool para todas as gestantes ou mulheres que decidam engravidar.

A cocaína, usada na gravidez, pode induzir placenta prévia, abortamento espontâneo, prematuridade, natimorto e malformações, tais como atresia intestinal e anomalias urogenitais. A heroína pode acarretar baixo peso de nascimento, retardo do crescimento intra-uterino, prematuridade e microcefalia. Há poucas evidências de que a maconha seja teratógena humana, mas ela deve ser evitada nos primeiros dois meses de gestação, pois afeta o comprimento fetal e o peso do recém-nascido. Dependentes de uma droga acabam utilizando também outras, de forma abusiva, em 10% a 15% dos casos.

A dependência materna de drogas implica na necessidade de retirada gradativa e, nos casos graves, na administração da substância ao recém-nascido, para não causar quadro de abstinência, geralmente manifesto por insuficiência respiratória, extrema sensibilidade à luz, ao som e aos toques, reagindo com vômitos e convulsões.

Medicações maternas

Apenas medicamentos essenciais, como antidepressivos, antiasmáticos, antiepilépticos e anti-HIV, não devem ser, na maioria das vezes, descontinuados na gestação.

Teratogenicidade, pela utilização de drogas na gravidez, gerando malformações congênitas, está relatada na ingestão de altas doses de vitamina A, anticoagulante cumarínico, progestógenos, misoprostol (anti-secretor, abortivo, causador da síndrome de Möebius na criança) e amnopterina (antineoplásico), reserpina, magnésio, lítio, cocaína, bloqueadores adrenérgicos, reposição de hormônios específicos, quimioterápicos, anticonvulsivantes, androgênios, warfarin, danazol, dietilestilbestrol talidomida.

Exposição a solventes orgânicos e a radiações aumenta o risco de malformações, tais como: defeitos cardíacos, laringomalacia, surdez, pé torto, defeito do tubo neural, e hidronefrose, entre outras.

Doenças infecciosas

Além do rastreamento básico, a reação em cadeia de polimerase (PCR) do líquido amniótico, ou de amostra do sangue do cordão, obtida por cordocentese, permite detecção das infecções intra-uterinas.

As infecções congênitas ou perinatais ocorrem em freqüência elevada, sobretudo quando há falha de assistência pré-natal. Os fetos e os recém-nascidos podem adquirir infecções maternas causadas por bactérias, vírus, protozoários e fungos.

A rotina bacteriológica de rastreamento de infecção de trato urinário em todas as gestantes se deve à freqüência de bacteriúria assintomática. É considerada, principalmente, nos casos de diabetes poliidrâmnico em razão da prevalência dessa associação. O feto acometido pode apresentar pneumonia e sepse.

O acrônimo TORCHS – **T**oxoplasmose, "**O**utras" (que incluem AIDS, varicela, parvovirose), **R**ubéola, **C**itomegalovirose, **H**erpes e **S**ífilis – compõe as infecções maternas capazes de repercussão no feto. Atualmente, com a identificação de outras tantas situações patológicas para o feto, a prioridade de prevenção, diagnóstico e tratamento, o mais precoce possível, implica no reconhecimento dessas condições como propedêutica fetal mais ativa e eficaz do que apenas as sorologias TORCHS conhecidas.

O risco de doença sexualmente transmissível na gestante, com comprometimento vertical de seu recém-nascido, depende, em parte, da atividade sexual da mulher. Gonorréia, clamídia, papilomavírus, sífilis, AIDS e hepatite B são as mais temidas possibilidades.

Grupo sangüíneo e fator Rh materno

Isoimunização Rh grave, monitorizada por hematócrito, hemoglobina e teste de Coombs direto, obtidos por cordocentese, permite evitar, por transfusões fetais, evolução para hidropisia.

Em gestantes Rh-negativo, D negativo, deve ser programada a proteção pela imunoglobulina anti-Rh em 28 semanas, no pós-parto e em procedimentos de risco de passagem de anticorpos. Faz-se necessário acompanhamento através da observação de anticorpos maternos após cada uma dessas situações.

História familiar

História de malformações fetais múltiplas em concepto de gestação anterior indica estudo genético e avaliação do cariótipo fetal.

Traço hereditário de gestações múltiplas, defeitos de nascimento maternos e doenças hereditárias específicas implicam em risco de anormalidades congênitas na criança. Exposição da gestante a solventes orgânicos e a radiações pode aumentar esse risco.

Os defeitos congênitos maternos são transferidos para o feto em torno de 5% dos casos. Amniocentese entre a 14^a e a 16ª semana da gravidez, e mais precoce nas gestantes mais idosas, em função da maior incidência, define essas possibilidades. Análise fetal de DNA e determinação de marcadores químicos como níveis de estriol, hCG e MSAFP (alfafetoproteína materna sérica) líquido amniótico, ou das células das vilosidades coriônicas (aspiradas do cérvix vaginal, ou por punção transabdominal) possibilitam o diagnóstico de defeitos congênitos. Células das vilosidades coriônicas aspiradas do cérvix vaginal, ou por aspiração transabdominal, podem ser cultivadas para estudos genéticos, de maneira mais rápida e fácil que os mesmos estudos pelo líquido amniótico, porém aqueles costumam ser mais falhos.

A elevação dos níveis de MSAFP relaciona-se a: onfalocele, defeitos de parede abdominal, síndrome nefrótica congênita, natimorto, baixo peso de nascimento, prematuridade, gestação múltipla e defeitos do tubo neural. Quando muito elevado este nível, indica anencefalia ou espinha bífida. Baixos valores são sugestivos de síndrome de Down (quando o hCG aumenta, e o estriol diminui).

De acordo com a procedência étnica, podem ser esperadas e estudadas geneticamente condições de risco para o feto: fibrose cística em caucasianas; anemia falciforme em africanas; talassemia, nas procedentes do Mediterrâneo.

O estudo genético com aconselhamento é indicado, principalmente, nas seguintes situações: gestantes com idade superior a 35 anos; história pessoal ou familiar de defeito do tubo neural; risco étnico de condições genéticas de risco; história pessoal ou familiar de doença cardíaca congênita; história de natimorto ou neomorto em gestação anterior; anormalidade anatômica fetal demonstrada por ultra-sonografia; história pessoal ou familiar de anormalidades cromossômicas; diabetes melito preexistente; história pessoal ou familiar de hemofilia, distrofia muscular, fibrose cística, coréia de Huntington, acondroplasia, síndrome de Marfan, deficiência de glicose-6-fosfato-desidrogenase, fenilcetonúria e outros erros inatos do metabolismo, retardamento mental; uso químico ou exposição a drogas teratogênicas potenciais ou a raios X na gestação.

Rastreamento neonatal, além da investigação rotineira do hipotireoidismo e da fenilcetonúria, precisa ser ampliado nos casos suspeitos de outros erros inatos do metabolismo.

Fatores de risco no pré-parto

Ausência de pré-natal

O número mínimo de visitas recomendado no pré-natal é de seis, variando com o risco da gestação.

O primeiro trimestre é usado como o maior indicador de qualidade dos cuidados para o nascimento.

A ausência do pré-natal, comum em populações de poucos recursos, aumenta o risco de baixo peso de nascimento, bem como de várias outras complicações.

Idade materna extrema

A idade da gestante abaixo de 16 anos ou acima de 35 anos, principalmente se primípara, constitui fator de risco. Essas gestantes devem, portanto, ser referenciadas, no pré-natal, para unidades de maior complexidade e segurança.

A gravidez na adolescência está associada ao baixo peso de nascimento. Adolescentes desenvolvem freqüentemente pré-eclâmpsia e deficiência de ácido fólico, com as conseqüências inerentes a essas condições, sobretudo prematuridade, retardo de crescimento intra-uterino e defeitos do tubo neural.

A gestante mais idosa pode apresentar complicações decorrentes de desordens hormonais, hipertensão arterial crônica, diabetes, entre outras. As malformações ovulares são freqüentes e culminam em abortamentos espontâneos. Anormalidades cromossômicas, do tipo síndrome de Down (trissomia 21), aumentam com o avançar da idade materna. A faixa compreendida entre 35 e 39 anos apresenta maior risco de parto gemelar. Embora a freqüência de malformações congênitas seja maior nos filhos das gestantes mais jovens, o estudo genético está indicado, em conseqüência da incidência dos abortamentos por essas situações, nas idosas.

Natimorto anterior

Natimortos ocorrem em mais de um terço dos óbitos fetais e em mais de 50% das mortes perinatais na Europa e nos EUA. Os fatores mais comumente relacionados são: idade materna avançada, baixo nível socioeconômico, fumo e diabetes melito.

Gestação múltipla

A presença simultânea de dois ou mais conceptos dentro ou fora da cavidade uterina constitui a gestação múltipla, ou gemelar. A mais comum é a dizigótica, resultante da múltipla fecundação, de dois ou mais óvulos fecundando dois ou mais espermatozóides. Apresenta herança familial, sendo mais comum na raça negra. Vem aumentando em freqüência, com a introdução dos indutores de ovulação e fertilização.

A gestação monozigótica origina os gêmeos idênticos ou verdadeiros, pela divisão de um único ovo. Não sofre influência familial, racial, de idade ou paridade materna. Por concentrar os gêmeos do mesmo sexo, pode levar mais freqüentemente a malformações de monstruosidades e, também, à síndrome de transfusão interfetal, de alto risco de morbimortalidade. A amniocentese terapêutica, com amniorredução, em casos de transfusão feto-fetal pela gemelaridade monozigótica, é uma possibilidade.

"Superfecundação" ocorre pela fecundação por um espermatozóide de origem diferente, de um segundo óvulo, dentro do mesmo ciclo menstrual.

"Superfetação" seria a fecundação de um segundo óvulo em um próximo ciclo menstrual.

A maior complicação da gravidez gemelar é a prematuridade e, conseqüentemente, o baixo e o extremo baixo peso ao nascer. Também há possibilidade de mortalidade perinatal, por transfusão feto-fetal com malformação cardíaca, sobretudo estenose pulmonar. A mortalidade entre nascidos gêmeos de 32 a 36 semanas de gestação ainda não sofreu redução significante.

Infecção materna no momento do parto

O risco de infecção, por passagem hematogênica transplacentária para o feto, pode resultar em sofrimento e asfixia neonatal, exigindo nesse caso interrupção da gestação. A passagem pelo canal do parto coloca o recém-nascido em maior contato com agentes infecciosos maternos locais.

Nos casos de diagnóstico materno prévio de herpes simples e AIDS, a intensidade da carga viral transmitida ao feto pode ser maior no momento do parto, sendo nesses casos indicada a secção por cesariana, para evitar a contaminação transvaginal.

Setenta a 80% dos neonatos infectados pelo vírus do herpes nascem de mães sem história de infecção. No momento do parto, devem-se considerar fatores de risco da mãe, tais como passado anterior de herpes, outras doenças sexualmente transmissíveis, ou lesões suspeitas, evitando-se o parto vaginal.

Na AIDS, a gestante soropositiva inicia o tratamento com AZT e, no momento do parto, o recebe endovenosamente. Com a secção por cesárea, evita-se a episiotomia.

Recomenda-se a ruptura artificial precoce das membranas, não permitindo bolsa rota por mais de quatro horas. O clampeamento imediato do cordão diminui o risco de exposição maior do neonato às secreções maternas. Ao nascer, as secreções de vias aéreas são aspiradas com muito cuidado, evitando a eventual deglutição de sangue. O recém-nascido deve ser lavado com água e sabão, receber AZT nas primeiras oito horas de vida e ser alimentado com leite artificial. Devem ser realizados exames laboratoriais, para iniciar a investigação, nas primeiras duas semanas de vida.

Para a sífilis, a rotina do diagnóstico inclui: VDRL de todas as gestantes, na admissão hospitalar ou imediatamente após o parto; neonato cuja mãe tenha sorologia para sífilis fará o VDRL do sangue periférico; recém-nascido de mãe não-tratada ou inadequadamente tratada será submetido a exames. Penicilina é recomendada para todos os casos suspeitos de sífilis congênita, sem possibilidade de comprovação. A alta da Maternidade fica na dependência dessas definições.

Gestantes assintomáticas infectadas por *Chlamydia* podem transmitir infecção aos seus recém-nascidos, sob a forma de pneumonia e/ou conjuntivite. Infecção gonocócica ativa na gestação pode resultar em meningite, sepse e conjuntivite grave por *N. gonorrhea*, prevenida universalmente através da solução tópica de nitrato de prata (Credé) imediatamente após o nascimento, que é quando ocorre contaminação. Eritromicina 0,5% e tetraciclina 1% vinham sendo recomendadas recentemente como antibióticos tópicos efetivos na prevenção da oftalmia gonocócica, em substituição ao Método de Credé, para evitar a conjuntivite química conseqüente à solução de nitrato de prata. Porém observou-se, após esta modificação, aumento de gonococo produtor de penicilinase, ficando novamente recomendado o nitrato de prata como estratégia de prevenção.

Uma em cada cinco gestantes é portadora de estreptococo do grupo B (GBS) no reto ou na vagina. Uma em cada 100 ou 200 crianças, das mães portadoras, desenvolve infecção pelo GBS. Estratégia de rastreamento entre 35 e 37 semanas de todas as gestações, com o tratamento intra-parto (penicilina) das que constituem risco, vem diminuindo a incidência das complicações no recém-nascido. Os principais fatores de risco de GBS seriam: prematuridade, trabalho de parto prolongado, acima de 18 horas, história prévia de neonato com infecção por GBS; gestantes jovens, com febre alta e bacteriúria.

A hepatite B constitui problema universal e pode ser transmitida como doença ao feto. Todas as gestantes devem ser rastreadas. Se a mãe for portadora do antígeno, a criança tem 70% a 90% de chance de adquirir hepatite B e 85% a 90% de risco de se tornar portador crônico. A administração de imunoglobulina e vacina ao recém-nascido previne a doença e controla o estado de portador.

Para citomegalovirose e toxoplasmose, não há rotinas de prevenção da transmissão. Evitar a infecção constitui a chave da prevenção.

Diabetes materno

Gravidez é um estado diabetogênico secundário a mudanças metabólicas e endócrinas. Diabetes melito gestacional é a intolerância à glicose diagnosticada na primeira gestação, sendo a mais comum complicação da gestação. Diabetes pré-gestacional estabelecido varia na incidência entre 4% e 12% das grávidas.

Há necessidade de normalizar a glicemia o mais precocemente possível, na gravidez, para prevenir anomalias congênitas e perdas fetais.

Para controle glicêmico, há necessidade de restrição calórica dietética e ganho mínimo de peso na gestação. Nos casos de passado anterior com natimortos, pode haver programação de interrupção da gestação, a partir de 34 semanas de gestação.

O diabetes melito gestacional, no recém-nascido, gera macrossomia, trauma de parto, aumenta o risco de anomalias congênitas, proporcionalmente à glicemia materna, e a tendência à hipoglicemia grave. No estado de hiperglicemia materna diagnosticada entre 24 e 34 semanas de gestação, que obedeceu à orientação de redução da ingestão de carboidrato, pode não haver evolução para macrossomia fetal. As anomalias congênitas mais comumente associadas são: defeitos do tubo neural, anencefalia, microcefalia, síndrome de regressão caudal, anomalias gastrintestinais, genitourinárias e cardiopatias. A hipoglicemia neonatal pode ser minimizada pela administração de insulina à gestante no momento do parto.

Hipertensão arterial crônica

A hipertensão arterial crônica, em relação à gravidez, é a condição caracterizada pelo diagnóstico, antes de 20 semanas de gestação, da hipertensão que persiste 12 semanas após o parto. A hipertensão gestacional é o termo aplicado quando se manifesta após 20 semanas de gestação, sem outras manifestações de pré-eclâmpsia.

Assim como em outras desordens hipertensivas próprias da gestação, associa-se principalmente ao recém-nascido pequeno para a idade gestacional e/ou ao retardo do crescimento intra-uterino.

Doença hipertensiva específica da gravidez (DHEG)

A pré-eclâmpsia/eclâmpsia é uma desordem multissistêmica, resultante de vasoespasmo e ativação da cascata de coagulação. Aparece após 20 semanas de gestação e está associada à proteinúria superior a 300 mg de proteína em 24 horas, resolvida em seis a 12 semanas após o parto.

Está relacionada, substancialmente, a abortamentos espontâneos, natimortos e outras morbidades neonatais, tais como retardo do crescimento intra-uterino e recém-nascido pequeno para a idade gestacional.

Gemelípara apresenta maior freqüência de DHEG em relação à unípara.

Embora não apresentem resultados substanciais, há estudos que documentam efeito paradoxal "benéfico" da nicotina, diminuindo a pressão arterial nos casos de pré-eclâmpsia.

Oligoidrâmnio e poliidrâmnio

O líquido amniótico facilita a movimentação fetal, promove proteção contra traumatismos, auxilia a manutenção de temperatura e a maturação pulmonar fetal. A alteração em seu volume, inferior a 400 ml nos oligoidrâmnios e superior a 2.000 ml nos poliidrâmnios, chama a atenção para o reconhecimento de possíveis complicações de risco para o feto. A utilização rotineira e o aprimoramento da ultra-sonografia em obstetrícia facilitam a detecção dessas anormalidades, bem como seu manuseio.

Dentre as patologias maternas relacionadas ao oligoidrâmnio destacam-se hipertensão arterial, doenças do colágeno, diabetes melito com vasculopatia, hipovolemia materna, uso de drogas inibidoras da síntese de prostaglandinas e inibidores de enzima de conversão. Como patologias placentárias, o descolamento prematuro de placenta e a síndrome transfusor-transfundido das gestações gemelares. A pós-maturidade, ou pós-datismo das gestações, resulta freqüentemente em oligoidrâmnio. Anomalias congênitas, sobretudo as renais e as cromossomopatias, constituem as principais patologias fetais relacionadas ao oligoidrâmnio. A incidência, em geral, é estimada em 0,5% a 5,5% das gestações. Quando o oligoidrâmnio se instala precocemente, há maior risco de hipoplasia pulmonar fetal, que, agravada pelos efeitos de compressão fetal, implica em alto índice de mortalidade fetal. A gestação deve ser acompanhada avaliando-se a possibilidade antenatal da hipoplasia pulmonar fetal, com intervenção precoce.

O poliidrâmnio pode ser decorrente de diabetes melito materno ou de aloimunização. As patologias placentárias relacionadas seriam o corioangioma, a placenta circunvalada e também a síndrome transfusor-transfundido. As patologias fetais são variadas e incluem obstruções gastrintestinais, anomalias congênitas, hidropisia fetal não- imune, tumores fetais e infecções do grupo TORCHS. A conduta diante do diagnóstico antenatal é expectante e armada para manuseio das eventuais complicações no parto (descolamento prematuro de placenta, prolapso de cordão ou procidência de membros, distocias uterinas) e no concepto. Deve-se avaliar a necessidade de cariótipo.

Poliidrâmnio agudo, gerando desconforto respiratório na gestante, pode ser indicativo de amniocentese com drenagem aliviadora. Porém, em função dos riscos de prematuridade nesses casos, e, considerando que o poliidrâmnio se refaz, evita-se tal procedimento ao máximo. A indometacina, antiinflamatório não-hormonal, poderia ser indicada, por ação comprovada de redução da produção de líquido amniótico, porém o fechamento do ducto arterioso-fetal, que pode também ocorrer pela administração dessa droga, impede a sua utilização. A incidência de poliidrâmnio é calculada entre 0,4% a 1,5% das gestações. É mais freqüente em gemelaridade, resultando em alta morbidade e mortalidade, pela condição hipervolêmica que se instala em um dos fetos, principalmente (síndrome transfusor-transfundido por anastomoses vasculares fetais).

Isoimunização Rh: cuidados no parto

Gestantes Rh-negativo, isoimunizadas pelo fator Rh, precisam receber imunoglobulina anti-Rh até 72 horas após o nascimento de um feto Rh-positivo.

Prematuridade

Nascimento prematuro é o que ocorre entre a 20ª e a 37ª semana de gestação completa, a contar do primeiro dia do último período menstrual. É a maior causa de morbidade e mortalidade perinatal. A prevalência de prematuridade não diminuiu, apesar do aumento da tecnologia perinatal, sendo maior em populações de baixo risco socioeconômico e nos casos de falha da assistência pré-natal.

Embora mais da metade dos partos prematuros ocorra em mulheres sem fatores de risco identificados, os dados mais relacionados são: história de prematuridade anterior, perda fetal anterior no segundo trimestre; passado de cirurgia uterina; colo de útero incompetente ou bicornado; placenta prévia; descolamento prematuro de placenta;

fumo; idade materna inferior a 16 ou superior a 40 anos; cervicite por clamídia ou gonorréia; infecção do trato urinário; poliidrâmnio, oligoidrâmnio; pré-natal incompleto; violência doméstica; peso materno inferior a 45 kg; pré-eclâmpsia; gestação múltipla; retardo de crescimento intra-uterino.

A produção de citocinas nos processos infecciosos pode induzir contrações uterinas prematuras ou inflamatórias das membranas com rupturas.

O líquido amniótico obtido por amniocentese possibilita avaliar a maturidade fetal, para definir indução do parto, nas situações de risco de maior morbimortalidade perinatal. A ultra-sonografia transvaginal permite estimar a idade gestacional e definir o tamanho cervical com precisão.

Tratamento das infecções, cerclagem profilática nas gestantes com perdas fetais anteriores no segundo trimestre, esteróides, nos casos de imaturidade pulmonar, e tocolíticos constituem possibilidades de controle de prematuridade. Problemas graves, tais como asfixia, infecção, hiperbilirrubinemia, distúrbio metabólico, entre outros, podem ser evitados ou diminuídos.

A viabilidade fetal monitorizada para detecção de sofrimento intra-útero, com interrupção otimizada da gestação, visando proteger a saúde da mãe e de seu concepto, tem sido o objetivo da Perinatologia. O perfil biofísico avalia, através de escala predeterminada, movimentos fetais por ultra-sonografia, respiração, tônus e líquido amniótico, que são pontuados quanto à necessidade ou não da intervenção. Interrupção da gestação antes de 34 semanas associa-se à necessidade de UTI neonatal; até 35 semanas, a desordens nutricionais do recém-nascido e, acima de 35 semanas, apenas aumenta o tempo programado de internação, porém não há agravo de morbidade.

Pós-maturidade

O tempo da gestação é definido como 280 dias, ou 40 semanas. Seis a 10% das gestações continuam após 42 semanas. A causa é desconhecida. Pode haver desenvolvimento da síndrome pós-maturidade fetal, com insuficiência placentária, dificultando a oxigenação para o feto em 1/3 das gestações pós-data. A condição costuma estar associada a oligoidrâmnio. Os pós-maduros, freqüentemente, aspiram mecônio e podem apresentar asfixia, policitemia e hipoglicemia ao nascimento. A criança apresenta-se ressecada, com pouca gordura subcutânea, lanugem abundante, dedos longos e com descamação da pele.

Discrepância entre o peso e a idade gestacional

O crescimento do feto, relacionado a crescimento, diferenciação e maturação, a partir de funções genéticas e útero-placentárias, pode sofrer alterações de condições adversas na gestação.

A redução do crescimento pode ser assimétrica, quando o crescimento da cabeça é poupado, e simétrica, quando igualmente o perímetro cefálico, o comprimento e o peso da criança são reduzidos.

Recém-nascido pequeno para a idade gestacional (PIG) sofre retardo do crescimento intra-uterino e é definido por peso de nascimento abaixo do 10º percentil para a idade gestacional. Associado à insuficiência útero-placentária, pela hipoperfusão, ocorre primariamente em gestações complicadas por vasculopatias, hipertensão, diabetes, asma, doenças renais, cardíacas e auto-imunes. É relacionado também ao baixo peso no pré-natal e/ou peso materno prévio à internação inferior a 45 kg, ingestão de álcool, tabaco e outras substâncias.

O recém-nascido grande para a idade gestacional (GIG), ao contrário, é o que sofreu macrossomia durante crescimento intra-uterino. É definido por peso de nascimento acima do 90º percentil para a idade gestacional. A macrossomia é aparente nas estruturas fetais como fígado e abdome. Ultra-sonografia usando circunferência fetal pode não identificá-la. Fetos macrossômicos podem prolongar o segundo estágio do trabalho de parto, gerar distocia do ombro, parto operatório e morte perinatal.

Ruptura prolongada de membranas

A indução (eletiva) de parto prematuro em ruptura de membranas demonstra baixa freqüência de hemorragia intracraniana graus III e IV, quando comparada à incidência nos partos prematuros espontâneos decorrentes também da ruptura prolongada de membranas.

EXAME FÍSICO

O exame físico do recém-nascido impõe-se como o mais importante momento de reflexão para o neonatologista. Geralmente, é realizado em duas ocasiões distintas. O primeiro, logo ao nascer, quando um exame sumário, em particular ectoscópico, é realizado de modo superficial e tem o objetivo de detectar possíveis anomalias capazes de colocar em risco a vida da criança; e um segundo, mais profundo, detalhado, visando conhecer os aspectos peculiares e anormais daquele recém-nascido. Este segundo exame deverá ser realizado entre a quarta e sexta horas de vida, período no qual a maioria dos bebês já se adaptou, em parte, ao meio extra-uterino.

Impressão geral

A avaliação inicial do aspecto geral do recém-nascido inclui a observação da fácies, da reação ao estímulo táctil, da atitude (postura) e conformação corporal e do estado nutricional. É a visão geral que se tem da criança.

Fácies

Fácies (do latim *facies*, face, imagem, semblante) é a expressão fisionômica de um estado orgânico ou psíquico.

Muitas fácies revelam síndromes genéticas bem definidas. Entre elas, aquelas das trissomias 13, 18 e 21, síndrome de Pierre-Robin, entre tantas outras.

Geralmente não é difícil reconhecer através da fácies a trissomia 21, a síndrome de Down, também conhecida como mongolismo: hipotonia, rosto achatado, nariz pequeno, hipertelorismo, posição oblíqua das fendas palpebrais (na direção de fora e de cima para dentro e para baixo), epicanto, língua comprida e pontuda, presença de linha palmar única (linha simiesca), manchas de Brushfield (pequenas manchas brancas na íris). Eventualmente há cardiopatia (em particular CIV), braquicefalia, língua escrotal, cútis marmórea, aumento da distância entre o 1º e 2º pododáctilos, nanismo.

Na trissomia 13 (síndrome de Patau) o recém-nascido apresenta lábio leporino e fenda palatina, implantação baixa de orelhas, nariz grande, largo e achatado; anomalias oculares (coloboma de íris, microftalmia etc.), arrinencefalia, implantação baixa de orelhas, polidactilia, entre outros.

Na trissomia 18 (síndrome de Edward) o recém-nascido apresenta-se geralmente hipertônico, com terceiro e quarto dígitos fortemente fletidos de encontro à região palmar, enquanto que o segundo e quinto dígitos ficam superpostos aos demais. Observam-se crânio alongado na região occcipital, orelhas dismórficas, de implantação baixa, micro e/ou retrognatismo, esterno curto, bacia pequena, calcanhares proeminentes (calcanhares em cadeira de balanço), hálux em dorsiflexão.

Na síndrome de Pierre-Robin observam-se hipoplasia mandibular e glossoptose, às vezes, presença de fenda palatina. Clinicamente, dificuldade respiratória e cianose.

Reação ao estímulo táctil

A reação do recém-nascido ao estímulo táctil, durante o sono, é traduzida por leves e discretos movimentos involuntários. Se a criança é despertada por um estímulo mais intenso, ocorre choro forte, e são percebidos movimentos rítmicos, espontâneos, de pequena amplitude, que atingem as extremidades, a cabeça e a musculatura da mímica.

No recém-nascido sonolento, o choro geralmente é fraco ou está gemente. A reação aos estímulos é lenta e menos intensa. Se está comatoso, não se consegue despertá-lo, não reage a estímulos, e a flacidez é evidente.

Postura corporal de repouso

Durante o sono, o recém-nascido adota uma atitude de repouso.

É a "postura de conforto", na qual os braços estão ligeiramente abduzidos e os antebraços flexionados. As mãos, aparentemente cerradas, encontram-se em posição mediana entre a pronação e a supinação. As pernas, em decúbito supino, estão ligeiramente flexionadas e abduzidas, e com joelhos semifletidos (Fig. 7-1).

Tônus muscular

A atitude corporal e a resistência aos movimentos passivos manifestam o tônus muscular.

Hipotonia

É a diminuição ou ausência da resistência aos movimentos passivos. Pode ser localizada ou generalizada.

Hipotonia localizada

As fraturas e paralisias após tocotraumatismo, a pseudoparalisia de Parrot (observada na sífilis congênita) e a meningomielocele representam causas importantes de hipotonia localizada.

- *Paralisia braquial de Erb*: a paralisia de Erb é produzida por compressão ou tração anormal sobre as raízes de C5 e C6. O membro superior do lado afetado permanece em extensão flácida, junto ao corpo, com a mão em pronação. Ocorre comprometimento da abdução, rotação externa do braço, flexão do antebraço e supinação da mão.

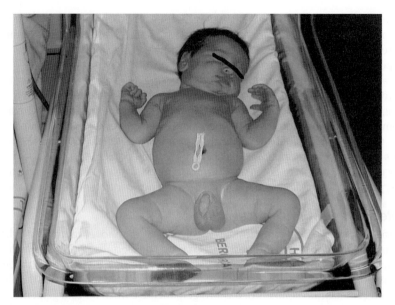

Fig. 7-1. Bebê em "postura de conforto".

- *Paralisia braquial de Klumpke*: na paralisia braquial de Klumpke as raízes C7 e C8 são atingidas e ocorrem alterações do tônus muscular (flacidez) de antebraço e da mão, que estão fletidos. Não consegue "fechar" o punho.

Hipotonia generalizada

Pode ser devida a causas congênitas ou adquiridas.

Entre as causas congênitas podemos citar as miopatias e as cardiopatias congênitas.

Entre as causas adquiridas estão a síndrome hipóxico-isquêmica, o desconforto respiratório grave e a sepse.

Hipertonia

Refere-se ao aumento da resistência aos movimentos passivos.

Entre as principais causas de hipertonia podemos citar a meningite, a encefalopatia bilirrubínica e o tétano.

O choro pode causar hipertonia relativa.

Conformação corporal

Trata-se da preocupação de todas as pessoas envolvidas direta ou indiretamente com o recém-nascido. O nascimento de uma criança com anomalia detectável ectopicamente constitui-se para os pais, em especial, motivo de grande angústia.

As síndromes genéticas e as deformações de um modo geral são responsáveis pelas alterações de conformação corporal.

A simetria do corpo e dos movimentos é o aspecto inicial mais revelante a ser observado.

Simetria (do grego *symmetría*, "justa proporção") significa correspondência, em grandeza, forma e posição relativa, de partes situadas em lados opostos de uma linha ou plano médio ou, ainda, que se acham distribuídas em volta de um centro ou eixo.

Simetria do corpo

A "simetria corporal" deverá ser procurada, pois algumas circunstâncias patológicas geram desproporção entre os dimídios ou de parte deles.

A assimetria que envolve os dimídios pode, algumas vezes, ser mínima e assim não ser reconhecida, entretanto, por exemplo, ela é significativa na síndrome de Silver-Russel.

Assimetria facial pode resultar de compressão intra-uterina, em razão da apresentação de face. Pode resultar também de torcicolo congênito causado por encurtamento muscular.

Simetria de movimentos

A pesquisa de determinados reflexos primitivos permite que se avalie a simetria de movimentos, entre eles o "reflexo de Moro", o "reflexo oral de procura", o "reflexo de preensão palmar", o "reflexo de preensão plantar" e o "reflexo de marcha".

Movimentos espontâneos

O recém-nascido pode apresentar finos tremores de maxilar, observados durante o choro sem significado patológico.

Nos primeiros dias de vida, movimentos mastigatórios ou de sucção excessivos e tremores com oscilações fortes e grosseiras podem traduzir um equivalente convulsivo.

Choro

Deverá ser observado atentamente. Sua alteração está comumente associada à paralisia do VII nervo craniano (facial), em virtude de sua compressão por fórceps ou pela passagem traumática através do canal de nascimento.

Na síndrome de "cri-du-chat" a criança apresenta choro característico, que lembra o miado de gato.

Pele (ver também Capítulo 40)

A pele do recém-nascido branco é rósea. A do recém-nascido de raça negra é rósea forte.

- *Área salmão* (salmon patch): área rósea, mal delineada, pequena, localizada na testa, glabela, pálpebras e região occipital.
- *Cianose*: é a cor roxa de pele e mucosas. Pode ser generalizada, geralmente causada por distúrbios cardiorrespiratórios; localizada, de extremidades (acrocianose) causadas por hipotermia. A cianose de um membro, por exemplo, pode ser devida à posição da criança colocada ao colo, ao se comprimir sua porção proximal. No primeiro minuto de vida, a ocorrência de acrocianose pode ser considerada normal.

- Cutis marmorata: observada na instabilidade vasomotora.
- *Descamação*: envolve mais freqüentemente mãos e pés. É observada em torno de 13% dos recém-nascidos.
- *Elasticidade, turgor*: podem estar alterados nos casos de desidratação.
- *Eritema* toxicum neonatorum: é o *rash* mais comum do recém-nascido. São manchas maculares irregulares, pápulas, pústulas não foliculares em base eritematosa, vistas mais freqüentemente no tronco, mais bem observadas entre o segundo e quarto dias de vida. Regridem em alguns dias. Menos comum em PIG.
- *Hiperplasia sebácea*: pápulas múltiplas minúsculas, amareladas, localizadas nas asas do nariz e lábio superior.
- *Icterícia* é a impregnação da pele e mucosas pela bilirrubina.
- Linea nigra: é vista com mais freqüência em negros. É um escurecimento linear entre o umbigo e o púbis.
- *Mancha café-com-leite*: pode ser única, menor que 10 mm; é mais freqüente no tronco e na extremidade inferior.
- *Mancha mongol*: é uma área negro-acinzentada ou negro-esverdeada que envolve mais freqüentemente a região sacrococcígea e nádegas, mas pode estar localizada em ombros, costas, coxas, pernas, braços, glabela, mãos e pés.
- *Melanose pustular transitória*: pequenas lesões, de 1 a 3 mm, flácidas, vesicopústulas, geralmente presentes ao nascimento, contendo leucócitos, localizadas no queixo, região frontal, costas e nádegas. A ruptura da vesícula intacta revela uma mácula pigmentada rodeada por um fino anel.
- *Milia*: pápulas brancas puntiformes, de material ceratógeno, normalmente no nariz, face e testa. Pode durar várias semanas.
- *Miliária*: obstrução do ducto de glândula écrina. São vesículas puntiformes no couro cabeludo ao nível da testa e dobras. Pode durar uma semana.
- *Palidez*: observada nos casos que cursam com hemoglobina baixa (anemia) e/ou vasoconstrição periférica.
- *Pele de arlequim*: é uma alteração vasomotora caracterizada pelo aparecimento de palidez em um dimídio e vermelhidão no outro.
- *Pérolas de Epstein*: são encontradas mais freqüentemente na linha média, na junção dos palatos duro e mole, ou ao longo do cume alveolar.
- *Pletora*: observada nos casos de policitemia – hematócrito venoso > 65% confirmado por duas amostras consecutivas. O hematócrito pode estar falsamente elevado quando a amostra sangüínea foi obtida por punção do calcanhar.
- *Vernix caseoso*: camada biológica contendo lipídeos e proteínas, com propriedades hidrofóbicas e hidrofílicas. Esta biocamada é o suposto resultado do crescimento da atividade das glândulas sebáceas juntamente com a descamação fetal dos corneócitos durante o último trimestre de gravidez. Tem o aspecto de pasta esbranquiçada.

Edema

Um edema periorbitário e de extremidades, de leve a moderado, mole, pode estar presente nos dois primeiros dias de vida. Pode dar uma aparência superficial de boa nutrição.

Edema localizado

- O edema localizado de pálpebras geralmente é devido à irritação pelo nitrato de prata.
- Edema localizado pode sugerir malformação do sistema linfático; em uma ou mais extremidades de uma menina, pode ser visto na síndrome de Turner.

Edema generalizado

Pode ser visto na prematuridade, hidropisia não-imune, hipoproteinemia secundária à eritroblastose fetal grave, sepse, nefrose congênita, síndrome de Hurler ou causa desconhecida.

- *Nevo juncional*: quando em grande número, suspeitar de esclerose tuberosa, xeroterma pigmentoso, neurofibromatose generalizada.
- *Manchas "café-com-leite"*: suspeitar de neurofibromatose, se existirem várias manchas grandes.
- *Unhas*: hipoplasia, cianose, amareladas.

Cabeça

Crânio

Posição

A mudança de posição da cabeça do recém-nascido, nas primeiras semanas de vida, responde, geralmente, aos movimentos passivos impostos pelo examinador ou cuidador.

Tamanho

O perímetro cefálico (PC) deverá, dentro do possível, ser medido logo após o nascimento.

A circunferência craniana é obtida passando-se a fita métrica, bem esticada, pela região frontal (glabela) e bordas supra-orbitárias e pela parte mais saliente da região occipital.

A medida do PC é, em média, de 34 cm no recém-nascido a termo.

Macrocefalia

Refere-se ao aumento da circunferência occiptofrontal de mais de 2 desvios-padrão acima da média (Fig. 7-2).

Podem ser observadas em várias circunstâncias, entre elas, hidrocefalia e processos expansivos intracranianos (abscessos, tumores, hamartomas).

- *Hidrocefalia*: ocorre em virtude do acúmulo de liquor (LCR) nos ventrículos cerebrais. Geralmente não há superprodução de LCR. Pode haver obstrução no seu trajeto fisiológico ou diminuição de reabsorção.
  A dilatação dos ventrículos cerebrais após hemorragia ventricular é um achado relativamente comum nos recém-nascidos.

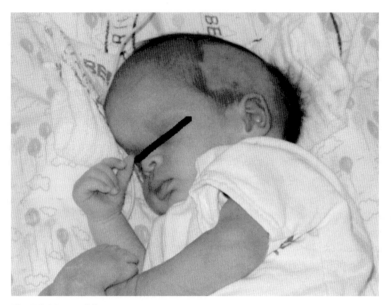

Fig. 7-2. Macrocefalia.

- *Anencefalia*: refere-se à ausência de calota craniana, cujo conteúdo exposto é de tecido neural que consiste de massa hemorrágica fibrótica e degenerada, amorfa (Fig. 7-3).
- *Hidranencefalia*: refere-se à ausência ou ao subdesenvolvimento dos hemisférios cerebrais.
- *Megalencefalia*: refere-se ao aumento do PC à custa da hiperplasia do parênquima cerebral.

Microcefalia

Refere-se à diminuição da circunferência occiptofrontal de mais de dois desvios-padrão abaixo da média.

Inúmeras causas, no período perinatal, podem levar à microcefalia: trissomias 13, 18 e 21, infecção intra-uterina (TORCHS), AIDS, síndrome do alcoolismo fetal, anoxia, desnutrição intra-uterina etc.

Forma

A deformidade transitória da modelagem da cabeça pode resultar da posição intra-uterina ou vaginal e da compressão durante o parto.

- Caput succedaneum *(bossa serossanguinolenta)*: coleção edematosa subcutânea, mole, mal limitada, equimótica, localizada ao nível da apresentação.
- *Cefaloematoma*: verdadeira hemorragia subperióstica que não atravessa a linha de sutura.

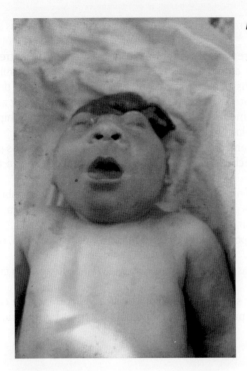

Fig. 7-3. Anencefalia.

- *Craniotabes*: trata-se de área depressível da tábua óssea, de consistência comparável a uma bola de pingue-pongue. Considerado um achado normal.
- *Encefalocele*: decorre da falha na neurulação na região craniana, com exposição de tecido nervoso por orifício na estrutura óssea e pele.
- *Meningomielocele*: é um disrafismo de grau variado e exposição do tecido neural. Está freqüentemente associada à hidrocefalia. Pode causar paralisia de membros inferiores, incontinência urinária e deformidade de pés e joelhos.

Fontanelas e suturas

Quando da inspeção do crânio, é necessário que as suturas cranianas e fontanelas sejam examinadas.

A sutura é uma tênue camada de tecido conjuntivo intermediário interósseo que, evolutivamente, após o nascimento, é substituído por tecido conjuntivo tipo mesenquimatoso, tecido fibroso e verdadeira ossificação, processo esse que pode durar de quatro a cinco décadas.

As suturas clinicamente significativas se dispõem da seguinte forma:

- *Sutura sagital*: na linha média ântero-posterior, entre os parietais.
- *Sutura coronal*: entre o frontal e os parietais.
- *Sutura metópica*: entre as duas metades do frontal.
- *Sutura lambdóidea*: entre os parietais e o occipital.

Nos locais onde se encontram três ou quatro ossos cranianos as suturas se unem para formar as fontanelas.

A fontanela anterior ou bregmática tem forma losangular e se situa entre os dois parietais e o frontal. Pode ser ampla nos casos de hidrocefalia e estar abaulada nos casos que cursam com hipertensão intracraniana, ou deprimida nos casos de desidratação. Pode permanecer aberta até 18 meses de vida. No entanto pode ocorrer atraso no seu fechamento por causas como prematuridade, baixo peso, desnutrição, hipotireoidismo congênito, sífilis, rubéola congênita e hidrocefalia.

A fontanela posterior ou lambdóidea ocupa o espaço triangular entre os parietais e o occipital. Pode já estar fechada ao nascimento, ou permanecer aberta até dois meses de idade.

No hipotireoidismo congênito, a fontanela posterior geralmente está aberta.

Algumas outras fontanelas podem ser citadas: a ântero-lateral ou ptérica, a póstero-lateral ou astérica, a glabelar, a metópica, a cerebelar e a parietal.

A fontanela ptérica fecha por volta do terceiro mês de vida, e a astérica, por volta do segundo ano de vida.

Ao soldamento precoce das suturas, denomina-se de cranioestenose ou craniossinostose (Fig. 7-4).

Diversos mecanismos têm sido propostos para explicar a ocorrência de craniossinostose, entre eles alterações primárias do mesênquima e fatores hereditários.

Face

Fácies

Ver p. 82-83.

Olhos

O exame dos olhos logo após o nascimento pode ser prejudicado ou porque as pálpebras ainda estão edemaciadas, ou porque algum colírio foi instilado, provocando conjuntivite química.

- *Reflexo vermelho* "red reflex": é obrigatório o exame oftalmoscópico a fim de se documentar o "reflexo vermelho". Este reflexo luminoso, quando anormal, pode estar associado à catarata (que sugere doença metabólica ou infecciosa), glaucoma ou retinoblastoma.

  Como pesquisar o reflexo: mantenha o oftalmoscópio seis a oito segundos frente ao olho. Use +10 dioptrias. O recém-nascido normal retorna uma cor vermelho-claro para o observador. Pontos escuros podem representar catarata. A cor esbranquiçada pode sugerir retinoblastoma.

  Hemorragia conjuntival

É um achado comum no exame ocular em Neonatologia, especialmente em crianças nascidas via vaginal. Não tem significado clínico e desaparece rapidamente.

Oftalmia neonatorum

Tem várias etiologias. Alguns recém-nascidos, nas primeiras 24-48 horas de vida, apresentam conjuntivite química com edema das pálpebras por reação à instilação de solução de nitrato de prata.

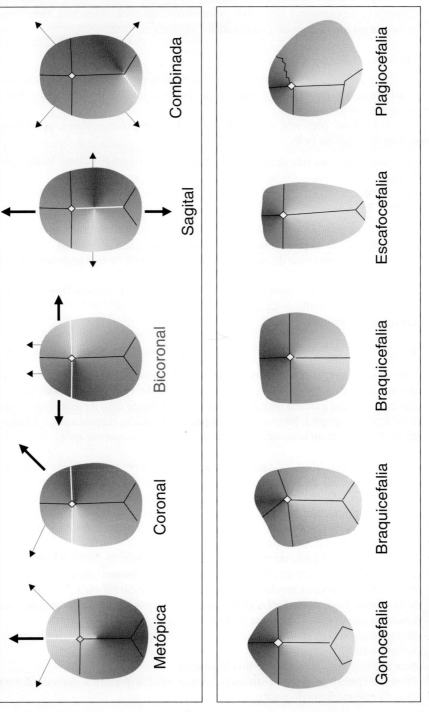

Fig. 7-4. Cranioestenose ou craniossinostose.

- *Conjuntivite por clamídia*: é o tipo mais comum de conjuntivite infecciosa. Geralmente ocorre no fim da primeira ou durante a segunda semana.

Orelhas

A forma, o tamanho e a posição deverão ser observados, porque podem estar associados a malformações. Entretanto, a implantação baixa de orelhas pode ser encontrada em crianças normais.

Checar também presença de fossetas auriculares e pré-auriculares, apêndices, lipomas ou manchas na pele.

- *Micrognatismo*: visto nas síndromes de Pierre-Robin, Treacher-Collins, Hallerman-Streiff.

Nariz

- Batimento de asa de nariz pode ser indicativo de angústia respiratória, mas também é observado na fase de transição ao nascer, em crianças normais.
- Na atresia ou na estenose de coana o batimento de asa de nariz já pode ser visto na sala de parto.
- Alterações de formato acompanham diversas síndromes, tais como Down, Cohen, Ehlers-Danlos, Cornelia de Lange etc.
- Corrimento sanguinolento.

Boca

- *Lábio leporino*: geralmente não acarreta desordem fisiológica, tomando importância por seu aspecto estético. É uma fissura que vai desde a parte mole do lábio até a narina e às vezes à arcada dentária, deformando-a. Neste caso é classificado como lábio leporino simples. No caso em que o palato é atingido, classifica-se como completo. Pode se uni ou bilateral. Deve ser corrigido cirurgicamente após o 1º mês de vida.
- *Fenda palatina*: pode estar ou não associada ao lábio leporino. Ocasiona problema estético, alimentar, de dentição e de fonação. A sucção é dificultada e facilita o aparecimento de infecções otorrinolaringológicas. A fala torna-se prejudicada, necessitando de orientação foniátrica, mesmo nos casos corrigidos cirurgicamente, o que deve ocorrer por volta de um ano e meio. Embora possa estar associada a diversas síndromes, pode ocorrer de forma isolada.
- *Dente neonatal*: freqüentemente incisivos inferiores. Risco de aspiração, se estiverem "amolecidos". Pode estar presente em diversas síndromes (síndrome de Sotos, síndrome de Ellis van Creveld, síndrome de Hallerman-Streiff etc.).
- *Macrostomia*: boca de tamanho aumentado – vista nas mucopolissacaridoses, na síndrome de Algeman, síndrome de Goldenhar etc.
- *Microstomia*: boca de tamanho diminuído – vista nas trissomias 18, 21, síndrome de Robinow etc.
- *Boca de peixe*: vista na síndrome do álcool fetal.
- *Pérolas de Epstein*: pequenos cistos brancos que contêm queratina, encontrados ao lado da rafe mediana do palato.

Pescoço

É curto e simétrico. Checar mobilidade e qualquer fenda ou massa. Ocasionalmente o pescoço é assimétrico, desviado para o lado, por causa da posição fetal viciosa em que a cabeça está desviada para o lado (assincletismo).

O músculo esternocleidomastóideo, em caso de trauma ao nascer, poderá apresentar limitação de movimento. Além disso, sua posição intra-uterina pode contribuir para o aparecimento do torcicolo congênito.

A traquéia deverá estar na linha média.

Procurar presença de fenda cervical mediana, teratoma, higroma, bócio congênito.

Pterygium coli: também conhecido como pescoço alado, são duas expansões cervicais compostas de pele e fáscia que ocupam o trajeto acromiocleidomastóideo, deixando a zona de implantação de cabelo nucal mais baixa. Pode ser visto nas síndromes de Turner, Noonan e Down.

A síndrome de Klippel-Feil é um defeito que ocorre entre a quinta e oitava semanas de gestação, na qual menos duas das sete vértebras cervicais estão fundidas, e pode estar associada a anomalias vertebrais na coluna torácica ou lombar. Ocorre com maior freqüência em meninas. O pescoço pode ser curto, e a linha do cabelo na região nucal pode ser baixa.

Tórax

Inspeção

Deverá ser realizada em ambiente calmo, com a criança quieta. Anotar qualquer retração intercostal, supraclavicular, subesternal ou subcostal.

Mamilos

Observar aumento ou espaçamento. O tamanho do nódulo mamário é determinado pela idade gestacional e pelo estado nutricional.

Pode haver aumento dos mamilos, secundário à ação de hormônios maternos.

Clavícula

Normalmente lisa e uniforme à palpação. Nos recém-nascidos GIG (grande para a idade gestacional), descartar a presença de fratura. Nesses casos observam-se dor à palpação, aumento de volume ou descontinuidade óssea.

Pulmões

O recém-nascido apresenta a chamada respiração abdominal, porque suas incursões respiratórias geram movimentos ativos da parede abdominal. Podem se apresentar com certa freqüência de modo irregular.

Os pulmões expandem-se simetricamente e apresentam murmúrio vesicular adequadamente audível. Podem-se auscultar estertores úmidos nas primeiras horas de vida.

- *Taquipnéia*: aumento da freqüência respiratória presente nos casos de angústia respiratória.
- *Apnéia*: pausa respiratória maior que 20 segundos, ou pausa curta associada à cianose, palidez, hipotonia ou bradicardia (< 100 bpm).
- *Estridor*: refere-se à respiração ruidosa devida a uma obstrução incompleta da laringe ou da traquéia.

Cardiovascular

À inspeção, avaliar inicialmente a presença de cianose e taquipnéia, abaulamento ou batimento precordial visível.

No caso de cianose, assinalar se é de distribuição universal ou localizada e se piora com o choro.

Procurar a presença de turgência jugular.

Palpação

- Palpar todos os pulsos periféricos (pescoço, fúrcula esternal) e das quatro extremidades.
- Comparar a amplitude dos pulsos dos membros superiores e inferiores. A diminuição dos pulsos dos membros inferiores pode significar a presença de estenose aórtica.
- Palpar o precórdio e localizar o íctus cardíaco, definindo suas características. Verificar se existe a presença de frêmito.

Ausculta

Deve ser a última parte do exame. O ritmo e a freqüência cardíaca (FC) devem ser descritos. A FC está em torno de 140 nos recém-nascidos.

As bulhas cardíacas devem ser examinadas nos quatro focos: foco mitral: ao nível do *ictus cordis*; foco tricúspide: na base do apêndice xifóide; foco aórtico: no 2º espaço intercostal direito, junto à borda esternal; foco pulmonar: junto à margem do esterno.

- Identificar a primeira e segunda bulhas. Observar a intensidade e localização das bulhas; se há desdobramento da segunda bulha e a intensidade desses elementos.
- Definir o sopro, se sistólico, diastólico ou contínuo e sua duração. Localizar o foco de maior ausculta e propagação.
- Definir qualidade do sopro (suave, rude) e classificá-lo em cruzes (+/++++++).
- Medida de pressão arterial: pode ser avaliada de modo indireto (oscilométrico), utilizando-se um manguito de 2 a 3 cm de largura, ou de modo direto, através de cateterismo arterial tem sido utilizado monitor de PA invasivo. Para avaliação da pressão arterial média tem sido utilizado o Doppler.
- Valores da pressão arterial de recém-nascido: ver Quadros 7-1 a 7-4.

Abdome

- À inspeção, o abdome é normalmente simétrico, não-distendido.
- O fígado pode ser palpado até 2 cm abaixo do rebordo costal direito.
- O baço é impalpável.
- Os rins podem ser palpados em um primeiro exame, com 2 a 2,5 cm de tamanho à palpação profunda.

Quadro 7-1. Recém-nascido de baixo peso ao nascer*

Peso (g)	Variação sistólica (mmHg)	Variação diastólica (mmHg)
501-750	50-62	26-36
751-1.000	48-59	23-36
1.001-1.250	49-61	26-35
1.251-1.500	46-56	23-33
1.501-1.750	46-58	23-33
1.751-2.000	48-61	24-35

Quadro 7-2. Recém-nascido pré-termo*

Gestação (semanas)	Variação sistólica (mmHg)	Variação diastólica (mmHg)
< 24	48-63	24-39
24-28	48-58	22-36
29-32	47-59	24-34
> 32	48-60	24-34

Quadro 7-3. Recém-nascido pré-termo*

Dias	Variação sistólica (mmHg)	Variação diastólica (mmHg)
1	48-63	25-35
2	54-63	30-39
3	53-67	31-43
4	57-71	32-45
5	56-72	33-47
6	57-71	32-47
7	61-74	34-46

Quadro 7-4. Recém-nascido a termo*

Idade	Sistólica (mmHg)	Diastólica (mmHg)
1 hora	70	44
12 horas	66	41
1º dia (adormecido)	70±9	42±12
1º dia (acordado)	71±9	43±10
3º dia (adormecido)	75±11	48±10
3º dia (acordado)	77±12	49±10
6º dia (adormecido)	76±10	46±12
6º dia (acordado)	76±10	49±11
2ª semana	78±10	50±9
3ª semana	79±8	49±8
4ª semana	85±10	46±9

*Fonte: http://www.netsvic.org.au/nets/handbook/index.cfm?doc_id=450#normal, acessado em agosto de 2005.

- O achado de massa palpável no primeiro exame físico deverá ser obrigatoriamente investigado e dever-se-á lembrar que a maioria das massas abominais encontradas no período neonatal é de origem renal.

Exame do umbigo

Observar a presença de duas artérias e uma veia. A presença de artéria umbilical única está associada a diversas síndromes, tais como trissomia 18, Zellweger, síndrome de Vater, sirenomelia.

Algumas horas após o parto, o cordão começa a secar, solta-se da pele que o rodeia entre o terceiro e quinto dias e cai entre o sétimo e 10º dias de vida.

O cordão cuja base é coberta de pele além do nível da parede abdominal é denominado de umbigo cutâneo.

Após a queda do umbigo, é freqüente a presença de pequena massa amolecida, brilhosa, de aspecto granulomatoso, denominada granuloma de umbigo, que pode tornar-se fonte de infecção local, se não tratada.

A presença de hérnia umbilical é bastante comum e geralmente não tem significado maior, mas pode estar associada a hipotireoidismo congênito, a algumas trissomias e à síndrome de Beckwith-Wiedemann.

Volume abdominal

O aumento do volume abdominal pode ser indício de obstrução intestinal, visceromegalia ou tumor. A presença de abdome escavado pode revelar uma hérnia diafragmática.

Ânus e reto (ver Capítulo 49)

Já na sala de parto é possível afastar anomalia anorretal, através da visualização do orifício anal, da permeabilidade à passagem de sonda retal ou da eliminação de mecônio.

Genitália

Masculina

No RN a termo, a bolsa escrotal é pendular, rugosa e pigmentada. Os testículos devem estar no seu interior, ao contrário do recém-nascido prematuro, cuja bolsa escrotal pode ser lisa e hipopigmentada, com testículos fora da bolsa (criptorquidismo).

O tamanho do pênis é bastante variável. Geralmente o prepúcio está aderido à glande.

A posição do orifício uretral é importante de se determinar pois a gravidade do problema depende da distância em que ele sai com relação à posição anatômica normal.

Na hipospádia o meato uretral sai sobre a face inferior do pênis ou no períneo. O orifício uretral pode ser balânico, peniobalânico, peniano, penioescrotal, escrotal e perineal.

Na epispádia o orifício uretral sai da face dorsal do pênis. É rara e geralmente está acompanhada de outras malformações, tais como extrofia de bexiga e extrofia de cloaca.

Enquanto as hérnias umbilicais são freqüentes e não necessitam de tratamento imediato, as hérnias inguinais ou inguinoescrotais necessitam de diagnóstico e tratamento imediatos. O diagnóstico diferencial deverá ser realizado com a hidrocele. Nesse caso, a coleção líquida situada geralmente na frente do testículo não pode ser esvaziada por pressão e, quando tensa, ser demonstrada por transiluminação.

Feminina

Ao nascer, os grandes lábios cobrem completamente os pequenos lábios e o clitóris, e o epitélio vaginal geralmente é róseo, por ação do estrogênio materno.

Durante os primeiros dias depois do nascimento, pode ser observada saída de secreção mucosa esbranquiçada, às vezes com sangue, sem significado patológico.

Ocasionalmente observa-se fusão dos pequenos lábios.

Coluna e membros

Coluna vertebral

A inspeção e palpação da coluna vertebral deverão, obrigatoriamente, ser realizadas. Procurar a presença de apêndices, tumorações, lesões saculares e áreas com grande quantidade de pêlos.

Meningocele a mielomeningocele

Resultam da exteriorização das meninges, por vezes sacular, através de falha da parte óssea do canal raquidiano. O conteúdo da meningocele é de liquor, e o da mielomeningocele inclui tecido nervoso. Podem localizar-se por toda a coluna, sendo mais freqüentes em região lombar e sacra.

Extremidades

Os braços e as pernas devem ser simétricos em anatomia e função.

- *Polidactilia*: pode ser encontrada em diversas síndromes, entre elas a síndrome de Bardet Biedl.
- *Fraturas*: geralmente são oriundas de tocotraumatismos. A fratura de clavícula é uma das mais freqüentes. A fratura de úmero pode ser confundida com paralisia braquial obstétrica. Podem ser observadas fraturas múltiplas, como nas formas congênitas de osteogênese imperfeita.
- *Luxação congênita do quadril*: deslocamento da cabeça femoral para fora da cavidade acetabular. Pode ser detectada pelas manobras de Ortolani e de Barlow.
    - Manobra de Ortolani: sobre uma superfície firme, com o recém-nascido em decúbito dorsal, realiza-se flexão dos joelhos e quadris em 90 graus. Enquanto o polegar se apóia na face medial da coxa, na altura do pequeno trocânter, o dedo indicador palpa o grande trocânter. Com as mãos apoiadas dessa maneira, realiza-se abdução das coxas e, se a cabeça estiver luxada, com esse movimento, ela

escorregará para dentro do acetábulo, ouvindo-se muitas vezes um "clique". A manobra é positiva quando a cabeça do fêmur está luxada.
– Manobra de Barlow: recém-nascido na mesma posição da manobra de Ortolani, só que com os joelhos totalmente fletidos. Com uma mão estabiliza-se a bacia e, na outra mão, toma-se uma coxa, palpa-se o pequeno trocânter com o polegar e, com o indicador, na face lateral da coxa, apóia-se no grande trocânter. Com os quadris em média abdução, realizam-se movimentos, pressionando-se o polegar contra a coxa no sentido de se tentar luxar a cabeça para trás. A manobra detecta a cabeça "luxável", quando há frouxidão da cápsula.
- *Pé torto congênito*: a posição anormal dos pés pode ter origem na situação que se manteve durante a vida intra-uterina, chamado pé torto postural, ou pé torto verdadeiro, no qual existe a necessidade de intervenção ortopédica (Fig. 7-5).

Neurológico

O exame neurológico do recém-nascido requer alto senso crítico. Deve ser efetuado dentro das primeiras 24 horas de vida.

Sensório e atitude corporal e tônus
Ver p. 83 a 85.

Exploração neurológica
Deve ser realizada tentando-se discernir entre:
- Reflexo não-demonstrável = ∅
- Debilmente demonstrável = +
- Claramente demonstrável = ++
- Intensamente demonstrável = +++

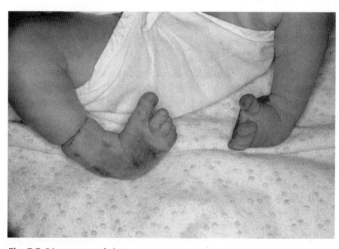

Fig. 7-5. Pé torto congênito.

Tonicidade muscular
Ver p. 84.

Tração dos braços
Em decúbito supino, segura-se o recém-nascido pelos punhos com o objetivo de levantá-lo até que fique sentado.
- ∅/+ = hipotonia: os braços permanecem estendidos e a cabeça cai flacidamente para trás.
- ++ = tônus normal: os braços permanecem ligeiramente flexionados ao nível do cotovelo e a cabeça pode permanecer erguida por alguns segundos.
- +++ = hipertonia: intensa flexão dos cotovelos.

Atitude de flutuação
Em decúbito prono, em estado de vigília, abraça-se o tórax do recém-nascido, mantendo-o elevado "no ar".
- ∅/+ = hipotonia: a cabeça e as extremidades caem com flacidez mais ou menos pronunciada. Ocorre nas miopatias; quando há assimetria, pesquisar lesões de nervos periféricos, paralisia de plexos, fraturas etc.
- ++ = tônus muscular normal: ocorre sustentação da cabeça por alguns segundos, e as extremidades mantêm-se em posição intermediária.
- +++ = hipertonia: retorna da atitude de extensão, até opistótono.

Reflexo de Chvostek
Pesquisar em estado de vigília, tranqüilo. Percutir a região parotídea com o dedo indicador.
- ∅ = não há reação.
- +/++ = ligeira contração muscular ipsolateral da região facial.
- +++ = intensa contração muscular ipsolateral da região facial. Observada na tetania e hipoglicemia.

Reflexo bicipital
Pesquisar em estado de vigília, tranqüilo. Mantendo-se o braço do recém-nascido em extensão moderada e o dedo indicador do examinador sobre o tendão do bíceps, percute-se com o martelo sobre o dedo. Quando a contração não é visível, pode ser percebida ao nível dos dedos anular e mínimo da mão do mesmo braço.
- ∅/+ = contração imperceptível ou ausente. Observável nas miopatias, paralisia de plexos, fraturas, síndrome hemilateral.
- ++ = normal, ligeira contração do bíceps.
- +++ = pode ser normal, dependendo da intensidade da percussão.

Reflexo patelar
Pesquisar em estado de vigília, tranqüilo, decúbito supino simétrico, rótula sobre a mão do médico. Percute-se com o martelo sobre o ligamento patelar.

Eventualmente, ao se palpar com o dedo esta região, há desencadeamento do reflexo.
- ∅/+ = reação ausente ou irreconhecível. Observável nas miopatias. Nas lesões de L$_{3-4}$ a reação está ausente.
- ++ = contração do quadríceps.
- +++ = reação reforçada.

Durante os primeiros dias de vida, pode ocorrer contração simultânea dos adutores contralaterais (reflexo cruzado dos adutores).

Clono do pé

Pesquisar em estado de vigília, tranqüilo. A rápida pressão da face plantar anterior do pé causa sua flexão dorsal.
- ∅ = não desencadeia clono, mesmo com repetição da prova.
- + = desencadeia clono que, mesmo de forma discreta, não deve ser considerado patológico.

O clono, durante o sono, pode estar ausente ou ser discreto.
- ++ = clono persistente.

Reflexo de Babinsky

Estímulo da região plantar com um estilete, desde o calcanhar até a borda externa do pé.
- ∅ = sem reação. Observável nas lesões da medula espinal.
- ++ = flexão dorsal do primeiro pododáctilo e separação dos restantes.

Reflexo de Galant (reflexo da coluna vertebral)

Pesquisar em estado de vigília, decúbito prono simétrico. Com um estilete ou a unha, faz-se fricção de cima para baixo ao longo da pele do dorso, paralelamente à coluna vertebral.
- ∅ = não há reação. Atentar para desde qual segmento não ocorre reação. Observável na síndrome hemilateral.
- ++ = contração da musculatura do dorso no lado excitado; curvação correspondente da coluna vertebral de concavidade para o lado excitado.

Reflexo da parede abdominal

Recém-nascido em decúbito supino simétrico. Com um estilete ou a unha, friccionar levemente, em direção transversal, a pele do abdome em diversas alturas.
- ∅ = não há reação.
- ++ = contração dos músculos do abdome na região excitada.

Reflexo cremastérico

Recém-nascido em decúbito supino. Friccionar a pele da face interna da coxa com um estilete. Os testículos deverão estar dentro da bolsa.
- ∅ = sem reação. Observável quando há lesão da medula espinal (L$_{1-2}$).
- ++ = retração do testículo homolateral.

Reflexo anal
Estimular a pele da região anal com um estilete.
- ∅ = não há contração do esfíncter. Simultaneamente podem ser observadas, no caso de paralisia do assoalho pélvico, uma ligeira abertura do ânus e emissão de pequenas quantidades de mecônio sincronicamente com a respiração, assim como movimentos do assoalho da pélvis com o mesmo ritmo: "respiração perineal".
- ++ = contração visível do esfíncter.

Reflexo de Moro
Recém-nascido em posição de decúbito supino. Mediante forte golpe sobre a mesa, junto ao RN ou levantando-o e deixando-o cair rapidamente para trás, o reflexo se desencadeia.
- ∅ = não há reação.
- + = ligeira reação.
- ++ = primeiramente ocorrem extensão dos braços e abdução ao nível dos ombros. A seguir, ocorrem flexão e adução dos braços. É o chamado reflexo do abraço.
- +++ = reação desencadeada com uma leve sacudida.

É de grande importância quando assimétrico, sugerindo paralisias, fraturas etc.

Reflexo de fuga
Estado de vigília tranqüilo. Decúbito supino. Estímulo das regiões plantares com um estilete ou a unha.
- ∅/+ = a reação é débil ou inexiste. Observável quando há lesão de medula: (0).
- ++ = a perna se retrai em "reação de fuga" por flexão da pélvis, rótula e tornozelo.
- +++ = reação frente a estímulos muito leves (baixo limiar reacional).

Após parto em apresentação podálica, o reflexo não pode ser valorizado durante alguns dias.

Reflexo de preensão
Estado de vigília, decúbito supino simétrico. Em ambos os lados, o dedo indicador do examinador é aplicado sobre a região palmar do RN, com uma leve pressão.
- ∅/+ = a reação é débil ou inexistente. Observável quando há paralisia de plexo inferior (Klumpke), fraturas, síndrome hemilateral.
- ++ = o RN cerra os dedos sobre o do médico.
- +++ = reação notadamente intensa ou persistente.

Reflexo da preensão do pé
Estado de vigília, decúbito supino simétrico. Ligeira pressão bilateral sobre a planta dos pés.
- ∅/+ = reação ausente ou leve. Quando há lesão medular: 0. Observado também na síndrome de comprometimento das raízes do ciático e na síndrome hemilateral.
- ++ = flexão plantar dos dedos dos pés.
- +++ = reação notadamente intensa.

Reflexo labial
Decúbito supino tranqüilo. Breve contato dos lábios com os dedos.
- ∅/+ = ausência ou reação débil.
- ++ = projeta os lábios para frente.

Reflexo oral de procura
Estado de vigília (não explorar o RN saciado), decúbito supino. Contato dos dedos com as comissuras labiais ou colocar o dorso da mão (aquecida) sobre as faces.
- ∅/+ = reação débil ou ausente.
- ++ = o RN gira a cabeça para o lado estimulado, abre e move os lábios, tentando pegar com a boca o dedo do examinador.
Quando há assimetria, pesquisar paralisia facial ou do trigêmeo.

Reflexo de sucção
Estado de vigília, decúbito supino. Se, durante o reflexo de procura, o RN achar o dedo do examinador ou se introduzi-lo na boca, começam os movimentos de sucção.
- ∅/+ = reação débil ou ausente.
- ++ = fortes movimentos de sucção.

Reflexo de deglutição
Estado de vigília. *Observação:* amamentar no seio ou na mamadeira.
- ∅/+ = o líquido reflui da boca e eventualmente desencadeia dificuldade respiratória.
- ++ = ingere líquido sem que este flua para fora da boca.

Suspeita-se de transtorno da deglutição quando aparece saliva ou espuma na boca ou o RN "ronca" ao respirar.

Ptose
Estado de vigília. Quando o RN não abre os olhos espontaneamente ou o faz com dificuldade ao ser colocado em posição vertical. Em muitos casos pode-se perceber diferença entre as aberturas palpebrais. A rara ptose simétrica pode ser difícil de ser demonstrada nesta idade.

Nistagmo
Estado de vigília. Eventualmente colocar o RN em posição vertical. Junto ao nistagmo permanente pode ser observado, de modo eventual, o passageiro, ocasionando, às vezes, um giro rápido da cabeça do RN.
Todo nistagmo permanente deve ser considerado como patológico.

Pupilas
Explorar amplitude, simetria e reação à luz, como no adulto.

Reflexo corneano

Estado e atitude como na ptose. Toca-se cuidadosamente a córnea com algodão.

- ∅/+ = reação ausente ou débil.
- ++ = fecha rapidamente o olho estimulado.

Reflexo óptico de deslumbramento

Estado e atitude como na ptose. Dirigir o raio luminoso de uma lanterninha para o olho.

- ∅/+ = não há reação.
- ++ = as pálpebras se fecham rapidamente.

Reflexo de "deslumbramento" acústico

Estudo e atitude como na ptose. Ruído súbito e intenso (palmada) por trás do RN ou a certa distância.

- ∅ = sem reação depois de provas repetidas.
- ++ = fecha rapidamente os olhos.

Fenômeno dos "olhos de boneca"

Recém-nascido tranqüilo, em posição vertical ou em decúbito supino, com os olhos abertos. Roda-se a cabeça, lentamente, para um dos lados.

- ∅ = os olhos giram com a cabeça.
- ++ = o RN mantém a mesma direção do olhar.

Fenômeno do "sol poente"

Estado e atitude como na ptose.

- ∅ = o fenômeno não ocorre normalmente.
- ++ = ocasionalmente o olhar se dirige tanto para baixo que a esclerótica por cima da córnea se toma bem visível e uma parte da pupila desaparece por trás da pálpebra inferior.

Fenômeno de Willi

O fenômeno do "sol poente", em caso de positividade, pode ser desencadeado, de modo breve, inclinando-se, com rapidez para trás, a cabeça do RN mantido em posição vertical. O fenômeno é um sinal precoce importante de encefalopatia bilirrubínica.

Reflexo glabelar

Estado de repouso. Ligeira percussão da glabela.

- ∅/+ = reação ausente ou débil.
- ++ = fecha rapidamente os olhos.
- +++ = reação notadamente intensa e persistente.

BIBLIOGRAFIA

Barbosa ADM. *Semiologia Pediátrica*. São Paulo: Byk Procienx, 1995.

Fanaroff, Martin. *Neonatal-Perinatal Medicine. Diseases of the Fetus and Infant*. Vol I e II, 7th ed. St. Louis: Mosby, 2002.

Green M. *Pediatric Diagnosis*. 6th ed. Philadelphia: W.B Saunders Company, 1998.

Haupt H. *El Recien Nacido*. Barcelona: Cientifico-Medica, 1974.

Laing I. *General care*. In: MacDonald MG, Mullelet MD, Seshia MMK. Avery's Neonatology-Pathophysiology and Management of the newborn, 6th ed. Philadelphia: Lippincott, 2005:354.

Nuntnarumit P, Yang W, Bada-Ellzey HS. Blood pressure measurements in the newborn. *Clin Perinatol* 1999;26:981-996.

Pernetta C. *Semiologia Pediátrica*. 5ª ed. Rio de Janeiro: Guanabara, 1990.

Rennie JM, Roberton NRC (Eds). *Textbook of Neonatology*. 3rd ed. Edinburgh: Churchill Livingstone, 1999.

Taeusch HW, Ballard RA. *Avery's Diseases of the Newborn*. 7th ed. Philadelphia: W.B. Saunders Company, 1998.

8 Assistência ao Recém-Nascido

Adauto Dutra

INTRODUÇÃO

É de grande importância que, ao se atender o recém-nascido na sala de parto, já se tenha obtido uma história obstétrica adequada através de uma anamnese bem conduzida.

Converse com a gestante! Converse com o obstetra!

O atendimento ao recém-nascido na sala de parto constitui um dos momentos mais excitantes na vida do neonatologista e, na maioria das vezes, um dos mais gratificantes.

ATENDIMENTO INICIAL NA SALA DE PARTO (ASPECTOS GERAIS)

Procurar saber, antes de se iniciar a assistência ao recém-nascido, sobre o local de atendimento e sua iluminação, e se TODO o material a ser utilizado está presente e funcionando. Testar o aspirador, a fonte de oxigênio e o fluxômetro e a unidade de calor radiante; verificar os medicamentos e suas validades, as sondas oro ou nasogástricas, as sondas de aspiração traqueal, as seringas, o material para laqueadura do cordão etc.

O pediatra deverá estar preparado para receber o recém-nascido, independente da sua condição de nascimento. Desse modo, são imprescindíveis acesso ao pessoal capacitado para reanimação e material adequado para esse procedimento.

Ao secar, aquecer e aspirar o recém-nascido, o pediatra poderá diagnosticar ou afastar algumas anomalias.

Na sala de parto, o exame físico visa reconhecer a presença de malformações ectopicamente detectáveis e sinais que possam colocar em risco a vida da criança.

Ao receber o recém-nascido, envolvê-lo em campo de pano previamente aquecido e secá-lo. Com a cabeça levemente inclinada para baixo (não deixá-la solta!), a fim de facilitar o início da eliminação das secreções que estiverem presentes nas vias aéreas superiores, levá-lo rapidamente à unidade de calor. A temperatura da sala de parto deverá estar entre 25°-28°C.

Colocá-lo sob "Unidade de Calor Radiante" para iniciar aspiração e/ou outro procedimento necessário (intubação etc.) ou, na ausência desta, trocar imediatamente os campos que o estão envolvendo por outros aquecidos.

Aspiração

Caso seja possível, após a liberação dos ombros e antes da liberação do tórax, a boca e as narinas deverão ser aspiradas com o auxílio de uma seringa de bulbo. Usar sonda nos 8 ou 10. Após o nascimento, persistindo grande quantidade de secreção, e/ou se houver presença de mecônio ou sangue, com a ajuda de um aspirador eletromecânico, iniciar sucção, inicialmente pela boca e, a seguir, pelas narinas (usar sonda nos 12 ou 14). Se a secreção for copiosa, mudar de lado a cabeça da criança, e continuar sucção pode ajudar na remoção da secreção. Aspirar traquéia, se necessário (principalmente se houver mecônio).

A aspiração deverá ser realizada delicadamente, evitando-se, desse modo, espasmo de laringe e bradicardia vagal.

A pressão negativa máxima do aspirador não deverá ser superior a 100 mmHg.

"Passar" sonda desde a boca até o estômago para verificar a permeabilidade esofágica, afastando atresia desse órgão. Quando a sonda chegar ao estômago e o aspirado gástrico for superior a 20 ml, suspeitar de obstrução intestinal alta.

Obs.: geralmente o comprimento da sonda é aquele medido posicionando-se sua extremidade desde o lóbulo da orelha até a extremidade do nariz, e daí até o apêndice xifóide.

A seguir "passar" a sonda pelas narinas. A impossibilidade de sua passagem pode significar presença de atresia de coanas.

Aproveitar a mesma sonda e "passá-la" em torno de 3 cm por via retal e observar se há saída ou está tinta de mecônio, afastando a imperfuração anal.

Laqueadura do cordão umbilical

Realizar a laqueadura do cordão umbilical a uma distância de 2-4 cm do anel umbilical e a seguir envolvê-lo com gaze embebida em álcool etílico a 70% ou em clorexidina alcoólica a 0,5%. Verificar se, após o procedimento, existe algum sangramento.

Observar a presença das duas artérias e uma veia umbilical. A presença de artéria umbilical única pode estar associada à presença de malformação congênita.

Células-tronco

Criopreservação de células-tronco

Após o nascimento, o cordão umbilical é pinçado e separado do bebê, cortando a ligação entre o bebê e a placenta. A quantidade de sangue (cerca de 70-100 ml) que permanece no cordão e na placenta é drenada para uma bolsa de coleta.

Em seguida, já no laboratório de processamento, as células-tronco são separadas e preparadas para o congelamento. Essas células podem permanecer armazenadas por criopreservação por vários anos no *banco de sangue de cordão umbilical* (BSCUP) e disponíveis para serem transplantadas.

A gestante tem que atender a critérios específicos, dentre eles, ela deve ter entre 18 e 36 anos de idade, ter realizado no mínimo duas consultas de pré-natal documentadas, estar com idade gestacional acima de 35 semanas, no momento da coleta, e não possuir, no histórico médico, doenças neoplásicas e/ou hematológicas.

A principal vantagem é que as células do cordão estão imediatamente disponíveis. Não há necessidade de localizar o doador e submetê-lo à retirada da medula óssea.

Avaliação da vitalidade pelo escore de Apgar

Durante este período inicial é efetuada a contagem do Apgar (Quadro 8-1).

- Apgar ≥ 7: nenhum procedimento em especial.
- Apgar < 7 e ≥ 4: ventilar com balão auto-inflável neonatal com reservatório de O_2, se não houver resposta adequada ao estímulo táctil (ver Capítulo 11).
- Apgar < 4: manobras de reanimação (ver Capítulo 11).

O Apgar deverá ser pontuado no 1º, 5º e 10º minutos de vida.

Os atos de secar e aspirar produzem, na maioria das vezes, estímulo suficiente para desencadear respiração espontânea. Caso não ocorra respiração efetiva, estimular a região lombar friccionando-a ou executando piparotes leves na região plantar. Se esses esforços não resultarem em início da respiração, é necessário o emprego de ventilação por pressão positiva.

Estando o recém-nascido em boas condições, com choro forte e movimentos vigorosos, ele é, então, encaminhado ao berçário de observação, onde são realizados procedimentos rotineiros, tais como identificação, avaliação dos sinais vitais, credeização, aplicação de vitamina K e medição antropométrica.

ATENDIMENTO NO BERÇÁRIO INTERMEDIÁRIO (ASPECTOS GERAIS)

Após o atendimento inicial na sala de parto, o RN normal é encaminhado ao Berçário Intermediário, no qual permanecerá o tempo mínimo necessário para que sejam efetuados alguns procedimentos de rotina.

Identificação

A identificação poderá e deverá ser realizada desde a sala de parto. Usa-se pulseira com nome completo da mãe, data e hora de nascimento e nº do registro hospitalar; nos berçários com grande movimento, onde possa haver mães com nomes idênticos, deverá ser utilizada também outra braçadeira, com nome do pai ou familiar.

Quadro 8-1. Escore de Apgar

Sinal	Pontuação		
	0	1	2
Freqüência cardíaca	Ausente	< 100 bpm	> 100 bpm
Esforço respiratório	Ausente	Irregular	Regular
Tônus muscular	Flacidez total	Discreta flexão de extremidades	Boa movimentação
Irritabilidade (estímulo nasal com o cateter)	Ausente	Discreta reação	Espirros
Cor	Cianose ou palidez cutânea	Acrocianose	Corpo róseo

Na ficha individual de cada nascituro deverá constar a identificação, que é realizada através da impressão digital da mãe e das impressões digital e plantar do RN.

Atualmente, outras alternativas têm sido preconizadas na identificação do bebê, evitando a troca de crianças nos berçários movimentados e atos criminosos de rapto etc. Entre elas podem ser citadas: a) Coleta de material genético (sangue) na sala de parto, da mãe e da criança, para um futuro exame de DNA; b) pulseiras e grampo umbilical com números semelhantes; pulseiras com código de barras semelhantes da mãe e do recém-nascido.

Avaliação dos sinais vitais e eliminações

Temperatura

A temperatura corporal do RN deverá ser mantida entre 36,5º-37,5ºC.

Em "ambiente térmico neutro", o RN despende o mínimo de energia para manter a temperatura corporal normal.

Esta temperatura neutra varia com a idade gestacional, o tamanho e a idade cronológica.

O controle da temperatura, principalmente no RN de risco, é bastante importante, pois a hipotermia predispõe a acidose metabólica, hipoglicemia e contribui para o desenvolvimento da hipertensão pulmonar persistente do recém-nascido.

Alguns bebês necessitam permanecer em aquecimento no Berçário Intermediário nas primeiras horas, e o Quadro 8-2 serve como orientação.

Freqüência cardíaca

A freqüência cardíaca normal está entre 120 e 160 batimentos por minuto (bpm), com variação entre 80 e 180 bpm. Quando estimulado, chorando ou taquipnéico, a freqüência cardíaca aumenta, diminuindo quando a criança está dormindo, tranqüila.

Freqüência respiratória

A freqüência respiratória normal varia entre 40 e 60 incursões respiratórias por minuto (irpm). Todos os recém-nascidos respiram mais periódica que regularmente, ou seja, podem respirar regularmente por alguns minutos e apresentar breves pausas de período de cinco a 10 segundos.

Crise de apnéia pode ser definida como interrupção da respiração por mais de 20 segundos, acompanhada de bradicardia ou cianose.

Quadro 8-2. Temperatura do berço aquecido nas primeiras seis horas de vida

Idade e peso	Temperatura inicial (°C)	Variação (°C)
0-6 horas		
< 1.200 g	36	34,5-35,4
1.200-1.500 g	34	33,9-34,4
1.501-2.500 g	33,4	32,8-33,8
> 2.500 g	32,9	32,0-33,8

Eliminações

Secreção de vias aéreas superiores

A presença de secreção espumante persistente saindo da boca e narinas faz pensar em atresia de esôfago.

Secreção gástrica

Grande quantidade de secreção gástrica (superior a 20 ml) lembra a possibilidade de obstrução intestinal alta, que deverá ser investigada. O aspecto da secreção deverá ser, também, observado. Se hemorrágico, meconial ou purulento, é necessário lavagem gástrica com água destilada, evitando-se possível regurgitação do conteúdo e aspiração para a traquéia.

Diurese

O recém-nascido pode urinar logo assim que nasce. Entretanto pode-se esperar que a diurese se estabeleça dentro das primeiras seis horas de vida.

Eliminação de mecônio

Assim como a diurese, a eliminação de mecônio pode se dar já ao nascer ou, em quase todos os casos, dentro das primeiras 24 horas.

Credeização

Tem o objetivo de prevenir a oftalmia e a vulvovaginite gonocócica. Consiste em instilar uma gota de nitrato de prata a 1% em cada olho e duas gotas na vagina.

Aplicação de vitamina K

A vitamina K1 (fitomenadiona), uma das formas de vitamina K, é essencial para a formação de protrombina e dos fatores VII, IX e X, como também dos inibidores da coagulação, proteína C e proteína S. É utilizada rotineiramente na maioria dos berçários e tem o objetivo de prevenir o aparecimento da chamada doença hemorrágica do recém-nascido, na qual aqueles fatores de coagulação estão alterados. É aplicada, via intramuscular, na dose de 1 mg.

Tanto a credeização quanto a aplicação de vitamina K1 poderão sre realizadas ainda na sala de parto.

Medidas antropométricas

As medidas de peso, estatura e perímetro cefálico são "plotadas" em gráficos apropriados. O recém-nascido é, então, classificado, conforme idade gestacional e peso.

O recém-nascido masculino, a termo, pesa ao nascer em torno de 3.100 g e mede por volta de 51 cm de estatura. O recém-nascido do sexo feminino, a termo, pesa ao nascer em torno de 2.900 g e mede por volta de 49 cm de estatura.

O perímetro cefálico do bebê a termo gira em torno de 34 cm (Fig. 8-1).

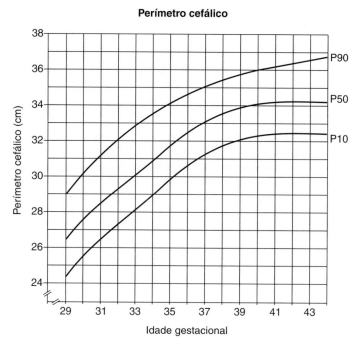

Fig. 8-1. Perímetro cefálico × idade gestacional. Margotto PR. Montevideo, 1992.

Classificação dos recém-nascidos

Ainda hoje não há um método universal disponível que possa calcular a idade gestacional de um recém-nascido, baseado no peso ou no exame físico. Enquanto alguns foram criados em diferentes circunstâncias (altura, país, população), outros têm seus limites na própria idade gestacional, tornando-os imprecisos. Entre os primeiros podemos citar os de Lubchenco, Usher e McLean e Williams. Entre os segundos podemos citar os métodos de Capurro (que não se aplica ao recém-nascido de muito baixo peso), Dubowitz (que tem seu limite inferior em 26 semanas de idade gestacional), o de Ballard e o do New Ballard (que tem sido o método de escolha para classificação dos recém-nascidos em muitos serviços).

Quanto à idade gestacional (Quadro 8-3)

Os recém-nascidos podem ser classificados quanto à idade gestacional (independentemente do peso) em:

- *Pré-termo*: aquele nascido antes de completar 37 semanas de gestação.
- *A termo*: aquele nascido entre 37 e menos de 42 semanas de gestação.
- *Pós-termo*: aquele nascido com 42 ou mais semanas de gestação.

Quadro 8-3. Classificação dos recém-nascidos

1. **Quanto à idade gestacional (IG)**
   - Pré-termo
   - A termo
   - Pós-termo
2. **Quanto ao peso de nascimento**
   - Peso normal ao nascer
   - Baixo peso
   - Muito baixo peso
   - Peso extremamente baixo
3. **Com base nos padrões de crescimento (peso e IG)**
   - Apropriado para a idade gestacional (AIG)
   - Pequeno para a idade gestacional (PIG)
   - Grande para a idade gestacional (GIG)

Quanto ao peso de nascimento

Podem ser classificados como sendo recém-nascidos:

- *Com peso normal ao nascer*: aquele recém-nascido com peso igual ou superior a 2.500 g.
- *De baixo peso*: aquele que nasce com peso inferior a 2.500 g.
- *De muito baixo peso*: aquele que nasce com peso inferior a 1.500 g.
- *De peso extremamente baixo*: aquele que nasce com peso inferior a 1.000 g.

Com base nos padrões de crescimento (peso e idade gestacional)

Apropriado para a idade gestacional (AIG)

Aquele que se situa entre o percentil 10 e 90 de peso, para a idade gestacional.

Pequeno para a idade gestacional (PIG)

Aquele que se situa abaixo do percentil 10 de peso, para a idade gestacional (Fig. 8-2).
Pode ser simétrico, assimétrico, combinado.

PIG simétrico (proporcional)

PC = Peso = Estatura, todos < percentil 10 (afetados desde o primeiro trimestre).
Causas:

- Genética (mãe pequena, cromossomopatias (13, 18, 21, Turner, anomalias congênitas).
- Erros inatos do metabolismo.
- Drogas, fumo, álcool, radiação.

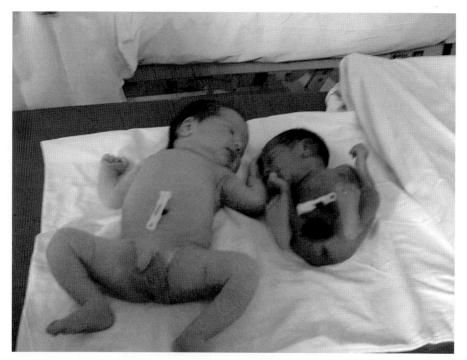

Fig. 8-2. Recém-nascido GIG e recém-nascido PIG.

PIG assimétrico (desproporcional)

PC = Estatura > Peso, Peso < percentil 10 (influência no terceiro trimestre).

Causas:
- Insuficiência uteroplacentária.
- Hipertensão crônica.
- Pré-eclâmpsia.
- Doença renal.
- Cardiopatia cianótica.
- Hemoglobinopatias.
- Gestação múltipla.
- Altitude.

Grande para idade gestacional (GIG) (Fig. 8-2)

Aquele que se situa acima do percentil 90 de peso, para a idade gestacional.
- Filho de diabética.
- Mãe grande.
- Hidropisia fetal.
- Síndrome de Beckwith-Wiedemann.

A curva de Battaglia e Lubchenco (1967) ainda é comumente utilizada para classificar o recém-nascido, com base no peso e na idade gestacional (Fig. 8-3). Entretanto, passadas quase quatro décadas Pam Thomas *et al.*, 2000, estudando o impacto de raça, sexo e altitude em 27.229 recém-nascidos, concluíram que esses padrões de crescimento intra-uterino previamente descritos e que geralmente classificavam os recém-nascidos como AIG, necessitam ser atualizados para uso em populações atuais e conduzem a dignóstico errôneo, gênero e raça específicas de PIG e GIG.

A curva de Babsom, 1970, para acompanhamento de crianças de risco, foi criada a partir de um estudo longitudinal de recém-nascidos pré-termo e PIG, que comparava estes valores aos padrões de crescimento intra-útero, mostrando que as curvas de crescimento de peso e altura das crianças PIG seguem paralelas, mas mantêm-se abaixo das curvas consideradas normais.

Com base em informações que incluíram 3.134.879 nascidos vivos, de mães de gestação única, obtidas pelo NCHS (National Center for Health Statistics) em 1991, foi publicado, em fevereiro de 1996, por Alexander *et al.*, no periódico Obstetrics & Gynecology, um estudo cujo objetivo foi desenvolver uma curva de crescimento fetal representativa, nos EUA, que pudesse ser usada como ponto de referência comum a pesquisadores, facilitando investigações dos preditores e conseqüências dos pequenos e grandes para a idade gestacional. Nesse estudo, PIG foi definido como aquele recém-nascido cujo peso encontrava-se no percentil 10. Os Quadros 8-4 e 8-5 apresentam resultados desse estudo.

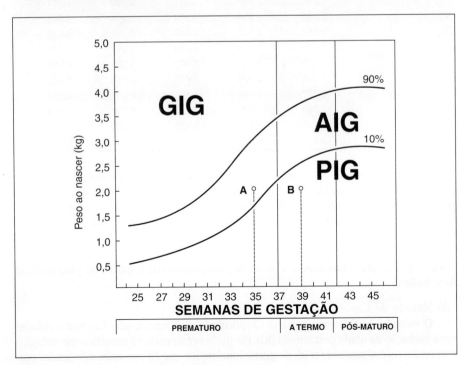

Fig. 8-3. Peso × Idade gestacional (Battaglia e Lubchenco).

Quadro 8-4. Percentis de peso ao nascer (em g) para a idade gestacional (para ambos os sexos)

Idade gestacional (semanas)	Percentis				
	5	10	50	90	95
20	249	275	412	772	912
21	280	314	433	790	957
22	330	376	496	826	1.023
23	385	440	582	882	1.107
24	435	498	674	977	1.223
25	480	558	779	1.138	1.397
26	529	625	899	1.362	1.640
27	591	702	1.035	1.635	1.927
28	670	798	1.196	1.977	2.237
29	772	925	1.394	2.361	2.553
30	910	1.085	1.637	2.710	2.847
31	1.088	1.278	1.918	2.986	3.108
32	1.294	1.495	2.203	3.200	3.338
33	1.513	1.725	2.458	3.370	3.536
34	1.735	1.950	2.667	3.502	3.697
35	1.950	2.159	2.831	3.596	3.812
36	2.156	2.354	3.974	3.668	3.888
37	2.357	2.541	3.117	3.755	3.956
38	2.543	2.714	3.263	3.867	4.027
39	2.685	2.852	3.400	3.980	4.107
40	2.761	2.929	3.495	4.060	4.185
41	2.777	2.948	3.527	4.094	4.217
42	2.764	2.935	3.522	4.098	4.213
43	2.741	2.907	3.505	4.096	4.178
44	2.724	2.885	3.491	4.096	4.122

Baseadas no estudo de crescimento longitudinal de 1.660 recém-nascidos extremamente prematuros hospitalizados, com peso entre 501 e 1.500 g, as curvas de crescimento pós-natal de Ehrenkranz para uso clínico e de pesquisa foram construídas para peso corporal, comprimento, perímetro craniano e circunferência do braço (Figs. 8-4 a 8-7).

Idade gestacional

A idade gestacional comumente é avaliada pelo método de Capurro ou pelo método New Ballard.

A) Método de Capurro

O método de Capurro, por sua simplicidade, é o mais usado nas maternidades para avaliação da idade gestacional (IG). Ele pode ser somático e somático-neurológico e deverá o recém-nascido ter idade gestacional maior que 28 semanas, não sendo, portanto, aplicado para cálculo de IG em prematuro de muito baixo peso (Quadro 8-6).

Quadro 8-5. Percentil 10 de peso ao nascer (em g) para idade gestacional de 3.134.879 nascidos vivos nos EUA em 1991 de acordo com o sexo

Idade gestacional (Sem.)	Masculino	Feminino
20	270	256
21	328	310
22	388	368
23	446	426
24	504	480
25	570	535
26	644	592
27	728	662
28	828	760
29	956	889
30	1.117	1.047
31	1.308	1.234
32	1.521	1.447
33	1.751	1.675
34	1.985	1.901
35	2.205	2.109
36	2.407	2.300
37	2.596	2.484
38	2.769	2.657
39	2.908	2.796
40	2.986	2.872
41	3.007	2.891
42	2.998	2.884
43	2.977	2.868
44	2.963	2.853

O Capurro somático pode ser realizado logo ao nascer. O Capurro somático-neurológico deve ser realizado somente em recém-nascidos saudáveis e com idade superior a seis horas.

Ambas as formas se correlacionam significativamente com a data da última menstruação, sendo menor para os recém-nascidos pequenos para a idade gestacional. Nesses casos, a idade gestacional é subestimada quando é inferior a 35 semanas.

O Capurro somático leva em consideração os seguintes parâmetros:
- Textura da pele, forma da orelha, glândula mamária, pregas plantares e formação dos mamilos.

Ao Capurro somático-neurológico retira-se o item formação dos mamilos e acrescenta-se sinal de cachecol e ângulo cervicotorácico.

A idade gestacional (em dias) é obtida somando-se o número de pontos à constante $K = 204$ (somático) e $K = 200$ (somático-neurológico).

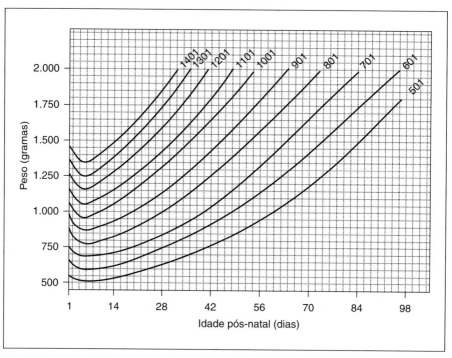

Fig. 8-4. Peso (em g) × Idade pós-natal (em dias) (Enrenkranz).

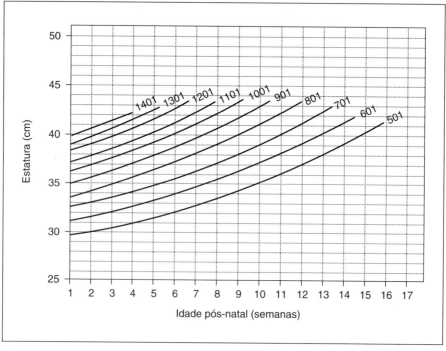

Fig. 8-5. Estatura (em cm) × Idade pós-natal (em semanas) (Enrenkranz).

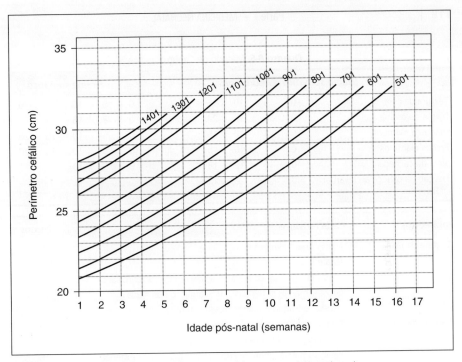

Fig. 8-6. Perímetro cefálico (em cm) × Idade pós-natal (em semanas) (Enrenkranz).

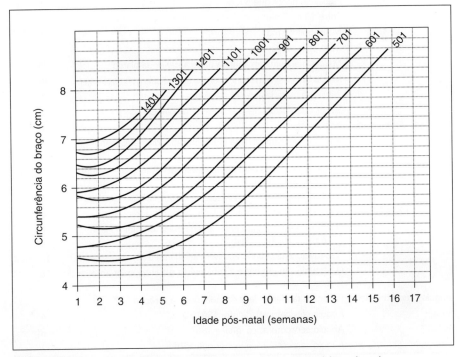

Fig. 8-7. Circunferência do braço (em cm) × Idade pós-natal (em semanas) (Enrenkranz).

Quadro 8-6. Método de Capurro

Exame somático = neurológico						Exame somático				
Textura da pele	0	5	10	15	20	0	5	10	15	20
Forma da orelha	0	8	16	24		0	8	16	24	
Glândula mamária	0	5	10	15		0	5	10	15	20
Pregas plantares	0	5	10	15	20	0	5	10	15	20
Sinal do cachecol	0	6	12	18		0	5	10	15	
Posição da cabeça ao levantar RN	0	4	8	12						

Parâmetros	Características	Pontos
Textura da pele	Muito fina, gelatinosa	0
	Fina e lisa	5
	Algo mais grossa, com discreta descamação superficial	10
	Grossa, marcas superficiais, descamação das mãos	15
	Grossa, enrugada, com marcas profundas	20
Forma da orelha	Chata, disforme, pavilhão não-encurvado	0
	Pavilhão parcialmente encurvado na borda	8
	Pavilhão parcialmente encurvado em toda parte superior	16
	Pavilhão totalmente encurvado	24
Glândula mamária	Não-palpável	0
	Palpável, menor que 5 mm	5
	Entre 10 e 15 mm	10
	Maior que 10 mm	15
Pregas plantares	Lisas, sem pregas	0
	Marcas mal definidas sobre a parte anterior da planta	5
	Marcas bem definidas sobre a parte anterior e sulcos no terço anterior	10
	Sulcos na metade anterior da planta	15
	Sulcos em mais da metade anterior da planta	20
Formação do mamilo	Apenas visível	0
	Aréola visível com discreta pigmentação – diâmetro menor que 0,75 mm	5
	Aréola pigmentada com borda visível não-levantada – diâmetro menor que 0,75 mm	10
	Aréola pigmentada com borda saliente – diâmetro maior que 0,75 mm	15
Sinal de cachecol	O cotovelo alcança a linha axilar anterior do lado oposto	0
	O cotovelo está situado entre a linha axilar anterior do lado oposto e a linha média	6
	O cotovelo está situado ao nível da linha média	12
	O cotovelo situado entre a linha média e a linha axilar anterior do mesmo lado	18
Ângulo cervicotorácico	Cabeça totalmente deflexionada, ângulo torácico 270°	0
	Ângulo cervicotorácico entre 180° e 270°	4
	Ângulo cervicotorácico igual a 180°	8
	Ângulo cervicotorácico menor que 180°	12

B) Método New de Ballard

O método New de Ballard é mais acurado quando realizado entre a 12ª e 20ª horas de vida. No RN com menos de 28 semanas de gestação deverá ser usado com cautela, pois torna-se mais impreciso (Quadro 8-7).

Alimentação

O recém-nascido a termo, sem problemas, pode ser amamentado ao seio já na sala de parto. Aquele nascido de parto cesariana deverá ser levado para junto da mãe e amamentado assim que houver condições maternas.

A alimentação do recém-nascido que apresenta alguma intercorrência deverá ser postergada até que seja estabelecida a conduta mais adequada a cada caso.

Após as primeiras quatro a seis horas de adaptação ao meio extra-uterino, já é possível que se observe mais nitidamente outras alterações que porventura estejam presentes. Estando bem, o RN é encaminhado ao alojamento conjunto.

ATENDIMENTO NO ALOJAMENTO CONJUNTO (ASPECTOS GERAIS)

O recém-nascido oriundo do berçário intermediário, possivelmente, encontra-se bem ou pode estar apresentando problema ainda não detectável. Assim, algumas alterações podem surgir no alojamento conjunto e devem ser alvo de observação constante e ação imediata.

Entre as mais freqüentes situações que são vistas no alojamento conjunto, podemos citar hipoglicemia, icterícia, sangramento, anemia e cianose (ver capítulos relativos).

Pontos importantes a serem anotados

A verificação dos dados da folha de admissão neonatal é imprescindível, e a consulta ao prontuário materno poderá ajudar a esclarecer algumas dúvidas.

Grupo sangüíneo e Rh e sorologias

Deverá ser dada atenção especial à classificação sangüínea da mãe e do recém-nascido. O tipo sangüíneo materno poderá ser obtido de algum documento, como resultado de laboratório ou a anotação feita no cartão de pré-natal. Mesmo que a mãe tenha certeza, desconsiderar a informação verbal. Por outro lado, se ela verbalizar "que é Rh negativo", sua classificação deverá ser confirmada com urgência, assim como também a do recém-nascido, a fim de se detectar precocemente qualquer incompatibilidade.

Se a mãe é "O", ou Rh negativo, verificar também o Coombs direto (CD) do RN. A classificação do tipo de sangue do RN (e, se necessário, o CD) deverá ter sido solicitada do sangue do cordão – se o Banco de Sangue confirmar que esse sangue do cordão não deu entrada (extraviado, mal identificado etc.), devemos coletar sangue do RN.

Entre as sorologias maternas (do pré-natal e/ou da internação) que devem ser verificadas, destacam-se: HbSAg; IgM e IgG para toxoplasmose; IgM e IgG para rubéola; IgM e IgG para citomegalovírus; anti-HIV; VDRL. As datas em que essas sorologias foram realizadas devem ser anotadas, e, no caso de IgG para toxoplasmose, citomegalovírus e rubéola negativos na primeira consulta do pré-natal, verificar se esses exames foram repetidos no correr da gestação.

Quadro 8-7. Método New Ballard

Maturidade Neuromuscular

Sinais	\-1	0	1	2	3	4	5
Postura							
Flexão do braço	> 90°	90°	60°	45°	30°	0°	
Recuo do braço		180°	140°-180°	110°-140°	90°-110°	< 90°	
Ângulo poplíteo	180°	160°	140°	120°	100°	90°	< 90°
Sinais do xale							
Calcanhar orelha							

Pontuação total da maturidade neuromuscular

Maturidade física

Pele	Pegajosa friável transparente	Gelatinosa vermelha translúcida	Lisa, rósea veias visíveis	Descamação superficial e/ou erupção poucas veias	Fendida áreas pálidas raras veias	Pergaminho fendas profundas sem veias	Semelhante a couro rachadura enrugada
Lanugem	Nenhuma	Esparsa	Abundante	Delgada	Áreas sem pêlo	Quase todo sem pêlo Pregueada	
Superfície plantar	Calcanhar ao dedo: 40-50 mm: -1 < 40 mm: -2	> 50 mm sem sulcos	Tênues marcas vermelhas	Só o sulco transverso anterior	Sulcos nos 2/3 anteriores	Sulcos em toda sola	
Mama	Imperceptível	Quase imperceptível	Aréola lisa sem mamilo	Aréola puntiforme mamilo 1-2 mm	Aréola elevada mamilo 3/4 mm	Aréola completa mamilo 5-10 mm	
Olho/Orelha	Pálpebras fechadas fracamente: -1 firmemente: -2	Pálpebras abertas pavilhão liso permanece dobrado	Pavilhão ligeiramente recurvado; flexível; rechaço lento	Pavilhão bem recurvado; flexível mas com rechaço imediato	Formado e firme rechaço instantâneo	Cartilagem espessa orelha relesada	
Genitália Masculina	Escroto, sem relevo liso	Escroto, vazio, rugas tênues	Testículos no canal superior rugas raras	Testículos descendentes poucas rugas	Testículos abaixo com rugas	Testículos pendentes rugas profundas	
Genitália Feminina	Clitóris proeminente lábios achatados	Clitóris proeminente pequenos lábios diminuídos	Clitóris proeminente pequenos lábios mais desenvolvidos	Grandes e pequenos lábios mais desenvolvidos	Grandes lábios avantajados e pequenos lábios diminuídos	Grandes lábios cobrem o clitóris e os pequenos lábios	

Pontuação total

Índice de maturação

Pontuação	Semanas
-10	20
-5	22
0	24
5	26
10	28
15	30
20	32
25	34
30	36
35	38
40	40
45	42
50	44

Quanto ao anti-HIV, a última verificação deve ter sido realizada no terceiro trimestre da gravidez; e o VDRL obrigatoriamente deverá ter sido solicitado no dia da admissão. Se a mãe recebeu tratamento para sífilis, mencionar a evolução dos títulos das sorologias. Se não foi submetida a tratamento, a sorologia considerada será sempre aquela que foi realizada na admissão. Se não houver anti-HIV de terceiro trimestre, o teste deverá ter sido solicitado na admissão da gestante (com o consentimento da paciente).

Não está indicada a solicitação de VDRL do sangue do cordão. Se houver necessidade de investigação do RN, será solicitado o VDRL do sangue periférico.

Em alguns hospitais, o volume de atendimento ou a precariedade na organização faz com que os resultados de exames solicitados se extraviem com facilidade. Dessa forma, não devemos AGUARDAR resultados e sim, PROCURAR por eles.

Outros dados importantes

- O tempo de bolsa rota (TBR) é um dado IMPORTANTÍSSIMO (e terá sido obtido das informações da mãe e do partograma). TBR de mais de 18 horas indica investigação do RN para infecção.
- Se houver diagnóstico instrumental de sofrimento fetal, descrever quais os achados do Doppler etc.
- Se foram administradas drogas à mãe, durante o trabalho de parto, mencionar quanto tempo antes do nascimento.
- Se o material aspirado do RN constar de líquido purulento, meconial ou sangue, esse fato deverá ser destacado.

Peso placentário

O peso da placenta possibilita determinar se a relação fetoplacentária é adequada. Além disso, verificar se a placenta foi encaminhada para exame histopatológico (que deve ter sido solicitado diante de anormalidades ao seu exame na sala de parto, TBR prolongados, suspeita de infecção congênita etc.).

Primeira evolução

Nela serão colocados:

- Idade da mãe.
- Número de gestações/partos/abortos.
- Grupo sangüíneo, VDRL (com data) e anti-HIV (com data) da mãe.
- Outras sorologias que a mãe tenha realizado (com data).
- Da história familiar, mencionar a existência de consangüinidade, tuberculose, anomalias congênitas. Quanto à história patológica pregressa da mãe e do pai, dela destacar-se-ão, por exemplo, hepatite, alcoolismo, sífilis, tuberculose, uso de drogas ilícitas, hemotransfusões, anemias.
- Número de consultas de pré-natal e as intercorrências (infecções, sangramentos, irradiação, tabagismo, etilismo, uso de drogas ilícitas, medicamentos, hipertensão, diabetes, outras doenças relevantes – sempre colocando o tempo de gestação em que ocorreram).
- Descrição de achados patológicos em USG e cardiotocografia.

- Via do parto (e sua indicação, se for um parto operatório).
- TBR.
- Intercorrências no trabalho de parto, tais como drogas administradas, período expulsivo prolongado, aspecto de líquido amniótico, sinais de amnionite.
- Manobras de reanimação e Apgar do RN.
- A idade gestacional (avaliada no primeiro exame do RN).
- Peso de nascimento e a classificação do RN como AIG, PIG ou GIG.

O cabeçalho diário deverá conter:

- A idade do RN (em horas, até 72 h de vida).
- Se o RN está em uso de antibióticos, quais são eles, e há quantos dias estão sendo usados.
- Se sob fototerapia, colocar também o número de dias de seu uso.
- GS, VDRL, anti-HIV da mãe.
- GS do RN.
- Peso do RN verificado no dia da visita (mencionando qual a perda ou o ganho em gramas).
- A idade gestacional (IG), seguida da idade gestacional corrigida (IC) (esta última apenas no caso de prematuros).
- A evolução do RN nas últimas 24 horas (sucção, eliminações, distermias): esses dados serão obtidos com a mãe durante a visita ao RN e através da leitura da "folha única" preenchida pela enfermagem.

A partir da segunda evolução:

- No RN sem problemas que apontem para uma permanência por mais de 48 horas, a segunda evolução se iniciará com o que acima chamamos de "cabeçalho diário".
- No RN que ficar por mais tempo internado, será feito um RESUMO de sua história, que será ATUALIZADO a cada dia, evitando assim "cabeçalhos diários" desnecessariamente extensos.
- Na evolução diária dos RNs que permanecerem internados, serão individualizados os problemas e as condutas, mencionando inclusive a "programação" proposta (p. ex., tempo previsto de antibioticoterapia, cronologia de realização de exames de controle ou verificação de exames pendentes para estabelecimento de tempo de tratamento).

Resumo/Folha de problemas

Deverá conter os dados já mencionados na primeira evolução e uma atualização diária sucinta, mas que deixe claro quais os problemas identificados e qual a conduta adotada.

Ao receber no alojamento conjunto um RN que esteve internado na UI:

- Rever se algum dos itens mencionados está faltando, obtendo então essa informação. E se a internação desse RN ainda não tiver um resumo, este deve ser feito e, a partir daí, atualizado a cada dia.

BIBLIOGRAFIA

Alexander GR, Himes JH, Kaufman RB, Mor J, Kogan M. A United States National References for Fetal Growth. *Obstet Ginecol* 1996;87:163-168.

Babson SG, Growth of low-birth-weight infants. *J Pediatr* 1970;77(1):11-8.

Ballard JL, Khoury JC, Wedig K, Wang L, Eilers-Walsman BL, Lipp R. New Ballard score, expanded to include extremely premature infants. *J Pediatr* 1991;119:417-23.

Battaglia FC, Lubchenco LO. A practical classification of newborn infants by birth and gestational age. *J Pediatr* 1967;71:159.

Brasília. *Manual de Assistência ao Recém-Nascido.* Ministério da Saúde,1994. p 173.

Capurro H, konochesky S, Fonseca D, Caldeiro-Barcia R. Método simplificado para el diagnostico de la edad gestacional em el recien-nascido. *Pub Cient (CLAP) nº 732* 1978;1016:168-172.

Capurro H, Paggiola A, Alberti J. Replicabilidad de um método simplificado, para diagnosticar edad gestacional em el neonato. *Pub Cient (CLAP) nº 884-3* 1978;1016:173-6.

Donovan EF, Tyson JE, Ehrenkranz RA, Verter J, Wrigt LL, Korones SB, et al. Inaccuracy of Ballard scores befores 28 weeks' gestation. *J Pediatr* 1999;135:147-52.

Ehrenkranz RA, Younes N, Lemons JA, Fanaroff AA, Donovan EF, Wright LL, et al. Longitudinal growth of hospitalized very low birth weight infants. *Pediatrics* 1999;104:280-289.

International Guidelines for Neonatal Resuscitation: An Excerpt From the Guidelines 2000 for Cardiopulmonary Resuscitation and Emergency Cardiovascular Care: International Consensus on Science. *Pediatrics* 2000;106 (3).

Lubchenco LO, Hansman C, Dressler M, Boyd E. Intrauterine growth as estimated from liveborn birth-weight data at 24 to 42 weeks of gestation. *Pediatrics* 1963;32:793-800.

Margotto PR. Crescimento intra-uterino. Percentis de peso, estatura e perímetro cefálico ao nascer de recém-nascidos únicos de gestações normais e seus correspondentes pesos placentários em diferentes períodos gestacionais. Tese de Doutoramento realizada no Centro Latinoamericano de Perinatologia y Desarrollo Humano (CLAP-OPS/OMS), Montevideo, Uruguai, 1992.

Thomas P, Peabody J, Turnier V, Clark RH. A new look at intrauterine growth and the impact of race, altitude, and gender. Pediatrics. 106(2):E21, 2000 (Acessado de www.pediatrics.org em 6 de novembro de de 2005).

ALTA HOSPITALAR DO RECÉM-NASCIDO

Vera Regina Arnaud Xavier • Adauto Dutra

INTRODUÇÃO

O *Dicionário Aurélio da Língua Portuguesa* define **alta** como "determinação, por parte dos médicos, de término de tratamento, ou de etapa deste, por motivos diversos (cura, inoperância, etc.)"; e **alta hospitalar** como "**autorização** dada pelo médico ao **internado**, para que este deixe o hospital, transitória ou permanentemente".

No caso do recém-nascido (RN), a decisão sobre o momento da alta hospitalar será um resultado da avaliação clínica do bebê, mas levará em conta o contexto familiar que receberá o RN. Nosso *"internado"* é a parte mais frágil e aquela que não tem poder de decisão dentro da constelação familiar. Assim, essa *"autorização"* precisa ser planejada, para vir a ser um procedimento seguro e capaz de garantir a continuidade do cuidado oferecido pela equipe da Maternidade ao binômio mãe-filho, durante o período de internação.

CRITÉRIOS DE ALTA

Os critérios de alta dos recém-nascidos (RNs) variam entre os Serviços, em grande parte em função das possibilidades de acompanhamento dos mesmos.

Nas primeiras 48 horas de vida, acontecem grandes mudanças, decorrentes da adaptação à vida extra-uterina. Nesta fase também podem surgir distúrbios metabólicos, sinais de infecção intra-uterina, icterícias hemolíticas por incompatibilidade sangüínea etc. Assim, se não há segurança quanto à capacidade da família de reconhecer sinais e sintomas de doença no bebê, ou quanto ao acesso da família aos Serviços de Saúde, é prudente que mesmo os RNs a termo, e sem intercorrências, permaneçam em companhia de suas mães, no Alojamento Conjunto, até completarem 48 horas de vida.

Outro grupo é aquele formado por RNs prematuros e por aqueles que precisaram de cuidados especiais. A segurança dos critérios de alta que se praticam em uma Unidade Neonatal deve ser confirmada, por acompanhamento ambulatorial, em que se evidencie um ganho de peso constante da criança; também é essencial não haver, entre esses bebês, um aumento no número de consultas de emergência, de readmissões hospitalares ou de mortes.

Algumas competências fisiológicas do RN são reconhecidas como essenciais para sua alta hospitalar:

• Controle da temperatura corporal em temperatura ambiente.

- Boa coordenação sucção-deglutição-respiração durante a ingestão de um volume de leite suficiente para garantir ao RN aportes hídrico e calórico adequados.
- Ganho de peso satisfatório e regular.
- Habilidade de manter função cardiorrespiratória estável e sem evidências de apnéia ou bradicardia na semana anterior (sem uso de teofilina ou cafeína).

Estas habilidades fisiológicas são adquiridas, em geral, em idade pós-concepcional igual, ou superior, a 34 semanas. Mas, embora relacionadas entre si, nem todas essas competências surgem na mesma idade pós-natal, em um mesmo bebê; o ritmo de maturação é influenciado pelo peso de nascimento, pela idade gestacional ao nascer e por grau e cronicidade da doença do recém-nascido.

Embora se possa estabelecer um "ideal" em torno de 2.000 g para a alta hospitalar, um padrão de ganho de peso sustentado é mais importante do que um peso estabelecido.

Com o desenvolvimento da técnica "mãe-canguru", a liberação do RN com a mãe para sua residência ganhou a imagem não de "alta", mas de "saída do hospital". De acordo com a orientação do Ministério da Saúde do Brasil, a técnica "mãe-canguru" exige um peso mínimo de 1.500 g para que o RN ingresse na terceira fase do método – aquela a ser cumprida após a alta hospitalar. Além desse peso mínimo, o RN deve estar recebendo aleitamento materno exclusivo e ter ganho ponderal diário; ter uma mãe (ou melhor, a família) segura, bem orientada, consciente, psicologicamente motivada, comprometida com a realização do método por 24 horas/dia e ter a garantia de acompanhamento ambulatorial.

No Instituto Materno-Infantil de Pernambuco (IMIP), por exemplo, após sair do hospital, o bebê retorna a cada dois dias, para avaliação clínica, até completar 40 semanas de idade corrigida.

Um dos componentes básicos da técnica "mãe-canguru" é justamente a saída precoce do hospital, seguida de acompanhamento ambulatorial. Mas esse método não pode ser improvisado e, para ser efetivo, a equipe e a mãe precisam seguir certos princípios, aplicar uma série de técnicas; e é necessária, também, a rigorosa seleção das crianças e dos pais aptos a utilizarem o método sem risco.

PRÉ-ALTA

Todas as mães, durante a internação, devem ter sido orientadas quanto à maneira de cuidar de seus bebês; este é um dos muitos objetivos do Alojamento Conjunto.

Para RNs que permaneceram num berçário até a alta, a atenção da equipe precisa ser muito maior, já que no hospital inúmeros procedimentos estavam a cargo dos profissionais da Maternidade. À medida que se aproxima o dia da alta, vários cuidados devem estar sendo transferidos para a mãe, a fim de diminuir-lhe o sentimento de insegurança por "não saber cuidar do neném"; começar este treinamento com antecedência permite aos pais assimilar as informações, praticar os procedimentos e formular perguntas.

Quando possível, devem-se incluir neste processo de aprendizagem outros familiares, além da mãe. A educação da família, a fim de levá-la a participar dos cuidados ao bebê logo que possível, tem efeito positivo na confiança da mesma em lidar com o RN e na prontidão em assumir a responsabilidade plena pelo seu cuidado em casa. Informações escritas para a família, em relação a esses cuidados, podem ser utilizadas em casa, como um referencial.

Em 1971, Klein descreveu, pela primeira vez, o nascimento prematuro e a hospitalização prolongada como fatores de risco para a ocorrência futura de maus-tratos infantis. Em estudos subseqüentes, foram relacionados também o peso de nascimento muito baixo; a existência de defeitos congênitos no RN; o baixo nível educacional da mãe; a falta de suporte social à mãe; a instabilidade do casal e poucas consultas de pré-natal. Assim, as características psicológicas e sociais de cada família devem ser estudadas, e toda a equipe da Maternidade precisa estar envolvida no diagnóstico de fatores de risco e na tentativa de intervenção sobre os mesmos, a fim de se garantir uma boa evolução do bebê após a alta hospitalar.

Na pré-alta, a revisão do prontuário hospitalar pode identificar problemas médicos não resolvidos e conduzir a planos de tratamento. Serão realizados avaliação neurológica; avaliação visual e auditiva; ultra-sonografia cerebral; rastreamento de deficiências nutricionais e metabólicas; determinação de hematócrito, hemoglobina e reticulócitos e fundoscopia segundo os critérios estabelecidos para cada grupo de recém-nascidos de risco. No caso daqueles de alto risco, a equipe de *follow-up*, nesta fase de pré-alta, já deverá ter tido contato com a família, tanto em reuniões de grupo quanto individualmente.

O encaminhamento para um *Follow-up* de Alto Risco, segundo o Comitê de *Follow-up* da Sociedade de Pediatria do Estado do Rio de Janeiro (SOPERJ), deve ser feito para RNs com:

Asfixia perinatal:

- Apgar igual ou inferior a 4 no quinto minuto.
- Clínica, ou alteração laboratorial, compatível com síndrome hipóxico-isquêmica.
- Parada cardiorrespiratória documentada, com necessidade de reanimação e medicação.
- Apnéias repetidas.
- Idade gestacional igual ou inferior a 33 semanas; ou peso igual ou inferior a 1.500 g.

Problemas neurológicos:

- Alterações tônicas, irritabilidade, choro persistente, abalos.
- Convulsão, equivalentes convulsivos ou uso de drogas anticonvulsivantes.
- Hemorragia intracraniana.
- Meningite neonatal.
- RN pequeno para a idade gestacional (abaixo de 2 DP).
- Hiperbilirrubinemia em níveis com indicação para exsangüineotransfusão.
- Policitemia sintomática.
- Hipoglicemia sintomática.
- Uso de ventilação mecânica, ou de O_2 em concentrações superiores a 40%.
- Infecções congênitas.
- Malformações congênitas e síndromes genéticas.

EXAME FÍSICO DO RECÉM-NASCIDO NA ALTA

Por ocasião da alta, deverá ser realizado um exame físico completo do RN e tomadas medidas antropométricas, sempre que possível na presença da mãe. Durante o exame, além de dar à mãe as informações necessárias, o profissional pode esclarecer-lhe dúvidas e ansiedades. Este encontro individual deve complementar o trabalho em grupo realizado nas enfermarias de Alojamento Conjunto e nas reuniões com as mães de RNs internados na UTI ou na Unidade Intermediária. A experiência com reuniões em grupo mostra o quanto mães mais tímidas podem se beneficiar das perguntas e dúvidas de outras mulheres.

Orientações gerais dadas às mães por ocasião da alta hospitalar

Quanto ao ambiente doméstico

- Incentivar a inclusão do pai nos cuidados do bebê.
- Explicar o porquê da importância da rigorosa higiene das mãos daqueles que irão manusear o RN (lembrar a necessidade de os cuidadores manterem suas unhas curtas).
- Orientar para que pessoas com febre, tosse ou coriza não se aproximem do RN e, se isso for necessário, só o façam com máscara; acentuar, também, a importância de se impedir o tabagismo no ambiente onde esteja o bebê.
- Aconselhar quanto aos excessos em relação às vestimentas do RN, para que se evite tanto o aquecimento demasiado quanto a hipotermia.
- Contra-indicar o sono do bebê em decúbito ventral.

Quanto à alimentação do bebê

- Estimular a amamentação ao seio (exceto se contra-indicada) e dar ênfase ao significado e à importância de ser a amamentação exclusiva, e sob livre demanda.
- Repetir os cuidados que se deve tomar com as mamas; observar se o bebê está mamando na posição adequada e se tem uma boa pega.
- Nos RNs que estão recebendo fórmula, rever com a mãe cada etapa do preparo da mamadeira: a higiene dos utensílios, a qualidade da água, o leite a ser utilizado, o volume da mamada, o intervalo entre as mamadas.
- Se o bebê for alimentado com mamadeira, mostrar qual deve ser o posicionamento da mamadeira, a fim de se evitar a ingestão excessiva de ar.
- Lembrar da necessidade de se pôr o RN para "arrotar", depois da mamada.

Quanto à higiene corporal do RN

- Aconselhar que, no banho do bebê, sejam usados sabonetes neutros e sem perfume.
- Recomendar que o coto umbilical seja mantido seco e que se pingue no mesmo álcool absoluto, depois do banho.
- Proscrever o uso de "cosméticos" irritantes, tais como talcos, perfumes e lavandas.
- Ressaltar que a regularidade na troca de fraldas, acompanhada da limpeza da pele com água, seguida de secagem adequada, são as medidas mais eficazes na profilaxia das "assaduras"; demonstrar a direção correta nas manobras de limpeza da genitália da menina.

Quanto ao ritmo intestinal, evacuação, vômitos, cólicas

- Esclarecer quanto ao ritmo normal dos intestinos e quanto às variações de cor das fezes do RN.
- Falar sobre as diferenças entre regurgitação e vômito.
- Orientar a mãe quanto à necessidade de tentar interromper o círculo vicioso que muitas vezes se estabelece entre tensão e ansiedade no ambiente e que pode gerar espasmos, uma causa importante das cólicas do bebê.
- Explicar à mãe que o choro é o principal meio de comunicação do bebê e que nem sempre significa dor ou fome.

Quanto a sinais de alerta

- Orientar a mãe quanto aos sinais, no RN, que indicam a necessidade de se procurar assistência médica, tais como: aumento na icterícia, sonolência, hipotonia, irritabilidade, convulsões, hiperemia periumbilical, secreção na base do coto ou na cicatriz umbilical, recusa do bebê em se alimentar, sucção fraca, dispnéia ou taquipnéia, cianose perioral ou periorbitária, febre ou hipotermia, vômitos ou diarréia, ausência de micção por mais de 12 horas, fezes negras ou fezes com sangue vivo.

DOCUMENTOS ENTREGUES À MÃE

- Prescrição médica de alta.
- Resumo de alta.
- Cartão da criança.
- Declaração de nascido vivo.
- Comprovante de realização do "teste do pezinho", ou encaminhamento para a Unidade de Saúde onde o teste será realizado.

Prescrição médica de alta

- Álcool absoluto, a ser gotejado no coto umbilical, diariamente.
- Sabonete neutro e sem perfume, para o banho.
- Soro fisiológico, se houver necessidade de se removerem secreções nasais.
- Óxido de zinco, na dermatite de fraldas não complicada.

Na prescrição médica do RN que está recebendo medicamentos ou leite artificial no hospital, há que se ter o cuidado de:

- Observar que mudanças na medicação, ou na fórmula láctea que o RN está recebendo, não devem ser realizadas imediatamente antes da alta hospitalar; se planejamos mudanças para produtos de menor custo ou de obtenção mais fácil (troca no leite, ou nos "aditivos" às mamadeiras), a criança precisa ter tido a oportunidade de habituar-se, ainda no hospital, ao esquema a ser seguido em casa.
- Escrever o nome do leite que está sendo administrado ao bebê, com instruções detalhadas quanto ao preparo da mamadeira.

Se o RN estiver em uso de polivitamínicos, ferro, vitamina C, diuréticos, digitálicos, antibióticos orais ou tópicos, colírios etc., incluir na receita, claramente, as doses e os horários, num esquema capaz de ser cumprido com facilidade pela família. É necessário deixar bem claro por quanto tempo os medicamentos deverão ser administrados; e se for necessário observar algum efeito colateral da medicação, a mãe deve ser alertada quanto a essa necessidade.

Resumo de alta (Anexo 9-1)

Quando da alta de um RN prematuro com IG inferior a 34 semanas, ou que tenha exigido alguma intervenção médica, a mãe deverá estar ciente das intercorrências apresentadas pelo bebê e do significado e das implicações das mesmas. O resumo de alta contém informações para o profissional que irá acompanhar o RN. Para a mãe, no entanto, estes dados de evolução precisam ser "traduzidos" para uma linguagem adequada a seu nível de escolaridade. Mães mal esclarecidas podem comportar-se de maneira insegura, ou de modo displicente. Mães bem informadas aceitam melhor o acompanhamento proposto, à medida que compreendem a extensão real do quadro apresentado por seu filho e os objetivos da equipe de saúde.

Junto com este resumo podem ser marcados a revisão de alta e os eventuais exames complementares, ou consultas em ambulatórios especializados.

Apresentamos a seguir um exemplo de formulário padrão a ser preenchido na alta da Unidade Neonatal.

Cartão da criança

Ao entregar o "Cartão da Criança" à mãe, o profissional deve ressaltar sua importância, pois o Cartão apresenta um resumo da história do desenvolvimento da criança, o calendário vacinal e nele se registram as doenças apresentadas nos cinco primeiros anos de vida da criança. A mãe que esteja consciente do valor do Cartão provavelmente irá guardá-lo com cuidado, irá apresentá-lo em todas as consultas de seu filho e assim motivará o profissional a preenchê-lo a cada consulta.

Na ocasião da alta, será verificado no Cartão se houve a anotação de aplicação do BCG intradérmico e da vacina hepatite B; caso o RN não tenha recebido essas vacinas – por estarem as mesmas contra-indicadas, ou por não estarem disponíveis na maternidade – a mãe deverá ser orientada quanto à Unidade de Saúde à qual deverá dirigir-se e sobre o momento ideal da vacinação.

Declaração de nascido vivo (DN) (Anexo 9-2)

Histórico e importância

Em 1990 o Ministério da Saúde implantou o Sistema de Informações sobre Nascidos Vivos (SINASC), com base na Declaração de Nascido Vivo (DN). Além de ser o documento que permite o registro de nascimento – primeiro passo para a aquisição da cidadania – a DN contém informações quanto às características dos nascidos vivos e de suas mães, fundamentais para a construção de indicadores de saúde específicos.

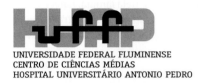

UNIVERSIDADE FEDERAL FLUMINENSE
CENTRO DE CIÊNCIAS MÉDIAS
HOSPITAL UNIVERSITÁRIO ANTONIO PEDRO

ANEXO 9-1. SERVIÇO DE NEONATOLOGIA – RESUMO DE ALTA   Matrícula :_____

Nome da mãe:	GS: Rh: CI:
Nome do pai:	GS: Rh:
Nome do paciente:	GS: Rh: CD:
DN: ___/___/___ Hora: ___:___ Sexo: _____ Peso: _____ g E: ___ cm PC: ___cm	

História gestacional e perinatal:
Gesta: Para: Abortos: Espontâneos: DUM: /   /
Hipertensão: Diabetes: Infecções: Evolução/tratamento:
TORCHS /HIV =
TBR: Aspecto do líquido:
Tipo de parto: Apgar: 1´=   5´=   10´=
Reanimação: Procedimentos:
I.G. por: DUM: USG: Capurro: Ballard: AIG GIG PIG
Achados de USG=

Diagnósticos:	
1. Neurológico:	Clínico:
	Fundoscopia:
	Avaliação auditiva:
	Fono: Fisio:
	USGTF:
	TC:
2. Respiratório:	Clínico:
	Assistência respiratória:
	FiO$_2$ máx.: Tempo VMI: Tempo de O$_2$:
	Corticóide pré-natal: Corticóide pós-natal:
	Surfactante:
	Diurético:
	Complicações:

9 ♦ Alta Hospitalar do Recém-Nascido

3. Cardiovascular:	Clínico:		
	Eco:		
	Medicações:		
4. Infecção:	Esquema antibiótico:		
	Culturas positivas:		
	TORCHS/HIV:		
5. Cirurgias:			
6. Icterícia:	Clínico:	Início:	
	BI Máx.:	Colestase:	BD máx.:
	Fototerapia:	Tipo:	Duração:
	Exsangüíneo:	Idade:	Complicações:
7. Hematológico:			
	Transfusões:		
	Último conc. de hemácias:		
	Eritropoetina:		Tempo de uso:
	Início do ferro oral:		Dose:
8. Nutrição:			
	Parenteral/início/duração:		
	Início enteral:		
	Início da dieta por sucção:		
	Início da sucção ao seio:		
	Dieta na alta:		
9. Distúrbios metabólicos:			
	Controle de raquitismo:		
10. Outros:			

Alta hospitalar: ___ / ___ / ___ .

Peso:	E:	PC:
Hematócrito:		Reticulócitos:
Exames/pareceres pendentes:		
Observações:		

Programação para a revisão de alta:

1. Marcação   dia: ___ / ___ / ___ hora: _____ Amb. de pediatria = sala:
2. Prescrição/orientação na alta:

ANEXO 9-2

República Federativa do Brasil
Ministério da saúde
1ª via – Secretaria de Saúde

Declaração de Nascido Vivo Nº

I – Cartório
- [1] Cartório / Código
- [2] Registro
- [3] Data
- [4] Município
- [5] UF

II – Local de ocorrência
- [6] Local da ocorrência: 1-Hospital / 2-Outros estab. de saúde / 3-Domicílio
- [7] Estabelecimento / Código
- [8] Endereço da ocorrência, se fora do estab. ou da resid. da mãe (Rua, praça, avenida, etc.) / Número / Complemento
- [9] CEP
- [10] Bairro/Distrito / Código
- [11] Município de ocorrência / Código
- [12] UF

III – Mãe
- [13] Nome da mãe
- [14] RIC
- [15] Idade (anos)
- [16] Estado civil: 1- Solteira / 2- Casada / 3- Viúva / 4- Separada judic. / 5- União consens. / 6- Ignorado
- [17] Escolaridade (em anos de estudo concluídos): 1- Nenhuma / 2- de 1 a 3 / 3- De 4 a 7 / 4- de 8 a 11 / 5- 12 e mais / 6- Ignorado
- [18] Ocupação habitual e ramo de atividade / Código
- [19] Núm. de filhos tidos em gestações anteriores (obs: utilizar 00 de ignorados) — Nascidos vivos / Nascidos mortos
- [20] Nome da mãe / Número / Complemento
- [21] CEP
- [22] Bairro/Distrito / Código
- [23] Bairro/Distrito / Código
- [24] UF

IV – Gestação e parto
- [25] Duração da gestação (em semanas): 1- Menos de 22 / 2- De 22 a 27 / 3- De 28 a 31 / 4- De 32 a 36 / 5- De 37 a 41 / 6- 42 e mais / 9- Ignorado
- [26] Tipo de gravidez: 1- Única / 2- Dupla / 3- Tripla e mais / 9- Ignorado
- [27] Tipo de parto: 1- Vaginal / 2- Cesáreo / 9- Ignorado
- [28] Número de consultas de pré-natal: 1- nenhuma / 2- De 1 a 3 / 3- De 4 a 6 / 4- 7 e mais / 9- Ignorado

V – Recém nascido
- [29] Nascimento — Data / Hora
- [30] Sexo: M- Masculino / F- Feminino / I- Ignorado
- [31] Índice de Apgar — 1º minuto / 5º minuto
- [32] Raça/cor: 1- Branca / 2- Preta / 3- Amarela / 4- Parda / 5- Indígena
- [33] Peso ao nascer (em gramas)
- [34] Detectada alguma malformação congênita e/ou anomalia cromossômica? 1- Sim / 2- Não / 9- Ignorado — Qual? / Código

VI – Identificação
- [35] Polegar direito da mãe
- [36] Pé direito da criança

VII
Responsável pelo preenchimento
- [37] Nome
- [38] Função
- [39] Identidade
- [40] Órgão emissor
- [41] Data

ATENÇÃO: ESTE DOCUMENTO NAO SUBSTITUI A CERTIDÃO DE NASCIMENTO
O registro de nascimento é obrigatório por lei
Para registrar esta criança, o pai ou responsável deverá levar este documento ao cartório de registro civil.

Preenchimento da DN

As normas de preenchimento do modelo atual da DN são definidas pelo *Manual de Instruções para o preenchimento da declaração de nascido vivo*, 3ª edição, 1999.

O preenchimento da DN deve ser feito à máquina, ou em letra de forma, por médico, por membro da equipe de enfermagem da sala de parto ou do berçário, ou por outro profissional treinado para tal fim.

Na medida em que os campos da DN possuem instruções suficientemente claras, vamos citar apenas alguns blocos em que as dúvidas são mais comuns.

Bloco II – Local da ocorrência

O *local da ocorrência* é campo de preenchimento obrigatório; o endereço da ocorrência só será preenchido se o nascimento tiver acontecido em outro local que não o estabelecimento de saúde, ou a residência da mãe.

Bloco III – Mãe

O campo *ocupação habitual* deve ser preenchido com a denominação do trabalho que a mãe vinha desenvolvendo até o momento do parto; no caso de mãe aposentada, preencher com a ocupação habitual anterior.

O campo *residência da mãe* é de preenchimento obrigatório.

Bloco V – Recém-nascido

Se se percebem malformação congênita e/ou sinais de anomalia cromossômica, é preciso dar uma descrição sucinta das mesmas; o código utilizado para identificá-las será o da *Classificação Internacional de Doenças*, 10ª revisão (1997).

Bloco VI – Identificação

Este campo passou a existir com vistas a se cumprir a Lei nº 8.069, de 13 de julho de 1990, que dispõe sobre o *Estatuto da Criança e do Adolescente*. A impressão do polegar direito da mãe e a impressão do pé direito do RN devem constar da via rosa da DN.

Fluxo da DN

As DNs são impressas pelo Ministério da Saúde e distribuídas às Secretarias Estaduais de Saúde, que as repassam aos Estabelecimentos de Saúde e Cartórios.

A DN é preenchida em três vias:

- *1ª via (branca)*: a ser encaminhada à Secretaria de Saúde.
- *2ª via (amarela)*: a ser entregue à família, que a levará ao Cartório do Registro Civil; depois do registro, o destino desta via dependerá das disposições da Corregedoria de cada Estado.
- *3ª via (rosa)*: de acordo com a Lei 8.069, de 1973, será arquivada no prontuário do RN, no Estabelecimento de Saúde onde ocorreu o parto.

O preenchimento cuidadoso da DN fornece informações que auxiliam no planejamento das estratégias de saúde nas regiões de domicílio dos RN. Cada Município tem o direito de traçar um fluxo próprio das vias rosa e branca da DN. Em Niterói (RJ), por exemplo, essas vias são devolvidas, pelo Estabelecimento onde ocorreu o parto, para a Coordenação de Vigilância em Saúde (COVIG). A COVIG, por sua vez, encaminhará a via branca para a Coordenação do Observatório de Saúde (COOBS), que a arquivará. E enviará a via rosa dos RNs residentes em outros Municípios ao Departamento de Dados Vitais do Centro de Informações em Saúde (CISA), que a redistribuirá ao Município de residência da mãe. Se o RN for residente em Niterói, a via rosa será encaminhada pela COVIG para o Posto de Saúde correspondente ao bairro de residência da mãe; com base nas informações contidas na DN a Unidade de Saúde promoverá uma busca ativa dos RNs residentes em sua área de abrangência e que ainda não tenham ido à Unidade para vacinação e/ou consulta.

"Teste do pezinho" (ver também Capítulo 31)

O rastreamento neonatal com amostras de sangue coletadas em papel de filtro e obtidas pela punção do calcanhar do RN começou a ser utilizado na década de 1960.

Um "teste do pezinho" positivo, para determinada doença, não deve ser entendido, por pais e médicos, como sinônimo da presença da doença naquele RN, mas como sinal da necessidade de uma avaliação mais profunda. Podem ocorrer resultados falsos-positivos, por causas tais como hemotransfusão e superaquecimento da amostra no período anterior à análise. O tempo ideal para a obtenção da amostra tem sido padronizado para se diagnosticar o maior número possível de enfermidades; atualmente considera-se que a coleta do material deve ser feita entre 48 e 72 horas de vida do RN, já em uso de dieta láctea. Hemoglobinopatias, IgM para toxoplasmose e deficiência de biotinidase conseguem ser identificadas, independentemente da idade do RN. Mas a identificação de outras doenças, tais como o hipotireoidismo congênito, a fenilcetonúria, a galactosemia e a hiperplasia congênita de supra-renal, depende da época da coleta da amostra.

O número de doenças rastreadas no período neonatal tem se ampliado. Atualmente dispomos de pesquisas das seguintes doenças:

- *Fenilcetonúria*: através da dosagem da fenilalanina (PKU).
- *Hipotireoidismo congênito*: através da dosagem de TSH e T4.
- *Erros inatos do metabolismo de aminoácidos*: através da cromatografia de aminoácidos.
- *Hiperplasia congênita da supra-renal*: através da dosagem de 17-OH progesterona.
- *Fibrose cística*: através da dosagem de tripsina imunorreativa (IRT).
- *Galactosemia*: através da dosagem da galactose e da galactose 1 fosfato uridil tranferase.
- *Hemoglobinopatias*: através da pesquisa de hemoglobinopatias.
- *Deficiência da biotinidase*: através da pesquisa da atividade da biotinidase.
- *Toxoplamose congênita*: através da IgM antitoxoplasma.
- *Infecção congênita pelo HIV*: através da anti-HIV.
- *Sífilis congênita*: através da IgM antitreponema.
- *Deficiência da glicose-6-fosfato-desidrogenase*: através da pesquisa da atividade da G6PD.
- *Deficiência da Acil-CoA desidrogenase da cadeia média*: através da pesquisa de MCAD

Programa Nacional de Triagem Neonatal

Em 6 de junho de 2001, a Portaria nº 822 do Ministro de Estado da Saúde (GM/MS) instituiu, no âmbito do Sistema Único de Saúde, o Programa Nacional de Triagem Neonatal (PNTN), com a finalidade de se alcançar a cobertura de 100% dos RNs. A definição das doenças congênitas a serem incluídas na Triagem Neonatal no País levou em conta critérios tais como a "... sua freqüência na população, não apresentarem manifestações clínicas precoces, permitirem a detecção precoce por meio de testes seguros e confiáveis, serem amenizáveis mediante tratamento, serem passíveis de administração em programas com logística definida de acompanhamento dos casos...".

O Programa está sendo implantado em fases, que incluem as seguintes doenças:

- *Fase I*: fenilcetonúria e hipotireoidismo congênito.
- *Fase II*: fenilcetonúria e hipotireoidismo congênito, doenças falciformes e outras hemoglobinopatias.
- *Fase III*: fenilcetonúria, hipotireoidismo congênito, doenças falciformes e outras hemoglobinopatias e fibrose cística.

Compete aos Municípios a organização, a estruturação e o cadastramento dos postos de coleta de material para exame. E é obrigatória a implantação de, pelo menos, um Posto de Coleta por Município em que ocorram partos. Compete aos Estados e ao Distrito Federal a organização das Redes Estaduais de Triagem Neonatal e de Serviço(s) de Referência em Triagem Neonatal e Acompanhamento e Tratamento de Doenças Congênitas.

No Estado do Rio de Janeiro, o PNTN está na segunda fase. Através da resolução nº 1.681 da Secretaria Estadual de Saúde (SES), de 30 de agosto de 2001, instituiu-se o Programa de Prevenção e Controle das Doenças Endocrinometabólicas e Hemoglobinopatias do Rio de Janeiro – Primeiros Passos. E se designou o Instituto Estadual de Diabetes e Endocrinologia (IEDE) e o Instituto Estadual de Hematologia Arthur de Siqueira Cavalcanti (HEMORIO) como centros de referência para a realização dos testes de rastreamento, o aconselhamento genético e a orientação terapêutica dos casos identificados.

Se o Hospital ou a Maternidade em que ocorreu o parto não possuir um Posto de Coleta, o RN deverá ser encaminhado para fazer o exame, através de um formulário, em que devem constar local e data de coleta.

CONCLUSÃO

Em nossa visão, a alta hospitalar do recém-nascido não deve ser um "momento" na evolução do paciente, mas um processo que teve início no nascimento e precisa ser bem planejado e individualizado. Para tanto, devemos levar em conta não só o estado físico do bebê, mas também os aspectos social e psíquico da família a que a criança pertence.

É necessário, após a alta hospitalar, não se agir como se houvesse "pressa" para o RN ir embora. A equipe precisa ser capaz de agir generosamente com esses pais, que têm todo o direito de se sentirem tensos e confusos, pois na saída do Hospital qualquer aflição pode despertar temores quanto a uma possível perda do filho, ou trazer à tona expectativas de fracasso quanto à capacidade dos pais de cuidarem do bebê quando estiverem "sozinhos" em casa.

Todos os esforços para um bom planejamento de alta serão recompensados com a evolução mais positiva de nossos RNs. E poderemos ser tão mais ousados em nossos critérios de alta quanto mais pudermos garantir que a família contará com o sistema de saúde para acompanhar o bebê, sendo acolhida sempre que a criança adoecer.

BIBLIOGRAFIA

American Academy of Pediatrics. Committe on Fetus and Newborn. Hospital Discharge of the High-Risk Neonate. Proposed Guidelines. *Pediatrics* 1998;2:411-417.

Bronstein M, Cruz MC. Index Bronstein. Rio de Janeiro: Sextante 2001. p 345-346. Portaria MS/GM n° 822, de 6 de junho de 2001. *Institui, no âmbito do Sistema Único de Saúde, o Programa Nacional de Triagem Neonatal/PNTN.* Disponível em http://www.saude.rj.gov.br/informe_municipios/Port822.shtml. Acesso em 10 de agosto de 2004.

Charpak N, Calume Z, Hamel A. *O método mãe-canguru.* Rio de Janeiro: Mc Graw-Hill, 1999. p 95-100.

Cloherty J, Stark A. *Manual of neonatal care.* 4th ed. New York: Lippincott-Raven, 1998. p 161-170.

Comitê de Follow up da SOPERJ. *Novo manual de Follow up do recém-nascido de risco.* Rio de Janeiro: Serviço de Informação Científica da Nestlé, 1994. p 13-18.

Ministério da Saúde. Fundação Nacional de Saúde. Centro Nacional de Epidemiologia. Coordenação de Informações e Análise da Situação de Saúde. *Manual de Instruções para o Preenchimento da Declaração de Nascido Vivo.* 3ª edição. Brasília: Centro de Documentação do Ministério da Saúde, 1999.

Resolução SES-RJ n° 1681 de 30 de agosto de 2001. *Implementa o Programa de Prevenção e Controle das Doenças Congênitas Endocrinometabólicas e Hemoglobinopatias do Estado do Rio de Janeiro.* Disponível em http://www.saude.rj.gov.br/falciforme/resoport1.html. Acesso em 10 de agosto de 2004.

10 PLACENTA – IMPORTÂNCIA DO EXAME PARA O NEONATOLOGISTA

Vania Glória Silami Lopes

INTRODUÇÃO

O exame anatomopatológico da placenta nos dá importantes informações em relação à saúde do binômio mãe-filho; elucida causas de morte intra-útero, morbidades fetal e neonatal.

A análise da rotina da placenta inicia-se na sala de parto, pela própria equipe médica que assiste o recém-nascido, quer seja neonatologista, anestesista ou obstetra.

São registrados o peso, a distância da ruptura das membranas das bordas, o comprimento do cordão e quaisquer anormalidades macroscópicas encontradas. Associado ao exame macroscópico, devemos enfatizar que, para sua correta avaliação, precisamos analisar dados clínicos, laboratoriais do pré-natal, condições do parto e do recém-nascido. É importante dar ao médico subsídios para uma perfeita análise macroscópica da placenta e interpretação correta e segura das alterações realmente patológicas e conseqüentemente uma adequada triagem para o patologista pediátrico. Assim é preciso saber diferenciar as alterações patológicas das modificações fisiológicas da gestação a termo. Para atender a esses objetivos, torna-se necessário conhecer seus aspectos normais.

ESTRUTURA

A forma da placenta é geralmente discoidal, com diâmetro que varia entre 15 e 20 cm. A espessura média é de 2,5 a 3 cm. O peso médio, sem membranas e cordão, é de 450 g. Na gestação a termo, de 1/5 a 1/6 do peso do feto.

O órgão apresenta duas faces: a fetal ou corial e a materna ou basal (Fig. 10-1A e B). A face fetal encontra-se revestida em toda sua extensão pelas membranas coriônicas (lisas, brilhantes e transparentes), através das quais é possível visualizar os vasos coriônicos que afloram a superfície fetal a 1 cm da borda e convergem para porção média, terminando em três pares na maior área e dois na porção mais estreita correspondente à inserção do cordão; quando esta é marginal, os vasos percorrem a superfície do órgão em direção à borda. Nos casos de inserção velamentosa, os vasos umbilicais se implantam nas membranas, até o ponto de implantação do cordão, sendo mais frágeis e assim mais suscetíveis à ruptura. Na face fetal a esclerose dos vasos coriais é representada pela trabeculação que acelera no último trimestre. Nessa face insere-se o cordão umbilical

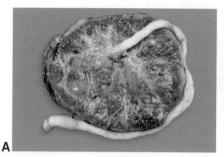 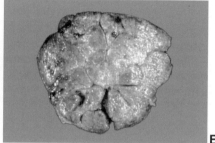

Fig. 10-1. Placenta normal. (**A**) Face fetal – membranas coriônicas lisas, brilhantes e transparentes – vasos coriônicos de calibre normal, distribuição dispersa. Tecelação evidente. (**B**) Face materna – cotilédones – bem delimitados. Coloração róseo-avermelhada.

geralmente próximo ao centro da placenta. A face materna apresenta 15 a 30 áreas convexas, os cotilédones maternos, de coloração avermelhada (Fig. 10-2A) e de consistência firme, uniforme e elástica. O pontilhado branco ou amarelado de distribuição multifocal representa os depósitos de cálcio e está inserido nas alterações fisiológicas do órgão (Fig. 10-2B).

CORDÃO UMBILICAL

O cordão umbilical é um eixo mesenquimatoso, com a geléia de Wharton que contém os vasos funiculares, duas artérias e uma veia. Externamente o cordão é revestido pelo epitélio amniótico. O seu comprimento normal varia entre 40 e 70 cm e sua espessura de 1 a 2 cm. A geléia é, habitualmente, branca e transparente. As membranas fetais inserem-se normalmente na borda da placenta. As membranas extraplacentárias devem ser examinadas. A sua coloração é esbranquiçada e seu aspecto translúcido.

EXAME DA PLACENTA

A atenção do profissional que examina a placenta na sala de parto deve estar relacionada ao odor diferente do habitual, e inclusive o fétido pode traduzir possibilidade de infecção.

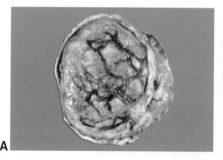 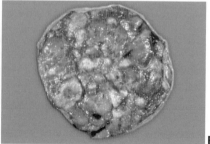

Fig. 10-2. Placenta (casos de inserção vilamentosa). (**A**) Face fetal – presença de áreas nodulares branco-amareladas (depósito de fibronóide). (**B**) Face materna – presença de múltiplas áreas nodulares de coloração amarelada; por vezes, zona central vinhosa.

Na inspeção do órgão devemos estar atentos para o volume, o peso, a forma, a superfície fetal, o cordão umbilical, a superfície materna e as membranas extraplacentárias.

As alterações do volume, quando maior, podem indicar hidropisia fetal ou filho de mãe diabética. Quando menor, ocorre na doença hipertensiva específica da gravidez, doenças do colágeno como lúpus eritematoso, malformações e outros.

A redução do peso placentário pode indicar insuficiência vascular útero-placentária, falcemia materna e síndrome do anticorpo anticoagulante lúpico. Por outro lado o aumento geralmente está vinculado a infecções hematogênicas (sífilis, toxoplasmose e parvovirose), hidropisia fetal (Fig. 10-3), anemia materna grave, eritroblastose fetal, diabetes melito e trombose intervilosa maciça.

As alterações da forma nem sempre são acompanhadas de significado clínico. As mais importantes são:

- *Placenta succenturiata (Fig. 10-4)*: parte do tecido placentário pode ficar retida na cavidade uterina e ocasionar hemorragia importante no puerpério.
- *Placenta circunvalada*: as membranas se inserem distante das bordas e são dobradas sobre si; está freqüentemente relacionada a abortamento, prematuridade e retardo do crescimento intra-útero.
- *Placenta membranácea*: plana com espessura inferior a 0,5 cm , está relacionada à prematuridade e deformidades fetais.

O exame de superfície fetal pode revelar: perda difusa da transparência das membranas (Fig. 10-5A) que revestem a placa corial, com espessamento (Fig. 10-5B) denunciando infecção ascendente ou no trajeto dos vasos coriônicos, o que revela infecção hematogênica materna. A coloração esverdeada (Fig. 10-5C) com impregnação meconial pode estar relacionada a sofrimento fetal. A presença do âmnio nodoso, presença de múltiplos e pequenos nódulos amarelo-acinzentados, na superfície amniótica de localização perifunicular, cujo significado clínico é indicativo de oligoidrâmio, alerta para presença de anomalias do trato urinário.

Pode haver presença de trombose dos vasos coriais e tumorações, estas últimas menos freqüentemente observadas como os hemangiomas gigantes, que podem estar

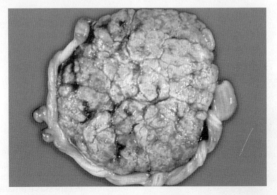

Fig. 10-3. Placenta hidrópica. Face materna – cotilédones pálidos e edemaciados.

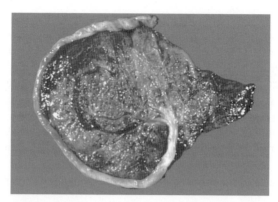

Fig. 10-4. Placenta succenturiata. Face fetal – presença de segmento do parênquima.

associados a poliidrâmnio, hemorragia anteparto, retardo do crescimento intra-útero, cardiomegalia fetal, anemia neonatal, edema e trombocitopenia.

No exame do cordão umbilical, devemos observar cor e comprimento do cordão, pois os tons amarelos estão associados à infecção bacteriana; à tonalidade esverdeada, ao sofrimento fetal. A cor vermelha, devida à impregnação do pigmento hemoglobínico degradado, ocorre na morte fetal. O comprimento reduzido do cordão a termo (cordão curto) não implica necessariamente em dano para o recém-nascido. Entretanto, percentual significativo associa-se a: sofrimento fetal, asfixia neonatal, malformações congênitas (onfalocele), descolamento prematuro da placenta, ruptura do cordão e hemorragia intrafunicular.

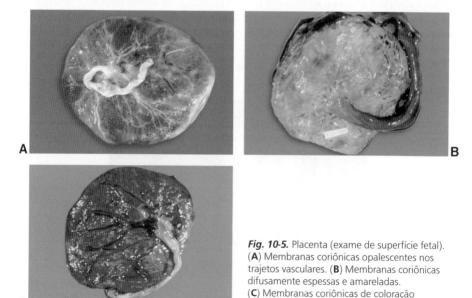

Fig. 10-5. Placenta (exame de superfície fetal). (**A**) Membranas coriônicas opalescentes nos trajetos vasculares. (**B**) Membranas coriônicas difusamente espessas e amareladas. (**C**) Membranas coriônicas de coloração esverdeada. Placentário ultrapassando as bordas.

As conseqüências clínicas do cordão longo estão associadas à maior freqüência de: sofrimento fetal, asfixia neonatal, torção, prolapso, compressão mecânica, nó, circular, trombose ou mesmo morte fetal. No exame do cordão devemos chamar atenção para a inserção velamentosa em que os vasos umbilicais se implantam nas membranas; isso é de grande importância para o feto, pois, estando os vasos desprotegidos, podem romper-se antes ou durante o trabalho de parto, determinando hemorragia grave. O exame macroscópico deste tipo de inserção do cordão deve sempre incluir a observação da integridade dos vasos. Essa condição ocorre com maior freqüência em multíparas e em gêmeos. Há referência de maior associação com placenta extracorial, placenta abrupta, artéria umbilical única, malformações fetais, prematuridade, aborto e baixo peso do recém-nascido.

- *Presença de nó:* pode ser único ou múltiplo e se formar durante a gestação ou no trabalho de parto. Freqüentemente se associa a cordão longo e pode ser fatal; a sua incidência é maior em gêmeos monoamnióticos. Os nós verdadeiros raramente são suficientemente fortes para interromper a circulação e ocasionar anoxia com óbito fetal. Quando o nó recentemente formado mostra edema, congestão, trombose ou pequenas hemorragias, pode-se responsabilizá-lo pelo dano fetal.

  Quando o nó é firme o suficiente para ocluir a circulação, o diâmetro da parte entre o nó e a placenta aumenta em virtude de edema, enquanto que diminui entre o feto e o nó. Se as duas porções do cordão são de igual espessura, há pouca probabilidade de que a circulação tenha sido interrompida antes do parto (Potter & Craig, 1976).

- *Torção:* a torção excessiva pode ser patológica e causar obstrução vascular com aborto ou morte fetal. A torção patológica geralmente é única e localizada, no entanto pode comprometer todo o cordão e ser múltipla. O local característico desta torção é na extremidade fetal, mas pode situar-se na extremidade placentária do cordão. A etiopatogenia é desconhecida, estando essa condição freqüentemente associada a aumento nos movimentos fetais, cordão longo, delgado e constrição. Alguns autores sugerem, como fenômeno desencadeante, deficiência focal de geléia.

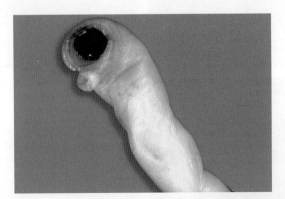

Fig. 10-6. Cordão umbilical (corte transversal). Presença de dois vasos – uma artéria única e uma veia.

- *Número de vasos:* a artéria umbilical única (Fig. 10-6) talvez seja a anomalia congênita mais freqüente em recém-nascidos, e sua incidência é maior em gêmeos e abortos. Em cerca de 50% dos casos de artéria umbilical única se associam outras malformações congênitas, variadas, podendo ser múltiplas e muitas vezes letais. Anomalias cromossomiais são freqüentemente associadas à artéria umbilical única. No entanto, pode haver a ausência de uma artéria em crianças normais. Têm sido descritas outras associações de artéria umbilical única com: diabetes materna, uso de talidomida, baixo peso fetal, prematuridade, natimorto, aumento da mortalidade perinatal, retardo ou anormalidades do desenvolvimento da criança, placenta circunvalata e inserção velamentosa do cordão (Fig. 10-7). A etiopatogenia discutida é atribuída a duas hipóteses: aplasia primária do vaso ou atrofia do vaso previamente formado.

O exame da face materna pode revelar:

- *Hematoma retroplacentário:* é reconhecido macroscopicamente como um hematoma localizado entre a placa basal da placenta e a parede uterina. Quando retirado, imprime sobre a superfície placentária materna uma depressão na área correspondente a sua localização. O seu significado está relacionado ao seu tamanho. Quando compromete 30%-40% da superfície materna de uma placenta sadia, pode não determinar efeitos adversos ao feto; no entanto, se a placenta já se encontra comprometida, o envolvimento da superfície materna, de aproximadamente 20%-25%, pode comprometer a oxigenação fetal.
- *Infarto:* são áreas de necrose vilosa isquêmica. Macroscopicamente são triangulares, de dimensões variáveis, relacionadas à placa basal e de localização preferen-

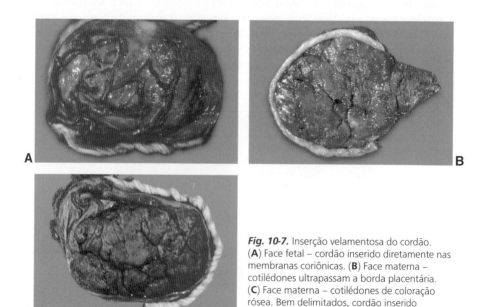

Fig. 10-7. Inserção velamentosa do cordão. (**A**) Face fetal – cordão inserido diretamente nas membranas coriônicas. (**B**) Face materna – cotilédones ultrapassam a borda placentária. (**C**) Face materna – cotilédones de coloração rósea. Bem delimitados, cordão inserido diretamente nas membranas coriônicas.

cialmente marginal. Quando recente, tem coloração vinhosa, consistência firme e aspecto mais homogêneo e brilhante que o tecido placentário em torno. Mais tarde adquire coloração esbranquiçada, de limites nítidos e consistência aumentada. Philippe (1974) considera como potencialmente patológicos os infartos centrais, paracentrais e os marginais em número maior que três ou cujo diâmetro ultrapasse 4 cm. Acentua que infartos comprometendo mais de 30% do parênquima placentário sempre se associam a óbito fetal. Em relação às membranas extraplacentárias, aspectos como cor e transparências são os mais importantes: coloração amarelada está relacionada à infecção ascendente, esverdeada é conseqüente a sofrimento fetal. Opalescência traduz infecção ascendente.

Além das alterações placentárias detectadas pelo profissional na sala de parto, que justificam o exame da placenta pelo especialista, existem condições maternas, fetais e neonatais que também indicam necessidade de sua análise pelo patologista pediátrico, assim como história obstétrica pregressa com registro de abortos, nati e neomortalidade, hipertensão crônica, intolerância à glicose, isoimunização, febre de origem obscura, sangramento durante a gestação, doenças com repercussão sistêmica, fumantes e usuários de drogas ilícitas, ruptura prematura das membranas (tempo superior a 18 horas), prematuridade (idade gestacional inferior a 37 semanas), pós-maturidade (idade gestacional superior a 42 semanas); em relação às condições fetais, assinalamos: sofrimento fetal, retardo no crescimento intra-útero, alterações de volume do líquido amniótico, gravidez gemelar com placenta única e outras patologias fetais e placentárias diagnosticadas através de ultra-sonografia, cordocentese ou biópsia dos vilos coriais. As principais condições neonatais são suspeita de infecção, líquido meconial e espesso, hidropisia, problemas respiratórios e neurológicos, malformações e doenças metabólicas. As placentas não selecionadas para exame imediato deverão ser estocadas por 48 horas em solução de formol a 10%.

A solicitação do exame da placenta deve ser feita utilizando um impresso específico com identificação da mãe e do recém-nascido, indicação do exame, dados clínicos maternos, como idade, história obstétrica pregressa, perfil sorológico, níveis da pressão arterial; tempo de bolsa rota, data, hora e tipo de parto, volume do líquido amniótico e condições do recém-nascido (peso, estatura, Apgar, idade gestacional, presença de malformação e/ou lesões cutâneas).

A placenta deve ser encaminhada ao laboratório de anatomia patológica em saco plástico com identificação e colocada na geladeira, ou fixada em formol a 10% se o exame não for realizado nas primeiras 48 horas.

O resultado deve ser pauta para uma reunião entre obstetra, neonatologista e patologista, se necessário com o responsável pelo paciente.

Atualmente, pela crescente solicitação do exame da placenta, podemos perceber que obstetras e neonatologista estão cada dia mais conscientes da sua importância, possibilitando confirmar as suspeitas diagnósticas das doenças maternas, fetais e neonatais; evidenciar patologias não identificadas intra-útero; detectar agentes etiológicos responsáveis pelos óbitos fetais e neonatais; avaliar a recorrência em gestações futuras; ser um instrumento importante no aconselhamento genético e auxiliar nos processos jurídicos futuros.

☐ NECROPSIA DO RECÉM-NASCIDO

INTRODUÇÃO

O objetivo principal da autópsia no período perinatal é determinar as causas de mortalidade perinatal e as doenças associadas a ela; seguem-se outros de igual importância, como complementar ou excluir diagnósticos clínicos formulados, estimar os riscos de recorrência das principais patologias observadas, avaliar as iatrogenias relacionadas a novas condutas terapêuticas ou mesmo a certos procedimentos cirúrgicos.

A necropsia é fonte valiosa de estudos e pesquisa, permitindo uma perfeita correlação clínico-patológica que irá refletir diretamente no aprendizado e crescimento profissional, monitorizando inclusive a qualidade de atendimento à gestante, ao feto e ao recém-nascido. É também instrumento importante nas investigações citogenéticas, bacteriológicas, virológicas, parasitológicas, bioquímicas e peça valiosa nos processos jurídicos futuros.

Inúmeras pesquisas têm sido desenvolvidas utilizando as necropsias para uma precisa avaliação do perfil epidemiológico de determinadas patologias, em certas regiões. Assim os seus benefícios são bem amplos, do paciente à sociedade.

Para que esses procedimentos ocorram, há necessidade de uma integração muito estreita entre obstetras, neonatologistas e patologistas pediátricos e da permissão por escrito da família ou responsáveis diretos pelo recém-nascido.

A habilidade dos neonatologistas na exposição dos seus benefícios irá certamente influenciar de modo decisivo na aceitação da necropsia pela família.

PROTOCOLO

É responsabilidade do neonatologista a listagem das informações clínicas obtidas antes de iniciar a necropsia perinatal. Para este procedimento sugerimos a utilização do protocolo (Anexo 10-1):

Devemos ressaltar os procedimentos necessários para encaminhar o paciente à autópsia.

- Avisar a enfermagem para que não sejam retirados cânulas, cateteres, sondas e drenos.
- Se necessário, coletar amostras de sangue, urina e liquor antes do óbito.
- Na vigência clínica de erro inato do metabolismo: coletar 10 a 20 ml de sangue e estocar a – 20ºC a 70ºC para procedimentos futuros.
- Realizar a necropsia, no máximo duas horas após a morte.
- No caso de natimortos, lembrar que a placenta é indispensável. Existem casos, desde que haja permissão do responsável, que a realização da necropsia seja parcial. Nessa oportunidade serão retirados apenas fragmentos dos órgãos que provavelmente estarão envolvidos na patologia investigada. O laudo realizado pelo patologista deve ser discutido com todos os profissionais envolvidos com o paciente e a família para que se faça uma investigação cuidadosa da morte fetal no neonatal.
- Conclusões bem consolidadas oferecem segurança e oportunidade para realização do planejamento familiar.

ANEXO 10-1

Criança
Nome: _____
Sexo: _____
Raça: _____
Nati ou neomorto: _____
Idade gestacional: _____
Idade pós-natal do óbito: _____
Peso ao nascimento: _____
Data do nascimento: _____ Hora: _____

Mãe
Idade: _____
Para: _____ Gesta: _____
Complicações da gestação: _____
Trabalho de parto: _____ Espontâneo: _____
Induzido: _____
Ruptura das membranas: Data: _____ Hora: _____
Complicações do trabalho: _____
Monitorização fetal: _____
Apresentação: _____
Delivramento: Data: _____ Hora: _____
Complicações do delivramento: _____
Apgar _____ 1 minuto _____ 5 minutos _____ 10 minutos _____

Recém-nascido
Intercorrências clínicas: _____
Diagnóstico: _____
Tratamento: _____

Fonte: *Potter's Pathlogy of the fetus and enjant,* Vol 1; 484p, 1997.

BIBLIOGRAFIA

Benirschke K, Driscoll SG. *The Pathology of the human placenta*. Berlin: Springer-Verlag, 1967. p 138-44;152-86:339-89.

Dapena YM, Kalousek KD, Huff SD. Perinatal, fetal and embryonic autopsy. In: Potter EL. *Pathology of the fetus and infant*. cap14, vol I. St. Louis: Mosby-Year Book, 1997. p 483-507.

Fox H. *Pathology of the placenta*. Toronto: W. B. Saunders Co, 1978. p 287-325;426-63:473.

Garcia AGP. A placenta na patologia perinatal. In: Drummonnd JP. *Perinatologia & Anestesiologia*. Rio de Janeiro: Cultura Médica, 1979. p 21-57.

Macpherson TA, Valdes: Dapena M: The perinatal autopsy. In: Wiggles Worth JS, Singer D, (editors). *Perinatal Pathology*. Philadelphia: WB Saunders, 1988. p 93-122.

Phillipe E. *Histopathologie placentaire*. Paris: Masson & Cie, 1974.

Potter EL, Craig JM. *Pathology of the fetus and the infant*. 3rd ed. Chicago: Year Book Medical, 1976. p 53-5.

Yoshi VV. Pathologic Examination of the placenta. In:_____. *Handbook of Placental Pathology*. New York: Igaku-Shoin Medical Publishers Inc, 1994. p 14-22.

11 Reanimação no Período Neonatal

Israel Figueiredo Júnior • Maurício Vidal de Carvalho

INTRODUÇÃO

De acordo com estimativas da Organização Mundial de Saúde, em torno de 3% de 120 milhões de recém-nascidos (RN) por ano desenvolvem asfixia e necessitam de reanimação. Está estimado que 1.000.000 desses RN morrem como resultado da asfixia.

A necessidade de formar ressuscitadores encontra-se no pavor tanto da equipe quanto dos pais em relação ao dano neurológico conseqüente ao processo asfíxico, quando não acontece a morte. A melhoria da assistência à gestante durante a gravidez e trabalho de parto comprovadamente reduz as taxas de RNs comprometidos.

Em 1997 a OMS lançou um guia prático de ressuscitação básica do RN, com o intuito de oferecer substrato mínimo para o atendimento correto do RN em locais com poucos recursos financeiros (material mínimo de suporte) e comandado por pessoas não habilitadas à prática de procedimentos invasivos. O argumento maior é que em muitos locais somente uma atendente encontra-se disponível durante o nascimento, dividindo a atenção entre a mãe e o RN. Baseava-se na seguinte lógica: "A reanimação básica não salvará todos os RNs, mas feita corretamente salvará muitos, até mesmo se houver somente poucos recursos e pessoal treinado".

Na experiência do Serviço de Neonatologia da UFF, ainda faltam níveis de discussão em relação à reanimação do recém-nascido.

Em trabalho desenvolvido no berçário do HUAP, publicado em 1995, foram constatados 22 nascimentos extra-hospitalares, em um período de cinco meses, no município de Niterói (que tinha uma das melhores redes de saúde do país, naquele momento), onde participaram pessoas sem o mínimo conhecimento para esse tipo de atendimento ao RN. Houve, então, o convencimento de que o preparo de informações básicas sobre o comportamento do atendimento ao RN, em ambientes extramuros, seria de fundamental importância para reversão da morbimortalidade dessa faixa etária.

Ao mesmo tempo em que essa constatação era óbvia, existia a confirmação de uma nova modalidade de intervenção junto ao RN. O trauma, situação incômoda e endêmica em grandes centros, deveria ser encarado como mais um momento em que o RN poderia estar envolvido com a necessidade de reanimação. As colisões veiculares, os atropelamentos, as catástrofes naturais, os movimentos terroristas, entre vários outros, justificam, diante do observador atento, a necessidade de estabelecimento de informações e treinamento para os grupos que militam em via pública, ou seja, em ambiente extra-hospitalar.

Portanto, os seguintes níveis de atendimento devem ser considerados em relação à reanimação do RN (Fig. 11-1):

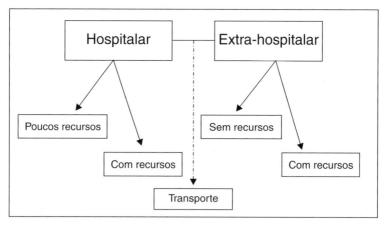

Fig. 11-1. Níveis de reanimação neonatal.

REANIMAÇÃO NEONATAL HOSPITALAR

Com recursos

O feto como paciente

A reanimação neonatal em locais com resolução deve ter seu início ainda intra-útero. Devem ser detectados problemas com a vitalidade fetal, e os esforços da equipe devem estar voltados para a mãe e o feto, enquanto não se define pela interrupção da gestação. Para tal, hoje é de fundamental importância a utilização de recursos de imagem e cardiomecânicos para essa finalidade. O RN deixou de ser uma grande surpresa na sala de parto, nesse nível de atendimento.

Diante desse cenário, os grupos neonatais voltados para reanimação necessitam de conhecimentos mínimos dos métodos de análise de morfologia fetal, além da verificação da vitalidade intra-útero.

Em fase pré-natal, além da boa história pregressa e do exame físico contínuo, alguns exames são importantes na caracterização do sofrimento fetal. Entre os de eleição estariam a ultra-sonografia para exame morfológico, o perfil biofísico e a dopplerfluxometria dos vasos fetais como indicadores maiores de problemas asfíxicos fetais. Esse conjunto descrito pode ser o responsável não só pela caracterização do sofrimento fetal, bem como da interrupção da gravidez em momento correto ou crucial.

Cria-se com isso a necessidade de o obstetra ou o imagenologista da equipe multiprofissional estabelecerem a necessidade de intervenção fetal, mesmo antes da interrupção da gestação. Vem à tona o cenário da Reanimação Fetal.

Asfixia fetal: reanimação intra-útero

Existe uma tendência, nos inúmeros serviços obstétricos, de vincular o sofrimento fetal agudo a uma imediata interrupção da gestação. Talvez, a falta de definição diagnóstica e a da monitorização fetal estejam proporcionando esse tipo de postura. Porém, essas duas situações não são absolutamente conseqüentes e não podem deixar de serem discutidas. Mesmo na ausência de um perfil biofísico bem realizado e outras manobras, invasivas ou não, de verificação de vitalidade fetal, o obstetra deve ter em mente a necessidade de ressuscitar o feto em sofrimento.

O sofrimento fetal agudo e a asfixia neonatal são sinônimos e definidos pela tríade hipoxemia, hipercapnia e acidose mista (aqui no seu componente metabólico).

A correção desse processo não deve ocorrer única e exclusivamente após a retirada do feto. A intubação traqueal, a ventilação utilizando oxigênio a 100% e, por vezes, a utilização de drogas no recém-nascido deveriam estar sendo precedidas de uma manipulação fetal com o intuito de otimizar o fluxo sangüíneo útero-placentário e, conseqüentemente, a oxigenação fetal.

Se o sofrimento fetal agudo é devido a um problema materno (mal asmático, choque hipovolêmico, cetoacidose diabética ou outros), é melhor que a correção do feto ocorra intra-útero. A exceção seria a parada cardiopulmonar, em que a remoção fetal estaria indicada enquanto ocorre a ressuscitação materna.

Os Quadros 11-1 e 11-2 apontam os objetivos centrais da ressuscitação fetal.

Como se pode perceber, o nascimento é o tratamento final da asfixia fetal e está indicado se houver falência do tratamento intra-útero ou quando, apesar dele, o estado fetal se deteriorar.

Quadro 11-1

Objetivo	Método
Remover compressão funicular	Elevação da parte apresentada
	Relaxamento uterino
	Amnioinfusão
Maximizar oxigenação	Oferecer oxigênio à mãe
Maximizar perfusão uterina	Posição para evitar compressão da cava
	Expansão do volume sangüíneo materno
	Relaxamento uterino
	Oferecer agentes inotrópicos à mãe

Quadro 11-2

Problema	Método
Anemia fetal	Transfusão intravascular ou intraperitoneal
Taquiarritmia fetal	Digitálicos e antiarrítmicos
Lúpus	Corticóides, heparina e AAS
Três ou quatro fetos	Redução do tempo da gravidez
Transfusão feto-fetal	Remoção fetal
Retardo do crescimento	Repouso, oxigênio, beta-agonista e AAS
Toxemia recorrente com RCIU	AAS e dipiramidol

Asfixia perinatal

O termo asfixia vem do grego e significa "parada de pulso". Segundo o Dicionário Aurélio, a asfixia "é um estado mórbido resultante da falta de oxigênio no ar respirado, e que produz grave ameaça à vida ou a extingue."

Em termos médicos, entende-se como asfixia "uma situação que ocorre quando o órgão responsável pelas trocas gasosas entra em falência". Ocorre em conseqüência do aumento da $PaCO_2$ e da diminuição da PaO_2, bem como do pH.

Quanto à incidência, apesar de os dados serem falhos, estimam-se taxas de 2% a 4% entre os nascidos vivos, utilizando-se o Boletim de Apgar de 1 minuto igual ou inferior a três. Cabe lembrar que, atualmente, esse parâmetro isolado não é mais aceito como definição. Alguns trabalhos chamam a atenção para percentuais de até 60% de asfixia em RNs pré-termos.

Dependendo da idade gestacional (IG), 10% a 60% de RNs acometidos por EHI podem vir a falecer e, dos sobreviventes, 25% ou mais apresentarão seqüelas permanentes no SNC (ver Capítulo 12).

O pediatra na sala de parto

"Estar sempre preparado para um RN asfíxico."

Algumas necessidades são imperativas, como se antecipar buscando antecedentes de risco na gestação, estar preparado para reanimar um RN asfíxico, com pessoal treinado e tendo todos os equipamentos suficientes para efetivação do ato de reanimar.

Princípios da reanimação

ABC da **reanimação neonatal**:

A) *Airway*
   Estabelecer e manter a permeabilidade de vias aéreas:
   - Posicionamento adequado da cabeça e do pescoço do RN.
   - Aspiração da boca e do nariz e, se necessário, da traquéia.
   - Intubação traqueal, se necessário.

B) *Breathing*
   Iniciar respiração através de:
   - Estímulo táctil.
   - Ventilação com pressão positiva, com bolsa auto-inflável e de máscara ou da cânula traqueal.

C) *Circulation*
   Manter a circulação, através de:
   - Massagem cardíaca.
   - Medicamentos.

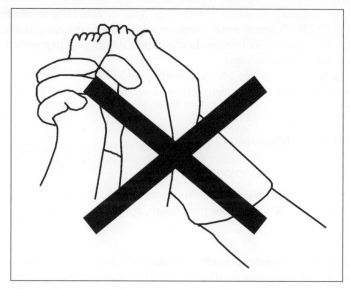

Fig. 11-2. Forma incorreta de segurar o RN após o nascimento.

Recomendações universais

- Utilizar sempre luvas estéreis e óculos para proteção contra doenças como hepatite B, HIV etc. O uso de gorro, máscara, propés e avental se impõe quando se tratar de um ambiente cirúrgico.
- Não se recomenda a realização de ordenha de cordão.
- Não segurar o RN pelos pés, verticalmente, com a cabeça solta (Fig. 11-2). Colocar em posição horizontal, no mesmo nível da placenta.
- A temperatura ambiental não deve acelerar a hipotermia.
- Enrolar o RN em campos cirúrgicos previamente aquecidos, enxugá-lo e rapidamente trocar por campos secos – evitar hipotermia.
- Após clampeamento do cordão, recepcionar o RN em ligeiro cefalodeclive, em campos estéreis previamente aquecidos.

A – AIRWAY – vias respiratórias

Abertura das vias aéreas

- *Colocar o RN em posição de reanimação*: deitado sobre o dorso.
- *Retificar vias aéreas*: gerar uma leve extensão da cabeça; pode ser colocado um coxim sob as espáduas do RN. A hiperextensão ou flexão podem ocasionar obstrução nessa faixa etária.

Desobstrução de vias aéreas

- Usar um aspirador para remover secreções, principalmente quando existe muito sangue ou mecônio em boca e nariz.

- A ordem é sempre desobstruir a boca e logo após narinas. Deve ser efetiva, porém suave e rápida. Procurar evitar pressões negativas excessivas (máximo de 100 mmHg). Movimentações bruscas da sonda pela narina podem provocar apnéia e bradicardia, por reflexo vagal.
- A aspiração é um estímulo adicional junto ao processo de reanimação.
- Se nenhum estímulo respiratório ocorrer, a ventilação deve ser iniciada imediatamente.

B – BREATH – respiração

Ventilação com pressão positiva

- *Inicial*: duas ventilações com duração de um segundo por ventilação.
- *Subseqüente*: 30 a 60 ventilações por minuto, aproximadamente.

Com máscara

Se a ventilação espontânea do RN for inadequada, a oxigenação pode ser mantida com ventilação por bolsa-máscara (Figs. 11-3 e 11-4). Esse dispositivo permite a oxigenação rápida ao paciente com dificuldade respiratória. Auto-insufla-se independente de uma fonte de O_2, mas não gera um fluxo constante ao paciente em função da válvula de exalação. O recém-nascido só recebe a mistura gasosa quando a bolsa é insuflada (Fig. 11-5). A máscara deve ser aplicada sobre o rosto do RN (base do nariz até mandíbula) com a mão do médico. A mandíbula pode ser levemente rechaçada para baixo para resultar uma via aérea patente (Fig. 11-5). Um tubo nasogástrico deve ser passado para drenagem adequada do ar represado na cavidade gástrica. Durante a compressão da bolsa auto-inflável existe a abertura da válvula, permitindo um fluxo de gás para o paciente, enquanto na exalação ocorre a abertura da válvula de saída, permitindo que o gás expirado seja eliminado na atmosfera, evitando a reinalação desse ar e conseqüen-

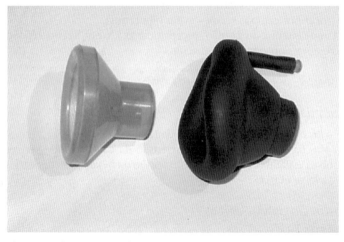

Fig. 11-3. Máscaras neonatais.

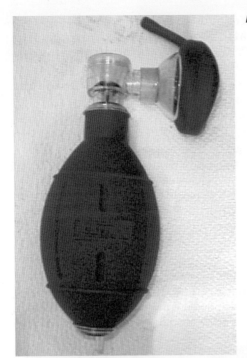

Fig. 11-4. Bolsa auto-inflável sem reservatório.

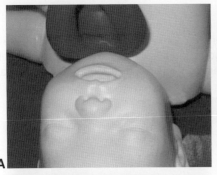
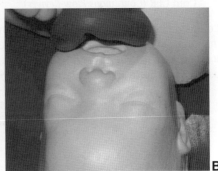
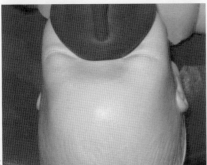

Fig. 11-5. Insuflação da bolsa auto-inflável. (**A**) Iniciar pela mandíbula. (**B**) Deixar cair sobre o rosto. (**C**) Não permitir pressão sobre os olhos.

temente a retenção de CO_2. As bolsas pediátricas sem reservatório de O_2 (Fig. 11-4) oferecem uma mistura contendo de 30% a 80% de FiO_2 quando utilizada com fluxos de 10 litros. A FiO_2 pode ser elevada para 60%-95% quando se adiciona um reservatório de O_2 com uma válvula ou uma traquéia de 20 cm (Fig. 11-6).

Deve estar acoplada a um manômetro e sempre possuir uma válvula de alívio para que se evitem pressões superiores a 25-30 cm/H_2O ou de 35-45 cm/H_2O.

Os lactentes necessitam de um volume corrente de 10 a 15 ml/kg e, por isso, deve ser utilizada bolsa com capacidade de 250-750 ml e não as de maior volume. Ainda vem sendo comercializada sem manômetro, o que torna extremamente difícil um bom aproveitamento do material e a implantação de técnicas ventilatórias claras. Na realidade, se for bem analisado, esse aparelho deveria estar equipado obrigatoriamente com um cronomanômetro, já que a tomada de tempo nesse momento é de fundamental importância para o êxito do que se deseja alcançar, ou seja, ressuscitação e ventilação pulmonar.

Conectar a bolsa à fonte de O_2 (5 a 10 lpm). Aplicar a máscara sobre a face do RN, tomando-se o cuidado de cobrir a boca, o nariz e a ponta do queixo. Evitar aplicar pressão sobre os olhos e o pescoço (Fig. 11-7).

Utilizar freqüências de 40 a 60 ipm. A pressão inicial deve ser de 30-40 cmH_2O e, em seguida, 15-20 cmH_2O em pulmões normais e 20-40 cmH_2O em pulmões de baixa complacência. É de fundamental importância, durante a ventilação, a observação da movimentação torácica, através da inspeção e da ausculta. A ventilação efetiva deve elevar a caixa torácica de 0,5 a 1 cm.

Com CFR (*Continuous Flow Reviver*)

Equipamento de ventilação feito em alumínio, latão cromado, aço e PVC (Fig. 11-8). Sua manutenção é simples, e a limpeza pode ser feita com água e sabão, esterilizando-se a frio numa solução de glutaraldeído. Utilizando o modelo analógico pulmonar neonatal, os testes comprovaram a capacidade de promover, ao nível de alvéolos pulmonares, as

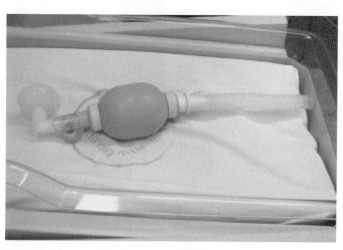

Fig. 11-6. Bolsa auto-inflável com reservatório.

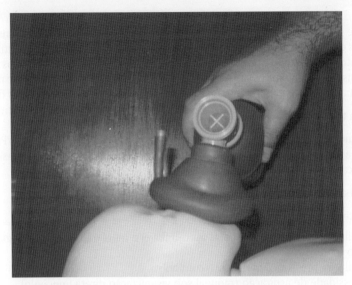

Fig. 11-7. Ventilação pulmonar manual com bolsa auto-inflável.

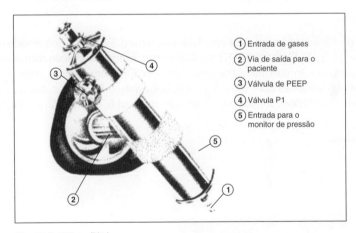

① Entrada de gases
② Via de saída para o paciente
③ Válvula de PEEP
④ Válvula P1
⑤ Entrada para o monitor de pressão

Fig. 11-8. CFR pediátrico.

pressões definidas em vias aéreas superiores, com correspondente movimentação do fluxo de gases. Permite o controle de variáveis importantes como:

- O fluxo que é conduzido ao sistema ventilatório.
- As pressões de insuflação pulmonar máxima (PI) e expiratória final (PEEP).
- Os tempos inspiratório e expiratório.
- A concentração de oxigênio do ar inspirado.

Por permitir o controle do fluxo contínuo de gases, oferece a possibilidade de decisão sobre cada variável do processo ventilatório. Permite controle dos seguintes itens:

FiO_2, fluxo aferente, PI, PEEP e tempos inspiratório e expiratório. Está indicado em: reanimação de RN na sala de parto, unidades móveis, salas de cirurgias, UTIs, transporte de pacientes e emergências. Entretanto, em processos de reanimação, onde são utilizadas as bolsas auto-infláveis, não é possível manter constantes os volumes ventilatórios e as pressões de insuflação pulmonar, submetendo o paciente asfíxico ao risco maior de não reversão do quadro, aumentando também a possibilidade de lesões em múltiplos órgãos.

Com tubo traqueal

A maioria dos RNs que necessitam de ventilação com pressão positiva (VPP) na sala de parto apresenta recuperação dos parâmetros vitais, quando são ventilados com bolsa e máscara.

Intubação traqueal

Indicações:

- Ventilação pressórica com bolsa auto-inflável e máscara que se prolonga além de cinco minutos.
- Ventilação pressórica ineficiente com bolsa.
- Necessidade de aspiração traqueal sob visualização direta (mecônio).
- Suspeita de hérnia diafragmática que necessite de VPP.

Preparo:

Dois profissionais devem estar envolvidos com o ato. É de regra deixar todo o material preparado (Fig. 11-9): fonte de O_2 com fluxômetro, aspirador a vácuo com manômetro, material para fixação da cânula traqueal, laringoscópio com lâminas retas 0 e 1 (Fig. 11-10), cânulas traqueais 2,5 – 3,0 – 3,5 e 4,0; bolsa auto-inflável neonatal, máscara para RN a termo e pré-termo, sondas para aspiração traqueal 6, 8 e 10 e fio-guia estéril.

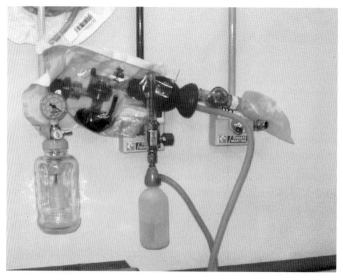

Fig. 11-9. Material de reanimação preparado.

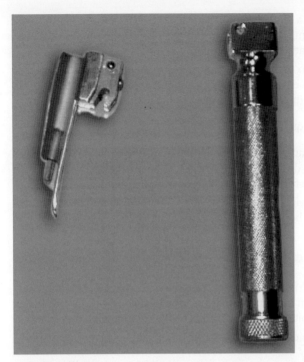

Fig. 11-10. Laringoscópio.

Tubo traqueal

O material de ressuscitação deve conter tubos traqueais de vários calibres e tamanhos. Deve ter diâmetro uniforme, com uma linha radiopaca e graduada em centímetros (Quadro 11-3).

Quadro 11-3. Tamanho do tubo e distância de acordo com o peso

Peso (gramas)	Diâmetro (mm)	Tamanho (cm)
500-1.000	2,5	7,0
1.000-1.400	3,0	7,5
1.400-1.900	3,0	8,0
1.900-2.200	3,5	8,5
2.200-2.600	3,5	9,0
2.600-3.000	3,5	9,5
3.000-3.400	3,5	10,0
3.400-3.700	3,5	10,5
3.700-4.100	4,0	11,0
4.100-4.500	4,0	11,5
> 4.500	4,0	12,0

Fonte: Cedars-Sinai Medical Center.

Esses tamanhos são para a intubação orotraqueal. Adicionar dois centímetros para a intubação nasotraqueal. É importante deixar sempre à disposição cânulas de diâmetro inferior e superior em relação àquela escolhida.

Após o RN ser transferido para a UTI devemos ajustar o tamanho e a distância de inserção de acordo com a tabela detalhada anteriormente e logo após confirmar seu posicionamento com raios X (manter ao nível da vértebra T2/T3).

Técnica de intubação traqueal

Proficiência na intubação e manejo ventilatório requerem conhecimentos sobre anatomia das vias aéreas e a relação do laringoscópio com a região. É necessário que se visualize o trato condutor aéreo em três eixos separados: boca, faringe/esôfago e traquéia.

O paciente deve estar devidamente posicionado, e o laringoscópio deve proporcionar uma visão direta entre a boca e a traquéia. Existem três passos para a observação direta (Fig. 11-11):

- *1º passo*: rotação leve da cabeça para trás – posicionamento da cabeça e pescoço (Fig. 11-11A).
  Em crianças é tipicamente usado um coxim sob a cintura escapular. O RN geralmente pode ser intubado sem o coxim, embora muitos médicos o utilizem. Pode ser colocado um apoio occipital para evitar a rotação da cabeça para um dos lados.
- *2º passo*: posicionamento da mandíbula – projetar a mandíbula anteriormente.

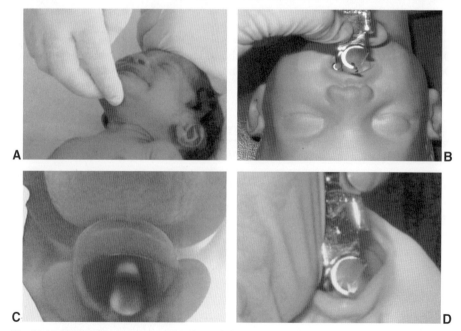

Fig. 11-11. (**A**) Extensão da cabeça. (**B**) Laringoscópio projetando mandíbula para frente. (**C**) Visualização da glote. (**D**) Visualização das cordas vocais.

- *3º passo*: visualização da glote – introduzir a lâmina do laringoscópio pelo lado direito da língua, até que a visualização seja possível (Figs. 11-11 B, C e D). É utilizada para rechaçar a língua para a esquerda e para cima no campo do operador. A obtenção de uma linha visual da glote é conseguida a partir de um tracionamento ântero-superior do laringoscópio. É imperativo não determinar movimento de alavanca.

  A utilização correta das lâminas é crucial para o sucesso da intubação traqueal.
- *Lâmina curva (Fig. 11-12A)*: a ponta da lâmina curva deve ser colocada no ponto anterior da epiglote – valécula. Deve ser realizada uma força ântero-caudal para abrir a VA e proporcionar uma visão direta da glote; requer mais força.
- *Lâmina reta (Fig. 11-12B)*: deve abordar a parede posterior da epiglote e ser forçada em posição ântero-caudal, com a epiglote rechaçada anteriormente. Tem sido a mais utilizada em crianças pequenas.

  Durante o procedimento propriamente dito é importante observar a necessidade de aplicar sistematização e seqüência junto ao procedimento para que não existam riscos para o pequeno paciente (Figs. 11-13 e 11-14).

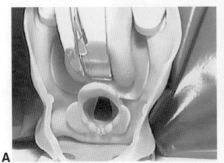
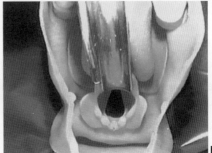

Fig. 11-12. (**A**) Lâmina curva na valécula. (**B**) Lâmina reta sobre a epiglote.

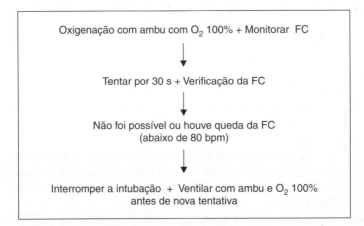

Fig. 11-13. Seqüência obrigatória durante a intubação orotraqueal (IoT).

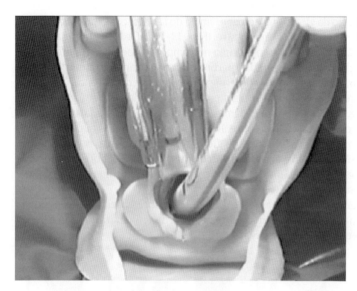

Fig. 11-14. Colocação do tubo.

C – CIRCULATION – massagem cardíaca e drogas

Decisão segundo freqüência cardíaca

Realizar a ventilação pressórica, através de bolsa/máscara ou bolsa/cânula, com O_2 a 100% durante 15-30 segundos, e reavaliar.

Respiração, FC e COR

- Se o RN apresentar movimentos respiratórios efetivos e FC superior a 100 bpm, oferecer O_2 inalatório, reduzindo-o de acordo com a COR.
- Se o RN não apresentar movimentos respiratórios, mas FC for superior a 100 bpm ou se a FC estiver entre 60 e 100 bpm, com tendência a aumentar, manter a VPP.
- Se a FC continuar abaixo de 80 bpm, iniciar MASSAGEM CARDÍACA.

Massagem cardíaca

- Apoio circulatório: massagem cardíaca externa:
  - Verificação do pulso: além de ser importante na caracterização da necessidade da massagem cardíaca, também o é no controle da eficiência da massagem. Na criança com menos de um ano, os de eleição são o braquial e o femoral. O umbigo pode ser opção na sala de parto (Fig. 11-15).
  - Compressões:
    1. Local: independente da idade, o ponto de eleição é a metade inferior do esterno. Para tal, estabelecer uma linha unindo os dois mamilos, e um dedo logo abaixo dessa linha determinar um ponto central no esterno (Fig. 11-16).
    2. Evitar a massagem no apêndice xifóide e nunca comprimir os arcos costais.

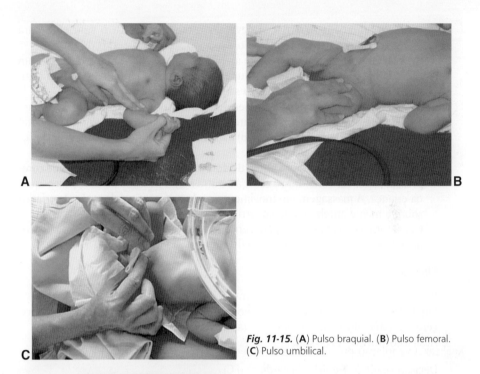

Fig. 11-15. (**A**) Pulso braquial. (**B**) Pulso femoral. (**C**) Pulso umbilical.

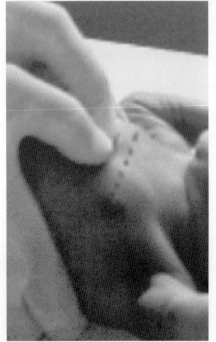

Fig. 11-16. Local das compressões.

3. Profundidade: na criança devemos estabelecer força o suficiente para deprimir o esterno em 1/3 do diâmetro ântero-posterior do tórax.
4. Freqüência: em crianças com menos de um mês devemos estabelecer um ritmo de 120 compressões durante um minuto. Geralmente são suficientes para gerar um bom fluxo sangüíneo cerebral.
5. Proporção: devemos estabelecer um ritmo de 3 (três) compressões para 1(uma) ventilação nos primeiros 28 dias de vida. Após o período neonatal a relação deve ser de 5 (cinco) massagens para 1 (uma) ventilação. O processo deve ser sincronizado.

– Técnica: pode ser utilizada a ponta de dois ou três dedos, junto ao local de compressão, após ter estendido a cabeça à outra mão e passada no dorso da pequena criança. A massagem em movimento pode requerer a colocação da criança sobre a mão e antebraço do socorrista (Fig. 11-17A).
Outra forma é usar as mãos para cerclagem do tórax. Os polegares são posicionados lado a lado no ponto exato de compressão (Fig. 11-17B).

Eficiência da massagem

1. Presença de pulso braquial ou femoral.
2. Pupilas midriáticas evoluindo para miose indicam melhora da perfusão de tronco cerebral (cuidado com presença de fármacos).
3. Avaliação do CO_2 expirado.

Decisão segundo freqüência cardíaca (FC)

Após 30 segundos de ventilação pressórica com O_2 a 100% e massagem cardíaca, reavaliar a FC:

- Se o RN apresentar FC superior a 80 bpm, suspender a massagem cardíaca, mantendo ventilação pressórica a 100%.
- Se a FC continuar abaixo de 80 bpm, iniciar administração de medicamentos.

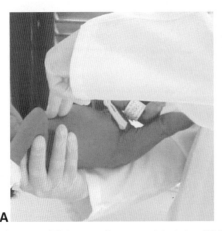
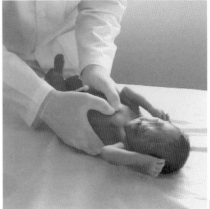

Fig. 11-17. (**A**) Compressão com os dois dedos. (**B**) Compressão com cerclagem do tórax.

Medicações

- "O uso de medicações na reanimação da sala de parto, sem ventilação e massagem cardíaca adequadas, será pouco efetivo". Só pensar em medicamentos após a certeza do ABC aplicado corretamente e de forma efetiva (Quadro 11-4).
  Sua utilização é rara, desde que a ventilação e a massagem sejam efetivas.
  - Indicações: FC permanece abaixo de 80 bpm, após 30 segundos de VPP com O_2 100%, ou quando o RN está em parada cardíaca. Nesta última situação, os medicamentos devem ser administrados logo após o nascimento, sempre acompanhados de ventilação e massagem cardíaca.
  - Drogas mais utilizadas: adrenalina, bicarbonato de sódio, expansor de volume, naloxone e dopamina.
  - Via de administração: veia umbilical, através de um cateter umbilical (número 3,5 ou 5) com orifício terminal. Introduzir essa cânula, previamente preenchida com água destilada, até que se obtenha o refluxo de sangue, cerca de 1-2 cm após a passagem pelo ânulo umbilical. Evitar introdução excessiva. Caso haja necessidade de permanência, fazer raios X para verificação de seu posicionamento. A infusão intra-óssea passou a ser aceita como uma via possível de acesso vascular já na sala de parto, em função de sua rapidez.

A dopamina pode ser utilizada após reanimação prolongada, diante de perfusão periférica ruim, pulsos fracos ou ainda com evidências de choque.

Utilizar 5 mcg/kg/min (podendo chegar até 20 mcg/kg/min), em infusão contínua.

$$\frac{6 \times \text{peso do RN} \times \text{dose desejada} \text{ kg mcg/kg/min}}{\text{volume de infusão desejado (ml/hora)}} = \text{mg de dopamina por 100 ml de solução}$$

REANIMAÇÃO NEONATAL HOSPITALAR

Com poucos recursos

Em uma pequena proporção de RN (1% a 5%) as modificações funcionais multiorgânicas não ocorrem de forma tranqüila e em conseqüência a respiração não se inicia de forma espontânea e rápida. Essas crianças apresentam a chamada asfixia ao nascimento e necessitam de assistência para iniciar a respiração. Em outras palavras, necessitam de reanimação.

Quadro 11-4. Medicamentos para reanimação neonatal

Medicações	1 kg	2 kg	3 kg	4 kg
Epinefrina	0,1-0,3 ml	0,2-0,6 ml	0,3-0,9 ml	0,4-1,2 ml
Expansor volume	10 ml	20 ml	30 ml	40 ml
Bicarbonato de sódio	4 ml	8 ml	12 ml	16 ml
0,5 mEq/ml (4,2%)	(2 mEq)	(4 mEq)	(6 mEq)	(8 mEq)
Narcan	0,25 ml	0,5 ml	0,75 ml	1,0 ml
0,4 mg/ml	(0,1 mg)	(0,2 mg)	(0,3 mg)	(0,4 mg)

Fonte: Ahmanson Pediatric Center/Cedars-Sinai Medical Center.

Guia da reanimação

Algumas regras devem ser seguidas para que exista êxito no ato da reanimação. Esta é uma abordagem para ambiente intra-hospitalar com poucos recursos, desenvolvida pela OMS.

Antecipação

- Reanimação deve ser antecipada a cada nascimento.
- A cada nascimento a atendente deve estar preparada para iniciar sem demora os cuidados.
- Atendente deve estar treinada.
- Pedir ajuda, se necessário.
- Prestar atendimento à mãe – o maior risco materno é o sangramento.

Preparo adequado

- A cada nascimento a atendente deve estar treinada para ressuscitação.
- Estar preparada para respiração boca a boca ou máscara-boca, na ausência de material mais adequado.
- Uma segunda pessoa deve estar atenta para ajudar diante de um quadro asfíxico.
- Um bom preparo anti-séptico deve ser realizado nas mãos, e logo após colocar luvas limpas.

Pessoal

- Ter sempre uma atendente treinada em parto e reanimação neonatal.
- O ideal é existir uma segunda pessoa, com o mesmo grau de formação, para que uma possa se envolver especificamente com a reanimação.

Material e equipamento

- Duas toalhas limpas e aquecidas para proteção térmica.
- Para limpeza, usar água, sabão, luvas, material de limpeza para o RN e um *kit* para manipulação do umbigo.
- Para ressuscitação, uma bolsa auto-inflável para RN, duas máscaras (RN a termo e pequenos), aspirador (mucoextrator), calor radiante (se possível), toalhas mornas, uma bancada e um relógio.
- Ter sempre material adicional, que fica reservado para casos de nascimento múltiplo ou se existir falha do primeiro.
- Relógio – ter noção do tempo.

Local

- Um local de reanimação onde a temperatura se encontre a pelo menos 25º. Não existem evidências de que a hipotermia auxilie no início da respiração e na prevenção do dano neurológico.
- Ter acesso lateral e posterior do RN.
- Conseguir estabelecer manuseio fácil do material de reanimação.

- A área onde for ocorrer a reanimação deverá estar aquecida e ser plana, firme e clara.

  Independente do local, se o RN não chorar ou não respirar, ou ainda desenvolver *gasping* (respirações ocasionais entremeadas com longas pausas em parada respiratória – não é uma ventilação eficiente) dentro de 30 segundos após o nascimento, e após ser enxugado, os passos essenciais de ressuscitação devem ser aplicados imediatamente.

Ressuscitação básica

- *1º passo*: estar certo que todos os itens anteriores foram seguidos.
- *2º passo*: colocar o RN sobre o abdome da mãe ou sobre um local aquecido. **Enxugar** imediatamente o RN com toalhas limpas e aquecidas. Remover as molhadas e recobrir o RN com uma nova toalha, procurando deixar a face e o tórax visíveis. *Só esse procedimento é suficiente para estimular o RN, quando se analisa a respiração.*
  Em 30 segundos a definição quanto à necessidade de reanimação deve ser estabelecida.
- *3º passo*: caracterizar a necessidade de ajuda para respirar (Fig. 11-18).
- *4º passo*: AB da reanimação.

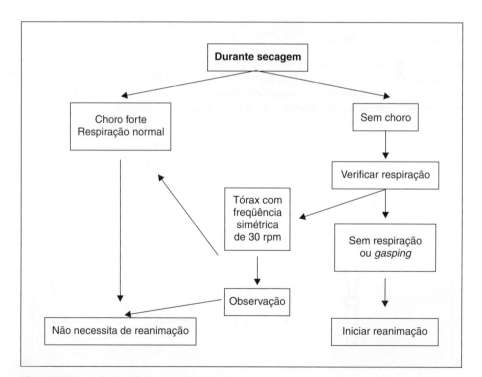

Fig. 11-18. Ressuscitação básica – terceiro passo.

A – AIRWAY – vias respiratórias

Abertura de vias aéreas

- *Colocar o RN em posição de reanimação*: deitado sobre o dorso.
- *Retificar vias aéreas*: gerar uma leve extensão da cabeça; pode ser colocado um coxim sob as espáduas do RN. A hiperextensão pode ocasionar obstrução nessa faixa etária.

Desobstrução de vias aéreas

- Usar um aspirador para remover secreções, principalmente quando existe muito sangue ou mecônio em boca e nariz (Fig. 11-19).
- A ordem é sempre desobstruir a boca e logo após narinas. Deve ser efetiva, porém suave e rápida.
- A aspiração é um estímulo adicional junto ao processo de reanimação.
- Se nenhum estímulo respiratório ocorrer, a ventilação deve ser iniciada imediatamente.

B – Breath – respiração

Ventilação

Ventilação boca-máscara

Pode ser realizada tanto em ambiente hospitalar quanto em extra-hospitalar.

Embora muitos estudos venham ocorrendo para treinamento em reanimação neonatal, esses não vêm sendo conclusivos em função de ser um material caro e com riscos infecciosos tanto para o RN quanto para o ressuscitador.

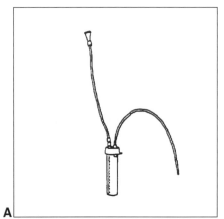 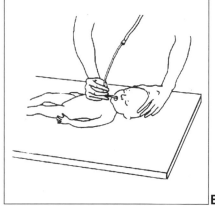

Fig. 11-19. (**A**) Mucoextrator (OMS). (**B**) Permeabilização de VAS (OMS).

11 • Reanimação no Período Neonatal | 167

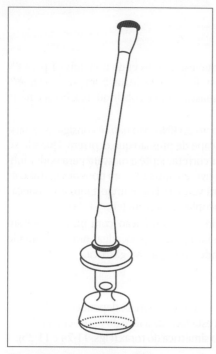

Fig. 11-20. Máscara para ventilação boca-máscara (OMS).

Um instrumento simples e barato vem sendo desenvolvido e testado em laboratórios e hospitais com a participação de atendentes. Tem demonstrado um bom aproveitamento em função da facilidade de utilização, após um processo próprio de treinamento.

O instrumento é composto por uma máscara, uma válvula e um tubo. A máscara é a mesma utilizada nas bolsas infláveis. A válvula previne o RN quanto à reinalação do ar expirado, e o tubo liga o ressuscitador à máscara (Fig. 11-20).

O princípio é o mesmo da máscara com a bolsa inflável. A única diferença é que o reanimador introduz o ar no pulmão do RN via tubo, diferente da bolsa inflável. A experiência mostra que o reanimador tende a insuflar aquém do necessário para expansão pulmonar, e que um treinamento adicional é importante para corrigir a pressão com que o ar é introduzido (Fig. 11-21).

Uma vantagem desse método é o desenvolvimento de uma boa assistência, enquanto a cabeça do RN encontra-se bem posicionada e o reanimador tem uma boa observação da movimentação torácica do RN.

Embora esse instrumento proteja o ressuscitador de qualquer infecção vinda do RN, este não estará protegido de infecções que possam ser transmitidas pelo reanimador. Este instrumento testado não apresenta um filtro e, portanto, não protege o RN, por exemplo, da tuberculose.

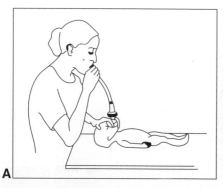
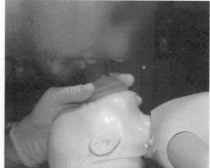

Fig. 11-21. (**A** e **B**) Ventilação boca-máscara neonatal (OMS).

Ventilação máscara-bolsa auto-inflável

Máscara

Selecionar um tamanho adequado para o RN que estará nascendo (tamanho 1 para RN de peso normal e tamanho 0 para RN pequenos). Ter certeza de um bom posicionamento da cabeça, adotando uma leve extensão. A máscara deve cobrir queixo, boca e nariz (Fig. 11-22).

Estabelecer um lacre entre a máscara e o rosto do RN. Caso não se consiga esse ajuste, dificilmente o ato será útil, em função do escape de pressão que ocorrerá. Quando só um atendente estiver em jogo, terá que acoplar corretamente a máscara para poder funcionar com o ambu. Quando dois socorristas estiverem atuando, um poderá segurar corretamente a máscara, enquanto o outro poderá ventilar. Isso é importante em crianças grandes, onde existe certa dificuldade em se acoplar à máscara (Fig. 11-23).

Cabe lembrar que todas essas modalidades de ventilação com máscara geram introdução de ar em cavidade gástrica, e esse fato pode desencadear uma dificuldade na expansão torácica, em função de uma grande bolsa gasosa gástrica.

Bolsa válvula auto-inflável

Comprimir a bolsa com dois dedos somente ou com toda a mão, dependendo do tamanho da bolsa auto-inflável. Checar se a máscara está lacrada à face do RN e ventilar duas a três vezes, observando sempre a movimentação simétrica do tórax (Figs. 11-24 e 11-25).

- *Parada da assistência*: se não existir *gasping* ou respiração após 20 minutos de ventilação efetiva, parar a ventilação. Se o RN estiver com *gasping*, mas sem ventilação efetiva espontânea, parar a ventilação.

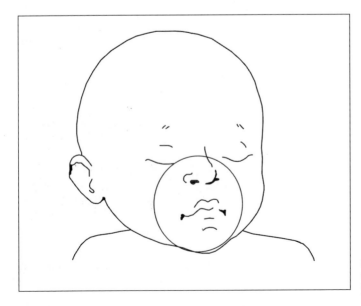

Fig. 11-22. Ajuste da máscara na face do RN (OMS).

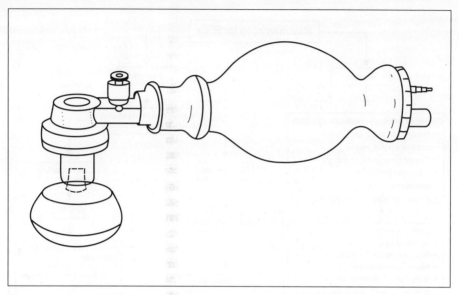

Fig. 11-23. Bolsa auto-inflável sem reservatório – OMS.

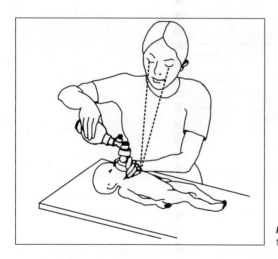

Fig. 11-24. Visualização constante do tórax do RN (OMS).

Manobras de reanimação avançada em locais sem recursos

Uma pequena proporção de RN falha em responder à ventilação com ambu-máscara. Quando isso acontece, devem ser tomadas decisões adicionais. Os procedimentos avançados podem ser introduzidos nas instituições de saúde desde que obedeçam aos seguintes critérios:

1. Pessoal treinado, com suporte e equipamentos adequados.
2. Pelo menos duas pessoas treinadas para estabelecer a ressuscitação.

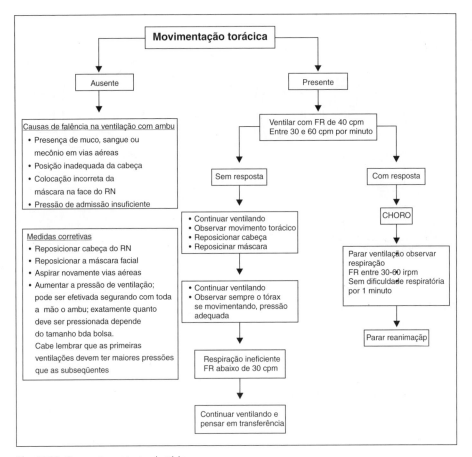

Fig. 11-25. Comportamento respiratório.

3. Ter muitos nascimentos que necessitem da presença de um reanimador.
4. A instituição deve ter condições de cuidar ou de transferir o RN que sofreu asfixia grave ao nascimento, uma vez que ele apresente problemas após ter sido reanimado.

- *Compressões torácicas*: não são recomendadas na reanimação básica ao nascimento. Não existe necessidade de iniciar massagem cardíaca antes de ter instituído a ventilação. FC baixa é ocasionada por falta de oxigenação e na maioria dos RNs retorna ao normal à medida que a ventilação é efetivada. Ventilação eficiente deve ser estabelecida antes de iniciar as compressões torácicas.
  Tem sido mostrada a dificuldade na verificação da freqüência cardíaca em RN, comparando com a criança maior, especialmente se for por sensibilidade do pulso ou batimento pelo tórax ou até mesmo a partir de uma grande artéria. Então uma pessoa com pouca experiência tem grande chance de cometer um erro nessa verificação. Acessar a freqüência cardíaca sem treinamento prévio e equipamentos é perda de tem-

po, e uma interpretação incorreta na verificação da FC pode gerar decisões erradas. Entretanto, em RN com bradicardia persistente (FC < 80 bpm ou caindo) apesar de uma ventilação efetiva, a compressão torácica pode ser salvadora desde que estabeleça a circulação. Uma pressão média mais elevada foi observada quando existe a cerclagem do tórax com as duas mãos e a massagem realizada com os dois polegares sobre o esterno.

Duas pessoas são necessárias para determinar a ventilação com bolsa auto-inflável e máscara e massagear o tórax. Antes de iniciar a massagem, é importante que a FC seja verificada de forma correta.

- *Intubação traqueal*: tem-se mostrado mais efetiva em RN com depressão aguda ou doentes. É necessária para que se possa prolongar a reanimação, mas também é um procedimento mais complicado e que requer um bom treinamento. É necessário somente eventualmente e pode ser um procedimento perigoso se realizado por pessoal não treinado. Complicações tipo arritmias cardíacas, laringoespasmo, vasoespasmo de artéria pulmonar são complicações possíveis.

  Sucção traqueal sendo realizada por um ressuscitador treinado tem demonstrado uma diminuição da morbidade em RN deprimidos e com mecônio em vias aéreas. Entretanto, é necessária uma grande experiência em realizar o procedimento sem gerar danos ao RN.

  Apesar do benefício do procedimento, o mesmo só deve ser aplicado por pessoa experiente, porque danos graves estão associados ao ato (hipóxia, bradicardia, etc.).

- *Oxigênio*: *oxigênio adicional não é necessário na reanimação básica*, embora seja considerado necessário por alguns autores. Não existe oxigênio em todos os locais e nem durante todo o tempo. Também é um produto muito caro. Além desses dados, trabalhos recentes vêm mostrando a efetividade da reanimação sem oxigênio adicional. Pesquisas vêm demonstrando que altas concentrações de O_2 podem não ser benéficas em várias circunstâncias. Entretanto, quando a cor do RN não melhorar após uma ventilação efetiva, a utilização do O_2 deve ser estabelecida. É necessário aumento da concentração do O_2 ambiental diante de várias situações: doença neonatal, aspiração de mecônio e naqueles que não permanecem acianóticos.

REANIMAÇÃO NEONATAL EXTRA-HOSPITALAR

Com recursos

Atendimento pré-hospitalar

ABCDE da reanimação

A) *Airway*: abertura de vias aéreas e estabilização cervical.
B) *Breathing*: ventilação manual e mecânica.
C) *Circulation*: manutenção cardíaca e a circulatória.
D) *Disability*: combate aos distúrbios neurológicos.
E) *Expose*: combate à hipotermia.

Os grupos de atendimento pré-hospitalar, principalmente os seguidores de protocolos americanos, desenvolvem essa estratégia ou sistemática de abordagem a um paciente, independente da idade. Na infância, principalmente pelas variações fisiológicas e, ainda, uma pequena freqüência de ocorrências nessa faixa etária, a fixação de dados e a aplicação automática e de forma adequada, por ora, estão longe de acontecer de forma eficaz.

No período neonatal (primeiros 28 dias de vida), pelas características da criança, poderia ser considerado o EABCD. A hipotermia exerce um efeito extremamente danoso aos órgãos e sistemas nessa faixa etária.

Serão comentados os tópicos que diferem do atendimento convencional ao recém-nascido.

Local de atendimento

Após o manuseio correto da vítima no local do evento, são levados para ambulâncias tipo UTI, já padronizadas para o atendimento de situações de urgência (Fig. 11-26).

Imobilização cervical manual

A via aérea de uma vítima de trauma deve ser aberta e mantida, enquanto a coluna cervical é imobilizada manualmente em uma posição neutra. Isso é mais bem conseguido utilizando-se uma combinação de manobras: elevação da mandíbula, junto à de estabilização cervical. A cabeça e o pescoço devem ser firmemente colocados em posição neutra para que seja prevenida a movimentação cervical. Procurar não estabelecer extensão como em reanimações fora do trauma (Fig. 11-27A).

Não esquecer que a queda de língua é uma das causas mais importantes de obstrução de vias aéreas em todas as faixas etárias. A cânula de Guedel deve ser utilizada enquanto se estabelece via aérea definitiva. Deve ser de tamanho apropriado – linha da

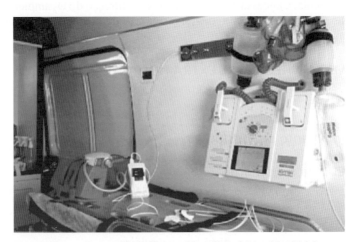

Fig. 11-26 Aparelhagem de UTI (foto cedida pelo Prof. Maurício Vidal de Carvalho).

11 ♦ REANIMAÇÃO NO PERÍODO NEONATAL | 173

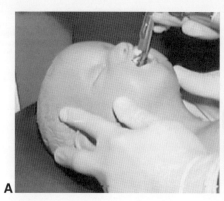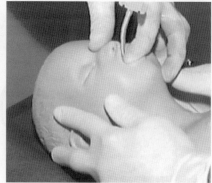

Fig. 11-27. (**A**) Laringoscopia com imobilização cervical por um segundo socorrista. (**B**) Intubação com imobilização cervical.

boca/narina até ângulo da mandíbula. A colocação em pacientes com sensório preservado pode gerar náuseas e vômitos. Deve estar sondado e com cavidade gástrica vazia (Fig. 11-28).

Se houver necessidade de intubação traqueal imediatamente após abordagem da vítima, essa manobra deverá ser efetivada com imobilização cervical (Fig. 11-27B).

Imobilização com colar e KED em caso de trauma

Após uma abertura efetiva de vias aéreas e uma boa estabilização simultânea de coluna, deve ser aplicado um *colar de extricação semi-rígido* na coluna cervical.

Ainda não é clara a necessidade de utilização de colares cervicais em RN (Fig. 11-29), mas obedecendo ao princípio básico da imobilização após acidentes fica clara a utilidade. Também vem sendo desenvolvido um grande arsenal de produtos para imobilizações em crianças pequenas, incluindo recém-nascidos.

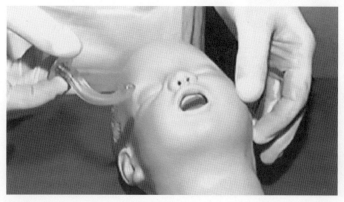

Fig. 11-28. Guedel para permeabilização VAS.

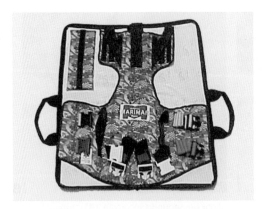

Fig. 11-29. Colete imobilizador infantil (KED) (Marimar).

Imobilização em tábua longa ou curta

Uma ótima imobilização cervical é conseguida com uma tábua longa de fixação espinhal, quando adicionada à utilização do colar cervical. A fixação deve ocorrer nas formas fronte/tábua, colar/tábua e tronco/tábua, não esquecendo dos apoios laterais. Um *problema na fixação* de crianças à tábua encontra-se no fato de a criança pequena ter um grande occipito e, portanto, gerar uma tendência à flexão do pescoço, quando colocado na tábua totalmente plana. Tábuas espinhais pediátricas com um leve vão central pouco profundo facilitam a manutenção da cabeça em posição neutra. Caso não haja material específico, uma fina camada de algodão firme pode ser passada na superfície da tábua abaixo do dorso da criança, proporcionando elevação de dois centímetros, para que a cabeça assuma uma posição neutra (Fig. 11-30).

Valores fisiológicos e escala de trauma

O socorrista deve estar atento à necessidade de estabelecer os parâmetros fisiológicos para a faixa etária. Grande parte da falência ao atendimento às crianças pequenas em via pública vem da ineficiência em diagnosticar e efetivar procedimentos corretos em tempo hábil.

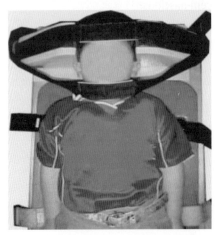

Fig. 11-30. Conjunto imobilizador de cabeça infantil (Marimar).

Inicialmente deve-se aplicar a escala de trauma e, imediatamente após, estipular ações corretivas para estabelecer os parâmetros os mais próximos dos fisiológicos (Quadros 11-5 e 11-6).

Atuação no Aparelho Circulatório (Fig. 11-31)

Nos casos em que o choque hipovolêmico seja evidente ou o RN encontre-se em parada cardiorrespiratória, o estabelecimento de duas vias de acesso à corrente sangüínea deve levar em consideração uma abordagem com dois socorristas. Enquanto um tenta estabelecer uma ou duas veia(s) periférica(s) calibrosa(s) em três tentativas ou em até 90 segundos, o outro já se encontra praticando a punção intra-óssea. O alcance ao sítio intra-ósseo é rápido, eficaz para infusão de grandes volumes, apresentando poucas complicações e, quando praticado, pode ser realizado por qualquer profissional emergencista (Fig. 11-32).

Fita de Brozelow

Instrumento útil na reanimação pediátrica (Fig. 11-33). Trata-se de uma fita elaborada com várias informações sobre a criança para serem aplicadas durante o momento da reanimação. Estabelece de forma clara a atuação frente a uma criança de 3 kg e, portanto, pode ser um excelente companheiro para quem pratica atendimento pré-hospitalar.

Quadro 11-5. Parâmetros fisiológicos

Freqüência respiratória	40-60 respirações por minuto
Freqüência cardíaca	140 + 20 batimentos por minuto
PaO$_2$	RN: 50 a 80 mmHg
PCO$_2$	35 a 45 mmHg
Saturação	85% a 95%
Volume corrente	6-10 ml/kg

Quadro 11-6.

Perda ponderal	1% a 2% ao dia (primeiras duas semanas)
Diurese	1 a 3 ml/kg/hora
Densidade sérica	1.005 a 1.015
Sódio urinário	20 a 60 mEq/l (depende oferta e diurético)
pH sangüíneo	7,25 a 7,35
Natremia	130 a 150 mEq/l
Glicemia	40 a 125 mg/dl
Creatinina sérica	0,5 a 0,8 mg/dl
Osmolaridade	280 a 320 mosm/l
Albumina sérica	3,5 a 5 mg/dl
Hematócrito	mínimo de 35 a 45

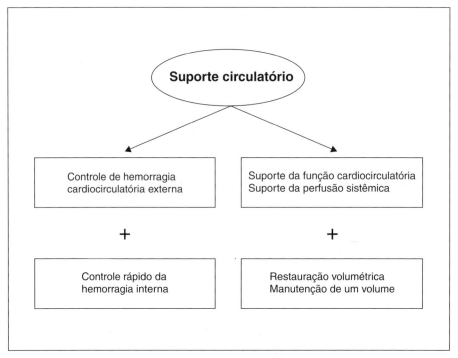

Fig. 11-31. Atuação no aparelho circulatório.

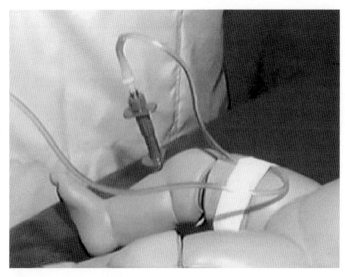

Fig. 11-32. Infusão intra-óssea.

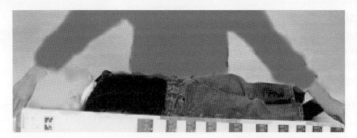

Fig. 11-33. Fita de Brozelow.

REANIMAÇÃO NEONATAL EXTRA-HOSPITALAR

Sem recursos

Antecipação

O leigo atuando

- Tanto em ambiente extra-hospitalar quanto em intra-hospitalar o reconhecimento de uma situação materna ou fetal de risco asfíxico é de suma importância.
- Também em ambos os locais é preciso estar atento à possibilidade de ocorrência da asfixia e estar preparado para tal.
  - Reconhecer o trabalho de parto: dilatação, expulsão e secundamento.
  - Orientar a mãe para ajudar durante a realização do parto.
  - Em hipótese alguma, mesmo diante da insegurança de quem conduz o parto, a gestante deve ser orientada a manter as pernas fechadas ou segurar a cabeça do concepto, para evitar a expulsão.

Preparo adequado

- Os fatores de risco são pobres sinalizadores de asfixia ao nascimento – mais da metade dos RNs que necessitam de reanimação não apresenta fatores de risco antes do nascimento. Portanto, não é suficiente estar preparado somente diante daqueles casos com risco para asfixia.
  - O mínimo material existente deve estar preparado.
  - Na inexistência de material, as pessoas envolvidas devem estar preparadas para aplicar respiração boca a boca.
  - Uma segunda pessoa deve estar atenta para ajudar diante da possibilidade de asfixia.
  - Lavar bem as mãos; se possível, escovando. A utilização da luva é importante para proteção tanto da criança quanto do reanimador – lembrar do estojo de primeiros socorros incluído nos carros em território nacional.

Pessoal
- Permitir que a pessoa mais capacitada do grupo se envolva com a situação – parto e reanimação.
- Evitar aglomerações e ambiente agitado.
- Duas a três pessoas com alguma noção seria de grande importância.

Material e equipamento
Parto e recém-nascido:
- Recipiente com água fervida.
- Toalhas limpas para proteção do períneo.
- Toalhas limpas para agasalhar o RN.
- Tesoura esterilizada ou gilete nunca usada. Aquecimento em fogo é útil.
- Dois pedaços de barbante fervido ou imerso em álcool (fio dental).
- Gaze limpa ou pêra para limpeza de vias aéreas do RN. A utilização dos próprios dedos pode ajudar em necessidade de desobstrução de VA.

Local
- O local deve ser calmo, afastado de agitações e, sobretudo, limpo.
- Colocar a mãe na cama com lençóis limpos, deixando espaço para que o RN saia.
- Caso não haja cama, colocar a gestante no chão forrado com lençol limpo.

ABC da reanimação

A – AIRWAY – vias respiratórias

Abertura de vias aéreas
- Em função da hipotonia gerada pela asfixia, geralmente não são necessárias manobras de abertura de boca.
- O primeiro e segundos dedos enluvados ou encobertos com um pano limpo podem ser úteis na desobstrução.
- Uma pêra de aspiração, quando disponível, é de extrema utilidade.

Posicionar rapidamente o RN elevado e em posição ventral pode ajudar em função da gravidade (drenagem de secreções) (Fig. 11-34).

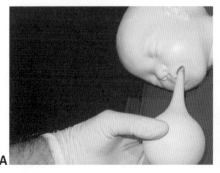 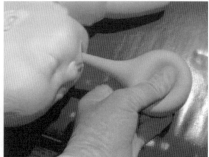

Fig. 11-34. (**A** e **B**) Permeabilização de VAS com pêra.

B – BREATH – respiração

Ventilação

Diante de uma situação inesperada, duas alternativas são possíveis: ventilação boca a boca ou boca-máscara, quando estiver disponível.

Ventilação boca a boca

A ventilação artificial de emergência nunca deve ser retardada. A ventilação direta com ar exalado (16% a 18% de oxigênio $FiCO_2$ de 4%; resulta em $paCO_2$ de 20 a 30 torr no reanimador e 30 a 40 no paciente; habitualmente a paO_2 é de 75 torr) está sempre ao nosso alcance.

1. Inclinar a cabeça para trás (em geral resulta em abertura automática da boca). A posição da cabeça deve ser checada e corrigida freqüentemente em função da dificuldade de mantê-la em uma mesma posição durante essa manobra.
2. Inspirar o suficiente para gerar pressão de expansão torácica no RN. Esse método necessita de muito treinamento, bem como o uso da bolsa auto-inflável. O treinamento inclui praticar o volume necessário de expansão, freqüência de expansão, acesso da ventilação e posicionamento correto da cabeça (Fig. 11-35).
3. Em RN ou crianças pequenas englobar a boca e narina.
4. Insuflar delicadamente em RN (volume – de 250 a 750 ml, dependendo do tamanho, e uma freqüência maior – 40 vezes/minuto, durante cada 0,5 a 1 segundo). A quantidade de ar introduzida deve ser menor que a oferecida para crianças e adultos. *Observar sempre a expansão do tórax* (Fig. 11-36).

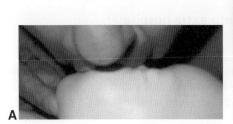
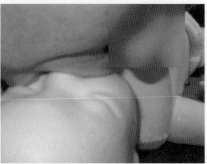

Fig. 11-35. (**A** e **B**) Retificação de VAS e reanimador englobando boca e narina.

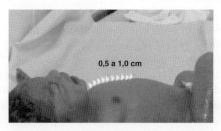

Fig. 11-36. Movimentação torácica necessária.

5. Ao constatar a expansão torácica, elevar a cabeça para permitir que o RN exale passivamente o ar. Após a exalação, reiniciar o processo de insuflação. Em adultos e crianças maiores o volume é mais importante que o ritmo.
6. As primeiras quatro insuflações devem ser realizadas sem permitir a expiração completa pelo paciente – recrutamento de alvéolos fechados.
7. Quando a boca encontra-se bloqueada, instituir a respiração boca-nariz. Imprimir a mesma seqüência acima, sendo que a insuflação ocorrerá pelo nariz. Tentar abrir a boca na expiração do RN.
8. Lembrar que, quando existe a insuflação em vias aéreas, o ar também está sendo conduzido ao estômago. Em determinado momento pode vir a impedir a expansão pulmonar ou gerar vômitos. Quando percebemos uma elevação do estômago, uma leve compressão da região epigástrica geralmente é suficiente para seu esvaziamento.

Obs.: **Riscos do processo:**
- *RN*: risco de infecção e dano pulmonar desencadeados pela pressão excessiva.
- *Reanimador*: risco de infecção.

Um pedaço de pano pode ser colocado na boca do RN e a do reanimador em situação de emergência. Provavelmente reduzirá o risco de algumas infecções, porém sem comprovação de eficácia de prevenção em relação ao HIV. Existem, no mercado, protetores ou escudos faciais que servem como barreira entre os dois. São em forma de máscara facial, com um filtro ou um pedaço plástico com um filtro que diminui a passagem do vírus. São relativamente caros, mas podem ser utilizados como alternativa, ocasionalmente.

C – CIRCULAÇÃO

Seguir os mesmos passos da reanimação avançada.

Recebimento do RN após nascimento extra-hospitalar

Conduta

Como *nascimento extra-hospitalar não programado* é aquele que acontece fora dos limites de um hospital ou de uma Unidade de Saúde e não é assistido por pessoas ligadas à área materno-infantil, ou preparadas para o ato, a possibilidade de complicações é grande.

Foi formulada uma proposta para a abordagem inicial do RN e da mãe na chegada ao hospital de referência:

1. Verificar a vitalidade neonatal, independente do tempo de nascido e aplicar o ABC, se necessário.
2. Auferir a temperatura corporal do RN.
3. Realizar obrigatoriamente o hematócito nesses RNs, principalmente se não houver desconexão da placenta. O sangue venoso deve ser sacado após quatro a seis horas de observação clínica (pletora, taquipnéia, instabilidade, tremores etc.) e de aquecimento. Muitas vezes fica caracterizada a policitemia hipervolêmica e também a necessidade de soroferese.

4. Inspecionar sempre placenta/cordão/umbigo ou cordão/umbigo quando existir o manuseio, devido a uma possível infecção bacteriana. Caso existam detritos, esses devem ser removidos, e a limpeza local, instaurada. O RN assintomático deve ser observado por 48 a 72 horas e hemogramas seriados (a cada 24 horas), estabelecidos, para verificação de possível quadro infeccioso sistêmico. Parâmetros hematimétricos normais associados à ausência de sinais clínicos dentro desse período são suficientes para a liberação do binômio.
5. Conduzir a suspeita de tétano da seguinte maneira: caracterizar se a mãe fez ou não pré-natal e se existe comprovante de profilaxia contra o tétano durante a gravidez; levantar a manipulação do coto umbilical (deve sempre questionar com o que foi cortado e se houve curativo com possíveis substâncias contaminadas, como pó de café, ervas, extrato de banana verde, fuligem, fezes de animais, teia de aranha, fumo queimado etc.); examinar o coto umbilical na chegada ao hospital para verificar se há presença de substâncias estranhas (ter em mente que o foco tetanogênico umbilical geralmente não é percebido no início dos sintomas, devido à queda do coto com a ferida colonizada pelo *clostridium*).

Para a conduta com o RN, são possíveis as seguintes combinações:

A) Mãe comprovadamente vacinada, com RN tendo manipulação correta de coto umbilical e sem detritos no umbigo na chegada ao hospital: conduta expectante, ou seja, o RN deve ser conduzido como um RN normal.
B) Mãe comprovadamente vacinada, com RN recebendo manuseio incorreto do coto umbilical ou com detritos no local: deve ser retirado o restante do coto e feita a limpeza eficiente do local (é discutível a utilização de penicilina, já que não agiria na forma esporulada do *clostridium*).
C) Mãe sem pré-natal ou cartão do pré-natal, não sabedora de seu estado vacinal, associado à manipulação incorreta e RN apresentando ou não detritos no umbigo: além da retirada do coto, deve ser feita limpeza no local e poderá ser feita aplicação de penicilina; esse grupo é merecedor de imunoglobulina antitetânica (dose única = 250 UI intramuscular) e de maior permanência hospitalar.

Não esquecer que as puérperas de agora, no futuro, poderão vir a ser novas gestantes. É imperativo, portanto, uma postura mais determinante não só em relação ao levantamento do estado vacinal, como à imunização antitetânica de todas as gestantes sem conhecimento ou comprovante de seu perfil vacinal.

Também o momento é próprio para orientação de como deve se comportar caso esteja novamente diante de uma situação parecida.

O processo de reanimação é universal e deve ser estendido à população geral. Alguns, ou equipes específicas, devem treinar reanimação pediátrica e/ou neonatal, pois estão em áreas de recebimento de crianças graves. Quando abordamos o conteúdo, fica fácil perceber que essa formação deveria vir desde os primórdios das nossas existências.

BIBLIOGRAFIA

Abe KK, Blum GT & Yamamoto LG. Intraosseus is faster and easier than umbilical venous catheterization in newborn emergency vascular access models. *American Journal of Emergency Medicine* 2000;18(2).

Aguiar GFS & Jennings EL. Tétano neonatal em uma população rural do baixo amazonas. *Clínica Pediátrica* 1993;14(4):13-5.

American Heart Association & American Academy of Pediatrics. Newborn resuscitation. In: *Pediatric Advanced Life Support.* 1997-1999. p 84.

Figueiredo Jr I, De Martino M. Nascimento extra-hospitalar não programado. *Arquivos Brasileiros de Pediatria* 1995;2(5):137-40.

Figueiredo Jr I. *Asfixia Fetal: ressuscitação intra-útero.* Boletim Científico Mensal do Centro de Estudos da Clínica Ultra-Diagnóstico: Informe Ultra-Diagnóstico. 1995;II: 4.

Figueiredo Jr I. Gravidez e principais doenças imunopreveníveis. *Pediatria Atual* 1991;4(4):20-9.

Goffi OS. Cuidados ao parto domiciliar. In: Ramos JLA, Vaz FAC. *Pediatria neonatal.* São Paulo: Sarvier, 1978. p 436-8.

Hegyi, Carbone, Anwar, Ostfeld, Hiatt, Koons, Pinto-Martins, Paneth. The apgar score and its components in the preterm infant. *Pediatrics* 1998;101(1):77-81.

International Guidelines for Neonatal Resuscitation: *An excerpt from the guidelines 2000 for cardiopulmonary resuscitation and emergency cardiovascular care: international consensus on science [online].* Disponível na Internet no endereço: www.pediatrics.org. Editor John Kattwinkel, MD. Vol. 106 No. 3 September 2000. p 29.

Maternal and Newborn Health/World Health Organization. *Basic newborn resuscitation: a practical guide.* 1997. p 32.

Maternal and Newborn Health/World Health Organization. Care *of umbilical cord : A review of the evidence.* 1998. p 35.

Miyoshi, Guinsburg, Almeida & Kopelman. *O pediatra na sala de parto.* Temas de Pediatria Nestlé. Número 65, 1997.

Mower, Sacchs, Nicklin & Baraff. Pulse oximetry as a fifth pediatric vital sign. *Pediatrics* 1997;99 (5):681-6.

Rego Barros JC. Cuidados Pós-natais Imediatos. In : Ramos, Leone. *O recém-nascido de baixo peso.* Sarvier. 1986:126-36.

Reis AG & Vasconcellos MC. Ressuscitação cardiopulmonar pediátrica. *Jornal de Pediatria* 1999;75(supl.2):S159-67.

Resuscitation of Asfixiated Newborn Infants with Room Air or Oxygen: International Controlled Trial. Pediatrics [online]. Disponível na Internet no endereço: www.pediatrics.org. Editor Saugstad, Rootwelt, Aalen. Vol. 102 No. 1 1998, p. e10

Rezende Filho J, Chaves Neto H. *Doppler na Avaliação da Vitalidade Fetal.* GO. Jul/ago Ano II. N 4. 1998.

Segre CAM. *Asfixia Perinatal.* 53rd Curso Nestlé de Atualização em Pediatria. 1996. p 141-7.

Sociedade Brasileira de Pediatria & American Heart Association, American Academy of Pediatrics. *Manual de Reanimação Neonatal.* 2000 p. 278.

Ventilação Manual na Sala de Parto [online] Disponível na Internet no endereço: www.uff.br/mmi/ped – disciplinas – trabalhos publicados. Israel Figueiredo Junior, 1998.

World Health Organization & Bureau for International Health. Cuidados Essenciais com o Recém-Nascido. 1994. 98 p.

Zenk, Karin. Y-site compatibility of Drugs Commonly Used in the NICU. *Neonatal Pharmacology Quarterly* 1992; 1(2):13-22.

12 Asfixia Perinatal

Manoel de Carvalho ◆ José Maria de Andrade Lopes
Mônica Andrade Rodrigues

INTRODUÇÃO

A lesão cerebral hipóxico-isquêmica resultante da asfixia ocorrida antes, durante ou logo após o parto é uma grande preocupação clínica e um problema mundial de saúde. A asfixia perinatal afeta 1,5 a 4/1.000 nascidos vivos a termo e aproximadamente 60% dos neonatos de baixo peso ao nascimento. A Organização Mundial de Saúde estima que um milhão de vidas/ano são perdidas em virtude de asfixia neonatal. Além disso, a morbidade é muito elevada nos sobreviventes e o custo financeiro e social de um recém-nascido com encefalopatia hipóxico-isquêmica (EHI) é muito alto.

QUANDO E POR QUE OCORRE A LESÃO CEREBRAL EM RECÉM-NASCIDOS ASFIXIADOS?

O período perinatal é uma época de grande vulnerabilidade, quando uma variedade de fatores fisiológicos e fisiopatológicos tem impacto sobre o desenvolvimento cerebral.

O cérebro humano é suscetível a uma grande variedade de lesões. Essas lesões podem acontecer em qualquer período durante a gestação, parto ou após o nascimento.

Uma característica diferenciada da lesão cerebral perinatal é que o feto é asfixiado como um todo, o que torna a fisiologia da lesão hipóxico-isquêmica global e sistêmica.

Evidências mostram uma correlação entre o grau de comprometimento cardiovascular e o grau de lesão cerebral. A asfixia sistêmica compromete o sistema cardiovascular do feto/neonato, resultando em hipoperfusão sistêmica por sangue hipoxêmico.

A lesão cerebral ocorre quando não há suprimento constante e adequado de oxigênio para o cérebro. Essa lesão será tão mais grave quanto maior for o tempo em que no cérebro ficar oxigênio. É importante entendermos que a lesão hipóxico-isquêmica leva a um modelo bifásico de encefalopatia e morte celular neuronal. As primeiras células morrem durante ou logo após o distúrbio inicial (morte celular primária); a segunda forma de morte celular ocorre somente algum período depois da lesão inicial e é chamada morte celular secundária ou retardada. Esta última forma de morte celular é mais proeminente entre 8 e 72 horas após a lesão, mas pode continuar em menor intensidade por períodos mais prolongados. Esta forma de morte celular ocorre por apoptose. Claramente, o tipo de morte celular será influenciado pela natureza da lesão, ou seja, a mais grave ou irreversível leva a um grau maior de morte necrótica.

Apesar de o conhecimento atual da fisiopatologia da lesão hipóxico-isquêmica ser baseado, principalmente, em modelos animais, os mecanismos básicos que causam a morte celular na asfixia perinatal estão se tornando cada vez mais conhecidos. Alguns desses são excitoxicidade, inflamação e estresse oxidativo.

A encefalopatia resulta da diminuição da oxigenação do coração levando à hipoxemia, acidose e comprometimento cardiovascular. Inicialmente, o feto é apto para usar mecanismos compensatórios, mas, conforme a hipóxia se torna maior e mais duradoura, ele redistribui o fluxo sangüíneo para o cérebro, adrenais e coração através do aumento da resistência vascular periférica e redução da resistência vascular no coração e cérebro. A atividade metabólica é reduzida, a atividade elétrica suprimida, e os movimentos fetais ficam muito diminuídos. Se a lesão hipóxico-isquêmica for grave ou prolongada, os mecanismos de compensação fetais tornam-se inadequados, resultando em queda da hipertensão fetal e progressão rápida para hipotensão. Na realidade, a lesão cerebral está fortemente associada à queda da pressão sangüínea no feto e não à hipóxia e acidose.

Algumas áreas do cérebro prematuro são mais vulneráveis à lesão hipóxico-isquêmica, incluindo região periventricular, gânglios da base, cerebelo e medula.

Além disso, a substância branca periventricular é muito suscetível, e a lesão pode resultar em leucomalácia periventricular, a causa mais comum de comprometimento motor no recém-nascido prematuro. No bebê a termo, algumas áreas localizadas nas zonas Watershed (áreas vulneráveis situadas dentro das bordas entre as artérias cerebrais maiores e onde a pressão de perfusão é menor) são as mais afetadas pela lesão hipóxico-isquêmica, são elas: córtex parassagital, neocórtex cerebral, tálamo, hipocampo e substância branca subcortical.

Durante o período de hipóxia-isquemia e a fase imediata de reperfusão, o principal processo de lesão envolve falência energética celular, excitoxicidade, lesão por radicais livres e acúmulo de cálcio intracelular. O metabolismo anaeróbico resulta em depleção das reservas de ATP, que acarreta: 1. falência da bomba de Na/K ATPase levando ao influxo de Na e Ca intracelular, permitindo influxo de água para dentro da célula (edema citotóxico) e conseqüente lise celular; 2. falência do mecanismo energético de recaptação do glutamato, causando acúmulo de glutamato e aumento do influxo de água e cálcio. Por último, o aumento do Ca intracelular promove produção de radicais livres, lesão da membrana celular e é um mediador crítico no desencadeamento dos genes envolvidos na apoptose (morte celular programada).

MORTE CELULAR

A primeira fase de morte celular ocorre imediatamente após a lesão (morte celular primária) e, se o evento hipóxico-isquêmico for grave, os neurônios e a glia irão morrer nesta fase inicial. A morte celular primária é geralmente referida como necrótica e é a forma predominante de morte celular após lesão grave ou irreversível.

A segunda fase acontece horas ou dias após a lesão inicial (morte celular secundária). Esta forma de morte celular é conhecida como apoptose ou morte celular programada. No contexto da lesão hipóxico-isquêmica, a apoptose pode ser uma ação protetora já que o processo de morte celular ocorre sem estimulação de resposta imunológica maciça, a qual poderia destruir células circundantes.

O QUE DETERMINA A EXTENSÃO E A DISTRIBUIÇÃO DA LESÃO CEREBRAL?

Estudos recentes sugerem que idade gestacional, tipo de lesão, temperatura materna e estado metabólico são responsáveis em determinar a extensão da lesão.

Esses elementos sensibilizam o feto para a asfixia, primariamente pelo impacto sobre os sistemas cardiovascular e cerebrovascular.

A maturidade cerebral tem efeito considerável sob a resposta da glia e dos neurônios à asfixia. O sistema nervoso imaturo é muito mais resistente à lesão cerebral hipóxico-isquêmica do que um sistema nervoso mais desenvolvido. Isso ocorre porque, entre outras coisas, o cérebro em desenvolvimento tem menores taxas de metabolismo cerebral e consumo de oxigênio, o que permite ao feto suportar maiores períodos de hipóxia.

A natureza da lesão também determina o tipo de lesão. Distúrbios isquêmicos/asfíxicos recorrentes estão associados à lesão neuronal cumulativa e incapacidade de restaurar a atividade eletrocorticográfica e resolver o edema citotóxico cortical entre os distúrbios. Se a asfixia for parcial, mas prolongada (horas), as áreas mais vulneráveis são o córtex e o hipocampo.

A temperatura materna em razão da infecção aumenta o risco de pior prognóstico fetal. Alguns mecanismos têm sido propostos para explicar como as citocinas funcionam como indutoras de lesão: 1. indução de hipotensão fetal; 2. indução de obstrução dos vasos sangüíneos; 3. liberação de fator de ativação plaquetária; 4. efeito citotóxico direto. Não se conhece o efeito direto da temperatura sobre o feto.

Como já sabemos, a hipertermia aumenta a sensibilidade do feto à isquemia cerebral. Em um estudo realizado em gestantes que tiveram hipertermia após administração de epidural durante o trabalho de parto (mas sem infecção), observou-se que seus recém-nascidos tiveram menores índices de Apgar no 1º minuto, necessitaram mais de ventilação bolsa-máscara e de tratamento com oxigênio.[6]

Recém-nascidos com retardo do crescimento intra-uterino também são de maior risco para lesão hipóxico-isquêmica. Esses neonatos têm menor habilidade adaptativa à asfixia e isso pode ser devido a alterações nos desenvolvimentos cardiovascular e neurológico, envolvendo comprometimento do desenvolvimento neuronal e das conexões corticais, do hipocampo e cerebelo, bem como reduzida mielinização e tamanho cerebral.

COMO SABER A GRAVIDADE DO COMPROMETIMENTO DO RECÉM-NASCIDO NA HORA DO NASCIMENTO?

No momento do nascimento é muito difícil determinar há quanto tempo o bebê foi comprometido, uma vez que a asfixia pode ter se iniciado intra-útero. O primeiro sinal vital a sofrer alteração durante a hipóxia neonatal é a respiração. Estudos em animais demonstraram que nos primeiros minutos pós-hipóxia existe um período inicial de respirações rápidas, taquicardia seguida de apnéia – chamada "apnéia primária". Nessa fase, a pressão arterial é mantida, e a ressuscitação é relativamente simples com estímulo ou oxigenação. Se a baixa oferta de oxigênio continua, o recém-nascido iniciará respirações tipo *gasping* ou "peixe fora d'água" e entrará em um período de "apnéia secundária". Nesse período, ocorre queda da pressão, e uma estimulação táctil não será capaz de reiniciar respirações espontâneas (Fig. 12-1).

A ressuscitação nesta fase de asfixia é extremamente complicada e vai requerer intervenções importantes, como respiração assistida, massagem cardíaca e drogas.

Dessa forma, ao nos depararmos com um RN em apnéia ao nascimento, devemos sempre estar preparados para a apnéia secundária, pela impossibilidade de diagnosticarmos com antecedência o tempo de asfixia e a gravidade da lesão.

PREVENÇÃO DA ASFIXIA NEONATAL

A prevenção da asfixia neonatal se inicia ainda antes do nascimento. Sabemos que fatores maternos, intraparto e fetais estão associados à necessidade de reanimação. É possível identificarmos mais da metade desses fatores de risco relacionados à necessidade de reanimação (Fig. 12-2).

A prevenção da asfixia neonatal se inicia no acompanhamento pré-natal. Sabemos que problemas pré-natais como assistência pré-natal ausente ou deficiente, idade materna avançada, doenças maternas agudas (por exemplo, hipertensão arterial e diabetes gestacional) ou crônicas (neurológicas, cardiovasculares etc.), sangramentos, gestação múltipla, oligo ou poliidrâmnio e uso de drogas são alguns dos conhecidos responsáveis pelo prognóstico neonatal. Portanto, uma anamnese materna detalhada é fundamental para que a equipe se organize adequadamente para assistir o recém-nascido na sala de parto e, dessa forma, prevenir a asfixia.

Muitas dessas condições descritas podem resultar no nascimento de um recém-nascido prematuro. Esses pacientes têm características fisiológicas e anatômicas únicas, merecendo atenção especial no processo de reanimação.

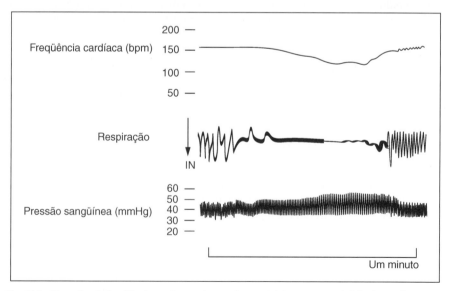

Fig. 12-1. Alterações da freqüência cardíaca e da pressão arterial durante um episódio de apnéia. Note que, após o início da apnéia, a freqüência cardíaca diminuiu e a pressão sangüínea aumentou. (Adaptado de Polin and Fox. Fetal and Neonatal Physiology, 2ª edição, 1998.)

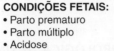
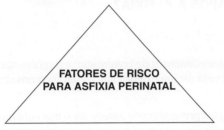

CONDIÇÕES FETAIS:
• Parto prematuro
• Parto múltiplo
• Acidose
• Freqüência ou ritmo cardíaco anormais

FATORES DE RISCO PARA ASFIXIA PERINATAL

CONDIÇÕES DO PARTO:
• Ruptura prematura de membranas ovulares (> 18h)
• Administração de narcóticos à mãe até 4 h antes do parto
• Corioamnionite
• Parto cesáreo
• Trabalho de parto prematuro
• Trabalho de parto prolongado (> 24h)
• Placenta prévia
• Prolapso de cordão
• Anestesia geral
• Líquido amniótico meconial
• Tetania uterina

CONDIÇÕES MATERNAS:
• Idade materna < 16 ou > 35 anos
• Diabetes
• Toxemia, hipertensão ou doença renal crônica
• Atividade fetal diminuída
• Anemia ou isoimunização
• Gestação múltipla
• Malformação fetal
• Morte neonatal ou pré-natal prévia
• Poliidramnia ou oligodramnia
• Gestação pós-termo
• Ausência de assistência pré-natal
• Infecção

Fig. 12-2. Fatores de risco para asfixia neonatal.

A antecipação da necessidade de ressuscitação é um dos pontos críticos para o sucesso da reanimação neonatal. A preparação para o atendimento de um parto de alto risco requer comunicação entre os profissionais de saúde que cuidam da mãe e aqueles responsáveis pela assistência ao recém-nascido. Essas informações devem incluir detalhes das condições maternas e tratamento anteparto e intraparto, bem como indicadores específicos das condições fetais (monitorização da freqüência cardíaca fetal, maturidade pulmonar, ultra-sonografias materna e fetal).

A assistência adequada ao parto pode contribuir para um bom prognóstico neonatal já que alguns fatores intraparto são associados a risco neonatal. Alguns exemplos são: corioamnionite, parto prematuro, apresentações anômalas, período expulsivo e trabalho de parto prolongados, uso de anestesia geral, alterações placentárias, ruptura prematura de membranas ovulares e prolapso de cordão.

O próprio processo de nascimento está associado a certo grau de asfixia, uma vez que todos os bebês experimentam uma redução na pO_2 e pH durante o parto, que é característica da asfixia. Esta asfixia "fisiológica" do nascimento não afeta a sobrevida glial e neuronal.

COMO FAZER A AVALIAÇÃO NEUROLÓGICA DE UM RECÉM-NASCIDO APÓS A ASFIXIA?

Avaliação clínica

Quando terminam os procedimentos de reanimação e o recém-nascido é, então, transferido para a UTI, ele deverá ter um exame clínico com foco nos sinais de encefalopatia hipóxico-isquêmica.

Disfunção neurológica grave precoce parece ser o mais útil indicador de que ocorreu um distúrbio hipóxico-isquêmico grave e é um fundamental preditor de seqüela neurológica. Recém-nascidos que sofreram asfixia grave o suficiente para afetar sua homeostase cerebral metabólica exibem sintomas/sinais aparentes no período pósparto precoce. Porém, a maioria dos recém-nascidos com asfixia intraparto sustentada é aparentemente normal no primeiro exame e exames subseqüentes. Além disso, a identificação clínica de um recém-nascido prematuro asfixiado é mais difícil do que de um recém-nascido a termo, porque temos que considerar o grau de maturidade do prematuro.

Devemos avaliar o nível de consciência, tônus muscular, reflexos complexos (Moro, sucção, oculocefálico), reflexos tendinosos, função autonômica, mioclonia e convulsão, além de eletroencefalograma.

As crises convulsivas podem ocorrer em 50% a 70% dos recém-nascidos agudamente asfixiados, especialmente se forem a termo. A maioria ocorre dentro das primeiras 24 horas de vida. Quanto mais grave a asfixia, mais precoce serão as manifestações convulsivas. O recém-nascido normalmente não apresenta crises tônico-clônicas clássicas, sendo mais freqüentes crises dos tipos tônica, clônica focal, fragmentada ou clônica multifocal, que podem ocorrer sozinhas ou combinadas e podem ser únicas ou repetitivas.

Eletroencefalograma (EEG)

Todos os recém-nascidos com encefalopatia hipóxico-isquêmica devem ser submetidos ao EEG porque ele é uma contribuição única para predizer o prognóstico neonatal após asfixia.

As anormalidades do EEG são também graduadas, e as anormalidades graves são os traçados de baixa voltagem, inatividade eletrocerebral e padrão *burst-suppression*.

Recém-nascidos com EHI moderada e um EEG anormal não estão sujeitos a um pior prognóstico. Ele é mais útil em recém-nascidos com encefalopatia moderada a grave.

Neste caso, a probabilidade de prognóstico adverso muda de 50% antes do EEG para 89% após um EEG gravemente anormal ou para 9% após um EEG normal ou próximo ao normal.

Avaliação por imagem

A avaliação cerebral através de métodos de imagem [ultra-sonografia transfontanela com Doppler (USTF), tomografia computadorizada (TC) e ressonância nuclear magnética (RNM)] oferece a vantagem de mostrar a neuropatologia resultante da asfixia. Esses estudos por imagem devem permitir melhor correlação com o desfecho neurológico, mas as anormalidades podem levar dias a semanas para poderem ser detectadas. Portanto, os exames por imagem complementam, mas não melhoram significativamente, a abordagem para predizer o prognóstico da asfixia.

A ultra-sonografia não é capaz de predizer tão bem o prognóstico neurológico quanto o EEG. Apesar disso é importante que seja realizada em todos os recém-nascidos com encefalopatia hipóxico-isquêmica, porque ela exclui malformações, detecta hemorragias e infartos cerebrais não-suspeitados, além de ser disponível, inócua e fácil de ser realizada.

Há poucos estudos de prognóstico baseados em resultados de TC. A TC demora alguns dias para se alterar (assim como a USTF) e é apenas levemente mais sensível que a USTF. Recentes estudos mostraram que o prognóstico foi devastador quando havia EHI grave e TC anormal, mas a TC não mostrou boa sensibilidade e especificidade na presença de encefalopatia moderada.

RNM é mais sensível em crianças e adultos do que a TC, podendo detectar infartos em adultos horas após o distúrbio.

Espectroscopia e potencial evocado

A espectroscopia avalia a hemodinâmica cerebral, que se encontra alterada pela hipóxia-isquemia, especialmente no início do processo de lesão. Ela poderia reconhecer anormalidades significantes dentro das primeiras 24 horas após o nascimento, o que ajudaria a identificar neonatos que beneficiar-se-iam com intervenções neuroprotetoras. Em um estudo com 27 recém-nascidos a termo, o volume sangüíneo cerebral era aumentado no primeiro dia de vida naqueles que tiveram um prognóstico adverso. Entretanto, a sensibilidade de 86% foi associada à taxa alta de resultados falsos-positivos.

Poucos estudos têm observado o papel do potencial evocado na avaliação dos neonatos que têm EHI. Ele pode ser usado para avaliar níveis anatômicos variados do sistema nervoso central, o que sugere que poderia ser mais sensível e específico do que o EEG sozinho. Mas a dificuldade de se obter o resultado e a inexperiência dos profissionais em estudos com este método tem limitado os dados disponíveis até o momento.

PROGNÓSTICO DA ASFIXIA

Um grande problema com que se depara o neonatologista que cuida de recém-nascidos que têm EHI é como dar informação para os pais sobre o prognóstico de seu filho. Por isso, é importante classificarmos os recém-nascidos como vimos anteriormente, para melhor conduzirmos o caso e orientarmos a família. A lesão resultante da hipóxia-isquemia cerebral neonatal é a maior causa de mortalidade aguda e distúrbios neurológicos crônicos em lactentes e crianças. As seqüelas neurológicas incluem atraso do desenvolvimento motor, convulsões, atraso de aprendizagem, retardo mental e paralisia cerebral.

A quadriplegia espástica com atraso grave do neurodesenvolvimento é considerada um prognóstico grave na maioria dos estudos. Formas mais leves de paralisia cerebral (diplegia, discinesia, hemiplegia) são agrupadas como prognóstico bom a moderado.

Cerca de 20% a 50% dos recém-nascidos com asfixia que apresentam EHI morrem ainda durante o período neonatal. Entre os sobreviventes, até 25% terão distúrbios neurológicos permanentes como paralisia cerebral, retardo mental, atraso de aprendizagem e/ou epilepsia.

A incidência geral de paralisia cerebral é de 1 para 1.000, enquanto a proporção relativa à lesão hipóxico-isquêmica é de 8%-10%.

O prognóstico dos recém-nascidos com lesão cerebral da hipóxia-isquemia é influenciado por diversos fatores, entre eles a gravidade e duração do distúrbio; idade gestacional; presença de convulsões; alterações metabólicas e infecciosas associadas.

A imaturidade no momento da lesão é um importante preditor de mortalidade, pois a vulnerabilidade de estruturas cerebrais específicas à lesão hipóxico-isquêmica determina o tipo e a gravidade das seqüelas neurológicas.

Embora a freqüência cardíaca fetal não identifique todos os neonatos expostos à asfixia, a monitorização contínua da freqüência cardíaca fetal somada à avaliação da gasometria arterial e à avaliação ácido-básica pode ser um paradigma útil para asfixia intraparto.

Alguns achados sugerem uma relação entre encefalopatia hipóxico-isquêmica (EHI) e síndrome neurológica neonatal:

- Alteração da freqüência cardíaca fetal (especialmente se depois de um padrão normal).
- Acidose metabólica presente ao nascimento (pH = 7,0, excesso de base = 12 mmol/l).
- Apgar 0-6 por = 5 min.
- Disfunção de múltiplos órgãos.
- Ausência de infecção, malformação congênita de sistema nervoso central.

A avaliação do grau de encefalopatia de acordo com o Quadro 12-1 tem como objetivo tentar estabelecer a probabilidade de um pior prognóstico.

Quadro 12-1.

Grau	Estado mental	Ventilação mecânica	Problemas alimentares	Tônus	Convulsões	Probabilidade de morte ou seqüelas graves
Leve	Hiperalerta	Não	Leve	Abalos	Não	< 1%
Moderado	Letargia	Não	Moderado	Hipertonia	Sim	25%
Moderado a grave*	Letargia	Sim	Moderado	Hipertonia	Sim	50%
Grave	Coma	Sim	Grave	Hipotonia	Sim (precoce)	75%

*Recém-nascidos que precisam de ventilação mecânica, mas não são hipotônicos ou definitivamente comatosos.

Cerca de 25% dos neonatos com EHI moderada morrem ou têm prognóstico neurológico adverso. Recém-nascidos com EHI leve têm – de uma maneira geral – um bom prognóstico, enquanto aqueles com EHI grave têm um pobre prognóstico. O problema está em predizer quais dos recém-nascidos com EHI moderada irão ou não se recuperar. O EEG pode nos ajudar nesse momento.

Um recém-nascido com encefalopatia hipóxico-isquêmica moderada que tenha um EEG normal ou próximo ao normal sugere somente 3% de chance de distúrbios neurológicos.

EHI moderada a grave com um EEG mostrando alterações graves sugere uma probabilidade de 89% de seqüelas graves em neonatos. Se o EEG não tiver alterações graves, pode-se expressar um otimismo cauteloso e aguardar alguns dias por sinais de melhora clínica. Se elas não ocorrerem, deve-se realizar uma USTF buscando ecodensidades nos gânglios da base ou tálamo que poderiam sugerir pior prognóstico. Se não forem encontradas anormalidades óbvias, as alterações clínicas deverão guiar as conversas com os pais.

Quando ocorre EHI grave e o EEG é normal ou próximo ao normal, devemos reconsiderar o diagnóstico. Se nessa situação o EEG mostrar alterações graves, a probabilidade de seqüelas graves é de 96%.

POTENCIAIS ESTRATÉGIAS DE RESGATE NEURONAL

As mais promissoras abordagens para intervenção após lesão neuronal irão envolver agentes antiapoptose que inibem ou amenizam a morte celular tardia. Algumas delas têm sido testadas atualmente com resultados promissores, entre elas fatores de crescimento endógenos e hipotermia.

Neurotrofinas: IGF-1 e GPE

Existe abundante evidência científica sugerindo um papel para IGF-1 na neuroproteção. O principal mecanismo da ação da IGF-1 parece ser a prevenção da apoptose. A IGF-1 é clivada em GPE, que também tem mostrado ser uma molécula neuroprotetora *in vivo* e *in vitro*.

Hipotermia cerebral

Ao longo dos últimos anos, a possibilidade de a temperatura influenciar o prognóstico da asfixia neonatal vem sendo estudada exaustivamente. A hipotermia cerebral é uma excitante possibilidade de neuroproteção após a asfixia neonatal.

Embora a hipotermia tenha efeito negativo na recuperação da acidose e na sobrevida dos recém-nascidos, ela poderia reduzir a lesão neuronal, pois os mecanismos de morte neuronal da hipóxia-isquemia são temperatura-dependentes.

Entre 8-48 horas após a fase de falência energética primária da hipóxia-isquemia, inicia-se uma segunda etapa de falência, que está associada a pior prognóstico neurológico. Tem sido observado que ocorre redução da temperatura cerebral após a lesão cerebral e que aumento na temperatura seguido a uma lesão associa-se à extensão da lesão e a pior prognóstico neurológico. Essas descobertas têm servido de base para diversos estudos sobre os benefícios da redução da temperatura cerebral como uma forma de tratamento para a asfixia neonatal.

Estudos experimentais têm demonstrado que a hipotermia leve a moderada pode reduzir dramaticamente a lesão cerebral tardia, enquanto a hipertermia leve, pelo mesmo período, piora a lesão.

Estudos mais recentes demonstraram que o momento para iniciar a hipotermia é um fator crítico na sua capacidade neuroprotetora. Evidências sugerem que a hipotermia é mais efetiva quando administrada durante o período de latência da lesão, antes do início da fase secundária, mas ainda não foi definida a janela terapêutica ideal para o início e a duração da terapia.

O resfriamento seletivo da cabeça com hipotermia sistêmica leve é produzido colocando-se, ao redor da cabeça do recém-nascido, um capacete com água resfriada circulante (inicialmente 10°C) e um berço de calor radiante, mantendo a temperatura corporal.

Embora relatos prospectivos controlados em humanos sejam limitados, a segurança e eficácia da hipotermia a curto prazo têm sido demonstradas em diversos estudos, mas seu efeito a longo prazo ainda não foi comprovado sob alguns contextos clínicos.

Não podemos esquecer que a hipotermia possui efeitos fisiológicos preocupantes, como distúrbios de coagulação, exacerbação de vasoconstrição pulmonar de base, aumento da viscosidade sangüínea, arritmias cardíacas, sepse e hipocalemia. Porém, um estudo em pequeno número de recém-nascidos concluiu que hipotermia cerebral e conseqüente hipotermia sistêmica não apresentaram efeitos adversos.

Apesar de a hipotermia seletiva oferecer potencial para proteger contra a lesão cerebral no recém-nascido asfixiado, seu uso rotineiro na prática clínica ainda não está indicado e deve ser restrito apenas como parte de grandes protocolos clínicos de pesquisa.

A asfixia perinatal afeta aproximadamente dois a quatro por 1.000 nascidos vivos a termo e uma proporção ainda maior de pré-termos.

Apesar de todos os avanços nos cuidados neonatais e na monitorização intraparto, a EHI produz significante mortalidade e morbidade, freqüentemente levando a seqüelas neurológicas a longo prazo.

A asfixia é responsável por 19% dos cinco milhões de óbitos neonatais/ano no mundo (Organização Mundial de Saúde, 1995). Isso significa que o emprego de técnicas corretas de reanimação pode ser responsável pela mudança do prognóstico de aproximadamente um milhão de recém-nascidos por ano.

A disseminação do conhecimento da reanimação neonatal é um desafio, pois as evidências estatísticas mostram que, diferentemente do que acontece com crianças mais velhas e adultos, a ressuscitação adequada de um neonato está associada, freqüentemente, à morbidade relativamente baixa.

O sucesso da reanimação neonatal reside no estabelecimento de ventilação adequada para reverter a hipóxia, acidose e bradicardia. As intervenções são poucas e simples, mas devem ser feitas cuidadosamente e por um profissional especializado.

Em razão da magnitude do problema, profissionais de saúde e governo devem ter prioridade para a identificação e o manejo adequados das gestantes, dos fetos e recém-nascidos de risco para a hipoxia-isquemia cerebral. Além disso, um acompanhamento prolongado tendo como principal objetivo a intervenção precoce é necessário para todo recém-nascido asfixiado.

A lesão cerebral pela asfixia é um problema mundial de saúde, e a mudança do prognóstico neonatal gera modificações que vão reduzir seu impacto social e econômico nos países desenvolvidos e subdesenvolvidos.

BIBLIOGRAFIA

Alistair Jan Gunn and Laura Bennet. Is temperature important in delivery room resuscitation? *Semin Neonatol* 2001 Jun;6(3):241-9.

Gunn AJ, Bennet L, Gunning MI *et al*. Cerebral hypothermia is not neuroprotective when started after postischemie seizures en fetal sheep. *Pediatr Res* 1999;46:274-280.

Gunn AJ. Cerebral hypothermia for prevention of brain injury following perinatal asphyxia. *Curr Opin Pediatr* 2000;12:111-115.

Haan HH, Gunn AJ, Gluckman PD. Fetal heart rate changes during brief repeated umbilical cord occlusion do not reflect cardiovascular deterioration in fetal lambs. *Am J Obstet Gynecol* 1997;176:8-17.

Liberman E. Lang, Richardson DK, *et al*. Intrapartum maternal fever and neonatal outcome. *Pediatrics* 2000;105:8-13.

Low JA, Pickersgill H, Killen H, Derrick EJ. The prediction and prevention of intrapartum fetal asphyxia in term pregnancies. *Am J Obstet Gynecol* 2001 Mar;184(4):724-30 Related Articles, Books, Link Out.

Meek JK, Elwell CE, McCormick DC, et Abnormal cerebral hemodynamics in perinatally asphyxiated neonates related to outcome. *Arch Dis Child Fetal Neonatal*. 1999;81:F110-F115.

Peter D. Gluckman *et al*. Hypoxic-ischemic brain injury in the newborn: pathophysiology and potential strategies for intervention. *Semin Neonatol* 2001;6:109-120.

Pschirrer ER, Yeomans ER. Does asphyxia cause cerebral palsy? *Semin Perinatol* 2000 Jun;24(3):215-20.

Robert C. Vannucci - Hypoxia-Ischemia: Clinical Aspects. Neonatal-*Perinatal Medicine:* Avroy A. Fanaroff 6ª edition 1997.

Simon NP. Long-term neurodevelopmental outcome of asphyxiated newborns. *Clin Perinatol* 1999 Sep;26(3):767-78.

Volpe JJ. Hypoxic-ischemic encephalopathy: Neuropathology and pathogeneses. In: Saunders WB (ed). *Neurology of the newborn*. Philadelphia: W.B. Saunders Company,1995. p 279-313.

Walter C Allan. The Clinical Spectrum and Prediction of Outcome in Hypoxic-Ischemic Encephalopathy. *Neoreviews* Vol. 3:Nº5 June 2002.

Williams CE, Mallard C, *et al*. Pathophysiology of perinatal asphyxia. *Clin Perinatol* 1993;20:305-325.

World Health Report, 1995. Geneva: Switzerland. World Health Organization, 1997. p 21.

13 Doença da Membrana Hialina

Luciano Abreu de Miranda Pinto

INTRODUÇÃO

A doença da membrana hialina (DMH) ou síndrome do desconforto respiratório do recém-nascido, embora sem uma definição precisa, pode ser conceituada como uma síndrome clínica, laboratorial e radiológica, associada à imaturidade pulmonar e da caixa torácica e à deficiência de surfactante.

Apesar dos avanços conseguidos na profilaxia da doença e na redução de sua gravidade, através da inibição do parto prematuro, da prevenção da imaturidade iatrogênica (particularmente a relacionada à cesariana eletiva), da aceleração farmacológica da maturidade pulmonar e do uso do surfactante, a doença ainda é responsável por um gasto significativo dos recursos destinados à saúde, sendo o problema clínico mais freqüentemente encontrado em prematuros, ocorrendo em 64% dos recém-nascidos (RN) com menos de 1.500 g, além de ser uma causa importante de morbimortalidade neonatal.

Estima-se que a incidência da doença esteja em torno de 1% de todos os nascidos vivos, aumentando para 10% a 15% quando se consideram apenas os recém-nascidos de peso ao nascimento abaixo de 2.500 g, sendo inversamente proporcional à idade gestacional. A doença é suplantada nos grandes centros apenas pelas malformações congênitas como causa de morte neonatal. Nos sobreviventes, a DMH está comumente associada ao desenvolvimento de seqüelas, particularmente doença pulmonar crônica, alterações visuais e lesões do sistema nervoso central.

Em nosso meio, os baixos níveis socioeconômico e cultural da população, a falta de assistência pré-natal e a escassez de recursos tecnológicos de diagnóstico e tratamento são fatores que se congregam para fazer da doença uma das principais causas de morbimortalidade neonatal.

EPIDEMIOLOGIA

Em virtude da grande correlação da DMH com a prematuridade, a população de risco mais significativa é a dos recém-nascidos pré-termos e as melhores estatísticas de incidência são as que correlacionam os casos existentes às diversas idades gestacionais.

A incidência de DMH na população geral é em torno de 1% de todos os nascidos vivos, sem levar em consideração a idade gestacional ou o peso ao nascimento. Quando se consideram apenas os nascidos com menos de 2.500 g, essa incidência sobe para 14%, sendo de 18% nas gestações abaixo de 37 semanas. Nos RNs com peso inferior a 1.500 g ao nascimento, a incidência sobe ainda mais, atingindo 64%, sendo de 89% em neonatos entre 501 e 750 g, 83% entre 751 e 1.000 g, 58% entre 1.001 e 1.250 g e 39% entre 1.251 e 1.500 g de peso ao nascimento. O peso correlaciona-se positivamente à DMH apenas à medida que o baixo peso reflete a prematuridade, e não como uma variável em si. Em relação à idade gestacional, a doença tem uma incidência inversamente proporcional a esse parâmetro, atingindo 76% dos neonatos com menos de 28 semanas, 54% entre 28 e 30 semanas, 33% entre 30 e 32 semanas, 21% entre 32 e 34 semanas, 10% entre 34 e 36 semanas e de 4% entre 36 e 37 semanas, sendo raramente vista acima dessa faixa etária.

Quando se estudam os fatores modificadores da incidência da DMH é importante considerar que muito embora a duração da gestação seja o fator preditivo mais significativo, outros fatores maternos e do RN podem adicionalmente modificar a probabilidade do desenvolvimento de DMH.

Dentre os fatores maternos que aumentam o risco de DMH destacam-se o *parto operatório*, o *diabetes* e a *predisposição familiar*.

Em todas as idades gestacionais o risco para o desenvolvimento de DMH em crianças nascidas através de parto operatório aumenta, independente do motivo que levou à indicação da cirurgia. Assim, a incidência da doença, comparando-se RN de parto cesariano com RN da mesma idade gestacional e nascidos por via vaginal, é três vezes maior entre 31 e 33 semanas, sete vezes maior entre 34 e 36 semanas e 14 vezes maior entre 37 e 38 semanas. Além disso, a DMH é quatro vezes mais freqüente quando a cirurgia ocorre na ausência de trabalho de parto prévio do que quando se segue ao mesmo.

A maior incidência de DMH entre filhos de diabéticas poderia estar relacionada à maior probabilidade de as gestantes com essa doença apresentarem complicações durante a gestação, como o trabalho de parto prematuro, ou serem submetidas à operação cesariana, fatores que, por si só, implicam em aumento da freqüência de DMH. Entretanto, com o surgimento dos testes de avaliação da maturidade pulmonar através do exame do líquido amniótico, passou-se a identificar o diabetes materno como um dos fatores capazes de retardar a maturação pulmonar, visto que, enquanto em gestações sem esta complicação um coeficiente entre a lecitina e a esfingomielina (L/E) maduro é encontrado a partir de 35 semanas, nas diabéticas sem vasculopatia esse coeficiente só é encontrado após 36,5 semanas de idade gestacional. O diabetes materno, excluídos outros fatores de risco, está associado a uma probabilidade quase seis vezes maior de levar ao desenvolvimento de DMH em todas as idades gestacionais, até 38,5 semanas. Os fetos de gestantes com diabetes mal controlado, ou seja, aquelas com glicemia média durante a gestação maior que 105 mg/dl, apresentam retardo significativo da maturação pulmonar, enquanto que diabéticas que conseguem manter um bom controle glicêmico durante a gravidez não diferem da população normal, reforçando o papel da hiperglicemia materna e o conseqüente hiperinsulinismo fetal como os prováveis fatores implicados no retardo da maturação pulmonar. Além disso, mesmo quando os coeficientes L/E mostram uma relação considerada madura, a incidência de DMH ainda é elevada em filhos de diabéticas. Esse fato parece estar relacionado à produção de um surfactante com menor capacidade de reduzir a tensão superficial na interface ar/líquido alveolar.

Parece também existir certa predisposição familiar ao desenvolvimento de DMH. Enquanto o risco de recorrência da doença se aproxima de 90% após o nascimento anterior de um filho com essa doença, o risco após um nascimento anterior normal é menor do que 5%.

Além desses fatores maternos, algumas peculiaridades ligadas ao RN como o sexo *masculino*, a *gemelaridade*, a *raça branca*, a *asfixia* e a *hipotermia* são também capazes de aumentar a incidência de DMH.

A DMH é mais freqüente em meninos do que em meninas. A DMH é muito mais freqüente em meninos em todas as faixas ponderais a partir de 1.250 g, com uma relação masculino 2:1; feminino entre 1.500 e 2.000 g e de 8:1 entre 2.000 e 2.500 g. O real motivo para a maior incidência da doença entre RN do sexo masculino não está bem estabelecido, porém é provável que o amadurecimento pulmonar seja mais tardio neste sexo, como parte de um retardo maturacional generalizado, exemplificado pelo aparecimento mais tardio dos núcleos de ossificação em meninos. A DMH tende a ser menos grave em prematuros do sexo feminino, e as mulheres morrem menos e têm uma incidência significativamente menor de doença pulmonar crônica que os homens com DMH.

O segundo gemelar apresenta uma incidência de DMH à necropsia 1,3 a 1,6 vezes maior do que o primeiro, o que provavelmente está relacionado à maior freqüência de asfixia naquele. Em gemelares de sexos diferentes, a incidência de DMH é significativamente maior no de sexo masculino, independentemente da ordem de nascimento.

Muito embora a incidência de prematuridade e de baixo peso ao nascer seja 3,74 vezes mais freqüente em negros, quando os fatores sociodemográficos são controlados, a DMH é significativamente mais freqüente em brancos do que em negros em todas as idades gestacionais entre 26 e 37 semanas, muito embora a mortalidade e a morbidade associadas à doença não sejam diferentes entre as raças. A maturação pulmonar mais rápida na raça negra parece ser a explicação mais provável para esse achado.

Em prematuros, a asfixia perinatal e a hipotermia aumentam o risco de doença. Ambos parecem afetar a produção de surfactante pelo pneumócito tipo 2.

Por outro lado, alguns fatores como a *ruptura prolongada de membranas* e a *asfixia crônica* intra-uterina são capazes de diminuir o risco de desenvolver a DMH.

A ruptura prolongada das membranas ovulares é um fator capaz de reduzir a probabilidade de aparecimento de DMH no RN. A ruptura de membranas por mais de 16 horas exerce um efeito protetor em relação ao surgimento posterior da doença. Observa-se que a concentração do cortisol sérico nos RN se correlaciona positivamente à presença de bolsa rota prolongada, mas não à duração do trabalho de parto, sugerindo que a liberação desse hormônio pela supra-renal fetal em face do estresse da ruptura prolongada de membranas seja o fator capaz de promover a maturação pulmonar e diminuir o risco do aparecimento da DMH.

A asfixia crônica intra-uterina, secundária à doença materna ou placentária, é um fator capaz de acelerar a maturação pulmonar e diminuir a probabilidade de desenvolvimento de DMH, provavelmente através da estimulação promovida pela secreção de hormônios esteróides. Dentre os fatores maternos capazes de induzir ao estresse intra-uterino e promover a maturação pulmonar precoce, incluem-se a toxemia crônica, a hipertensão materna, a anemia falciforme, a dependência de narcóticos e o diabetes das classes D, E e F. Dentre os fatores placentários destacam-se a placenta circunvalada, o sangramento retroplacentário crônico e a insuficiência placentária de causas diversas.

As estatísticas de mortalidade da DMH são extremamente variáveis entre os diversos autores em razão de uma série de circunstâncias, como o acesso ao tratamento com o surfactante e os critérios utilizados para o diagnóstico da doença, pois nem sempre há confirmação anatomopatológica da mesma. A DMH já foi a maior causa de morte em prematuros, sendo responsável por 10.000 mortes anuais nos Estados Unidos no início dos anos 1970. Esse número caiu para a metade na década de 1980. Com o surgimento do surfactante, a DMH deixou de ser a maior causa de morte em prematuros, sendo substituída pelas malformações congênitas. A introdução do surfactante no tratamento da DMH não só diminuiu agudamente a mortalidade pela doença, como foi responsável também pela redução importante na mortalidade neonatal. Entretanto, mesmo com esses avanços, a DMH e suas complicações continuam sendo, em alguns centros, a maior causa de morte possivelmente prevenível em neonatos com 500 g ou mais de peso ao nascimento, sendo responsável por 43% dessas mortes, o que representa 20% da mortalidade neonatal geral.

No Brasil, em virtude da falta de estrutura hospitalar adequada, a DMH ainda apresenta uma letalidade muito elevada, podendo chegar a 63,5%, valores extremamente elevados quando comparados a dados de países desenvolvidos que apontam para um percentual de 9%. Alguns estudos de longo prazo (10 anos) mostram que no nosso meio a DMH é a maior causa de óbito no período neonatal entre os RNs de baixo peso ao nascimento (< 2.500 g), sendo a responsável por 32,2% das mortes neste grupo, com 57,8% destas no primeiro dia de vida e 95,6% na primeira semana de vida. No Estado do Rio de Janeiro a DMH é a principal causa de mortalidade infantil; os dados de 1999- 2002 mostram que nesse período houve 1.960 mortes por DMH, o que equivale a 16% das mortes na primeira semana de vida, 14,5% das mortes no período neonatal e 10% de todas as mortes no primeiro ano de vida, sendo o fator isolado responsável pela maioria das mortes nessa faixa etária.

A maior parte da mortalidade relacionada à DMH ocorre nas primeiras 72 a 96 horas de vida, confirmando a experiência clínica de que o curso natural da doença é caracterizado por uma piora progressiva nas primeiras 24 a 48 horas com recuperação após 72 horas.

ETIOPATOGENIA

A DMH é uma condição primordialmente relacionada à deficiência de surfactante. As evidências que apóiam tal afirmação são múltiplas na literatura desde 1959, quando Avery e Mead verificaram que a tendência generalizada ao colapso alveolar dos pacientes com DMH devia-se à deficiência desta substância com ação antiatelectásica, associando definitivamente a doença à deficiência de surfactante no pulmão imaturo. Nos últimos anos, o êxito conseguido no tratamento da doença com a administração exógena de surfactante reforçou o conceito de que a DMH é uma doença relacionada basicamente à deficiência dessa substância.

Surfactante é o termo utilizado para se referir à substância antiatelectásica composta de uma mistura de fosfolipídeos, lipídeos neutros e proteínas presente no interior dos alvéolos de várias espécies animais e que tem a propriedade de produzir uma tensão superficial alveolar baixa e variável, servindo à dupla função de diminuir a pressão necessária para distender o pulmão e de manter a estabilidade alveolar numa ampla faixa de variação de volumes pulmonares.

Esta lipoproteína complexa é produzida pelos pneumócitos do tipo II e secretada no interior da luz alveolar. Compõe-se de aproximadamente 90% de lipídeos e 10% de proteínas. A fração lipídica é representada principalmente por fosfolipídeos, dos quais o mais importante é a lecitina saturada ou dipalmitoil-fosfatidilcolina, que corresponde a 80% destes. Fosfolipídeos de carga negativa estão presentes em proporções de 10% a 15%. Uma variedade de outros fosfolipídeos, colesterol e lipídeos neutros perfaz o restante da fração lipídica.

Além da fração lipídica, o surfactante contém uma fração protéica composta de três glicoproteínas designadas proteínas relacionadas ao surfactante A, B e C (SP-A, SP-B e SP-C). A SP-A é a fração protéica mais abundante do surfactante. Uma quarta proteína, a SP-D, foi recentemente purificada e não parece interagir diretamente com os lipídeos.

A fração protéica parece ser crítica tanto para a regulação do metabolismo do surfactante, quanto para as suas propriedades biofísicas, como a capacidade de dispersão e de adsorção, que são fundamentais para que o surfactante forme uma camada de superfície estável a fim de exercer suas funções. A SP-A é capaz de promover a reciclagem do surfactante, aumentando a captação de fosfolipídeo pelos pneumócitos do tipo II e inibindo a secreção dessa substância por essas células. A SP-A e a SP-D parecem ainda exercer funções imunológicas, ligando-se a bactérias e ativando a opsonização destas pelos macrófagos alveolares.

As vias de síntese do principal fosfolipídeo do surfactante, a lecitina ou fosfatidilcolina, estão hoje perfeitamente estabelecidas. Existem duas vias através das quais o diglicerídeo se transforma em lecitina, a via da incorporação da colina e a da metilação da etanolamina. O tecido pulmonar contém enzimas capazes de sintetizar fosfatidilcolina através das duas vias. Entretanto, a via da colina é a principal rota para a síntese de lecitina em pulmões de primatas.

A regulação da síntese da lecitina envolve o controle da atividade e concentração das enzimas que catalisam as reações essenciais. Como existem várias enzimas imprescindíveis postula-se que a regulação da via da colina seja realizada por diferenciação enzimática, em resposta à estimulação hormonal. A cerca de 80% a 90% do término da gestação, o pulmão fetal é exposto a uma maior concentração de cortisol, seja em decorrência do aumento da concentração desse hormônio procedente da supra-renal fetal, seja pelo aumento da sua ativação através do aumento da atividade da enzima 11-redutase, que transforma a cortisona circulante em cortisol ativo. Em resposta ao aumento do hormônio esteróide, os fibroblastos pulmonares produzem e secretam um peptídeo conhecido como fator fibroblasto do pneumócito (FFP). Este age através da estimulação da enzima responsável pela ativação da colina fosforilada, a citidiltransferase do fosfato de colina, etapa essencial na via de incorporação da colina. Existem diferenças importantes em relação à velocidade de estimulação enzimática nesse processo; enquanto a produção de FFP é um processo relativamente lento, a estimulação da citidiltransferase é um processo rápido, levando cerca de 60 minutos. Esse dado pode ter importantes implicações terapêuticas, quando não se dispuser de tempo suficiente, como nos casos em que o parto prematuro seja iminente, para aguardar a estimulação relativamente lenta da produção do surfactante pela administração do cortisol à gestante. Nessa situação, a possibilidade do uso do FFP pode levar à estimulação da produção do surfactante em até uma hora, reduzindo assim a probabilidade de DMH no RN.

O hormônio tireóide também estimula a produção de surfactante por uma ação direta na produção de fosfolipídeos.

A síntese, o armazenamento e a secreção do surfactante parecem estar restritos a certas células alveolares, os pneumócitos do tipo II, que começam a se diferenciar entre 20 e 24 semanas de gestação e que, entre 25 e 30 semanas, já são capazes de sintetizar quantidades detectáveis de surfactante. Porém, só são capazes de produzir quantidades suficientes para manter a estabilidade alveolar entre 33 e 37 semanas de gestação. Uma vez sintetizados, os componentes do surfactante são estocados em organelas secretoras, denominadas de corpúsculos lamelares, antes de serem secretados. Nesse local as proteínas relacionadas ao surfactante e sintetizadas no retículo endoplasmático rugoso são ligadas aos fosfolipídeos. Uma vez secretados no interior dos alvéolos, o surfactante sofre transformações estruturais que acabam por levar à formação de uma camada de superfície na interface ar-líquido, com os componentes lipídicos hidrofóbicos na fase gasosa, e os hidrofílicos na fase líquida. É importante ressaltar que as propriedades do surfactante também são dependentes desta organização tridimensional dos seus componentes no interior da luz alveolar.

A deficiência do surfactante secundária ao nascimento antes do termo ou devida a fatores capazes de retardar a maturação pulmonar parece ser a principal causa da DMH. O *pool* de surfactante pulmonar ao nascimento é menor em animais prematuros do que nos nascidos a termo. Entretanto, algumas observações como o aumento da incidência de doença no segundo gemelar, a predisposição familiar e a presença de doença em RN cujas avaliações de coeficientes L/E mostravam maturidade pulmonar sugerem que fatores adicionais possam estar presentes e contribuir para a etiopatogenia da síndrome. Uma explicação possível para esses achados refere-se à possibilidade da presença ao nascimento de uma concentração de surfactante suficiente para uma estabilização inicial, porém rapidamente depletada, ou sendo consumida em velocidade maior do que a capacidade de renovação pelos pneumócitos alveolares. A síntese de surfactante é um processo dinâmico que depende de vários fatores, como o pH, a temperatura e a perfusão, podendo ser comprometida pela hipotermia, hipovolemia, hipoxemia, acidose, pela exposição a altas concentrações de oxigênio e pela ventilação por pressão positiva. Após o início da respiração e o estabelecimento de uma capacidade pulmonar residual funcional, a quantidade de surfactante presente no alvéolo pode ser um evento menos importante que a manutenção da sua função. É possível que a função do surfactante presente no alvéolo na DMH possa estar alterada pela presença concomitante de alguma outra substância, como proteínas provenientes do plasma e aí depositadas em virtude do aumento da permeabilidade capilar pulmonar própria da doença. O fibrinogênio presente na luz alveolar em decorrência do aumento da permeabilidade capilar na DMH, os produtos de degradação da fibrina e a laminina, uma proteína intersticial pulmonar que é exposta em decorrência da lesão epitelial, são substâncias capazes de inibir *in vitro* a ação do surfactante.

O denominador comum de todas essas alterações, sejam elas relacionadas à ausência de concentrações ótimas de surfactante ao nascimento, ao seu consumo, ou à perda da sua função, é a incapacidade de adaptação respiratória pós-natal, que leva ao desenvolvimento da DMH.

FISIOPATOLOGIA

A fisiopatologia da DMH decorre não só da deficiência e da inativação do surfactante alveolar, mas também de alguns fatores adicionais secundários, tais como a elevada complacência da caixa torácica do prematuro, a depuração retardada do líquido pulmonar fetal, o edema pulmonar decorrente do aumento da permeabilidade das barreiras epiteliais e endoteliais e as alterações circulatórias associadas.

O evento básico, que inicia as alterações fisiopatológicas da DMH, é a tendência generalizada ao colapso alveolar durante a expiração, resultante do aumento da tensão superficial, com a diminuição dos volumes pulmonares em razão da *deficiência do surfactante*.

Essa tendência ao colapso pode ser explicada através da lei de Laplace, $p = 2y/R$, onde p é a pressão necessária para manter o alvéolo aberto, y é a tensão superficial e R é o raio do alvéolo. Uma vez que, na ausência de surfactante, a tensão superficial na interface ar/líquido de todos os alvéolos seja a mesma (o surfactante tem a propriedade de alterar a tensão superficial de acordo com o tamanho dos alvéolos), a pressão necessária para mantê-los abertos será a função do raio dos mesmos. Por isso, nos alvéolos menores essa pressão será maior, e eles tenderão a desaparecer no interior dos alvéolos maiores, pela tendência do ar de se deslocar de uma área de alta pressão para uma de pressão mais baixa.

A ausência do surfactante leva, portanto, a uma tendência generalizada de colapso alveolar, mais evidente nos alvéolos de menor tamanho e conseqüentemente de distribuição não uniforme, alterando profundamente a mecânica respiratória e a distribuição da ventilação em relação à perfusão pulmonar.

Os distúrbios da mecânica respiratória decorrentes da atelectasia alveolar progressiva são a diminuição do volume corrente, a hipoventilação alveolar, a diminuição da capacidade residual funcional e a redução da complacência pulmonar para 20% a 25% do valor normal. Essas alterações provocam aumento do trabalho respiratório em decorrência da necessidade de gerar uma pressão intrapleural mais negativa, a fim de conseguir uma ventilação eficaz dos pulmões anormalmente rígidos. Porém, a *exagerada complacência da caixa torácica* do prematuro faz com que a produção dessas pressões intrapleurais seja difícil, já que a parede do tórax é "sugada" para o interior do espaço pleural durante a inspiração, enquanto o pulmão se expande pouco. Dessa forma, a incompleta expansão pulmonar leva a mais atelectasia e a uma diminuição ainda maior da complacência pulmonar, que acaba produzindo atelectasia difusa, fadiga e morte.

Enquanto o colapso pulmonar expiratório na DMH pode ser justificado exclusivamente pela deficiência do surfactante, o motivo pelo qual a insuflação pulmonar não é completa na inspiração, mesmo sob pressões transpulmonares elevadas, sempre foi pouco esclarecido, e o motivo mais freqüentemente aventado tem sido o *aumento do conteúdo de fluido pulmonar*, seja por falha na absorção do líquido fetal presente no pulmão ao nascimento, seja pelo aumento da permeabilidade vascular e transudação de plasma para o interior do alvéolo.

A superexpansão inspiratória associada ao colapso expiratório do alvéolo cheio de líquido e deficiente em surfactante do prematuro com DMH é fator que pode estar relacionado à lesão epitelial encontrada nas fases precoces desta doença, e essa lesão, associada à imaturidade pulmonar, parece ser a responsável pelo aumento da passagem de proteínas para o interior do alvéolo.

As *alterações circulatórias* são também fatores importantes na fisiopatologia da DMH. Os prematuros com DMH apresentam um importante atraso na adaptação circulatória à vida extra-uterina. Esse atraso é indicado por uma queda mais lenta após o nascimento da pressão na artéria pulmonar, pela presença de *shunt* através do forame oval e pelo achado de um canal arterial amplamente patente com fluxo bidirecional em quase 80% dos pacientes com DMH contra um fechamento em quase 100% dos recém-nascidos sem doença no quarto dia de vida. Este espectro de distúrbios circulatórios tende a se resolver com o tempo de vida extra-uterina e não guarda relação com a idade gestacional ou a gravidade do distúrbio respiratório. Pode-se, portanto, inferir que uma dificuldade adicional no prematuro com DMH seja a de estabelecer a seu tempo uma completa transição da circulação fetal para a neonatal e que este seja um fator capaz de atuar como amplificador da hipoxemia pela formação de *shunts* direita-esquerda extrapulmonares através das vias fetais patentes, como o forame oval e o canal arterial. É importante considerar ainda que o retardo do fechamento do canal arterial nos prematuros com DMH pode representar importante obstáculo à recuperação da doença, pois, no momento da melhora da função respiratória e conseqüente queda da pressão arterial pulmonar, o fluxo esquerda-direita através do ducto poderá levar a hiperfluxo na pequena circulação, congestão venocapilar e diminuição da complacência pulmonar com reagravamento do quadro clínico.

A presença de oligúria durante a fase aguda da DMH e o aumento do débito urinário precedendo ou coincidindo com a melhora da função pulmonar já foram interpretados como sendo fenômenos relacionados e interdependentes. Entretanto, a maior parte dos estudos realizados a esse respeito foi incapaz de estabelecer uma relação fisiológica direta entre funções pulmonar e renal. Muito embora prematuros que recebam surfactante tenham uma melhora significativa em vários parâmetros de função pulmonar, o momento de início da fase diurética não se correlaciona ao da melhora da função pulmonar de forma direta.

PATOLOGIA

Foi Hocchein quem pela primeira vez relatou, em 1903, a existência de uma membrana peculiar nos pulmões de duas crianças falecidas com poucas horas de vida, na qual foi identificada uma substância idêntica à medula nervosa e que se corava pela hematoxilina-eosina. A doença ficou conhecida como "formação de mielina nos pulmões", e esse autor acreditava que a mielina fosse formada de células alveolares descamadas. Nos anos seguintes, a doença foi descrita diversas vezes e com os mais variados nomes ("formação de mielina no pulmão", "membrana de vernix", "membrana hialina" e outros). A discrepância na terminologia era, em parte, resultado do desconhecimento da etiologia. Em 1958, Gruenwald questionou a especificidade das membranas hialinas para o diagnóstico da doença e chamou atenção para a presença da atelectasia como um achado anatomopatológico característico. Em 1959 Avery e Mead demonstraram que os extratos pulmonares de prematuros que faleciam com Síndrome do Desconforto Respiratório do Recém-Nascido e apresentavam DMH à necropsia mostravam uma tensão superficial significativamente maior que os pulmões de RNs falecidos por outros motivos, crianças maiores e adultos. A partir dessa data, a DMH, a SDR e a deficiência de surfactante passaram a ser utilizados como sinônimos.

Os pulmões dos neonatos que falecem em virtude de DMH mostram-se hepatizados, ou seja, estão firmes, pouco insuflados e mais pesados que o normal. O quadro microscópico é caracterizado pelos achados clássicos de edemas intersticial e alveolar, atelectasia e membranas hialinas.

Apesar de a atelectasia ser considerada um achado anatomopatológico clássico na DMH, é possível que a presença de colapso alveolar difuso seja uma conseqüência dos métodos habituais de fixação dos pulmões em deflação, e que o edema alveolar seja uma manifestação patológica mais proeminente, caso os pulmões sejam fixados em insuflação, como quando se utiliza o congelamento *in situ* em modelos animais.

As membranas hialinas se caracterizam como um material homogêneo que se cora em rosa pela eosina e é encontrado em alvéolos, bronquíolos terminais e ductos alveolares dilatados. Esse material pode preencher a luz dos espaços aéreos, apresentar-se fragmentado e livre no interior dos alvéolos ou ligado às paredes epiteliais. Atualmente, considera-se a membrana hialina como uma resultante não-específica da exsudação de componentes plasmáticos para o interior das vias aéreas do RN, secundária ao aumento da permeabilidade capilar decorrente da lesão do endotélio vascular pela hipóxia. A análise histoquímica e ultra-estrutural das membranas hialinas mostra que estas são formadas primariamente de constituintes do plasma em associação com restos celulares decorrentes da lesão do epitélio bronquiolar.

As membranas hialinas costumam desaparecer completamente em torno de uma semana de doença nos pacientes que não necessitaram de ventilação ou oxigenoterapia. Após essa fase, somente a persistência de uma reação celular peribrônquica pode sugerir o diagnóstico retrospectivo de DMH. Nas lesões graves ocorrem alterações crônicas, incluindo metaplasia do epitélio bronquiolar e fibrose intersticial.

DIAGNÓSTICO PRÉ-NATAL

Prever qual o feto que se encontra sob risco para a DMH é um fator de grande importância no acompanhamento da gravidez, pois permite avaliar a necessidade de transferência da gestante para um centro com maiores recursos, escolher o momento ideal para se interromper uma gestação de risco, optar pela inibição do trabalho de parto prematuro e administrar corticóide à mãe com o objetivo de acelerar farmacologicamente a maturação pulmonar fetal.

Vários testes estão disponíveis para a avaliação da maturidade pulmonar do feto. Estes dependem em sua maioria da detecção no líquido amniótico (LA) de produtos com ação surfactante, secretados pelo pulmão fetal maduro. Existe uma boa correlação entre o achado de surfactante nesse local e a função pulmonar pós-natal.

A grande alteração da composição do LA, que identifica a maturidade pulmonar e que forma a base do teste quantitativo, é o aumento da concentração da lecitina, que irá ocorrer com o avanço da idade gestacional. O fato de a concentração de esfingomielina se manter relativamente estável durante toda a gestação faz com que ela possa ser utilizada como um padrão de referência para o aumento da lecitina no LA, agindo inclusive como um fator de correção em relação ao volume desse líquido, o que permite o uso do teste em casos de oligo ou poliidrâmnio. Antes de 30 semanas de idade gestacional, as concentrações de esfingomielina excedem as de lecitina; após essa data as concentrações de lecitina superam as de esfingomielina, aumentando rapidamente em torno de 35 semanas de gestação, quando ocorre a maturação bioquímica do pulmão fetal, atingindo relações iguais ou superiores a 2:1. Uma relação L/E maior ou igual a dois, em amostras obtidas por amniocentese ou por punção transvaginal sob visão direta, não contaminadas com sangue ou mecônio, está estabelecida como o valor que representa uma relação "madura" e, a menos que estejam presentes fatores agravantes como diabetes materno, eritroblastose fetal ou asfixia, tal relação significa uma probabilidade de quase 100% de que não haverá DMH no RN. A incidência de DMH é menor que 0,5% quando coeficientes L/E maiores que dois estão presentes. Deve-se considerar que amostras contaminadas com sangue ou mecônio afetam a relação L/E, visto que essas substâncias contêm lecitina e esfingomielina. Como a relação L/E desses materiais é próxima de 1,5:1, a contaminação tende a elevar falsamente uma relação imatura e a deprimir a madura.

O teste rápido, semiquantitativo, de estabilidade de bolhas conhecido como o "teste de Clements", ou o "teste da agitação" do LA, se tornou bastante popular por sua simplicidade. Esse método baseia-se na habilidade da lecitina saturada de formar bolhas estáveis por várias horas, quando o líquido amniótico, obtido através de amniocentese ou por via vaginal e ao qual foi adicionado etanol, é diluído sucessivamente com solução salina e agitado vigorosamente por 15 segundos. A presença de outras substâncias possivelmente encontradas no LA, como os sais biliares, os sais de ácidos graxos livres e as proteínas, capazes de formar uma espuma similar, é descartada pelo uso do etanol a 95%. As diluições sucessivas têm como objetivo tornar o teste semiquantitativo. Um resultado positivo é indicado pela presença de um anel completo de bolhas no menisco da mistura. O teste de agitação guarda uma relação linear com os resultados dos índices L/E no LA e, em comparação com este, oferece algumas vantagens, sendo mais simples, rápido e econômico. No entanto, sua subjetividade, sua natureza semiquantitativa e sua dependência do volume do LA são desvantagens que devem ser levadas em consideração. É importante lembrar ainda que, assim como no teste quantitativo, a presença de sangue, mecônio ou contaminantes vaginais na amostra pode alterar os resultados. Em relação à DMH, foi estabelecido que um teste negativo na diluição de 1:1 está associado a uma grande probabilidade de doença (92%), enquanto que um teste positivo na diluição de 1:2 corresponde a um valor L/E de 2, 3:1 e é compatível com um risco virtualmente nulo da mesma. O risco de DMH com um teste positivo é de 0,4%.

Os métodos quantitativo e semiquantitativo têm sido utilizados de forma conjunta com o teste de agitação, sendo considerados como teste de triagem que, se positivo na diluição de 1:2, representa maturidade pulmonar, tornando a realização de qualquer outro exame desnecessária, economizando tempo e recursos. Entretanto, valores positivos em diluições menores deverão ser acompanhados de um teste quantitativo, a fim de avaliar com maior precisão o grau de maturidade pulmonar e o risco de DMH.

Outras abordagens na detecção de substâncias com ação surfactante no LA se seguiram a estes testes tradicionais com o objetivo de aumentar a sua confiabilidade nas situações duvidosas e de simplificar as complexas técnicas originais de cromatografia, necessárias para a avaliação do coeficiente L/E.

Uma dessas técnicas consiste na detecção do componente ativo da lecitina no LA, a fosfatidilcolina saturada. Uma das vantagens deste método é que ele não parece ser afetado pela presença de sangue ou mecônio na amostra. Esse teste tem demonstrado ser mais sensível e específico que a determinação do coeficiente L/E, particularmente em amostras contaminadas. Valores de fosfatidilcolina saturada acima de 500 mg/dl estão associados à maturidade pulmonar. Nas gestantes diabéticas, valores de 500 a 1.000 mg/dl têm sido associados a um risco de DMH de 7% a 10%. Nesses casos, valores acima de 1.000 mg/dl correspondem a relações L/E acima de 3,5 e representam uma probabilidade mínima de desenvolver a doença.

Outro método disponível atualmente é o teste de aglutinação através de anticorpos para a detecção de fosfatidilglicerol no líquido amniótico. Vários *kits* comerciais encontram-se no mercado e são capazes de detectar até 0,5 μg/ml de fosfatidilglicerol. Esses testes são rápidos, práticos, confiáveis e podem ser utilizados no líquido amniótico colhido por via vaginal, no caso de ruptura prematura de membranas. Esta é uma grande vantagem, visto que, nessa situação, que está presente em até 30% dos partos prematuros, a amniocentese para avaliação do LA torna-se tecnicamente difícil, em virtude do oligoidrâmnio que, em geral, se segue. A detecção vaginal do fosfatidilglicerol é um excelente método não-invasivo para a previsão do risco de desenvolvimento de DMH, com um valor preditivo negativo de 100%, não sendo afetado pela presença de contaminantes vaginais, muito embora a presença de uma grande concentração de determinados microrganismos da flora vaginal possa estar associada a testes falsamente positivos.

DIAGNÓSTICO PÓS-NATAL

O diagnóstico pós-natal de DMH é baseado em uma combinação de achados clínicos e radiológicos, associados à evidência de prematuridade.

O RN com DMH costuma apresentar sinais clínicos de doença já ao nascimento, por vezes necessitando de ressuscitação na sala de parto, ou nas primeiras horas de vida.

O quadro clássico da doença consiste de taquipnéia, retrações subcostais e intercostais, batimento de asas de nariz, gemido e cianose. Entretanto, este cortejo sintomático típico hoje é raramente visto com todas as suas manifestações, uma vez que muitos RNs são colocados em ventilação mecânica ou em qualquer outra modalidade de pressão positiva nas vias aéreas logo após o nascimento.

A taquipnéia é evidenciada por uma freqüência respiratória entre 60 e 120 incursões por minuto. As inspirações são curtas, durando em torno de 0,3 segundo, e as expirações prolongadas, durando em torno de 0,9 segundo, com uma relação entre a inspiração e a expiração (I/E) de 1:3. Esse achado contrasta com os valores normais de 0,5 segundo de inspiração e 0,7 segundo de expiração, com uma relação I/E de 1:1,3 encontrada em RNs saudáveis.

As retrações intercostais ou subcostais, em geral, são proeminentes e estão associadas à diminuição da complacência pulmonar, geração de elevadas pressões negativas intrapleurais e "aspiração" da parede torácica extremamente complacente do prematuro para o interior do espaço pleural. Este também é o mecanismo pelo qual se verifica, em alguns casos, um movimento paradoxal da caixa torácica que se retrai enquanto o abdome se projeta para frente, em razão de compressão das vísceras abdominais pelo abaixamento vigoroso do diafragma durante a inspiração. A presença de retrações deve ser considerada como um sinal importante de insuficiência respiratória, particularmente nos RNs com menos de 1.500 g e, quando acentuada, indica a necessidade de suporte respiratório imediato.

A dilatação das narinas ocasionada pelo batimento das asas do nariz contribui para a redução do trabalho respiratório, pois os RNs são respiradores nasais quase que obrigatórios e a resistência nasal ao fluxo de ar contribui com até 50% da resistência pulmonar total.

O gemido expiratório é um achado precoce e pode desaparecer com a evolução da doença. Ele resulta de um fluxo de ar ativamente produzido pela contração da musculatura abdominal dirigido contra glote parcialmente fechada, durante a fase inicial da expiração. Essa manobra leva à produção de pressão transpulmonar 3,4 cmH_2O acima da atmosférica, com conseqüente aumento do volume pulmonar, da capacidade residual funcional e maior adequação da ventilação à perfusão pulmonar. Quando esse mecanismo é abolido através de manobras como a intubação traqueal, a pressão parcial de oxigênio arterial tende a cair, tornando a subir quando o tubo é retirado, e o gemido, restabelecido.

A cianose é um sinal tardio no RN em virtude da presença de elevada concentração de hemoglobina fetal que possui uma alta afinidade pelo oxigênio. Esse achado só está presente quando a pressão parcial de oxigênio arterial é inferior a 30 a 40 mmHg.

Achados clínicos adicionais incluem palidez e lentificação do enchimento capilar, em razão de hipotensão e vasoconstrição periférica decorrentes de disfunção miocárdica. Oligúria e edema periférico também podem estar presentes. Episódios de apnéia não são comuns na fase inicial e, quando presentes, estão associados à hipoxemia e fadiga secundária ao aumento do trabalho respiratório, sendo um sinal de mau prognóstico e que indica falência iminente.

A ausculta revela, nos casos moderados a graves, diminuição do murmúrio vesicular, e podem ser ouvidos, à inspiração profunda, estertores crepitantes finos particularmente nas bases pulmonares.

A evolução natural da doença consiste de piora progressiva, com aumento das necessidades de oxigênio nas primeiras 48 a 72 horas, seguida de uma rápida melhora, em geral precedida de aumento do débito urinário.

Os achados radiológicos característicos da doença consistem de um padrão reticulogranular difuso, em ambos os campos pulmonares, associado à aerobroncogramas e diminuição do volume pulmonar (Fig. 13-1).

O padrão granular é causado primariamente pela presença de atelectasia difusa, muito embora um componente de edema pulmonar também possa contribuir para esse achado. Não é incomum que a granularidade tenha uma distribuição assimétrica

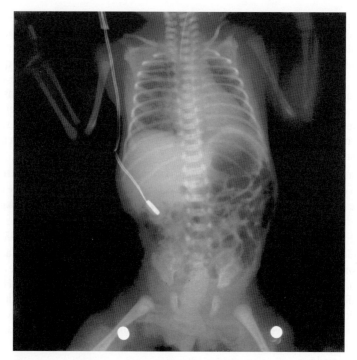

Fig. 13-1. Prematuro com doença de membrana hialina. A radiografia mostra hipoinsuflação pulmonar, infiltrado reticulogranular difuso e aerobroncograma.

nos campos pulmonares, com aeração menor do pulmão direito em relação ao contralateral.

Os aerobroncogramas correspondem a bronquíolos aerados superpostos a um fundo de atelectasia alveolar. É preciso não confundir a presença de aerobroncogramas localizados particularmente atrás da silhueta cardíaca, que é um aspecto normal da radiografia do RN, com o padrão difuso acometendo particularmente os lobos superiores de ambos os pulmões, presente na DMH.

A imagem da área cardíaca apresenta-se normal ou um pouco aumentada, e a presença de grande cardiomegalia deve sugerir o diagnóstico de canal arterial patente (Fig. 13-2).

Na avaliação das alterações radiográficas da DMH deve-se lembrar que estas são indistinguíveis dos achados da pneumonia neonatal, particularmente a causada por estreptococos do grupo B, e que a utilização de pressão positiva nas vias aéreas pode levar à atenuação dos achados e conseqüentemente a uma subestimação da gravidade da doença.

O uso da ventilação mecânica e o aumento da sobrevivência de prematuros com doenças mais graves resultaram no reconhecimento mais freqüente de alterações radiográficas relacionadas a complicações como as síndromes de extravasamento de ar e a displasia broncopulmonar.

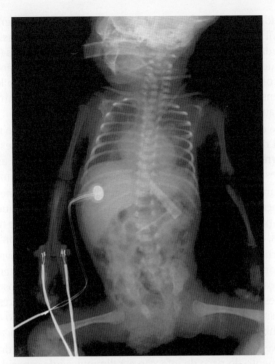

Fig. 13-2. Prematuro com doença da membrana hialina. Após melhora inicial, apresentou aumento das necessidades de oxigênio e ventilação: repare o aumento da área cardíaca. O ecocardiograma revelou um canal arterial patente com sobrecarga de câmaras esquerdas.

PROFILAXIA

A possibilidade de terapia fetal a partir da administração de drogas à mãe tornou-se objeto de pesquisa clínica desde que as malformações induzidas no feto, pelo uso materno de talidomida na década de 1960, chamaram a atenção para a passagem transplacentária de drogas.

Dos diversos agentes capazes de acelerar a maturação pulmonar, o efeito dos corticóides, tanto na diferenciação das vias respiratórias terminais quanto na síntese do surfactante, tem sido um dos mais documentados em estudos clínicos e em modelos animais.

Baseando-se no efeito protetor da utilização de corticóides pré-natais no desenvolvimento de insuficiência respiratória em animais prematuros, Liggins conduziu, no início da década de 1970, um ensaio clínico com o objetivo de avaliar o efeito da administração de corticóide às mães com risco de parto prematuro, na adaptação respiratória subseqüente dos RNs de menos de 37 semanas. O corticóide utilizado foi uma mistura de fosfato e acetato de' betametasona. Os resultados deste estudo pioneiro mostraram que, assim como nos modelos animais, o uso de corticóide no feto humano era capaz de acelerar a maturação pulmonar mesmo após breves exposições intra-uterinas

(24 horas), levando à redução significativa tanto da mortalidade perinatal quanto da incidência de DMH, que caía de 24% nos controles a 4,3% nos tratados, particularmente pela diminuição da ocorrência da doença nos grupos mais imaturos (menos de 32 semanas). Este estudo revelou ainda que a utilização do corticóide não se relacionava a nenhum efeito colateral detectável tanto para a mãe quanto para o RN, a não ser em casos de hipertensão e proteinúria maternas, em que houve aumento da mortalidade fetal que, entretanto, não atingiu significância estatística.

A metanálise dos vários estudos clínicos publicados desde então mostra que a utilização pré-natal do corticóide é efetiva antes de 34 semanas de gestação, quando o nascimento ocorre de um a sete dias após o tratamento inicial. O uso do corticóide está indicado mesmo em presença de gestações extremamente prematuras.

Nos RNs acima de 34 semanas de idade gestacional ao nascimento, é difícil demonstrar diferenças na ocorrência de DMH nos tratados, uma vez que a incidência da doença é baixa a partir dessa idade. Dessa forma, o uso de corticóide não está indicado nessas gestações, a não ser que haja imaturidade pulmonar fetal comprovada.

O uso de corticóide não está associado a complicações significativas a curto prazo e estas, quando ocorrem, estão geralmente relacionadas à mãe. Em gestantes diabéticas, o controle da doença pode ser mais difícil, necessitando de ajustes na dosagem da insulina. Muito embora o estudo de Liggins tenha sugerido que o uso em hipertensas graves com proteinúria pudesse levar a um aumento de mortes fetais, esse achado não foi confirmado em estudos subseqüentes, e não tem sido essa a experiência clínica geral.

Outro possível efeito adverso relacionado ao uso de corticóide diz respeito à possibilidade do aumento do risco de infecção e à diminuição da capacidade do seu diagnóstico, quando utilizado em gestantes com bolsa rota. Apesar dessa preocupação, os esteróides são efetivos nessas circunstâncias e não predispõem nem a mãe nem o neonato à infecção, sendo, portanto, indicados para as gestações complicadas pela ruptura prematura das membranas, na ausência de sinais clínicos de corioamnionite.

A tuberculose em atividade e as infecções virais oculares na gestante podem ser consideradas contra-indicações ao uso do corticóide.

Em relação aos efeitos colaterais relacionados ao RN, o acompanhamento por até dois anos de uma população de prematuros de 500 a 1.500 g de peso ao nascimento, que recebeu pelo menos uma dose de corticóide pré-natal com redução significativa na incidência de DMH, nas necessidades neonatais de suporte respiratório e na morbimortalidade intra-hospitalar, além de não demonstrar aumento na incidência de doenças infecciosas ou qualquer efeito adverso no crescimento e desenvolvimento neuropsicomotor, revelou que os pacientes tratados apresentavam, no seguimento, peso e perímetro cefálico significativamente superiores aos do grupo controle.

Os corticóides preferidos para a administração pré-natal são os derivados sintéticos fluorados, betametasona e dexametasona. As duas drogas são idênticas em atividade biológica e atravessam imediatamente a placenta sem sofrer grande inativação, não possuem atividade mineralocorticóide, são imunossupressores fracos e têm uma ação mais prolongada que o cortisol e a metilprednisolona. Além disso, mesmo em doses equivalentes, a hidrocortisona e a metilprednisolona, pela sua semelhança estrutural ao corticóide endógeno, sofrem uma grande inativação placentária, sendo, portanto, pouco eficazes clinicamente para a indução da maturação do pulmão fetal. A posologia efetiva consiste de duas doses de 12 mg de betametasona por via intramuscular, com intervalo de 24 horas, ou quatro doses de 6 mg, de dexametasona pela mesma via, com intervalo de 12 horas. Essas doses, apesar de arbitrárias a princípio, depois se revelaram capazes de oferecer ao feto concentrações de corticóides comparáveis às encontradas em RNs não-tratados sob o estresse da DMH. Essa forma de tratamento resulta em uma ocupação de 75% dos receptores para esteróides fetais, o que promove uma resposta máxima de indução dos tecidos-alvo, não justificando, portanto, o uso de doses mais elevadas ou mais freqüentes. O tempo de tratamento é importante. Um curso completo, iniciado pelo menos 24 horas antes do parto, é efetivo por até sete dias após a sua administração. Entretanto, existem evidências que apontam para a diminuição da incidência de DMH, da hemorragia intracraniana e a redução da mortalidade mesmo com o tratamento incompleto. Portanto, ainda que não se tenha certeza da possibilidade de adiar o parto por pelo menos 24 horas, deve-se administrar a droga.

A utilização pré-natal de corticóides pode amplificar a resposta ao surfactante utilizado no período pós-natal. Os pacientes que recebem o tratamento combinado têm mortalidade e morbidade significativamente menores que os que receberam apenas o surfactante.

O custo do tratamento com o corticóide também é uma variável importante. A administração de corticóide antenatal a gestantes em trabalho de parto prematuro leva a uma redução nos custos da terapia intensiva neonatal de, no mínimo, 10%, se considerados todos os RNs atendidos por uma Unidade Neonatal, e de no mínimo 14%, se considerados apenas os sobreviventes.

Em virtude das evidências acumuladas dos benefícios do uso do corticóide, o consenso atual é de que todo feto de 24 a 34 semanas de gestação sob o risco de nascimento prematuro é candidato ao tratamento pré-natal, independente de sexo e raça. Apesar dessas recomendações, uma avaliação recente revelou que, nos Estados Unidos, apenas 21% das grávidas em trabalho de parto prematuro com gestações de menos de 30 semanas receberam corticóide antenatal.

Por fim, é preciso salientar que a DMH é uma doença relacionada à imaturidade pulmonar e que uma intervenção importante para a profilaxia da doença seria a diminuição da freqüência e do grau de prematuridade. Considerando-se que a incidência de nascimentos antes do termo em uma dada população está diretamente ligada à pobreza e à distribuição inadequada da assistência médica, a reversão dessa situação seria um importante fator na redução da incidência e gravidade da DMH.

MONITORIZAÇÃO

Todo RN com doença respiratória suficientemente grave a ponto de necessitar da administração de oxigênio ou de ventilação mecânica deve ter suas pressões parciais de gases arteriais ou saturação de hemoglobina monitorizadas. Tanto a hipoxemia, levando a alteração do metabolismo tissular, *shunt* à direita-esquerda e diminuição da produção de surfactante, quanto à hiperoxemia, que aumenta a probabilidade de lesão pulmonar e produz danos retinianos, são nocivas e, em vista disso, a monitorização deve ser considerada parte fundamental do tratamento.

As formas de monitorização são diversas e variam desde as punções intermitentes de um sítio arterial à canulização de uma artéria para obtenção de amostras de sangue ou para a avaliação contínua através de eletrodos até a monitorização não-invasiva contínua. Na DMH, independente da monitorização realizada, o objetivo da terapia é manter uma pressão parcial de oxigênio arterial (PaO_2) entre 50 e 80 mmHg, a pressão parcial de gás carbônico arterial ($PaCO_2$) entre 45 e 60 mmHg e um pH de, no mínimo, 7,2 a 7,25.

Quando não for possível a monitorização contínua, as amostras de sangue arterial devem ser retiradas em *intervalos freqüentes* (4-6 horas), *alguns minutos após as alterações dos parâmetros respiratórios* e *sempre que a avaliação clínica julgar necessário*, em todos os pacientes na fase aguda da doença e que estejam em uso de oxigênio ou assistência ventilatória. Isso não só permite um controle mais estrito das condições bioquímicas do paciente, como acelera o desmame, diminuindo a exposição desnecessária a uma terapia não isenta de riscos.

Existem numerosas vantagens associadas à monitorização contínua, a maior delas talvez seja a possibilidade de se otimizar rapidamente o tratamento às menores variações da PaO_2, reduzindo o tempo necessário para se determinar qual a assistência ideal, além de evitar as conseqüências indesejáveis da punção arterial, como a liberação de catecolaminas, o choro e a apnéia relacionados à dor do procedimento. Além disso, com a monitorização contínua, é possível avaliar a resposta aos mais diversos procedimentos e diminuir a freqüência das manipulações que levam à hipoxemia. Entretanto, alguns benefícios teóricos da monitorização contínua, como a diminuição do número de punções arteriais realizadas na fase aguda da doença e a redução da morbidade neonatal, não foram alcançados.

A medida contínua não-invasiva da saturação de oxigênio da hemoglobina é uma das técnicas mais utilizadas atualmente para monitorização dos RNs em assistência respiratória. Esta possui numerosas vantagens em relação às anteriores, incluindo-se a facilidade de aplicação e a resposta rápida às variações da oxigenação arterial. O método emprega um oxímetro de pulso microprocessado associado a um monitor capaz de emitir um feixe luminoso de dois comprimentos de onda (660 e 940 nanômetros), que é conectado ao paciente. O percentual de luz em cada comprimento de onda que atravessa o tecido é medido por um fotodiodo colocado na outra extremidade do monitor. A saturação é computada através das características da absorção de luz do fluxo pulsátil que passa sob o monitor e que contém hemoglobina oxigenada e não-oxigenada. As medidas do oxímetro correspondem, de forma bastante fiel, às medidas de saturação através da gasometria e devem ser mantidas entre 90% e 95%. O maior problema relacionado à oximetria de pulso diz respeito aos valores PaO_2 acima de 95 mmHg, cuja magnitude nem sempre é refletida pela medida da saturação, pois, nesta porção da curva de dissociação da hemoglobina, elevações significativas da PaO_2 são acompanhadas apenas de pequenas alterações da saturação. Esse fato é particularmente importante nos prematuros que, além de serem particularmente sensíveis à hiperoxemia, possuem grandes concentrações de hemoglobina fetal, o que tende a desviar a curva de saturação para a esquerda.

TRATAMENTO

A terapia da DMH se baseia em três aspectos principais: os *cuidados gerais* de sustentação, o *suporte respiratório* e a administração do *surfactante* exógeno.

Cuidados gerais

O primeiro ponto a ser considerado em relação aos cuidados gerais é o controle da temperatura ambiente, com o objetivo de minimizar o consumo do oxigênio necessário para a produção de calor. Os RNs em hipoxemia possuem uma capacidade limitada de aumentar suas demandas metabólicas sob estresse térmico, e, nessa eventualidade, pode haver hipotermia. Além disso, o resfriamento do ambiente aumenta o consumo de oxigênio em virtude da oxidação dos triglicerídeos necessária à termogênese química que ocorre nessa situação. Dessa forma, a temperatura ambiente, assim como a do ar inspirado, deve ser mantida dentro da faixa termoneutra, e a temperatura cutânea na parede abdominal do RN em posição supina deve ser monitorizada e permanecer em 36,5ºC.

A correta hidratação e a manutenção de um equilíbrio hidroeletrolítico também são fundamentais. É importante considerar no RN com DMH que, muito embora a taquipnéia e o aumento da taxa metabólica possam levar ao aumento das necessidades hídricas, a ventilação mecânica com oxigênio umidificado tende a reduzir essas demandas. Portanto, a hidratação ideal desses pacientes, particularmente dos mais imaturos, caminha sobre uma tênue linha que divide a hipo da hiperidratação, com conseqüências funestas em ambos os casos. A hiperidratação afeta de modo adverso o curso e as complicações da DMH e está associada a complicações como o aumento da incidência de enterocolite necrosante, hemorragia intracraniana, displasia broncopulmonar e a descompensação de um canal arterial patente. Por outro lado, a hipoidratação está associada à hiperosmolaridade sérica, à hipoglicemia e à diminuição da perfusão tissular levando à acidose metabólica. Dessa forma, as recomendações usuais de se iniciar a administração de fluidos com volumes de 60 a 70 ml/kg de uma solução de glicose a 10% no primeiro dia de vida, aumentando progressivamente até atingir 150 ml/kg em torno do quinto dia, devem ser individualizadas, levando-se em consideração os fatores que podem aumentar a necessidade hídrica como a prematuridade extrema, o uso de fototerapia, a colocação em berço de calor radiante e a taquipnéia, assim como os fatores que a reduzem, como o uso de cobertores transparentes e a umidificação da incubadora e do ar inspirado. Além disso, deve-se considerar que mais importantes que quaisquer regras preestabelecidas utilizadas como parâmetros para o aumento ou a redução da hidratação, somente o acompanhamento dos *sinais clínicos*, das alterações diárias do *peso*, do *débito urinário* e dos resultados de exames complementares, como a *densidade urinária* e a concentração do *sódio sérico*, melhor orientará no sentido de se estabelecer uma hidratação adequada para cada paciente. É importante considerar ainda que o peso isoladamente reflete de forma pouco fidedigna as alterações do volume extracelular e deve sempre ser avaliado em associação com as alterações da osmolaridade sérica refletidas pelas variações das concentrações séricas de sódio. Da mesma forma, a diurese isoladamente poderá não ser um sinal confiável do estado de hidratação, visto que, na fase aguda da DMH, alguns RNs podem apresentar um baixo débito urinário, a despeito de uma sobrecarga hídrica e, inversamente, na fase de recuperação da doença, a poliúria pode estar presente mesmo após restrição fluida.

O controle do estado nutricional também é um fator fundamental para a boa evolução dos RNs com DMH. Na fase inicial da doença, quando a alimentação entérica está contra-indicada, devem ser fornecidas ao paciente soluções venosas de aminoácidos e glicose associadas a lipídeos, a fim de manter o balanço nitrogenado positivo e reduzir a perda de peso excessiva, que poderá se associar a dificuldades posteriores de desmame em virtude do "consumo" da musculatura intercostal e do diafragma. Regimes parenterais fornecendo quantidades baixas de calorias de até 35 kcal/kg/dia, incluindo uma oferta de aminoácidos de 2 g/kg/dia, são capazes de resultar em balanço nitrogenado positivo em RN de menos de 2.500 g de peso ao nascimento. Assim que haja estabilização do quadro clínico com redução das necessidades de oxigênio para 40% ou menos de fração inspirada, a dieta enteral deve ser iniciada através de sonda orogástrica, com pequenos volumes de fórmula láctea ou, *preferencialmente*, leite materno, com acréscimos progressivos até que toda a taxa calórica do paciente possa ser administrada por essa via. A dieta oral deve ser iniciada o mais precocemente possível, visto que algumas substâncias como o inositol, um componente dos fosfolipídeos das membranas celulares, esteja presente em grandes quantidades no colostro e ausente nas soluções nutricionais de uso parenteral. Essa substância parece ser necessária para a síntese do surfactante, e sua carência na primeira semana de vida pode estar relacionada à maior probabilidade de desenvolvimento de doença pulmonar crônica e retinopatia da prematuridade.

O uso precoce de antibióticos está indicado em todo RN que tenha um diagnóstico de DMH. Essa conduta está relacionada ao fato de que a pneumonia intra-uterina, mais comumente a causada por estreptococos do grupo B, pode ser clínica e radiologicamente indistinguível da DMH e apresentar um curso fulminante, com óbito nas primeiras horas de vida, se não tratada precocemente. O esquema terapêutico recomendado para esses pacientes é a associação da penicilina ou ampicilina com um aminoglicosídeo. Os antibióticos poderão ser suspensos após 72 horas, caso a investigação laboratorial seja capaz de descartar o diagnóstico de infecção.

Suporte respiratório

O aspecto mais importante do tratamento da DMH é a manutenção de uma troca adequada de gases com o objetivo de prevenir a hipoxemia e a hipercapnia, a fim de permitir um metabolismo tissular adequado, prevenir os *shunts* à direita-esquerda e otimizar a produção de surfactante. Dessa forma, o suporte respiratório é uma parte fundamental no tratamento desses pacientes. Este pode ser feito de várias maneiras, desde o simples aumento da fração de oxigênio no ar oferecido ao paciente (FiO_2), passando pela pressão de distensão contínua nas vias aéreas, até a ventilação do paciente, tanto em sua modalidade convencional, quanto com o uso de alta freqüência ou até mesmo sob a forma ainda experimental da ventilação líquida.

A forma mais simples de tratamento da insuficiência respiratória dos RNs com DMH é através do aumento da concentração de oxigênio do ar inspirado, com o objetivo de manter a PaO_2 entre 50 e 70 mmHg. Isso pode ser obtido de várias formas, como com o aumento da concentração de oxigênio da incubadora, do uso de cateteres nasais, de máscaras faciais e outras. Porém, a forma universalmente aceita como a mais simples, menos sujeita a flutuações nas concentrações de oxigênio e mais confortável, é o uso de capacetes (*hoods*) nos quais um fluxo predeterminado de gases é fornecido ao paciente e continuamente monitorizado. Seja qual for o método utilizado, é importante a correta umidificação e o aquecimento do ar inspirado, a fim de reduzir a perda de calor. Todas as vezes que for necessária ventilação manual através de balão auto-inflável e máscara, a concentração de oxigênio utilizada nessa manobra deverá ser idêntica à do interior do capacete, a fim de evitar a hiperoxemia.

Uma vez que a PaO_2 seja diretamente proporcional à pressão parcial de oxigênio alveolar (PAO_2), o aumento da FiO_2 eleva o conteúdo alveolar de oxigênio e conseqüentemente melhora a saturação arterial desse gás. Essa forma de terapia tem limitações, sendo, em geral, malsucedida quando concentrações de oxigênio acima de 60% do ar inspirado são incapazes de manter uma PaO_2 acima de 50 mmHg. Nesses casos, acredita-se que o grau de *shunt* é de tal ordem elevado que concentrações maiores de FiO_2 levarão a aumentos pouco significativos da PaO_2, estando indicada uma forma de tratamento que seja capaz também de diminuir o grau de *shunt* intrapulmonar, através da melhor adequação da ventilação à perfusão alveolar, como o uso de pressão de distensão contínua nas vias aéreas.

O marco inicial da utilização de pressão de distensão contínua nas vias aéreas para pacientes com DMH data de 1971, quando Gregory e colaboradores utilizaram uma nova estratégia de assistência respiratória a RN com DMH, que consistiu na aplicação de uma pressão positiva contínua nas vias aéreas (CPAP) de 20 pacientes respirando espontaneamente e incapazes de manter uma PaO_2 maior do que 50 mmHg, mesmo quando a concentração de oxigênio no ar inspirado era elevada para 100%. O CPAP foi iniciado com 6 cmH_2O, sendo aumentado progressivamente através da variação do grau de oclusão do circuito expiratório, de acordo com a resposta gasométrica, até um máximo de 12 cmH_2O. Após o início da aplicação e a cada incremento de pressão, houve melhora da oxigenação arterial em todos os RNs, permitindo uma diminuição da concentração de oxigênio oferecida. Além disso, o CPAP foi capaz de regularizar a respiração de dez pacientes que apresentavam apnéia antes do tratamento. A mortalidade nesse grupo foi de 20%, o que representou uma diminuição significativa em relação aos dados de literatura existentes no período.

Desde então, este tipo de terapia tem sido oferecido através de técnicas variadas, incluindo o uso de capacetes pressurizados, máscaras faciais, "prongas" nasais, tubos nasofaríngeos e tubos traqueais.

O uso do capacete tem como principal objetivo evitar as complicações relacionadas à intubação traqueal, entretanto é pouco prático devido às dificuldades relacionadas ao acesso ao doente para a aspiração das vias aéreas e ao nível de ruído no interior desses aparelhos, que pode chegar a 90 decibéis quando se utiliza um fluxo de ar de 10 l/min. A utilização de máscaras faciais diminui essas dificuldades, porém tem sido relacionada à maceração da pele do rosto.

A estratégia que obteve maior aceitação, em virtude de sua facilidade técnica e menor incidência de transtornos para o RN, foi a aplicação de CPAP através de "prongas" nasais. O uso dessa técnica é pouco traumática, evita a intubação traqueal, permite acesso constante ao RN, é simples e requer fluxos gasosos menores do que com a utilização de capacetes ou máscaras faciais. Os maiores problemas relacionados à sua utilização são a possibilidade de distensão gástrica e a limitação da pressão positiva máxima, que pode ser usada em 10 a 12 cmH_2O devido ao escape de ar pela boca do paciente.

A base fisiológica da utilização da pressão de distensão contínua data do estudo que relacionou o gemido espontâneo do RN à DMH à geração de pressões positivas transpulmonares e à piora clínica e gasométrica desses pacientes, quando o gemido era abolido pela intubação traqueal, seguido da pronta melhora quando o tubo era retirado. Entretanto, o mecanismo fisiológico que produz a melhora com a distensão pulmonar contínua ainda é controverso. Muito embora tenha sido sugerido que o uso do CPAP possa levar ao recrutamento de alvéolos previamente colapsados, com melhora da relação ventilação-perfusão, a resposta da complacência pulmonar é variável, havendo na maior parte dos casos queda da mesma, o que não seria o efeito esperado caso houvesse real recrutamento alveolar. Isso sugere que algum grau de hiperdistensão alveolar também ocorre e que os efeitos do CPAP estão relacionados à estabilização de alvéolos previamente ventilados, aumento da capacidade residual funcional e maior adequação da ventilação à perfusão alveolar. A diminuição da freqüência respiratória que ocorre com o uso do CPAP provavelmente é mediada pelo reflexo de Hering Breuer, secundário ao aumento da capacidade residual funcional do pulmão.

Um fator benéfico adicional, que parece estar relacionado à utilização da pressão de distensão contínua, consiste na possibilidade deste tipo de terapêutica de conservar o surfactante pulmonar em conseqüência da diminuição da compressão desse material, que ocorre quando a ventilação está associada a grandes alterações do volume pulmonar entre a inspiração e a expiração.

O nível ótimo de pressão de distensão contínua pode ser definido como aquela pressão que é capaz de produzir a maior PaO_2 com o mínimo efeito prejudicial na função cardiocirculatória. Se a pressão for aumentada acima de um nível ótimo, a $PaCO_2$ costuma subir, provavelmente em decorrência da diminuição do volume corrente e da ventilação alveolar. Além disso, pressões elevadas tendem a levar ao colapso do leito capilar pulmonar, reduzindo as trocas gasosas e aumentando a pressão arterial pulmonar, o que favorece *shunts* à direita-esquerda extrapulmonares e hipoxemia. As recomendações clássicas sugerem iniciar-se a terapia com pressões positivas de 5 cmH$_2$O para os pacientes com doença moderada e de 8 a 10 cmH$_2$O para os com doença grave, aumentando ou diminuindo 3 a 5 cmH$_2$O de acordo com a avaliação gasométrica. É importante assegurar um fluxo mínimo de gases de 5 a 10 l/min quando se utiliza qualquer modalidade de CPAP, a fim de evitar a reinspiração do ar expirado e conseqüente aumento da $PaCO_2$.

O momento da indicação do uso de CPAP em pacientes com DMH é ainda hoje motivo de controvérsia. Sua indicação clássica consiste na impossibilidade de se manter uma PaO_2 maior ou igual a 50 mmHg quando se eleva a FiO_2 em níveis iguais ou superiores a 60% em pacientes com ventilação espontânea adequada, definida por uma $PaCO_2$ menor que 70 mmHg. Entretanto, a sua utilização precoce nos pacientes com DMH e comprometimento da complacência pulmonar poderia diminuir o consumo do surfactante presente ao nascimento, evitar o colapso alveolar precoce, abreviar o curso da doença, reduzir a necessidade de ventilação mecânica e a incidência de doença pulmonar crônica.

A ventilação mecânica é utilizada como tratamento da DMH desde a década de 1970. Muito embora não se possa estabelecer indicações rígidas para o início da ventilação mecânica, algumas recomendações gerais são utilizadas freqüentemente, como em presença de retrações acentuadas, freqüentes episódios de apnéia, presença à gasometria de acidose respiratória definida por uma $PaCO_2 > 55$ mmHg e um pH < 7,25 ou o achado de hipoxemia definida como uma $PaO_2 < 50$ mmHg, mesmo quando se oferece uma FiO_2 entre 60% e 100%. Detalhes sobre esta modalidade de assistência respiratória podem ser encontrados em outro capítulo deste livro.

Surfactante exógeno (ver também Capítulo 71)

A descoberta, em 1959, de que a deficiência de surfactante era a maior responsável pela etiopatogenia da DMH levou a uma série de investigações nos anos seguintes, com o objetivo de avaliar a possibilidade do tratamento da doença através da administração de fosfolipídeos aerossolizados. Em 1980, um estudo clínico realizado no Japão utilizando uma mistura de lipídeos naturais e sintéticos demonstrou ser esta eficaz e segura. A partir desse estudo pioneiro, vários outros preparados de surfactante foram testados com resultados positivos, o que acabou levando à aprovação em 1990 do uso do surfactante para o tratamento de RN com DMH pelo United States Food and Drug Administration. Desde sua aprovação, o uso clínico deste preparado foi capaz de reduzir a mortalidade nos primeiros 28 dias de vida por DMH e a mortalidade neonatal nos RNs entre 600 e 2.000 g de peso ao nascimento. Maiores detalhes sobre preparados, composição, doses, indicações, contra-indicações e efeitos adversos desta modalidade terapêutica podem ser encontrados em outro capítulo deste livro.

COMPLICAÇÕES

Freqüentemente a DMH coexiste com outras doenças, algumas das quais podem ser consideradas, de fato, complicações da DMH. Entre estas se destacam a persistência do canal arterial, as síndromes de extravasamento de ar, a hemorragia pulmonar, a hemorragia intracraniana, a infecção pulmonar, as complicações da intubação, a doença pulmonar crônica e a retinopatia da prematuridade. Muito embora possam ocorrer, espontaneamente, algumas complicações da DMH são resultantes das manobras terapêuticas necessárias para o tratamento da doença de base, particularmente às referentes à ventilação, oxigenoterapia, intubação e cateterismo dos vasos umbilicais.

A *persistência do canal arterial* (PCA) é uma complicação freqüente na DMH, ocorrendo em 27% dos prematuros com 1.500 g ou menos de peso ao nascimento. Muito embora não se saiba quais os fatores que mantêm a patência do canal nos RNs com DMH, pode-se afirmar que a prematuridade, por si só, não é capaz de explicar inteiramente esse achado, posto que estudos em prematuros com 30 semanas ou menos de idade gestacional sem DMH mostram que estes, à semelhança de RN a termo, apresentam na quase totalidade dos casos evidências ecocardiográficas de fechamento do ducto por volta do quarto dia de vida.

Na DMH o PCA pode se apresentar de forma aguda, como súbita deterioração clínica de um paciente que vinha apresentando melhora progressiva do seu estado respiratório, ou de forma insidiosa, como dificuldade de desmame da ventilação mecânica em um RN que já tenha ultrapassado a fase aguda da deficiência de surfactante. Os achados clínicos incluem o aparecimento, geralmente após o quarto dia de vida, de um sopro sistólico ou contínuo, mais bem audível na região infraclavicular à esquerda, taquicardia, precórdio hiperdinâmico, pulsos de amplitude aumentada e hepatomegalia. Muito embora a presença de um sopro sistólico típico já tenha sido considerada como um dado semiológico essencial para o diagnóstico, ele pode estar ausente em até 37% dos prematuros com PCA confirmado e em 50% dos casos é um achado tardio, surgindo apenas após o desenvolvimento de cardiomegalia e insuficiência cardíaca.

A direção e a magnitude do fluxo através do canal arterial dependem do tamanho do ducto e da relação entre a resistência na circulação pulmonar e a sistêmica. Quando o canal é largo, o fluxo depende primariamente da resistência vascular pulmonar. Portanto, a apresentação clínica do PCA, na fase de melhora da doença respiratória, se deve ao fato de que é nesse momento que se estabelece o *shunt* da esquerda para a direita, em decorrência da queda da pressão arterial pulmonar. Esse *shunt* leva a hiperfluxo pulmonar, sobrecarga volumétrica das câmaras esquerdas e insuficiência cardíaca congestiva, com diminuição da complacência pulmonar e nova deterioração do quadro respiratório.

Muito embora a avaliação de uma possível cardiomegalia seja difícil nas radiografias de tórax habitualmente realizadas em decúbito no contexto da assistência neonatal, pode-se, na maioria dos casos, estabelecer uma boa correlação entre o tamanho da área cardíaca na radiografia e a magnitude do *shunt* da esquerda para a direita em pacientes com DMH complicada pela PCA.

A avaliação do *shunt* através do canal pode ser realizada através da ecocardiografia ou do cateterismo arterial. A medida da relação entre o diâmetro do átrio esquerdo e da raiz da aorta avaliada pelo ecocardiograma tem sido usada para a análise das alterações seqüenciais do *shunt* à esquerda-direita no PCA.

O tratamento da PCA inclui a restrição de líquidos, o uso de diuréticos e suporte inotrópico e o fechamento cirúrgico ou farmacológico do canal. A presença de um canal patente tem sido associada ao desenvolvimento de displasia broncopulmonar, provavelmente em decorrência do aumento da necessidade de assistência respiratória. O fechamento do canal nesses RNs está associado a uma redução significativa dessas necessidades.

O fechamento cirúrgico do canal é uma terapia eficaz e relacionada a uma mortalidade operatória muito baixa. A boa resposta associada ao fechamento do PCA em pacientes sintomáticos levou à especulação de se a ligação cirúrgica precoce do ducto em todos os prematuros não estaria relacionada à melhora do prognóstico da DMH. A ligadura "profilática" do ducto nas primeiras 24 horas de vida parece associada a uma diminuição significativa do débito ventricular esquerdo e do fluxo sangüíneo pulmonar, uma redistribuição do fluxo sistêmico a fim de manter a circulação cerebral e a cardíaca, e não se associa à melhora de nenhum parâmetro de função pulmonar. A patência do canal nas primeiras 24 horas de vida e sua constrição gradual podem desempenhar um papel importante na adaptação cardiocirculatória ao nascimento, mantendo o fluxo pulmonar, o volume diastólico final do ventrículo esquerdo e permitindo a queda gradual da resistência sistêmica, não estando indicada, portanto, sua cirurgia precoce rotineira.

Com o surgimento de evidências sugestivas de que as prostaglandinas afetavam o tônus da musculatura lisa do canal arterial, a possibilidade do fechamento farmacológico do ducto através da administração de inibidores da síntese de prostaglandinas passou a ser analisada. Em meados da década de 1970, dois estudos quase que simultâneos utilizando a indometacina comprovaram que sua administração a prematuros portadores de PCA associada à insuficiência cardíaca era capaz de promover em 12 a 30 horas o desaparecimento dos sinais clínicos, radiográficos e ecocardiográficos de *shunt* da esquerda para a direita através do canal arterial por provável constrição do mesmo. A droga foi quase que universalmente eficaz, e os únicos efeitos colaterais encontrados foram uma diminuição do débito urinário associada à retenção nitrogenada em alguns pacientes. Considerando-se que as taxas de fracasso e de reabertura do canal arterial após o tratamento com a indometacina nas diversas pesquisas variam de 21% a 28%, algumas estratégias, como o uso prolongado da droga, têm sido estudadas.

As *síndromes pulmonares de escape de ar*, relacionadas ao barotrauma, são eventos comuns na terapia intensiva neonatal e incluem o enfisema intersticial, o enfisema lobar, o pneumotórax, o pneumomediastino e o pneumopericárdio. O enfisema intersticial pulmonar pode se apresentar sob duas formas, uma difusa e bilateral, e uma localizada, menos comum, envolvendo um ou mais lobos pulmonares.

A incidência geral dessas síndromes no curso da DMH é de 27%, variando inversamente com a idade gestacional e o peso ao nascimento. Sua freqüência depende também do tipo de suporte respiratório utilizado, oscilando desde 24% nos pacientes que necessitam apenas de *hood* a 34% nos tratados com ventilação mecânica. A presença de barotrauma é um fator que aumenta significativamente a mortalidade dos pacientes com DMH. A incidência de pneumotórax pode estar relacionada, entre outros fatores, ao cuidado com a umidificação e o aquecimento do ar fornecido ao paciente sob ventilação mecânica. Em prematuros de menos de 1.500 g de peso ao nascimento e submetidos à ventilação mecânica, a incidência de pneumotórax é reduzida em cerca de quatro vezes, caso a média das temperaturas dos gases oferecidos ao paciente nas primeiras 96 horas de vida esteja acima de 36,5 graus centígrados.

Essas complicações são ocasionadas pela superdistensão e ruptura dos ductos alveolares e dos alvéolos não-atelectasiados. Em seguida à ruptura, o ar disseca o interstício, aí permanecendo como enfisema intersticial pulmonar, ou progredindo através do tecido conjuntivo perivascular e peribrônquico até o hilo pulmonar. Nesse local, ele pode romper a pleura e formar um pneumotórax, ou se coletar no mediastino formando um pneumomediastino. Uma via centrífuga de migração de ar, muito embora menos comum, também pode ocorrer através dos planos conjuntivos até a formação de coleções subpleurais, cuja ruptura leva ao pneumotórax. Uma complicação rara dessas síndromes é a embolia gasosa da artéria pulmonar. Nesses casos, o ar não consegue ultrapassar os capilares pulmonares, levando a bloqueio mecânico da circulação arterial pulmonar, vasoconstrição reflexa, insuficiência ventricular direita e choque cardiogênico. O ar pode ainda migrar retrogradamente e atingir a veia cava, ou mesmo a circulação sistêmica, através do forame oval ou do canal arterial. Esta complicação é extremamente grave e em geral leva à morte, muito embora possa passar despercebida à necropsia em virtude da rápida absorção do gás intravascular após o óbito.

O diagnóstico de pneumotórax deve ser suspeitado em todo o paciente em ventilação mecânica que apresente uma deterioração súbita de seu quadro clínico acompanhada de hipotensão, bradicardia e acidose persistente. Sua confirmação é realizada através de exames radiográficos ou preferencialmente através da transiluminação torácica com fibra óptica. O tratamento consiste na punção e drenagem em selo d'água. Em virtude da alta porcentagem de perfuração do parênquima pulmonar durante a introdução do tubo de drenagem com um trocarte, parece ser preferível a inserção do tubo através de pinças "mosquito". A punção pode preceder à colocação do tubo, porém é preciso cuidado para não se produzir uma laceração pulmonar com a agulha, após a retirada do ar.

A *hemorragia pulmonar,* definida como a presença de eritrócitos extravasados para o interior dos alvéolos, septos ou ambos, está presente em 74% das necropsias de pacientes falecidos no primeiro ano de vida. Destes, 58% têm DMH associada. A doença se manifesta clinicamente no curso da DMH através da presença de secreção sanguinolenta, sendo aspirada ou saindo espontaneamente pelo tubo traqueal. Entretanto, essa forma de apresentação nem sempre está presente e estima-se que apenas 10% dos pacientes com hemorragia pulmonar desenvolvam essa síndrome clínica.

As *hemorragias intracranianas* (HIC) são complicações extremamente graves e freqüentes, ocorrendo em até 35% dos prematuros com menos de 1.500 g de peso ao nascimento, avaliados com ultra-sonografia transfontanela. Essas hemorragias ocorrem em geral na matriz germinal periventricular, em decorrência da imaturidade da rede vascular aí localizada e das alterações da auto-regulação do fluxo sangüíneo cerebral conseqüentes à prematuridade e à asfixia. A associação dessa complicação com a DMH é reconhecida desde longa data, e alguns fatores comumente presentes nessa doença, como a hipoxemia, a hipercapnia, a ventilação mecânica, o barotrauma e a PCA, têm sido considerados como predisponentes ao sangramento no sistema nervoso central.

A aspiração do tubo traqueal, um evento que ocorre diversas vezes no curso da DMH nos pacientes submetidos à ventilação mecânica, é capaz de levar ao aumento da velocidade do fluxo sangüíneo e do volume sangüíneo cerebral, seja pelo estímulo nociceptivo e pela hipoxemia sistêmica relacionados ao procedimento, seja secundária à vasodilatação cerebral compensatória. Independente do mecanismo envolvido, essas alterações circulatórias podem ser mais um fator capaz de levar a HIC em prematuros em ventilação mecânica.

A necessidade de ventilação mecânica, particularmente por períodos prolongados, representa um fator predisponente ao desenvolvimento de *infecção pulmonar.* A colocação de um tubo traqueal rompe barreiras imunológicas das vias aéreas superiores, interfere com a função ciliar e permite a passagem de microrganismos da região supraglótica diretamente para o interior da traquéia. A colonização do tubo ocorre em todos os pacientes submetidos a esse procedimento nas primeiras 72 horas de intubação. Além disso, a intubação de RN se faz com tubos sem *cuff,* o que facilita a aspiração de saliva potencialmente contaminada com bactérias patogênicas. A atenção a uma técnica cuidadosa e asséptica em qualquer tipo de manuseio relacionado ao tubo traqueal, seja a intubação seja a aspiração, é um fator de diminuição da incidência de infecção nesses pacientes. É importante lembrar que o isolamento de germes na cultura do aspirado traqueal pode representar apenas colonização do tubo, sendo difícil de diferenciar de infecção no paciente cronicamente ventilado.

As *complicações relacionadas ao tubo traqueal,* como a intubação seletiva, a extubação acidental e a obstrução, são complicações graves da ventilação mecânica e podem ser evitadas pela atenção à correta fixação e ao posicionamento do tubo a fim de evitar o seu deslocamento, além do controle do aquecimento e umidificação do ar inspirado, da fisioterapia torácica e da aspiração intermitente, a fim de evitar a obstrução do mesmo.

Qualquer paciente que apresente uma piora súbita do quadro respiratório durante a ventilação mecânica deve ser imediatamente avaliado, a fim de se detectar estas complicações relacionadas ao tubo traqueal, além da possibilidade de falha do ventilador e barotrauma. Nesses casos o paciente deve ser imediatamente removido do aparelho e ventilado de forma manual com um balão auto-inflável. A permeabilidade do tubo é checada pela passagem de um cateter pelo seu interior e sua posição confirmada através da laringoscopia. Se houver dúvidas, o tubo deve ser trocado. Os parâmetros do ventilador são revistos, e o paciente, auscultado e transiluminado para avaliar a presença de um pneumotórax. A suspeita de barotrauma autoriza a punção torácica antes da confirmação radiológica.

O uso prolongado de tubos traqueais tem sido associado a deformidades do palato, de gravidade diretamente relacionada ao tempo de intubação; muito embora a maioria dessas lesões se resolva espontaneamente com a remodelação conseqüente ao crescimento somático, a utilização de uma placa acrílica no palato demonstrou ser uma forma eficaz de evitar esse tipo de complicação.

O edema da região supraglótica e a eventração da mucosa ventricular são lesões relacionadas à intubação prolongada e às tentativas intempestivas de intubação, que podem causar uma obstrução das vias aéreas suficientemente grave para dificultar o desmame.

Acredita-se que grande parte das lesões subglóticas relacionadas à intubação traqueal esteja relacionada a um somatório de fatores, sendo o tempo de permanência do tubo o principal. O calibre do tubo traqueal parece ser o evento mais importante em seguida. A colocação de um tubo muito largo com o objetivo de melhorar a ventilação e facilitar a aspiração de secreções parece levar à lesão isquêmica da região subglótica. Como esta porção da árvore respiratória, no período neonatal, tem o calibre inferior à abertura glótica, um tubo que parece ser de tamanho apropriado quando a glote é visualizada à laringoscopia pode levar à compressão da mucosa das estruturas distais. Dessa forma, o tubo ideal é aquele que permite algum escape de ar quando o paciente é ventilado com pressões inspiratórias de 20 cmH$_2$O. A movimentação freqüente da ponta do tubo em decorrência da má fixação do mesmo ou dos movimentos espontâneos do paciente e a freqüência de intubações são outros importantes fatores relacionados à lesão subglótica.

O edema da região subglótica após a extubação pode levar ao estridor e fracasso do procedimento em alguns pacientes. Essa complicação parece estar associada aos fatores de risco anteriormente descritos. Em alguns casos de intubação prolongada, freqüente ou traumática, o uso de dexametasona antes da retirada do tubo traqueal parece se associar à menor incidência dessa complicação e à maior taxa de extubações bem-sucedidas.

A estenose subglótica é uma complicação identificada em 1% dos RNs submetidos à ventilação mecânica que pesavam menos de 1.500 g ao nascimento e que parece estar relacionada ao mesmo mecanismo fisiopatológico que leva ao edema pós-extubação. Essa lesão parece se desenvolver lentamente, com os sinais clínicos de obstrução alta surgindo semanas a meses após a extubação e responde na maioria das vezes a procedimentos de dilatação endoscópica, sem a necessidade de cirurgia ou traqueotomia.

Outra lesão nessa região, recentemente descrita em cerca de 7% de RNs prematuros e submetidos à intubação traqueal por pelo menos sete dias, é representada por cistos subglóticos adquiridos. A maioria dos pacientes com essa lesão é sintomática apresentando estridor, rouquidão ou apnéia obstrutiva, particularmente quando os cistos ultrapassam 5 mm de diâmetro. A realização de traqueotomia ou a marsupialização cirúrgica do cisto podem ser necessárias.

A presença de lesões traqueais macro e microscópicas pode ser evidenciada à necropsia de pacientes falecidos em virtude de DMH, particularmente naqueles que foram submetidos à intubação prolongada. A pressão pelo tubo, a sua movimentação e a técnica incorreta de aspiração das vias aéreas resultam em edema e lesão da mucosa. A lesão do epitélio respiratório por esses mecanismos em associação à presença de um corpo estranho como o tubo e as infecções intercorrentes podem levar à formação de tecido de granulação. Em virtude desse fato, recomenda-se que o cateter utilizado durante a aspiração do tubo traqueal tenha orifícios laterais e que não ultrapasse o comprimento do mesmo, evitando dessa forma o trauma à mucosa durante o procedimento.

A traqueobronquite necrosante é uma complicação relacionada à ventilação mecânica identificada à necropsia ou durante a broncoscopia como um processo inflamatório da mucosa e submucosa, levando à obstrução parcial ou completa das vias aéreas causada pelo descolamento do epitélio respiratório necrosado. Sua forma de apresentação clínica mais comum é a de uma diminuição da entrada de ar associada à hipercapnia arterial, e o tratamento ideal consiste na broncoscopia e remoção dos *debris* celulares. Essa complicação parece ser iatrogênica e estar relacionada à incorreta umidificação dos gases inspirados, tanto na ventilação convencional quanto na de alta freqüência.

O momento ideal para a realização de endoscopia após a extubação parece situar-se após 12 a 24 horas do procedimento, visto que, imediatamente após o mesmo, o espaço subglótico pode parecer amplo em virtude da pressão sobre a mucosa ocasionada pelo tubo, estreitando progressivamente em algumas horas em virtude da formação de edema.

A atelectasia após a extubação é uma causa freqüente de fracasso de desmame nos pacientes com DMH. Clinicamente o RN se apresenta com aumento progressivo de esforço respiratório, retrações e cianose. A gasometria arterial revela, nessas situações, hipoxemia acompanhada de hipercapnia. Cerca de 75% das atelectasias ocorrem no pulmão direito, e o lobo superior direito é o mais freqüentemente afetado (30%). O acompanhamento radiográfico desses pacientes permite identificar precocemente essa complicação, antes do surgimento das manifestações clínicas, e a instituição imediata de fisioterapia e drenagem postural pode levar à reexpansão do lobo comprometido sem a necessidade de reintubação.

A *doença pulmonar crônica* residual ou displasia broncopulmonar (DBP) é arbitrariamente definida pela persistente necessidade de oxigênio suplementar até 28 dias de vida ou, *preferencialmente*, até 36 semanas de idade pós-concepcional. Esta complicação da DMH ocorre em 18% dos RNs com peso ao nascimento menor ou igual a 1.500 g, sendo hoje a causa mais comum de doença pulmonar crônica em lactentes. A incidência da doença é inversamente proporcional ao peso ao nascimento, sendo menor nos pacientes de sexo feminino e de raça negra. Sua etiologia é multifatorial, e os maiores determinantes são a prematuridade, a DMH, o uso de oxigênio suplementar e a ventilação mecânica. Outros fatores que prolongam a necessidade de suporte respiratório como o barotrauma, o edema (PCA) e a infecção pulmonar também contribuem para a gênese da doença.

Alguns fatores como a utilização precoce de CPAP nasal, a aceitação de valores elevados de $PaCO_2$ durante a assistência respiratória e a não utilização de paralisia muscular durante a ventilação mecânica parecem diminuir a incidência da doença e podem ser alguns dos fatores responsáveis pela diferença da freqüência desta complicação entre os diversos centros de terapia intensiva neonatal. O espectro da doença vai desde pacientes com alterações radiográficas mínimas e um desconforto respiratório discreto até aqueles que mantêm uma insuficiência respiratória grave, com necessidades prolongadas de oxigênio e apoio ventilatório. Nesses pacientes é freqüente a insuficiência ventricular direita e *cor pulmonale* como agravantes do quadro respiratório. Mesmo na ausência das manifestações clínicas de *cor pulmonale*, alguns prematuros que estiveram em ventilação mecânica por DMH apresentam um espectro de alterações na vascularização pulmonar composto de espessamento da camada média, da adventícia e uma alteração da forma e provavelmente da função das células endoteliais, e alguns pacientes que não apresentam mais necessidade de oxigênio no momento da alta persistem com hipertensão arterial pulmonar quando avaliados através do ecocardiograma, sugerindo a presença de lesão pulmonar residual, ainda que subclínica.

Além da DBP, a administração de oxigênio é capaz de levar a lesão da retina e *causar* a *retinopatia da prematuridade* em até 51% dos prematuros de menos de 1.300 g de peso ao nascimento e que foram submetidos a essa forma de terapia nas primeiras quatro semanas de vida. Entre os diversos fatores que têm sido relacionados à gênese da retinopatia destacam-se, além da própria prematuridade, a asfixia, a septicemia e a hiperoxemia prolongada. A doença parece estar relacionada à lesão do leito capilar imaturo da retina. O processo de reparo dessa lesão consiste em crescimento vascular exuberante, que é a retinopatia visível através da oftalmoscopia indireta. Essa vascularização excessiva pode regredir ou progredir, levando à formação de neovascularização extra-retiniana, hemorragias, cicatrização residual, pregas retinianas por tração ou descolamento da retina com variáveis graus de comprometimento visual. A doença é raramente diagnosticada antes de quatro semanas de vida extra-uterina e parece ter uma cronologia mais relacionada à idade pós-concepcional do que à pós-natal, desenvolvendo-se na maioria dos casos entre 34 a 42 semanas independente da idade ao nascimento. A classificação internacional da doença leva em consideração a posição, extensão e progressão dos achados oculares. As intervenções terapêuticas propostas incluem a crioterapia, o *laser*, o procedimento de Buckle e, em alguns casos de descolamento total da retina, a vitrectomia.

BIBLIOGRAFIA

Avery ME, Mead J. Surface properties in relation to atelectasis and hyaline membrane disease. *Am J Dis Child* 1959;97:517-23.

Bancalari E, Bidegain M. Respiratory Disorders of the Newborn. In: *Pediatric respiratory medicine*. 1st ed. St. Louis: Mosby, 1999. 464-88.

Clements JA. Surface tension of lung extracts. *Proc Soc Exp Biol Med* 1957;95:170-2.

Clements JA, Platzker ACG, Tierney DF, Hobel CJ, Creasy RK, Margolis AJ. Assessment of the risk of the respiratory-distress syndrome by a rapid test for surfactant in amniotic fluid. *N Engl J Med* 1972;286(20):1077-81.

Farber S, Sweet LK. Amniotic sac contents in the lungs of infants. *Am J Dis Child* 1931;42:1372-83.

Fujiwara T, Chida S, Watabe Y, Maeta H, Morita T, Abe T. Artificial surfactant therapy in hyaline membrane disease. *Lancet* 1980;1(8159):55-9.

Gluck L, Kulovich MV, Borer RC, Brenner PH, Anderson GG, Spellacy WN. Diagnosis of the respiratory distress syndrome by amniocentesis. *Am J Obstet Gynecol* 1971;109(3):440-5

Gregory GA, Kitterman JA, Phibbs Rh, Tooley WH, Hamilton WK. Treatment of the idiopathic respiratory-distress syndrome with continuous positive airway pressure. *N Engl J Med* 1971;284(24):1333-40.

Gruenwald P. The significance of pulmonary hyaline membranes in newborn infants. *JAMA* 1958;166:621-33.

Harrison VC, Med M, Heese HV, Klein M. The significance of grunting in hyaline membrane disease. *Pediatrics* 1968;41(3):549-59.

Liggins GC, Howie RN. A controlled trial of antepartum glucocorticoid treatment for prevention of the respiratory distress syndrome in premature infants. *Pediatrics* 1972;50(4):515-25.

Pattle RE. Properties, function and origin of the alveolar lining layer. *Nature* 1955;175(4469):1125-6.

Pinto LAM. *Doença de membrana hialina: correlação clínico-patológica*. Dissertação de Mestrado. Niterói, RJ: Universidade Federal Fluminense, 1997. p 197.

Taeusch HW, Boncuk-Dayanikli P. Síndrome de angústia respiratória. Baillière Tindall Clínicas Pediátricas 1995;1:73-87.

14 Outros Distúrbios Respiratórios do Recém-Nascido

Luciano Abreu de Miranda Pinto

SÍNDROME DE ASPIRAÇÃO DE MECÔNIO

Introdução

A síndrome de aspiração de mecônio é uma das causas mais comuns de insuficiência respiratória no recém-nascido a termo ou pós-termo. O achado de mecônio no líquido amniótico ocorre com freqüência crescente conforme a gestação se aproxima do termo. Em cerca de 10% a 15% dos partos o líquido amniótico apresenta mecônio, mas apenas em 20% a 56% desses casos há aspiração desse material, demonstrada pela presença de mecônio na traquéia. A síndrome clínica se desenvolve em apenas 10% a 30% dos recém-nascidos que aspiram mecônio. O risco é particularmente elevado se o mecônio for espesso ou particulado e se o RN apresentar sinais de asfixia ao nascimento.

Etiopatogenia

O mecônio é composto basicamente de secreções gástricas, sais biliares, muco, vernix, lanugo, sangue, enzimas pancreáticas, ácidos graxos livres e células escamosas. Pode ser encontrado no tubo digestivo fetal desde 14-16 semanas de gestação, mas sua eliminação intra-útero é incomum em razão de debilidade da peristalse fetal, contração tônica do esfíncter anal e presença de mecônio particularmente viscoso no reto. O controle da eliminação de mecônio amadurece com o avançar da idade gestacional. As concentrações de motilina, um hormônio intestinal pró-cinético, aumentam progressivamente em direção ao termo. Fetos pós-termo eliminam mecônio intra-útero em 30% a 50% das gestações.

A presença de mecônio no líquido amniótico freqüentemente está associada à asfixia perinatal, muito embora possa acontecer em casos de apresentação pélvica sem evidências de sofrimento fetal. A asfixia parece predispor à eliminação de mecônio intra-útero através do aumento da peristalse fetal e do relaxamento do esfíncter anal conseqüentes à hipoxia e acidose. Isso raramente ocorre antes de 34 semanas de idade gestacional.

A asfixia também predispõe à aspiração desse material ainda em útero, pelo aumento do número e da profundidade dos movimentos respiratórios fetais em decorrência da hipoxemia e hipercapnia fetais. Como apenas uma pequena quantidade de líquido amniótico é aspirada através desses movimentos respiratórios fetais, é pouco provável que grandes quantidades de mecônio sejam aspiradas antes do nascimento. Em contraste, as elevadas pressões negativas intrapleurais geradas nas primeiras respirações extra-uterinas permitem que parte do mecônio presente em nasofaringe e traquéia possa ser aspirado para as vias aéreas mais distais. Por isso, supõe-se que a pronta aspiração do mecônio presente em nasofaringe e traquéia, imediatamente após o nascimento, possa prevenir a aspiração maciça de mecônio e reduzir a gravidade dos quadros instalados.

Fisiopatologia

A aspiração de mecônio comporta-se como uma síndrome predominantemente obstrutiva (Fig. 14-1). O mecônio aspirado age como um mecanismo valvular nas pequenas vias condutivas permitindo a entrada de ar durante a inspiração, quando as vias aéreas têm um calibre maior, mas impedindo a sua saída completa na expiração, quando as vias aéreas intrapleurais têm o seu calibre reduzido. Isso leva ao aumento da resistência das vias aéreas, aprisionamento de ar, hiperinsuflação e diminuição da complacência pulmonar. A conseqüência é uma redução da troca gasosa com diminuição da relação ventilação-perfusão e aumento do trabalho respiratório. A obstrução completa de algumas unidades respiratórias leva a atelectasia e aumento do grau de *shunt* intrapulmonar, agravando a hipoxemia. Em casos mais graves pode haver hipoventilação alveolar e retenção de gás carbônico. A hipoventilação decorre ou do aumento do volume do espaço morto conseqüente ao aprisionamento de ar ou da fadiga respiratória.

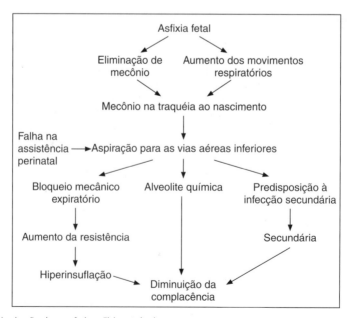

Fig. 14-1. Aspiração de mecônio – Fisiopatologia.

O mecônio também é responsável por induzir alterações inflamatórias das vias aéreas, levando a pneumonite química, acrescentando um elemento alveolar ao quadro obstrutivo, com inativação do surfactante, instabilidade alveolar e piora da complacência pulmonar, além de redução da difusão pulmonar. Isso torna mais intensa a hipoxemia decorrente das alterações anteriormente descritas. Essa pneumonite química freqüentemente complica-se com infecção bacteriana secundária agravando ainda mais o quadro. Muito embora ainda não tenha sido possível comprovar o aumento da incidência de sepse neonatal em RN com aspiração de mecônio, este é capaz de inibir as propriedades bacteriostáticas do líquido amniótico, aumentando a probabilidade de contaminação bacteriana desse líquido e o risco de pneumonia bacteriana associada.

Além do *shunt* intrapulmonar, a síndrome aspirativa freqüentemente se associa a *shunt* extrapulmonar em decorrência de hipertensão arterial pulmonar. Tanto a hipoxemia quanto a hipercapnia e a acidose podem levar a espasmo da musculatura arteriolar do território pulmonar, aumentando a resistência nesse leito vascular e predispondo o *shunt* através do forame oval e canal arterial. Além disso, como a aspiração de mecônio freqüentemente se associa à asfixia crônica intra-uterina, alguns desses pacientes apresentam remodelamento da vasculatura pulmonar com espessamento da camada muscular arteriolar o que predispõe a quadros graves de hipertensão arterial pulmonar.

A depuração do mecônio aspirado se dá através de ação ciliar, fagocitose alveolar e digestão enzimática.

Diagnóstico

Quase sempre se trata de um recém-nascido a termo ou pós-termo, freqüentemente com sinais de retardo de crescimento intra-uterino, com história de sofrimento fetal, asfixia perinatal, baixo índice de Apgar e mecônio no líquido amniótico. Pele, unhas e coto umbilical podem estar impregnados de mecônio. A dificuldade respiratória se inicia logo após o nascimento com taquipnéia, tiragem e cianose. O tórax apresenta-se hiperdistendido e pode haver protrusão do esterno. Pode haver cornagem traqueal e sibilos com o aumento do tempo expiratório em razão de obstrução das pequenas vias condutivas.

A radiografia mostra condensações grosseiras em ambos os pulmões, e há hiperinsuflação difusa e localizada. Pneumotórax e pneumomediastino freqüentemente complicam o quadro. O quadro radiológico tende a melhorar, em cerca de 80% dos casos, em 48 horas.

A gasometria mostra, nas primeiras horas de vida, acidose metabólica em decorrência da asfixia perinatal e hipoxemia. A gravidade da hipoxemia correlaciona-se com o grau de *shunt* intrapulmonar, em decorrência da lesão pulmonar parenquimatosa, e o grau de *shunt* extrapulmonar, pela presença de hipertensão pulmonar. A elevação da tensão arterial de gás carbônico correlaciona-se com a gravidade da insuficiência respiratória, agravando a acidose e a hipertensão pulmonar.

Algumas complicações são comuns. Barotrauma está presente em 10% a 30% dos casos que necessitam de ventilação mecânica. A elevada incidência dessa complicação provavelmente decorre da obstrução expiratória pelo mecônio e do conseqüente aprisionamento de ar distal às pequenas vias condutivas. O risco também se correlaciona com a pressão necessária para ventilar adequadamente o paciente. A inflamação decorrente da agressão química ocasionada pelo mecônio pode ser um fator contribuinte para o dano à integridade alveolar. A persistência da circulação fetal pode ser considerada como um fator associado. Outra complicação freqüente é a infecção bacteriana secundária. O mecônio é um indutor do crescimento bacteriano. Freqüentemente é difícil distinguir entre os achados clínico-radiológicos da aspiração e os de uma pneumonia superajuntada. É importante também ressaltar que infecção intra-uterina pode ser a causa da asfixia e da aspiração de mecônio.

Tratamento

A avaliação gasométrica e a radiográfica são fundamentais. A oxigenoterapia deve ter como objetivo a manutenção da PaO_2 acima de 70 mmHg ou a saturação de oxigênio (SaO_2) acima de 95%. Esses valores elevados se justificam pela concomitância freqüente da hipertensão pulmonar e da vasodilatação pulmonar induzida pela elevação da SaO_2. A acidose metabólica persistente deve ser corrigida em virtude da hipertensão pulmonar, desde que as concentrações de $PaCO_2$ permitam e o paciente esteja adequadamente ventilado.

Indica-se a ventilação mecânica caso a hipoxemia persista ou os níveis de $PaCO_2$ estejam elevados ou ascendentes. Como esses pacientes freqüentemente têm uma redução significativa da complacência pulmonar, as pressões necessárias para que se estabeleça um volume corrente efetivo costumam ser elevadas. Esse fato associado ao aprisionamento de ar costuma predispor a barotrauma. Com o objetivo de reduzir a incidência dessa complicação alguns autores recomendam a sedação rotineira desses pacientes e até a curarização, a fim de que se reduza a possibilidade de respiração fora de fase com o ventilador, o que aumenta o risco de barotrauma. Em nosso serviço não temos usado essa estratégia como rotina, buscando, antes da sedação, adequar a ventilação ao paciente com o objetivo de reduzir o seu trabalho respiratório sem abolir sua respiração espontânea. A melhor estratégia ventilatória para esses pacientes parece ser a utilização de picos de pressão (PIP) e pressões expiratórias (PEEP) mais baixas e freqüências de ventilação mais elevadas (IMV). A ventilação de alta freqüência (a jato ou oscilatória) tem sido utilizada em pacientes que não respondem à ventilação convencional com o objetivo de reduzir a incidência de barotrauma. Os resultados são controversos. Os pacientes com hipertensão pulmonar com *shunt* extrapulmonar significativo parecem ser os mais beneficiados. O uso do óxido nítrico para o tratamento da hipertensão pulmonar será descrito a seguir.

Fisioterapia respiratória e drenagem postural podem ser úteis, mas a lavagem pulmonar com solução salina é maléfica. Recentemente mostrou-se que a lavagem pulmonar com surfactante diluído pode ser benéfica, mas seu uso é experimental e não deve ser utilizado como rotina. Da mesma forma o uso do surfactante exógeno tem sido estudado com aparente sucesso na melhora da oxigenação. É importante lembrar que esse medicamento apenas tem efeito no componente alveolar da síndrome.

A antibioticoterapia é controversa na síndrome aspirativa. Como o risco de infecção bacteriana é elevado e o diagnóstico clínico-radiológico é difícil, em virtude da superposição com o quadro da própria aspiração, costumam-se utilizar antibióticos nos pacientes com alterações radiográficas e insuficiência respiratória moderada a grave. Não há benefício com o uso de corticóides.

Como esses pacientes freqüentemente sofreram asfixia perinatal, o tratamento de suporte para a disfunção orgânica conseqüente à asfixia faz parte dos cuidados com o recém-nascido com síndrome aspirativa.

Profilaxia

A prevenção da aspiração de mecônio começa com a prevenção, a identificação e o tratamento precoce da asfixia intra-uterina. A amnioinfusão de solução salina intraparto, nos casos em que se documenta a presença de mecônio no líquido amniótico, tem sido utilizada para reduzir a probabilidade de aspiração fetal e o grau de asfixia pós-parto. Seus efeitos benéficos parecem resultar da diluição do mecônio, melhorando o prognóstico no caso de aspiração, e da correção do oligoidrâmnio o que reduziria o risco de asfixia por compressão do cordão umbilical. Muito embora pareça ser benéfica, essa terapia deve ser considerada experimental e está associada a complicações como alterações da freqüência cardíaca fetal e endometrite.

Após o nascimento, o objetivo será o de reduzir a aspiração de qualquer quantidade de mecônio presente nas vias aéreas superiores e na traquéia para as vias aéreas mais distais. A conduta recomendada consiste em:

1. Aspirar as vias aéreas superiores, de preferência antes do delivramento do ombro.
2. Nos recém-nascidos deprimidos, visualização imediata da glote por laringoscopia direta e aspiração traqueal, que deve ser repetida até que não haja mais mecônio à aspiração. Uma das técnicas de aspiração recomendadas consiste na aplicação de pressão negativa por três a cinco segundos enquanto o tubo é retirado. É importante garantir a adequada oxigenação do paciente nos intervalos entre as aspirações. Atualmente há uma série de adaptadores de tubo traqueal que permitem a aspiração e ventilação quase que concomitantes.
3. No paciente vigoroso, sem sinais de asfixia, não se recomenda mais a aspiração traqueal, independente do aspecto do mecônio.

É importante assinalar que a ausência de mecônio nas vias aéreas superiores não descarta a possibilidade de sua presença abaixo da glote e que a simples visualização da glote jamais deve substituir a aspiração traqueal quando houver indicação (RN com sinais de asfixia).

Prognóstico

O prognóstico da síndrome aspirativa depende da gravidade da lesão pulmonar e da presença das complicações. Cerca de 25% a 60% dos pacientes necessitam de ventilação mecânica, e a mortalidade situa-se em torno de 5%. É difícil prever o curso clínico imediatamente após o nascimento. Em geral, quanto mais espesso o mecônio e maiores as alterações radiológicas, maior a gravidade da doença e pior o prognóstico.

Aproximadamente 5% dos RNs que necessitam de ventilação mecânica desenvolvem doença pulmonar crônica, e alguns pacientes apresentam no seguimento hiperreatividade brônquica e alterações da função pulmonar por vários anos.

HIPERTENSÃO PULMONAR PERSISTENTE

Introdução

A hipertensão pulmonar persistente do RN, anteriormente conhecida como circulação fetal persistente, é caracterizada pelo aumento da resistência vascular pulmonar levando ao aumento da pressão da artéria pulmonar, *shunt* da direita para a esquerda através do canal arterial e do forame oval e hipoxemia grave. A pressão pulmonar ou não cai após o nascimento ou, após uma ligeira queda, volta a aumentar. Sua incidência gira em torno de um a cinco casos para cada 1.000 nascidos vivos. Fatores funcionais, como o espasmo arteriolar, ou estruturais, como a hipoplasia do leito vascular pulmonar ou o remodelamento arterial com hipertrofia e hiperplasia da musculatura lisa, podem estar implicados na gênese dessa anormalidade. Muito embora alguns casos estejam associados à aspiração de mecônio ou sangue, pneumonia, sepse, pneumotórax ou hérnia diafragmática congênita, em muitos casos, nenhum fator etiológico é encontrado.

Etiopatogenia

Várias alterações clínicas podem cursar com o aumento da pressão no território arterial pulmonar em decorrência de alterações funcionais. Entre essas se destacam as doenças pulmonares que cursam com hipoxemia, visto que esta alteração gasométrica é um importante estímulo à vasoconstrição arteriolar pulmonar. Além dessas, síndromes de policitemia-hiperviscosidade e sepse neonatal também podem levar ao aumento da resistência ao fluxo no leito pulmonar. Na sepse, particularmente por alguns agentes etiológicos como o estreptococo do grupo B, o ureaplasma e as bactérias gram-negativas, parece haver um efeito direto sobre a vasculatura pulmonar. Nestes pacientes, por vezes, encontram-se concentrações séricas ou traqueais elevadas de substâncias reconhecidamente vasoconstritoras, como prostanóides e mediadores inflamatórios (leucotrieno, tromboxano, fator ativador de plaquetas). A asfixia aguda grave no período perinatal é um importante fator responsável pela manutenção de pressões arteriais pulmonares elevadas, em virtude de hipoxemia, hipercapnia e acidose.

Um grupo de pacientes com hipertensão pulmonar apresenta aumento da muscularização das arteríolas pulmonares e sua extensão até vasos mais distais, normalmente pouco musculares. Freqüentemente esses pacientes foram expostos a hipóxia intra-uterina crônica. Esse aumento da musculatura vascular pode ser o fator responsável pela não adaptação pós-natal da circulação pulmonar às condições de vida extra-uterina. Nos pacientes com hérnias diafragmáticas e outras doenças que levam a restrição pulmonar fetal, há hipoplasia do leito vascular pulmonar. Outros fatores que podem predispor à hipertensão pulmonar incluem a exposição intra-uterina aos inibidores da prostaglandina com fechamento do canal arterial fetal.

Fisiopatologia (Fig. 14-2)

No recém-nascido normal, a resistência vascular pulmonar diminui rapidamente após o nascimento em decorrência do aumento do volume pulmonar, do pH sérico, da PaO_2 e das prostaglandinas vasodilatadoras. Essa queda leva à redução da pressão da artéria pulmonar, no ventrículo e átrio direitos, que resulta no fechamento do forame oval e no

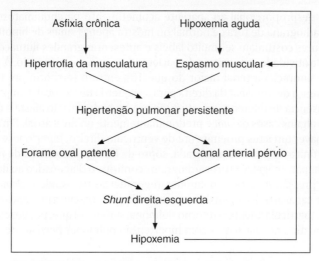

Fig. 14-2. Hipertensão pulmonar persistente – Fisiopatologia.

desaparecimento do *shunt* da direita para a esquerda que ocorre nesse nível durante a vida fetal. O *shunt* através do canal arterial também diminui com a queda da pressão pulmonar e o aumento da sistêmica e cessa com o fechamento funcional dessa via algumas horas após o nascimento. Esse processo normal pode ser alterado por hipoxemia, acidemia, infecções ou hipoplasia pulmonar com redução da vasculatura pulmonar. Nessas condições a pressão na artéria pulmonar permanece elevada, o forame oval não se fecha, pois a pressão do átrio direito não diminui em relação à do esquerdo, e o canal arterial permanece aberto em decorrência de hipoxemia. Dessa forma, mantém-se nesses sítios um *shunt* da direita para a esquerda extrapulmonar que, retirando sangue da circulação pulmonar, impede a hematose e cria um círculo vicioso, em que a hipoxemia e a acidose contribuem para a manutenção da pressão pulmonar elevada. Essa hipoxemia costuma responder pouco ao aumento da oxigenação alveolar posto que os *shunts* se fazem fora do território pulmonar. A pressão elevada no ventrículo direito costuma levar à regurgitação tricúspide, que aumenta o *shunt* atrial através do forame oval. A hipotensão sistêmica (sepse, asfixia etc.) leva ao aumento do *shunt* através do forame oval e canal arterial e agrava a hipoxemia causada pela hipertensão arterial pulmonar.

Diagnóstico

A maioria dos RNs com hipertensão pulmonar nasce a termo e tem uma história concomitante de asfixia, aspiração de mecônio ou infecção. Ocasionalmente, um prematuro com doença de membrana hialina ou um recém-nascido a termo sem evidência de doença pulmonar apresenta sinais de hipertensão pulmonar. Em alguns casos os RNs podem estar hipoxêmicos desde o nascimento, porém na maioria dos casos um período de oxigenação adequada pode durar de minutos até algumas horas. Após essa fase inicial há progressiva piora do quadro clínico e gasométrico, pouco responsivo ao aumento da FiO$_2$ e desproporcional ao aparente acometimento parenquimatoso pulmonar. Por vezes a radiografia de tórax é normal ou mostra apenas sinais de hipofluxo pulmonar. Os pacientes costumam ser muito lábeis e apresentar grandes flutuações da SaO$_2$, que piora pela atividade espontânea do paciente e ao mínimo manuseio. A presença de diferença na saturação arterial maior do que 10% entre o território pré e pós-ductal sugere a presença de um *shunt* da direita para a esquerda nesse local. É importante lembrar que a ausência de diferença na saturação pré e pós-ductal não afasta o diagnóstico, visto que em alguns casos o *shunt* é predominantemente no nível atrial. Em alguns pacientes pode haver um íctus proeminente de ventrículo direito, hiperfonese de segunda bulha, que é única ou pouco desdobrada, sopro de fluxo pulmonar ou de regurgitação tricúspide e hepatomegalia. O ecocardiograma confirma o diagnóstico ao demonstrar o aumento da pressão na artéria pulmonar, regurgitação tricúspide e *shunt* através do forame oval e canal arterial. Além disso, a ecocardiografia exclui a presença de cardiopatia congênita (particularmente o retorno pulmonar anômalo) que, por vezes, é o grande dilema diagnóstico nos pacientes com hipertensão pulmonar persistente.

Tratamento

A prevenção e a correção dos fatores predisponentes, como a asfixia, infecção e policitemia, devem ter prioridade. Tanto a hipoxemia quanto a acidose são potentes estímulos para a vasoconstrição pulmonar e devem ser tratadas agressivamente. A PaO$_2$ deve ser mantida próxima de 100 mmHg para que não haja hipoxemia durante episódios de agitação ou manipulação do paciente. Muitos pacientes são inicialmente tratados com concentrações elevadas de oxigênio. Experimentos em animais mostram que elevadas tensões de oxigênio pulmonar reduzem a resistência vascular pulmonar. Esse efeito vasodilatador parece ser mediado através de fatores relaxantes derivados do endotélio e é mais intenso quanto maior for a idade gestacional. Em RN, entretanto, a hiperoxia causa uma vasodilatação inconsistente. Paradoxalmente a tensão de oxigênio na veia pulmonar e na aorta pré-ductal pode ser elevada na presença de hipoxemia sistêmica, indicando que os *shunt*s extrapulmonares são importantes contribuintes para a hipoxemia. Nos casos associados à síndrome aspirativa, a ventilação convencional pode facilitar a troca gasosa, entretanto a ventilação convencional raramente leva à redução da resistência vascular pulmonar.

A alcalose pode melhorar a oxigenação sistêmica na hipertensão pulmonar persistente. A manutenção das tensões arteriais de CO$_2$ entre 25 e 35 mmHg através da hiperventilação pode reduzir a pressão arterial pulmonar e elevar a oxigenação sistêmica. Estudos em animais sugerem que é o aumento do pH e não a hipocapnia o elemento responsável pela diminuição da vasoconstrição pulmonar. A hipocapnia pode induzir à alteração do fluxo sangüíneo cerebral e contribuir para as seqüelas neurológicas observadas em alguns desses pacientes. Em alguns serviços faz parte da rotina de tratamento desses pacientes a alcalinização através da infusão de bicarbonato. Isso reduz o grau de hiperventilação necessária. A paralisia muscular e a sedação são medidas adicionais que facilitam a ventilação mecânica e reduzem os esforços respiratórios fora de fase com o ventilador (quando não é usada a ventilação sincronizada), reduzindo o risco de barotrauma.

A ventilação mecânica e as altas concentrações de oxigênio necessárias nessa doença tendem a induzir à lesão pulmonar. Altas concentrações de oxigênio inspirado levam a aumento da permeabilidade capilar, alteração do surfactante e destruição ou metaplasia dos pneumócitos do tipo 2. A hiperventilação pode lesar as grandes vias aéreas e impactar secreções traqueais. Cerca de 50% dos pacientes hiperventilados para tratamento de hipertensão pulmonar persistente complicam com pneumotórax, provavelmente devido ao aprisionamento de ar decorrente da hiperventilação e das altas pressões utilizadas. Pressões elevadas podem trazer um malefício adicional, pois reduzem o retorno venoso e, conseqüentemente, diminuem ainda mais o fluxo pulmonar. Uma estratégia menos agressiva de ventilação tem sido usada com sucesso em alguns serviços. A prevenção do barotrauma pode melhorar o prognóstico desses pacientes e aumentar a sobrevida.

Não se sabe se a ventilação de alta freqüência é eficaz no tratamento da hipertensão pulmonar persistente. Experimentos com animais demonstraram aumento da resistência vascular pulmonar. Os estudos clínicos mostram resultados controversos.

O suporte hemodinâmico tem sido utilizado com o objetivo de manter a pressão sistêmica elevada, reduzindo o grau de *shunt* pela diminuição da diferença entre as pressões pulmonar e sistêmica. Dopamina, dobutamina e outros agentes inotrópicos têm sido usados com esse objetivo.

Muito embora em uso corrente durante vários anos, nenhum agente vasodilatador sistêmico comprovadamente demonstrou alterar o prognóstico da doença. Os vasodilatadores disponíveis são substâncias de efeitos não seletivos na vasculatura pulmonar. Uma seletividade aparente pode ser secundária a um efeito de primeira passagem no pulmão, o que faz com que a ação medicamentosa seja mais evidente nesse sítio. Os *shunts* extrapulmonares podem favorecer a passagem do agente para a circulação sistêmica, levando à hipotensão. Isso limita a utilidade clínica dessas substâncias. Além disso, os vasodilatadores levam à dilatação vascular tanto de segmentos pulmonares bem ventilados quanto dos mal ventilados, o que pode aumentar o desequilíbrio ventilação/perfusão e piorar as trocas gasosas. Isso é especialmente importante em pacientes com lesões parenquimatosas pulmonares como pneumonia e síndromes aspirativas. A tolazolina tem sido usada há vários anos. Essa medicação é um bloqueador alfadrenérgico e um análogo da histamina. Seu efeito é inconsistente e imprevisível. Cerca de 50% dos pacientes desenvolvem hipotensão sistêmica. Outros efeitos colaterais relatados incluem convulsões, trombocitopenia, hemorragia digestiva e até mesmo perfuração duodenal. Estudos animais com o uso da tolazolina por via traqueal mostraram uma redução significativa da pressão pulmonar, com menor incidência de hipotensão sistêmica do que com o uso venoso. A descoberta do óxido nítrico parece ter abortado essa linha de pesquisa.

As prostaglandinas têm sido investigadas como vasodilatadores pulmonares seletivos. A prostaglandina I_2 reduz a resistência vascular pulmonar em animais. Entretanto, ela também causa hipotensão sistêmica e prolonga o tempo de sangramento. A prostaglandina D_2 também tem efeito vasodilatador pulmonar em animais. Sua eficácia não foi comprovada em estudos clínicos. Algumas substâncias em estudo incluem betadrenérgicos como o isoproterenol, bloqueadores de canal de cálcio como a nifedipina, adenosina e agentes metabolizados à adenosina como a adenosina trifosfato. Estudos em animais mostraram que o ATP-MgCl$_2$ produz vasodilatação pulmonar.

Desde 1980 sabe-se que o endotélio tem papel fundamental no relaxamento vascular induzido pela acetilcolina através da liberação de um fator de relaxamento dependente do endotélio. Investigações subseqüentes demonstraram que o óxido nítrico tinha uma atividade idêntica a esse fator.

O óxido nítrico endógeno é produzido nas células endoteliais através da ação da enzima óxido nítrico sintetase sobre a L-arginina. Uma vez produzido, ele se difunde para o músculo liso subjacente, ativa a guanilato-ciclase, aumenta o GMP cíclico e causa relaxamento muscular. O óxido nítrico que se difunde para o interior do intravascular liga-se à hemoglobina, formando nitrosil-hemoglobina, que é metabolizada à metemoglobina. A metaemoglobina é reduzida à hemoglobina através da redutase da metemoglobina eritrocitária. Uma parte do óxido nítrico pode se difundir até os alvéolos, sendo detectado no ar expirado.

O óxido nítrico é um importante modulador do tônus vascular na circulação pulmonar no período perinatal. Ele é um importante mediador da queda da pressão arterial pulmonar após o nascimento. As concentrações de GMP cíclico pulmonar elevam-se minutos após a primeira respiração. Vários processos relacionados ao nascimento podem ser responsáveis pela produção do óxido nítrico, incluindo o aumento da tensão pulmonar de oxigênio, o aumento do fluxo sangüíneo pulmonar e a distensão mecânica dos pulmões. O aumento da tensão de oxigênio parece ser o fator principal mediando seus efeitos de relaxamento vascular tanto através do óxido nítrico, quanto através de outros mecanismos independentes. A produção pulmonar de óxido nítrico está reduzida tanto na hipóxia crônica quanto na aguda.

Estudos em animais sugeriram que a inalação de óxido nítrico pode ser benéfica no tratamento de hipoxemia sistêmica. O óxido nítrico foi capaz de reverter rápida e completamente a vasoconstrição pulmonar induzida pela respiração numa atmosfera com reduzidas concentrações de oxigênio. A vasodilatação máxima foi atingida com a inalação de 80 ppm e completamente revertida minutos após a suspensão da medicação. Além disso, o óxido nítrico, por sua ação predominante em segmentos pulmonares mais bem ventilados, foi capaz de aumentar a adequação da relação entre ventilação e perfusão melhorando as trocas gasosas pulmonares. Inalações de até 160 ppm não produziram vasodilatação sistêmica ou qualquer elevação significativa dos níveis de metemoglobina.

O tratamento de RN a termo, com diagnóstico clínico de hipertensão pulmonar e hipoxemia grave, com óxido nítrico leva à rápida elevação das tensões de oxigênio arteriais na maioria dos casos. Vasodilatação sistêmica e hipotensão não costumam ocorrer. Os níveis séricos de metemoglobina, em geral, se mantêm abaixo de 2,5% durante o tratamento.

A oxigenação por membrana extracorpórea (ECMO) tem sido usada no tratamento da hipertensão pulmonar persistente que não responde às formas anteriores de tratamento. Sua técnica consiste em uma derivação cardiopulmonar na qual o sangue é bombeado para uma membrana extracorpórea, que promove a sua oxigenação independente do fluxo pulmonar.

O candidato típico à ECMO é aquele RN a termo ou próximo do termo que não respondeu à ventilação mecânica e aos vasodilatadores e tem, por critérios institucionais, uma probabilidade de sobrevida igual ou menor do que 20%. O procedimento requer anticoagulação com heparina. Por isso, pacientes com hemorragia intracraniana ou diáteses hemorrágicas são excluídos. Muitos centros também excluem RN que estão em ventilação por mais de sete a dez dias e aqueles com lesão pulmonar irreversível.

O procedimento padrão é uma derivação venoarterial. O átrio direito é canulizado através da jugular interna direita, e um segundo cateter é colocado no arco aórtico direito através da canulização da carótida direita. Ambos os vasos são ligados. O fluxo é progressivamente aumentado pela derivação até que 80% do débito cardíaco seja enviado através do circuito. Como a remoção do gás carbônico é mais eficaz do que a do oxigênio, freqüentemente esse gás deve ser adicionado ao sistema. Um fluxo elevado é necessário durante os dois primeiros dias e depois, com a melhora da oxigenação pulmonar, ele é reduzido progressivamente. Muito embora, por definição, a indicação de ECMO esteja pautada numa sobrevida de apenas 20% por controles históricos da instituição e a sobrevida desses pacientes atinja 83% com a ECMO, o tratamento conservador desses pacientes (antes do uso do óxido nítrico) mostra uma sobrevida próxima a 60%.

As complicações incluem eventos tromboembólicos, hemorragias e infarto cerebral secundário à ligadura da carótida. Com o intuito de evitar a ligação da carótida, tem-se tentado a derivação venovenosa com o cateter de entrada na veia ilíaca através de canulização da femoral. Há duas vantagens adicionais com essa técnica: os fenômenos embólicos sistêmicos são minimizados, e o pulmão é perfundido com sangue altamente oxigenado. As dificuldades incluem canulização mais demorada, infecção da porta de entrada femoral e edema de membro inferior. Recentemente foi descrita a canulização apenas da veia jugular e o uso de um cateter de duplo lume, com sucesso.

Uma alternativa tem sido a reconstrução da carótida após a ligadura. O procedimento é factível, muito embora ainda não se saiba se ele trará benefícios. A ligação unilateral da carótida em adultos tem sido associada ao desenvolvimento de aneurisma contralateral envolvendo a artéria comunicante posterior.

Prognóstico

O prognóstico do paciente com hipertensão pulmonar depende da condição subjacente, da gravidade da doença e da eficácia do tratamento. Muitos pacientes necessitam de ventilação por períodos prolongados, e alguns podem apresentar seqüelas neurológicas relacionadas à gravidade da hipoxemia e à hipocapnia em decorrência do tratamento. Como, na maioria, esses pacientes são nascidos próximo ao termo, a incidência de doença pulmonar crônica é baixa: 6%.

TAQUIPNÉIA TRANSITÓRIA DO RECÉM-NASCIDO

Introdução

Essa doença foi inicialmente descrita em 1966, por Avery, sob a denominação de síndrome de angústia respiratória do tipo II, como uma doença benigna que ocorreria em RN a termo e prematuros, cuja manifestação clínica predominante era a taquipnéia persistente logo após o nascimento e que estaria relacionada ao retardo na reabsorção do líquido alveolar, levando à redução da complacência pulmonar e insuficiência respiratória leve.

Incidência

A incidência varia entre 1% e 5%, afetando particularmente recém-nascidos a termo. Alguns fatores parecem aumentar o risco da doença, como o nascimento por operação cesariana (incidência de 9%), o sexo masculino, a hiperidratação da mãe durante o trabalho de parto, a macrossomia e a demora na ligadura do cordão umbilical.

Etiopatogenia

A remoção do líquido pulmonar parece ser uma etapa essencial na transição bem-sucedida para a vida extra-uterina. A compressão do tórax durante a passagem no canal do parto parece ser fundamental na redução do líquido pulmonar. Essa compressão mecânica levaria à passagem do líquido alveolar para as vias aéreas superiores, acelerando a sua remoção. Entretanto, outros fatores parecem estar em jogo na remoção do líquido pulmonar. A redução do líquido pulmonar antes do parto pode ser demonstrada em alguns modelos animais e parece resultar de uma mudança de direção do sentido do fluxo de líquidos no interior do pulmão, o que resulta na passagem de líquidos do alvéolo para o interstício pulmonar. O trabalho de parto parece ser um dos desencadeantes desse processo, o que explicaria o fato de a operação cesariana sem trabalho de parto prévio se correlacionar positivamente com o desenvolvimento de TT. O motivo da redução do líquido pulmonar durante o trabalho de parto é ainda pouco entendido. O aumento dos níveis fetais de catecolaminas circulantes antes do início do trabalho de parto parece explicar parcialmente essa redução. Em RN de parto operatório, os níveis de catecolaminas são mais baixos que os observados nos nascidos de parto vaginal.

A aeração pulmonar, aumentando a pressão parenquimatosa, associada à redução da pressão hidrostática na circulação pulmonar, resultante da queda da pressão nesse território vascular após o nascimento, são fatores que contribuem para a reabsorção do líquido pulmonar através do sistema vascular. Dessa forma, qualquer fator que aumente a pressão hidrostática no território vascular pulmonar poderia reduzir a reabsorção de líquido pulmonar. Isso poderia explicar o aparecimento da doença nos casos de administração exagerada de líquidos à mãe durante o trabalho de parto e na demora do clampeamento do cordão umbilical. Em alguns casos, exames ecocardiográficos têm demonstrado disfunção ventricular esquerda em pacientes com TT. Em resumo, pode-se atribuir a TT ao atraso na reabsorção do líquido pulmonar fetal pelas circulações capilar e linfática, o que leva a um distúrbio na adaptação respiratória à vida extra-uterina.

Fisiopatologia (Fig. 14-3)

A não reabsorção do líquido pulmonar leva à redução da complacência pulmonar e ao aumento do trabalho respiratório. A perfusão de alvéolos cheios de líquido e, portanto, inadequadamente aerados e de volume reduzido em razão de edema intersticial leva a uma alteração da relação ventilação/perfusão e hipoxemia. Além disso, algum grau de aumento da resistência pulmonar pode estar presente em virtude de edema intersticial das vias de condução.

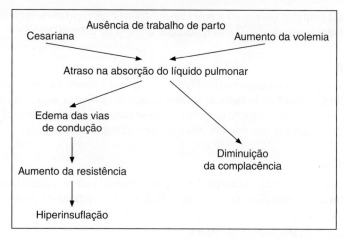

Fig. 14-3. Taquipnéia transitória – Fisiopatologia.

Diagnóstico

A doença se manifesta logo após o nascimento. A taquipnéia é o dado mais constante e evidente, e a freqüência respiratória pode atingir 120 ipm. Tiragem, batimento de asa de nariz, gemidos e cianose podem estar presentes, mas são menos comuns. O paciente típico é um RN a termo, do sexo masculino (relação masculino 3:1 feminino) e freqüentemente macrossômico. Alguns prematuros podem ser acometidos. Freqüentemente encontram-se um ou mais fatores de risco na história. A gasometria ou a monitorização da saturação da hemoglobina costuma mostrar hipoxemia leve a moderada acompanhada de hipocapnia devida à hiperventilação. A radiografia mostra caracteristicamente um desenho vascular pulmonar aumentado e um hilo congesto do qual se irradiam condensações lineares. Estas estrias lineares podem ser devidas ao líquido intersticial ou representar linfáticos congestos. Freqüentemente há líquido intercisural e pode haver derrame pleural. Pode haver aumento da área cardíaca, muito embora isso seja difícil de avaliar nas radiografias usualmente realizadas em decúbito. O quadro costuma ser transitório e evolui satisfatoriamente em 24 a 72 horas.

O principal dilema nesses pacientes costuma ser a exclusão de outras doenças mais graves, como a pneumonia bacteriana. O diagnóstico diferencial costuma se basear nos dados de história perinatal, no aspecto geral do paciente e no resultado de exames inespecíficos, como o hemograma, a VHS e a dosagem da proteína C reativa. Cardiopatias congênitas, particularmente a drenagem pulmonar anômala total, também devem ser avaliadas e excluídas. Dessa forma, o ecocardiograma é um exame importante para a avaliação diagnóstica da TT.

Tratamento

O tratamento consiste no suporte respiratório que quase sempre se limita ao aumento da concentração de oxigênio do ar inspirado através de um capacete de oxigênio por dois a três dias. Em geral não se necessita de uma FiO_2 maior que 40%. A restrição hídrica está indicada enquanto as manifestações respiratórias estiverem presentes. Não há evidências de que o uso de diuréticos modifique o curso da doença.

Profilaxia

A analgesia materna excessiva e o uso liberal de líquidos venosos durante o trabalho de parto devem ser evitados. A operação cesariana, quando indicada, deverá ser executada apenas após o início do trabalho de parto. Deve-se pinçar o cordão umbilical em torno de 45 segundos após o nascimento, evitando-se o clampeamento tardio.

Prognóstico

O prognóstico é excelente. A mortalidade é virtualmente nula, e a maioria dos RNs se recupera em dois a três dias. Em cerca de 10% dos casos pode haver pneumotórax.

DISPLASIA BRONCOPULMONAR

Introdução

A displasia broncopulmonar (DBP) é uma doença pulmonar crônica do recém-nascido caracterizada pela dependência de oxigênio por um período prolongado, acompanhada de alterações clínicas e radiológicas. Na descrição original de Northway em 1967, o diagnóstico se baseava principalmente na presença de achados radiográficos evolutivos, em prematuros não tão extremos como os que atualmente são acometidos pela doença, que estavam sendo tratados para doença da membrana hialina com pressão positiva e concentração de oxigênio elevadas e que se mantinham dependentes de suporte respiratório por um período prolongado. Muito embora a doença inicial desses recém-nascidos apresentasse uma melhora inicial, 7 a 10 dias após o nascimento eles voltavam a piorar e se mantinham dependentes de oxigênio por pelo menos um mês. Posteriormente, em 1979, Bancalari refinou a definição de Northway, incluindo prematuros com doença da membrana hialina menos grave e estabelecendo a necessidade de um tempo de ventilação de no mínimo três dias e de sintomatologia respiratória, condensações persistentes na radiografia de tórax e dependência de oxigênio por 28 dias. Com a sobrevivência de prematuros cada vez menores e mais imaturos, em decorrência dos avanços da terapia intensiva neonatal e do uso do surfactante, a incidência e a gravidade da doença da membrana hialina diminuíram, e esses recém-nascidos passaram a ter problemas pulmonares menos graves que se resolviam antes da alta hospitalar. Em 1988, Shennan percebeu que a dependência de oxigênio até 36 semanas de idade gestacional corrigida era muito mais preditiva de morbidade pulmonar posterior e este critério, apesar de ainda não ser consensual, passou a ser utilizado para o diagnóstico de DBP. Menos de 50% dos prematuros extremos que necessitam de oxigênio com 28 dias de vida ainda apresentarão necessidade de tratamento com 36 semanas de idade gestacional corrigida, e um percentual menor ainda necessitará de oxigênio com 42 semanas.

Alguns prematuros com peso menor que 1.250 g e entre 23-28 semanas de idade gestacional ao nascimento apresentam necessidade crescente de oxigênio a partir de uma a duas semanas de vida, mesmo sem terem apresentado doença pulmonar prévia ou necessidade anterior de ventilação ou oxigênio. Esta forma atípica de DBP talvez seja um remanescente da antiga doença de Mikity-Wilson descrita originalmente na mesma época que a DBP e que se caracterizava por um aumento gradual da necessidade de oxigênio, sintomas mais brandos e cura mais rápida, em pacientes que não haviam sido submetidos à ventilação por doença de membrana hialina na primeira semana de vida. Por este motivo, alguns autores sugerem que o termo DBP seja substituído por *doença pulmonar crônica* e que este termo seja usado para todos os pacientes, independente da necessidade prévia de ventilação mecânica ou do motivo que levou à necessidade contínua de oxigênio. Apesar disso, o termo *displasia broncopulmonar* continua sendo o termo mais utilizado na literatura médica para descrever a doença.

Incidência

A incidência de DBP varia de acordo com o critério utilizado para definir a doença. Com o critério de 28 dias, cerca de 30%-50% dos recém-nascidos de muito baixo peso ao nascimento apresentam a doença. Caso o critério de 36 semanas seja utilizado a incidência cai para 4%-30%. Para aqueles que necessitaram de ventilação ou surfactante na primeira semana de vida, 60% ainda estarão dependentes de oxigênio aos 28 dias de vida e 30% com 36 semanas de idade gestacional corrigida.

Mesmo com a utilização de um critério único, existe uma incidência muito variável de DBP entre as diversas unidades neonatais, sugerindo que uma série de peculiaridades no tratamento destes pacientes, incluindo a estratégia ventilatória, possa ter influência na etiopatogenia da doença. O risco de DBP parece não ter se reduzido nos prematuros de muito baixo peso apesar da corticoterapia pré-natal, do uso do surfactante e das novas modalidades de ventilação, entretanto a doença parece ser menos grave atualmente e não houve aumento da sua incidência, apesar do aumento do número de prematuros extremos que sobrevivem ao período neonatal.

Etiopatogenia

A DBP tem origem multifatorial e está relacionada diretamente à gravidade da doença pulmonar inicial e à duração do suporte respiratório e inversamente à idade gestacional e ao peso ao nascimento. Pacientes próximos do termo também apresentam um pequeno risco de DBP, no caso de insuficiência respiratória grave tratada com ventilação mecânica agressiva, concentração de oxigênio elevada ou ECMO.

A DBP parece ser a resultante final de uma lesão pulmonar estabelecida na fase aguda da doença respiratória, amplificada por fatores adjuvantes e que acomete um pulmão imaturo sob o ponto de vista anatômico e funcional.

Lesão pulmonar

A inflamação parece cumprir um papel central na patogenia da doença. A evidência de reação inflamatória que acompanha a doença de membrana hialina, incluindo a ativação de células e a liberação de mediadores inflamatórios, persiste nos recém-nascidos que desenvolvem DBP. O lavado broncoalveolar desses pacientes mostra aumento do número de células com sinais de regeneração celular (centros cromossômicos aumentados e aumento da relação núcleo/citoplasma), aumento do número de neutrófilos e aumento do índice elastase/inibidor da α_1-protease.

A lesão inflamatória pulmonar parece decorrer de um somatório de fatores mecânicos, relacionados à ventilação com pressão positiva, associados à toxicidade do oxigênio.

O barotrauma e, principalmente, o volutrauma, decorrentes da ventilação com pressão positiva, podem lesar o parênquima pulmonar e as vias aéreas direta e indiretamente. Devido à distribuição não uniforme do ar inspirado, pode ocorrer intensa distensão alveolar e de vias aéreas em algumas áreas do pulmão em recém-nascidos com doença da membrana hialina, mesmo quando se ventila com volume corrente adequado. Esta distensão parece ocasionar trauma mecânico do epitélio pulmonar e endotélio vascular, levando a edema intra-alveolar, inativação do surfactante e aumento da necessidade de suporte respiratório, criando um círculo vicioso onde se produz uma lesão contínua do pulmão. A intubação traumatiza as vias aéreas, altera a ação ciliar normal e introduz agentes patogênicos e gases exógenos diretamente nas vias aéreas subglóticas.

A administração de oxigênio em concentração supra-atmosférica leva à formação de radicais livres de oxigênio altamente tóxicos e reativos, que são capazes de lesar membranas lipídicas, mitocôndria, proteínas e ácidos nucléicos. Este fator, associado à deficiência dos sistemas enzimáticos responsáveis pela neutralização desses radicais (superóxido dismutase e, possivelmente, vitamina E), leva à lesão tecidual aguda, inflamação e inibição da reparação normal e do desenvolvimento pulmonar. Para os recém-nascidos extremamente prematuros é possível que a simples exposição à concentração atmosférica de oxigênio seja tóxica.

Fatores associados

O risco de DBP aumenta na presença de persistência do canal arterial e nos pacientes que recebem uma taxa hídrica elevada nos primeiros dias de vida. O hiperfluxo pulmonar associado à persistência do canal arterial e o edema intersticial decorrente da hidratação excessiva nos primeiros dias de vida levam à diminuição da complacência pulmonar e ao aumento da resistência das vias aéreas, ocasionando aumento da necessidade de ventilação e oxigênio, predispondo à DBP.

A infecção perinatal, incluindo sepse e corioamnionite, e a colonização da mãe ou do recém-nascido por ureaplasma, também são fatores que predispõem ao desenvolvimento de DBP. No caso de infecção materna postula-se que citocinas maternas atinjam a circulação fetal e causem lesão tecidual, incluindo o pulmão fetal.

Alguns fatores adicionais parecem afetar o risco de desenvolvimento de DBP. Parece haver um risco maior nos pacientes com história familiar de asma e atopia, mas essa associação ainda é controversa. Da mesma forma, a deficiência de vitamina A tem sido identificada como um importante fator predisponente ao desenvolvimento de DBP. Esta vitamina é fundamental para a manutenção da integridade das mucosas e para a reparação de mucosas lesadas. A aplicação parenteral de vitamina A imediatamente após o nascimento parece reduzir a incidência de DBP.

Imaturidade pulmonar

O aumento da susceptibilidade do prematuro é a expressão da imaturidade anatômica e funcional do pulmão. O pulmão imaturo parece ser, além de mais susceptível à lesão, menos eficaz no controle da reação inflamatória e na reparação da lesão pulmonar estabelecida. O achado à microscopia pulmonar, nos casos fatais de DBP, de diminuição do número de alvéolos e da septação pulmonar sugere que possa haver uma falha no desenvolvimento pulmonar provocado não só pela lesão, mas também pela insuficiência dos mecanismos de reparação.

O somatório de todos esses fatores poderia ser concatenado da seguinte forma: a insuficiência respiratória inicial leva à necessidade de ventilação mecânica e de aumento da concentração de oxigênio do ar inspirado. Esses fatores associados à prematuridade, predisposição individual, deficiência de antioxidantes, deficiência de vitamina A e à proteólise não inibida acarretam lesão pulmonar. A persistência do canal arterial, o edema pulmonar decorrente de hidratação exagerada, o enfisema intersticial e o barotrauma (pneumotórax) são fatores agravantes que tendem a se superajuntar à lesão pulmonar, agravando a insuficiência respiratória com aumento da necessidade de suporte respiratório, perpetuando um círculo vicioso que acaba por levar à DBP.

Fisiopatologia

A DBP cursa com uma diminuição precoce da complacência pulmonar com alteração da relação ventilação/perfusão. Há aumento da ventilação-minuto devido ao aumento da freqüência respiratória, entretanto o volume corrente está diminuído. O aumento da resistência das vias aéreas é freqüente, muito embora essa alteração também possa ser observada nas crianças que receberam ventilação e que não desenvolveram DBP. A resistência elevada ao fluxo nas vias aéreas favorece a distribuição desigual do ar inspirado com uma expansão pulmonar heterogênea e leva ao aumento do espaço morto, podendo ocasionar aumento da capacidade funcional residual nos casos mais graves.

A alteração da relação ventilação/perfusão, a diminuição do volume corrente e o aumento do espaço morto levam à hipoventilação alveolar, hipóxia, hipercapnia e acidose respiratória. Freqüentemente há compensação metabólica com elevação do bicarbonato sérico e por vezes alcalose metabólica devido à alcalose hipoclorêmica induzida pelo uso de diuréticos.

Diagnóstico

A doença acomete particularmente prematuros que apresentaram doença da membrana hialina e necessitaram de ventilação mecânica nos primeiros dias de vida. Não é incomum que persistência do canal arterial, enfisema intersticial, pneumotórax ou infecção pulmonar tenham complicado a evolução do quadro respiratório nos primeiros dias de doença.

O principal dado clínico é a dificuldade de desmame da ventilação e a necessidade persistente de oxigênio por semanas a meses. A necessidade de oxigênio caracteristicamente começa a aumentar ao final da primeira semana de vida e atinge um platô estável no início da terceira semana.

As manifestações clínicas incluem taquipnéia, retrações, esforço respiratório, sibilos e estertores. Podem ocorrer episódios ocasionais de cianose, por vezes associados à broncoespasmo. Há risco de complicações infecciosas agudas. A hipoxemia crônica se associa à hipertensão pulmonar e *cor pulmonale*, e, somada à dificuldade de alimentação destes prematuros, pode levar a ganho ponderal insuficiente. A melhora do quadro pulmonar freqüentemente é precedida e anunciada pela melhora do crescimento somático.

As alterações radiográficas na descrição original de Northway incluíam quatro estágios distintos. O estágio I era indistinguível do quadro radiológico da doença da membrana hialina, o estágio II se caracterizava por opacidade difusa, no estágio III havia sinais de enfisema intersticial e no estágio IV, o único considerado patognomônico, áreas de hipertransparência se alternavam com áreas de condensação devido à atelectasia ou fibrose. Os quadros atípicos (doença pulmonar crônica), mais freqüentes atualmente, costumam apresentar alterações menos graves e específicas, podendo cursar com infiltrados localizados, atelectasia lobar ou segmentar e opacificação difusa, com volume pulmonar normal.

Profilaxia

A prevenção inclui, como em qualquer doença relacionada à prematuridade, todas as medidas necessárias para a prevenção do parto prematuro. A prevenção, o diagnóstico e o tratamento imediato da infecção pré e pós-natal, o uso de corticóide pré-natal e a utilização precoce de surfactante podem reduzir o risco de DBP, muito embora ainda não tenha sido possível comprovar uma redução da incidência da doença apesar de estas medidas terem se tornado uma rotina na maioria dos serviços.

A utilização de técnica de ventilação menos agressiva, com menores picos de pressão inspiratória, o desmame criterioso, a extubação precoce e o uso mais precoce do CPAP nasal podem reduzir a incidência de DBP. A monitorização contínua da saturação de oxigênio permite utilizar a menor concentração de oxigênio necessária para a manutenção da saturação dentro de limites aceitáveis. Da mesma forma, deve-se permitir algum grau de hipercapnia (pCO_2 = 60 mmHg) nos prematuros em ventilação, desde que o pH sérico se mantenha em limites aceitáveis.

Com relação ao balanço hídrico é fundamental controlar o volume infundido, evitando a hidratação excessiva. Da mesma forma é fundamental a identificação e o tratamento precoce da persistência do canal arterial.

Tratamento

Os objetivos do tratamento incluem a melhora da função pulmonar, a redução da lesão pulmonar e da inflamação, o desmame progressivo da assistência respiratória, a manutenção da oxigenação adequada e o estímulo ao crescimento pulmonar.

Mesmo a quantidade normal de líquidos pode ser mal tolerada por estes pacientes e levar à piora da função pulmonar. A necessidade de restrição hídrica pode comprometer a capacidade de oferecer uma taxa calórica adequada para o crescimento. O uso de diuréticos é capaz de reduzir o edema pulmonar associado à DBP e conseqüentemente a necessidade de oxigênio. Os diuréticos de escolha são os tiazídicos associados à espironolactona. A furosemida, muito embora seja capaz de levar à melhora mais rápida da função pulmonar, apresenta maior risco de efeitos colaterais como depleção de eletrólitos, alcalose metabólica hipoclorêmica (que pode dificultar o desmame da ventilação), osteopenia e nefrocalcinose. Quando se deseja um efeito mais rápido ou quando não é possível administrar drogas pela via enteral, a furosemida pode ser usada inicialmente, preferencialmente por curto período. A utilização desta droga em dias alternados parece reduzir o risco de efeitos adversos sem comprometer a eficácia terapêutica.

O uso de corticosteróides sistêmicos em dose elevada facilita a extubação e diminui a necessidade de suporte respiratório. Entretanto, estes benefícios de curto prazo não parecem justificar o uso indiscriminado destas drogas, pois o risco de complicações agudas como hiperglicemia, hipertensão arterial, perfuração intestinal e infecção é elevado, e a utilização do corticóide no período neonatal se associa à redução do crescimento cerebral e somático e à piora do prognóstico quanto ao desenvolvimento neuropsicomotor a longo prazo. Além disso, o uso de corticóide não se associa a nenhum benefício a longo prazo. Não se sabe se os efeitos colaterais do corticóide estão relacionados ao tipo de droga escolhida, à dose ou à duração do tratamento. O uso de corticóide inalatório se associa a uma menor incidência de efeitos colaterais, mas a eficácia desta via de administração é menor e seu uso não parece justificado. Como regra, o uso de corticosteróides deve ser reservado para circunstâncias excepcionais, nos casos de extrema gravidade e com necessidade de suporte respiratório agressivo.

O desmame do suporte respiratório deve ser progressivo e cuidadoso. É fundamental evitar a hipoxemia, uma vez que esta se associa ao aumento da pressão arterial pulmonar, *cor pulmonale* e déficit de crescimento. Durante as refeições e cuidados que impliquem em grande manipulação do paciente, pode ser necessário aumentar a oferta de oxigênio, guiando-se pela monitorização contínua da saturação deste gás.

O acompanhamento do crescimento é fundamental. A maior parte dos recém-nascidos com DBP tem retardo de crescimento devido à intolerância alimentar, à necessidade de restrição hídrica e ao aumento da necessidade calórica devido ao esforço respiratório. O ganho ponderal insatisfatório pode ser uma manifestação de hipoxemia crônica. A nutrição adequada é fundamental para o crescimento e a reparação das lesões pulmonares, e a desnutrição tem efeitos nocivos tanto na função quanto no crescimento pulmonar. Nutrientes teoricamente importantes incluem o inositol, ácidos graxos, carnitina, cisteína e as vitaminas A, C e E. Tanto o leite humano fortificado quanto as fórmulas especiais para prematuros permitem a ingestão de alimentos de elevada densidade calórica em pequeno volume, o que é fundamental quando há necessidade de restrição hídrica. A suplementação nutricional pode ser necessária por todo o primeiro ano de vida e isso tem justificado o uso de fórmulas para prematuros até 9 a 12 meses em alguns casos.

A alta hospitalar requer a educação dos pais sobre a doença, ambiente familiar adequado e suporte médico e psicossocial domiciliar. Os pais precisam estar conscientizados do alto risco de uma infecção intercorrente e da necessidade de reinternação nestes casos. Após a alta pode ser necessário o uso domiciliar de oxigênio por períodos prolongados, o que, na grande maioria dos casos, não é factível em nosso meio. Nestes casos está indicada a monitorização do paciente, preferencialmente com o oxímetro de pulso. A monitorização contínua raramente é necessária, e a saturação de oxigênio pode ser avaliada de forma intermitente, especialmente durante as atividades e o sono, até que não haja mais necessidade de oxigênio, restrição hídrica e medicações.

Prognóstico

A DBP é hoje a causa mais comum de doença pulmonar crônica em lactentes. A mortalidade após a alta é de 6%, usualmente devido a complicações cardiopulmonares.

A lesão pulmonar melhora com o crescimento. O crescimento alveolar continua até os cinco anos, permitindo uma melhora progressiva da função pulmonar e do aspecto radiológico. Algumas alterações funcionais, radiológicas e patológicas podem persistir até a idade adulta. A gravidade e persistência das alterações se correlacionam com a duração da ventilação e da oxigenoterapia. Na maior parte dos casos persistem evidências de obstrução das vias aéreas, aprisionamento de ar, intolerância ao exercício e hiper-responsividade brônquica. Anormalidades nas provas funcionais respiratórias são encontradas em escolares, mesmo nos assintomáticos. As provas funcionais em geral melhoram progressivamente e podem normalizar no início da idade adulta. Pelo menos 50% dos pacientes têm evidência de hiper-responsividade brônquica, mesmo sem apresentar sibilos clinicamente evidentes ou o diagnóstico de asma. O efeito a longo prazo da displasia é desconhecido, especialmente em relação ao risco de doença pulmonar obstrutiva crônica. As famílias devem ser aconselhadas a evitar o fumo e outros irritantes inalatórios.

Os episódios de deterioração da função respiratória por infecções respiratórias intercorrentes são freqüentes e constituem a principal causa de morte no primeiro ano de vida. O risco de infecções do trato respiratório inferior e de reinternação é o dobro do encontrado na população de prematuros que não apresenta DBP. Cerca de 50% dos pacientes são reinternados nos primeiros dois anos de vida. A profilaxia contra a infecção pelo vírus sincicial respiratório com o palivizumab, um preparado composto de anticorpo monoclonal humano, diminui pela metade o risco de hospitalização e a gravidade da doença por este agente. Sua facilidade de administração (intramuscular) e a menor interferência com as imunizações têm tornado este agente preferível à imunoglobulina específica que era anteriormente indicada. Desde 1998 a Academia Americana de Pediatria recomenda a aplicação deste preparado para a profilaxia da infecção pelo VSR nos pacientes menores de dois anos com DBP.

Cerca de 25% dos portadores de displasia podem ter episódios de apnéia após imunizações. A incidência de apnéia diminui com as vacinações subseqüentes. O risco de morte súbita é elevado.

Doença do refluxo gastrintestinal, comum em prematuros, contribui para a inflamação das vias aéreas, pode levar à pneumonia de aspiração e dificuldades alimentares.

Traqueomalacia e estenose subglótica estão presentes em 27% dos pacientes e se associam à intubação prolongada, uso de tubos calibrosos, episódios repetidos de intubação, uso de pressão média elevada, DBP grave e menor idade gestacional. Dois terços destes pacientes apresentam sintomas durante os primeiros anos de vida incluindo alteração da qualidade da voz e apnéia.

Episódios recorrentes de hipoxemia podem levar à hipertensão pulmonar, *cor pulmonale* ou insuficiência cardíaca. Hipertensão sistêmica ocorre em 6%-11% dos pacientes e em geral não é percebida senão após a alta, podendo colaborar para a insuficiência cardíaca. A nefrocalcinose induzida pelo uso da furosemida em geral desaparece após o término do tratamento, entretanto pode persistir e se associar à alteração persistente da função renal. Esses pacientes devem ser acompanhados através de ultra-sonografias periódicas até a resolução das calcificações.

A recuperação do crescimento é lenta. O atraso do crescimento pode se relacionar à ingestão insuficiente ou hipoxemia crônica. Apesar disso, pacientes em idade escolar com quadros leves de DBP não diferem, em peso ou estatura, de seus pares nascidos prematuros e sem displasia, muito embora sua massa corporal magra e densidade mineral óssea possa ser menor.

Hérnias inguinais são duas vezes mais comuns que nos prematuros sem displasia e devem ser investigadas e corrigidas antes da alta hospitalar.

O prognóstico quanto ao desenvolvimento dos prematuros é multifatorial sendo influenciado pela presença de lesão cerebral, idade gestacional e peso ao nascimento, nível socioeconômico e escolaridade dos pais. Entretanto, em qualquer idade pós-natal estudada e independente da presença de qualquer outro fator de risco, o desenvolvimento é afetado de forma adversa pela presença de DBP, particularmente no que diz respeito ao desenvolvimento motor. O prognóstico com relação ao desenvolvimento é mais bem previsto pela dependência de oxigênio com 36 semanas de idade gestacional corrigida do que pelo critério de 28 dias. O uso de corticosteróides se associa ao aumento da probabilidade de problemas neuromotores. O progresso no desenvolvimento é mais preservado nas áreas que não dependem de força muscular, entretanto os pacientes com displasia têm maior probabilidade de apresentar retardo mental ou motor aos três anos, ter mau rendimento escolar, necessitar de escolas especiais, ter pior vocabulário, memória e função motora fina, e apresentar hiperatividade.

BIBLIOGRAFIA

Bancalari E, Bidegain M. *Respiratory disorders of the newborn in pediatric respiratory medicine*. Chapter 31. 1st ed. St. Louis: Mosby, 1999. p 464-88.

Halahakoon CN, Halliday HL. *Outras doenças pulmonares agudas in baillière tindall clínicas pediátricas, problemas pulmonares no período perinatal e suas seqüelas*. V. I. Rio de Janeiro: Interlivros, 1995. p 89-116.

Pinto LAM. *Doença de membrana hialina: correlação clínico-patológica*. Niterói: Dissertação de Mestrado, 1997.

Roberts JD, Shaul PW. *Advances in the treatment of persistent pulmonary hypertension of the newborn in the pediatric clinics of North America, update in neonatology*. V. 40. nº5. Philadelphia: W.B. Saunders Company oct. 1993. p 983-1004.

Wiswell TE. Handling the meconium-stained infant. V.6. *Semin Neonatol* 2001. p 225-31.

Yu VYH, Fox WW. *Hipertensão pulmonar persistente in baillière tindall clínicas pediátricas, problemas pulmonares no período perinatal e suas seqüelas*. V.1. Rio de Janeiro: Interlivros, 1995. p 117-32.

15 TOXOPLASMOSE CONGÊNITA

Márcia Antunes Fernandes ♦ Half Antônio Xavier

INTRODUÇÃO

A toxoplasmose é uma zoonose de distribuição mundial, com alta prevalência em nosso meio, acometendo mamíferos, inclusive da espécie humana, e aves. Em seres humanos, a doença costuma apresentar evolução crônica, sendo rara a infecção aguda sintomática. Dessa forma, a maioria das infecções maternas ocorre de forma silenciosa, tornando difícil o seu diagnóstico clínico. Apesar do habitual prognóstico favorável da doença aguda, o mesmo não ocorre quando a doença se dá durante a gestação. Nesse período, quando a toxoplasmose aguda não é identificada e tratada, o feto pode apresentar seqüelas, especialmente visuais e neurológicas. A toxoplasmose adquirida intra-útero faz parte do grupo das infecções congênitas responsáveis por grande parte da morbimortalidade no período neonatal. Nos países em desenvolvimento, onde a assistência pré-natal é deficiente, as infecções congênitas acometem cerca de 10% dos recém-nascidos. Mesmo nos locais onde se observa melhor qualidade na assistência pré-natal, como nos Estados Unidos da América, as infecções congênitas são responsáveis por 13% dos casos de retardo mental e de 25% dos recém-nascidos de baixo peso.

Em relação à toxoplasmose, vários estudos têm demonstrado que aproximadamente 85% dos recém-nascidos infectados são assintomáticos ao nascimento. Assim presume-se que a toxoplasmose congênita é com freqüência mal diagnosticada, e a incidência real da doença é desconhecida. No Brasil, estima-se que aproximadamente 60.000 crianças nasçam anualmente com infecção.

A toxoplasmose, a sífilis e a síndrome de imunodeficiência adquirida (AIDS) merecem atenção especial, pois o seu diagnóstico precoce permite que o tratamento seja realizado, evitando repercussões futuras para a criança infectada.

ETIOLOGIA

A toxoplasmose é uma doença conhecida há menos de um século. O Brasil teve participação notável em sua descoberta, quando o parasita foi isolado pela primeira vez por Esplendore, em 1908, num coelho de laboratório. Transcorreram alguns anos desde a descoberta do *Toxoplasma gondii* até sua associação a doenças animal e humana. Tal fato ocorreu em 1923, na Tchecoslováquia, quando Janku identificou o parasita em uma criança prematura com doença ocular e hidrocefalia. Esse autor já chamava a atenção para a origem pré-natal da infecção. Poucos anos depois a relação pré-natal da toxoplasmose foi reforçada por Torres (1927) no Brasil, que identificou o parasita em uma criança com meningoencefalite congênita, miocardite e miosite. A doença foi reproduzida em animais de laboratório por Wolf, Cowen e Paige, em 1930, e, a partir de 1937, Wolf e Cowen comprovaram a transmissão transplacentária da toxoplasmose.

O *Toxoplasma gondii* é um protozoário intracelular que não tem especificidade por hospedeiro nem por célula receptora, desenvolvendo-se em quase todos os tecidos orgânicos. Tem preferência pelas células do sistema reticuloendotelial, musculares e do sistema nervoso, inclusive da retina.

O parasita apresenta-se de formas diferentes, que variam de acordo com a fase da infecção e do hospedeiro. Os taquizoítas são encontrados durante a fase aguda, sendo uma forma móvel de multiplicação rápida, à semelhança de arco (*takhys* = rápido; *toxon* = arco), também denominada de forma proliferativa, livre ou trofozoíta (*trophicos* = alimento). Os parasitas penetram na célula hospedeira e multiplicam-se no interior do vacúolo citoplasmático. Embora a multiplicação dos taquizoítas destrua a célula hospedeira, a produção ou não de lesões depende da capacidade de regeneração das células. Os taquizoítas são encontrados nos líquidos orgânicos, nas excreções e secreções, células hepáticas, pulmonares, nervosas e musculares.

Os bradizoítas são formas de multiplicação lenta (*bradyz* = lento), características das infecções crônicas, sendo encontradas no interior dos cistos teciduais que, por sua vez, desenvolvem-se dentro do citoplasma da célula hospedeira. O núcleo da célula permanece fora do cisto e pode degenerar após algum tempo. Os cistos crescem e se conservam no interior das células dos tecidos do hospedeiro à medida que os bradizoítas dividem-se por endodiogenia, forma de divisão assexuada. A membrana do vacúolo citoplasmático transforma-se na cápsula do cisto. A parede do cisto tecidual é elástica e resistente, arginofílica, composta por material do parasita e da célula do hospedeiro. As localizações mais freqüentes da forma cística do *Toxoplasma gondii* são os tecidos musculares esqueléticos e cardíacos e o tecido nervoso, inclusive a retina. O encontro de cistos em órgãos viscerais, como pulmões, rins e fígado, não é freqüente. Os cistos teciduais intactos não causam danos ao hospedeiro e podem persistir por toda a vida do indivíduo infectado.

Os oocistos são produzidos nas células intestinais de felídeos e são eliminados de forma não-esporulada, imatura e não-infectante juntamente com as fezes desses animais. Essas formas tornam-se maduras em um prazo de três dias, dependendo das condições do ambiente. A umidade, temperatura local de 20º C a 30°C, com sombra e fornecimento de oxigênio, são condições que favorecem a esporulação do oocisto, tornando-o infectante e capaz de sobreviver por cerca de 12 a 18 meses em condições ambientais favoráveis.

O *Toxoplasma gondii* é um parasita com um ciclo de vida complexo, no qual observamos uma fase sexuada, que ocorre nas células do epitélio intestinal dos gatos e outros felídeos não-imunes, e uma fase assexuada, encontrada nos tecidos de vários hospedeiros, como em aves, mamíferos, inclusive gatos e outros felídeos e em humanos.

O hospedeiro suscetível pode ingerir oocistos, cistos teciduais e taquizoítas, tornando-se infectado. Os gatos jovens e não-imunes, quando infectados, eliminam oocistos após uma a duas semanas de infecção e produzem fezes com maior número de oocistos, tornando-se, portanto, mais infectantes.

A transmissão humana da toxoplasmose relaciona-se às características ambientais e culturais da população. A doença pode ser adquirida principalmente por ingestão de oocistos, de cistos teciduais ou através da placenta. Os oocistos podem estar em areias ou outros locais onde os gatos defecam, assim como em água ou em frutas e vegetais.

Da mesma forma, a toxoplasmose pode ser adquirida pela ingestão de carne crua ou mal cozida. A única forma comprovada de transmissão inter-humana da toxoplasmose ocorre pela passagem de taquizoítas através da placenta, que será discutida adiante.

EPIDEMIOLOGIA

A toxoplasmose é uma doença cosmopolita, cuja prevalência varia de acordo com a área geográfica e com a população estudadas, podendo variar de 2% a 90%. As regiões de maior prevalência estão situadas na África Central, na América Central e na França e as de menor prevalência no Japão, na Coréia e ao norte da Escandinávia. No Brasil, inquéritos sorológicos demonstram que a infecção é freqüente em todas as regiões. No Município do Rio de Janeiro (RJ), Coutinho observou 78,7% de soropositividade nos 6.079 pacientes de ambulatório e gestantes, no período de 1971 a 1977. Ainda na cidade do Rio de Janeiro, Meireles estudou o perfil sorológico para toxoplasmose em 156 gestantes atendidas na Maternidade Escola da Universidade Federal do Rio de Janeiro, encontrando 77,1% de infecções crônicas. No Município de Niterói (RJ), Fernandes encontrou 80% de soroprevalência para o *Toxoplasma gondii* em 1.360 gestantes atendidas no serviço de pré-natal e na maternidade do Hospital Universitário Antônio Pedro da Universidade Federal Fluminense, no ano de 1996.

No Quadro 15-1, podemos verificar a prevalência da infecção pelo *Toxoplasma gondii* em mulheres procedentes de diferentes áreas geográficas e o número de infecções adquiridas na gestação, segundo trabalho realizado por Pedersen.

Quadro 15-1. Prevalência da toxoplasmose em mulheres de diferentes áreas geográficas

Áreas	Soroprevalência em mulheres antes da gestação (%)	Nº de gestantes infectadas/ 1.000 gestantes	Referências
Europa			
Noruega	13	2	Stay e Pedersen, 1980
Suécia	20-40	4	Alfors *et al.*, 1989
Finlândia	20	2	Lappalainen *et al.*, 1992
Berlim	46	7,6	Hengst, 1979
Áustria	55	3,7	Stunzer *et al.*, 1992
Suíça	50	8,5	Berger *et al.*, 1992
Países Baixos	46	1,6	Conyn Van Spaendonck, 1989
Bélgica	57	2,3	Foulon, 1992
França	70	2,5-3,0	Bessieres *et al.*, 1985
Itália	48	5,0	Zotti *et al.*, 1985
Escócia	14	2,3	Jons *et al.*, 1988
Canadá	20-40	2,3	Carter e Frank, 1986
EUA	3-30	0,6-2,0	Remington Desmonts, 1990
Melbourne	45	5,5	Stameni *et al.*, 1986
Perth	35	1,6	Walpole *et al.*, 1991

Em Massachussetts, Guerrina realizou 635.000 testes sorológicos para detecção de anticorpos em recém-nascidos, encontrando infecção congênita em 52 crianças, sendo que 50 foram identificadas apenas pelo exame sorológico, pois não apresentavam anormalidades no primeiro exame físico realizado logo após o nascimento. No Rio de Janeiro, Coutinho estudou o perfil sorológico de 1.032 recém-nascidos e não encontrou anormalidades clínicas nas crianças infectadas. Esses estudos comprovam a prevalência da infecção em recém-nascidos e confirmam as evidências de que as formas subclínicas da toxoplasmose congênita são as mais freqüentes.

PATOGENIA

A toxoplasmose é uma doença assintomática, na maioria das vezes, podendo persistir de forma latente durante toda a vida. A compreensão das alterações decorrentes da infecção é facilitada quando a doença é classificada em aguda e crônica.

A fase aguda é caracterizada pela parasitemia que é observada no início da infecção, quando ocorre grande destruição celular e proliferação do parasita, enquanto que a fase crônica é representada pela manutenção da imunidade e formação dos cistos teciduais no hospedeiro. Periodicamente, pode haver ruptura dos cistos com destruição celular e reativação focal da infecção. No entanto, com exceção da retina, os parasitas liberados nos tecidos são rapidamente destruídos pelo sistema imune. Os fatores que levam à ruptura dos cistos são desconhecidos, mas sabe-se que qualquer imunossupressão significativa pode ser seguida por reativação da toxoplasmose. O tempo que define os estágios agudo e crônico não é preciso, uma vez que a formação de cistos teciduais pode ocorrer tão precocemente quanto oito dias após a infecção. A destruição celular na fase aguda é mais grave no cérebro, nos olhos e no músculo. A gravidade das lesões depende da capacidade do tecido em substituir as células destruídas. Nos tecidos linfáticos, epitelial e conjuntivo, no fígado e nos pulmões as lesões podem não ser notadas, pois são facilmente recuperadas.

Passagens de cepas do *Toxoplasma gondii* por mais de um animal parecem aumentar a virulência daquela cepa. Acredita-se que na infecção congênita a cepa do toxoplasma possa ser mais virulenta, porque ela passa por dois membros da mesma espécie.

No feto, em razão da imaturidade do sistema imunológico, os toxoplasmas disseminam-se por vários tecidos, ocasionando lesões graves no sistema nervoso central, incluindo a retina. Dessa forma, as lesões ocasionadas pelos toxoplasmas dependem de fenômenos relacionados ao hospedeiro e ao parasita.

PATOLOGIA

Na toxoplasmose podem ocorrer alterações histológicas em quase todos os tecidos. Na forma congênita, tais alterações são especialmente freqüentes no sistema nervoso central, coróide e na retina. A reação inflamatória conseqüente à destruição celular aguda é caracterizada por infiltração celular de linfócitos, monócitos, macrófagos e polimorfonucleares. A reparação tecidual é feita por fibrose e, no cérebro, por gliose. Os toxoplasmas estão presentes nas lesões ativas, podendo ser recuperados. A reação inflamatória extensa com necrose e calcificação é característica, de modo que a lesão focal do córtex cerebral de um lactente pode ser tão grande que a área necrótica calcificada é vista na radiografia de crânio. A necrose periaqueductal e periventricular reflete o grande parasitismo cerebral. A obstrução do aqueduto de Sylvius leva à dilatação dos ventrículos laterais e do terceiro ventrículo. A necrose periventricular e a necrose causada por infarto são características da toxoplasmose congênita.

Na coriorretinite da toxoplasmose ocorrem edema e necrose da retina, com intensa reação inflamatória e, nos estágios tardios, observa-se aumento do tecido glial, que pode invadir o vítreo.

Os cistos são formados à medida que os anticorpos se desenvolvem, e a necrose tecidual, que ocorre por ruptura dos cistos, é encontrada na infecção crônica. No hospedeiro imunocompetente, a maioria dos bradizoítas liberados dos cistos é destruída por mecanismos imunológicos. A destruição das células vizinhas àquelas parasitadas é uma manifestação de hipersensibilidade tardia.

TRANSMISSÃO CONGÊNITA DA TOXOPLASMOSE

A transmissão transplacentária do *Toxoplasma gondii* tem despertado grande interesse porque pode levar à infecção congênita com conseqüências graves para o concepto. A transmissão congênita acontece na fase aguda da doença em gestantes, geralmente assintomáticas, quando ocorre parasitemia. O toxoplasma pode colonizar a placenta, que permanece infectada até o período final da gestação. Assim, a placenta pode se comportar como reservatório do parasita, enviando microrganismos vivos para o feto ao longo do período gestacional, mesmo na ausência de parasitemia materna. O tempo entre a infecção placentária e a fetal depende da quantidade de parasitas, de sua virulência e do estágio de desenvolvimento placentário. A transmissão placentária é maior antes do desenvolvimento das imunidades humoral e celular maternas. A transmissão congênita da infecção, embora rara, pode ocorrer quando a mulher imunocompetente adquire a infecção entre 6 e 12 semanas antes da concepção. Dessa forma, recomenda-se às mulheres que não engravidem num período de seis meses após a infecção aguda.

A transmissão materno-fetal da infecção correlaciona-se ao fluxo sangüíneo placentário, sendo maior nas fases mais tardias da gravidez. Por outro lado, a gravidade da infecção fetal é maior no início da gestação. As infecções que ocorrem antes da 20ª semana de gestação são graves para o feto, podendo resultar em aborto ou morte intra-uterina. O feto acometido no último trimestre da gravidez é assintomático ou apresenta manifestações clínicas discretas.

Mulheres com infecção latente que adquirem imunossupressão secundária ao uso de drogas, a exemplo daquelas com lúpus eritematoso sistêmico em tratamento com doses elevadas de corticosteróides, podem transmitir a doença ao seu filho. O risco de transmissão da infecção ao feto independe da presença de sintomas clínicos na mãe. Igualmente, o mesmo pode ocorrer com mulheres infectadas com o vírus da imunodeficiência humana (HIV).

DIAGNÓSTICO NA GESTANTE

Seria recomendável que toda a mulher tivesse conhecimento prévio de sua resposta imunológica ao *Toxoplasma gondii* antes da gravidez. Contudo, fatores culturais e socioeconômicos têm postergado esse dado, fazendo com que só durante a consulta no pré-natal a mulher tome conhecimento de seu estado imune frente ao parasita. A necessidade de se caracterizar a doença aguda na gestante, muitas vezes assintomática, e a premência em se iniciar o tratamento adequado visando à proteção do concepto não permitem ao médico perda de tempo.

Os testes para demonstração da imunidade da gestante ao *Toxoplasma gondii*, freqüentemente, têm interpretações difíceis e duvidosas. Muitas vezes exigem sua repetição em intervalos regulares ou a utilização de métodos alternativos que retardam e encarecem o diagnóstico.

A pesquisa dos anticorpos específicos contra o toxoplasma tem como objetivo não só definir o diagnóstico, mas também determinar a época em que ocorreu a infecção. Para a interpretação dos resultados é necessário conhecer os tipos de anticorpos antitoxoplasma, o seu comportamento durante a infecção e a sensibilidade dos testes diagnósticos utilizados. Devemos ainda considerar os níveis sorológicos dos anticorpos. A presença isolada de anticorpos da classe IgG demonstra apenas que houve a infecção e, portanto, informa sobre a imunidade da paciente. No entanto, níveis sorológicos elevados de IgG sugerem infecção recente.

Os anticorpos da classe IgM, evidenciados pelos testes clássicos de imunofluorescência e de hemaglutinação, têm sido utilizados como marcadores de toxoplasmose recente, pois surgem nos primeiros dias após a infecção. Os novos testes de captura de IgM são de maior sensibilidade quando comparados aos testes classicamente utilizados, já que detectam IgM por períodos longos. Esse fato reduz o valor da medida desses anticorpos como marcadores sorológicos de toxoplasmose recente.

Novos marcadores sorológicos de infecção recente foram sugeridos, como os anticorpos das classes IgA e IgE, na tentativa de se encontrar maior precisão na determinação da época em que ocorreu a infecção materna.

Os anticorpos da classe IgA aumentam precocemente na infecção, atingindo nível máximo em aproximadamente dois meses após a infecção e declinando rapidamente. A IgA para toxoplasmose tem sua utilidade como complementação no diagnóstico de gestantes com IgM positiva, pois permanecem circulantes por período inferior ao dos anticorpos IgM, auxiliando na diferenciação entre infecção recente ou passada. Acredita-se que, quando a IgA não é encontrada no soro, a infecção já tenha ocorrido há mais de três meses. No entanto, aproximadamente 5% dos adultos não produzem IgA e, por outro lado, alguns indivíduos podem permanecer com a IgA específica por anos. O grande destaque da IgA está no diagnóstico da toxoplasmose congênita. Da mesma forma que a IgM, a IgA não ultrapassa a placenta. A dosagem de IgA é mais sensível que a da IgM no diagnóstico da toxoplasmose no feto ou no recém-nascido. Da mesma forma que a IgA, a IgE é detectada precocemente na infecção, estando presente por um período inferior a quatro meses.

O teste de avidez da IgG contra o toxoplasma auxilia na avaliação da precocidade da infecção e tem sido utilizado especialmente em gestantes para esclarecimento do risco de toxoplasmose congênita. A presença de anticorpos de alta avidez é indicativa de que a infecção ocorreu há mais de quatro meses, enquanto que a presença de anticorpos de baixa avidez sugere infecção recente. No entanto, é preciso ressaltar que a imunodeficiência tem sido descrita como uma situação que leva à produção de anticorpos de baixa avidez. Da mesma forma, o uso de antibióticos específicos para a toxoplasmose altera a avidez de IgG. Esse teste tem valor quando solicitado nos primeiros meses de gestação.

O diagnóstico sorológico da toxoplasmose na gestante é feito inicial e habitualmente através da demonstração de anticorpos das classes IgG e IgM. Um freqüente problema para o obstetra é encontrar mulheres grávidas com sorologia positiva para toxoplasmose que não tenham realizado testes sorológicos no passado. Nesse caso, o risco de transmissão fetal da doença deve ser avaliado através da definição de perfis sorológicos da gestante, como os apresentados no Quadro 15-2.

O perfil III, quando detectado nos dois primeiros trimestres da gestação, praticamente exclui o risco de transmissão fetal em mulheres hígidas. A interpretação do perfil II é mais difícil, embora seja bastante sugestiva de uma soroconversão antes da concepção. Da mesma forma que o perfil I, a investigação da infecção fetal, nesse caso, está indicada. O diagnóstico adequado seria realizado através da dosagem concomitante de anticorpos das classes IgM, IgA, IgE e da determinação da avidez dos anticorpos IgG. A avidez corresponde à força de ligação entre o antígeno e o anticorpo, a qual aumenta progressivamente com o passar do tempo, ou seja, anticorpos com baixa avidez (menor que 30%) são produzidos nos estágios iniciais ou primários, datando de três meses ou menos, enquanto que aqueles com alta avidez (maior que 60% ou mais) são mais característicos de infecções em fase crônica, ou seja, com mais de quatro meses.

DIAGNÓSTICO NO FETO

O diagnóstico da infecção fetal é necessário quando a mulher encontra-se no perfil I ou II, anteriormente descritos. Os métodos de investigação diagnóstica no feto são ultra-sonografia, cordocentese, amniocentese e biópsia de vilosidades coriônicas.

A ultra-sonografia pode demonstrar alterações fetais como o aumento dos ventrículos cerebrais, calcificações intracranianas, hepatomegalia e ascite, além de alterações placentárias, como o seu espessamento. Esses achados são sugestivos de toxoplasmose congênita, embora nem sempre estejam presentes. O dado mais freqüentemente encontrado tem sido a dilatação dos ventrículos cerebrais do feto. Esse método não detecta as lesões funcionais do cérebro ou da retina, nem as alterações no início da infecção fetal. Portanto só é útil para o diagnóstico das lesões cerebrais já estabeleci-

Quadro 15-2. Risco de transmissão fetal da toxoplasmose

Perfil I: Toxoplasmose aguda
Presença de anticorpos das classes IgM, IgA e IgE
Anticorpos da classe IgG em rápida ascensão ou título elevado
Anticorpos da classe IgG de baixa avidez
Perfil II: Toxoplasmose em transição
IgM eventualmente presente, geralmente em baixos títulos
IgA eventualmente presente, geralmente em baixos títulos
Ausência de IgE
Níveis elevados de IgG com avidez crescente
Perfil III: Toxoplasmose latente (crônica)
IgM ausente (ocasionalmente resíduos)
IgA e IgE ausentes
IgG em baixos títulos, porém de elevada avidez

das. Calcula-se que a sensibilidade da ultra-sonografia no diagnóstico da doença fetal seja de 20%.

Embora a reação em cadeia da polimerase (PCR) para a detecção do DNA parasitário seja, atualmente, o método de escolha para o diagnóstico da toxoplasmose fetal, a cordocentese ainda é útil, podendo ser realizada quando a PCR é indisponível.

O acesso direto à circulação fetal foi uma das maiores conquistas em medicina fetal. A cordocentese tem sido utilizada para fins diagnósticos desde 1983, com relativa segurança. Estima-se um risco de perda fetal em torno de 1% a 2% e de partos prematuros em 5%. Com o objetivo de diagnosticar a infecção no feto, este procedimento deve ser realizado a partir da 20ª semana de gestação, já que nesse período inicia-se a produção de anticorpos fetais. O sangue fetal é obtido para a análise de anticorpos das classes IgM, IgA, IgE e IgG, sempre que possível. Da mesma forma, do material colhido tenta-se isolar o parasita ou identificar os seus componentes antigênicos. Evidências indiretas de infecção fetal também são encontradas, como linfócitos, eosinofilia, trombocitopenia, aumento da IgM fetal e de enzimas como a gamaglutamiltransferase e a desidrogenase láctica. A possibilidade de diagnóstico através da dosagem de IgM no sangue fetal aumenta com a idade gestacional. O porcentual de positividade da IgM do feto de acordo com a idade gestacional é demonstrado no Quadro 15-3.

A dosagem de anticorpos da classe IgA é mais sensível para o diagnóstico da infecção fetal do que a da IgM. Existem trabalhos demonstrando uma soropositividade de IgA em torno de 70% a 90% nos fetos infectados. O diagnóstico precoce da infecção fetal é de extrema importância, pois permite que o tratamento do feto seja iniciado ainda no período intra-uterino, modificando o seu prognóstico.

Recomenda-se que todo o sangue fetal obtido pela cordocentese deva ser submetido a exames específicos, como o método de Benke-Kleihaner, para excluir a contaminação com o sangue materno.

A determinação do DNA do *Toxoplasma gondii* em aspirado do líquido amiótico pela técnica da PCR constitui um notável progresso no diagnóstico da toxoplasmose fetal. A amniocentese pode ser realizada a partir da 12ª semana de gestação, com poucas complicações. O risco de perda fetal é inferior a 1%, e o resultado da PCR do líquido amniótico é rápido, apresentando uma sensibilidade que chega a 100%. Atualmente a pesquisa do toxoplasma através da PCR do líquido amniótico tem sido o método diagnóstico de escolha para pesquisa da infecção fetal. O *Toxoplasma gondii* pode ser identificado através de seus segmentos de ácidos nucléicos, que são amplificados pela reação em cadeia da polimerase (PCR). Vários fragmentos de DNA do parasita podem ser ampliados, mas tem sido dada preferência aos segmentos que correspondem aos genes P30, TRG1, B1 e ao DNA ribossomal. Esses locais parecem conferir maior sensibilidade ao teste.

Quadro 15-3. Porcentual de positividade da IgM do feto de acordo com a idade gestacional

Idade gestacional da cordocentese	Porcentual de positividade de IgM em %
20-24 semanas	10% a 21%
25-29 semanas	29%
30-34 semanas	63%

Fricker-Hidalgo et al., em 1997, realizaram um estudo em 400 gestantes com toxoplasmose adquirida. O diagnóstico da infecção congênita foi feito em 127 pacientes nas quais para diagnosticar a infecção fetal foram realizadas a cordocentese e a amniocentese. Os autores compararam o valor diagnóstico da análise do sangue fetal com o obtido pela PCR do líquido amniótico e concluíram que não havia diferença entre eles. Assim, considerando os maiores riscos da cordocentese para o feto e a possibilidade de se realizar o exame mais precocemente, os autores sugerem o abandono da cordocentese, que deve dar lugar à pesquisa de PCR do líquido amniótico.

Hohlfield et al., em 1994, pesquisando 334 gestantes com toxoplasmose, compararam o resultado da PCR do líquido amniótico dessas pacientes com os métodos diagnósticos convencionais. O líquido amniótico das mães dos 34 fetos infectados apresentou PCR positiva e não houve nenhuma reação falso-positiva. Através da PCR, foi possível identificar mais três fetos infectados que não apresentaram anormalidades quando utilizados os métodos diagnósticos convencionais. A principal dificuldade da PCR tem sido o encontro de resultados falsos-positivos que ocorrem por contaminação durante o procedimento no laboratório. Os resultados podem ser falsos-negativos em amostras que contenham pouca quantidade de parasitas. A PCR pode detectar parasitas não-viáveis, e sua presença na placenta não significa obrigatoriamente infecção fetal.

A biópsia da vilosidade coriônica tem a vantagem do resultado precoce, porém suas indicações são restritas, pelas complicações como risco da perda fetal, que chega a 5%. Ao mesmo tempo, os melhores resultados, assim obtidos, não são muito úteis, visto que mostram a infecção da placenta, mas não a infecção fetal.

DIAGNÓSTICO NO RECÉM-NASCIDO

Concorre para o diagnóstico da toxoplasmose congênita o conhecimento de antecedentes obstétricos e epidemiológicos, além do quadro clínico apresentado pelo neonato. Como a infecção freqüentemente é assintomática ou se assemelha a outras infecções ou doenças congênitas, o diagnóstico da toxoplasmose congênita é mais difícil do que o da adquirida.

O recém-nascido suspeito de ter adquirido toxoplasmose congênita deve ser submetido a um exame físico completo, incluindo exame neurológico minucioso que inclua a fundoscopia. Sempre que possível, deve-se tentar isolamento do parasita através de culturas, pesquisa de seu DNA pela reação em cadeia da polimerase (PCR) ou inoculação em camundongo. Estudos radiológicos e sorológicos complementam a rotina diagnóstica.

Não há um dado laboratorial clínico exclusivo da toxoplasmose congênita. Pode haver anemia, trombocitopenia seguida de petéquias e equimoses e, na série branca, linfocitose com eosinofilia. Quando há icterícia, esta se dá à custa do aumento da bilirrubina direta.

A utilização de métodos de imagens tem grande aplicação no diagnóstico da toxoplasmose congênita. Calcificações cerebrais (Fig. 15-1), vistas à radiografia simples do crânio, constituem um dos achados mais freqüentes nesta forma de doença. Muitas vezes a tomografia de crânio é requerida para visualizar lesões indetectáveis à radiografia simples do crânio. Também é vista dilatação dos ventrículos cerebrais tanto no estudo tomográfico quanto no ultra-sonográfico (Fig. 15-2).

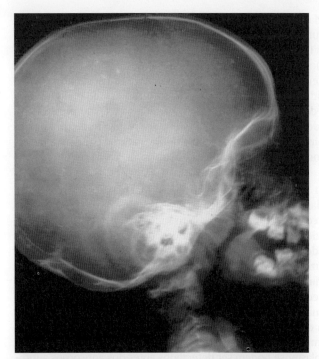

Fig. 15-1. Radiografia de crânio de um pré-escolar com toxoplasmose congênita não-tratada (Hospital Universitário Antônio Pedro – Ambulatório de Pediatria – Universidade Federal Fluminense).

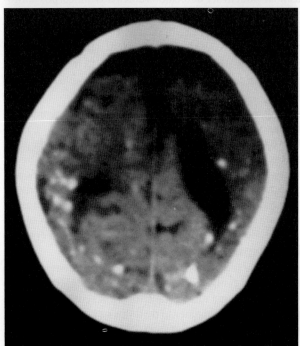

Fig. 15-2. Tomografia de crânio de um lactente com toxoplasmose congênita. Múltiplas calcificações nodulares, de tamanhos variados, distribuídas difusamente, de forma assimétrica (Hospital Universitário Antônio Pedro – Ambulatório de Pediatria – Universidade Federal Fluminense).

A realização rotineira da citoquímica do líquido cefalorraquidiano nessas crianças não tem sido uma conduta uniforme entre os diferentes autores. Walon *et al.*, em 1998, realizaram um estudo com 121 recém-nascidos, dos quais 45 apresentavam toxoplasmose. Nesse estudo, o liquor foi colhido de todos os pacientes e analisado quanto à citoquímica. O estudo não encontrou correlação entre os valores da proteinorraquia e da celularidade com a gravidade da infecção. Da mesma forma, o estudo do liquor não contribuiu para melhorar o diagnóstico da toxoplasmose congênita. Os autores concluíram que o exame do líquido cefalorraquidiano não deve ser realizado de rotina para análise da citologia e proteínas. No entanto, o exame desse material é útil para detectar o parasita ou os seus componentes antigênicos, assim como para identificar anticorpos locais (IgG).

A resposta humoral do recém-nascido pode auxiliar o diagnóstico através da demonstração de anticorpos das classes IgM, IgA, IgE e IgG. A demonstração de anticorpos da classe IgM no sangue do cordão é, geralmente, muito sugestiva da infecção. Entretanto, esse anticorpo pode ser de origem materna, permanecendo no sangue do recém-nascido nos dez primeiros dias de vida, em decorrência da produção de uma solução de continuidade da placenta produzida pelo próprio parasita. Nesses casos, a IgM tem vida média curta, de cinco dias, declinando, portanto, rapidamente. Os testes mais sensíveis são os de captura de IgM, especialmente os ensaios fluorimétricos como o ELFA-sistema VIDAS. Nem todo o recém-nascido infectado tem a capacidade de produzir anticorpos IgM. Então, diante de toda criança suspeita de infecção congênita, devemos repetir a pesquisa de IgM um a dois meses após o seu nascimento. Em recém-nascido, os anticorpos da classe IgA para toxoplasmose podem ser detectados antes dos anticorpos antitoxoplasma-IgM, permitindo, assim, um diagnóstico mais precoce.

Seria recomendável, sempre que possível, a dosagem simultânea da IgA e IgM para aumentar as possibilidades diagnósticas de infecções congênitas no feto e no recém-nascido.

A persistência dos anticorpos da classe IgG após a idade de 12 a 18 meses é indicativa de infecção congênita, visto que a aquisição da toxoplasmose no primeiro ano de vida é rara.

Quando não for possível diagnosticar precocemente a infecção congênita, seu acompanhamento, com dosagens seriadas de imunoglobulinas específicas, constitui-se a única maneira de definir o caso. A IgG presente no primeiro mês de vida pode ser de transferência materna. Nesse caso, como a meia-vida da IgG é de cerca de 28 dias, seus níveis séricos caem rapidamente no sangue de lactentes não infectados. A síntese de IgG pela própria criança geralmente é demonstrada no segundo mês de vida, embora o tratamento possa retardar essa resposta para depois de seis meses de vida. O lactente infectado apresenta um declínio inicial dos níveis de IgG e um subseqüente aumento antes do primeiro ano de vida. Parece existir uma correlação entre os níveis de IgG do recém-nascido e a possibilidade de infecção.

De acordo com Stray-Pedersen a infecção congênita pode estar presente mesmo nos casos em que o exame da placenta tenha sido negativo ou que a IgM não tenha sido encontrada ou que a IgG apresente uma queda transitória em seus níveis. Dessa forma, é fundamental que seja feito o acompanhamento de todos os lactentes nascidos de mães que apresentaram toxoplasmose aguda na gestação, até o período de 12 a 18 meses de idade.

MANIFESTAÇÕES CLÍNICAS

A toxoplasmose congênita foi descrita em crianças que apresentavam coriorretinite, hidrocefalia, calcificações intracranianas e convulsões – Sabin, 1942. No entanto, desde que esses registros originais foram descritos, observou-se uma variedade de outras manifestações clínicas, desde quadros com aparência clínica normal até eritroblastose e hidropisia fetal. Atualmente, sabemos que aproximadamente 85% dos recém-nascidos com a infecção congênita não apresentam anormalidades clínicas no nascimento. Desmonts e Couvreur (1974) demonstraram que apenas 11% das crianças infectadas mostravam-se acometidas de forma tão grave como a descrita por Sabin.

A infecção congênita pelo *Toxoplasma gondii* pode ocorrer de forma subclínica, como doença clinicamente aparente ou com seqüelas e recidivas de infecção prévia não diagnosticada durante a infância.

Infecção subclínica

É a forma mais freqüente da toxoplasmose congênita. Esses recém-nascidos são clinicamente normais, e o diagnóstico é habitualmente feito através da demonstração de anticorpos no soro. Vários autores como Wilson, Koppe e Remington têm chamado a atenção para a associação da toxoplasmose subclínica com seqüelas tardias, que podem ocorrer meses ou anos após o nascimento. Os danos principalmente descritos são os visuais e neurológicos. Assim, podemos observar coriorretinite, cegueira, hidrocefalia ou microcefalia, retardos mental e psicomotor, epilepsia e surdez.

Doença clinicamente aparente

Os pacientes apresentam sinais e sintomas de infecção aguda com envolvimento de vários órgãos, sendo comum a ocorrência de hepatomegalia, esplenomegalia, icterícia, trombocitopenia, coriorretinite, meningoencefalite e anormalidades liquóricas. A toxoplasmose tem sido citada como causa de parto prematuro.

Toxoplasmose congênita e o sistema nervoso central

As manifestações neurológicas são numerosas, variando desde uma encefalopatia aguda extensa até uma síndrome neurológica sutil. A hidrocefalia obstrutiva é uma das mais comuns e pode requerer correção neurocirúrgica. A microcefalia geralmente reflete grave dano cerebral, embora alguns pacientes possam apresentar desenvolvimento normal (Fig. 15-3).

Toxoplasmose ocular

A toxoplasmose é reconhecida como importante causa de doença ocular. As lesões retinocoroidais são as mais características, embora não sejam patognomônicas. A literatura médica está repleta de relatos mostrando que a maioria dos casos de coriorretinite em crianças maiores e adultos deve-se à seqüela tardia da infecção congênita. No entanto, estudos mais atuais têm chamado a atenção para a maior freqüência de lesão ocular na toxoplasmose adquirida.

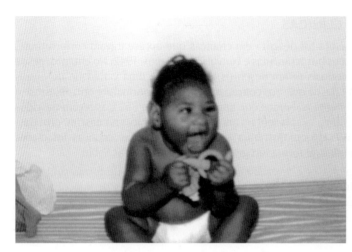

Fig. 15-3. Lactente com toxoplasmose congênita, apresentando microcefalia, calcificações intracranianas e coriorretinite bilateral (Hospital Universitário Antônio Pedro – Ambulatório de Pediatria – Universidade Federal Fluminense).

As lesões retinianas mais freqüentes na toxoplasmose congênita envolvem o pólo posterior, especialmente a região macular (Fig. 15-4), e são bilaterais. Outras alterações oculares podem ser encontradas, como microftalmia, catarata, atrofia óptica, nistagmo, reação vítrea, microcórnea e descolamento de retina. O nistagmo pode ser conseqüente à dificuldade de fixação em decorrência das lesões de coriorretinite central ou ser ocasionado pelo envolvimento do sistema nervoso central (SNC). O estrabismo convergente ou divergente (Figs. 15-5 e 15-6) pode ser ocasionado pelo envolvimento direto dos músculos extra-oculares ou pelo envolvimento do SNC. A íris e o corpo ciliar podem ser acometidos pelo processo inflamatório com formação de sinéquias. Como conseqüência, a dilatação da pupila pode não ocorrer, quando forem utilizados colírios midriáticos.

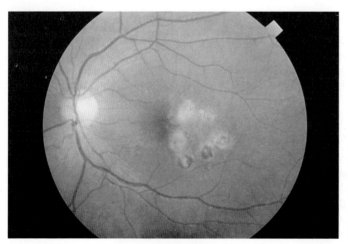

Fig. 15-4. Retinografia em paciente com coriorretinite por toxoplasma, onde se observam múltiplos focos atróficos com comprometimento da região macular. Cicatriz de uveíte posterior (Ambulatório de DIP HUAP – UFF).

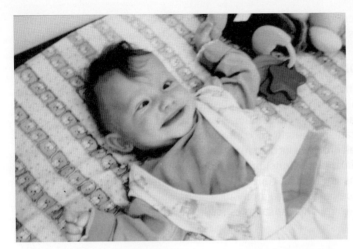

Fig. 15-5. Seqüela visual (coriorretinite bilateral em região macular e perimacular) em um lactente com toxoplasmose congênita tratada desde o período neonatal (Hospital Universitário Antônio Pedro – Ambulatório de Pediatria – Universidade Federal Fluminense).

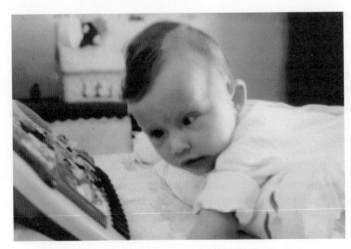

Fig. 15-6. Lactente com toxoplasmose congênita, apresentando coriorretinite e estrabismo convergente (Hospital Universitário Antônio Pedro – Ambulatório de Pediatria – Universidade Federal Fluminense).

A lesão aguda da toxoplasmose ocular é a de uma retinite focal com necrose aparecendo ao exame como mancha amarela de bordas nítidas em razão de inflamação do vítreo. Posteriormente, as lesões formam cicatrizes que se tornam pigmentadas e estão situadas, principalmente, em região macular. A hemorragia pode acompanhar a lesão quando ocorre comprometimento vascular. As lesões tornam-se inativas no período de 10 a 14 dias após o início do tratamento. Com a evolução da doença ocular, os parasitas tornam-se encistados, podendo ocorrer recaídas posteriores. As recaídas ocorrem por ruptura dos cistos e replicação dos parasitas, levando à necrose. O caráter destrutivo da lesão coloca em risco o nervo óptico com envolvimento da região macular, que pode levar à cegueira. As recidivas da toxoplasmose ocular são mais freqüentes nos pacientes que não foram tratados no primeiro ano de vida. As novas lesões oculares podem ocorrer em retinas previamente normais e de forma contígua a cicatrizes antigas. Nas recaídas, os pacientes queixam-se de visão turva ou de dor ocular.

DIAGNÓSTICO DIFERENCIAL

As manifestações clínicas do recém-nascido com infecção intra-uterina são inespecíficas. As infecções do grupo TORCH-S (toxoplasmose, rubéola, citamegalovirose, herpes e sífilis) têm características em comum. A pré-maturidade, o envolvimento ocular (coriorretinite, catarata, microftalmia), o envolvimento do sistema nervoso (microcefalia, hidrocefalia, calcificações intracranianas) e a participação de órgãos como fígado (hepatite, icterícia), pulmão (pneumonia), coração (miocardite) e rins (nefrite) podem ser encontrados em todas as infecções citadas. A retinocoroidite bilateral em recém-nascidos também não é patognomônica de toxoplasmose. Dessa forma, é importante realizar os exames diagnósticos específicos para melhor diferenciação diagnóstica.

TRATAMENTO

Os resultados que comparam vários esquemas terapêuticos têm apontado a superioridade da associação da sulfadiazina, pirimetamina e ácido folínico quando administrados de forma contínua por um ano. Esses estudos levam em consideração as freqüências das lesões visuais, de anormalidades neurológicas e audiológicas. As evidências obtidas através do acompanhamento clínico de crianças infectadas indicam que a resposta ao tratamento é tanto melhor quanto mais precocemente for instituído, preferencialmente ainda no período intra-uterino. Dessa forma, todos os casos de toxoplasmose congênita devem ser tratados independente da presença de manifestações clínicas.

Os medicamentos utilizados são tóxicos, e deve ser dada atenção especial aos possíveis danos sobre o sistema hematopoiético, o fígado e o trato urinário. Uma preocupação adicional é a possibilidade de ocorrerem anemia hemolítica e metemoglobinemia em crianças com deficiência de glicose-6-fosfatodesidrogenase, quando expostas às sulfonamidas. Assim, recomendam-se controles clínico e laboratorial periódicos.

Os corticóides reduzem o dano tecidual conseqüente à reação inflamatória; por isso são associados nos casos de coriorretinite em atividade ou hiperproteinorraquia.

A justificativa do tempo ideal para tratamento da toxoplasmose congênita é baseada em estudos do sistema imunológico no feto e no lactente. Observou-se que nas infecções congênitas ocorre falta de resposta da célula T aos patógenos. Na toxoplasmose congênita, as células T tornam-se responsivas ao toxoplasma e às células vivas infectadas com um ano de idade. Das citocinas produzidas pelos linfócitos T auxiliares (CD4+), o gama-interferon (gama-IFN) parece ser a mais importante na infecção pelo *Toxoplasma gondii*, especialmente na resistência à infecção pelo parasita. O efeito protetor do gama-IFN está associado à sua capacidade de atrair macrófagos que inibem a replicação do parasita. Com um ano de vida, as células T tornam-se capazes de produzir gama-IFN, assegurando um papel protetor na fase crônica da infecção congênita.

A Organização Mundial de Saúde, desde 1987, tem proposto um esquema terapêutico para toxoplasmose no recém-nascido e na gestante, conforme descrito nos Quadros 15-4 e 15-5.

Quadro 15-4. Esquema terapêutico proposto pela OMS (1987) para o recém-nascido

Pirimetamina	2 mg/kg/dia no primeiro dia e 1 mg/kg/dia por seis meses, em dias alternados, até um ano de vida, via oral, em dose única diária
Sulfadiazina	50 a 100 mg/kg/dia em duas tomadas diárias até um ano. Via oral
Ácido folínico	3 a 5 mg via oral duas vezes por semana
Prednisona	1 a 2 mg/kg/dia. Via oral

Fonte: World Health Organization. Report of the Public Health Aspects of Toxoplasmosis. Hanover, 1987, p. 1-14.

Quadro 15-5. Esquema terapêutico proposto pela OMS (1987) para a gestante

Pirimetamina	50 mg no primeiro dia e 25 mg no segundo por via oral em dose única diária
Sulfadiazina	1,5 a 2,0 g no primeiro dia e 0,75 g ao dia, posteriormente. Via oral em quatro tomadas diárias
Ácido folínico	3 a 5 mg via oral, em dose única administrada duas vezes por semana
Espiramicina	3 g ao dia. Via oral administrada em três doses diárias. Pode ser realizada em cursos repetidos de três a seis semanas até o final da gestação, alternando com a sulfadiazina e a pirimetamina, se houver infecção fetal. Deve ser administrada sozinha quando a gestante estiver com menos de 20 semanas de idade gestacional ou quando o diagnóstico for incerto, enquanto aguarda o resultado dos exames pré-natais complementares

Fonte: World Health Organization. Report of the Public Health Aspects of Toxoplasmosis. Hanover, 1987, p. 1-14.

Tratamento da reativação da coriorretinite na toxoplasmose congênita

A ruptura ocasional do cisto no hospedeiro imunocompetente estimula o sistema imunológico, sendo responsável pela persistência dos títulos de anticorpos e pela manutenção da imunidade em pessoas clinicamente infectadas. No entanto, os fatores que levam à reativação da coriorretinite na toxoplasmose congênita são desconhecidos. O tratamento atualmente proposto não elimina os parasitas, que permanecem em sua forma cística na retina, não evitando, portanto, as recidivas. Dessa forma, durante e após o tratamento da toxoplasmose congênita, é aconselhável realizar exames oftalmológicos periódicos (3-4 meses) até que a própria criança seja capaz de referir os seus sintomas visuais.

O tratamento deve ser realizado com a associação da sulfadiazina, pirimetamina e ácido folínico, devendo ser prolongado por um período de uma a duas semanas após a resolução do processo inflamatório, O tempo total do tratamento, na maioria das vezes, não ultrapassa quatro semanas. A melhora clínica da reativação da forma ocular habitualmente ocorre em uma a duas semanas do início da terapia. Os corticóides geralmente também são indicados, pois freqüentemente encontramos processo inflamatório na região macular, no disco óptico ou envolvendo o nervo óptico. Nesses casos, recomenda-se o uso da prednisona 1 mg/kg/dia por via oral. Alguns autores têm recomendado a prescrição de tetraciclina ou clindamicina na reativação ocular da toxoplasmose congênita, mas os estudos que comprovam seus benefícios ainda são pouco convincentes.

A adoção de medidas preventivas deve ser incentivada com estratégias que englobem tanto a educação primária da população quanto a prevenção secundária, através da realização de exames sorológicos específicos em todas as gestantes. É fundamental que sejam criados laboratórios e centros médicos de referência capacitados para esclarecimento de casos mais complexos. Os estudos que analisam custo-benefício dos programas preventivos têm demonstrado vantagens econômicas, mesmo em regiões onde a toxoplasmose tem baixa prevalência.

BIBLIOGRAFIA

Ambroise-Thomas P. Congenital toxoplasmosis: different preventative strategies. *Arch Pediatr* 2003 Feb;10(suppl 1):12-4.

Boyer KM. Diagnostic testing for congenital toxoplasmosis. *Pediatr Infect Dis J* 2001 Jan;20(1):59-60.

Ferret N, Marty P, Le Fichoux Y. Clinical management of congenital toxoplasmosis. *Arch Pediatr* 2003 Feb;10(Suppl 1):42-4.

Foulon W, Naessens A, Ho-Yen D. Prevention of congenital toxoplasmosis. *J Perinat Med.* 2000;28(5):337-45.

Foulon W. Congenital toxoplasmosis: therapeutic strategies. *Arch Pediatr.* 2003 Feb;10(Suppl 1):10-1.

Hohlfeld P. *Toxoplasmosis Arch Pediatr* 1999;6 Suppl 2:238s-240s.

Jacquemard F. Ultrasonographic signs of congenital toxoplasmosis *Arch Pediatr* 2003 Feb;10(Suppl 1):35-8.

Martin S. Congenital toxoplasmosis. *Neonatal Netw* 2001 Jun;20(4):23-30.

McLeod R, Boyer K, Roizen N, Stein L, Swisher C, Holfels E, et al. The child with congenital toxoplasmosis. *Curr Clin Top Infect Dis* 2000;20:189-208

Mets MB. Eye manifestations of intrauterine infections. *Ophthalmol Clin North Am* 2001 Sep;14(3):521-31.

Mozzatto L, Procianoy RS. Incidence of congenital toxoplasmosis in southern Brazil: a prospective study. Sao Paulo. *Rev Inst Med Trop.* 2003 May-Jun;45(3):147-51. Epub 2003 Jul 08.

Munoz C, Izquierdo C, Parra J, Ginovart G, Margall N. Recommendation for prenatal screening for congenital toxoplasmosis. *Eur J Clin Microbiol Infect Dis* 2000 Apr;19(4):324-5.

Naessens A, Jenum PA, Pollak A, Decoster A, Lappalainen M, Villena I, et al. Diagnosis of congenital toxoplasmosis in the neonatal period: A multicenter evaluation. *J Pediatr* 1999 Dec;135(6):714-9.

Neto EC, Anele E, Schulte J, Rubim R, Becker D, Brites A. Screening for congenital toxoplasmosis in Brazil Southeast Asian. *J Trop Med Public Health* 1999;30 Suppl 2:54.

Spalding SM, Amendoeira MR, Ribeiro LC, Silveira C, Garcia AP, Camillo-Coura L. Prospective study of pregnants and babies with risk of congenital toxoplasmosis in municipal district of Rio Grande do Sul. *Rev Soc Bras Med Trop.* 2003 Jul-Aug;36(4):483-91. Epub 2003 Aug 13.

World Health Organization. *Report of the Public Health Aspects of toxoplasmosis.* Hanover: 1987. p 1-14.

16 INFECÇÃO POR PARVOVÍRUS B19

Sérgio Setúbal ♦ Solange Artimos de Oliveira

SISTEMÁTICA

Em três gêneros da família *Parvoviridae* há vírus que infectam vertebrados: *Parvovirus*, *Dependovirus* e *Erythrovirus*. Os *Parvovirus* são responsáveis por muitas doenças veterinárias, das quais a mais conhecida é a parvovirose canina. Os *Parvovirus* animais não causam doença humana. Os *Dependovirus* infectam várias espécies de vertebrados, inclusive o homem. Têm como particularidade o fato de que dependem, para que possam replicar-se, da presença de um outro vírus auxiliar, que é geralmente (mas nem sempre) um adenovírus. São, por esse motivo, também denominados "adenoassociados". Há evidências soroepidemiológicas de que a maior parte das pessoas infecta-se por adenoassociados já na primeira infância. A infecção persiste por toda a vida. São considerados não patogênicos, mas causam abortamento em algumas espécies animais. O parvovírus B19 é único parvovírus realmente patogênico para o homem: infecta e destrói precursores eritróides, sendo, por esse motivo, incluído no gênero *Erythrovirus*, do qual é a espécie-tipo. O parvovírus B19 é o agente causal do eritema infeccioso, uma doença exantemática benigna infantil.

DESCRIÇÃO

Os parvovírus estão entre os menores vírus DNA existentes. *Parvum* em latim quer dizer pequeno: os vírions, cujo diâmetro varia entre 18 e 26 nanômetros, têm uma arquitetura simples, sendo constituídos inteiramente de proteína e DNA de cadeia única. Não são envelopados. O parvovírus B19 não cresce em linhagens celulares convencionais, mas pode propagar-se em explantes de medula óssea e em linhagens eritróides de células hepáticas fetais, sempre na presença de eritropoietina. Apenas um único tipo antigênico é conhecido.

HISTÓRICO

O parvovírus B19 foi descoberto por acaso em 1974 por Yvonne Cossart e colaboradores, quando tentavam detectar HBsAg em lotes de soro humano. Um dos soros, o de número 19 no lote B, continha partículas virais de 23 nanômetros muito semelhantes a parvovírus. A denominação B19 tem, portanto, origens históricas (nunca houve um parvovírus humano A, ou B18). A classificação do agente como um membro da família *Parvoviridae* só foi possível uma década mais tarde, mediante à caracterização do seu material genético como DNA de cadeia simples.

A infecção por parvovírus B19 foi descrita no Brasil pela primeira vez em 1983, em doadores de sangue do Rio de Janeiro. Em 1985 descreveu-se a presença de anticorpos contra o parvovírus B19 nos soros de três mulheres grávidas, enviados para detecção de anticorpos contra rubéola.

PATOGENIA

As manifestações hematológicas da infecção devem-se à destruição dos progenitores eritróides na medula óssea, para os quais o vírus tem tropismo. Nos indivíduos normais, a eritropoiese cessa durante quatro a oito dias. Outros sinais e sintomas decorrem da resposta imunológica ao vírus (como, por exemplo, a deposição de imunocomplexos, que determina artropatia e exantema). Nos indivíduos normais, essa resposta imunológica rapidamente põe termo à infecção.

O principal receptor celular para o vírus é o globosídeo (o antígeno do grupo sangüíneo P), um glicofosfolipídeo neutro presente nas células eritróides. O globosídeo existe também nos megacariócitos, células endoteliais, placenta, fígado fetal e células cardíacas. Indivíduos desprovidos do globosídeo P são naturalmente resistentes à infecção por parvovírus B19. Isso ocorre em um entre cada 200 mil indivíduos da população geral; em uma freqüência maior na população do Japão e da Suécia; e em grande parte das comunidades Amish, nos EUA.

O vírus parece ser capaz de deflagrar os processos celulares que conduzem à apoptose. Esse mecanismo de lesão pode ser importante em células incapazes de sustentar a replicação viral, como os megacariócitos. Em alguns casos de infecção pelo parvovírus B19, há também trombocitopenia.

EPIDEMIOLOGIA

Nos EUA, 30% a 60% dos adultos são imunes ao parvovírus B19. A prevalência de anticorpos IgG nos adultos de 20 a 30 anos do Rio de Janeiro foi descrita como sendo de 52% em 1988. A presença de anticorpos variava, em amostras de soro colhidas entre 1985 e 1986, de 35% em crianças com menos de cinco anos até 80% em crianças entre 11 e 15 anos. A prevalência em indivíduos com mais de 50 anos era superior a 90%. Em 1990 verificou-se a presença de imunidade prévia em 42,6% da população urbana de Belém do Pará. Estudos soroepidemiológicos levados a cabo em Niterói, RJ, revelaram a existência de um padrão sazonal cíclico, com maior número de casos a cada quatro ou cinco anos, sempre aglomerados no segundo semestre.

Em 1990 Freitas e colaboradores atribuíram ao parvovírus B19 um quarto dos exantemas não causados por rubéola, sarampo ou arbovírus. Oliveira e colaboradores obtiveram o mesmo resultado em estudo realizado em Niterói, entre 1994 e 1999. Nesse estudo, 31,8% de 330 pacientes acometidos de doença exantemática sem evidências de infecção por sarampo, rubéola, dengue ou herpesvírus humano tipo 6 tinham IgM para o parvovírus B19.

A transmissão do parvovírus B19 é na maior parte das vezes direta, mediada pelo aerossol respiratório (gotículas de Flugge). Não se descarta, nos surtos de eritema infeccioso, a participação de outras vias de transmissão, como a que se dá por contato direto, por *fomites* ou pela via aerógena (gotículas de Wells, como na tuberculose). Os pacientes com eritema infeccioso deixam de contagiar logo após o aparecimento do exantema. Os pacientes com crise aplásica eliminam grande quantidade de vírus e requerem isolamento respiratório durante os primeiros sete dias de hospitalização. Pacientes imunodeficientes com infecção crônica por parvovírus B19 devem permanecer em isolamento respiratório durante toda a hospitalização. Em um hospital de crianças, foram documentadas taxas de ataque de 36% a 38% entre os membros suscetíveis da equipe de enfermagem expostos a pacientes com anemia falciforme e crise aplásica. A transmissão indireta por transfusão de sangue é possível, mas incomum. A taxa de contaminação para as unidades de sangue varia, conforme a atividade do vírus na comunidade, desde 1:167 até 1:40 mil. Em uma pesquisa feita em 831 doadores no município de Niterói, nos anos de 1998 e 1999, a presença de viremia por parvovírus B19 foi detectada por hemaglutinação em gel e confirmada por hibridização em apenas um único doador.

As mulheres parecem estar sob maior risco de infecção, pela sua maior exposição a crianças. Oliveira e colaboradores notaram que, dentre 13 mulheres com eritema infeccioso e história de contato prévio com um indivíduo com doença exantemática, nove tinham adquirido a infecção de seus próprios filhos. Durante uma epidemia nos Estados Unidos, as taxas de infecção entre gestantes suscetíveis foram mais altas entre professoras primárias, trabalhadoras em creches e donas de casa.

A incidência de infecção durante a gravidez é inversamente proporcional à taxa de imunidade entre as mulheres em idade fértil, que varia conforme o local geográfico. Por exemplo, a taxa de anticorpos IgG em gestantes é de 35% em Barcelona, na Espanha, e de 81% em Estocolmo, na Suécia. Nos Estados Unidos, 1% das gestantes soroconvertem a cada ano. A taxa de imunidade em gestantes deve ser alta no Brasil, pois, segundo alguns estudos, a soroprevalência em mulheres brasileiras em idade fértil está entre 30% e 60%, podendo atingir até 84%.

DOENÇA FETAL

Importância

O parvovírus B19 pode determinar hidropisia fetal não-imune, abortamento espontâneo, morte fetal e anemia congênita. O seu potencial teratogênico é pequeno ou nulo. O reconhecimento da importância do parvovírus B19 na gestação é relativamente recente. A suspeita de que o parvovírus B19 determinasse hidropisia fetal não-imune surgiu pela primeira vez em uma epidemia dessa complicação, ocorrida na Escócia em 1984. A semelhança clínica entre o eritema infeccioso e a rubéola e a propensão das parviroses animais para causar perda fetal estimularam a investigação do possível papel do parvovírus B19 como agente de doença fetal na espécie humana. O parvovírus B19 é considerado hoje uma importante causa de hidropisia fetal não-imune, em todo o globo. No Brasil, a infecção de um feto hidrópico por parvovírus B19 foi feita pela primeira vez em 1990, por Nascimento e colaboradores, no Rio de Janeiro. Em 1996, Cubel e coaboradores reviram espécimes de pulmões e fígado fetais de 23 casos de hidropisia ocorridos entre 1974 e 1988. Em seis casos observou-se, por hibridização *in situ* e *dot-blot*, a infecção por parvovírus B19, confirmada depois por PCR e microscopia eletrônica.

Riscos

O prognóstico da infecção por parvovírus B19 na gestação geralmente é bom. Por causa do baixo risco de lesão fetal, não estão indicadas nem a interrupção da gravidez, nem manobras invasivas para o diagnóstico de infecção fetal. Um estudo prospectivo de 190 gestações complicadas por infecção por parvovírus B19, realizado na Inglaterra, encontrou uma taxa de perda fetal global de 16%, similar a da população geral. No entanto, a taxa de perda no segundo trimestre (ver adiante) foi de 12%, enquanto que a mesma taxa na população geral era de 0,6%. No terceiro trimestre, uma resposta imune mais eficaz por parte do feto diminui o risco de perda fetal. Ainda assim a taxa de perda fetal após 24 semanas pode atingir 10%. O risco de perda fetal relacionado à infecção por parvovírus B19 (abortamento espontâneo, natimortalidade ou hidropisia) foi de 9%, variando a taxa de transmissão transplacentária entre 20% e 33%. Em gestações gemelares, um dos fetos pode estar gravemente acometido e o outro escapar inteiramente à infecção. Multiplicando-se a taxa de ataque para indivíduos suscetíveis expostos (mais ou menos 50%) pela taxa de perda fetal após a infecção materna (9%), pode-se estimar que é de cerca de 4,5% o risco de perda fetal para uma gestante suscetível com significativa exposição a um caso contagioso de infecção por parvovírus B19. Em gestantes infectadas pelo parvovírus B19, o risco de hidropisia fetal é de 2,9%.

Hidropisia fetal não-imune

Quando infecta gestantes, o parvovírus B19 pode produzir graves lesões fetais, a despeito da ausência de potencial teratogênico. Durante o desenvolvimento normal há, particularmente no segundo trimestre, um grande aumento na massa eritrocitária fetal. O feto infectado, incapaz de manter a taxa de eritropoiese necessária a tal aumento, desenvolve grave anemia intra-uterina. A anemia, por sua vez, determina insuficiência cardíaca fetal (para a qual também contribui certo grau de miocardite) e anasarca, configurando um quadro de eritroblastose fetal ou hidropisia fetal não-imune.

A hidropisia fetal não-imune é rara (um em cada três mil nascimentos), e muitos casos são causados por anormalidades cromossômicas ou cardiovasculares. O parvovírus B19 causa cerca de 8% a 18% dos casos de hidropisia fetal não-imune.

A hidropisia ocorre entre 2 e 17 semanas (em média, cinco) após a exposição materna ao parvovírus. Pode evoluir durante uma ou duas semanas e determinar a morte fetal em poucos dias ou até sete semanas mais tarde. Ao contrário, pode ser transitória e resolver espontaneamente em mais de um terço dos casos. Não se descrevem seqüelas a longo prazo nas crianças que nascem saudáveis após a infecção materna por parvovírus B19, mesmo quando estiveram hidrópicas. O tratamento dos fetos hidrópicos é de suporte e quase sempre inclui digitalização e transfusões intra-uterinas de concentrados de hemácias. As indicações para a transfusão intra-uterina não são muito bem definidas e o seu possível benefício não está ainda comprovado. Vários ensaios clínicos sugerem que as transfusões prolongam a sobrevivência do feto afetado, mas a ausência de controles adequados impede uma conclusão mais firme. Um dos estudos mostrou a sobrevivência de nove dentre doze fetos transfundidos e a perda de 13 de 26 fetos não transfundidos. A diferença é estatisticamente significativa, mesmo quando ajustada para a gravidade dos achados e para a idade gestacional. A taxa de sobrevivência diminuiu conforme a gravidade dos achados à ultra-sonografia. Nesse estudo, a morte fetal ocorreu aos 4,5 dias após a primeira ultra-sonografia anormal, em mediana. Se há hidropisia fetal e a gestação tem mais de 34 semanas, a indução do parto pode ser considerada, desde que haja maturidade pulmonar.

Morte fetal

O parvovírus B19 pode determinar morte fetal sem hidropisia. Pode não haver, raramente, evidências sorológicas de infecção materna, supondo-se, nesses casos, que ocorra soroconversão tardia para IgG em momento posterior ao desaparecimento da IgM. Um estudo recente avaliou, por PCR, a presença de DNA do parvovírus B19 em placentas e material de necropsia fetal. A positividade foi significativamente maior em gestações complicadas com morte fetal (sete em 47) do que nas gestações controle, a termo (zero em 53). Somente um dos sete casos descritos correspondeu a um caso típico de hidropisia fetal. Os seis restantes (quatro deles com óbito no terceiro trimestre) eram menos típicos, sem sinais de infecção aguda na sorologia materna e sem achados clínicos (hidropisia), histopatológicos ou imunoistoquímicos fetais compatíveis com a infecção. Os autores aventaram a possibilidade de infecção fetal prolongada, levando à morte fetal no terceiro trimestre, após a resolução do quadro histopatológico e desaparição da IgM materna, na ausência de hidropisia.

Anemia crônica do recém-nascido

A infecção congênita pelo parvovírus B19 pode também determinar anemia crônica no recém-nascido. Nessas crianças há, diferentemente do que acontece na hidropisia, evidências de infecção persistente ou pelo menos mais prolongada, talvez determinada por algum tipo de tolerância ao vírus. No entanto, os recém-nascidos persistem anêmicos mesmo quando o DNA do parvovírus B19 já não pode ser detectado por PCR na medula óssea. Esse fato sugere que a anemia não se deve à ação direta do vírus, mas talvez ao desenvolvimento de uma resposta auto-imune. De fato, supõe-se que uma resposta antiidiotípica contra os epítopos relacionados à adesão viral teria como alvo o globosídeo presente na superfície dos precursores eritrocitários. É provável que em alguns casos haja lesão viral direta dos precursores eritróides, uma vez que há relatos de crianças com anemia congênita apresentando melhora após a infusão de imunoglobulina intravenosa. Muitas crianças com anemia congênita são erroneamente tidas como portadoras de síndrome de Diamond-Blackfan.

Malformações congênitas

As malformações congênitas são raras na infecção materna pelo parvovírus B19 e talvez representem apenas uma coincidência sem relação causal. Há descrições de anormalidades oculares, dos músculos lisos e esqueléticos, anencefalia, hidrocefalia, várias alterações neurológicas, lábio leporino, fenda palatina, micrognatia, calcificações hepáticas e esplênicas e infarto do miocárdio. Há pelo menos um caso de doença hepática fetal evoluindo para o óbito. Algumas crianças sem outras características dismórficas óbvias têm estenose ou atresia do íleo, com resultante peritonite por mecônio.

DIAGNÓSTICO DA INFECÇÃO MATERNA

Anticorpos IgM e IgG específicos para o parvovírus B19 podem ser detectados no soro materno por ELISA. Os anticorpos IgG surgem após a primeira semana de doença e persistem por toda a vida. A presença de anticorpos IgG na ausência de anticorpos IgM sugere infecção remota no passado. O diagnóstico de infecção aguda ou recente por parvovírus B19 pode ser feito pela detecção de anticorpos IgM específicos para o parvovírus B19. Esses anticorpos surgem após o terceiro dia de doença em mais de 90% dos pacientes e podem persistir por quatro ou mais meses, o que pode trazer alguma incerteza quanto ao momento da infecção, em relação ao início da gestação. Muito raramente, algumas mães não apresentam nem IgG nem IgM, a despeito da positividade da PCR para o parvovírus B19 no soro e na saliva. A reinfecção materna por parvovírus B19, embora rara, pode acarretar comprometimento fetal.

O DNA do parvovírus B19 pode ser detectado no soro e nos tecidos por técnicas de hibridização ou PCR. Antígenos do parvovírus B19 podem ser detectados por hemaglutinação em gel, imunofluorescência, imunoperoxidase ou ensaios imunoenzimáticos, mas esses métodos nem sempre são disponíveis. Além do mais, a viremia é normalmente fugaz, tendo já cessado quando há doença clínica, o que dificulta a detecção de antígenos. Já o DNA do parvovírus B19 pode ser detectado no soro, por PCR, até dois a seis meses após o início da doença.

Em gestantes sem risco ocupacional, o benefício dos exames sorológicos pré-natais de rotina pode não compensar os custos, nada impedindo, no entanto, que esses exames sejam realizados em casos individuais. Em gestantes de risco (i.e., professoras primárias, empregadas em creches, mães com filhos em idade escolar etc.), os testes sorológicos devem ser feitos. A imunidade prévia (presença de IgG, ausência de IgM) afasta qualquer possibilidade de vir a ocorrer doença fetal devida ao parvovírus B19. O estado de suscetibilidade implica na necessidade de reforçar o aconselhamento da gestante, no sentido de evitar a exposição a pacientes com doenças exantemáticas.

Toda gestante acometida de doença exantemática e/ou artralgias deve ser submetida a testes sorológicos para o parvovírus B19. Se não há IgM ou IgG, a gestante é suscetível e pode ter adquirido a infecção nos últimos dez dias. A sorologia deve ser repetida em duas ou quatro semanas. O aparecimento de IgM é forte indício de infecção aguda e de conseqüente risco para o feto.

DIAGNÓSTICO DA INFECÇÃO FETAL

Se uma gestante tiver infecção aguda comprovada por parvovírus B19, devem ser realizados exames de ultra-sonografia seriados, para detectar precocemente qualquer sinal de hidropisia fetal ou de peritonite por mecônio. Os exames devem ser repetidos semanalmente até 12 semanas após a exposição da mãe ao parvovírus B19. O diagnóstico pré-natal específico de infecção fetal é possível. A infecção fetal por parvovírus B19 pode ser demonstrada no sangue fetal por microscopia eletrônica, técnicas de biologia molecular e detecção de IgM específica.

O diagnóstico de infecção intra-uterina por parvovírus B19 na criança recém-nascida é difícil e repousa na detecção de IgM específica no soro ou de DNA viral no sangue ou nos tecidos. A microscopia eletrônica também pode evidenciar partículas virais nos tecidos. Em apenas 15% dos casos se demonstra IgM específica no sangue fetal. O DNA viral pode ser detectado no sangue do cordão por PCR (em 62% dos casos) e por *dot-blot* (em 40% dos casos). A hibridização *in situ*, feita em esfregaços do sangue fetal, é positiva em 100% dos casos. No líquido amniótico, a sensibilidade da PCR é de 83% e a do *dot-blot* de 20%. A hibridização *in situ* feita em esfregaços do líquido amniótico é positiva em 70% dos casos. O emprego simultâneo de diversos desses métodos aumenta a sensibilidade diagnóstica.

Em algumas gestações complicadas com hidropisia fetal por parvovírus B19, há elevação da alfafetoproteína sérica materna. No entanto, a associação entre a alfafetoproteína materna e a infecção por parvovírus B19 é fraca, e esse marcador pode estar elevado em outras condições.

Dado o pequeno risco de doença fetal pelo parvovírus B19, é preferível, após o diagnóstico de infecção materna, acompanhar o feto com exames seriados de ultra-sonografia, evitando assim as manobras invasivas (p. ex., amniocentese, amostragem do sangue fetal) necessárias ao diagnóstico da infecção fetal. Essas manobras serão necessárias no feto que se descobre hidrópico, sem que a mãe tenha sido testada anteriormente para o parvovírus B19, pois nesse momento a IgM materna já pode ter desaparecido.

Os sinais ultra-sonográficos sugestivos de hidropisia fetal incluem poliidrâmnio, placentomegalia, derrames pleurais e pericárdicos, ascite e edema do couro cabeludo.

Nos casos de morte fetal, o exame histopatológico do fígado, baço e da medula óssea fetais revela eritroblastos com inclusões intranucleares eosinofílicas. Os achados histológicos na placenta e nos tecidos fetais podem incluir grave reação leucoeritroblástica e excessiva deposição de ferro nos tecidos, indicativa de hemólise.

PREVENÇÃO

Não há vacinas para o parvovírus B19 disponíveis para uso clínico. Alguns autores sugerem o uso de IGIV como profilaxia pós-exposição. Não há dados que confirmem a eficácia desse procedimento.

BIBLIOGRAFIA

Aguiar FS, Sturm EA, Oliveira AS, Carvalho SMF, Nascimento JP. Human parvovirus B19 outbreak in Rio de Janeiro, 1999. *Virus Rev Res* 2000; vol. 5:nº 2. p 161.

Anderson LJ, Young NS. Human Parvovirus B19. *Monographs in Virology.* Vol 20, Basel, Karger, 1997.

Bern KI. Parvoviridae: The viruses and their replication. In: Fields BN, Knipe DM, Howley PM, Chanock RM, Melnick JL, M TP, Roizman B, Straus SE. *Fields Virology.* 3rd ed. Philadelphia: Lippincott-Raven, 1996. 2 volumes, p 2950.

Brown KE. Parvovirus B19. In: Mandell G L, Bennett JE, Dolin R. *Mandell, Douglas and Bennett's Principles and Practice of Infectious Diseases.* 5th ed. Philadelphia: Churchill-Livingstone, 2000. 2 volumes, p 3263.

Cossart YE, Field AM, Cant B, Widdows D. Parvovirus-like particles in human sera. *Lancet* 1975;1(7898):72-3.

Cubel RC, Garcia AG, Pegado CS, Ramos HI, Fonseca ME, Clewley JP, Cohen BJ, Nascimento JP. Human parvovirus B19 infection and hydrops fetalis in Rio de Janeiro, Brazil. *Memórias do Instituto Oswaldo Cruz* 1996;91(2):147-51.

Freij BJ, Sever JL, Chronic infections. In: Avery GB, Fletcher MA, MacDonald MG. *Neonatology: Pathophysiology and Management of the Newborn.* 5th ed. Philadelphia: Lippincott Williams & Wilkins, 1999.

Freitas RB, Gusmão SRB, Durigon EL, Linhares AC. Survey of Parvovirus B19 in a Cohort of Pregnant Women in Belém, Brazil. *Braz J Infect Dis* 1999;3(1):6-14.

Garcia AGP, Pegado CS, Ramos HIB, Marques RLS, Cubel RCN, Nascimento JP. Non-immunologic hydrops fetalis - study of 86 autopsies. *Trop Doc* 1996;26:78-9.

Hall SM, Cohen BJ, Mortimer PP, Anderson MJ, Pattison JR, Shirley JA, Peto TEA. Prospective study of human parvovirus (B19) infection in pregnancy. *Br Med J* 1990;300:1166-70.

Heegaard ED, Hasle H, Skibsted L, Bock J, Brown KE. Congenital Anemia caused by parvovirus B19 infection. *Pediatric Infect Dis* 2000;19(12):1216-18.

Miller E, Fairley CK, Cohen BJ, Seng C. Immediate and long term outcome of human parvoviurs B19 infection in pregnancy. *British J Obstetr Gynecol* 1998;105:174-8.

McCarter-Spaulding, D. Parvovirus B19 in pregnancy. *J Obstetr Gynecol Neonatal Nurs* 2002;31(1):107-12.

Nascimento JP, Buckley MM, Brown KE, Cohen BJ. The prevalence of antibody to human parvovirus B19 in Rio de Janeiro, Brazil. *Revista do Instituto de Medicina Tropical de São Paulo* 1990;32(1): 41-5.

Nascimento JP, Pegado CS, Garcia AP. B19 infection and hydrops fetalis in Rio de Janeiro, Brazil. In: *International Congress of Virology*, V. 8, Berlim:. Abstract, 1990. p 240.

Nascimento JP, Buckley MM, Cruz AS, Cohen BJ. Antibodies to human parvovirus B19 in Rio de Janeiro. IV Encontro Nacional de Virologia, São Lourenço, Brasil: Abstract nº. A73, 1988. p 108.

Oliveira SA, Camacho LAB, Pereira ACM, Faillace TF, Setúbal S, Nascimento JP. Clinical and Epidemiological Aspects of Human Parvovirus B19 Infection in an Urban Area in Brazil (Niterói City Area, State of Rio de Janeiro, Brazil). *Mem Inst Oswaldo Cruz,* 2002;97(7):965-70.

Oliveira SA, Brandão AB, Fernandes DG, Bettini LR, Carvalho AB, Pereira AC, et al. Human parvovirus B19 infection: clinical and epidemiological study of 24 cases. *Rev Inst Med Trop Sao Paulo* 1996;38(5):323-7.

Timuragaoglu A, Sürücü F, Nalçaci M, Dinçol G, Pekçelen Y. Anemia and thrombocytopenia due to parvovirus B-19 infection in a pregnant woman. *Journal of Medicine* 1997;28(3-4):245-9.

Tolfvenstam T, Papadogiannakis N, Norbeck O, Peterson K, Broliden K. Frequency of human parvovirus B19 infection in intrauterine fetal death. *Lancet* 2001;337:1494-97.

17 RUBÉOLA CONGÊNITA

Sérgio Setúbal ◆ Solange Artimos de Oliveira7

INTRODUÇÃO

A rubéola é uma infecção viral aguda da criança e dos adultos. A doença é caracterizada clinicamente pela presença de exantema, febre e linfadenopatia e, eventualmente, pode ser confundida com formas mais atenuadas do sarampo. Em adultos, especialmente os do sexo feminino, tende a provocar várias formas de acometimento articular. A infecção apresenta, com relativa freqüência, evolução subclínica. Mesmo quando não determina manifestações clínicas na gestante, o vírus da rubéola pode causar infecção fetal, trazendo como conseqüência malformações congênitas.

O vírus da rubéola, isolado em 1962 por Parkman *et al.* e Weller e Neva, pertence à família *Togaviridae* e ao gênero *Rubivirus*. Apenas um tipo antigênico do vírus é conhecido. Na microscopia eletrônica, este é grosseiramente esférico, e seu tamanho varia de 40 a 70 nm de diâmetro. O envelope lipídico apresenta pequenas projeções na superfície, semelhantes a espículas, constituídas de glicoproteínas virais (hemaglutininas), que têm capacidade de aglutinar hemácias de aves *in vitro*. O nucleocapsídeo é composto de uma proteína helicoidal e ácido ribonucléico (RNA) de cadeia simples.

O vírus da rubéola possui três polipeptídeos estruturais denominados: E1, E2 e C. E1 e E2 são glicoproteínas aciladas presentes no envelope. A proteína C, não-glicosilada, está presente no capsídeo que envolve o RNA do vírus. O vírus da rubéola se liga às células do hospedeiro pela interação entre as glicoproteínas do envelope e receptores de superfície específicos nessas células. A proteína C parece estar envolvida na transferência do RNA viral para o citoplasma da célula. O amadurecimento viral ocorre por brotamento intracelular ou na membrana plasmática.

A glicoproteína E1 contém os domínios responsáveis pela ligação aos receptores celulares do hospedeiro e pela hemaglutinação. A função da glicoproteína E2 ainda não está completamente esclarecida, mas pode albergar antígenos cepa-específicos. Estudos empregando anticorpos monoclonais demonstraram que um domínio na proteína E2 pode estar associado à infecciosidade viral. A proteína C parece estar envolvida na transferência do RNA viral para o citoplasma da célula hospedeira.

Relativamente instável, o vírus da rubéola é inativado por detergentes e solventes orgânicos. O vírus pode ser estocado por vários dias a 4° C em meios contendo proteína e por períodos mais prolongados em temperaturas abaixo de –60°C; entretanto, em *freezers* convencionais, sua infecciosidade diminui rapidamente. Em culturas de células, a replicação viral ocorre de forma moderada, causando efeito citopático em algumas linhagens celulares (células de rim de coelho RK-13 e células primárias de macaco verde africano). Em outras linhagens é identificado somente através do fenômeno de interferência ou hemadsorção viral.

EPIDEMIOLOGIA

Até o início do século XIX, a rubéola não era distinguida clinicamente de outras doenças exantemáticas. Era denominada terceira doença, sendo o sarampo e a escarlatina a primeira e a segunda, respectivamente. Pela pouca gravidade da rubéola pós-natal, a doença foi considerada por muitos anos de menor importância. Entretanto, um quadro mais amplo das manifestações clínicas da infecção viral passou a ser conhecido quando, em 1941, Norman Gregg, um médico oftalmologista, descreveu a relação entre a ocorrência de rubéola materna e a presença de catarata congênita no concepto. A partir da observação de Gregg reconheceu-se o efeito devastador que a rubéola pode ter sobre o feto nos primeiros meses de gestação. Essa descoberta também introduziu o conceito de vírus como agentes teratogênicos.

A maior incidência de casos de rubéola ocorre durante a primavera, em crianças de cinco a nove anos de idade. No entanto, em países onde a vacina contra a rubéola tem sido utilizada em larga escala, observa-se um desvio da ocorrência da doença para grupos etários mais elevados. Na era pré-vacinal, epidemias de menor proporção eram descritas em intervalos de seis a nove anos, e ocorrência de grandes epidemias em intervalos de até 30 anos. Após a introdução da vacina de vírus atenuados em 1969, houve uma queda acentuada na ocorrência da doença em países com elevada cobertura vacinal. Nesses locais, ainda são descritos pequenos surtos da doença, principalmente em escolas e campos militares, onde grupos de indivíduos suscetíveis apresentam contato íntimo.

TRANSMISSÃO DA RUBÉOLA

A rubéola é uma doença moderadamente contagiosa. O homem é o único hospedeiro conhecido, embora alguns animais, como primatas, coelhos e furões, possam ser infectados em estudos experimentais. A transmissão pessoa a pessoa ocorre habitualmente pelo aerossol das secreções respiratórias infectadas. Apesar de menos provável, a infecção ainda é descrita através de contato direto com a urina ou fezes contendo vírus. Inicialmente, o vírus da rubéola se multiplica nas células do epitélio da nasofaringe e nos linfonodos regionais. A essa fase se segue um período de viremia. A infecção da placenta e do feto ocorre durante esta fase virêmica, sendo que a freqüência e a natureza do envolvimento fetal dependem da imunidade materna e do momento da gestação em que ocorre a infecção.

O período de maior contagiosidade é durante a erupção do *rash* cutâneo, mas o vírus pode ser eliminado pela orofaringe de 10 dias antes até 15 dias após o início do exantema. Deve ser ressaltado que indivíduos com formas subclínicas da doença também podem transmitir a infecção.

Lactentes com rubéola congênita eliminam, durante muitos meses, grandes quantidades de vírus nas secreções corporais, podendo transmitir a infecção aos contactantes; 2% a 20% dessas crianças ainda permanecem infectantes até os 12 meses de idade. Pessoas vacinadas não transmitem a doença, embora o vírus da rubéola possa ser isolado da faringe.

IMUNIDADE

Após a ocorrência da rubéola, a maioria das pessoas desenvolve imunidade duradoura. Os filhos de mães imunes geralmente permanecem protegidos por anticorpos maternos durante os primeiros seis a nove meses de idade. Anticorpos IgM, IgG, IgA, IgD e IgE específicos são induzidos em resposta à infecção pós-natal. Os anticorpos IgM aparecem precocemente, mas têm vida curta, desaparecendo cinco a oito semanas após o início da doença. Raramente, esses anticorpos podem persistir por meses ou anos após a infecção. Uma resposta de IgM também pode ser detectada após vacinação para rubéola, reinfecção natural e, ainda, em infecções agudas por outros vírus, como o parvovírus humano B19 e o vírus Epstein-Barr. Os anticorpos IgA, IgD e IgE específicos aparecem cedo e declinam mais lentamente que os anticorpos IgM. Os anticorpos IgG específicos elevam-se rapidamente e persistem por toda a vida. A imunidade celular mediada por linfócitos $CD4^+$ e $CD8^+$ também é detectada em ensaios *in vitro* meses ou anos após a ocorrência da rubéola. Isso inclui respostas proliferativas, citotoxicidade mediada por linfócito e secreção de linfocinas.

Apesar de incomum, são descritos a reinfecção após a doença natural ou o uso da vacina contra a rubéola, sendo mais observada nesta última situação e em indivíduos com títulos de anticorpos inibidores da hemaglutinação menores ou iguais a 1:64. As reinfecções têm sido documentadas pela detecção do aumento significativo nos títulos de anticorpos em indivíduos naturalmente imunes, após reexposição ao vírus. Acredita-se que o vírus possa multiplicar-se no trato respiratório superior, sendo menos freqüente a ocorrência de viremia em virtude da erradicação do vírus pela resposta imune do hospedeiro, antes que possa invadir a corrente circulatória. Embora a esmagadora maioria das reinfecções seja assintomática, ocasionalmente têm sido descritos casos com manifestações clínicas de viremia, como artrite e exantema.

A avidez da IgG específica para antígenos do vírus da rubéola aumenta progressivamente após a infecção primária. Baixos índices de avidez (abaixo de 40%) podem ser observados até seis semanas após o início de exantema, enquanto que valores superiores a 60% não são encontrados antes de 13 semanas. A mensuração da avidez da IgG para rubéola em mulheres com reações positivas para IgM específica pode ajudar a distinguir as infecções primárias das reinfecções.

A resposta imune de lactentes com a SRC difere qualitativamente da observada em indivíduos infectados de forma natural ou imunizados. Os lactentes infectados no início da gestação apresentam freqüentemente prolongada queda da imunidade mediada por células, possivelmente relacionada aos efeitos da infecção viral nos linfócitos. A produção de IgM na criança com infecção congênita começa habitualmente após 16 semanas de gestação, sendo esses anticorpos detectáveis até 6 a 12 meses de idade. Os títulos de anticorpos IgG específicos após a rubéola congênita, em geral, persistem indefinidamente; entretanto, em algumas crianças esses anticorpos podem não ser mensuráveis anos após a infecção, tornando a reinfecção possível.

A possibilidade de transmissão do vírus da rubéola para o feto, quando a reinfecção ocorre durante a gestação, ainda é bastante discutida. Embora tenham sido descritos casos de rubéola congênita, tais eventos são considerados extremamente raros. A drástica queda da incidência da rubéola congênita em países com elevada cobertura vacinal confirma essa afirmação.

PATOGÊNESE

O período de incubação da rubéola varia de 12 a 23 dias, com uma média de 18 dias. O vírus da rubéola é detectado em leucócitos em torno de uma semana antes do início dos sintomas. O aparecimento do exantema coincide com o desenvolvimento da imunidade e o desaparecimento do vírus do sangue, sugerindo que o *rash* cutâneo seja imunologicamente mediado. No entanto, tal fato não parece estar associado à presença dos complexos imunes normalmente detectados na corrente circulatória de pessoas com rubéola. Embora o vírus já tenha sido isolado de biópsias de pele de indivíduos com exantema, isso não afasta a possibilidade de que o *rash* seja secundário a uma resposta imune.

MANIFESTAÇÕES CLÍNICAS

A rubéola é, em geral, uma doença benigna que, em crianças, apresenta formas clínicas menos acentuadas do que as observadas nos adultos. Em contraste, o feto pode desenvolver doença grave com sérias seqüelas, se for infectado durante o início da gravidez.

Rubéola pós-natal

A maioria dos casos de rubéola pós-natal evolui de forma subclínica. Dentre os pacientes sintomáticos, a fase prodrômica da doença é mais observada nos adultos, que apresentam mal-estar, febre e anorexia por vários dias. As manifestações clínicas mais freqüentes são a adenopatia e o *rash* cutâneo, sendo também ocasionalmente observada esplenomegalia. A adenopatia pode persistir por vá<->rias semanas; os gânglios linfáticos afetados incluem os da cadeia cervical posterior, os auriculares posteriores e os subocciptais. Quando presente, o exantema da rubéola geralmente inicia-se na face e evolui de forma descendente; é maculopapular, algumas vezes confluente, com duração de três a cinco dias, podendo descamar na convalescença. O *rash* cutâneo pode ser acompanhado de manifestações catarrais (coriza e conjuntivite), febre e dor de garganta, todas de pouca intensidade. Lesões petequiais no palato mole (manchas de Forscheimer) são descritas na rubéola, embora não sejam específicas da doença.

Complicações da rubéola pós-natal

As complicações da rubéola pós-natal são incomuns. Artrites e artralgias têm sido descritas em um terço dos casos de rubéola, comprometendo mais freqüentemente adolescentes e mulheres adultas do que homens e crianças. Em epidemias, são documentadas taxas de acometimento articular acima de 60%. As artralgias e as artrites podem envolver qualquer articulação, mas as pequenas juntas dos dedos das mãos e dos pés e os joelhos são as mais comumente afetadas. Essas artropatias são observadas no período de aparecimento do exantema ou logo após o término do mesmo. Em alguns casos a resolução do acometimento articular é mais lenta, podendo tardar até um mês. Raramente há evolução para artrite crônica.

A patogênese da artrite da rubéola não está completamente esclarecida. O isolamento do vírus da rubéola ou a detecção de antígeno viral têm sido documentados no líquido articular de casos de artrites agudas ou recorrentes associadas à infecção natural ou à vacinação, e em células mononucleares do sangue de pacientes com artrite crônica. Ademais, a freqüência de detecção e a quantidade de imunocomplexos circulantes são mais elevadas nos indivíduos vacinados contra rubéola com queixas articulares do que naqueles sem envolvimento articular.

São descritas manifestações hemorrágicas como complicações da rubéola em aproximadamente 1/3.000 casos da doença e são mais freqüentemente observadas em crianças. Essa complicação pode ser secundária à trombocitopenia e/ou à lesão vascular sendo, provavelmente, imunologicamente mediada. Muito raramente, a rubéola tem sido associada à anemia hemolítica.

Embora raras, a encefalite ou encefalomielite pós-infecciosa são as complicações mais graves da rubéola adquirida. Ocorrem em 1/5.000 casos da doença, sendo mais observadas em adultos. Os sintomas aparecem abruptamente um a seis dias após o início do exantema, sendo os mais freqüentemente observados cefaléia, vômitos, rigidez de nuca, letargia e convulsões generalizadas. Mielite isolada e polirradiculite também são descritas. Em 80% dos casos há recuperação espontânea e sem seqüelas.

Rubéola congênita

Diferentemente da infecção adquirida, a rubéola congênita é uma doença grave, podendo causar morte fetal, parto prematuro e uma variedade de defeitos congênitos. A incidência da rubéola congênita em uma população é bastante variável, dependendo de vários fatores, entre eles o número de indivíduos suscetíveis, a circulação do vírus na comunidade e o uso da vacina.

Os efeitos do vírus da rubéola no feto dependem do momento em que a infecção ocorreu: quanto mais cedo o feto é afetado, mais grave é a doença. Durante os primeiros dois meses de gestação, a taxa de infecção fetal varia de 65% a 85%, levando a múltiplos defeitos congênitos e/ou abortamentos espontâneos. No terceiro mês de gestação, as taxas de lesões fetais variam de 30% a 35%, podendo surgir lesões únicas, como surdez ou doença cardíaca congênita. No quarto mês de gestação o risco de lesão congênita é de 10%. A infecção materna após o segundo trimestre de gestação não resulta em dano fetal, e os defeitos relacionados à rubéola congênita são improváveis quando a infecção é confirmada após a 17ª semana de gestação.

As conseqüências clínicas da lesão viral no feto são bastante variáveis. Infecções no início da gestação podem levar à reabsorção do embrião ou abortamentos espontâneos. Partos prematuros e natimortos são outros resultados da infecção fetal.

Os sinais e sintomas específicos da rubéola congênita podem ser classificados como temporários, como baixo peso ao nascer; permanentes, como a surdez; e de desenvolvimento, como a miopia. As manifestações mais comuns são surdez, catarata ou glaucoma, doença cardíaca congênita e retardo mental. Uma lista das principais manifestações clínicas da rubéola congênita é apresentada no Quadro 17-1.

A maior parte das manifestações clínicas da rubéola congênita é observada no momento do nascimento ou durante os primeiros meses de vida. No entanto, estudos prospectivos da síndrome da rubéola congênita (SRC) sugerem que a mesma não pode ser considerada como uma doença estática. Algumas crianças cujas mães tiveram rubéola durante a gravidez e que, ao nascimento, foram consideradas normais apresentaram manifestações de rubéola congênita na idade escolar. Muitas dessas manifestações envolvem disfunções de órgãos endócrinos e sugerem que o vírus da rubéola, sob certas circunstâncias, pode ocasionar auto-imunidade poliglandular. O diabetes melito é descrito em até 20% dos adultos com a SRC. Ademais, em crianças

Quadro 17-1. Resumo das anormalidades clínicas em crianças com rubéola congênita

Anormalidade clínica	Comentários
Gerais	
Retardo do crescimento intra-uterino	Comum (50%-85%)
Retardo do crescimento pós-natal	É mais grave em crianças com defeitos congênitos múltiplos
Aparelho cardiovascular	
Persistência do canal arterial	Defeito estrutural mais freqüentemente encontrado (30%), podendo ser acompanhado de outras lesões cardíacas
Estenose da artéria pulmonar	É o segundo defeito mais comum
Miscelânea	Incomuns isoladamente, incluem coartação da aorta, defeitos do septo atrial ou ventricular, miocardite, tetralogia de Fallot e aneurisma ventricular
Perda da audição	Defeito congênito mais comum, habitualmente bilateral, podendo estar presente ao nascer ou surgir depois
Anormalidades oculares	
Catarata	Presente em cerca de 35% das crianças (unilateral ou bilateral) podendo ser notada ao nascer ou no lactente jovem
Retinopatia	Comum (35%-60%) e pode estar presente ao nascer ou surgir mais tarde; freqüentemente unilateral e apresenta aspecto em sal e pimenta
Turvação da córnea	Rara
Glaucoma	Ocorre em ≤ 10% e pode ser bilateral; leva à cegueira, se não tratado
Microftalmia	Comum em crianças com catarata; é comum a concomitância de glaucoma
Pneumonia intersticial	Ocorre em cerca de 5%; pode ser aguda, subaguda ou crônica
Sistema nervoso central	
Meningoencefalite	Ocorre em até 20%. Achados liquóricos: elevação da concentração de proteínas, pleocitose mononuclear e isolamento do vírus da rubéola em 30%
Microcefalia	Incomum
Calcificações intracranianas	Podem estar presentes no lactente jovem
Anormalidades do eletroencefalograma	Ocorrem em 36%
Retardo mental	Ocorre em 10%-20%
Defeitos da fala	Incomuns na ausência da perda da audição
Distúrbios do comportamento	Comuns, ocorrendo principalmente nos pacientes surdos
Miscelânea	Autismo; distúrbios centrais da linguagem; hidrocefalia
Pele	
Manchas violáceas	Transitórias e infreqüentes (5%)
Exantemas crônicos	Generalizados e persistem por semanas
Anormalidades dermatológicas	Podem servir como marcadores da teratogênese viral
Miscelânea	Depressões cutâneas, seborréia, cútis marmórea, pigmentação em máculas

Quadro 17-1. Resumo das anormalidades clínicas em crianças com rubéola congênita *(Cont.)*

Anormalidade clínica	Comentários
Aparelho genitourinário	Criptorquidia; agenesia testicular; calcificações do escroto; rins policísticos; agenesia renal; estenose da artéria renal com hipertensão; hipospádias; hidroureter; hidronefrose; duplicação do ureter
Esqueleto	
Hipertransparências metafisárias	Ocorrem em 10%-20%; mais comuns nas regiões distais do fêmur e proximal da tíbia
Aumento da fontanela anterior	Encontrado nas crianças mais gravemente afetadas
Miscelânea	Micrognatismo; fraturas patológicas; miosite
Aparelho gastrintestinal	
Hepatosplenomegalia	Comum (≥ 50%); transitória
Hepatite	Ocorre em 5%-10%
Icterícia obstrutiva	Infreqüente (5%)
Miscelânea	Atresia do esôfago, jejuno ou reto; pancreatite; diarréia crônica; calcificações intra-abdominais
Sangue	
Púrpura trombocitopênica	Ocorre em 5%-10%
Anemia	Transitória
Miscelânea	Anemia hemolítica
Sistema imune	
Hipogamaglobulinemia	Rara; transitória
Hipoplasia tímica	Rara; fatal
Glândulas endócrinas	Diabetes melito; hipotireoidismo; hipertireoidismo; tireoidite; deficiência do hormônio do crescimento; puberdade precoce

Retirado e adaptado da referência 8 (Freei BJ, Se ver JL).

com rubéola congênita, o risco de desenvolver diabetes melito dependente de insulina é 50 vezes maior quando comparado ao de indivíduos normais.

Alguns mecanismos patológicos são propostos para explicar certas manifestações da rubéola congênita. Tem sido sugerido que a infecção persistente com o vírus da rubéola detém a mitose celular, o que, por sua vez, causa inibição do crescimento das células e, portanto, retardo do desenvolvimento do órgão. São descritas ainda outras hipóteses para explicar o retardo do crescimento na rubéola congênita, entre as quais: a) angiopatia com a presença de vasculite na placenta e no feto, o que comprometeria o crescimento; b) necrose do tecido com lesão inflamatória ou fibrótica, levando ao dano celular; c) infecção de vários tipos de células durante a gestação, o que interferiria no equilíbrio normal entre o crescimento e a diferenciação, causando defeitos na organogênese. Postula-se ainda que as lesões perinatais e, particularmente, as pós-natais sejam, pelo menos em parte, imunologicamente mediadas. Achados patológicos em lactentes que evoluem para o óbito após o nascimento demonstram alteração inflamatória mononuclear de um ou mais órgãos, particularmente dos pulmões e do cérebro.

Complexos imunes circulantes, em parte compostos de imunoglobulinas específicas para o vírus da rubéola, são encontrados no soro de aproximadamente metade dos lactentes com a SRC.

DIAGNÓSTICO

A rubéola é uma doença de pouca gravidade, que freqüentemente evolui com sintomas inespecíficos. Por esse motivo, o diagnóstico em bases clínicas é difícil. As manifestações clínicas mais comuns da rubéola (linfadenopatia, exantema eritematoso e febre baixa) podem ser facilmente confundidas com doenças que evoluem de forma semelhante, causadas por outros patógenos (virais ou não) ou com erupções induzidas por drogas. O diagnóstico diferencial é feito com a escarlatina, o sarampo, o dengue, a mononucleose infecciosa, a toxoplasmose, o exantema súbito, a parvovirose humana (eritema infeccioso) e com algumas enteroviroses. Testes laboratoriais de rotina não são úteis para o diagnóstico porque podem evidenciar apenas leucopenia com linfócitos atípicos; técnicas laboratoriais mais específicas, como o isolamento do vírus ou a demonstração da soroconversão, são, portanto, necessárias.

O isolamento do vírus de *swabs* de orofaringe, urina, fluido sinovial, líquido amniótico (na rubéola congênita) e de outras secreções corporais pode ser utilizado para o diagnóstico da virose. No entanto, por ser uma técnica trabalhosa e cara, é comumente reservada para circunstâncias especiais, como a investigação de artrites e de outras complicações da rubéola pós-natal e o diagnóstico da rubéola congênita.

Na rubéola congênita, o vírus pode ser isolado de secreções de nasofaringe, fezes, urina e líquido cefalorraquidiano durante o período neonatal. O vírus também é encontrado na maioria dos tecidos fetais no exame *post-mortem* e, portanto, técnicas de hibridização *in situ* podem ser mais sensíveis do que o isolamento viral convencional após o terceiro trimestre. Antes do nascimento, o isolamento viral pode ser realizado a partir de aspirados de líquido amniótico. Técnicas moleculares, como a reação em cadeia da polimerase (PCR) e a hibridização *in situ*, quando feitas em biópsias de vilosidades coriônicas, também fornecem confirmação rápida e específica da infecção congênita, antes do nascimento.

A técnica de PCR e o seqüenciamento de nucleotídeos permitem a diferenciação entre as diferentes cepas do vírus da rubéola. Tais procedimentos são úteis em estudos de epidemiologia molecular do vírus e na diferenciação entre o vírus selvagem e cepas vacinais, quando o vírus é isolado de indivíduos com suspeita de efeitos adversos relacionados ao uso da vacina.

Os métodos sorológicos são os instrumentos mais úteis para diagnosticar a infecção pelo vírus da rubéola. As técnicas disponíveis incluem inibição da hemaglutinação, ensaio imunoenzimático (EIE), imunofluorescência, radioimunoensaio, hemólise radial, fixação do complemento, hemaglutinação passiva e aglutinação pelo látex. No passado, a inibição da hemaglutinação era a técnica preferida para medir os títulos de anticorpos contra a rubéola, mas essa técnica foi suplantada por métodos mais simples, precisos e de sensibilidade similar. Estes incluem o EIE, a aglutinação pelo látex e a hemólise radial. A maioria desses testes pode ser utilizada para medir a IgG e a IgM. A presença de IgG específica em uma amostra de soro demonstra imunidade para a rubéola. A infecção aguda pode ser diagnosticada seja pela presença de IgM específica em uma amostra de soro ou seja por aumento de quatro vezes ou mais nos títulos de anticorpos em espécimes da fase aguda e de convalescença, processados no mesmo teste. Os anticorpos IgM específicos são habitualmente detectados nos primeiros 28 dias após o aparecimento do exantema; no entanto, respostas de IgM podem às vezes persistir por longos períodos após a infecção primária, além de ainda serem detectadas em alguns pacientes com reinfecção.

O diagnóstico sorológico de rubéola congênita no período neonatal é feito através da detecção de anticorpos específicos nos soros materno e da criança. A realização de diversas mensurações de anticorpos no soro do lactente pode ser necessária para demonstrar se o título de anticorpos contra rubéola está caindo, o que indica a aquisição passiva de anticorpos maternos, ou aumentando, o que sugere infecção congênita. A detecção de IgM contra rubéola no soro de um recém-nascido indica infecção por via transplacentária. Outros testes e procedimentos são ainda empregados para o diagnóstico da infecção congênita: EIE por avidez, demonstração do antígeno de rubéola com anticorpos monoclonais, cordocentese e detecção de RNA por hibridização *in situ* e PCR. A infecção pelo vírus da rubéola pode ser diagnosticada ainda pela presença de IgM específica no sangue fetal, mas esta pode não ser detectável até a 22ª semana de gestação.

TRATAMENTO

A rubéola pós-natal é, na maioria das vezes, uma infecção benigna que não requer nenhum tratamento. Embora não exista nenhum tratamento específico, em pacientes com febre e artrite ou artralgia o tratamento sintomático está indicado.

No passado, a imunoglobulina era recomendada para a prevenção ou modificação da rubéola em gestantes suscetíveis expostas à infecção. Entretanto, constatou-se posteriormente que, embora a IgG possa suprimir os sintomas, isso não impediria necessariamente a ocorrência de viremia e, portanto, de infecção materna e fetal. O seu uso está restrito a mulheres que não podem, em nenhuma circunstância, considerar o término da gestação.

PREVENÇÃO

O principal objetivo dos programas de vacinação contra a rubéola é a eliminação da SRC. O vírus da rubéola foi isolado em 1962 e atenuado em 1966, e a vacina de vírus vivos atenuados foi licenciada para uso nos Estados Unidos em 1969. As vacinas atualmente produzidas são obtidas através de cultura de material humano infectado, em células humanas diplóides (cepa RA 27/3) ou através de cultura em células de rim de coelho (Cendehill). No momento a única vacina existente nos EUA é a RA 27/3. A vacina RA 27/3 tem sido amplamente utilizada nos EUA e na Europa e é mais imunogênica do que a Cendehill, e com muito poucos efeitos colaterais. A vacina RA 27/3 também estimula a produção de IgA secretória e humoral, o que pode explicar sua maior potência imunológica. A vacina contra rubéola é disponível sob a forma monovalente (*i. e.*, rubéola apenas) ou em combinação com as vacinas do sarampo e da caxumba (tríplice viral).

Inicialmente, a vacina contra rubéola era utilizada apenas em crianças pré-púberes, para minimizar a exposição de gestantes suscetíveis a casos clínicos de rubéola. Mais recentemente tem sido enfatizada a vacinação de mulheres suscetíveis em idade fértil, que não estejam grávidas, ou logo após o término da gestação. A vacina feita logo após o nascimento da criança não traz problemas para esta ou para os seus irmãos.

A diminuição da transmissão da virose em crianças e a redução da sua ocorrência de grandes epidemias da doença foram observadas em países onde a vacina contra rubéola foi introduzida nos programas de imunização. Nos EUA, foi descrito um declínio de 98% nos casos da virose, em relação ao número observado na era pré-vacinal. Embora ainda sejam relatados pequenos surtos da doença, principalmente em escolas, instalações militares, hospitais e locais de trabalho, tal fato é atribuído principalmente mais à ausência de vacinação do que propriamente à falha da vacina. Sendo assim, é necessário que seja continuamente enfatizada a importância da imunização de mulheres em idade fértil que não estejam grávidas, bem como dos profissionais de saúde e lactentes.

A vacina da rubéola pode causar viremia e, portanto, as principais complicações são febre, adenopatia, artrite e artralgia. Essas complicações são mais freqüentes em adultos do que em crianças e em mulheres com mais de 25 anos de idade. As complicações articulares são transitórias e podem ocorrer em até 40% dos vacinados. São, em geral, menos freqüentes após a vacinação do que em pessoas que desenvolvem a doença.

A questão da artrite crônica após a administração da vacina contra rubéola RA 23/7 foi estudada, concluindo-se que raramente há relação causal. Estudos *in vitro* indicam que cepas selvagens do vírus da rubéola podem ser propagadas com mais eficiência em tecidos articulares do que cepas vacinais.

Gestantes cujo *status* imune para a rubéola é desconhecido devem ser testadas para a presença de anticorpos contra essa virose na sua primeira consulta de pré-natal. Mulheres suscetíveis expostas à rubéola devem ser informadas sobre os riscos de lesão fetal, caso ocorra infecção materna. Se a gestante desenvolve manifestações clínicas sugestivas da virose (febre, linfadenopatia ou exantema) dentro do período de incubação previsto, deve-se obter soro para a dosagem de IgM específica para a rubéola. Se a paciente não apresenta doença clínica, o soro deve ser obtido de seis a oito semanas após a exposição, para excluir infecção subclínica.

As vacinas atualmente existentes, quando adequadamente administradas, produzem taxas de soroconversão de aproximadamente 95%, e sua eficácia protetora permanece maior que 90% durante pelo menos 15 anos. A taxa de soroconversão não se altera em crianças com infecções do trato respiratório superior. Vacinar crianças cujas mães suscetíveis à rubéola estão grávidas não representa risco nem para a mãe nem para o feto. A vacina é recomendada para todas as pessoas suscetíveis de 12 meses de idade ou mais, e habitualmente é dada aos 15 meses de idade; uma segunda dose de reforço é feita antes dos cinco anos de idade ou por ocasião da entrada na escola.

Desde que a vacina da rubéola foi licenciada em 1969, os Centers for Diseases Control (CDC) têm acompanhado recém-nascidos cujas mães foram inadvertidamente vacinadas com a vacina RA 27/3 nos primeiros três meses após a concepção. Os dados resultantes desse acompanhamento (1979 a 1998) indicam que nenhuma das 562 crianças nascidas de 683 mulheres tinha malformações compatíveis com a SRC, sendo zero o risco observado de rubéola congênita após a vacinação; entretanto, o risco teórico máximo pode ser de até 1,6%. Estudos têm demonstrado que o vírus vacinal pode cruzar a placenta, tendo sido isolado da decídua e de tecidos fetais após abortamento em gestantes vacinadas inadvertidamente. Além disso, o vírus vacinal já foi isolado de um feto cuja mãe tinha sido vacinada sete semanas antes da concepção. Portanto, é aconselhável que mulheres vacinadas contra rubéola evitem a gravidez por pelo menos um mês após a administração da vacina. Embora não seja recomendada a administração da vacina contra a rubéola a gestantes, o risco fetal conhecido não indica o término da gestação.

BIBLIOGRAFIA

Bosma TJ, Corbett KM, O'Shea S et al. PCR for detection of rubella virus RNA in clinical samples. *Journal Clinical Microbiology* 1995;33:1075.

Brasil. Ministério da Saúde. Fundação Nacional de Saúde. *Manual de Vigilância para Erradicação do Sarampo e Controle da Rubéola*. Brasília, DF. 2001;1-139.

Brasil. Ministério da Saúde. Fundação Nacional de Saúde. *Rubéola*. Disponível em: http://www.funasa.gov.br/guia_epi/htm/doencas/rubeola.html. Acesso em: 28 dez. 2002.

Centers for Disease Control and Prevention. Control and prevention of rubella: evaluation and management of suspected outbreaks, rubella in pregnant women, and surveillance for congenital rubella syndrome. *Morbidity and Mortality Weekly Report* 2001;50(RR12):1-23.

Centers for Disease Control and Prevention. Revised ACIP recommendation for avoiding pregnancy after receiving a rubella-containing vaccine. *Morbidity and Mortality Weekly Report* 2001;50(49):1117.

Cradock-Watson JE. Laboratory diagnosis of rubella: past, present and future. *Epidemiology and Infection* 1991;107:1.

Freij BJ, Sever JL. Chronic Infections. In: Avery GB, Fletcher MA, MacDonald MG. *Neonatology, Pathophysiology and Management of the Newborn*. 5th edition. Hardcover: Lippincott Williams & Wilkins Publishers, 1999. p 1621.

Gershon AA. Rubella virus (German measles). In: Mandell GL, Bennett JE, Dolin R. *Mandell, Douglas and Bennett`s Principles and Practice of Infetious Diseases*. 5th edition. Philadelphia: Churchill-Livingstone, 2000.

Holmes SJ, Orenstein WA. Rubella. In: Evans AS, Kaslow RA, eds. *Viral Infections of Humans: Epidemiology and Control*, 4th ed. New York: Plenum Publishing Corporation, 1997. p 839.

Mahony JB, Chernesky MA. Rubella virus. In: Rose NR, de Macario EC, Fahey JL, Friedman H, Penn GM, eds. *Manual of Clinical Laboratory Immunology*, 4th ed. Washington, DC: American Society for Microbiology 1997;8:105.

Munro ND, Sheppard S, Smithells RW et al. Temporal relations between maternal rubella and congenital defects. *Lancet,* 1987;2:201.

Salonen EM, Hovi T, Meurman O et al. Kinetics of specific IgA, IgD, IgE, IgG, and IgM antibody responses in rubella. *Journal of Medical Virology* 1985;16:1.

Terry GM, Ho Terry L, Warren RC et al. First trimester prenatal diagnosis of congenital rubella: a laboratory investigation. *British Medical Journal* 1986;292:930.

Webster WS. Teratogen update: congenital rubella. *Teratology* 1998;58:13.

Wolinsky JS. Rubella. In: Fields BN, Knipe DM, Howley PM et al. *Fields Virology*. 3rd Edition. Philadelphia: Lippincott - Raven Publishers, 1996. p 899-929.

18 INFECÇÃO PELO CITOMEGALOVÍRUS

Susie Andries Nogueira

INTRODUÇÃO

O citomegalovírus (CMV) é a causa mais comum de infecção congênita, afetando 0,4% a 2,3% dos recém-nascidos. A maioria das crianças acometidas nasce assintomática, mas cerca de 10% podem apresentar importantes seqüelas, principalmente de natureza neurológica. O CMV é a principal causa infecciosa de surdez, alteração do aprendizado e retardo mental em crianças. Tanto a infecção primária na gestação quanto as recorrências podem acometer o feto, mas as alterações geralmente são mais evidentes e graves na primoinfecção materna. O CMV é amplamente distribuído na população humana e nos países em desenvolvimento. A maioria dos adultos já possui anticorpos relativos à infecção prévia pelo CMV, sendo esta a infecção oportunística mais comum. Nos indivíduos normais geralmente a infecção pelo CMV é assintomática ou oligossintomática, mas nos imunossuprimidos e nos prematuros pode ser muito grave, com alta morbiletalidade. A alta prevalência da infecção pelo CMV na população e a não preditiva da transmissão congênita assim como a apresentação assintomática da doença em gestantes concorrem para o desafio da prevenção da citomegalovirose e do seu tratamento.

ETIOLOGIA

O CMV pertence à família *Herpeviridae*, é um β herpesvírus, possui DNA, sendo o maior vírus parasita do homem. Como os outros herpesvírus, após a primoinfecção, o CMV se estabelece no hospedeiro em forma latente, podendo haver posterior reativação. Os mecanismos que controlam a latência são desconhecidos, mas os polimorfonucleares, os linfócitos T, as células endoteliais, o epitélio renal e as glândulas salivares podem albergar o CMV na fase não replicável. A ativação ocorre após imunossupressão, quimioterapia etc.

A infecção primária leva à produção de anticorpos IGM e IgG, sendo que na reativação geralmente encontramos apenas os anticorpos da classe IG. A infecção primária e a reativação, no entanto, estão ambas associadas à presença do CMV nos líquidos orgânicos: urina, saliva, sêmen, secreções cervicais e leite materno. Os lactentes e adultos podem se infectar simultaneamente com várias cepas do CMV.

EPIDEMIOLOGIA DA TRANSMISSÃO VERTICAL

O CMV pode infectar as crianças durante a gravidez (transmissão congênita), durante o parto e após o parto (transmissão perinatal). Posteriormente, por via horizontal: no berçário (transmissão hospitalar), através de transfusão de sangue, do contato com familiares infectados ou com colegas em escola e creches. A infecção congênita é menos freqüente que a perinatal, mas é associada à doença mais grave no concepto. Numa coorte de 3.712 mulheres americanas grávidas pertencentes a vários níveis socioeconômicos, foram diagnosticados 21 casos de infecção primária pelo CMV, que ocorreram em 1.382 gestantes IgG negativas para o CMV (não-infectadas). Destas 21 mães, 11 tiveram bebês com citomegalia congênita, sendo que três bebês eram sintomáticos. Na infecção primária na gestação há maior probabilidade de transmissão do CMV para o concepto, sendo que esse risco é maior na primeira metade da gestação. Ocorreu infecção congênita em 20 bebês de 2.330 mães (0,5%) que já eram previamente infectadas pelo CMV (IgG positiva), sendo que nenhum desses bebês era sintomático. No Brasil a prevalência de infecção pelo CMV em gestantes varia de 66% a 92%, dependendo da técnica empregada para o diagnóstico sorológico e do nível social da população estudada. Após a infecção primária, a taxa de transmissão do CMV da mãe para o concepto varia de 5% a 50%. Cinco a 10% dos bebês infectados intra-útero têm doença congênita. Dos 90% que nascem assintomáticos, 10% a 15% poderão desenvolver seqüela neurológica. A transmissão mãe-filho na infecção recorrente pelo CMV (reativação ou reinfecção) é menor que 1%, e a maioria dos RN nasce assintomática, mas já foram descritos casos de doença congênita grave em bebês filhos de gestantes que apresentaram recorrência de infecção latente durante a gestação. O CMV pode ser encontrado na secreção cervicovaginal, na urina e no leite de gestantes. Durante a passagem pelo canal do parto pode haver ingestão ou aspiração de secreções genitais e infecção do recém-nascido. A transmissão perinatal também é assintomática, mas pode ser associada à doença grave em prematuros.

Através da determinação de PCR para CMV em urina de recém-nascidos na primeira semana de vida internados em uma UTI Neonatal de Belo Horizonte, MG, entre 292 RNs examinados, 6,8% tinham infecção pelo CMV.

Num estudo europeu prospectivo recente, Liesnard *et al.* estudaram 237 grávidas com infecção primária pelo CMV. Dos 210 fetos disponíveis para estudo, 55 tiveram infecção pelo CMV. Dez de 38 fetos infectados antes de 20 semanas de gestação tiveram grave doença congênita. A sensibilidade do diagnóstico fetal (PCR no líquido amniótico) foi de 80%. A maior sensibilidade e especificidade foram obtidas quando a amniocentese foi feita após 21 semanas de gestação, respeitando um período de sete semanas entre a infecção materna e o diagnóstico pré-natal. Trombocitopenia fetal também foi associada à doença fetal grave. A realização de ultra-sonografia seriada não foi suficiente para identificar todos os fetos sob risco de seqüela grave.

PATOGENIA

Após um processo de endocitose, o CMV replica no núcleo da célula infectada e as grandes inclusões características representam agregados de CMV replicantes. Esta inclusão intranuclear leva ao aumento do volume da célula infectada, que fica duas a quatro vezes maior que a célula normal e dá à célula o aspecto característico de olho de coruja, que pode estar presente nos vários órgãos acometidos na doença congênita e/ou nos imunodeprimidos. A infecção pelo CMV nas células do epitélio renal leva a uma virúria prolongada, porém sem causar disfunção renal. Outros aparelhos e sistemas afetados são SNC, epitélio ductal das glândulas salivares, fígado, pâncreas, adrenais, pulmão, olhos, coração, pele, gânglios, órgãos genitais, trato gastrintestinal e placenta. A disseminação do CMV nos diferentes órgãos e sistemas depende da resposta imune celular, sendo mais grave na infecção fetal, em prematuros, receptores de transplantes, pacientes com AIDS. A resposta imune humoral tem papel pouco significativo na defesa contra o CMV. A habilidade do CMV de ficar latente após a primoinfecção contribui muito para a ocorrência de doença grave posteriormente.

MANIFESTAÇÕES CLÍNICAS

Os sinais e sintomas de infecção congênita pelo CMV podem ser os de uma doença de inclusão citomegálica grave com icterícia, hepatosplenomegalia, "*rash* petequial" e invasão de muitos órgãos com pneumonite, coriorretinite, anemia, prematuridade, atraso de crescimento etc. No sistema nervoso central (SNC) pode haver microcefalia, alterações motoras, calcificações cerebrais etc. No nascimento ou logo após, o RN pode apresentar letargia, distúrbio respiratório e convulsões. A icterícia e hepatosplenomegalia podem desaparecer, mas as alterações neurológicas permanecem, com retardo mental e surdez neurossensorial. Nos bebês infectados intra-útero, apenas 5% dos casos são sintomáticos ao nascimento. Segundo Miúra, as manifestações clínicas da citomegalia congênita têm a seguinte freqüência: retardo do crescimento (33%), icterícia (62%), petéquias (58%), hepatoesplenomegalia (50%), prematuridade (25%), microcefalia (21%), hidranencefalia, calcificação cerebral, em geral periventricular e coriorretinite. A infecção do bebê pelo CMV após o nascimento geralmente é assintomática, e doença disseminada com acometimento do SNC geralmente não ocorre. Embora seja uma infecção benigna e autolimitada, alteração na acuidade auditiva e no desempenho escolar pode surgir evolutivamente. A infecção pelo CMV é a causa infecciosa mais freqüente de surdez neurossensorial e do distúrbio de aprendizado em crianças. Em crianças mais velhas a infecção pelo CMV pode manifestar-se como uma síndrome de mononucleose.

O diagnóstico diferencial da citomegalovirose congênita deverá ser feito com toxoplasmose, sífilis, rubéola, sepse, hepatite neonatal, herpes, anoxia perinatal e distúrbios metabólicos.

DIAGNÓSTICO LABORATORIAL

O diagnóstico laboratorial da infecção pelo CMV depende do crescimento do vírus na urina e em outros fluidos corporais ou na demonstração de antígenos virais, por exemplo, PCR. O CMV não cresce em outras células que não as humanas. Têm sido usados para cultivo os fibroblastos humanos. Para o diagnóstico da infecção congênita ou adquirida por transmissão perinatal é necessária cultura para CMV de amostras de urina ou *swab* de orofaringe nas primeiras duas ou três semanas de vida. Quando o vírus é isolado de amostras colhidas após a terceira semana de vida, não é possível distinguir a infecção congênita da adquirida. O diagnóstico quase sempre depende de confirmação laboratorial e não pode ser feito apenas em bases clínicas. O achado de células grandes com inclusões nucleares no sedimento urinário também é útil para o diagnóstico no período neonatal. Os testes sorológicos ELISA, fixação de complemento, hemaglutinação etc. são menos sensíveis para o diagnóstico de infecção congênita. O diagnóstico da infecção fetal pode ser feito com PCR no líquido amniótico, porém o procedimento tem o risco de 1% de acarretar aborto, e como não há ainda tratamento eficaz e seguro, é controversa a necessidade desse procedimento para comprovar se houve acometimento fetal ou não.

TRATAMENTO

O tratamento do neonato que apresenta doença grave por CMV, embora sem estudos controlados publicados, poderá ser feito usando-se o ganciclovir, a exemplo do que é feito em pacientes imunossuprimidos. A dose para neonatos é 12 mg/k/dia divididos a cada 12/12 horas, em infusão venosa para correr em uma hora, durante seis semanas. O ganciclovir é um nucleosídeo análogo da guanosina e um homólogo do aciclovir. Requer fosforilação na sua metabolização, que culmina no aparecimento do trifosfato de ganciclovir, um potente inibidor da enzima do CMV denominada DNA polimerase. Isso leva à inibição da replicação do CMV. O ganciclovir é muito tóxico para a medula óssea, e a determinação do hemograma quase que diariamente com contagem de plaquetas é necessária para monitorizar essa toxicidade durante o tratamento. Níveis de neutrófilos abaixo de 500 cel/mm^3 ou plaquetopenia < 25.000 /mm^3 indicam interrupção do tratamento.

PREVENÇÃO

Como a maioria das infecções maternas é assintomática, tem sido discutida a necessidade de triagem para infecção pelo CMV na gravidez, a exemplo de outras infecções congênitas passíveis de tratamento/prevenção, como toxoplasmose, sífilis, hepatite B, infecção pelo HIV etc. e que podem determinar infecção assintomática durante a gestação. No entanto, não apenas na infecção primária pelo CMV ocorre possibilidade de infecção fetal, mas também nas reativações, ou seja, tanto as gestantes IgM e IgG positivas quantos as IGM negativas/IgG positivas têm possibilidade de transmitir o CMV para seus bebês, não havendo, portanto, uma maneira segura de verificar se o feto está ou não sob risco. Além disso, não dispomos de tratamento seguro e eficaz na gestação para prevenir a infecção pelo CMV, sendo, portanto, bastante controversa a triagem sorológica no pré-natal, pois não é custo-efetiva. A triagem em massa de gestantes não está, pois, justificada no momento, principalmente pelo limitado valor dos métodos diagnósticos para detectar infecção fetal e pela inexistência de método eficaz de prevenção.

Não existe ainda vacina para o CMV e, pelo fato de ser um vírus que determina infecção latente, teme-se a possibilidade de reativação do vírus vacinal em caso de futura situação de imunodepressão do hospedeiro vacinado.

O uso intraperitoneal de gamaglobulina hiperimune anti-CMV em feto infectado pelo CMV já foi aventado e levou ao aumento do nível de imunoglobulina sérica no RN, mas não evitou alteração no SNC.

Nos casos de infecção congênita, a fim de evitar transmissão horizontal no Berçário ou na UTI Neonatal, recomenda-se apenas precauções de contato com lavagem das mãos antes e depois de manusear o neonato.

A pasteurização ou o congelamento do leite humano reduz a transmissão do CMV via leite materno. Não está contra-indicada a amamentação de RN a termo por mães com infecção primária pelo CMV ou que estejam eliminando o CMV no leite materno. Já nos RNs prematuros, que têm baixo nível de anticorpos transferidos passivamente, deve-se evitar o aleitamento nas primeiras semanas de vida, pois podem apresentar doença sintomática pelo CMV. Nesses casos recomenda-se o congelamento do leite materno a –20°C antes de administrá-lo ao bebê.

BIBLIOGRAFIA

Crumpacker C. Mandell G, Bennett JE, Dolin R. Cytomegalovirus in: *Principles and Practice of Infectious Diseases.* 5th ed. Philadelphia: Churchill Livingstone. p 1586-1599, 2000.

Gaytant MA, Steegers EA, Semmekrot BA, Merkus HM, Galama JM. Congenital cytomegalovirus infection: review of the epidemiology and outcome. *Obstet Gynecol surv* 2002;57(4):245-256.

Lambert JS. *Contra-indicações à amamentação. In:* Nogueira SA, Reis MB, Lambert J. (eds.). Manual para o diagnóstico e tratamento de infecções na gravidez, 2ª edição, UFRJ: p 110-114, 2002.

Legishi H, Yamada H, Hirayama E, Okuyama K, Sagawa T, Matsumoto Y, et al. Intraperitoneal administration of cytomegalovirus hyperimmunoglobulin to the cytomeglovirus –infected fetus. *J Perinatol* 1998;18(6):466-469.

Liesnard C, Donner C, Brancart F, Gosselin F, Delforge ML, Rodeschi F. Prenatal Diagnosis of Congenital Cytomegalovirus Infection : Prospective Study of237 Pregnancies t Risk. *Obst Gynecol* 2000;95:881-888.

Miura E. Citomegalia. In: Tonelli E, Freire LMS (eds.). Doenças Infecciosas na Infância e Adolescência. 2ª edição. Rio de Janeiro: Medsi, 2000. p 1088-1096.

Pecklam C: *Citomegalovírus.* In: Nogueira SA, Reis MB & Lambert J. *Manual para o diagnóstico e tratamento de infecções na gravidez.* 2ª ed., UFRJ 2002. p 34-36.

Santos DVV, Souza MR, Gonçalves SH, Cotta ACS, Melo LAO, Andrade GM, et al. Congenital cytomegalovirus infection in a neonatal intensive care unit in Brazil evaluated by PCR and association with perinatal aspects. *Rev Inst Med Trop* 2000 São Paulo;42(3):129-132.

19 HERPES NEONATAL

Susie Andries Nogueira

INTRODUÇÃO

A infecção pelos herpesvírus é disseminada na natureza; praticamente desconhecem-se populações não acometidas. Os herpes simples 1 e 2 (HSV-1 e HSV-2) são vírus cujo hospedeiro natural é basicamente o homem e podem determinar lesões em qualquer órgão e sistema, mas dão freqüentemente lesões em pele e mucosas podendo-se disseminar visceralmente, o que ocorre mais freqüentemente nos neonatos e imunodeprimidos. Como os outros vírus da família *Herpeviridae* após a infecção primária ficam em latência determinando recorrências cuja freqüência varia de indivíduo para indivíduo, podendo em qualquer dessas recorrências atingirem o feto, se ocorrer na gestação e/ou no parto. Não existe vacina para sua prevenção havendo drogas antivirais de conhecida eficácia no seu tratamento. Os HSV -1 e 2 podem ser transmitidos para o feto e recém-nascido ocasionando doença neonatal de alta morbidade e letalidade.

ETIOLOGIA

Os oito herpesvírus pertencentes à família *Herpesviridae* são divididos de acordo com o genoma e comportamento biológico em < %1 > α-herpesvírus (HSV-1;HSV-2; varicela zoster); < %1 > β-herpesvírus (citomegalovírus, HH6; HH8) e os γ-vírus (vírus Epstein-Barr e HH8 associado a sarcoma de Kaposi).

Todos os herpesvírus são morfologicamente semelhantes, com um núcleo central com dupla hélice de DNA, um capsídeo e um envelope lipídico. No entanto suas características biológicas (clínicas e epidemiológicas) são distintas. Têm em comum o fato de, após a infecção primária, permanecerem latentes em núcleos neuronais ganglionares, ocasionando recorrências. Crescem bem em cultura de células, e geralmente em 48 a 96 horas após inoculação é possível verificar o seu efeito citopático.

EPIDEMIOLOGIA

Enquanto o HSV-1 é adquirido mais freqüentemente na infância, o HSV-2 é mais adquirido após a puberdade, principalmente através de relações sexuais. Nos Estados Unidos a soroprevalência de infecção pelo HSV-2 em adultos cresceu de 16,4% para 21,7%. Já na Inglaterra e na Austrália parece ser menos freqüente. A freqüência de HSV-2 em clínicas de infecções sexualmente adquiridas é alta. Ambos, HSV-1 e HSV-2, podem infectar o neonato, mas a infecção e a doença são mais freqüentemente causadas pelo HSV-2 adquirido das secreções cervicovaginais maternas no período perinatal. Quanto pior o nível socioeconômico da população, mais precoce será a aquisição da infecção pelo HSV-2. A transmissão desses vírus se dá após contato íntimo com uma pessoa que está excretando o vírus através de lesões em mucosa oral ou genital. Os HSV são facilmente inativados na temperatura ambiente e com o ressecamento, portanto disseminação por aerossol ou fômites é pouco freqüente. A primoinfecção ocorre após um período de incubação de 2 a 12 dias e, nas crianças menores de cinco anos, a infecção primária pelo HSV-1 pode manifestar-se como uma gengivoestomatite. O herpes genital primário, causado pelo HSV-2, ocorre após um período de incubação de 2 a 20 dias, sendo geralmente a transmissão por via sexual. Tanto os HSV-1 e HSV-2 podem causar doença neonatal, mas esta é mais freqüentemente causada pelo HSV-2, sendo também mais comum a transmissão perinatal através da contaminação do feto com as secreções genitais maternas contendo o HSV-2. A transmissão congênita é muito mais rara e é resultante da contaminação transplacentária após a viremia ocorrida em uma infecção primária materna.

Cerca de 90% do herpes neonatal é adquirido no período perinatal, apenas 5% a 8% é congênito, e poucos casos são adquiridos após o nascimento. O HSV-2 infecta o feto na passagem pelo canal do parto, quando entra em contato com secreções genitais maternas que contêm o vírus. Mais de 70% de crianças com herpes neonatal são filhas de gestantes que não apresentaram sintomas ou sinais de herpes por ocasião do parto. O risco de transmissão de uma mãe com herpes genital primário é de 50% . Os neonatos têm a maior chance de infecção disseminada visceralmente que em qualquer outra faixa etária e por isso o herpes neonatal tem alta morbidade e deixa seqüelas importantes nos sobreviventes. Nas maiores séries de casos, o HSV-1 causa cerca de 30% das infecções herpéticas neonatais. A morbidade das infecções do SNC com infecção pelo HSV-1 é menor que com HSV-2.

PATOGENIA

A exposição do HSV a superfícies mucosas ou pele lesada permite a entrada do vírus e o início da sua replicação nas células da derme e epiderme.

Pode-se dividir o ciclo do HSV *in vivo* em cinco estágios: 1. replicação primária mucocutânea, 2. infecção aguda do gânglio, 3. estabelecimento da latência, 4. reativação e 5. infecção recorrente. A latência é periodicamente interrompida por reativação do vírus com infecções clinicamente aparentes ou não. Nessas ocasiões há disseminação dos vírus e poderá haver infecção do feto e/ou neonato no momento do parto. A fase de latência tem sido demonstrada em gânglios vagais, sacrais e trigeminais, e a reativação vai depender da integridade da raiz anterior do nervo periférico. A presença de anticorpos não protege o hospedeiro contra-recorrência, reinfecção ou HSV neonatal. O HSV induz a formação de células gigantes multinucleadas com características inclusões intranucleadas conhecidas como de Cowdry tipo A. Os HSV têm sido isolados de praticamente qualquer local mucocutâneo e vísceras. As manifestações clínicas e o curso clínico dependem do local afetado, da idade e do estado imunológico do hospedeiro e do tipo antigênico do vírus. A imunidade celular é a principal defesa contra os HSV.

A infecção congênita relaciona-se diretamente à época da infecção primária materna. Quando esta ocorre no primeiro trimestre de gestação, poderá ocorrer aborto espontâneo; já no segundo e terceiro trimestres as complicações mais freqüentes são: prematuridade, crescimento intra-uterino retardado, herpes neonatal ou óbito.

MANIFESTAÇÕES CLÍNICAS

O herpes neonatal pode aparecer dias após o nascimento e até quatro a seis semanas, tendo manifestações localizadas em pele (vesículas) e mucosas e/ou apresentação sistêmica com disseminação em várias vísceras ou sistemas. Pode apresentar-se sob três formas clínicas: forma disseminada (20%); comprometimento do SNC (35%) e comprometimento de pele, olhos e mucosas (45%). A forma disseminada é a mais grave, com alta letalidade e alta taxa de seqüelas nos sobreviventes (40%). Microcefalia, hidrocefalia, cistos paraencefálicos, retardo psicomotor podem ser seqüelas do comprometimento neurológico no herpes neonatal. Num paciente de risco, a presença de letargia, recusa alimentar, febre, hipotermia, lesões cutâneas e convulsões deve alertar o pediatra para a suspeita de herpes neonatal e iniciar imediatamente a investigação diagnóstica. Pneumonite e hepatite com icterícia podem acompanhar o quadro de herpes neonatal disseminado. Pode levar à insuficiência respiratória evidenciando infiltrado pulmonar intersticial difuso nas radiografias de tórax.

Recém-nascidos, filhos de mães de alto risco para herpes neonatal, isto é, mulheres com lesão ativa, devem ser colocados em isolamento, obtidas culturas de orofaringe e LCR, estudo de função hepática. O neonato deve ser observado cuidadosamente durante um mês e, em caso de qualquer sinal ou sintoma, iniciado o tratamento com aciclovir

O diagnóstico diferencial deverá ser feito com sepse neonatal, meningoencefalite e outras infecções congênitas, como sífilis, citomegalovirose, rubéola, toxoplasmose e hepatite.

DIAGNÓSTICO LABORATORIAL

A demonstração dos HSV por cultura é o método de escolha e, na suspeita de herpes neonatal, deverá ser colhido *swab* de nasofaringe, fezes, urina, conteúdo de vesículas, quando presentes, de sangue e liquor. A demonstração de antígeno viral pela técnica de PCR também tem boa sensibilidade e especificidade, sendo o exame ideal para confirmar a infecção herpética no liquor. A demonstração de soroconversão (aumento de, pelo menos, quatro vezes nos títulos de anticorpos entre a fase inicial da doença e a convalescença) também pode confirmar o diagnóstico. A presença de efeito citopatológico em citologia de conteúdo de vesículas (células multinucleadas com balonização – células de Tzank) tem sensibilidade de 65%.

TRATAMENTO

Os HSV-1 e HSV-2 são bastante sensíveis ao aciclovir, que é um nucleosídeo análogo, sendo um substrato para a enzima do HSV timidina cinase. É fosforilado pelas células infectadas pelo HSV e atua na sua forma ativa como trifosfato de aciclovir, que inibe a polimerase viral. Embora outras drogas atuem nos HSV, o aciclovir é a droga de escolha para o tratamento do herpes neonatal. Não se conhece o desempenho do fanciclovir e valaciclovir no herpes neonatal.

A dose de aciclovir recomendada é duas vezes maior que em outras faixas etárias, indica-se 60 mg/kg/dia divididos em 3 doses IV, infundidos de uma hora. O neonato parece tolerar bem esta dose mais alta de aciclovir. Quanto mais precoce for iniciado, melhores as chances de resposta. O curso total do tratamento não deve ser inferior a 21 dias. Monitorização com hemograma e escórias semanais durante o uso deste anti-retroviral é recomendada, sendo geralmente o aciclovir de baixa toxicidade e boa tolerância.

PREVENÇÃO

Não existe vacina eficaz contra-infecções pelos HSV, embora inúmeras vacinas tenham sido testadas para diminuir as recorrências, sem êxito. Nos casos em que a gestante apresente, por ocasião do parto, lesões genitais em atividade, está indicado o parto cesáreo eletivo. A cesariana somente terá efeito protetor se houver menos de quatro a seis horas de bolsa rota. Uso profilático de antivirais perto do parto em gestantes com herpes genital recorrente é controverso e, porque a incidência de herpes neonatal nas recorrências é muito baixa, o custo benefício dessa medida é alto.

O neonato com herpes neonatal deverá ficar isolado, devendo ser instituídas as precauções de contato. É imprescindível a lavagem adequada das mãos antes e após a manipulação do RN suspeito ou com infecção pelo HSV. Profissionais de saúde com lesões herpéticas orais não deverão entrar em contato com neonatos.

BIBLIOGRAFIA

Carvalho LHF. Infecção pelo herpes simplex. In: Tonelli E, Freire LMS. *Doenças infecciosas na infância e adolescência*, 2 ed. Rio de Janeiro: Medsi, 2000. p 1138-1155.

Corey L. Herpes simplex virus. In: Mandell G, Bennett JE, Dolin R. *Principles and practice of infectious diseases.* 5th ed. Philadelphia: Churchill Livingstone, 2000. p 1564-1580.

Reis GF. Herpes genital. In: Nogueira SA, Reis MB, Lambert J. *Manual para o diagnóstico e tratamento de infecções na gravidez*, 2 ed. UFRJ, 2002. p 52-55.

20 SÍFILIS CONGÊNITA

Antonino Barros Filho

INTRODUÇÃO

A distinção entre sífilis, gonorréia e outras doenças venéreas não apareceu até o século XIX, entretanto, no início do século XX, a etiologia, a epidemiologia e as manifestações clínicas da sífilis foram conhecidas. O conceito de transmissão placentária apareceu por volta de 1850.

O termo LUES, aplicado a qualquer doença venérea, tornou-se sinônimo de sífilis.

Em 1905, Hoffman propôs a denominação do agente etiológico *Treponema pallidum*, pois ele só era visível com iluminação especial em campo escuro. Logo após, Wasserman descreveu o teste de fixação do complemento usando fígado de fetos de bezerros com *Treponema pallidum* e, depois, extratos de fígado e coração de vacas não-infectadas (o precursor dos testes atuais).

Em 1943, Mahoney utilizou pela primeira vez a penicilina no combate ao *Treponema pallidum*.

O problema epidemiológico da doença permanece atual e grave, persistindo em todo o mundo, em todas as classes sociais, e os avanços diagnósticos e terapêuticos são ainda insuficientes para seu controle.

A incidência e prevalência exatas só podem ser estabelecidas em áreas do mundo com sistema de registros confiáveis.

A Organização Mundial de Saúde (OMS) estimou, em meados da última década, entre 10% e 15% o número de gestantes com sífilis nos países em desenvolvimento.

No Estado do Rio de Janeiro, nos locais onde é rastreada, a sífilis congênita pode contribuir com até 5% de natimortos e 2,4% dos óbitos até 28 dias.

A nova definição para a sífilis congênita inclui, entre outras características, toda criança que apresente teste reagínico positivo para sífilis ao nascimento, com mães não-tratadas ou incorretamente tratadas. Essa nova definição melhora a sensibilidade à custa da especificidade.

FATORES DE RISCO IMPORTANTES PARA A TRANSMISSÃO DA SÍFILIS CONGÊNITA

- Ausência de pré-natal ou realização incompleta do mesmo.
- Sorologia negativa no primeiro trimestre e não repetida posteriormente.
- Sorologia negativa na mãe no momento do parto, em razão de doença materna recente.
- Demora no tratamento ou tratamento falho.
- Insuficiência de dados.
- Mãe solteira.

- Mãe adolescente.
- Abuso de drogas pelas mães ou parceiros.
- Promiscuidade sexual.
- Contato com parceiros que apresentam doenças sexualmente transmissíveis ou gestantes com DST prévia.
- Pobreza.
- Infecção por HIV.

AGENTE ETIOLÓGICO

O *Treponema pallidum* é uma bactéria gram-negativa, delgada, espiralada, móvel que mede 5 a 20 μm de comprimento por 0,15 μm de espessura. Microaerófila e, por ser muito pequena, não é observada na microscopia óptica. Apresenta uma membrana celular externa (envelope), flagelos periplasmáticos, que surgem em cada extremidade das células, parede celular e uma membrana citoplasmática de múltiplas camadas.

A sua multiplicação ocorre por divisão binária em um intervalo médio de 30 a 33 horas. O sabão, a água, o calor de 42°C e muitos outros desinfetantes provocam rapidamente sua destruição. Seres humanos, macacos, coelhos e ratos podem ser inoculados com o *Treponema pallidum*, desenvolvendo diferentes respostas.

PATOGENIA

Podem ocorrer abortamento espontâneo, morte fetal, prematuridade, feto hidrópico, recém-nascidos sintomáticos ou recém-nascidos assintomáticos (mais comum) quando a gestante adquire sífilis.

Praticamente todos os neonatos de mães com sífilis primária e secundária não-tratadas adquirem a doença. Na LUES materna latente precoce (menos de um ano de duração) a transmissão cai para 40%, sendo a queda ainda maior na sífilis materna tardia.

O variável aumento das manifestações da infecção no útero é determinado pelo período da gravidez, no momento da infecção, pela rapidez do diagnóstico, pelo tratamento e pela adequação do tratamento materno.

O tratamento ocorre em qualquer período da gestação, mais freqüentemente nos dois últimos trimestres.

O feto adquire o *Treponema pallidum* por via hematogênica a partir da mãe, sendo comum seu envolvimento generalizado.

A placenta evidencia vilosite focal, com ampla disseminação do microrganismo no feto. Recém-nascidos infectados, caso não sejam tratados, falecem a uma taxa de 10% a 50%, principalmente por prematuridade, pneumonia e lesões do SNC.

A infecção concomitante da gestante por HIV e *Treponema pallidum* pode aumentar a transmissão de um ou outro agente via transplacentária.

As infecções pelo *Treponema pallidum* evidenciam complexas respostas imunológicas e celulares.

A detecção nos testes de Imunoblot-Western de anticorpos diferenciados contra lipoproteínas de membrana integral com massas moleculares de 47,17 e 15 Kd, específicos para o *Treponema pallidum*, indica infecção por sífilis.

Também ocorre a presença de leucócitos polimorfonucleares, ativação e proliferação de linfócitos T com produção de interferon-gama, secreção de citocinas, fagocitose, morte intracelular mediada por macrófago e ativação do complemento.

Apesar da ampla evidência de uma resposta imunológica, a sífilis progride e as lesões secundárias se desenvolvem na maioria dos pacientes a menos que seja instituída terapia específica.

QUADRO CLÍNICO

As lesões da sífilis são devidas às respostas inflamatórias e imunológicas à invasão pelo *Treponema pallidum*. A sífilis congênita pode ser arbitrariamente dividida em recente e tardia. É recente quando os sinais e sintomas surgem nos dois primeiros anos de vida e tardia quando aparecem a qualquer momento, após os dois primeiros anos de vida.

Muitas vezes essas situações são sobrepostas. Manifestações tardias podem resultar de infecção ativa ou refletir danos que ocorrem durante a gestação.

Na paciente grávida, o cancro, principal manifestação da infecção primária, ocorre cerca de três semanas após o contato. É freqüentemente irreconhecível na mulher e se localiza na vagina ou cérvix, nos lábios e períneo. Podem ocorrer cancros extragenital, na língua, no mamilo, nos dedos e no ânus. Os cancros são indolores, nos primeiros dias há uma lesão indefinida, habitualmente apenas uma pápula lenticular, de cor rósea, discretamente descamativa, às vezes parece ulcerada, e sua dimensão oscila de alguns milímetros a 2 cm. São geralmente associados a aumento dos linfonodos regionais. Por serem indolores e freqüentemente ocultos, o diagnóstico de sífilis nas mulheres é usualmente não realizado até o estágio secundário ou latente da doença. Provavelmente em virtude de algum tipo de imunidade local, o cancro sifilítico cura espontaneamente três a oito semanas após surgir. Lesões de sífilis secundária resultam de disseminação dos *treponemas* do cancro sifilítico. A sífilis secundária surge em quatro a 10 semanas após a lesão primária, podendo em algumas pacientes ser ainda encontrado o cancro primário. O período secundário caracteriza-se por manifestações clínicas cutâneo-mucosas, e gerais, significativas da presença do *Treponema* em todo o organismo. Em áreas quentes e úmidas do corpo, como a região anogenital, as pápulas são largas e exuberantes, elevadas, semelhantes a verrugas, altamente infectantes e denominadas condilomas planos. Sinais e sintomas gerais surgem concomitantemente ou precedem as manifestações cutâneas, surgindo mal-estar, febre, perda de peso, artralgia, fadiga, cefaléia e anorexia. Podem ocorrer complicações como hepatite, irite e meningite. As mães podem infectar o feto na fase latente da infecção, na qual o diagnóstico pode ser feito por teste sorológico. As pacientes com sífilis latente podem progressivamente desenvolver lesões gomosas, sífilis cardiovascular ou neurolues.

No recém-nascido, são variáveis e imprevisíveis os achados anormais físicos e laboratoriais da sífilis congênita precoce. O neonato com sífilis congênita pode parecer normal ao nascimento, entretanto a doença pode surgir no período neonatal, caracterizada por envolvimento sistêmico de múltiplos órgãos. O quadro clássico de infecção grave ao nascimento é de distensão abdominal, palidez, icterícia, hepatosplenomegalia, osteocondrite e pseudoparalisia de Parrot. A maioria dos recém-nascidos apresenta-se com baixo peso, devido principalmente à prematuridade. Ocasionalmente há retardo de crescimento intra-uterino. Atualmente são muito mais freqüentes os casos atípicos, sem sintomatologia exuberante.

As alterações, na sífilis congênita precoce, produzem-se nos diversos órgãos e sistemas, citando-se:

- *Manifestações da pele e mucosa*: a lesão cutânea mais comum é o exantema maculopapular. Rosado nas fases iniciais, torna-se acastanhado em seguida e termina por fina descamação, particularmente na palma das mãos e planta dos pés. O pênfigo palmoplantar ocorre mais comumente no período neonatal precoce, sendo caracterizado por extensa erupção vesicobolhosa que envolve a palma das mãos e planta dos pés, contendo líquido seroso ou hemorrágico; quando rompe, mostra extensa área macerada e crostosa. Na região perioral, o condiloma plano aparece como lesão única e múltipla, podendo apresentar fissuras radiais profundas denominadas rágades.
Lesões petequiais podem refletir a presença de tombocitopenia. Palidez, icterícia e edema generalizado podem estar presentes. A rinite pode ser um sintoma precoce após as primeiras semanas e tem sido encontrada atualmente com menor freqüência. A secreção amarelo-avermelhada, abundante, com muco semelhante ao das infecções respiratórias altas, pode tornar-se purulenta em razão da infecção bacteriana. A secreção é rica em treponemas, altamente infecciosa e ocasionalmente sanguinolenta. A coriza, por vezes, associa-se à laringite e choro rouco. Nariz em sela pode surgir como estigma da doença, quando a ulceração da mucosa nasal é profunda e envolve a cartilagem. Placas sifilíticas avermelhadas em lábios, língua e palato surgem mais freqüentemente em casos de doença sistêmica.
- *Manifestações hepáticas*: é extremamente freqüente a hepatomegalia, por reação inflamatória intersticial difusa. A hepatite é ocasionada por destruição dos hepatócitos no decorrer do processo inflamatório. São elevados os níveis de bilirrubina direta e indireta.
- *Esplenomegalia*: mais de 50% dos recém-nascidos com diagnóstico de sífilis congênita apresentam esplenomegalia associada geralmente a outras alterações.
- *Linfonodos*: os gânglios aumentados, bem delimitados, não aderentes a plano profundo e indolores são, na maioria das vezes, impalpáveis.
- *Sistema hematológico*: as principais alterações incluem anemia, leucopenia, leucocitose ou reação leucemóide, e trombocitopenia, linfocitose ou monocitose podem ocorrer. A hidropisia fetal pode ocorrer em recém-nascidos que apresentam anemia hemolítica e teste de Coombs negativo.
- *Sistema esquelético*: o quadro clínico é pobre, mas as lesões ósseas acometem principalmente os ossos longos, as costelas, alguns ossos cranianos e, por vezes, todos os ossos. Estão presentes osteocondrite, periostite e osteomielite. A pseudoparalisia de Parrot ocorre com dor associada à lesão óssea. A criança não consegue se movimentar e apresenta irritabilidade. As extremidades superiores são mais comumente afetadas, predominando lesão unilateral. Podem ocorrer fraturas patológicas através da metáfise. A osteocondrite metaepifisária é a lesão mais precoce e descrita em cerca de 80% dos casos de sífilis congênita, apresentando-se sob a forma de cálice em estrias transversas.

- *Sistema nervoso central*: o acometimento do SNC, clinicamente inaparente, envolve o cérebro e a medula com o exame do liquor evidenciando aumento de proteína, pleocitose e, em alguns casos, testes de VDRL positivos. Podem ocorrer hidrocefalia, lesões de nervos cranianos, alterações vasculares e forma encefálica ou encefalomeningítica difusa da sífilis.
- *Lesões oculares*: são relatadas coriorretinites, glaucoma, uveítes, fotofobia, lacrimejamento e diminuição da acuidade visual.
- *Sintomatologia renal*: o quadro renal inclui síndromes nefrótica e glomerulonefrite aguda com a maioria dos pacientes apresentando sinais de ambas as doenças. Hematúria microscópica, hipertensão, edema, proteinúria e diminuição dos níveis séricos de proteína podem refletir o comprometimento imunológico do glomérulo. A lesão renal associada à sífilis congênita é curável se os pacientes forem tratados antes que se produzam lesões irreversíveis.
- *Manifestações do aparelho respiratório*: a *pneumonia Alba,* geralmente achado de necropsia, e que é considerada por alguns incompatível com a vida, é caracterizada por retardo do desenvolvimento do órgão, alargamento do tecido conjuntivo e colabamento alveolar, ocasionando insuficiência respiratória grave.
- *Retardo de crescimento intra-uterino*: o efeito da sífilis sobre o crescimento do feto no útero relaciona-se ao tempo e à gravidade da infecção fetal. É resultado da infecção por sífilis congênita e de outros fatores que afetam o crescimento fetal.
- *Trato gastrintestinal*: os infiltrados na submucosa, particularmente do intestino delgado, podem, eventualmente, levar à síndrome de má-absorção com conseqüente desnutrição. Pancreatite e inflamação do trato gastrintestinal podem relacionar-se ao retardo de crescimento.

A sífilis congênita tardia surge após o segundo ano de vida e raramente após os 30 anos, caracterizando-se por progressão da doença ativa ou estigma resultante de lesões iniciais produzidas pelo *Treponema pallidum*, e são encontradas as seguintes alterações: ceratite intersticial, neurossífilis, sinovite especialmente do joelho, fronte olímpica, tíbia em lâmina de sabre, nariz em sela, alterações dentárias e lesões cutâneas.

DIAGNÓSTICO

A primeira abordagem segura para a investigação e o tratamento da sífilis congênita requer a identificação de diferentes situações que envolvem mãe e recém-nascido. Mães infectadas podem gerar recém-nascidos não-infectados ou infectados sintomáticos e assintomáticos.

As investigações mais importantes para o diagnóstico da sífilis congênita precoce são as seguintes:

Ultra-sonografia antenatal

Pode revelar aumento do peso e espessamento placentário ou alterações fetais como hidropisia, hepatomegalia, ascite ou alças do intestino delgado dilatadas.

Microscopia de campo escuro ou coloração para imunofluorescência indireta

No líquido aminiótico pode-se visualizar *Treponema*. O *Treponema pallidum* pode ser diferenciado dos *Treponemas* não patogênicos pelo seu aspecto em saca-rolhas. O DNA do espiroqueta pode ser identificado por PCR (reação em cadeia de polimerase).

Sangue fetal

Após 24 semanas, obtenção de amostras de sangue do cordão umbilical e utilização de avaliação de anticorpos específicos do tipo diferenciados contra o antígeno protéico 47 Kd da membrana externa do *Treponema pallidum*.

Doppler obstétrico

A vilite placentária focal e a arterite obliterativa estão associadas à resistência aumentada à perfusão placentária. As avaliações com Doppler revelam alterações de fluxo sangüíneo sistólicos-diastólicos.

Testes sorológicos não-treponêmicos

Detectam anticorpos contra-antígenos do complexo cardiolipina-colesterol-lecitina, liberados pelos tecidos durante a agressão pelo *Treponema*, sendo assim inespecíficos para sífilis. O mais utilizado VDRL (Venereal Disease Research Laboratory) é útil para triagem e aumenta seu título quando a doença está em atividade. O soro geralmente se torna não reagente, dentro de um ano após tratamento adequado para sífilis primária, dois anos após a secundária e dentro de alguns meses para a sífilis congênita.

As reações biológicas falso-positivas regridem em seis meses e geralmente têm baixa titulação (1/8 ou menos). Reações biológicas falso-positivas crônicas ocorrem na hepatite crônica, cirrose, tuberculose em alguns idosos, doença maligna associada a excesso de gamaglobulina, doença do tecido conjuntivo, toxicomania ou doenças auto-imunes.

Reações biológicas falso-negativas podem ocorrer na sífilis primária inicial, tardia adquirida e em neonatos que contraem a infecção no final da gestação. Quando há excesso de anticorpos (efeito prozona), o teste pode ser falso-negativo no soro não diluído.

Anticorpos maternos tipo IgG atravessam a placenta e tornam o VDRL falso-positivo em recém-nascidos não-infectados. Títulos neonatais inferiores aos maternos e não demonstráveis após três meses comprovam transferência passiva de anticorpos.

Testes sorológicos treponêmicos

A infecção pelo *Treponema pallidum* induz o hospedeiro a produzir anticorpos antitreponêmicos especiais que são detectados mediante ao uso de testes, os quais requerem como antígeno os microrganismos completos ou seus componentes. Não são quantificados por não ter o grau de reatividade correlacionado à atividade da doença. Na utilização dessas provas, são eliminados os anticorpos específicos de grupo contra- espiroquetas comensais através de várias técnicas.

As provas sorológicas com antígenos treponêmicos são as de imobilização, de fixação do complemento, de imunofluorescência, de hemaglutinação, ELISA e radioimunoensaio.

Algumas dessas provas são de difícil execução e alto custo. Reações falso-positvas ocorrem em indivíduos normais, durante a gravidez, na presença de distúrbios linfoproliferativos, cirroses, doença vascular do colágeno e toxicomania. Estão sujeitas a erro de interpretação durante o período neonatal. Podem permanecer positivas, mesmo com tratamento adequado. Recém-nascido assintomático, filho de mãe com sorologia positiva, deve ser avaliado quanto ao tratamento materno correto.

O teste mais utilizado é o FTA ABS IgM, que proporciona resultados falsos-positivos em 35% dos casos e falsos-negativos em 10%. Pode ocorrer interferência com o fator reumatóide (anticorpos fetais IgM contra IgG materno). A separação dos anticorpos IgM e IgG do soro supera o problema, e o teste passa a ser altamente sensível e específico, denominado FTA ABS 19-S-IgM, infelizmente não disponível em nosso meio.

Hemograma completo
No recém-nascido encontramos anemia normocrômica micro ou macrocítica, eritoblastemia, policromasia, leucocitose e plaquetopenia.

Bilirrubinas
Aumento das formas direta e indireta.

Transaminases
Às vezes moderadamente aumentadas.

Raios X de ossos longos
Osteocondrite, destruição metafisária, periostite, osteomielite.

Líquido cefalorraquidiano
Hipercelularidade ($\geq$ 25 células) à custa de linfócitos, aumento das proteínas ($\geq$ 150 mg), hipoglicemia, VDRL positivo e resposta específica de IgM para o antígeno protéico de membrana externa 47 Kd.

Demonstração do Treponema
Microscopia de campo escuro e imunofluorescência com anticorpos monoclonais.

Caso presumível de sífilis congênita
- Todo recém-nascido cuja mãe é portadora de sífilis congênita não-tratada independente da presença de sinais e sintomas e resultado de exames laboratoriais.
- Toda criança cuja mãe teve sífilis inadequadamente tratada/tratamento realizado nos últimos 30 dias antes do parto; tratamento não-penicilínico ou penicilínico

incorreto, não diminuição dos títulos sorológicos após tratamento, parceiro não-tratado ou inadequadamente tratado.
- Toda criança com VDRL reagente associado a situações específicas (sinais físicos, alterações radiológicas e liquóricas, FTA ABS IgM reagente ou evidência de elevação no título de VDRL).
- Todo lactente com VDRL reagente após o sexto mês de idade, exceto em situações de seguimento pós-terapêutico.
- Natimorto por sífilis definido como todo caso de morte fetal após 22 semanas de gestação ou com peso maior que 500 gramas, cuja mãe portadora de sífilis não foi tratada ou foi tratada de forma inadequada.

DIAGNÓSTICO DIFERENCIAL

A sífilis congênita com grande predomínio de manifestações viscerais e gerais pode ser confundida com toxoplasmose congênita, doença de inclusão citomegálica ou sepse bacteriana. A presença das lesões cutâneo-mucosas e as alterações esqueléticas da sífilis congênita a distinguem das anteriores.

Quadros cutâneos semelhantes aos da sífilis congênita ocorrem no herpes simples disseminado, na epidermólise bolhosa e na sepse por pseudomas e listeria.

A pseudoparalisia de Parrot pode ser confundida com lesão do plexo braquial por traumatismo do parto. A buftalmia neonatal, além da sífilis congênita, também surge associada a várias síndromes.

Podem ocorrer nefrite neonatal como manifestação da sífilis congênita, nefrite hereditária, síndrome hemolítica urêmica e raramente pielonefrite.

TRATAMENTO DA GESTANTE

- *Sífilis primária - VDRL positivo*: tratar com *penicilina benzatina 2.400.000 UI* (1.200.000 em cada nádega em dose única, dose total 2.400.00 UI).
- *Sífilis recente (até um ano)*: tratar com *penicilina benzatina 2.400.000 UI* (1.200.000 UI em cada nádega), repetir em uma semana, dose total 4.800.000.
- *Sífilis tardia (um ou mais anos de evolução ou de duração desconhecida)*: tratar com *penicilina benzatina 2.400.000 UI* (1.200.000 UI em cada nádega), em três aplicações com intervalo de uma semana, dose total 7.200.000 UI.
  Tratar o parceiro sempre.
- *VDRL*: repetir exame no terceiro trimestre e no momento do parto, e em caso de abortamento.

Cerca de 45% das mulheres grávidas tratadas apresentam reações de Jarisch-Herxheimer nas primeiras 24 horas após tratamento com *penicilina benzatina*. Essa reação consiste de febre, mialgia, contrações uterinas e diminuição dos movimentos fetais em 2/3 das grávidas. Nos casos graves é útil o emprego de *corticosteróides*. Em pacientes alérgicas à *penicilina* pode ser realizada dessensibilização com doses progressivas de *fenoximetilpenicilina* em intervalos de 15 minutos.

Outras drogas além da *penicilina* provavelmente são eficazes no tratamento da sífilis. Foram observados vários casos de sífilis congênita em mães tratadas com eritromicina.

Em pacientes tratadas, deverá ser observado um declínio de quatro vezes no título de VDRL após tratamento.

TRATAMENTO DO RECÉM-NASCIDO

Atualmente há um consenso de que todos os lactentes com o diagnóstico presuntivo de sífilis congênita devem ser tratados com esquemas para neurossífilis, uma vez que esse diagnóstico não pode ser excluído.

Antibioticoterapia

O tratamento deverá ser realizado com penicilina G cristalina ou com penicilina G procaína.

- Penicilina G cristalina 100.000 U/kg/dia em duas doses na primeira semana (de 12 em 12 horas) e, na segunda semana, 150.000 U/kg/dia em três doses (de oito em oito horas). Via EV, de preferência.
- Penicilina G procaína 50.000 U/kg/dia. Dose única diária. Via IM.

Em recém-nascidos assintomáticos ou quadro clínico mais benigno, o tratamento poderá ser feito desde o início com penicilina procaína. Nos recém-nascidos com clínica mais significativa (avaliação médica), iniciar tratamento com penicilina G cristalina (via EV) e, após melhora, continuar com penicilina procaína.

Duração:

- *Sem neurolues*: 10 dias (penicilina G cristalina ou procaína).
- *Com neurolues*: 14 dias (penicilina G cristalina ou procaína).

São alcançadas concentrações mais altas de penicilina no líquido cefalorraquidiano (LCR) nos lactentes tratados com penicilina G cristalina intravenosa do que nos pacientes tratados com penicilina procaína. Há relatos de que 28% dos pacientes medicados com penicilina procaína podem não possuir concentração treponemicida no SNC.

Todos os lactentes diagnosticados após quatro semanas de vida devem ser tratados com penicilina cristalina aquosa 50.000 U/kg a cada seis horas, via intravenosa, por 10 a 14 dias.

ACOMPANHAMENTO

Os títulos de VDRL devem ser acompanhados a um, dois, quatro, seis e 12 meses de vida até que se tornem não-reativos.

Usualmente anticorpos maternos adquiridos passivamente desaparecem em seis, 12 meses de vida nos lactentes não-infectados.

Nos casos de títulos de VDRL estáveis ou crescentes ou FTA ABS IgM positivo após um ano de vida, o lactente deve ser examinado e tratado.

Os títulos de VDRL de lactentes com sífilis congênita adequadamente tratados diminuem gradativamente, mas a reatividade do FTA ABS persiste.

Os lactentes com alterações no LCR devem ser retestados aos seis meses de vida; caso VDRL positivo, está indicado um segundo tratamento com penicilina.

Recomenda-se acompanhamento oftalmológico, neurológico e audiológico mensal.

PROGNÓSTICO

Embora o tratamento possa curar a infecção, o prognóstico da sífilis congênita tratada depende do quanto foi lesado.

Em geral, quanto mais cedo se iniciar o tratamento, maior a probabilidade de resposta satisfatória.

Se houver ocorrido acentuado dano sobre o concepto, o tratamento *in utero* não impede o aborto, um natimorto ou a morte neonatal; e mesmo que o tratamento mantenha o recém-nascido vivo, permanecerão as marcas que já tiverem aparecido.

Quando o tratamento foi feito durante o pré-natal ou dentro dos primeiros três meses de vida, mesmo que não tornados aparentes, os estigmas podem ser prevenidos.

Foram observados alguns casos de hepatite persistente em crianças tratadas.

Casos de persistência do *Treponema* foram relatados tanto em seres humanos, quanto em animais de experimentos. Demonstrou-se a persistência dos *Treponemas* em linfonodos no olho e no liquor, após altas doses de *penicilina*, teoricamente adequadas para destruí-los.

PREVENÇÃO

O meio mais importante para profilaxia da doença é a luta contra o aumento de prevalência da sífilis no adulto.

Em cada caso de sífilis diagnosticado, existe outra pessoa com infecção inaparente, sendo necessários todos os esforços possíveis para identificar a fonte de infecção, tais como: medida de promoção de saúde em geral, educação sanitária da população para sífilis; melhor saneamento, uso abundante de água e sabão, melhoria das condições sociais e econômicas; organização de medidas de controle intensivo abrangendo a comunidade, exame clínico da população; tratamento em massa dos portadores de lesões ativas, dos casos latentes e tratamento dos contatos.

São essenciais o inquérito clínico periódico e a vigilância contínua, além da notificação à autoridade sanitária local de todos os casos de sífilis recentes.

O fator mais importante para a detecção e o tratamento precoce da forma congênita da doença é a triagem sorológica para sífilis durante a gestação.

A compreensão dos mecanismos imunológicos da doença e o cultivo do *Treponema* a partir do melhor conhecimento de suas características biológicas e metabólicas tornam os resultados, até agora limitados, eficazes para a obtenção de uma vacina para sífilis.

BIBLIOGRAFIA

Araujo EC, Moura EFA et al. Sífilis congênita: incidência em recém-nascidos. *J Pediatr* 1999;75:119-25.

Austin R & Melherm RE. Pulmonary changes em congenital syphilis. *Pediatr Radiol* 1991;21:404-5.

Barros F A. *Sífilis congênita*. Tese de mestrado. Niterói: UFF, 1994.

Baughn RE. Congenital syphilis: immunologic challenges. *Pathol immunopathol Res* 1989;8:161.

Bishara J Freij, John L Jever. Infecções Crônicas.Gordon Baving. In: Mary Ann Fletchin, Mhairi G. Mac Donald. *Neonatologia, Fisiopatologia e Tratamento do RN.* Medsi. 1999;1028:1081.

Centers for Disease Control. Congenital syphilis. New York City, 1986-1988. *MMWR* 1989;38:825.

Centers for Disease Control. Guidelines for the prevention and control of congenital syphilis. *MMWR* 1988;37(Suppl 1):1.

Centers for Disease Control, Division of STD Prevention – Sexually transmitted disease surveillance 1995. Atlanta: *U.S. Department of Health and Human Service.* Center for Disease Control and Prevention, 1996.

Cohen DA, Boyd D, Prabhudas I, Mascola L. The effects of case definition in maternal screening and reporting criteria on rates of congenital syphilis. *Am J Public Health* 1990;80:316.

Committee on Infections Diseases, American Academy of Pediatrics: Syphilis. In: Red Book: *Report of the Committee on Infectious Diseases.* 24th ed. Elk. Grove Village, III: The o 1999, ano XI, n.104. Academy; 1997.

Costa MT.& Morales LFS. Sífilis congênita. Sessão científica. *Jornal do Cremerj* 1999;XI (104).

Cowles TA. & Gonik B. Perinatal infections. In: Fanaroff, AA & Martin RJ. Neonatal-perinatal medicine. 6th ed. St. Louis: Mosby, 1997. p 341-3.

Fenton LJ, Light IJ. Congenital syphilis after maternal treatment with erythromycin. *Obstet Gynecol* 1976;47:492.

Fitzgerald TJ, Froberg MK. Congenital syphilis in newborn rabbits: immune functions and susceptibility to challenge infection at 2 and 5 weeks of age. *Infect Immun* 1991;59:1869.

Fiumara NJ, Lessell S. Manifestations of late congenital syphilis: an analysis of 271 patients. *Arch Dermatol* 1970;102:78.

Fundação Municipal de Saúde de Niterói. Análise dos casos notificados de sífilis congênita. Coordenação de vigilância em saúde. Assessoria de DST/Aids. 1997.

Gonzaga MA. Doenças sexualmente transmitidas (sífilis congênita). In: Neves J. *Doenças infecciosas e parasitárias em Pediatria.* Rio de Janeiro: Guanabara Koogan, 1981. p 123-32.

Hira SK, Bhath GJ et al. Early congenital syphilis: clinico-radiologic features in 202 pacients. *Sex Transm Dis* 12:177-83, 1985.

Ikeda MK & Jenson HB. Evaluation and treatment of congenital syphilis. *J Pediatr* 1990;177:843-52.

Ingall D, Dobson SEM & Musher D. Syphilis. In: Remington JS & Klein J. *Infectious diseases of the fetus and newborn infant.* 3rd ed. Philadelphia: W.B. Saunders Co, 1990. p 364-494.

Ito F, Hunter EF, George RW et al. Specific immunofluorescent staining of pathogenic treponemes with a monoclonal antibody. *J Clin Microbiol* 1992;30:831.

Mascola L. The rising incidence of congenital syphilis. *J Med* 1990;90:485-6.

Ministério da Saúde. Programa nacional de controle de Doenças Sexualmente Transmissíveis/Aids. Bases técnicas para eliminação de sífilis congênita. Brasília, 1993. p 5-22.

Musher DM. Syphilis: neurosyphilis, penicillin and AIDS. *J Infect Dis* 1991;163:1201.

Quinn TC, Cannon RO, Glasser D et al. The association of syphilis with risk of human immunodeficiency virus infection in patients attending sexually transmitted disease clinics. *Arch Intern MED* 1990;150:1297.

Rasool MN & Govender R. The skeletal manifestation of congenital syphilis. *J Bone Joint Surg* 1989;718:725-8.

Rawstron SA, Bromberg K. Comparison of maternal and newborn serologic tests for syphilis. *Am J Dis Child* 1991;145:1383.

Sahn EE. Vesiculopustular disease in neonates and infants. *Curr Opin Pediatr* 1994;6:442-6.

Taber LH & Feigin RD. Spirochetal infections. *Ped Clin North Am* 1979;26:377-413.

Temmerman M, Ali FM, Ndinya-Achola J *et al.* Rapid increase of both HIV-1 infection and syphilis among pregnant women in Nairobi. *AIDS* 1992;6:1181.

Wendel GD Jr, Stark BJ, Jamison RB *et al.* Penicillin allergy and desensitization in serious infections during pregnancy. *N Engl J Med* 1985;312:1229.

Wendel GD. Gestational and congenital syphilis. *Clin Perinatol* 1988;15:287

Wendel GD Jr, Sánchez PJ, Peters MT *et al.* Identification of Treponema pallidum in amniotic fluid and fetal blood from pregnancies complicated by congenital syphilis. *Obstet Gynecol* 1991;78:890.

Yoder MC & Polin RA. The immune system. In: Fanaroff AA & Martin RJ. *Neonatal-perinatal medicine.* 6th ed. St. Louis: Mosby, 1997. p 750-4.

Zenker PN & Berman SM. Congenital syphilis: reporting and reality. *Am J Public Health* 1990;80:271.

Zenker PN & Berman SM. Congenital syphilis: trends and recommendations for evaluation and management. *Pediatr Infect Dis J* 1991;10:516.

21 AIDS/SIDA

Plínio de Assis Tavares Júnior

INTRODUÇÃO

A AIDS (síndrome de imunodeficiência adquirida) tornou-se uma pandemia e, nos últimos 20 anos, tem sido a doença mais focalizada na mídia pelo impacto causado na sociedade. Apesar disso, ainda não se tem conhecimento suficiente que permita a produção de um extrato para imunização ativa, embora muitas drogas anti-retrovirais venham sendo investigadas e produzidas pela indústria farmacêutica.

A doença, na forma que evoluiu, trouxe, além dos transtornos médico-sociais, prejuízos econômicos já que incidem sobre uma camada jovem da população, retirando grande número de pessoas da área produtiva. Essa preocupação é maior em países não-industrializados, que se tornam mais pobres ainda, e nos ricos, pelo terror do déficit de mão-de-obra, já que a AIDS não escolhe estrato social.

Desde que foi descrita no final dos anos 1970 por Gallo, R (nos EUA) e Montaigner, L (na França), no sangue de pacientes dos chamados grupos de risco: homossexuais sem parceiros fixos, usuários de drogas, hemofílicos e transfundidos, aos poucos estes vêm dando lugar aos grupos de heterossexuais, mulheres e crianças.

A transmissão vertical do HIV-1 começou a ser observada a partir dos primeiros casos de AIDS ocorridos em crianças norte-americanas, em 1982, que apresentaram quadros arrastados de infecção oral por *Candida albicans*, hepatosplenomegalia aos três meses de idade, em média; doença respiratória por *P. carinii* e *Mycobacterium avium*, cujas mães apresentavam história de prostituição, de uso de droga injetável e também quadros respiratórios com mortes. Do grupo, apenas uma das mães não tinha história conhecida.

Tem-se observado que há um grande crescimento da população infantil acometida, já que milhares de novos casos por ano são notificados, principalmente em países pobres da América Latina, África (Sul do Saara), leste europeu e sudeste da Ásia, tendo como associação, principalmente, práticas sexuais sem cuidados preventivos. Costumam ser ignorados por ausência de educação sanitária ou, entre as mulheres, medo de desagradar os parceiros. Em alguns países, o preço alto dos preservativos não estimula seu uso, e em outros, industrializados, o compartilhar de seringas por vários usuários de drogas mantém a corrente de transmissão.

O fato de vírus da mesma família ocorrerem em símios e aves leva a supor que os mesmos constituam zoonoses que passaram a acometer humanos ao longo dos anos.

O VÍRUS

Classificação

Trata-se de um retrovírus, da família *retroviridae*, subfamília lentivírus, de acordo com seqüência genômica, morfologia e ciclo de vida, pois, insidiosamente, durante período longo, pode produzir infecção ou efeito citopático às células orgânicas. São dois vírus principais a atingir humanos, apesar de existirem outros: HIV-1 e HIV-2. Embora difiram em estrutura genômica e antigenicidade, ambos causam AIDS e confundem, por vezes, as interpretações sorológicas. O HIV-2 é mais comum no Oeste africano.

O HIV-1 foi inicialmente chamado de HTLVIII, vírus de tipo III linfotrópico da célula T humana e depois vírus da imunodeficiência humana e LAV *(lymphadenopathy associated virus)*. Sorologicamente descrevem-se três grupos de HIV-1 com dez subtipos diferentes: grupos M, N e O.

Morfologia e estrutura molecular

O HIV-1 possui um diâmetro de 100 nm e uma estrutura com duas cadeias de RNA com 9,5 kilobases (kb), longas, dentro de um nucleocapsídeo (core) protéico, envoltas em um envelope de duas camadas de membrana de glicofosfolipídeos: camada externa de glipoproteínas (gp) ou gp120 (SU), intercalada por uma camada dupla de lipídeos originada da membrana plasmática da célula do hospedeiro, gp41 (TM). A gp120 é interligada a gp41 por ligações não-covalentes. O envelope é o responsável pela interação inicial com a célula do hospedeiro, ligando-se e entrando na mesma, fundindo as membranas e produzindo um sincício. A gp120 tem áreas diferentes: regiões C, que mostram pouca variação na seqüência de aminoácidos, e outras V, muito variáveis. Essa variação é relacionada ao tropismo do vírus por determinadas células. Ambas, gp120 e gp41, são derivadas da gp 160. As gag proteínas: p24 (CA ou *core antigen*), que compõe a estrutura do capsídeo que tem a forma cilíndrica, romba na extremidade como de um projétil; a p16 (presente somente no HIV-2) fica na parte interna do envelope; a p17, que atua na estabilidade do vírus, e a p9 (NC ou *nucleocapsid protein*), que é uma estrutura protéica adicional do interior do core que tem intimidade com o RNA. O córion contém ainda as proteínas pol: p66, ou transcriptase reversa, que é responsável pela síntese do RNA viral da matriz RNA e remoção da plataforma RNA, assim que a cópia é feita; a p32 (IN) ou integrase, que catalisa a inserção do RNA do vírus dentro do DNA da célula hospedeira, e a protease P11 (PR), que divide as proteínas precursoras dos antígenos gag e pol para criar a forma final de muitas enzimas no término da maturação do vírus. Outras seqüências vif, vpu, vpr, tat, rev e nef tornam o vírus HIV-1 mais complexo. No genoma, vif (p23) é a seqüência que promove a infectividade da célula íntegra, sem vírus; vpu (p15) é necessário para a replicação eficiente do virion; vpr é um ativador fraco da transcrição, enquanto tat(p14) e ver(p19) são ativadores fortes na seqüência do genoma. Nef (p27) tem função reguladora da expressão viral, supressora do vírus (Fig. 21-1).

A transcrição reversa é o ponto crucial do ciclo vital do vírus. A enzima transcriptase reversa serve de alvo para boa parte dos anti-retrovirais, incluindo AZT, ddC, ddI. Ela atua no citoplasma da célula hospedeira, em associação ao *core* do virion, à entrada do vírus. A proteína precursora do envelope é transportada através do retículo endoplas-

21 ♦ AIDS/SIDA

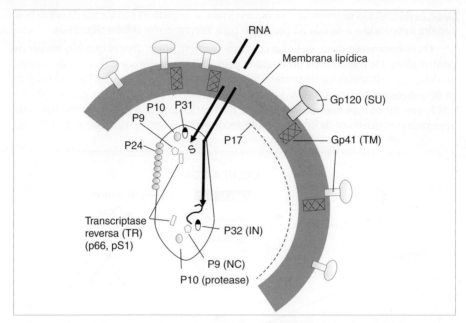

Fig. 21-1. Morfologia do HIV-1. NO = proteína do núcleo oxigenada de p55; IN = integrase.

mático rugoso (RER). No RER a gp160 é glicosilada e então se move através do complexo de Golgi, onde é modificada. Na célula infectada, a gp160 é dividida, então, em gp120 e gp41. No CD4 se fixam dentro daqueles compartimentos citoplasmáticos. Essas proteínas têm sido exploradas por especialistas na investigação de imunizantes ativos.

PATOGENIA

A transmissão ao feto ou recém-nascido se dá durante os períodos pré-natal, intranatal e pós-natal. No período pré-natal, através da placenta; no intranatal, através do sangue e secreções ou no pós-natal, via aleitamento.

A transmissão vertical é resumida pela imunogenicidade, e sua compreensão facilita o entendimento das lesões nos órgãos e a expressão das formas clínicas. O vírus tem predileção pelo linfático e, nesse tecido, as células atingidas são os CD4, que são compostos por células T e macrófagos. O vírus depende da atividade do CD4 que deve estar hígido para ser infectado.

Para a replicação, o vírus liga-se à célula do hospedeiro, através da glicoproteína gp120, que se une ao receptor da superfície celular. O core penetra no citoplasma celular, onde a transcriptase reversa faz uma cópia do RNA do vírus. Essa cópia faz seu caminho através do citoplasma para o núcleo da célula hospedeira que passa a integrar no seu DNA o RNA do vírus, criando assim um pró-HIV. A seguir, um RNA mensageiro (RNAm) contendo o código para proteínas virais é copiado do RNA do pró-vírus. As proteínas virais e, mais tarde, as do RNA são sintetizadas e os novos virions se reúnem na membrana da célula hospedeira rompendo-a e caindo na circulação para infectar novas células (Fig. 21-2).

O conhecimento deste ciclo faz com que se criem novas drogas que vão atingir os pontos-alvos. Os transtornos produzidos pelo HIV são devidos a infecções diretas ou mediadas por citocinas supressoras secretadas por macrófagos, células T e pela presença de anticorpos séricos anti-HIV-1. A auto-imunidade depende dos antígenos gp120 e gp41, que produzem imunocomplexos, e da interleucina-2. A apoptose natural seria acelerada pela presença de imunocomplexos de gp120 e anti-gp120, que se ligariam ao

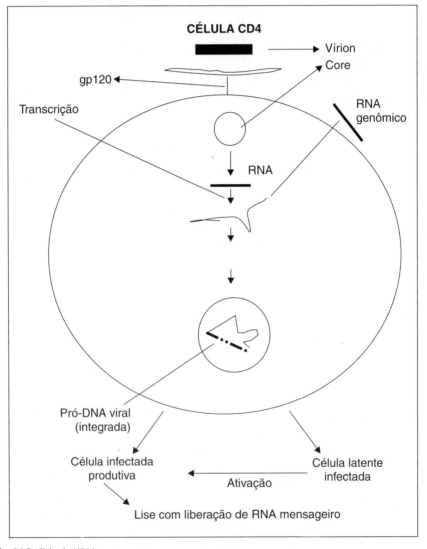

Fig. 21-2. Ciclo do HIV-1.

receptor do CD4 causando sua destruição. As células T CD8 têm atividade sobre a replicação do vírus, contendo a doença na fase inicial, porém ficando desprezível adiante. Segundo Maury W *et al.*, as células CD4 da placenta são encontradas, em sua maioria, no estroma vilositário ou então no endotélio dos vasos sangüíneos. Sugerem que o contato da célula linfocitária materna contaminada pelo vírus nas vilosidades coriônicas seria a via da transmissão ao feto. Outra hipótese é a de que o HIV-1 pode infectar diretamente o CD4 do estroma viloso. Lewis-Elbert *et al.*, citados por Dinsmoor MJ, identificaram no tecido fetal da oitava semana e no tecido placentário; nos leucócitos da decídua materna, nas células trofoblásticas, nos macrófagos (células de Hofbauer), nas células endoteliais e nos precursores hematológicos nucleares, partículas de HIV-1.

A transmissão seria mais fácil via trofoblastos, pois fazem parte das interfaces materna e fetal. Aí, a fagocitose dos virions das células CD4 infectadas seria feita pelas células do sinciciotrofoblasto, atingindo assim a placenta.

As chances de transmissão vão depender de fatores como: carga viral acima de 1.500 cópias e estadiamento (as mulheres com estágio avançado e, por conseguinte, com baixas taxas de CD4 têm a tendência de maior transmissibilidade); concomitância de outros agentes infecciosos (a presença de diferentes causas de infecção facilita a invasão do HIV-1). É possível que a transmissão se dê diretamente pela invasão do trofoblasto e por vilosidade coriônica ou por atravessar o corioâmnio. As evidências mostram, entretanto, que os eventos do período intraparto têm um papel mais importante na transmissão. Essas evidências mostraram que, em partos gemelares, o primeiro recém-nascido tem mais chances de adquirir o vírus que o segundo.

O ponto fundamental na doença aidética da criança é, pois, a transmissão mãe-filho. Se a infecção materna é recente, a possibilidade de transmissão ao feto será mais remota do que naquela mãe que é portadora ou está em tratamento há mais tempo pela possibilidade de baixa adesão ao tratamento e/ou resistência viral. As formas de transmissão do adolescente serão, provavelmente, por via transfusional, mais comumente sexual, ou drogas injetáveis.

Durante o parto, sangue, líquido amniótico ou secreções cervicais podem entrar em contato com a cavidade gástrica ou, possivelmente, a pele do recém-nascido (RN) e contaminá-lo. Os tipos de parto e o risco de transmissão foram analisados pelo grupo de estudo internacional de AIDS Perinatal, em 1999, que concluiu que a cesariana reduz as taxas de transmissão. Também a lavagem vaginal com ducha de clorexidina, além de eliminar outros microrganismos, elimina o HIV-1, diminuindo a transmissão via vaginal, porém a ruptura das membranas há mais de quatro horas constitui um risco maior de transmissão por qualquer tipo de parto.

A amamentação materna é uma das formas de transmissão e tem sido documentada por vários autores e não é recomendada no nosso meio. Os linfócitos infectados seriam deglutidos e, no tubo gastrintestinal do recém-nascido, nos meses seguintes, o HIV-1 penetraria na mucosa e cairia na corrente sangüínea. A característica do pH gástrico do recém-nascido facilitaria essa invasão. Há controvérsias quanto ao não uso do leite materno em países com altas taxas de desnutrição. Sugeriu-se, então, a pasteurização do leite materno para dirimir o problema. Tomlinson sugere a fervura da mamadeira com leite humano.

EPIDEMIOLOGIA

As taxas de transmissão vertical variam amplamente de uma área geográfica para outra, relacionadas ao estado de desenvolvimento dos territórios. Os países africanos do sub-Saara têm as mais altas taxas com cifras em torno de 40% a 50%, enquanto na Europa e na América do Norte, de 20%. A tendência é de aumento dessas cifras no Leste e no Oeste Europeu a partir do aumento nas relações de risco entre homossexuais e dos movimentos migratórios, embora haja também incremento da drogadição.

Tem-se observado aumento da prevalência na América Central, no Caribe, na América do Sul e no Sudeste Asiático. Em Cuba encontra-se uma taxa de mais de 50% do subgrupo M. No Brasil, o subtipo B é o mais prevalente, seguido do F e do C.

As taxas norte-americanas estavam se estabilizando, segundo dados da OMS no último decênio. A relação mulher/homem, que era 1:11 nos anos 1980, veio aumentando no final dos anos 1990 para 3:1, e nas faixas etárias brasileiras mais jovens, vemos proporção de 1:1. Na década passada havia uma previsão, para o final do século, de dois milhões de casos novos em adultos, com 10 a 200 mil casos novos por ano. A estimativa de casos novos de crianças em transmissão vertical era de 300 mil por ano no sub-Saara e 50 mil, na América Latina. No Brasil, os dados do DATASUS informam que, em 2001, a razão homem/mulher diminuiu para 2,5/1 e que na faixa etária de 15 a 19 anos, aquela relação foi de 1/1 com letalidade maior entre as mulheres.

Na década de 1990, a AIDS foi a oitava causa de morte de crianças no EUA entre um a quatro anos. Para o final do século passado estavam projetadas cifras menores de 100 por ano, enquanto para os demais países da América Central, do Sul e da África seria 4% maior que nos anos anteriores. Com isso o número de crianças órfãs e portadoras do vírus albergadas em instituições aumentaria progressivamente.

Questões como prática sexual com parceiros múltiplos, ausência de medidas preventivas nas relações sexuais, não uso de medidas quimioprofiláticas e baixa aderência ao tratamento estão facilitando a transmissão da doença. O fato de novos medicamentos terem surgido e garantido uma melhor qualidade de vida para os doentes fez com que muitos deles não queiram mais utilizar preservativos para ter uma relação prazerosa. Mas essa conduta tem aumentado, fora das expectativas, o número de casos nos últimos anos nos EUA.

No Brasil, muitos têm sido os esforços dos sistemas de saúde público e privado no sentido de controlar a epidemia. Num primeiro momento da década de 1980, muitos eram os casos e pouca a notificação. Após várias campanhas, a AIDS saiu do anonimato para a mídia.

A base de dados do Ministério da Saúde tem mostrado a tendência de não aumento das cifras que vinham num crescente no passado. Entre 1980 e 1997, 103.262 casos novos foram registrados com taxa de letalidade de 50,4%. Na região Sudeste concentrava-se a maioria dos casos (76.458), e São Paulo foi o estado com a maior cota. O registro se concentrava principalmente entre 30 e 34 anos, sendo a transmissão sexual a mais comum, em seguida à transfusional, enquanto 3.500 casos foram via vertical. A relação homem/mulher era de 9/1 em 1987; 6/1 em 1990 e 3/1 em 1995. Até 2001 foram notificados 5.929 casos de transmissão vertical (2,8% do total de casos). Em 2001, entre jovens de 15 a 19 anos, a relação foi de 1:1 entre os sexos, sendo a letalidade maior no sexo feminino; a faixa etária mais prevalente foi a de 30 a 35 anos, com a razão entre homens e mulheres de 1,8/1.

Em 1994, detectamos na Maternidade do Hospital Universitário Antônio Pedro uma incidência de 9,87 soros de cordão positivos por 1.000 nascidos vivos (NV) de mães não consideradas como de risco. As pacientes eram provenientes da área metropolitana sem história de uso de drogas, de parceiros múltiplos ou transfusão sangüínea. Como eram gestantes de demanda espontânea, via emergência, eram assistidas sem nenhum cuidado especial, naquela época. A maioria não apresentava queixas. Elas e seus parceiros se consideravam saudáveis. Em dezembro de 1998, ainda trabalhando com pacientes de risco desconhecido, em 238 amostras de soro de cordão, verificamos positividade em 21/1.000 NV. Um dos coeficientes mais altos já registrados.

DIAGNÓSTICO PERINATAL

O diagnóstico da infecção pelo HIV em crianças inicia com a identificação de mulheres soropositivas para o HIV (HIV+) antes, durante a gravidez, no pré-parto ou no puerpério imediato.

O diagnóstico precoce de gestantes HIV+ é crucial tanto para o tratamento dessas mulheres como para o acompanhamento das crianças expostas e/ou infectadas pelo HIV. O conhecimento da infecção materna pelo HIV durante o pré-natal possibilita o tratamento anti-retroviral adequado para o estágio da doença materna e a profilaxia para infecções oportunistas, caso seja necessário. Favorece também o uso da quimioprofilaxia com Zidovudina (AZT) durante a gravidez, no trabalho de parto e nos recém-nascidos durante as seis primeiras semanas com o objetivo de reduzir a transmissão mãe-filho (Quadro 21-1); limita a indicação ou contra-indicação do aleitamento materno com a garantia de um leite artificial de forma contínua, no mínimo por 12 meses; facilita a introdução da profilaxia para *Pneumocystis carinii* após seis semanas de vida em todas as crianças expostas ao HIV de acordo com as normas do Ministério da Saúde (Quadro 21-2), até a definição ou exclusão da infecção pelo HIV[31] e a avaliação diagnóstica precoce das crianças expostas para a definição do tratamento anti-retroviral, de acordo com a classificação proposta pelo Centers for Disease Control and Prevention (CDC), em 1994.

Nas gestantes que não realizaram os testes sorológicos anti-HIV durante a gravidez, o aconselhamento e o teste devem ser recomendados no período pós-natal imediato, para que a quimioprofilaxia com o AZT se inicie nas primeiras oito horas após o nascimento, pois não existe estudo que comprove benefício do início da profilaxia com o AZT após 48 horas do nascimento.

Quadro 21-1. Profilaxia com AZT no recém-nascido

Início: 8 horas de vida	Dose
Período: 6 semanas	2 mg/kg em 4 tomadas diárias

Quadro 21-2. Recomendações da profilaxia primária de *P. carinii* (a) para crianças nascidas de mães soropositivas para o HIV

Idade	*Recomendação*
Nascimento até 4 a 6 semanas	Não indicar profilaxia
4 a 6 semanas a 4 meses	Indicar profilaxia
4 a 12 meses	
Criança infectada pelo HIV ou infecção indeterminada	Iniciar ou manter profilaxia
Infecção excluída (criança não infectada)	Não indicar/suspender

Os guias atuais de tratamento e acompanhamento da criança infectada pelo HIV recomendam o teste PCR DNA (reação em cadeia de polimerase) como método virológico preferencial para o diagnóstico precoce da infecção pelo HIV em lactentes, filhos de mães HIV+. Uma metanálise de dados publicados de 271 crianças infectadas indicou que a PCR-DNA HIV é sensível para o diagnóstico da infecção durante o período neonatal. Trinta e oito por cento das crianças infectadas apresentaram testes PCR positivos em torno de 48 horas de vida. Nenhuma mudança substancial se observou em relação à sensibilidade durante a primeira semana de vida, mas a partir da segunda semana o nível da mesma se elevou, alcançando 93% de positividade nas crianças infectadas.

A PCR-RNA HIV parece ter sensibilidade e especificidade semelhantes ou mesmo superiores para o diagnóstico precoce da infecção pelo HIV, mas os estudos publicados são limitados em relação à sua utilização para esta proposta diagnóstica. A maioria dos estudos que utilizam a PCR como método diagnóstico tem sido realizada em populações nas quais o vírus do subtipo B é o mais prevalente.

O cultivo do vírus HIV tem sensibilidade e especificidade comparáveis aos testes de PCR-DNA, mas é mais complexo, dispendioso, e os resultados definitivos demoram de duas a quatro semanas.

Observações mais recentes, em termos diagnósticos, é que o tratamento anti-retroviral mais potente (HAART – terapia anti-retroviral altamente potente) pode tornar os níveis de RNA plasmático e o cultivo do vírus HIV indetectáveis através dos testes convencionais. Isso também pode ocorrer em populações selecionadas de pacientes, mesmo na ausência de tratamento, mas não tem sido descrito em crianças com idade inferior a 12 meses, as quais, comumente apresentam cargas virais elevadas e persistentes. O teste PCR-DNA é um dos métodos de maior confiança, permanecendo positivo mesmo com o uso de esquemas anti-retrovirais potentes.

A antigenemia p24 após dissociação ácida de imunocomplexos, apesar de apresentar alta especificidade, possui baixa sensibilidade e, portanto, o exame negativo não afasta a possibilidade da infecção pelo HIV. O uso da antigenemia p24 simples não é recomendado para excluir ou diagnosticar a infecção em lactentes com menos de 30 dias de vida pela alta freqüência de testes falsos-positivos nesse período. Esse teste somente poderá ser utilizado como critério diagnóstico de positividade quando associado a um dos demais métodos citados.

O teste virológico de maior disponibilidade nas unidades hospitalares públicas do Brasil é a quantificação de RNA viral plasmático pelos métodos: PCR-RNA quantitativa, NASBA (amplificação baseada na seqüência de nucleotídeos) e BDNA (quantificação de RNA por ramificação do DNA). Este exame tem como principal objetivo a monitorização da carga viral.

De acordo com o Guia de Tratamento Clínico da Infecção pelo HIV em Crianças, considera-se como infectada a criança que apresentar resultado positivo em dois testes virológicos colhidos de amostras de sangue diferentes pelos seguintes métodos:

- Cultivo de vírus.
- Quantificação de RNA viral plasmático.
- Detecção do DNA pró-viral.
- Antigenemia p24 após dissociação ácida de imunocomplexos.

Esses testes deverão ser realizados após duas semanas de vida.

Considera-se como não-infectada a criança que apresentar duas amostras negativas, por meio dos seguintes métodos: cultivo do vírus e detecção de RNA ou DNA viral, entre um e seis meses, sendo uma delas após o quarto mês de vida na ausência de aleitamento materno.

A interpretação de métodos sorológicos tradicionais que medem os anticorpos, como o ELISA e o Western Blot, torna-se complicada, pois não há como discernir se os anticorpos da classe IgG presentes no soro da criança são produzidos por ela ou se são de aquisição transplacentária. Nesses casos apenas a persistência da positividade por mais de 18 meses define a infecção pelo HIV. De acordo com as normas nacionais, considera-se como infectadas crianças com idade igual ou superior a 18 meses que apresentem dois testes sorológicos de triagem com princípios metodológicos e/ou antígenos diferentes, e um teste confirmatório positivos.

Considera-se como não-infectadas crianças com idade igual ou superior a 18 meses que apresentem uma amostra negativa em testes de detecção para anticorpos anti-HIV na ausência de aleitamento materno. A amamentação, em qualquer período, é considerada como nova exposição ao HIV e, se ela acontecer, a criança deve ser submetida à nova rotina diagnóstica da infecção pelo HIV. O lactente exposto ao HIV no período perinatal é considerado infectado se apresentar dois testes virológicos positivos colhidos de amostras de sangue em períodos diferentes. Os testes virológicos diagnósticos preconizados são: dois cultivos virais ou dois testes PCR-DNA ou dois testes PCR-RNA ou a combinação de dois entre esses três métodos. As amostras de sangue devem ser colhidas em dois períodos de tempo diferentes, e a persistência de dois resultados positivos em bebês não-amamentados ao seio materno define o diagnóstico da infecção pelo HIV. Um teste virológico positivo deve ser sempre confirmado por outro exame virológico positivo numa segunda amostra de sangue no menor espaço de tempo possível. Os testes virológicos devem ser realizados preferencialmente antes de 48 horas de vida nos recém-nascidos, entre um e dois meses de vida, e entre três e seis meses de vida. Um segundo teste virológico adicional deve ser realizado no recém-nascido com 14 dias de vida, se possível. Após a positividade confirmada deste teste, o médico está autorizado a suspender monoterapia profilática com o AZT e instituir a terapia adequada; fazer hemograma completo e dosagem de enzimas hepáticas ao nascimento, com duas semanas e ao final da prevenção. O efeito adverso mais comum é a anemia, que desaparece após a suspensão da medicação.

PROFILAXIA NA GRAVIDEZ E NO PARTO

Para as gestantes recomenda-se no pré-natal: AZT 300 mg VO 12/12 horas ou 200 mg de 8/8 horas ou 100 mg cinco vezes ao dia, a partir da 14ª a 34ª semanas de gestação. Durante o parto: 2 mg EV por uma hora, seguida de infusão com soro glicosado a 5% de 1 mg/kg/h até o final do parto.

Cada ampola de 20 cc de AZT = 200 mg.

A droga de escolha é a associação sulfametoxazol-trimetoprim. Drogas alternativas são a dapsona e a pentamitidina parenteral.

A imunização do recém-nascido será iniciada na maternidade, com as vacinas anti-hepatite B e a BCG id. Deverá ser seguido o calendário normal, se a criança for assintomática.

São recomendadas medidas preventivas no parto para a equipe: uso de luvas, aventais, óculos. Evitar: 1. acidentes com objetos perfurantes e cortantes e descartá-los; 2. procedimentos invasivos; 3. exames pélvicos sucessivos; 4. ruptura artificial de membranas; 5. episiotomia.

O bebê deverá ser limpo com água e sabão; o cordão, logo clampeado, e as secreções, aspiradas suavemente.

O parto cesariano está indicado para as mães infectadas, mas não há benefício reconhecido nos casos de uso de anti-retrovirais combinados e será irrelevante para aquelas pacientes cujas cargas virais eram indetectáveis no pré-natal. A amamentação, como foi afirmado, é contra-indicada no Brasil, mas a mãe será instruída a manejar o leite artificial adequadamente.

Há que se reconhecer que nos países mais pobres, como os que sofrem de *déficit* de assistência médica, muitas parturientes são assistidas por parteiras, sem a presença do médico. Essas agentes de saúde devem ser orientadas para a prevenção. Basta que sejam treinadas para prevenção de risco das doenças sexualmente transmissíveis. Mesmo em ambiente hospitalar com atendimento de partos de caráter emergencial, esse processo deveria ser estimulado em grupos de orientação.

BIBLIOGRAFIA

BRASIL MS. Coordenação Nacional de DST /AIDS. Boletim epidemiológico. *AIDS* 2001:XIV(1).

BRASIL MS. Datasus.Tabela capturada da Web em 2/9/02.

BRASIL, Ministério da Saúde. *Guia de Tratamento Clínico da Infecção pelo HIV da Infecção pelo HIV em Crianças.* Brasília: Série Manuais, 2001. nº 18. p 1-92.

Bulterys M. Role of the traditional birth attendants in preventing perinatal trans mission of HIV. *BMJ* 2002;324(7331):222-225.

Chandwani S, Gego MA, Mittai K et al. Pathology and human immunodeficiency virus expression in placenta of seropositive women. *J Infect Dis* 1991(Chicago) ;163:1134- 38.

Delamare C, Burgard M. HIV-1 RNA detection in plasma for the diagnosis of infection in neonates. The French Pediatric HIV Infection Study Group. *J Acquir Immune Defic Syndr Hum Retroviral* 1997;15(2):121-125.

Dickover R, Dillon M. Early prognostic indicators in primary perinatal HIV-1 infection: Importance of viral RNA and the timing of transmission on long-term outcome. *J Infect Dis* 1998;178(2): 375-387.

Dobson R. Breast milk is still best when HIV prevalence is high, experts say. *BMJ* 2002;324(7352):1474b.

Dunn DT, Brandt CD, Krivine A. The sensitivity of HIV-1 DNA polymerase chain reaction in the neonatal period and the relative contributions of intra-uterine and intra-partum transmission. *AIDS* 1995;9(1):F7-F11.

Finzi D, Hermankova M. Identification of a reservoir for HIV-1 in patients on highly active antiretrov-viral therapy. *Science* 1997;278:1295-1300.

Gallard, Pet. Vaginal lavage with chlorhexidine during labour to reduce mother-to-child HIV transmission: clinical trial in Mombasa, Kenya. *AIDS* 2001;15(3):389-96.

Gottlieb S. Drug therapy reduces birth rate of HIV infected babies from 19% to 3%. *BMJ* 2002;324(7334):381a.

Hofmeyr GJ, McIntyre J. Preventing perinatal Infections. *BMJ* 1997;315(7102):199-200.

International Aids Society, 3 th Conference on HIV Pathogenesis and Treatment, July 24-27, 2005, Rio de Janeiro.

Karn J Control of human immunodeficiency virus replication by the tot, ver, nef and proteases genes. *Curr Opin Immunol* 1991;3(4):526-36.

Lewis SH, Reynolds-Kholer C, Fox HE, Nelson JA. HIV-1 in trophoblastic and villous Hofbauer cells and haematological precursors in eight week fetuses. *Lancet* 1990;355:565-68.

Logie D. Global voices on HIV/AIDS. *BMJ* 2002;324(7344):1034.

Maury W, Potts BJ, Rabson AB. HIV-1 infection of first trimester and term human human placental tissue: a possible mode of maternal transmission. *J Infec Dis* 1989;160(4):583-8.

Mofenson LM, Korelitz J. The relationship between serum human immunodeficiency virus type 1 (HIV-1) RNA level, CD4 lymphocyte percent, and long term. National Institute of Child Health and Human Development Intravenous Immunoglobulin Clinical Trial Study Group. *J Infected Dis* 1997;175(5):1029-1038.

Nesheim S, Lee F, Kalish ML. Diagnosis of perinatal human immunodeficiency virus infection by polymerase chain reaction and p24 antigen detection after immune complex dissociation in an urban community hospital. *J Infect Dis* 1997;175:1333-6.

Nicoll A. Are trends in HIV, gonorrhea and syphilis worsening in western Europe? *BMJ* 2002;324:1324-27.

Nieburg P, Moses S, Nagelkerke N et al. Contribution of breastfeeding to the reported variation in rates of mother-to-child transmission. *AIDS* 1995;9(4):396-7.

Rubbert A, Ostrowski M. Pathogenesis of HIV1 Infection 2005. HIV Medicine. http://hivmedicine.com. Acessado em 23/09/05.

St Louis ME, Kamega M, Brown C et al. Risk for HIV-1 transmission according to maternal immunologic, virologic and placental factors. *JAMA* 1993;269(22):2853-59.

Tavares Jr, PA .Sintomas preditivos de AIDS em crianças nascidas de mnes de baixo nível de educaçno para a saúde nno identificadas como expostas ao HIV1. *Pediatria Moderna* 1998;34(12):840-45.

Tavares Jr PA. HIV1 em recém nascidos de mães Po internadas na maternidade do Hospital Universitário Antonio Pedro – UFF. *Arq Bras Pediatr* 1994;1(5):127-30.

Tavares Jr, PA. Predictive symptoms of Aids in children born to mothers unrecognized as positive for HIV-1. *Annals of the XXXII International Congress of Pediatrics.* Amsterdam: NL, 1998. p 334.

The International Perinatal Group. The mode of delivery and the risk of vertical transmission of human immunodeficiency virus type 1. *N Engl J Med* 1999;340(13):977-86.

Thea DM, Steketee RW, Pliner V, Bornschiegel K et al. The effect of maternal viral load on the risk of perinatal transmission of HIV-1. *AIDS* 1997;11(4):437-44.

USA CDC. *MMWR* 1982;31(49):665-71.

USA CDC. MMWR. *Tabela semanal de notificação de casos.* http://www.cdc.gov/mmwr/. Acessado em 07/02/05.

USA CDC. Public Health Service Task Force recommendations for the use of antiretroviral drugs in pregnant women infected with HIV-1 for maternal health and for reducing perinatal HIV-1 transmission in the United States. *MMWR 1998;47:RR-2.*

USA CDC. Recommendations of the U. S. Public Health Service Task Force on the use of zidovudine to reduce perinatal transmission of human immunodeficiency virus. *MMWR* 1994;43:RR-11.

SEPSE NEONATAL

Tânia Laurindo Borges de Azevedo
Luciano Abreu de Miranda Pinto

INTRODUÇÃO

Apesar de altamente sensível a medidas simples de natureza preventiva, a sepse neonatal persiste, não obstante, como uma das mais importantes causas de morbimortalidade em nosso meio. A sua ocorrência subordina-se estreitamente à qualidade da assistência materno-infantil e é uma dimensão dos cuidados dispensados às mães e aos recém-nascidos nos diferentes centros.

Doença potencialmente grave, o sucesso de seu tratamento depende primordialmente de ser detectada e tratada precocemente. Por outro lado, as manifestações iniciais, habitualmente discretas, insidiosas e inespecíficas, não oferecem base segura para o diagnóstico. O isolamento do germe, único dado decisivo para esse fim, pode levar horas, dias ou mesmo não ocorrer. O médico que cuida de recém-nascidos freqüentemente é colocado diante da difícil decisão entre prescrever precocemente antibióticos que, se desnecessários, apenas contribuirão para o aumento da resistência bacteriana nas unidades neonatais, ou aguardar confirmação diagnóstica, correndo o risco de perder horas preciosas e comprometer o prognóstico, aumentando a probabilidade de morte e seqüelas.

EPIDEMIOLOGIA

A sepse neonatal apresenta uma incidência geral de 1-8 casos/1.000 nascidos vivos. Algumas subpopulações de recém-nascidos, como os prematuros, apresentam uma elevada incidência da doença. Em recém-nascidos de muito baixo peso ao nascimento a incidência pode atingir 19 casos/1.000.

A incidência de infecção no sistema nervoso central em pacientes com sepse neonatal varia de acordo com a população estudada. Dados de literatura inglesa chegam a apresentar uma incidência de 30% de meningite associada à sepse neonatal. Essa incidência elevada parece estar relacionada aos germes mais prevalentes nessas populações, estreptococo do grupo B e *E. coli*, que, com freqüência relativamente alta, acometem as meninges. Na maioria dos estudos em nosso meio a incidência de infecção do sistema nervoso não passa de 10%.

A mortalidade pela sepse persiste elevada. Nos países industrializados a mortalidade é de 15%, sendo mais elevada em prematuros, nos quais pode atingir 26%.

DEFINIÇÕES

Pode-se definir sepse neonatal como uma infecção grave, de repercussões sistêmicas e que ocorre nos primeiros 28 dias de vida. Alguns conceitos são comumente empregados para classificar a sepse neonatal. Quanto à comprovação microbiológica, a sepse pode ser provável ou comprovada. Sepse provável é aquela que apresenta quadros clínico e laboratorial sugestivos de sepse, em que não se obteve o isolamento do agente causal. Sepse comprovada é aquela em que um agente infeccioso foi encontrado em cultura de um sítio sabidamente estéril (liquor, sangue etc.). Quando se comparam incidências de sepse em diferentes unidades, convém referir a definição de sepse utilizada, pois em alguns centros a incidência de sepse provável chega a ser 20 vezes superior à de sepse comprovada.

Quanto ao período de acometimento, a sepse neonatal pode ser considerada precoce, quando ocorre na primeira semana de vida extra-uterina, geralmente nos primeiros três a cinco dias, e tardia, após esse período. Na sepse precoce, o agente infeccioso em geral é adquirido *in utero* ou durante o nascimento, e quase sempre pertence à flora do aparelho genital feminino. Na sepse tardia, o germe provém, habitualmente, do berçário (infecção nosocomial) ou é um agente comunitário de doença. Alguns agentes adquiridos no período periparto podem ocasionar sepse tardia, como é o caso das infecções tardias pelo estreptococo do grupo B e da listeria. Nesses casos freqüentemente há acometimento do sistema nervoso central.

MECANISMOS DE INFECÇÃO NEONATAL

A sepse neonatal pode ser adquirida por quatro formas: via ascendente, no canal de parto, via transplacentária e por contaminação nosocomial.

- *Via ascendente:* agentes infecciosos localizados no canal do parto ascendem até a cavidade uterina e provocam corioamnionite e infecção fetal. Acreditava-se que, como as membranas ovulares representam uma barreira mecânica à penetração de germes no útero, e como o líquido amniótico possui uma série de fatores bacteriostáticos, a ruptura das membranas ovulares seria uma condição para o surgimento de infecção no concepto. Verificou-se depois que, em muitos casos, a ruptura precoce é conseqüência de um processo infeccioso que ali se estabeleceu. Observou-se também que a infecção uterina, mediante á liberação de uma série de citocinas capaz de desencadear o trabalho de parto, pode ser um importante fator de nascimento prematuro e de sepse precoce. Nesses casos, os recém-nascidos apresentam, comumente, um quadro de asfixia ao nascer sem que haja outros fatores que a justifiquem.
- *No canal do parto:* a infecção pode ocorrer por aspiração ou deglutição de material contaminado aí presente. Tanto a possibilidade de infecção por esta via quanto pela anterior tem aumentado o interesse pela identificação de gestantes com o trato genital colonizado pelo estreptococo beta-hemolítico do grupo B. Em alguns centros, 15% a 20% das gestantes apresentam colonização por esse agente em algum momento da gravidez, e o estreptococo tem se revelado o principal microrganismo responsável por quadros de sepse precoce em recém-nascidos, por vezes de evolução fulminante.
- *Via transplacentária:* com exceção da infecção pela listeria, não é uma via habitual de sepse no período neonatal. Em alguns casos de bacteremia materna e infecção fetal pelo mesmo agente, admite-se como mais provável que a corioamnionite tenha

sido o evento primário e que a bacteremia materna seja secundária a ela, decorrente da infecção das membranas ovulares.
- *Contaminação nosocomial:* é o mais importante mecanismo de sepse neonatal tardia. Uma série de fatores, como intervenções invasivas (punções e intervenções cirúrgicas, cateterismo de vasos, intubação traqueal), superlotação, número insuficiente de pessoal de enfermagem, descuido com as técnicas mais elementares de assepsia etc., encontra-se associada a infecções septicêmicas tardias. O principal fator para o controle desse mecanismo de infecção é a correta lavagem das mãos e a indicação criteriosa de qualquer procedimento invasivo, principalmente em populações de maior risco, como os prematuros, justamente a parcela de recém- nascidos mais sujeita a tais intervenções.

AGENTES CAUSAIS

Os agentes etiológicos da sepse neonatal variam em relação a uma série de fatores. Assim, na sepse precoce, o agente causal costuma ser uma bactéria do trato genital feminino, habitualmente uma enterobactéria. Na sepse tardia, além dos microrganismos implicados na sepse precoce, arrolam-se os que se encontram no meio ambiente e os que colonizam a equipe assistencial. Os agentes etiológicos variam segundo a localização geográfica da unidade. Assim, levantamentos microbiológicos realizados em outros países nem sempre correspondem aos achados verificados em nosso meio. Os agentes também costumam apresentar uma variação com o tempo numa mesma unidade. Para melhor conhecimento dos microrganismos causadores de sepse em determinado local (e, portanto, para orientação quanto ao melhor esquema terapêutico a ser empregado), é fundamental realizar periodicamente levantamentos microbiológicos.

Os principais agentes etiológicos da sepse neonatal são:
- Estreptococo β hemolítico do grupo B (*S. agalactiae*): bactéria gram-positiva responsável pela maioria dos quadros de sepse precoce nos Estados Unidos (31%). É responsável por quadros sépticos graves, de rápida evolução e elevada mortalidade. Em mães colonizadas por esse agente, a probabilidade do concepto desenvolver sepse neonatal é de 1% e, dada a gravidade da doença, a Academia Americana de Pediatria recomenda medidas profiláticas em alguns casos de gestação sob risco para infecção por este agente.
- *Escherichia coli:* germe gram-negativo mais freqüente nas sepses precoces nos EUA, responsável por 16% dos casos. É uma bactéria da flora fecal e sua patogenicidade parece estar relacionada à presença do antígeno K1, fator que também elevaria o risco de infecção no sistema nervoso central. Parece ser menos freqüente em nosso meio; na Unidade de Tratamento Intensivo Neonatal do Hospital Universitário Antônio Pedro (HUAP-UFF), tem sido isolada em 2,5% das hemoculturas.
- *Klebsiela-enterobacter:* microrganismos que podem desenvolver resistência aos mais diversos esquemas antibióticos (multirresistência), particularmente àqueles que incluem drogas do grupo dos betalactâmicos, como as cefalosporinas de terceira geração. No HUAP-UFF é o agente gram-negativo mais isolado em hemoculturas, sendo responsável por 23% das sepses comprovadas.
- Hemófilo influenza: vem se tornando cada vez mais freqüente nas sepses precoces, sendo responsável por até 12% dos casos em algumas estatísticas.

- Estafilococo coagulase negativo: um dos principais causadores da sepse tardia, encontrado em cerca de 55% dos casos. É um saprófita, colonizador da pele normal. Em determinadas condições, como a prematuridade, o uso de cateteres profundos etc. pode adquirir significativa patogenicidade. É o agente mais isolado nas hemoculturas do HUAP-UFF, sendo responsável por 40% dos episódios de sepse comprovada.
- Estafilococo áureo: encontrado em até 9% dos casos de sepse tardia em levantamentos estrangeiros. Responsável por 16% dos casos no HUAP-UFF.

FATORES DE RISCO

O conhecimento dos fatores de risco para sepse bacteriana neonatal adquire particular importância para o diagnóstico oportuno da infecção. Dada a baixa incidência geral da doença e as suas manifestações clínicas inespecíficas e freqüentemente tardias, na maioria das vezes é a presença de um ou mais dos fatores predisponentes que alerta quanto à necessidade de investigação diagnóstica em recém-nascidos muitas vezes completamente assintomáticos. Os fatores de risco podem estar relacionados à mãe, ao recém-nascido ou ao ambiente.

Fatores maternos

Quatro fatores são os mais importantes: a ruptura prolongada das membranas ovulares, a corioamnionite, a infecção do trato urinário e a colonização cervical por estreptococo do grupo B.

1. **Ruptura prolongada de membranas:** considerando, conforme já foi mencionado, que as membranas ovulares oferecem uma barreira mecânica e imunológica à contaminação da cavidade uterina por microrganismos da flora vaginal materna, a ruptura das membranas é um dos principais fatores que propiciam ascensão de germes vaginais ao útero, colonização e infecção dessa cavidade. Mais uma vez deve-se afirmar que, freqüentemente, a ruptura não é o evento primário, mas, sim, um evento secundário à infecção das membranas ovulares. Uma vez rota a membrana, o principal fator que determinará a infecção fetal é o tempo decorrido entre a ruptura e o nascimento. Acredita-se que a partir de 24 horas de bolsa rota, o risco seja elevado o suficiente para levar o médico a investigar a possibilidade de infecção no concepto. Após esse período de ruptura é quase sempre possível verificar a presença de sinais histológicos de corioamnionite. Recém-nascidos de mães com ruptura de bolsa há mais de 24 horas têm a probabilidade de desenvolver sepse aumentada em cerca de 10 vezes. Em mulheres colonizadas pelo estreptococo do grupo B, justifica-se a investigação já a partir de 18 horas de ruptura.
2. **Corioamnionite:** a corioamnionite ou infecção das membranas ovulares é um dos mais importantes fatores de risco para a sepse neonatal. Deve-se suspeitar de corioamnionite sempre que a gestante apresentar febre, dor à palpação uterina, líquido amniótico com mau cheiro ou purulento, leucocitose e quando houver taquicardia fetal à cardiotocografia. O exame histopatológico da placenta, geral-

mente realizado *a posteriori*, não costuma, por esse motivo, ser conhecido em tempo suficiente para influir na conduta com o recém-nascido.
3. **Infecção do trato urinário:** a infecção do trato urinário a partir do terceiro trimestre de gestação está associada a trabalho de parto prematuro e à maior incidência de corioamnionite, ambas condições predisponentes de sepse neonatal.
4. **Colonização por estreptococo do grupo B:** a colonização materna por este organismo associa-se à contaminação do feto em 50% e à sepse neonatal em 1% a 2%. A infecção pelo estreptococo também se liga a outros fatores de risco, como infecção neonatal em gestação anterior (ausência de anticorpos neutralizantes na mãe), gemelaridade, prematuridade e ao tempo transcorrido entre a ruptura das membranas ovulares e o parto. Em caso de infecção materna por estreptococo do grupo B, o risco de sepse aumenta consideravelmente já a partir de 18 horas do rompimento da bolsa d'água.

Fatores do recém-nascido

Os principais fatores relacionados ao recém-nascido e que aumentam a probabilidade de sepse neonatal são a prematuridade, o sexo masculino e a presença de asfixia.

1. **Prematuridade:** constitui um dos mais sérios fatores de risco para a sepse neonatal. O prematuro é um "imunoimaturo", com várias deficiências em aspectos críticos da defesa contra-infecções. A produção de imunoglobulinas é deficiente. É importante lembrar que grande parte das imunoglobulinas responsáveis pela defesa contra-infecções nos recém-nascidos é de origem materna, passada ativamente pela placenta para o feto no final do terceiro trimestre de gestação. O prematuro nasce antes dessa "transfusão" imunológica e, portanto, encontra-se sob risco elevado de infecções. Além disso, o prematuro apresenta uma capacidade limitada de aumentar sua população de neutrófilos; a fagocitose, opsonização, quimiotaxia e capacidade bactericida são imaturas, e a ativação do complemento, particularmente da via alternativa, é inadequada. O risco de infecção por estreptococo é maior em prematuros, e após a ruptura de membranas prolongada o risco de sepse é 8 a 11 vezes maior em prematuros do que em recém-nascidos a termo.
Além disso, a prematuridade deve ser considerada em alguns casos como a primeira manifestação de infecção intra-uterina. A reação inflamatória associada à infecção é responsável pela liberação de uma série de citocinas que induz ao trabalho de parto prematuro. Dessa forma, diante de um trabalho de parto prematuro sem motivo evidente, além de considerar o prematuro como um paciente sob maior risco para a infecção, deve-se procurar afastar a infecção como causa do nascimento antes do termo.
2. **Sexo masculino:** há estudos que registram ocorrência de sepse neonatal duas a seis vezes maior em recém-nascidos do sexo masculino. O motivo não é evidente, e algumas hipóteses são aventadas para esse achado, como a existência de mecanismos de proteção ligados ao cromossoma X. Em outros levantamentos não se observou nenhuma diferença na incidência entre os sexos.

3. **Asfixia:** a presença de sinais de asfixia ao nascimento, mais do que um fator de risco para a infecção, deve ser considerada como uma das primeiras manifestações de sepse neonatal. Em presença de um Apgar de quinto minuto menor do que seis, sem motivo claro, a possibilidade de infecção deve ser considerada.

Fatores ambientais

Neste caso, as causas mais importantes para o desenvolvimento de sepse relacionam-se ao descuramento de medidas higiênicas simples, como a lavagem das mãos e o uso de material contaminado. Tais fatores são amplificados pela superlotação da unidade. Concorrem, igualmente, a prática de manobras e intervenções invasivas, como intubações e cateterismos, e a exposição do recém-nascido ao contágio com portadores sãos. Nos meios mais desprovidos de recursos ainda se notam costumes arcaicos, como tratar o umbigo com teia de aranha, picumã etc.

É importante assinalar que, na maioria dos casos, o que se observa é um conjunto de circunstâncias que se encadeiam na gênese da sepse. Assim, a ruptura das membranas ovulares pode determinar corioamnionite (ou vice-versa), ocasionando o nascimento de um prematuro que precisa ser submetido a uma série de procedimentos invasivos. A associação de fatores de risco em um mesmo paciente aumenta significativamente a probabilidade de sepse neonatal.

QUADRO CLÍNICO

A sepse neonatal manifesta-se geralmente de maneira discreta, insidiosa e inespecífica (ou, com menor freqüência, de forma súbita): recusa alimentar, perda ou estagnação do peso, apatia, irritabilidade, expressão de angústia, palidez acinzentada, dispnéia, cianose intermitente. A icterícia é um achado comum, havendo na maioria das vezes um predomínio de bilirrubina indireta. Recrudescimento da icterícia sem causa evidente em um paciente que já estava com níveis descendentes de bilirrubina deve levar o médico a avaliar a possibilidade de sepse. Icterícia colestática é um evento tardio. Distúrbios respiratórios e cardiocirculatórios são comuns. Apnéia pode ser uma manifestação de sepse. Desconforto respiratório em um recém-nascido a termo deve sempre levar à investigação de sepse. Distúrbios gastrintestinais, como vômitos, distensão abdominal e resíduo gástrico, são comuns em pacientes que estão sendo alimentados. A febre é um evento incomum, apresentando-se em cerca de 10% dos casos. Em prematuros, a hipotermia é um achado mais freqüente que a elevação da temperatura, sendo encontrada em 17%. Com a evolução do quadro, agregam-se outros sintomas mais tardios e de péssimo prognóstico: hemorragias, esclerema, icterícia colestática, esplenomegalia. Podem surgir convulsões, mesmo na ausência de acometimento do sistema nervoso central. Identificam-se em alguns casos focos infecciosos como onfalite, celulite, abscessos metastáticos (pele, ossos) etc.

Ressalta na exteriorização dessa grave enfermidade uma das características mais marcantes do comportamento do recém-nascido frente aos agravos à saúde: a incapacidade de localizar o processo mórbido, a reação "como um todo", a forma capciosa como se apresenta o cortejo sintomático. Todas essas peculiaridades põem à prova a argúcia e a dedicação do médico na tarefa de detectar oportunamente as intercorrências que, com tanta freqüência, acometem esses pacientes.

DIAGNÓSTICO

Ainda quando se obtenha, pelos dados clínicos, relativa segurança quanto ao diagnóstico de sepse neonatal, o dado de certeza encontra-se na dependência do isolamento do agente etiológico através da cultura laboratorial de um líquido orgânico. Entretanto, esse exame, por ser demorado, não oferece nenhum subsídio para a decisão clínica crucial: iniciar ou não um antimicrobiano. Em geral, o primeiro sinal de alerta para o diagnóstico de sepse neonatal é o registro de um ou mais fatores de risco para a sua ocorrência. Nessa eventualidade, qualquer alteração clínica apresentada pelo recém-nascido, cuja causa não seja imediatamente evidente, deve ser imediatamente considerada como decorrente de sepse e tratada enquanto se aguarda os resultados das culturas. É importante enfatizar que, dada a elevada mortalidade da doença e a inespecificidade dos achados clínicos, o ônus da prova é sempre do médico, ou seja, o recém-nascido não precisa provar que está séptico, mas sim o médico precisa provar que ele não está. Se isso não for possível, o paciente deve ser considerado como portador de sepse e tratado como tal até que o diagnóstico seja esclarecido, já que o único fator que melhora o prognóstico em pacientes com sepse bacteriana no período neonatal é o início precoce de antibioticoterapia adequada. Da mesma forma, a ausência de fatores de risco não deve dissuadir o médico de tratar um paciente sintomático, se a sepse for uma consideração diagnóstica.

Nos pacientes assintomáticos e com fatores de risco, ganham destaque os exames laboratoriais inespecíficos, como o hemograma, a dosagem de proteína C reativa, a velocidade de hemossedimentação (VHS) etc., que tentam demonstrar a presença de sinais de reação inflamatória. Em geral alterações dos exames inespecíficos indicam o início da antibioticoterapia nesses pacientes. Em alguns protocolos de conduta, a presença de fatores de risco pode definir o uso de antibióticos mesmo na presença de exames inespecíficos normais. Nesses protocolos o número de fatores de risco define a conduta. No paciente cuja mãe seja colonizada por estreptococo do grupo B, a presença de outro fator de risco qualquer seria indicativa de tratamento independente de exames complementares. Nos pacientes nos quais a colonização materna por estreptococo está descartada, a presença de três ou mais fatores de risco indicaria o início do uso de antimicrobianos. O risco de falha de diagnóstico (sepse não identificada) com este protocolo é igual a 5%, e 19 pacientes são tratados, para cada paciente com sepse comprovada. No Hospital Universitário Antônio Pedro (HUAP) temos utilizado o fluxograma apresentado na Figura 22-1. Com este protocolo temos tratado nove pacientes sem comprovação de sepse para cada paciente com sepse comprovada.

Exames inespecíficos

Hemograma

É o exame laboratorial mais solicitado e em que se baseia a maioria dos diagnósticos de sepse provável. Desde os trabalhos de Manroe, no final da década de 1970, as alterações do número absoluto de neutrófilos jovens e totais e a relação entre formas jovens e totais de neutrófilos têm sido consideradas parâmetros capazes de diferenciar pacientes com e sem sepse. Os valores normais variam com a idade pós-natal. O limite inferior da normalidade para a contagem de neutrófilos de 1.800 células/mm^3, logo após o nas-

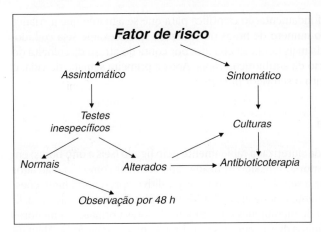

Fig. 22-1. Protocolo de sepse neonatal – HUAP.

cimento, aumentando para 7.200 células/mm^3 com 12 horas de vida e depois tornando a cair, estabilizando-se em 1.800 células/mm^3 após 72 horas. Comportamento idêntico exibe a curva traçada pelos neutrófilos imaturos. A relação normal entre neutrófilos imaturos e totais (I/T) é de, no máximo, 0,16, caindo para 0,12 até 72 horas. A neutropenia parece ser o parâmetro de maior valor preditivo para o diagnóstico de sepse.

É preciso ressaltar que o hemograma, como qualquer exame complementar, apresenta limitações. A despeito da apurada sensibilidade, é inespecífico e, sobretudo, tem baixo valor preditivo positivo, ou seja, a presença de alterações nem sempre significa que o paciente tenha qualquer anormalidade. Outras condições, como hipertensão materna, asfixia e hemorragia intracraniana, podem ocasionar neutropenia. Asfixia, febre materna e trabalho de parto laborioso podem elevar a relação I/T. A contagem de leucócitos em amostras de sangue colhidas em capilares costuma ser mais elevada em comparação com amostras venosas.

Em 1988, Rodwell propôs critérios para a interpretação do hemograma com vistas ao diagnóstico de sepse neonatal, levando em conta sete parâmetros: número total de leucócitos, neutrófilos e bastões, relação neutrófilos imaturos/neutrófilos maduros, relação neutrófilos imaturos/neutrófilos totais, alterações morfológicas em neutrófilos (granulações, vacuolização, corpúsculos de Döhle) e contagem de plaquetas. A presença de três ou mais alterações seria significativa de infecção. Segundo o autor, o teste teria sensibilidade de 96% e valor preditivo negativo de 99%.

Entretanto, o principal reparo a ser feito, em relação a um teste no qual por vezes se confia em demasia, é que vários estudos têm demonstrado que, em até 20% dos casos, um único hemograma pode ser falsamente negativo (pacientes com sepse comprovada e que não apresentam alterações hematológicas). Dessa forma, a maioria dos protocolos que utilizam o hemograma para a tomada de decisão a respeito de sepse inclui dois exames colhidos com 12 horas de intervalo, em qualquer momento da vida pós-natal. Em um levantamento realizado no HUAP-UFF, os critérios de Rodwell foram incapazes de identificar 32,8% dos pacientes comprovadamente sépticos, no primeiro hemograma.

Não existe nenhuma fundamentação científica para que se aguarde que a criança complete um determinado número de horas de vida para que o exame seja colhido. Essa conduta se torna ainda mais perigosa quando, por conta do atraso da colheita do hemograma, adia-se o início da antibioticoterapia. Após a primeira semana de vida, o hemograma perde em muito o seu valor preditivo.

Proteína C-reativa

É um reagente de fase aguda sintetizada rapidamente pelo fígado (seis a oito horas) em presença de reação inflamatória. Tem sido utilizada cada vez mais como um marcador de sepse neonatal, embora a sensibilidade e o valor preditivo apresentem limitações. Torna-se positiva precocemente e pode estar elevada na aspiração de mecônio, na asfixia, na ruptura prolongada de membranas e no choque. Valores normais são menores que 1,6 mg% nos dois primeiros dias e menores que 1 mg% após esse período. Além de seu papel no diagnóstico, a proteína C-reativa tem sido útil para a avaliação da terapêutica, normalizando-se ou mantendo-se elevada consoante a resposta positiva ou negativa ao tratamento.

Velocidade de hemossedimentação

Como a proteína C-reativa, indica a presença de reação inflamatória. Este exame é uma medida indireta de concentração de fibrinogênio sérico, uma proteína de fase aguda sintetizada pelo fígado sob ação de citocinas. Usa-se na rotina o micro-VHS, um exame extremamente simples, realizado em tubo capilar à beira do leito. Os valores normais aumentam com a idade pós-natal. Em termos práticos, um micro-VHS normal é igual à idade pós-natal em dias mais 3 (I+3), até um máximo de quinze. Valores maiores devem ser considerados indicativos de reação inflamatória. O exame é menos sensível, porém mais específico que o hemograma e a proteína C reativa.

Outros testes

Alguns outros marcadores de sepse, como haptoglobina, fibronectina, elastase-α-1-proteinase, complemento e endotoxina, têm sido investigados, mas sua utilização ainda deve ser considerada como experimental.

A confirmação do diagnóstico de sepse exige o isolamento de um microrganismo a partir de um líquido orgânico normalmente estéril. Amostras de sangue, liquor e urina são utilizadas rotineiramente para esse fim. Pesquisa de antígenos bacterianos tem sido realizada para identificar o microrganismo causador da doença, com a vantagem de prescindir da cultura e do isolamento do agente. É um método simples e rápido, todavia pouco específico. Culturas de superfície e do aspirado gástrico, muito utilizadas no passado, estão praticamente abandonadas, pois o achado de bactérias nesses sítios pode traduzir apenas colonização, não guardando qualquer ligação com a etiologia da sepse.

Exames específicos

Hemocultura

Obtida pela coleta de 0,5 a 1 ml de sangue venoso periférico, que é inoculado em meios de cultura apropriados. Amostras colhidas de cateteres venosos umbilicais não são confiáveis. O processo padrão implica a incubação da cultura por 72 horas, antes que o exame possa ser considerado negativo. Após três dias de incubação, 98% das culturas que se tornarão positivas mostram evidências de crescimento bacteriano. Algumas bactérias como o estafilococo coagulase negativo, entretanto, podem apresentar crescimento lento, e as culturas comumente precisam ser mantidas por até 10 dias. A positividade das hemoculturas na sepse bacteriana depende de variáveis como o momento clínico da colheita, o número de amostras, o organismo causador etc. De um modo geral, a positividade das hemoculturas colhidas precocemente situa-se entre 10% e 20%. Em pacientes graves próximos do óbito, a positividade pode atingir mais de 80%. No HUAP-UFF, temos conseguido o isolamento em cerca de 13% dos casos.

Culturas positivas para estafilococo coagulase negativo devem ser consideradas como positivas, desde que o contexto clínico justifique (paciente com sinais e sintomas compatíveis com infecção neonatal) e naqueles casos em que o agente for isolado de dois sítios diferentes ou em duas culturas sucessivas. Algumas técnicas como as hemoculturas quantitativas podem ajudar a diferenciar contaminação de infecção nesses casos.

Punção lombar

A punção lombar, na pesquisa da sepse, tem dois objetivos: verificar a ocorrência de comprometimento do sistema nervoso central e, eventualmente, isolar o germe (em até 15% dos pacientes com sepse e hemocultura negativa, o liquor revela crescimento bacteriano). Todo o paciente com o diagnóstico de sepse deve ser submetido à punção lombar, se possível, antes de iniciar a antibioticoterapia. É importante ressaltar que o diagnóstico de meningite neonatal piora o prognóstico, implica na realização de outros exames complementares e modifica o tratamento antimicrobiano (esquema ideal e tempo de tratamento). Dessa forma, não se admite o tratamento de um paciente séptico sem que a possibilidade de infecção no sistema nervoso tenha sido confirmada ou descartada. Caso as condições clínicas do paciente não permitam a realização imediata do exame, ele poderá ser postergado até que o paciente tenha sido estabilizado.

As culturas geralmente tornam-se positivas em até 72 horas. Em prematuros, a celularidade e a bioquímica podem ser difíceis de interpretar. Consideram-se normais até 22 células/mm^3 em prematuros e até 25 células/mm^3 em recém-nascidos a termo. As variações da glicorraquia e proteinorraquia são amplas. Podem ser considerados valores de glicose normais entre 24 e 119 mg% e de proteínas entre 20 e 170 mg%. O tratamento bem-sucedido da infecção do sistema nervoso central deve ser avaliado através de nova punção lombar cerca de 72 horas após o início da antibioticoterapia. As modificações esperadas são a normalização da glicorraquia, a viragem do predomínio de células de polimorfonucleares para mononucleares e a ausência de bactérias no gram.

Urinocultura

Amostras colhidas com saco coletor somente têm valor quando negativas, descartando a possibilidade de infecção urinária. As culturas devem ser obtidas preferencialmente por punção suprapúbica. A posição anatômica da bexiga no período neonatal (mais abdominal do que pélvica) facilita a realização deste exame. Qualquer contagem de colônias na urina colhida por punção deve ser considerada evidência de infecção, ainda que na maioria das vezes as contagens se situem acima de 1.000 colônias/mm^3. A positividade da urinocultura nos primeiros dias de vida é baixa, portanto esse exame é dispensável na investigação de sepse precoce. Na sepse tardia, a urinocultura é valiosa e deverá sempre ser realizada, visto que, em alguns casos, hemoculturas seriadas permanecem negativas enquanto se isola o germe em amostras de urina.

Aspirado traqueal

Só é útil nas 12 horas após a intubação. Após esse período, o crescimento bacteriano deve ser considerado como contaminação. Em cerca de 44% dos pacientes com pneumonia bacteriana o aspirado traqueal é positivo, mesmo com hemocultura negativa.

Detecção de antígenos bacterianos

Métodos imunológicos, particularmente para a detecção de antígenos de estreptococo do grupo B, têm sido usados em alguns centros. O exame mais utilizado é a aglutinação de partículas de látex. A pesquisa urinária do antígeno parece ser a de maior índice de positividade, muito embora o teste possa ser feito em soro e liquor. O teste apresenta um porcentual de falsa positividade de 8%-15%, devido à colonização perineal e do trato urinário.

DIAGNÓSTICO DIFERENCIAL

Em presença de fatores de risco e de manifestações clínicas sugestivas, o diagnóstico de sepse neonatal torna-se mais ou menos evidente, sobretudo quando se tem em mente essa possibilidade. Na maior parte das vezes, contudo, o quadro inicial é vago e indistinto, com predomínio de um ou outro sintoma comum a situações clínicas diversas. Assim, hipotonia e tendência à hipotermia, sintomas habitualmente observados em quadros iniciais de sepse, exigem rigorosa observação para diferenciá-los de simples manifestações ligadas à prematuridade. Cuidados idênticos devem ser tomados para excluir distúrbios metabólicos, como a hipoglicemia e outros distúrbios metabólicos, que podem exteriorizar-se por quadro semelhante e são facilmente investigados por exames de laboratório.

Palidez, observação comum em sepse (anemia, vasoconstrição periférica), sinaliza também quadros anêmicos encontrados em decorrência de transfusão feto-materna, hemorragia durante o parto (descolamento prematuro de placenta, hematoma de cordão umbilical) e outros distúrbios hemorrágicos.

Dificuldade respiratória em graus variados, não raramente a única anomalia vista na fase inicial da sepse, deve ser diferenciada da taquipnéia transitória do recém-nascido, doença de membrana hialina ou aspiração de mecônio. Em muitos casos essas condições se associam e se superpõem. Cumpre ressaltar que quadros de hipertensão pulmonar persistente podem estar associados à sepse por estreptococo e por gram-negativos.

Febre, púrpura e visceromegalia, sinais muito específicos da sepse neonatal, verificam-se também nas infecções congênitas adquiridas *in utero*, causadas por vírus, protozoários ou espiroquetas. A presença de esplenomegalia em um paciente considerado como portador de sepse bacteriana deve alertar para a investigação de uma infecção congênita associada, pois em alguns casos as duas infecções podem coexistir.

O aumento da temperatura como um sinal isolado, antes de ser interpretado como febre, deve ser diferenciado de hipertermia em conseqüência de incubadoras ou dispositivos de aquecimento mal regulados.

Icterícia, como sinal de sepse, guarda traços particulares: começo tardio, após uma fase inicial de melhora, e início súbito. Tais elementos distinguem-na da icterícia fisiológica ou da doença hemolítica do recém-nascido por incompatibilidade do fator RH ou de grupo sangüíneo, comumente mais precoces e sem comprometimento do estado geral.

Por último vale a pena ressaltar a hipótese diagnóstica de erros inatos do metabolismo. Essas doenças isoladamente têm uma incidência baixa mas, como um grupo, são relativamente comuns. Assim sendo, pacientes que apresentam alteração do estado de consciência, convulsões, intolerância alimentar, vômitos, resíduo gástrico, visceromegalias, acidose metabólica podem ser portadores desse grupo de enfermidades e, caso essa hipótese não seja investigada e o distúrbio corrigido quando possível, o prognóstico poderá ser comprometido pelo atraso no diagnóstico.

PROFILAXIA

A profilaxia da sepse neonatal baseia-se na qualidade da assistência materna e do recém-nascido. Os cuidados maternos referem-se ao acompanhamento pré-natal com vistas a assegurar uma gravidez sadia e a detectar possíveis alterações que possam afetar o concepto. Assumem particular importância a detecção precoce de gestações de risco e o encaminhamento das pacientes a centros médicos dotados de recursos adequados. A assistência ao parto assume especial importância pelas inúmeras intercorrências que aí podem ter lugar.

A atenção ao recém-nascido, no âmbito da Pediatria, destaca, sobretudo, as medidas de higiene. Lavagem rigorosa das mãos antes (e depois) de cada contato com o recém-nascido. Esterilização de roupas, lençóis e utensílios de uso próprio. Restrição do contato entre recém-nascidos, evitando o berçário. Favorecer o alojamento conjunto.

O aleitamento materno ocupa posição de destaque na profilaxia de infecções neonatais. Além de ser isento de germes, o leite materno encerra vários elementos importantes para a defesa contra microrganismos, incluindo fatores inespecíficos, anticorpos, macrófagos e linfócitos.

Dada a grande prevalência de infecção pelo estreptococo B nos Estados Unidos, a Academia Americana de Pediatria passou a recomendar, a partir de 1997, a triagem com cultura para estreptococo de material colhido por *swabs* anogenitais em todas as grávidas entre 35-37 semanas de gestação, com o tratamento das gestantes colonizadas no momento do parto. Caso a cultura pré-natal não tenha sido realizada, preconiza-se o tratamento intraparto de todas as gestantes de risco. Os fatores de risco para infecção neonatal precoce pelo EGB são: idade gestacional < 37 semanas; ruptura de membranas ≥ 18 horas ou temperatura materna > 38°C, filho anterior com doença invasiva pelo EGB e bacteriúria pelo EGB durante a gestação. O tratamento inclui a aplicação venosa de cinco milhões (5 M) de unidades de penicilina na gestante no início do trabalho de parto. Se o parto não ocorrer em quatro horas, são aplicadas doses adicionais de 2,5 M a cada quatro horas até o nascimento do concepto. Após o nascimento, não há necessidade de profilaxia adicional no recém-nascido. Caso este esteja assintomático e tenha idade gestacional menor que 35 semanas, colhem-se hemograma e hemocultura e observa-se por 48 horas. Se a idade gestacional for superior a 35 semanas, a conduta subseqüente dependerá do número de doses de profilaxia recebidas pela mãe. Caso esta tenha recebido apenas uma dose, a conduta será igual àquela preconizada para recém-nascidos com menos de 35 semanas. Se a mãe tiver recebido duas ou mais doses, nenhum exame complementar é necessário, e o paciente poderá ter alta após 48 horas de observação (Fig. 22-2).

TRATAMENTO

O sucesso do tratamento da sepse neonatal liga-se estreitamente à rapidez com que é instituída a antibioticoterapia. A escolha da terapêutica antimicrobiana deve levar em conta, sobretudo, a provável origem da contaminação – periparto, comunitária ou nosocomial – e o conhecimento que se tem da prevalência de cada germe na população atendida e na unidade em que se trabalha. Quadros de instalação precoce, como já assinalado, sugerem infecção proveniente da mãe (adquirida antes ou durante o parto). Doenças de início tardio, geralmente a partir da primeira semana e após período de normalidade, levam a pensar em germe contraído do ambiente.

Além da antibioticoterapia adequada, os cuidados gerais de suporte ocupam papel fundamental no êxito terapêutico. A imunoterapia na sepse neonatal ainda é uma questão controversa e aberta a estudos.

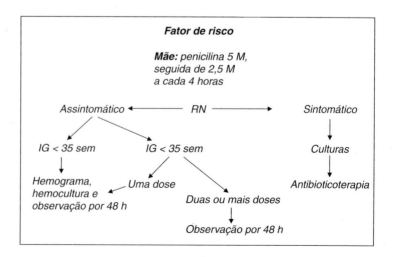

Fig. 22-2. Profilaxia da infecção estreptocócica.

Cuidados gerais

Com amplas repercussões em todo o organismo, a sepse neonatal tem, nas medidas de suporte, um dos mais importantes aspectos do tratamento.

A temperatura corporal deve ser continuamente monitorizada, particularmente nos pacientes com distúrbios respiratórios, pois a manutenção da temperatura corporal e a febre aumentam significativamente o consumo de oxigênio. Os pacientes devem ser mantidos em unidades de calor radiante ou, preferencialmente, em incubadoras em ambiente térmico neutro.

O suporte respiratório, requerido na maioria dos casos, pode abranger desde o aumento da concentração do oxigênio ambiente até o uso de ventiladores em situações mais graves.

A hipoperfusão tecidual pode requerer infusão adequada de volume através do uso de solução eletrolítica ou albumina a 5%. Associados à expansão volumétrica, indicam-se agentes inotrópicos, como a dopamina ou a dobutamina. Controlam-se estreitamente o peso diário, o débito urinário, os eletrólitos séricos, as escórias nitrogenadas e a glicemia, fazendo-se as correções necessárias. A acidose metabólica, comum nos estados sépticos graves, costuma regredir em resposta ao conjunto das medidas terapêuticas, não havendo necessidade, na maioria dos casos, de infusão de bicarbonato. Caso esta seja cogitada, é importante lembrar que o produto final do tamponamento com o bicarbonato é o gás carbônico, e que pacientes com graves distúrbios respiratórios podem não suportar a excreção do excesso desse gás.

A nutrição cumpre papel fundamental no prognóstico. Os pacientes que não toleram a ingestão enteral devem receber nutrição parenteral o mais rapidamente possível, particularmente os pequenos prematuros com reduzidas reservas calóricas. Tão logo seja possível, a nutrição por via enteral deve ser iniciada e progredida conforme tolerada.

Antibioticoterapia

Ainda que se tenha, pela avaliação clínica, alta possibilidade de conhecer o agente infeccioso, a certeza do germe implicado na sepse neonatal está na dependência de exames laboratoriais. Esse fato e a observação de que os quadros infecciosos no recém-nascido assumem, não raramente, evolução fulminante determinam que o esquema antibiótico inicial seja traçado de maneira empírica, segundo critérios de probabilidade. Em casos de início precoce, a associação de ampicilina com um aminoglicosídeo, em geral a gentamicina, é preconizada para cobrir os patógenos mais comumente encontrados nessa situação. A ampicilina substituiu a penicilina no esquema inicial da sepse por sua maior atividade frente à listeria, um germe relativamente incomum, mas que deve ser sempre considerado. Ressalta-se o sinergismo da combinação, mormente contra o estreptococo e a listeria. Em serviços onde as bactérias gram-negativas apresentam grande incidência de resistência à gentamicina, emprega-se a amicacina ou a tobramicina.

O tempo de tratamento é variável. Nos pacientes com sepse provável, em geral se mantém o tratamento venoso por sete a dez dias. Nos pacientes com sepse comprovada, o tratamento venoso em geral é mantido por 10 a 14 dias. Nunca é demais lembrar que este esquema inicial é um esquema empírico e que, a partir do conhecimento do agente causal através de cultura, a antibioticoterapia deverá ser modificada de acordo com o germe encontrado. Nos casos de acometimento do sistema nervoso central (ou caso não se possa descartar essa possibilidade) as doses dos antimicrobianos deverão ser ajustadas e o tratamento mantido por um período maior, 14 dias para meningites por gram-positivos e 21 dias nos casos de infecção por gram-negativos.

As cefalosporinas de terceira geração, particularmente a cefotaxima, que possui menor ligação protéica que a ceftriaxona, freqüentemente eram usadas nos casos de falência do esquema inicial, principalmente quando se desconfiava de gram-negativos multirresistentes. Essas drogas vêm sendo substituídas pela cefepima, uma cefalosporina de quarta geração e que, além de possuir um espectro de ação ampliado em relação à cefotaxima, particularmente no que diz respeito à ação contra pseudomonas, enterobacter e serratia, induz menos a produção de betalactamases, diminuindo o risco de resistência bacteriana. A cefepima possui uma excelente penetração liquórica. Cumpre lembrar que as cefalosporinas são ineficazes no caso de infecção pelo enterococo.

Na sepse tardia, cumpre considerar a possibilidade de infecção por estafilococos, particularmente os coagulase negativos. Nesse caso, está indicada a vancomicina, pois esses germes são quase que universalmente resistentes à oxacilina. No caso de estafilococo áureo, a oxacilina pode ser eficaz, e a associação de oxacilina a aminoglicosídeos tem ação sinérgica.

Nos pacientes que já receberam vários esquemas de antibiótico, particularmente naqueles prematuros, desnutridos, em jejum prolongado, utilizando nutrição parenteral e com cateter em veia profunda, cumpre considerar a possibilidade de infecção fúngica, principalmente por Candida, e iniciar, mesmo sem o isolamento desse agente, tratamento com anfotericina B. Freqüentemente esse germe é esquecido nas considerações quanto ao diagnóstico etiológico, e é preciso lembrar que a ausência de sinais externos de moniliase não descarta a possibilidade de doença. Ressalta-se que a Candida é capaz de crescer nos meios padrões de hemocultura.

Imunoterapia

Várias modalidades de imunoterapia já foram propostas para o tratamento da sepse neonatal, desde a velha exsanguineotransfusão, passando pela infusão de imunoglobulinas e granulócitos, até a utilização recente de fatores estimuladores do crescimento de leucócitos. Muito embora, em meados da década de 80 do século passado, a imunoterapia tenha sido saudada como o futuro no tratamento da sepse, os resultados dos múltiplos estudos realizados foram desanimadores, e esta modalidade de terapia não conseguiu provar sua utilidade.

A utilização de imunoglobulina, tanto profilaticamente para a prevenção da sepse, quanto como terapia para a sepse estabelecida, até o presente momento, não pode ser recomendada como medida rotineira. O êxito da técnica parece estar relacionado à presença, no lote de imunoglobulina que se está utilizando, de anticorpos específicos contra o agente causador da infecção, fator que não pode ser controlado na prática. As pesquisas atuais visam ao desenvolvimento de anticorpos monoclonais que poderão ser usados em caráter específico.

A transfusão de granulócitos foi utilizada, com resultados positivos, em recém-nascidos neutropênicos e sépticos. Limitações de ordem técnica impediram, contudo, o seu uso rotineiro. Além disso, preparados contendo granulócitos poderiam levar à doença do tipo enxerto-*versus*-hospedeiro, à sensibilização contra antígenos leucocitários e a reações de leucoaglutinação pulmonar. Com o mesmo propósito – tratamento da sepse associada à neutropenia, e para a prevenção de sepse em recém-nascidos neutropênicos – têm sido utilizados fatores estimuladores de colônias de granulócitos e de granulócitos-monócitos. Os resultados parecem promissores, mas ainda é cedo para que essa conduta seja considerada uma estratégia padrão para o tratamento da sepse.

As exsanguineotransfusões, ainda praticadas em alguns centros, mormente em pacientes gravíssimos com esclerema e de coagulopatia de consumo, não têm sustentação científica. O maior problema em relação à análise da eficácia desse procedimento é que, em geral, ele é realizado *in extremis* em pacientes muito graves e com uma elevada probabilidade de morte. Nessas condições o número de pacientes tratados costuma ser pequeno, e os relatos na literatura referem-se em geral a estudos retrospectivos e baseados unicamente em observações clínicas. Utilizada desta forma – como último recurso – a exsanguineotransfusão parece, em alguns casos, ser eficaz.

BIBLIOGRAFIA

American Academy of Pediatrics. Group B Streptococcal Infections. In: AAP 2000 Red Book: *Report of the Committee on Infectious Diseases*. 25th ed. Elk Grove Village: American Academy of Pediatrics, 2000. p 537-44.

Albany EA, Baker CJ. Is Lumbar Puncture Necessary to Exclude Meningitis in Neonates and Young Infants: Lessons From the Group B Streptococcus Cellulitis-Adenitis Syndrome. *Pediatrics* 1998;102(4):984-5.

Aujard Y. Infecciones Neonatales (I). In: *Encyclopédie Médico-Chirurgicale*, 4th ed. Paris: Editions Scientifiques et Médicales Elsevier SAS, 2001. p 1-15.

Eichenwald EC. Perinatally Transmitted Neonatal Bacterial Infections. *Infect Dis Clin North Am* 1997;11(1):223-39.

Gerdes JS. Clinicopathologic Approach to the Diagnosis of Neonatal Sepsis. *Clin Perinatol* 1991;18(2):361-81.

Goldenberg RL, Hauth JC, Andrews WW. Intrauterine Infection and Preterm Delivery. *N Engl J Med* 2000;342(20):1500-7.

Manroe BL, Weinberg AG, Rosenfeld CR, Browne R. The Neonatal Blood Count in Health and Disease. I. Reference Values for Neutrophilic Cells. *J Pediatr* 1979;95(1):89-98.

Perez EM, Weisman LE. Novel Approaches to the Prevention and Therapy of Neonatal Bacterial Sepsis. *Clin Perinatol* 1997;24(1):213-29.

Rodwell RL, Leslie AL, Tudehope DI. Early Diagnosis of Neonatal Sepsis Using a Hematologic Scoring System. *J Pediatr* 1988;112(5);761-7.

BANCO DE LEITE HUMANO

Rosangela Carvalho dos Santos ◆ Adauto Dutra

INTRODUÇÃO

O Banco de Leite Humano é, em sua essência, um esforço multiprofissional, sem fins lucrativos, visando ao incentivo do aleitamento materno exclusivo, de forma a atender os lactentes que, por diferentes razões, não podem receber o leite de suas próprias mães.

De acordo com a portaria nº 322, de 26 de maio de 1988, fica estabelecido que o leite materno é, incontestavelmente, o alimento ideal nos seis primeiros meses de vida da criança, por possuir balanceamento em sua composição química, ausência de fenômenos alergênicos, melhor digestibilidade e proteção contra-infecções, grande vilão no alto índice de desnutrição e mortalidade nessa faixa etária.

NORMAS GERAIS PARA O FUNCIONAMENTO DO BANCO DE LEITE HUMANO

A instalação e o funcionamento de um Banco de Leite Humano devem obedecer às normas previamente estabelecidas pelos órgãos competentes, através da Fundação Oswaldo Cruz (Instituto Fernandes Figueira) e da Secretaria de Políticas da Saúde (área de saúde da criança e aleitamento materno), cujo objetivo é promover a saúde da mulher e da criança.

Esse processo se fortalece através da criação de parcerias com instituições federais, municipais, órgãos não-governamentais e, principalmente, com a sociedade.

DEFINIÇÕES E CONCEITOS

Banco de leite humano

Centro especializado responsável pela promoção do incentivo ao aleitamento materno e execução das atividades de coleta, processamento e controle de qualidade do colostro, leite de transição e leite humano maduro; para posterior distribuição, sob prescrição do nutricionista ou médico responsável.

Banco de leite de referência

Unidade destinada a desempenhar funções comuns nos diversos Bancos de Leite Humano, como: treinar, orientar, capacitar recursos humanos, desenvolver pesquisas operacionais, prestar consultoria técnica e dispor de um laboratório credenciado pelo Ministério da Saúde.

Banco de leite de empresa

- Visa incentivar as trabalhadoras a promoverem o aleitamento materno.
- Após a coleta do leite, pode passar pela fase de processamento seguida da distribuição.
- Deve-se, entretanto, atentar para que a prioridade seja sempre do(a) filho(a) da nutriz.

Colostro humano

É o primeiro produto da secreção láctea da nutriz, obtido até o sétimo dia após o parto.

Leite humano de transição

É o produto intermediário da secreção láctea da nutriz, entre o colostro e o leite maduro, produzido entre o 7º e o 15º após o parto.

Leite humano maduro

É o resultado da secreção láctea livre de colostro da nutriz, obtido a partir do 15º dia pós-parto.

Pasteurização

É o tratamento aplicado ao leite, que visa à inativação térmica de 100% das bactérias patogênicas e 90% de sua flora saprófita, através de um binômio temperatura-tempo de 62,5% com 30 minutos ou equivalente, calculado de modo a promover equivalência a um tratamento 15D para inativação térmica da *Coxiella burnetti*.

Normas higiênico-sanitárias

São regras estabelecidas para orientar e padronizar procedimentos, tendo por finalidade assegurar a qualidade do processo, sob o ponto de vista da saúde pública.

Aditivo

É toda e qualquer substância adicionada ao produto, de modo intencional ou acidental.

Flora microbiana

É formada por microrganismos presentes nos produtos aqui descritos, sendo considerada primária aquela decorrente da contaminação do interior das mamas e secundária a que se origina de agentes externos.

Pool

Significa um produto resultante da mistura de doações.

LAY-OUT, EQUIPAMENTOS E UTENSÍLIOS

- Deve estar localizado, preferencialmente, em local onde não haja cruzamento de fluxo de dependências que possam vir a causar danos à integridade do leite sob o ponto de vista químico, físico-químico e microbiológico.
- Pisos, paredes, teto e divisórias devem ser revestidos com material impermeável, permitindo melhor higienização e sanitização.
- Deve dispor de local para recepção, parlamentação, coleta, processamento e estocagem.
- Os equipamentos, material permanente e de consumo devem ser proporcionais à capacidade operacional, devendo ser diariamente higienizados e esterilizados antes de sua utilização.
- As torneiras e secadoras de mão devem, de preferência, ser automáticas de forma a prevenir a contaminação das mãos após sua utilização.

EQUIPE MULTIPROFISSIONAL COM ATUAÇÃO EM BANCO DE LEITE HUMANO

A Secretaria de Saúde, através da Vigilância Sanitária, determina que:

- O nome do responsável técnico, juntamente com sua titulação e o seu número de registro no Conselho Regional, deverá constar das diversas formas de propaganda pertinentes ao Banco de Leite Humano.
- Todos os servidores do Banco de Leite Humano devem ser submetidos a exames periódicos de saúde, predeterminados.
- É obrigatória a utilização de luvas de procedimento, por questão de risco biológico, devido ao problema de doenças infecto-contagiosas.
- Toda equipe envolvida com a coleta ou análise de leite humano deve higienizar as mãos e os braços com água e sabão, escovar as unhas friccionando com álcool a 70% durante, pelo menos, 30 segundos, a fim de minimizar a carga microbiana após o enxágüe.
- É recomendável a utilização de sapatilhas, gorros, máscaras e capotes descartáveis não só para maior conforto, como também para preservar a higienização do ambiente.

DOADORAS

- As doadoras devem ser mulheres sadias que apresentam secreção láctea superior às exigidas por seus filhos e que se disponham a doar o excedente por vontade própria.
- A anamnese e o exame físico, juntamente com a avaliação nutricional, são procedimentos indispensáveis para que se proceda à coleta de leite humano.
- São consideradas inaptas para doação de leite as nutrizes que fazem uso de drogas ou medicamentos excretáveis através do leite que venham a trazer prejuízos à saúde do receptor; portadoras de moléstias infecto-contagiosas; as que fazem tratamento quimioterápico ou radioterápico e ainda aquelas que apresentam quaisquer processo de desnutrição.

COLETA

A equipe multiprofissional atuante em Banco de Leite Humano deve estar capacitada a orientar as doadoras, dentro dos padrões técnicos e higiênico-sanitários, quanto aos seguintes procedimentos:

- Na área reservada para higienização, retirar sua blusa, sutiã, jóias e adereços, visando reduzir a contaminação microbiana.
- Higienizar, com uso de sabão e água corrente, os antebraços e as mãos, sempre utilizando escovas de unhas individuais.
- Orientar para que, se possível, a doadora mantenha as unhas aparadas para facilitar a higiene.
- Nunca utilizar sabão nos mamilos e nas mamas que deverão ser secos com toalhas individuais ou descartáveis.
- No caso de coleta em enfermarias, ou em domicílio, a doadora deve ser orientada a evitar locais que possam vir a trazer riscos à qualidade microbiológica do leite humano ordenhado, a exemplo de sanitários e/ou locais com presença de animais.
- A coleta deve ser, de preferência, realizada manualmente, após massagens orientadas nos seios, podendo também ser utilizadas bombas manuais ou elétricas.

PASSOS PARA A ORDENHA

- Dispor, em bancada previamente esterilizada, o *kit* coleta, contendo vasilhame com frasco esterilizado, gaze ou pano limpo e bomba manual ou elétrica, se necessário.
- Desprezar os primeiros jatos em gaze ou pano limpo, para reduzir os contaminantes microbianos.
- Após o término da ordenha, fechar e rotular o frasco com as seguintes informações: classificação, local, data da coleta, identificação da doadora, dados sobre o recém-nascido e validade.
- Em caso de utilização de bombas manuais, atentar para que, uma vez que o receptáculo esteja cheio, o leite seja vertido para o frasco, pressionando sempre a pêra de borracha para, dessa forma, evitar que o leite entre em contato direto com a mesma.
- Em caso de ordenha domiciliar, ou em enfermarias, devem-se adotar as mesmas medidas já citadas, acrescidas das orientações seguintes.
- A cada nova coleta, utilizar um frasco de vidro previamente submerso em água fervente, aproximadamente por 15 minutos, e resfriado. Esse leite recém-coletado será, então, colocado sobre o leite já mantido no interior do congelador, que deve estar muito bem vedado.
- É importante informar à doadora que o tempo de estocagem em refrigerador é de até 24 horas e no congelador de geladeira ou *freezer*, por até 15 dias. Essa validade pode ser comprometida caso o equipamento apresente problema, seja mal utilizado com abertura constante das portas, ou esteja em local que tenha a temperatura do refrigerador comprometida com quedas constantes de energia.

PROCESSAMENTO

O leite materno ordenhado deve ser submetido à seleção, classificação e tratamento de conservação específico. Em caso de impossibilidade imediata, esse produto deverá ser estocado cru, sob congelamento, pelo menor tempo possível.

No ato da recepção, o funcionário responsável deverá avaliar as condições de conservação, verificando se a embalagem está bem vedada, quando então passará álcool a 70% na parte externa dos frascos, com a finalidade de reduzir a presença de contaminantes nos *freezers* e geladeiras.

ACONDICIONAMENTO

- Após o degelo, no caso de produtos congelados, deve-se atentar para que o reenvase seja feito em campo de chama, podendo ser com bico de Bunsen ou lamparina a álcool, evitando dessa forma a contaminação do produto.
- O acondicionamento deverá obedecer a volumes preestabelecidos pelo Banco de Leite Humano em recipientes esterilizados, de acordo com os critérios mais rígidos.

PASTEURIZAÇÃO

- A temperatura do banho-maria, com a finalidade de pasteurização, deve ser 62,5°C. É imprescindível o uso do termômetro apropriado.
- O nível de água do banho-maria deve ser sempre superior ao do produto no interior do frasco.
- Deve-se aguardar o tempo de pré-aquecimento, que estará condicionado à quantidade de leite humano ordenhado, para então começar a contar os 30 minutos para que a pasteurização seja efetuada.
- Após a retirada do banho-maria, promover o resfriamento que deverá ser feito por imersão em água com gelo em temperatura aproximada de 5° C, com a finalidade de se evitarem perdas do produto pelo calor residual. Em seguida, deve-se coletar amostras para o controle de qualidade microbiológico.

ESTOCAGEM NO BANCO DE LEITE HUMANO

- Os *freezers* devem estar em perfeitas condições de forma a propiciar rigoroso controle de temperatura, evitando desse modo prejuízos à qualidade do produto.
- O tempo máximo de estocagem em *freezers*, após tratamento de pasteurização, é de até seis meses.
- É proibida a estocagem de leite humano ordenhado junto com outros produtos hospitalares.

DISTRIBUIÇÃO

De acordo com os critérios estabelecidos pelo Ministério da Saúde, serão beneficiados como receptores os lactentes que se identificarem com um ou mais quesitos dos relacionados a seguir:

- Prematuros e recém-nascidos de baixo peso que não consigam sugar.
- Recém-nascidos infectados, principalmente com enteroinfecções.
- Portadores de deficiências imunológicas.
- Portadores de diarréia protraída.
- Casos de alergia a proteínas heterólogas.
- Gemelares.
- Lactentes sadios maiores de dois meses, no caso de Banco de Leite de empresa.
- Casos excepcionais, a critério do nutricionista ou médico responsável.

CONTROLE DE QUALIDADE

O controle de qualidade de um Banco de Leite Humano se torna mais eficaz à medida que todas as etapas de execução, desde o planejamento até o término da obra, sejam fiscalizadas de forma a que todos os requisitos exigidos por lei sejam atendidos.

Deve-se levar em consideração que um *lay-out* adequado e equipamentos apropriados e de qualidade são tão importantes quanto à qualificação dos profissionais que nele irão atuar.

Em relação à qualidade do leite humano ordenhado processado, devem-se avaliar certos padrões como: características nutricionais, químicas, imunológicas e microbiológicas.

Os critérios de análise devem ser feitos de forma responsável, sempre sujeitos às modificações que se façam necessárias por ocasião das evoluções tecnológicas.

CONTROLE SANITÁRIO DE LEITE HUMANO ORDENHADO

Após vários estudos com a finalidade de se definir um indicador para a presença de contaminação fecal, em 1982, Shardinger sugeriu que o grupo coliforme poderia ser utilizado como índice de contaminação fecal, já que é mais facilmente detectado do que espécies de *Salmonella*; para tanto, optou-se pela análise de coliformes totais, coliformes fecais e *E. Coli* pois, além de ser um dos métodos economicamente mais viáveis e seguros, minimiza a possibilidade de resultados falsos-positivos.

CONTROLE FÍSICO-QUÍMICO

Podemos conferir ao leite humano características tão ilimitadas quantas as vidas que ele pode nutrir e, muitas vezes, salvar; porém na maioria dos Bancos de Leite Humano, só são analisados o teor de gordura e o seu valor energético.

Sabe-se que, em 1978, a técnica do crematócrito, que originalmente foi descrita por Lucas *et al.*, foi testada em rotinas de Bancos de Leite Humano.

A função do crematócrito é separar o creme do soro do leite, após uma centrifugação dos capilares por aproximadamente 15 minutos. O creme ocupa a parte superior do capilar, podendo-se verificar uma coloração mais densa. Já o soro, com coloração mais clara e consistência mais rala, se situará na parte inferior do capilar.

Para obtermos o valor calórico total por litro de leite ordenhado, devemos proceder à seguinte regra:

- Com auxílio de uma régua milimetrada, mede-se o comprimento da coluna de creme e o comprimento da coluna total do produto (coluna do soro + coluna do creme). Com essas medidas, empregaremos as fórmulas a seguir:
  – Teor de creme (%) = coluna de creme (mm)/coluna total do produto (mm) × 100.
  – Teor de gordura (%) = teor do creme (%)/1,46 – 0,59.
  – Valor calórico (kcal/litro) = 66,8 × teor do creme (%) + 290.

MÉTODO DE HIGIENIZAÇÃO E ESTERILIZAÇÃO DO MATERIAL UTILIZADO EM BANCO DE LEITE HUMANO

Após a utilização dos diversos tipos de material, colocá-los de molho em solução detergente e anti-séptica, de acordo com orientação do manual de Boas Práticas do Banco de Leite, onde também deverão constar a metodologia e o tempo necessário para a permanência destes no autoclave.

É importante salientar que o tempo necessário de permanência dos utensílios em solução pode variar de acordo com orientação dos respectivos fabricantes dos produtos.

Em seguida, lavar, escovar e enxaguar o material em água corrente.

Antes de promover a secagem, cada tipo de utensílio deverá ser separado de acordo com o tipo de esterilização ao qual será submetido.

BIBLIOGRAFIA

Rede Nacional de Bancos de Leite Humano. www.fiocruz.br/redeblh (acessado em 06/02/2005).
www.meac.ufc.br/public/blh/manblh.htm (acessado em 06/02/2005).
www.saude.rj.gov.br/Protocolo_Geral/FS_banco_leite.shtml (acessado em 06/02/2005).
Rego JD. *Aleitamento materno.* São Paulo: Atheneu, 2001.

24 LEITE MATERNO

Antonino Barros Filho

INTRODUÇÃO

A íntima relação mãe-filho, que durou toda a gestação, sofre uma brusca ruptura com o nascimento da criança. Esse contato deve ser restabelecido o quanto antes através da amamentação. A boca do lactente é a zona mais adequada para estabelecer o seu primeiro contato com o mundo, vencer a angústia de separação, satisfazer suas necessidades e aliviar suas tensões.

RAZÕES PARA O ALEITAMENTO MATERNO

- Conhecimento científico moderno sobre sua importância no vínculo mãe-filho.
- Está associado à reduzida incidência de doença intestinal inflamatória e diabetes melito na infância.
- É bacteriologicamente seguro e sempre fresco.
- É menos alergênico.
- Eleva a imunidade do lactente, aumentando a resistência às infecções, principalmente às do tubo digestivo e do aparelho respiratório.
- Diminui a propensão à superalimentação.
- Promove bom desenvolvimento mandibular e dos dentes.
- É nutricionalmente superior em razão da presença de proteínas de alto valor biológico, gordura de melhor absorção, ácidos graxos associados à cognição, ao crescimento e à visão, carboidratos responsáveis por excelente fonte nutritiva, consistência mais mole das fezes, flora fecal bacteriana menos patogênica e melhor absorção de minerais.
- O baixo conteúdo mineral tem importância fisiológica e resulta em carga de soluto renal mais baixa. O ferro é muito bem absorvido, o balanço de cálcio e fósforo é adequado e fornece, quando a mãe é bem nutrida, quantidades suficientes de vitaminas.

COMPOSIÇÃO DOS LEITES PARA RECÉM-NASCIDOS E LACTENTES
(Quadro 24-1)

EDUCAÇÃO MATERNA

A arte de amamentar, por não ser inata na mulher, tem sido aprendida durante séculos. A introdução do tema no currículo de escolares de ensinos fundamental e médio, a utilização de veículos de comunicação de massa, a distribuição de material institucional e a promoção de concurso de cartões e fotografias são estratégias a serem adotadas.

Quadro 24-1. Composição dos leites para RN e lactentes

	Leite Humano	**Leite de Vaca Integral**	**Hidrolisado de Proteína**
% de calorias	P = 8 Gordura = 51 CHO = 41	P = 22 Gordura = 49 CHO = 29	Nenhuma lactose P = 13 Gordura = 36 CHO = 51
Na	cal/ml = 0,6 mEq/l = 6 mEq/100 cal = 0,9	cal/ml = 0,67 mEq/l = 22 mEq/100cal = 3,3	cal/ml = 0,67 mEq/l = 13 mEq/100 cal = 1,9
Cl	mEq/l = 10 mEq/100cal = 1,4	mEq/l = 30 mEq/100 cal = 4,5	mEq/l = 16 mEq/100 cal = 2,4
K	mEq/l = 12 mEq/100 cal = 1,8	mEq/l = 37 mEq/100 cal = 5,5	mEq/l = 18 mEq/100 cal = 2,7
Ca	mg/l = 340 mg/100 cal = 51	mg/l = 1.200 mg/100 cal = 180	mg/l = 600 mg/100 cal = 90
P	mg/l = 150 mg/100 cal = 22,4	mg/l = 930 mg/100 cal = 13	mg/l = 400 mg/100 cal = 60
Solutos renais	mOsm/100 cal = 12	mOsm/100 cal = 33	mOsm/100 cal = 19

No pré-natal, as mulheres após 32 semanas de gestação devem ter suas mamas examinadas, devem ser formados grupos educativos com a participação dos pais e ser ensinadas técnicas de motivação.

ALOJAMENTO CONJUNTO

O alojamento conjunto deve ser iniciado na sala de parto, amamentação sem horários fixos, não usar bicos, mamadeiras, outros alimentos, água, glicose, chá e fórmulas lácteas.

Na Unidade de Terapia Intensiva e de risco neonatal intermediário, os neonatos internados serão estimulados a iniciar sucção ao seio assim que apresentarem maturidade (32 a 34 semanas) e bom estado geral. As mães devem ordenhar o leite a partir de seis horas pós-parto, e sua presença na unidade deve ser estimulada ao máximo.

O leite ordenhado a cada duas a três horas será pasteurizado e repassado ao recém-nascido.

O leite ordenhado é colhido com higiene adequada e tem validade por 24 horas na geladeira, sete dias no congelador e 30 dias no *freezer*. Quando descongelado, o leite não pode ser recongelado e deve ser colocado em banho-maria com água morna para sua utilização.

TECNICAS DE AMAMENTAÇÃO

São importantes as expressões de colostro no pré-natal, amamentação precoce e colocação do recém-nascido junto à mãe. Durante a primeira hora após o nascimento, o reflexo de sucção é intenso, sendo o melhor momento para o início da amamentação. A mãe deverá lavar as mãos com água e sabão, acomodar-se em posição vertical, manejar a mama com movimentos circulares pequenos, da aréola para a base. A pega adequada ocorre com o recém-nascido abocanhando toda a aréola, o lábio inferior voltado para fora, o superior para cima e o queixo tocando o peito da mãe (Fig. 24-1).

Após expressão do mamilo para verificar a presença do leite, o bebê é colocado para sugar. As mamas são oferecidas alternadamente, e a sucção deve ser interrompida ao término da mamada, colocando o dedo mínimo no canto da boca do recém-nascido e afastando seu rosto com o auxílio dos dedos. Deixar o bebê no colo, de pé ou de bruços para facilitar a eructação e evitar a broncoaspiração. Deitá-lo em decúbito lateral direito, com travesseiros nas suas laterais, para evitar sua mudança para decúbito ventral.

São contra-indicados aplicações de calor nas mamas, limpezas dos mamilos ao amamentar, uso de pomadas e lubrificantes.

PASSOS PARA O SUCESSO DA AMAMENTAÇÃO

Declaração conjunta da OMS/UNICEF (1989)

Todos os estabelecimentos que oferecem cuidados obstétricos a recém-nascidos deveriam:

1. Ter uma norma escrita sobre aleitamento, que deveria ser rotineiramente transmitida a toda a equipe de cuidados de saúde.
2. Treinar toda a equipe de cuidados de saúde, capacitando-a para implementar essa norma.
3. Informar todas as gestantes sobre as vantagens e o manejo do aleitamento.
4. Ajudar as mães a iniciarem o aleitamento na primeira meia hora após o nascimento.
5. Mostrar às mães como amamentar e como manter a lactação, mesmo se vierem a ser separadas de seus filhos.

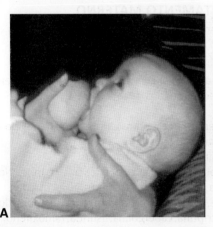
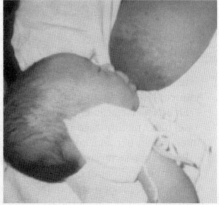

Fig. 24-1. Amamentação. (**A**) Posição correta. (**B**) Posição incorreta. (Cortesia do Prof. José Dias Rego.)

6. Não dar a recém-nascidos nenhum outro alimento ou bebida além do leite materno, a não ser que tal procedimento seja indicado pelo médico.
7. Praticar o alojamento conjunto: permitir que mães e bebês permaneçam juntos 24 horas por dia.
8. Encorajar o aleitamento sobre livre demanda.
9. Não dar bicos artificiais ou chupetas a crianças amamentadas ao seio.
10. Encorajar o estabelecimento de grupos de apoio ao aleitamento, para onde as mães deverão ser encaminhadas por ocasião da alta do hospital ou ambulatório.

NORMAS RECOMENDADAS PARA A AMAMENTAÇÃO

Academia Americana de Pediatria

1. O leite humano é o alimento de preferência sempre, mesmo para o RN prematuro e de baixo peso.
2. A amamentação deve começar tão cedo quanto possível; procedimentos com o RN em sala de parto que possam interferir nessa prática devem ser evitados.
3. A amamentação deve ser à demanda.
4. Nenhum suplemento é necessário aos RNs amamentados, exceto se houver indicação clínica.
5. Todos os lactentes devem ser vistos depois da alta hospitalar, na primeira semana e com um mês de vida.
6. O aleitamento exclusivo é nutricional e suficiente até cerca de seis meses de vida e, a partir do sexto mês, devem-se introduzir gradualmente alimentos semi-sólidos ricos em ferro, com o aleitamento sendo recomendado até 12 meses ou por quanto tempo for desejado pelo par mãe-filho.
7. Não há necessidade de água nem suco ou outros alimentos a RN amamentados; ferro e vitamina D podem ser necessários após o sexto mês.
8. Em caso de internação, mãe e filho não devem ser separados.

CONTRA-INDICAÇÕES PARA O ALEITAMENTO MATERNO

Situações nas quais o aleitamento está contra-indicado pelo uso de medicamentos e outras substâncias:

- Amiodarona:
    - Efeitos na lactação e na criança: pode atingir concentrações significativas no leite materno. Risco de liberar grandes quantidades de iodo para a criança.
- Antineoplásicos e imunossupressores:
    - Efeitos na lactação e na criança: podem causar imunossupressão, carcinogênese, baixa na formação de glóbulos brancos.
- Anfetaminas, heroína, cocaína, fenciclidina, LSD, maconha, *crack*:
    - Efeitos na lactação e na criança: podem causar dependência na mãe. No recém-nascido podem causar letargia, irritabilidade, tremores e alucinações.
- Andrógenos, misoprostol, mifepristone, anticoncepcional hormonal combinado (estrógenos em doses elevadas), bromocriptina, cabergolina, lisurida, tamoxifeno:
    - Efeitos na lactação e na criança: possuem efeitos inibitórios na lactação.

- Fenindiona:
  - Efeitos na lactação e na criança: grande excreção da droga pelo leite materno, com risco de hemorragia na criança pequena.
- Sais de ouro:
  - Efeitos na lactação e na criança: no recém-nascido, há relato de serem encontrados na urina, no soro e em glóbulos vermelhos.
- Substâncias radioativas:
  - Efeitos na lactação e na criança: exposição do recém-nascido à radiação.

As gestantes HIV + devem ser aconselhadas a não amamentarem seus recém-nascidos, assim como as mães positivas para o vírus linfotrófico humano de células T (HTL $V_1 V_2$).

RISCOS NUTRICIONAIS PARA O ALEITAMENTO MATERNO

Na criança com galactosemia, fenilcetonúria e em casos de doença metabólica materna, como doença de Wilson (excesso de cobre), devem ser tomadas precauções. Nos casos leves de galactosemia, parte da alimentação pode ser feita por leite materno. Na fenilcetonúria, por ser o LH pobre em fenilalanina, também pode ser oferecido leite materno como parte da dieta. Na doença de Wilson as mães não devem amamentar em virtude do tratamento com penicilinamida, que se liga ao cobre, magnésio e ferro.

DIETA MATERNA E AMAMENTAÇÃO

Suplementos de vitamina B_6 e B_{12} devem ser oferecidos aos bebês cujas mães utilizem dieta vegetariana estrita. As nutrizes devem alcançar o mínimo de 1.800 kcal/dia. Podem ser necessários suplementos multivitamínicos e de minerais em mães com dieta hipocalóricas.

Recém-nascidos de mães expostas a metais pesados, como mercúrio, arsênico, cádmio e chumbo são expostos a menores riscos em razão dos baixos níveis no leite materno. Na exposição ao chumbo, a amamentação é considerada segura, se a dosagem sangüínea for menor que 40 mcg/dl.

Na exposição ao mercúrio, se a mãe for sintomática e tiver níveis mensuráveis de mercúrio no sangue, a amamentação está contra-indicada.

BIBLIOGRAFIA

American Academy of Pediatrics. Committee on nutrition. Nutritional needs of low-birth-weight infants. *Pediatrics* 1985;75:976-86.

Badinter E. *Um amor conquistado: o mito do amor materno*. 6th ed. Rio de Janeiro: Nova Fronteira, 1985. p 370.

Barros MD, Kulesza TM, Ranna W, Sampaio MMS. *Papel do leite materno na defesa do lactente contra infecções. Pediat* 1982 São Paulo;4:88-102.

Boletim IHAC. Amigo da criança. Programa Nacional de Incentivo ao Aleitamento Materno. Ministério da Saúde, 24, 1988. p 8.

Butte NF, Garza C, Smith EO. Variability of macronutrient concentration in human milk. *Eur J Clin Nutr* 1988;42:345-9.

Carbonare SB, Palmeira P, Silva MLM, Sampaio MC. Effect of microwave radiation, pasteurization and lyophilization on ability of human milk to inhibit Escherichia coli adherence to Hep-2 cells. *J Diarrhoeal Dis Res* 1996;14(2):90-94.

Carlon Se, Werkman SH, Rhodes PG, Tolley EA, Visual-acuity development *et al*. In healthy preterm infants: effect of marine-oil supplementation. *Am J Clin Nutr* 1993;58:35-42.

Cavel B. Gastric emptying in infants fed human milk or infants formula. *Acta Paediatr Scand* 1981;70:639-41.

Departamento de Aleitamento Materno de São Paulo. HIV e aleitamento. *Rev Paul Pediatria* 1997;15(3):15-6 Supl.

Departamento de Infectologia de São Paulo. Infecções maternas e aleitamento natural. *Rev Paul Pediatria* 1997;15(3):Supl.

Departamento de Pediatria Universidade Federal do Paraná. *Aleitamento Materno*. 3rd ed. 2001. Disponível em: htpp://www.hc.ufpr.br/acad/pediatria/rotinas/neonato/aleitamentomaterno. Acesso em 07/02/2005.

Dias Rego J. *Aleitamento materno*. Rio de Janeiro: Atheneu, 2001.

Fiocruz. Boletim semestral da Rede Nacional de Bancos de Leite Humano. Gota de Leite, 2, 1998.

Goldman AS, Cheda S, Keeney Schmalstieg FC, Schanler RJ. Imunologic protection of the premature newborn by human milk. *Seminars in Perinatology* 1994;18(6):495-501.

Ministério da Saúde. Manejo e Promoção do Aleitamento Materno. Programa Nacional de Incentivo ao Aleitamento Materno/Grupo de Defesa da Saúde da Criança, 1993. p 135.

Ministério da Saúde. *Manual de drogas e aleitamento materno*. Brasília, 2000.

Pereira GR, Barbosa NMM. Controversies in neonatal nutrition. *Pediatric Clinics of North America* 1986:33(1).

Rego JD. AIDS e aleitamento. Recomendações do Comitê de Aleitamento Materno da Sociedade Brasileira de Pediatria. Rio de Janeiro: Maio 1989.

Sheard NF, Walter WA. The role of breast milk in the development of the gastrointestinal tract. *Nutr Rev* 1988;46:1-8.

Nutrição Enteral no Recém-Nascido

Hélio Fernandes da Rocha

DEFINIÇÃO DE NUTRIÇÃO ENTERAL

"Alimento para fins especiais, com ingestão controlada de nutrientes, na forma isolada ou combinada, de composição definida ou estimada, especialmente formulada e elaborada para uso por sondas ou via oral, industrializada ou não, utilizada exclusiva ou parcialmente para substituir ou complementar a alimentação oral em pacientes desnutridos ou não, conforme suas necessidades nutricionais, em regime hospitalar, ambulatorial ou domiciliar, visando à síntese ou manutenção dos tecidos, órgãos ou sistemas" (RDC nº 63 SVSMS, de 6 de julho de 2000).

A nutrição enteral é uma técnica de grande valia em várias situações clínicas, em especial no recém-nascido pré-termo (RNPT), é decisiva para superar as inabilidades próprias da alta demanda nutricional desses pacientes contrabalançando as dificuldades próprias para realizar a sucção, a deglutição e a digestão. É também a forma de nutrir mais próxima da fisiológica e deve ser alcançada o mais rápido possível, adaptando o RN para a alimentação.

Como se pode depreender da definição acima, é uma nutrição especializada, mesmo por via oral, não podendo ser tratada como uma alimentação natural até naqueles cujo único alimento seja o leite de sua própria mãe ordenhado.

ONTOGÊNESE DO TUBO DIGESTÓRIO

O tubo digestório surge na quarta semana de gestação e cresce em taxas muito rápidas durante o primeiro trimestre de gravidez. Seu crescimento é intenso e persistente até os três a quatro anos de vida, o que torna esse período muito vulnerável. A presença de bomba de prótons no estômago é identificada a partir da 13ª semana de gestação, originando a acidez que será necessária na digestão gástrica, e a presença de fator intrínseco e pepsina é observada em poucas semanas depois. Mesmo recém-nascidos pré-termo (RNPT) extremos são capazes de apresentar pH gástrico inferior a 4. As secreções pancreáticas e os sais biliares estão presentes no final da gestação a termo, mas outras lipases e proteases dão condições, mesmo ao RNPT, de terem graus variáveis de competência digestiva. É, de certa forma, surpreendente que a má absorção seja tão infrequente entre RNPT, o que permite condições de razoáveis a boas para serem nutridos pela via digestória. Ao contrário, a motilidade intestinal é limitante em função de uma maturação neuromuscular intestinal mais lenta do que a digestória. A sucção e a deglutição já são existentes antes da 24ª semana de gestação, mas as funções encadeadas que permitem a ingestão de alimentos por via alta, dependente da integração dessas funções, só ocorrerão por volta da 34ª semana. Essa dificuldade pode ser superada pelo uso de sonda gástrica ou intestinal pós-pilórica, entretanto tempo de trânsito intestinal demorado (comum nos RNPT) propicia a proliferação bacteriana, a fermentação e conseqüentemente facilita fenômenos indesejáveis e, às vezes, fatais, como translocação bacteriana.

O tubo digestório tem peculiaridades que permitem que os alimentos sejam tratados inicialmente de forma física, ocorrendo maceração, mistura e diluição. Isso promove a geração de forças interativas (viscosidade, osmolaridade etc.) para posteriormente formarem a massa digerida em nutrientes elementares. Estes, ao serem absorvidos, inauguram uma outra fase, intracelular e humoral: a fase bioquímica. Os efeitos físicos são precoces e poderosos, pois são limitantes à digestão; a fase bioquímica um pouco mais tardia, mas decisiva, integra transportes nos meios internos, reações com dependências enzimáticas mais complexas, despertam hormônios, geram energia, sínteses e, finalmente, o crescimento e amadurecimento de funções.

A osmolaridade, como efeito físico, deve ser considerada com atenção no planejamento da nutrição enteral. Por exemplo: a solução formada pelo leite materno e os aditivos fortificadores utilizados em RNPT de muito baixo peso chegam a alcançar mais de 400 miliosmoles logo após a diluição. Essa osmolaridade poderá ainda aumentar, se deixada em repouso (ou em infusão lenta), pois a digestão causada pelas enzimas do leite materno irá desdobrar os carboidratos e gorduras, aumentando o número de partículas dessa solução. A osmolaridade do enterócito (como de todo organismo) é de cerca de 300 miliosmoles, e o contato intraluminal com a solução nutritiva (leite materno mais aditivo) produzirá desidratação hiperosmolar, provocando morte do enterócito com conseqüências negativas para a integridade do tubo e a digestão.

O mecanismo de defesa para a ação indesejável da hiperosmolaridade intraluminal é baseado na diluição, com a água se deslocando do interstício para a luz. Outras defesas são realizadas pelo muco, que recobre o enterócito, criando um ambiente não osmolar (gelificado) no qual o fenômeno da osmolaridade não ocorre em função da não diluição aquosa dos nutrientes. Há ainda o mecanismo de contracorrente arteriovenoso, que acompanha a arquitetura vilositária e compensa, ponto a ponto, a ação osmótica com um gradiente de concentrações reversas entre vênulas e arteríolas vilositárias, impedindo as alterações bruscas de osmolaridade interna dos enterócitos. Esse processo é adaptativo e será mais ou menos eficiente na dependência do grau de maturidade, hidratação e das condições de perfusão intestinal. Desse modo a prematuridade (quanto mais extremada), a hipoidratação ou os fenômenos de má perfusão são elementos a se ponderar quanto à nutrição enteral.

A atividade enzimática das bordas em escova dos enterócitos e no lúmen intestinal já está presente desde o final do segundo trimestre, e de certo modo um recém-nascido pré-termo seria capaz até de digerir um bife de carne bovina, mas conseqüentemente sofreria obstrução intestinal em função da motilidade limitada. Outro fator limitante é a ação da bile, que é condicionada a qualidades, tais como fluidez e composição bioquímica. Há limitação à sua formação e utilização como elemento de digestão em função da disponibilidade alimentar em colesterol, taurina e de outros compostos formadores dos ácidos e sais cólicos. A bile malformada dificulta a emulsificação de gorduras e não proporciona um meio eficiente para a ação das enzimas entéricas. A indisponibilidade desses nutrientes elementares, o não estímulo volumétrico intraluminal intestinal e insuficiente esvaziamento da vesícula biliar poderão facilitar o aparecimento de colestase e lesão hepática, como ocorre na nutrição parenteral prolongada.

A maturação tanto da motilidade quanto da integração de habilidades digestivas (biliar e enzimática) é obtida a partir da ação dos hormônios digestivos e de fatores de crescimento intestinal, a maioria deles de origem no próprio tubo digestório, tais como: fator de crescimento epidérmico, enterogastrona, enteroquinase etc. Alguns desses hormônios são originados nos pulmões durante a fetogênese e poderão estar diminuídos na época do nascimento em função de prematuridade. O uso pré-natal de corticosteróides para a maturação pulmonar tem efeito concomitante sobre a maturação intestinal. Sabe-se também que a própria estimulação entérica induz, possivelmente por distensão das alças, a liberação de hormônios e de fatores tróficos intestinais que irão prover o crescimento do tubo digestório.

Pelo relatado depreende-se que o nascimento prematuro impede que o intestino do feto tenha contato longo e adequado com hormônios e fatores tróficos para os intestinos, e que as técnicas de nutrição por sonda podem dificultar os estímulos intraluminais para a maturação intestinal.

A esterilidade inicial do tubo digestório e a alta probabilidade de colonização indesejável em ambientes de terapia intensiva, associada ao uso freqüente de antibióticos, com motilidade reduzida e imaturidade imunológica intestinal, são elementos que influenciam no bom desenvolvimento do sistema digestório dos RNPTs. Esses fatores para serem manipulados de forma positiva, permitindo um desenvolvimento normal, exigem do terapeuta não só o conhecimento técnico, mas sobretudo uma atenção constante, sensibilidade e intervenção oportuna.

NECESSIDADES NUTRICIONAIS DO RECÉM-NASCIDO

As necessidades nutricionais são variáveis de acordo com a idade gestacional (Quadro 25-1), mas também de acordo com o peso ao nascer e do estresse que possa estar ocorrendo, tais como suporte ventilatório, infecções, uso de sondas e cateteres, frio, calor excessivo, manipulação, dor, ruídos, luzes, fototerapia e qualquer interferência sobre o "estar" do recém-nascido. Esses múltiplos fatores de interação irão influenciar nas necessidades nutricionais e na capacidade de adaptação (que depende de vários fatores constitutivos) aos processos utilizados para nutri-lo (Quadro 25-2).

Existem vários métodos de avaliação das necessidades nutricionais de um recém-nascido. Podem-se utilizar a calorimetria indireta, o balanço nitrogenado e outros meios de avaliação do consumo calórico e da aplicação orgânica dos nutrientes ofertados. Na prática, mas também na teoria, percebe-se que tais avaliações são onerosas e desconfortáveis e não chegam a oferecer vantagens sobre o uso da antropometria e da avaliação clínica que se tornam os meios mais aplicáveis para esse fim. O uso de tabelas e de equações que propiciem adaptações às necessidades é bem-vindo e se mostra adequado. A introdução dos alimentos por via enteral segue uma rotina de eventos que visa a testar a capacidade do recém-nascido de tolerar volumes e formulações. Gradativamente, à medida que se conseguem tolerâncias volumétricas crescentes, até que 80% das necessidades hídricas e nutricionais sejam atendidas pela via entérica, suspende-se a nutrição parenteral.

Quadro 25-1. Necessidade estimada de nutrientes a serem fornecidos aos RNPTs para atender ao crescimento de peso fetal para o mesmo peso original

Peso corporal (g)	500-700	700-900	900-1.200	1.200-1.500	1.500-1.800
Ganho de peso fetal		16	20	24	26
(g/dia) e	13	20	19	18	16
(g/kg/dia)	21				
Proteína (g) (N x 6,25)					
Perda inevitável	1,0	1,0	1,0	1,0	1,0
Crescimento (acréscimo)	2,5	2,5	2,5	2,4	2,2
Requerimento fornecido:					
Parenteral	3,5	3,5	3,5	3,4	3,2
Enteral	4,0	4,0	4,0	3,9	3,6
Energia (kcal)					
Perda	60	60	65	70	70
Gasto em repouso	45	45	50	50	50
Perdas mistas	15	15	15	20	20
Crescimento (acréscimo)	29	32	36	38	39
Ingestão requerida					
Parenteral	89	92	101	108	109
Enteral	105	108	119	127	128
Relação de proteínas/energia (g/100 kcal)					
Parenteral	3,9	4,1	3,5	3,1	2,9
Enteral	3,8	3,7	3,4	3,1	2,8

Tabela composta a partir de várias referências, modificado de E.E. Ziegler et al./Clin Perinatol. 2002;29. p 228.

Quadro 25-2. Necessidades de nutrientes do RNPT

Nutriente	Período de transição (nascimento – 7º dia)	Período de crescimento estável (7º dia – saída UTI)	Período de acompanhamento (até 1 ano após saída da UTI)
Água, ml/kg	Variável	120-200	120-160
Energia, kcal/kg	70-80	105-135	100-120
Proteína, g/kg	1,0-3,0	3,0-3,6 (> 1 kg)	2
		3,0-3,6 (> 1 kg)	
Gordura, g/kg	0,5-3,6	4,5-6,8	4,4-7,3
Carboidrato, g/kg	5,0-20,0	7,5-15,5	7,5-15,5
Cálcio, mmol/kg	1,5-2,0	4,0-6,0	6,3 mmol/dl (leite humano)
			9,4 mmol/dl (fórmula)
Fósforo, mmol/kg	1,0-1,5	2,5-3,8	3,4 mmol/dl (leite humano)
Magnésio, mmol/kg	0,20-0,25	0,20-0,40	0,2-0,6
Sódio, mmol/kg	1,0-3,0	2,5-4,0	2,0-3,0
Cloro, mmol/kg	1,0-3,0	2,5-4,0	2,0-3,0
Potássio, mmol/kg	2,5-3,5	2,5-3,5	2,5-3,5
Ferro, mg/kg	0	Após 8 semanas de vida	3,0-4,0 (< 1 kg)

Modificado de Nutrition Committee of the Canadian Paediatric Society, 1995.

Água

A necessidade de água no período neonatal é bastante elevada. Mesmo após a contração volumétrica que ocorre invariavelmente nos primeiros dois a três dias de vida, o recém-nascido fica grandemente dependente de água. A superfície corporal é relativamente muito grande para o seu peso, e a queratinização da pele dependente da idade gestacional, pois se comporta como mucosa no RNPT extremo e como um plástico impermeável no pós-maduro. A ventilação mecânica, a permanência em berços térmicos ou incubadoras, a fototerapia, o grau de umidade ambiente são condições que irão se refletir sobre o estado de hidratação do recém-nascido. O meio interno com elevado grau de atividade metabólica também produz, disponibiliza e movimenta grandes quantidades de água. Pode-se estimar que para cada 100 kcal consumidos há a produção de 12 a 17 ml de água, e que cada caloria ingerida necessita de pelo menos 1 ml de água para a sua metabolização.

A importância da água também deve ser avaliada de acordo com o tipo de fórmula a ser dada. Para cada 1 g de proteína ou aminoácido ingerido originam-se 4 miliosmoles de uréia na urina. Para cada partícula de eletrólito isolado ingerido (sódio, potássio) é igualmente gerado 1 miliosmol na urina. Estes são considerados no volume urinado e corrigidos para um litro (de urina). Ou seja, um recém-nascido pesando 3 kg ingere 3 g de proteína por kg/dia; 3 mEq de sódio por kg/dia associado a, pelo menos, 3 mEq de uma outra partícula (cloro ou bicarbonato, ou outro eletronegativo), produzindo o dobro do número de partículas das de sódio que obrigatoriamente serão excretadas pela urina (no volume de água que venha a ser eliminado) gerando a osmolaridade dessa urina. Quando essa osmolaridade aumenta, por excesso dos solutos (uréia, sódio etc.), ou o volume de água diminui (excesso de perdas ou oferta insuficiente), a osmolaridade da urina sobe, causando um excesso de carga de solutos renais. A osmolaridade assim produzida obriga à concentração da urinária, caso contrário perder-se-á água pela sua diluição. Aumentos um pouco maiores na oferta de proteína ou eletrólitos poderão determinar situações nas quais a perda de água induzida pela pouca capacidade renal de concentração do RNPT seja crítica, levando-o à desidratação hipertônica com todas as suas conseqüências.

Oferta exagerada de água poderá determinar edema, congestão pulmonar e abertura do canal arterial. É necessário no controle da água ofertada que se realize a pesagem diária (o ideal seria duas vezes/dia), além da observação, mesmo estimada, da diurese e a aferição da densidade urinária que deverá ser mantida entre 1.006 e 1.012 para que o recém-nascido tenha pouco estresse urinário em concentrar ou diluir a sua urina.

Energia

Tal como a água, a necessidade de energia é elevada e variável no período neonatal na dependência da idade gestacional e do peso do nascimento. Para construir um grama de tecido novo, o RNPT extremo necessita de até 4,6 kcal/grama de tecido novo. Um bebê a termo e com bom peso ao nascer exige muito menos.

Para o crescimento, o bebê tem que atender ao metabolismo de repouso que exige cerca de 40 a 50 kcal/kg/dia e mais 4,5 kcal por cada grama de tecido novo. Num RNPT de muito baixo peso (1.000 g), para ganhar 15 g/dia de tecido novo é necessária a oferta de 117,5 kcal/dia. Esta seria destinada em 50 kcal para o metabolismo basal e

67,5 kcal para atender o crescimento ideal de 15 g. Essas condições são estimativas teóricas, e vários métodos e fórmulas têm sido empregados para avaliá-las. Independentemente da tecnologia utilizada para se medir as necessidades energéticas, e se o que está sendo ofertado é ou não adequado ao paciente, o melhor processo ainda é o da avaliação de peso diária, associada à avaliação clínica do neonatologista (Quadro 25-3). Não é raro o bebê estar recebendo uma taxa calórica aparentemente adequada ao seu crescimento e ele não obter peso suficiente. Em oposição, não é raro que a ingestão aparentemente insuficiente se traduza por ganhos ponderais significativos. Essas variações de respostas são de caráter multifatorial; certamente há necessidades individuais que só são ajustadas pela sensibilidade do terapeuta.

Na avaliação de um desempenho não adequado deve-se afastar a possibilidade de infecção com febre, insuficiências orgânicas e estresses metabólicos (Quadro 25-4), e de problemas técnicos, tais como erro nos cálculos, problemas na diluição das fórmulas (osmolaridade, carga de soluto renal), inadequação ao leite utilizado (intolerância à lactose), perdas nos equipos de infusão, perda de gordura aderida ao tubo plástico do equipo ou da sonda que está sendo utilizada, bombas de infusão descalibradas, mau treinamento de enfermagem, fórmulas geladas, confusões nos horários e outras.

A quantidade de proteína ofertada também é limitante nessa adaptação, ora por excesso ora por carência. O exagero na oferta protéica pode causar aumento da carga de soluto renal que, associada à ação dinâmica específica, mais elevada, no metabolismo das proteínas, aumentará o gasto calórico. O leite materno sugado diretamente das mamas ou guardado e utilizado ainda fresco, oriundo de Bancos de Leite, guarda uma

Quadro 25-3. Distribuição das necessidades calóricas em lactentes e crianças sadias em crescimento (kcal/kg/dia)

Idade	TMB	Atividade	Crescimento	Total	TMB/Total (%)
Muito baixo peso	47	15	67	130	36
< 1 ano	55	15	40	110	50
1 ano	55	35	20	110	50
2 anos	55	45	5	100	50
5 anos	47	38	2	87	54
10 anos	37	38	2	77	48

TMB = taxa metabólica basal.
Fonte: Dimand & Kallas, 1999.

Quadro 25-4. Aumentos no gasto energético de repouso com o estresse fisiológico

Condição	Aumento no GE (%)
Febre	12/°C (> 37°C)
Insuficiência cardíaca	15-25
Grandes cirurgias	20-30
Queimaduras	40-50
Sepse grave	40-50

Fonte: Dimand & Kallas, 1999.

ótima relação entre a energia e as proteínas ofertadas para recém-nascidos a termo e de peso adequado. Não é o que ocorre quando se trata de RNPT.

A idade gestacional também irá interferir no esforço que será tolerado pelo bebê na administração da nutrição enteral. Recém-nascidos com menos de 34 semanas de gestação não deverão iniciar a sucção logo ao nascer, pois apresentarão inadequada integração de reflexos (sucção e deglutição), enquanto que aqueles com menos de 1.000 g não deverão receber a alimentação em *bolus* e, sim, em gotejamento contínuo, pois embora o primeiro seja mais adaptador e inclusive tenha aparentemente melhores resultados na inibição da colestase, induz importantes estímulos vagais com apnéia e risco de vida. Tão logo se obtenha a estabilidade respiratória e cardíaca, que é conseguida pela maturação e tolerância progressiva, passa-se a tentar a alimentação por *bolus*.

Menores de 1.600 g igualam ou superam o gasto energético pelo esforço para sucção com o ganho de energia pela dieta ingerida, e até se chegar a esse peso é mais rendoso, do ponto de vista energético, a manutenção da sonda gástrica ou enteral para a infusão total ou parcial das dietas.

A necessidade energética cresce proporcionalmente ao estresse sofrido, seja por perda de calor, por esforço respiratório, por infecção ou por qualquer outra demanda que faça com que os gastos aumentem (por exemplo, convulsões). Ao contrário, bebês sedados ou com grande hipotonia e sustentados por ventilação artificial têm economia nos gastos energéticos de repouso e aproveitam "melhor" as calorias ingeridas.

A energia é obtida através do metabolismo dos macronutrientes energéticos: carboidratos, gorduras e as proteínas.

Carboidratos

O principal carboidrato do leite humano é a lactose, responsável por cerca de 40% a 70% da energia ofertada. Sua concentração no leite materno maduro está em torno de 7 g/100 ml e, embora a tolerância individual à lactose em lactentes sadios seja em torno de 2 g/100 ml, na amamentação natural o bebê se beneficia daquelas concentrações mais elevadas não só hidrolisando o açúcar, quanto bem absorvendo a glicose e galactose resultantes. No leite humano a lactose cumpre mais do que um papel de simples fonte energética. Ela atua como elemento prebiótico ao induzir e sustentar a flora bacteriana intestinal do lactente rica em lactobacilos. A galactose, um dos monômeros da lactose é a precursora, através da UDP-galactose, do ácido glicurônico com ação no controle da bilirrubina.

A intolerância não se dá nos recém-nascidos a termo, mas produz fezes volumosas, semilíquidas, ácidas e até explosivas, que são características saudáveis desses bebês. Nos RNPTs a intolerância é mais sentida, pois seus níveis de lactase são inferiores aos dos termo. A presença de glicosidases, no entanto, é maior nos RNPTs, o que nos permite a utilização de polímeros de glicose na complementação das necessidades energéticas. Complementam-se os carboidratos nas formulações para RNPTs com 50% de lactose e 50% de polímeros de glicose. Os polímeros têm a vantagem extra de permitir uma menor osmolaridade intraluminal intestinal, com menor risco de diarréias osmóticas.

Gorduras

Os lipídeos são responsáveis pelo suprimento de cerca de 50% do conteúdo energético das formulações nutritivas para os recém-nascidos, incluindo-se o leite materno. As gorduras não são o combustível preferencial dos fetos, e sim a glicose. Ao nascer, além de se adaptar à digestão dos elementos graxos no intestino, o que demanda a formação de micelas (atuação detergente da bile) e de lipases intestinais, há a necessidade de desenvolver uma cadeia de eventos bioquímicos de aproveitamento metabólico dos lipídeos no organismo.

A importância dos lipídeos transcende o seu papel gerador de energia. Nos ácidos graxos de cadeia longa (16 a 20 carbonos) essa geração é de cerca de 9 kcal/g e se reduz a cerca de 6 kcal/g nos de cadeia média. Na realidade o papel plástico dos lipídeos na formação das membranas celulares, como fosfolipídeos, é fundamental. Uma das características dos ácidos graxos de maior relevo na formação das membranas celulares é a capacidade de ser bem elástica, quase fluida, permitindo grande mobilidade a essas membranas. Essa característica é própria dos ácidos graxos poliinsaturados. A saturação (presença de hidrogênio em todas as valências livres, sem duplas ou triplas ligações entre os carbonos formadores do ácido graxo) faz com que a gordura fique endurecida, como é próprio nas gorduras de origem animal. Os óleos vegetais são insaturados, portanto, fluidos, sendo muito mais benéficos quando adicionados ao leite materno ordenhado, ou nas fórmulas para RNPTs, do que os de origem láctea animal, dando origem aos fosfolipídeos das membrana celulares.

Nem todos os ácidos graxos necessários à síntese de membranas e ao funcionamento inflamatório são sintetizados pelo organismo humano. Os ácidos graxos de cadeia longa com duplas ligações nos carbonos ômega 3 e ômega 6 são essenciais, ou seja, necessitam ser fornecidos na dieta. Os RNPTs irão depender da oferta de um em especial, com dupla ligação no carbono ômega 3 e 22 átomos de carbono, conhecido como ácido docosaexaenóico, fundamental para a formação de sinapses neurais e retina. O leite materno, mais uma vez, se torna o alimento de escolha, uma vez que nem todas as fórmulas comerciais disponíveis irão contemplar essas necessidades. Este poderá ser aditivado para a complementação de calorias, proteínas e minerais, mas conterá os ácidos graxos essenciais que, de outra forma, são muito difíceis de se obter na proporção da necessidade do RNPT.

Nas fórmulas comerciais disponíveis, em especial para RNPT, são acrescidos os triglicérides de cadeia média (TCM). Estes não existem como nutrientes facilmente disponíveis na natureza, muito menos no leite materno. A vantagem é que, ao substituir cerca de 50% do teor de gorduras das fórmulas por este tipo de lipídeo, aumenta-se a absorção, pois os ácidos graxos de cadeia média prescindem de emulsificação no intestino e de lipase intestinal para serem absorvidos. No meio interno preservam o glicogênio e dificultam o aparecimento de hipoglicemia, pois são fontes rápidas de energia para os tecidos, poupando a combustão de glicose. No endotélio vascular prescindem da lipase lipoprotéica, pois são transportados íntegros para o interior da célula e do citoplasma para o interior do mitocôndria sem necessitar da participação da l-carnitina. Há o inconveniente de que, em altas doses, venham a facilitar o surgimento de cetogênese; além disso, há indícios de que não funcionem como protetores (*sparing*) do catabolismo protéico na gliconeogênese, o que é percebido nestes processos pelo catabolismo da leucina.

Proteínas

O requerimento de proteínas de alto valor biológico (completas em aminoácidos essenciais para a espécie humana) é de cerca de 1,8 a 3,0 g/kg/dia para o recém-nascido a termo e de peso adequado. Essa quantidade é facilmente conseguida com o leite materno, e as fórmulas padrões para recém-nascidos também as alcançam sem muitos problemas. A digestibilidade nas fórmulas é conseguida com a redução da quantidade de caseína e aumento das proteínas do soro do leite de vaca. As fórmulas oriundas da soja necessitam de melhor adequação com suplementação de aminoácidos (metionina) para que atendam as necessidades de alto valor biológico; normalmente não são indicadas para alimentação dos RNPTs.

Nos pacientes RNPT as necessidades protéicas são muito maiores, sendo necessária a oferta de 3 a até 4,0 g/kg/dia. Para estes, as fórmulas comerciais são de maior conteúdo e os leites de suas próprias mães necessitam, quase sempre, ser aditivados a partir da segunda semana de vida, ocasião em que a concentração protéica do leite de mães de RNPT decai aos níveis dos leites das mães de bebês a termo. É importante lembrarmos que os tratamentos agressivos, levando-se em conta um ganho efetivo de peso e aumento da massa corporal de forma o mais precoce, é fundamental para o crescimento de recuperação e desenvolvimento de massa corporal futura. Também não se deve desconhecer que o uso de proteínas em doses muito altas favorece certo grau de toxicidade e proporciona a possibilidade de ocorrer desidratação hipertônica. Para RNPT de muito baixo peso, a maior necessidade de proteínas pode ser alcançada com o leite da própria mãe durante cerca de duas semanas. Há grande variação nessa concentração protéica, e seria muito adequado dosar-se o teor protéico do leite materno antes de aditivá-lo. A aditivação deve ser realizada na dose necessária para completar o requerimento do bebê. Para alcançar esse objetivo, os nutrientes a serem aditivados são: proteínas, fosfato, cálcio, sódio e dextrinamaltose. Essa adição tem sido recomendada quando se obtém o máximo de volume por via digestiva (cerca de 100 ml/kg/dia) e tem sido mantida até que o bebê alcance os 2.000 g. Uma aditivação mais cuidadosa, a partir das deficiências para atingir o requerimento atual do bebê medida na amostra do leite materno, poderá indicar esta atuação terapêutica de forma mais precoce, resultando em melhor desempenho do RNPT. Há, no mercado nacional, apenas um aditivo industrializado (Quadro 25-5), mas no mercado internacional há diversas opções, podendo-se atender essas necessidades de forma individualizada, formulando-se em empresas aptas à farmaconutrição.

Quadro 25-5. Aditivo existente no mercado brasileiro (FM 85-Nestlé)

Nutrientes	1 grama de pó	20 ml de leite humano	100 ml da mistura 5 g FM 85/leite humano
Energia (kcal)	3,6	13,4	85
Equivalente de proteínas (hidrolisado de soro de leite de vaca) (g)	0,17	0,24	2
Lipídeos (g)	0	0,76	3,9
Carboidratos (adição em maltodextrinas) (g)	0,17	0,24	10,6
Sódio (mg)	5,4	3,2	42
Potássio (mg)	2,3	10,4	63,5
Cálcio (mg)	10,2	6	82
Fósforo (mg)	6,8	3	49,7
Cloreto (mg)	3,7	3,2	61,6
Magnésio (mg)	0,4	0,7	57,5

Na falta do leite materno, ou leite humano doado para ser aditivado aos RNPTs, pode-se lançar mão de fórmulas especiais para RNPT (Quadro 25-6); na falta destas, as fórmulas lácteas adaptadas para a nutrição de recém-nascidos a termo poderão ser usa-

Quadro 25-6. Fórmulas lácteas a partir do leite de vaca para RNPT

Composição reconstituída para 100 ml	Pré-NAN com Icpufas – Nestlé 14,3%	Aptamil – Pré-Support 15,4
Energia (kcal/KJ)	70/291	80/334	80/334
Proteínas (g)	2,0	2,35	2,4
Carboidratos (g)			9,7 (89% lactose e 11% maltodextrina)
Lipídeos (g)	3,4	3,9	4,4
Ác. linoléico (g)	0,4	0,49	0,55
Ác. alfa-linoléico (g)	0,39	0,49	0,55
Ác. araquidônico (mg)			15
Ác. docosaexaenóico (mg)			9
Sódio (mg)	26	29	35
Potássio (mg)	75	86	80
Cloreto (mg)	40	46	80
Cálcio (mg)	45	52	100
Fósforo (mg)	45	52	50
Ferro (mg)	1,0	1,2	0,9
Zinco (mg)	0,5	0,6	0,7
Magnésio (mg)	8	9	10
Cobre (mg)	0,06	0,07	0,08
Iodo (mcg)	7	8	14,5
Manganês (mcg)	4,9	5,6	5
Vitamina A (mcg)	63	72	108
Vitamina D (mcg)	1,7	2,0	2,4
Vitamina E (mg)	1,4	1,6	3,1
Vitamina K (mcg)	8,4	9,6	6,6
Vitamina B1 (tiamina) (mg)	0,04	0,05	0,14
Vitamina B2 (mg)	0,09	0,11	0,2
Niacina (mg)	0,7	0,8	2,5
Ác. pantotênico (mg)	0,3	0,36	1
Piridoxina (B6) (mg)	0,05	0,06	0,12
Ác. fólico (mcg)	42	48	48
Vitamina B12 (mcg)	0,15	0,18	0,2
Biotina (mcg)	1,5	1,8	3
Vitamina C (mg)	11	13	16
l-carnitina	1,1	1,3	2
Colina (mg)	5,2	6,0	10
Inositol (mg)	3,1	3,3	30
Taurina (mg)	5,6	6,4	6

das em diluições mais concentradas com a finalidade de atingir as necessidades dos RNPTs (Quadro 25-7). Nesse caso as possibilidades de complicações relativas às inadequações são mais freqüentes, e deve-se ficar mais vigilante às condições de excesso ou escassez nas crianças que não apresentem o desenvolvimento esperado.

Minerais, vitaminas e oligoelementos

Cálcio, fósforo e magnésio

Durante o terceiro trimestre de gravidez, as taxas de acréscimo de cálcio (120-150 mg/kg/dia) e de fósforo (75-85 mg/kg/dia) são muito superiores àquelas que podem ser supridas aos RNPTs alimentados com leite humano, e mesmo com o leite materno. Como conseqüência, a aditivação torna-se essencial, no sentido de se prevenir a osteopenia da prematuridade (ver Capítulo 29). Um dado por vezes negligenciado é o fato de que as necessidades de fosfato não são apenas para a ossificação; na realidade indivíduos

Quadro 25-7. Fórmulas lácteas a partir do leite de vaca disponíveis e que poderão ser utilizadas em recém-nascidos a termo na diluição normal ou concentradas em situações especiais para RNPT

Nome comercial	Nan 1	Aptamil 1	Enfamil 1	Similac Advance 1	Nestogeno 1
Fabricante	Nestlé	Support	Mead Johnson	Abbott	Nestlé
Proteínas (g/100ml)	1,,5	1,4	1,5	1,4	1,7
Fonte protéica	60% proteínas solúveis 40% caseína	60% soroproteína 40% caseína	60% lactoalbumina 40% caseína	60% proteínas solúveis 40% caseína	77% caseína 23% proteínas solúveis
Lipídeos (g/100 ml)	3,4	3,6	3,7	3,7	3,4
Fonte lipídica	70% gordura láctea 15% óleo de milho 15% óleo de soja	5% gordura láctea + 95% gordura vegetal (canola, girassol, coco e palma)	100% vegetal: 45% óleo de oleína de palma + 20% óleo de coco + 20% de óleo de soja + 15% óleo de girassol	100% vegetal	70% gordura láctea 15% óleo de milho 15% óleo de soja
Carboidrato (g/100 ml)	7,6	7,1	7,0	7,1	7,4
Fonte de carboidrato	Lactose	Lactose	Lactose	Lactose	45% maltodextrina 35% lactose 20% sacarose
Kcal/100 ml	67	66,3	67,6	68	67
mOsm/kg H_2O	290	305	290	300	300

com taxa de crescimento elevado, metabolismo protéico intenso e necessidades energéticas da ordem que necessitam os RNPTs são grandes dependentes de fosfato orgânico, que serão mais bem aproveitados quando ofertados na forma orgânica como fosfoglicerato ou glicose fosfatada. O cobre, o magnésio, o zinco e o ferro também deverão ser ofertados de forma suplementada, também melhor na forma orgânica dos quelatos (idealmente de alanina e não de glicina) assim que se obtiver a estabilidade digestiva atestada pela oferta volumétrica plena sem complicações. Este atendimento personalizado é necessário, mais efetivo e de menor custo pela resolutividade e menos riscos a curto, médio e longo prazos para o RNPT. Embora possa parecer utópico, nos grandes centros urbanos esse procedimento é facilmente conseguido através de empresas especializadas em farmaconutrição.

As necessidades vitamínicas também são elevadas (Quadro 25-8), e a aditivação segue princípio e soluções já cotejados em relação aos minerais e oligoelementos. As fórmulas farmacêuticas de polivitaminas disponíveis no mercado são de elevadíssimas osmolaridades, sendo mais seguro o fracionamento das doses em várias aplicações por dia, com a finalidade de diluí-las e reduzir a possibilidade de agressão entérica.

Instruções de procedimentos

Recém-nascido (RN) normal

Os RNs normais devem ser mantidos junto às mães e receber o primeiro estímulo de sucção assim que se encontrem acordados e ativos para sucção. A recomendação do tempo de mamada e intervalo é por livre demanda.

Quadro 25-8. Necessidades basais de vitaminas para recém-nascidos

Recém-nascido	A termo/dia	RNPT/kg/dia*
Lipossolúveis		
A (UI)**	700	500
E (UI)	7	2,8
K (mg)	200	80
D (UI)	400	160
Hidrossolúveis		
Ác. ascórbico (C) (mg)	80	25
Tiamina (B1) (mg)	1,2	0,35
Riboflavina (B2) (mg)	1,4	0,15
Piridoxina (B6) (mg)	1	0,18
Cianocobalamina (B12) (mcg)	1	0,13
Niacinamida (B3) (mg)	17	6,8
Pantotenato (B5) (mg)	5	2
Biotina (B7) (mg)	20	6
Folato (B9) (mg)	140	56

Modificado por Greene HL et al., 1988.
*Não excedem a dose sugerida para os a termo.
**700 mcg = 2.300 UI.

Recém-nascido a termo doente e pré-termo

Início da nutrição por via digestória

- Deverá ocorrer dentro das primeiras quatro horas de vida.
- O índice de APGAR deverá ser igual ou maior que sete no quinto minuto.
- O recém-nascido deverá estar estável do ponto de vista hemodinâmico, com bom estado geral.
- Quanto à condição respiratória, as freqüências respiratórias inferiores a 60 irpm (incursões respiratórias por minuto) permitem a via oral por sucção; quando acima de 80 irpm, está indicada a gavagem.
- A necessidade de FiO_2 deverá ser inferior a 40%.
- Não podem apresentar distensão abdominal intensa, vômitos de difícil controle ou estase biliosa.
- Para a sucção, o peso deverá ser superior a 1.700 g; quando inferior, optar por gavagem (pode ser parcial).
  - RN com peso menor que 1.000 g: estará em nutrição parenteral; a presença de atividade intestinal pela peristalse poderá ser observada por 24 horas. Nestes é desejável a introdução da nutrição trófica, com pequenos volumes (máximo de 20 ml/kg/dia divididos em oito a 12 tomadas com leite de sua própria mãe), tão precocemente quanto o medo do terapeuta o permita.
  - RN entre 1.000-1.500 g: a mesma observação de peristalse; em geral toleram nas primeiras horas de vida a introdução de pequenos volumes (1 a 2 ml/vez). Entre 1.000 e 1.250 g também estarão em nutrição parenteral, o que torna a introdução menos dramática, sendo que a nutrição trófica é sempre desejável.
  - RN maior que 1.500 g: iniciar dentro das primeiras quatro horas de vida, observando os sinais de tolerância e peristalse. Mantenha-o em HV para hidratação até assegurar-se de boa tolerabilidade ao volume de leite ofertado. Nestes é possível um atendimento nutricional, exclusivamente enteral, desde o início.
  - RNs com asfixia perinatal grave (ver parte IX) somente devem ser alimentados por via digestória após 48 horas de estabilização clínica. Devem ser mantidos inicialmente em hidratação com restrição volumétrica venosa. Nos RNs sem perspectiva de serem alimentados por via oral, em decorrência da doença de base, uma vez que estejam estáveis e apresentem trato intestinal íntegro, deve-se iniciar a alimentação enteral trófica.

Na maioria desses pacientes, a sucção oral estará inviável por: imaturidade (menores de 34 semanas); dificuldades respiratórias (freqüências respiratórias elevadas, ou esforço respiratório); condições neurológicas limitantes (inconsciência, debilidade, imaturidade, encefalopatia). Em todas essas situações estará indicado o uso de sondas. A maioria será de posição gástrica sendo reservada a posição pós-pilórica (duodenal ou jejunal) para os pacientes cuja distensão gástrica esteja influindo no seu manejo respiratório, nas situações de grave risco de aspiração (quando não intubados de traquéia) ou nos casos de cirurgia que exijam o posicionamento baixo da sonda. Nas atresias de esôfago, ou em qualquer outra condição em que haja previsão de uso de sonda por mais de dois meses, deve-se optar por gastrostomia, ou mesmo jejunostomia, quando o estômago fizer parte da área afetada pela cirurgia.

Procedimentos

Quando for necessário o uso de sonda, observar:

1. Instale a sonda inicialmente por via nasal ou oral até o estômago. Esta deve ser trocada no máximo a cada três dias. Há vantagens do uso oral nos pacientes com dificuldades respiratórias, e vantagens do uso nasal em relação ao equilíbrio facial futuro e a qualidade da "mordida". Com relação ao posicionamento, se nasal ou oral, as vantagens e desvantagens parecem não fazer diferença significativa.
2. O posicionamento pós-pilórico estará indicado naqueles casos em que o risco de refluxo seja muito alto, ou nos pacientes com moderado a grave desconforto respiratório, com suporte respiratório sem intubação traqueal.
3. Não use sondas de PVC, dê preferência a sondas de poliuretano ou de silicone. Elas já existem no nosso comércio em tamanhos adequados para recém-nascidos. Faça a fixação com uma boa base adaptada com resina, evite que a cola do esparadrapo entre em contato com a pele fina do recém-nascido.
4. Havendo peristalse, independente de evacuação, sem distensão volumosa ou desenho de alças e com boa perfusão periférica, inicie leite materno 20 ml/kg/dia por sonda nos menores de 34 semanas de gestação, entre o primeiro e o terceiro dia em 10-12 tomadas (1,8-2 ml/vez). Leite, se possível, fresco e da própria mãe do RN.
5. Observe resíduos, peristalse, evacuações e distensão abdominal (desenhos de alças intestinais). O desenho apenas de alças em RNPT muito pequeno não é sinal de anormalidade, mas de flacidez de parede abdominal, o que é comum.
6. A distensão abdominal não poderá exceder 2 cm, deve ser aferida antes de cada mamada e comparada à mamada anterior. Nos casos que supere 2 cm deverá ser suspensa a próxima mamada, e o recém-nascido deverá ser reavaliado no próximo horário. Persistindo a distensão, suspenda e observe a possibilidade de enterocolite. Nos casos de menores de 2 cm prossiga normalmente.
7. Na presença de resíduos muito elevados (superiores a 20%) ou vômitos e náuseas persistentes, evite aumentos volumétricos. Se persistirem, sem nenhum outro elemento de risco (infecção, distensão concomitante), pode-se tentar a posição pós-pilórica da sonda para não interromper o suporte nutricional.
8. É de vital importância a presença de peristalse, com evacuação presente ou não. Os RNPTs têm hipomotilidade intestinal, necessitam, muitas vezes, de estímulos retais para manter um fluxo intestinal constante. É comum realizarmos estimulações retais para o esvaziamento intestinal com sonda 6 Fr, lubrificada, com muito cuidado, pois a parede retal é fina e de risco para perfuração. Esses estímulos poderão ser executados uma vez por dia, pela rotina, até que uma evacuação regular diária se estabeleça.
9. Os volumes de leite materno serão sempre aumentados, uma vez por dia, na taxa de 20 ml/kg/dia distribuídos em todas as mamadas. Observe que esse volume deve ser calculado para a taxa de 20 ml/kg do recém-nascido por dia e dividido como fração a ser adicionada a cada tomada.
10. A partir dos 100 ml/kg/dia por via digestiva, suspenda a parenteral.

11. A partir dos 120 ml/kg/dia de leite materno por via digestiva, inicie aditivo ao leite materno. Hoje só dispomos de uma marca comercial, mas logo estaremos evoluindo para a adição personalizada a partir da dosagem dos macronutrientes no leite materno e a adição quantitativamente correta. Nestes é muito importante a adição de cálcio e fosfato; dê preferência aos orgânicos. Não existem de forma fácil ainda no comércio, mas poderão ser encomendados em farmácias de manipulação.
12. A meta é obter ganhos ponderais de 15 g/kg/dia ou mais. Nos ganhos acima de 25 g/kg/dia considere a possibilidade de formação de edema e reajuste o volume hídrico ofertado. Reveja o teor de proteína ingerida: o ideal é até 4 g/kg/dia, acima de 6 g/kg/dia torna-se tóxica.
13. Em caso de septicemia, enterocolite ou cirurgia interrompa a via digestiva, mas não deixe de continuar nutrindo pela parenteral. A nutrição, em especial de RNPTs, não deve ser interrompida. Há uma corrida contra o tempo e é fundamental que eles cresçam com todas as suas potencialidades.

No retorno à sucção oral, observar:
- A participação de um especialista em Fonoaudiologia na estimulação à sucção é muito importante naqueles RNs que tiveram que usar sondas ou foram impedidos de sugar normalmente após nascer.
- A sucção intermitente, sem o intuito de promover nutrição em recém-nascidos que ainda não apresentem a completa coordenação da sucção-deglutição (RN menores que 32-34 semanas) e estão sendo alimentados por gavagem, faz parte desta estimulação e é chamada "sucção não nutritiva". Esta pode trazer benefícios como melhor utilização dos nutrientes por estimular a secreção de enzimas e/ou secreções hormonais, melhorar a motilidade gástrica, acelerar a maturação do reflexo de sucção e melhorar o contato mãe-filho e a relactação materna. Deve ser introduzida após a estabilização clínica (hemodinâmica, respiratória e regulação térmica) do RNPT.

A sucção ao seio ou o leite materno estarão contra-indicados:
- Nos casos de mães HIV$^+$.
- Nos casos em que as mães estejam utilizando medicações prejudiciais ao RN e que não possam ser suspensas.

Tipos de leite

- O leite humano é o preferido para alimentar o RNPT.
- Iniciar alimentação com colostro, que deve ser mantido por três a cinco dias.

Tipos de leite:

- *1ª escolha*: leite da própria mãe.
- *2ª escolha*: leite homólogo adequado para a idade gestacional.
- *3ª escolha*: leite humano de *pool*.
- *4ª escolha*: leite de fórmula modificado.
- Sempre que possível, aditivar o leite humano oferecido aos RNPTs. Hoje no nosso mercado só encontramos uma opção na dose 5 g/100 ml (Quadro 25-5). Isso deverá ocorrer a partir do volume pleno ofertado e nos casos em que o bebe não esteja alcançando a curva de peso esperada para sua condição.

- Se o fortificante não estiver disponível, acrescentar cálcio e fósforo após o 15º dia para os RNs menores de 1.500 g alimentados com leite humano exclusivo.
- RNs alimentados exclusivamente com leite humano, com curva de peso insatisfatória na terceira semana de vida, devem receber alternadamente leite humano e fórmula adaptada às necessidades especiais do RNPT de baixo peso (Quadro 25-6). Observar a correção de outros problemas possíveis associados (anemia, infecção, gasto energético excessivo com sucção). Nesses casos, iniciar 30% de fórmula (uma mamada com leite de fórmula para cada duas mamadas com leite humano); caso não haja sucesso, aumentar para 50% da oferta com leite de fórmula (uma mamada com leite de fórmula para cada mamada com leite humano).

Alimentação enteral mínima ou trófica

Quando o trato digestório não recebe nutrição intraluminal, a mucosa digestiva desnutre-se sofrendo atrofia com achatamento das vilosidades. A alimentação enteral mínima deve ser instituída em recém-nascidos impossibilitados de receber alimentação nutritiva completa por via enteral, preparando o trato digestório para alimentação posterior.

Não iniciar a alimentação trófica nos casos de:
- Suspeição ou confirmação de enterocolite necrosante.
- Instabilidade hemodinâmica.
- Sinais clínicos de obstrução ou doença de tubo digestório sem diagnóstico.

O controle clínico da nutrição enteral deverá fazer parte de uma rotina de seguimento. Os dados de controle das ingestões e das emissões do paciente deverão ser obsessivamente anotados em uma planilha e estar disponíveis na avaliação diária (Quadro 25-9).

Quadro 25-9. Controle clínico da nutrição entérica em pacientes pediátricos

Parâmetros	Até a 1ª semana	Após a 2ª semana
Controles[1]	Diário	Diário
Resíduo gástrico	A cada 3 horas/diário	Diário
Peso corporal	Diário	3 × semana
Ingestão[2]	Diário	3 × semana
Volume fecal	Diário	3 × semana
Volume urinário	Diário	1 × semana
Hemoglobina e hematócrito	3 × semana	1 × semana
Perfil bioquímico[3]	2 × semana	1 × semana
Perfil hepático[4]	2 × semana	1 × semana
Perfil renal[5]	2 × semana	1 × semana

[1]Sinais vitais, velocidade do gotejamento, posicionamento da sonda enteral, sinais de intolerância: vômitos, diarréia, distensão abdominal, náuseas.
[2]Balanço hídrico e nitrogenado (quando possível).
[3]Glicemia, proteína total e frações, cálcio, fósforo, sódio, potássio, magnésio, gasometria arterial.
[4]TGO, TGP, fosfatase alcalina, bilirrubina e gama-GT.
[5]Uréia e creatinina.

Sinais de intolerância alimentar

- Sucção débil.
- Vômitos pós-alimentares.
- Distensão abdominal, desenho de alças, sinais de hipermotilidade intestinal.
- Estase gástrica (volume > 30%).
- Diarréia.
- Presença de substância redutora positiva, muco ou sangue nas fezes.

Conduta nas intolerâncias (Quadro 25-10)

- Avaliar a possibilidade de infecção.
- Reforçar o posicionamento adequado de sondas ou próteses. Manter a cabeceira elevada a 30°.

Quadro 25-10. Intolerâncias e condutas possíveis

Complicação	Provável causa	Prevenção/tratamento
Possíveis complicações mecânicas na nutrição enteral		
Obstrução da sonda	Irrigação inadequada da sonda Dieta rica em fibras Infusão de medicações pela sonda	Irrigar a sonda após cada dieta Para dietas ricas em fibras, utilizar sondas de calibre > 10 Fr Infundir medicações líquidas pela sonda e irrigá-la com água a seguir
Aspiração pulmonar	Redução dos reflexos de proteção das vias aéreas Atonia gástrica, Íleo Sonda posicionada anormalmente	Utilizar a via pós-pilórica em pacientes com redução do nível de consciência ou em ventilação mecânica. Infusão lenta da dieta em decúbito elevado. Monitorizar resíduo gástrico
Mau posicionamento/deslocamento da sonda	Técnica de passagem incorreta Vômito ou tosse por migração	Técnica adequada para a passagem da sonda Monitorizar a posição diariamente
Remoção acidental	Fixação inadequada da sonda, paciente agitado	Fixação correta da sonda Vigilância constante Sedação, se necessário
Possíveis complicações metabólicas na nutrição enteral		
Hiperglicemia	Estresse metabólico	Velocidade de infusão Monitorizar glicemia e glicosúria
Desidratação	Dietas com alta osmolidade Oferta hídrica inadequada	Monitorizar eletrólitos, uréia, hematócrito Oferta hídrica Oferta protéica

Quadro 25-10. Intolerâncias e condutas possíveis *(Cont.)*

Complicação	Provável causa	Prevenção/tratamento
Hipopotassemia	Anabolismo/falta de oferta Perdas (diarréia, líquidos digestivos, uso de diuréticos)	Monitorização do nível sérico de potássio
Hiperpotassemia	Insuficiência renal Acidose metabólica	Oferta de potássio Tratar causa básica
Hipernatremia	Fórmulas hipertônicas Oferta hídrica insuficiente	Oferta hídrica Considerar mudança da fórmula
Hipofosfatemia	Realimentação do desnutrido grave Uso de diuréticos	Monitorização do fosfato
Hipercapnia	Dieta rica em carboidratos em pacientes com insuficiência respiratória	Proporção de lipídeos como fonte calórica
Possíveis complicações gastrintestinais na nutrição enteral		
Diarréia	Infusão rápida da dieta Alta osmolalidade da dieta Intolerância à lactose Alto teor lipídico da dieta Intolerância alimentar Alteração da flora intestinal devida à antibioticoterapia Contaminação da dieta Ausência de fibras	Velocidade de infusão Diluir ou mudar a fórmula Usar fórmula sem lactose Usar fórmula de hidrolisado protéico Não usar antidiarréicos Considerar vancomicina ou metronidazol por via oral. Técnica asséptica no preparo e administração Preferir dietas prontas Permanência em temperatura ambiente ≤ 8 horas
Distensão abdominal	Uso de antiácidos e antibióticos Infusão rápida da dieta Fórmula hipertônica ou com alto teor lipídico Uso de narcóticos Íleo	Considerar a suspensão das drogas Fluxo ou volume da infusão Considerar mudança da fórmula Rever uso de drogas causadoras de atonia gástrica
Náuseas e vômitos	Multifatorial	Fluxo da infusão Considerar mudança da dieta Afastar processo infeccioso
Constipação intestinal	Dieta pobre em resíduos Desidratação	Dieta rica em fibras Hidratação

- Diminuir os intervalos da alimentação fracionando mais os volumes de cada mamada. Caso persistam os sintomas, utilizar a infusão contínua.
- Suspender a alimentação, se a suspeita for enterocolite necrosante. Não esquecer que suspender uma nutrição significa recomeçar outra (parenteral).

BIBLIOGRAFIA

Bell EF, Waburton D, Stonestreet BS et al. Effect of fluid administration on the development of symptomatic patent ductus arteriosus and congestive heart failure in premature infants. *N Engl J Med* 1980;302:598-603.

Berseth CL. Gastrointestinal motility in the neonate. *Clin Perinatol* 1996;23:179-190.

Boineau FG, Lewy JE. Estimation of Parenteral Fluid Requirements. *Pediatr Clin North Am* 1990;37(2):257-264.

Dimand RJ, Kallas HJ. Metabolic and nutritional support of the critically ill infants and children. In: Mohan OE, Fineman JF. *Current Concepts in Pediatric Care*. Society of critical care medicine, 1999. p 38-56.

Fenton FR, Belika J. Routine Handling of milk fed to preterm infants can significantly increase osmolality. *J Pediatr Gastroenterol Nutr* 2002;35:298-302.

Fomom SJ. Potential renal solute load: considerations relating to complementary feeding of breastfed infants. *Pediatrics* 2000;106(5):1284-1290.

Greene HL, Hambridge KM, Schanler R et al. Guidelines for the use of vitamins, trace elements, calcium, magnesium, and phosphorus in infants and children receiving total parenteral nutrition: Report of the subcommittee on Pediatric Parenteral Nutrient Requirement from the Committee on Clinical Pratice Issues of The American Society for Clinical Nutrition. *Am J Clin Nutr* 1988;48:1324-1355.

Hallback DA, Jodel M, Mannischeff M, Lundgra O. Tissue osmolality in intestinal villi of four mammal in vivo and in vitro. *Acta Physiol Scand* 1991;143(3):271-277.

Innis SM. Essential fatty acids in growth and development. *Prog Lipid Res* 1991;30-103.

Keller U, Turkalj I, Laager R, Bloesch D, Bilz S. Effects of medium- and long-chain fatty acids on whole body leucine and glucose kinetics in man. *Metabolism* 2002 Jun;51(6):754-60.

Malhotra TR, Zlotkin SH, Boland MP, Issenman RM, Rosseau-Harsany E, Van Aerde JEE. Nutrition Committee of the Canadian Paediatric Society. *Canadian Medical Association Journal* 1991;144(11):1451-1454.

Mc Clean P, Weaver LT. Ontogeny of human pancreatic exocrine function. *Arch Dis Child* 1993;68:62-65.

Moro GE, Minoli I. Protein requirements in preterm infants. *Infant Formula: Closer to the reference. Nestlé Nutrition Workshop series, Pediatric Program*. Vol 47 Supplement, 2002. p 139-148.

Newell SJ. Enteral feeding of the micropremie. *Clinics in Perinatology* 2000;27(1):221-234.

Raiha NC, Fazzolari-Nesci A, Cajozzo C, Puccio G, Monestier A, Moro G, et al. Whey predominant, whey modified infant formula with protein/energy ratio of 1.8 g/100 kcal: adequate and safe for term infants from birth to four months. *J Pediatr Gastroenterol Nutr* 2002 Sep;35(3):275-81.

San Giovanni JP, Berkey CS, Dwyer JT, Coltiz GA. Dietary essential fatty acids, long-chain polyunsaturated fatty acids, and visual resolution acuity in healthy fullterm infants: a systematic review. *Early Hum Dev* 2000;57:165-188.

Sauer PJ, Dane HJ, Visser HK. Longitudinal studies on metabolic rate, heat loss, and energy cost of growth in low birthweight infants. *Pediatr Res* 1984;18(3):254-259.

Scott SM, Watterberg K, Rogers C *et al*. Positive relationship of cortisol concentrations and oral to epidermal factor concentrations in pretermo infants. *Biol Neonate* 1998;74:259-265.

Suita S, Yamanouchi T, Masumoto K, Ogita K, Nakamura M, Taguchi S. Changing profile of parenteral nutrition inpediatric surgery: A 30 year experience of one institute. *Surgery* 2002;131:S275-282.

Ziegler EE, Thureen PJ, Carlson SJ. Aggressive nutrition of the very low birthweight infant. *Clin Perinatol* 2002;29:225-244.

26 Nutrição Parenteral no Recém-Nascido

Hélio Fernandes da Rocha

INTRODUÇÃO

A nutrição parenteral (NP) não é uma ocorrência rara na vida de uma pessoa. Na realidade, ela é a primeira forma de nutrição que se experimenta. Somos nutridos por via venosa intra-útero durante toda a gravidez. Os nutrientes derivam da placenta para o sistema porta do feto e excitam o fígado e o pâncreas fetal a participarem do controle metabólico-nutricional. O sistema de transporte e intermediação da oferta tecidual de glicose, conhecido como *Glut*, está presente na placenta e no fígado fetal e regula estas interações. A glicose e a insulina irão se encontrar em território esplâncnico, induzindo o fígado fetal a controlar a relação deles para a periferia corporal.

Durante a vida embrionária, fetal e mesmo durante toda a existência, o organismo humano experimenta uma programação oriunda de sua herança genética que irá orquestrar o crescimento encadeado de órgãos e tecidos. Depois desses espaços físicos desenvolvidos, suas funções irão integrar o conjunto de outras funções regidas com tal competência que a vida, com as fases de crescimento, maturação, reprodução, senescência e morte, irá ocorrer na plenitude que os genes oferecerem.

A placenta conspira em favor do crescimento ordenado de órgãos e sistemas selecionando os macro e micronutrientes que irão ser utilizados, propiciando a dose certa dos elementos plásticos e a energia que permitirão desde o crescimento ósseo (com baixo *turn-over* e baixa prioridade intra-uterina) até o crescimento cerebral. Isso irá exigir grande plasticidade em proteínas, fosfolipídeos, mas também maior concentração de vitaminas específicas (tiamina e piridoxina, por exemplo) e grande produção local de energia, como ocorre entre a segunda metade do segundo semestre de gravidez até os seis a doze primeiros meses de vida, mas com máxima aceleração até a quadragésima semana de vida intra-uterina.

Durante a vida fetal, a circulação é em série, semelhante à dos répteis, e da mesma forma o controle térmico dos fetos se comporta como poicilotérmico, ou seja, se abastece e não controla o calor que recebe do corpo materno. Ao nascer a circulação em série é totalmente ineficiente para atender a demanda metabólica e a geração de energia suficientes. A circulação do tipo adulto (em paralelo) aumenta a eficiência energética e do uso da água. O recém-nascido (RN) a termo está capacitado a obter energia suficiente para seu controle homeotérmico e utilizar a água corporal de forma a não se desidratar, mesmo perdendo volume e recebendo pouca água no período que sua mãe só secreta colostro. Há também um amadurecimento hormonal que permite ao RN controlar os mecanismos circulatórios periféricos e enfrentar o estresse do nascimento e as adaptações à vida neonatal. Esses mecanismos não estão tão disponíveis ao recém-nascido prematuro (RNPT), e dificuldades progressivas serão enfrentadas na razão inversa da maturidade ao nascer.

Nestes pacientes com tantas demandas e tão poucas reservas o suporte nutricional se torna uma necessidade imperiosa e não deve ser descuidado, assim como não se descuida dos suportes respiratório e circulatório. Quanto mais precocemente se estabelecer um suporte nutricional eficiente, melhores serão os resultados com relação às outras adaptações: menor tempo de suporte ventilatório, menor incidência de infecções, crescimento próximo do normal com melhor desenvolvimento neuromotor e melhor prognóstico de vida a longo prazo.

A nutrição (ou a desnutrição) não causa morte de forma aguda, mas modifica a qualidade de vida em longo prazo, definitivamente, se não evitada ou resolvida nesse período. A NP é o método de nutrir que prescinde do sistema digestório e pode ser utilizada quando este é inviável, ou quando há necessidade de se garantir uma nutrição efetiva num paciente com múltiplas inabilidades, tais como: onfalocele, vólvulo, atresia intestinal, hérnia diafragmática, síndrome do intestino curto, doença de Hirschprung, enterocolite necrosante, desconforto respiratório, cardiopatias congênitas graves, peso inferior a 1.500 g, asfixia grave e prematuridade. Normalmente é realizada por via venosa, mas também pode ser oferecida por via arterial, cutânea, intra-óssea, ou qualquer outro espaço do meio interno que não o tubo digestório.

Não se concebe mais deixar um RN, em especial de risco, sem um suporte nutricional, e este se torna cada vez mais "agressivo", com maior quantidade de nutrientes, com o início cada vez mais precoce e mais específico para a composição corporal. Isso vem se tornando possível pela melhoria da qualidade das soluções, pela melhor obtenção e cuidado das vias venosas e em função de um acompanhamento clínico mais habilitado.

OBJETIVOS DA NUTRIÇÃO PARENTERAL (NP)

Os objetivos da NP são: manter a composição corporal o mais próximo daquela que havia no interior do útero e propiciar crescimento com composição corporal normal, quando a nutrição entérica não for possível.

No período do nascimento até perto de uma semana pós-natal, todos os RNs, mas em especial aqueles mais imaturos, de menor peso e com doenças causadas pela inadaptação ao "novo" ambiente estarão sob um estresse adaptativo intenso. Este desafiará as suas reservas energéticas e mobilizará um "arsenal" metabólico até então não experimentado no intra-útero. Essa situação é representada pelas variações de temperatura, umidade, esforço para respirar adequadamente, adaptação volumétrica e de nova forma de circulação, possíveis infecções etc. Na fase inicial, nos três primeiros dias após o nascimento, mesmo o RN a termo, sadio e de peso adequado irá perder peso. Sofrerá contração volumétrica, gastará mais energia e terá menor fonte de nutrientes do que dispunha no útero. Ocorre que para aqueles com menor reserva e dispostos de menor capacidade adaptativa esses desgastes serão maiores, mais precoces e mais danosos.

Além da manutenção da composição corporal, a meta seria o RN continuar a crescer e aumentar de peso nas mesmas taxas do intra-útero. Isso significa o ganho diário de 1,5% do peso corporal, que se aproximando de 1.000 g projeta um objetivo de cerca de 15 g/dia (Quadro 26-1). A exposição à vida extra-uterina em um RNPT, em especial aqueles de muito baixo peso, não é fisiológica, e os objetivos a que nos propomos para atendê-los só serão alcançáveis se forem utilizadas técnicas agressivas, nada fisiológicas.

É necessário um conhecimento melhor desse estado alterado e dos limites que se pode chegar com a agressividade terapêutica.

Quadro 26-1. Necessidade estimada de nutrientes a serem fornecidos a RNPT para atender ao crescimento de peso fetal para o mesmo peso original

Peso corporal (g)	500-700	700-900	900-1.200	1.200-1.500	1.500-1.800
Ganho de peso fetal					
(g/dia) e	13	16	20	24	26
(g/kg/dia)	21	20	19	18	16
Proteína (g) (N × 6,25)					
Perda Inevitável	1,0	1,0	1,0	1,0	1,0
Crescimento (acréscimo)	2,5	2,5	2,5	2,4	2,2
Requerimento fornecido					
Parenteral	3,5	3,5	3,5	3,4	3,2
Enteral	4,0	4,0	4,0	3,9	3,6
Energia (kcal)					
Perda	60	60	65	70	70
Gasto em repouso	45	45	50	50	50
Perdas mistas	15	15	15	20	20
Crescimento (acréscimo)	29	32	36	38	39
Ingestão requerida					
Parenteral	89	92	101	108	109
Enteral	105	108	119	127	128
Relação de proteínas/energia (g/100kcal)					
Parenteral	3,9	4,1	3,5	3,1	2,9
Enteral	3,8	3,7	3,4	3,1	2,8

Quadro composto a partir de várias referências, modificado de E.E. Ziegler *et al*/Clin Perinatol. 2002; 29: p. 228 (8).

NECESSIDADES NUTRICIONAIS (LIMITES DO ATENDIMENTO A ESSAS NECESSIDADES)

Água e eletrólitos

A água corporal total ao nascer sofre uma redução influenciada pelo ambiente "desidratado" fora do liquido amniótico; além disso, respirar gasta água na expiração. Esses gastos serão tanto maiores quanto maiores forem a permeabilidade cutânea e o esforço respiratório. A mudança do regime circulatório, nos RNPTs, associada a uma certa incapacidade de controlar a periferia, produz, em um primeiro momento, uma situação de choque hipovolêmico e que deve ser tratado com expansão coloidal e/ou salina além de drogas aminomiméticas. Em um segundo momento o aumento do débito renal propicia perdas eletrolíticas e redução de volume global. Nesse período estará ocorrendo uma alteração das proporções de volume extracelular (redução) com aumento relativo do intracelular, de tal forma que a relação anterior de 1:1 torna-se gradativamente 1:2 (extracelular/intracelular).

São cinco os principais problemas relacionados ao controle de água e eletrólitos no RNPT:

1. Choque e edema, normalmente presentes logo após o nascimento do RNPT.
2. Estado hiperosmolar, que ocorre na razão direta da imaturidade (menores de 25 semanas de gestação) e menores de 750 g com pele gelatinosa e grande probabilidade de evaporação.
3. Síndrome das membranas hialinas, especialmente se associada à persistência do canal arterial.
4. Displasia broncopulmonar e qualquer outra disfunção crônica que aumente o esforço respiratório e a "manipulação" da atividade respiratória.
5. Hiponatremia tardia, acompanhada de dificuldade no ganho ponderal.

Devem-se antecipar as ações preventivas, uma vez que conhecemos como a adaptação irá se desenrolar, evitando-se a exposição a calor excessivo, umidificando o ambiente, iniciando-se uma linha de infusão de líquidos e eletrólitos. O acompanhamento diário cuidadoso permite uma terapia inteligente e dedicada a esses problemas. A pesagem em duas ocasiões ao dia pode ser facilitada por berços radiantes ou incubadoras providos de balança. A pesagem das fraldas, prévia e posteriormente à micção, ou de chumaços de algodão junto à genitália para a coleta seguida das emissões, permite uma estimativa dos volumes urinados. A densidade urinária deve ser mantida entre 1.006 e 1.012, e pode ser checada duas vezes por dia, ajudando o planejamento e o controle das reposições hídricas e eletrolíticas. Sempre que for possível o uso de micrométodos para a dosagem sangüínea de eletrólitos deverá ser realizado pelo menos uma vez ao dia nos cinco primeiros dias de vida.

Para abordagem inicial do volume a ser dado, podem-se seguir algumas tabelas (Quadros 26-2 e 26-3).

Obs.: a necessidade de água varia de acordo com a assistência oferecida. Aumenta com fototerapia, calor irradiante, pele muito fina (mucosa) e uso de diuréticos. Diminui com a umidificação do ambiente, uso de respiradores umidificados, persistência do canal arterial e diurese diminuída. A tabela funciona apenas como uma referência inicial, sendo imprescindível o acompanhamento com observação (medida) da diurese, densidade urinária e demais parâmetros indicados no uso de outros suportes. É indis-

Quadro 26-2. Em ml/kg/dia em soluções de glicose (concentração expressa ao lado do valor em percentual)

Peso/Dias de vida	< 750 g	750-1.000 g	1.000-1.500 g	1.500-2.000 g	> 2.500 g
1º dia	110-150 (5%)	90-120 (5%)	80-100 (10%)	70-90 (10%)	60-70 (10%)
2º dia	120-180 (5%)	100-130 (5%)	100-120 (10%)	90-110 (10%)	80-90 (10%)
3º dia	140-190 (5%)	120-150 (5%)	120-140 (10%)	100-140 (10%)	100-110 (10%)

Quadro 26-3. Necessidade hídrica dos recém-nascidos

Tempo de vida	Pré-termo (ml/kg)	A termo (ml/kg)
1 dia	60-70	70
2 dias	80-90	70
3 dias	100-110	80
4 dias	120-140	80
5 dias	125-150	90
De 1 semana a 30 dias	150	120

pensável o peso duas vezes por dia para o melhor acompanhamento do volume de água.

O uso inicial de menores volumes é mais produtivo do que o de volumes máximos. Essa conduta permite melhor abordagem, pois é menos deletério aumentar a oferta do que utilizar diuréticos ou restrições corretivas. Nos pacientes gravemente asfixiados a restrição volumétrica deve ser mantida por 72 horas com cerca de metade a dois terços dos volumes habituais. Se o RN perder mais de 2% do peso ao dia, deve-se aumentar o volume em 10 a 20 ml/kg/dia. Se mantiver ou ganhar peso, também mantenha ou diminua na mesma proporção. Considere sempre o peso de nascimento até o quinto dia de vida ao programar os aumentos relativos a ganho ponderal nos cálculos para o RNPT. De outra forma estaria acompanhando a perda natural de peso tentando balanceá-la.

No primeiro dia utiliza-se apenas a adição de gluconato de cálcio a 10% na dose de 1 a 2 ml/kg, pois estará havendo mobilização de eletrólitos ligados à água (sódio e potássio), e o organismo do RN está apto a controlá-los. Por motivos metabólicos, como se inicia a adição imediata de aminoácidos, seria interessante iniciar fosfatos, mas este terá que ser de origem orgânica e já na relação de miligramas de cálcio 2/1 miligramas de fosfato, ou seja, para cada 140 mg/kg/dia de cálcio fazer 75 mg/kg/dia de fósforo, que é a adição fisiológica diária intra-uterina.

Cálcio e fosfato são minerais difíceis de se estabilizar em soluções aquosas em função da grande afinidade entre eles quando utilizados como sais inorgânicos. O cálcio é facilmente encontrado na forma orgânica de gluconato, com índice de dissociação baixo. O fosfato de potássio encontrado para uso parenteral é uma associação de mono e dibásico, quase sempre de potássio, e tem alta taxa de dissociação. Quando em solução, não é possível associá-los nas doses necessárias ao RNPT. O uso corriqueiro de uma solução parenteral com o cálcio e outra com o fosfato não atende às necessidades por falta de aceptor. Haverá uma perda constante de um ou de outro em função da não coincidência. Hoje se deve utilizar apenas o fosfato na forma orgânica glicose-1-fosfato dissódico (Phocytan) ou glicerofosfato de sódio (Glycophos), tendo-se o cuidado de contar o sódio no cálculo das necessidades.

A necessidade de sódio no período neonatal é da ordem de 2 a 4 mEq/kg dia, e normalmente este é ofertado na forma de cloreto. É comum iniciar-se a oferta deste cátion a partir do segundo dia de vida. Em RNPT de muito baixo peso ocorre uma perda renal aumentada do sódio, e nesses casos a monitorização constante é necessária, e a adição de sódio pode chegar a 8 mEq/kg/dia. Estas ofertas elevadas, associadas à me-

Quadro 26-4. Soluções eletrolíticas

Soluções eletrolíticas	Cátion mEq/ml	Cátion mg/ml	Ânion mEq/ml	Ânion mg/ml	Molaridade/ml mMol/ml
Acetato de sódio 27,22% (2 mEq/ml)	2,0	46,0	2,00	118,1	2,0
Acetato de potássio 19,63% (2 mEq/ml)	2,0	78,2	2,00	118,1	2,0
Cloreto de sódio 10% (1,7 mEq/ml)	1,7	78,2	1,7	78,2	1,7
Cloreto de sódio 20% (3,4 mEq/ml)	3,4	78,6	3,40	121,4	3,4
Cloreto de potássio 19,1% (2,56 mEq/ml)	2,56	100,1	2,56	90,9	2,56
Cloreto de potássio 10% (1,34 mEq/ml)	1,34	52,4	1,34	47,5	1,34
Fosfato de potássio 18,56% (2 mEq/ml)	2,0	78,8	2,00	34,7	1,1
Gluconato de cálcio 10% (0,45 mEq/ml)	0,45	8,9	0,45	87,0	0,22
Gluconato de cálcio 10,8% (0,5 mEq/ml)	0,50	10,02	0,50	97,6	0,25
Sulfato de magnésio (1 mEq/ml)	1,0	12,10	1,00	48,0	0,49
Sulfato de magnésio 10% (0,8 mEq/ml)	0,8	9,90	0,8	38,9	0,41
Fosfato orgânico 12,54% Phocytan® (0,66 mEq/ml de sódio)	0,66	15,33	0,99	0,66	0,33
Fosfato orgânico 21,6% Glycophos® (2 mEq/ml de sódio)	2,0		3,0		1,0

nor capacidade de reabsorção tubular de bicarbonato e à utilização atual de soluções de aminoácidos parenterais ricas em cistina, aumentam o risco de acidose metabólica, sendo outro parâmetro a se observar. Quando ocorrer a necessidade do uso de sódio em concentrações superiores às necessidades diárias, deve-se fazê-lo na forma de acetato (1 a 2 mEq/kg/dia). A redução da oferta de cloro e a possibilidade do acetato gerar bicarbonato são protetoras. O cloro deverá ser fornecido na dose de 3 a 5 mEq/kg/dia, exceto nos pacientes em uso de diuréticos cloro-específicos.

O magnésio é mineral de atuação predominantemente intracelular, está indicado na manutenção e no crescimento da massa corporal magra e é utilizado na dose de 0,5 mEq/kg/dia. Deve ser monitorizado e utilizado com cuidado na insuficiência renal e em pacientes digitalizados. A oferta excessiva, quase sempre por erro de prescrição, pode levar à depressão do sistema nervoso central e à hipotonia, enquanto a deficiência pode causar vasodilatação periférica, arritmia cardíaca e convulsão. A forma farmacêutica utilizada é a solução aquosa de sulfato de magnésio a 10% ou de 1 mEq/ml (Quadro 26-4).

O potássio é administrado na dose de 2 a 3 mEq/kg/dia, como cloreto, acetato ou fosfato e iniciado a partir do segundo para o terceiro dia de vida (em geral, um dia após o início do sódio). Quando se utilizar fosfato inorgânico de potássio, este deverá ser descontado do cálculo em cloreto prescrito para não se dar superdosagem.

Energia e macronutrientes

Durante a gestação, o feto só sintetiza glicogênio a partir do terceiro trimestre, pois a energia utilizada para o crescimento e metabolismo é quase toda calcada na combustão de glicose, sendo que cerca de 30% dessas necessidades energéticas são supridas pela "queima" de aminoácidos. Os ácidos graxos cumprem um papel plástico na formação dos tecidos, em especial os ácidos graxos de cadeia longa poliinsaturados na formação dos fosfolipídeos das membranas celulares. Exercem, portanto, um papel secundário no fornecimento de energia para o feto.

Ao nascer o RNPT, sofre um "curto-circuito" no fornecimento de nutrientes essenciais. Sua glicemia, que é mantida acima de 80 mg/dl no intra-útero, cai e pode ser um evento crítico, pois a tolerância a essa queda é variável na dependência de outros estresses. Há uma controvérsia ainda não resolvida sobre qual nível de glicemia deve ser considerado hipoglicemia. Os aminoácidos essenciais, que para o RN, e em especial para o RNPT, são em número aumentado e ainda não totalmente estabelecidos, mas que devem incluir metionina, cisteína, cistina, tirosina, fenilalanina, triptofano, histidina, lisina, valina, leucina, isoleucina, treonina, glutamina e taurina, deixam de ser fornecidos, e as suas "queimas" oxidativas chegam a levar à perda de cerca de 1,2 g/kg/dia.

O fornecimento de glicose para os RNPT, em especial os de baixo e muito baixo peso, deverá ser imediato nas doses de 3 a 8 mg/kg/min (taxa de infusão de glicose por minuto conhecida como TIG). Hoje se considera que, para evitar o catabolismo de estruturas essenciais representadas pelas proteínas já organizadas em esqueletos celulares, estruturas ou funções, a adição de aminoácidos na parenteral deverá também ser imediata, com doses de 1,5 a 3 g/kg/dia na forma de soluções próprias para o RNPT, conhecidas como padrão "sangue de cordão" e que são facilmente reconhecidas por conter l-taurina (Quadro 26-5).

O objetivo é atingir o mais rápido possível 70 kcal/kg/dia e 3 g/kg/dia de aminoácidos e esta deve ser uma meta a ser obtida com determinação pelo neonatologista nos primeiros três dias.

A partir do nascimento, o próprio estresse modifica várias condições, e os lipídeos que não eram utilizados como substrato energético intra-útero passam a ter um importante papel já pelo segundo dia de vida. Assim, entre o segundo e o terceiro dia de vida, a adição de soluções de lipídeos na parenteral poderá ocorrer. Nas situações em que a glicemia esteja bem estabilizada, e os volumes infundidos estejam dentro do planejado, a escolha deverá recair para as soluções de triglicérides de cadeia longa (TCL); estes também serão mais bem recomendados nas situações em que estejam ocorrendo hiperglicemias. Nos casos em que estejam ocorrendo hipoglicemias, o mais indicado é utilizar soluções mistas com triglicérides de cadeias médias e longas (TCL/TCM). A introdução clássica de 0,5 g/kg/dia poderá avançar rapidamente até cerca de 3 g/kg/dia numa taxa de infusão que inicialmente será de 80 mg/kg/hora (conhecida como Taxa de Infusão de Lipídeos por hora ou TIL) até um máximo de 300 mg/kg/hora antes de terminar a primeira semana de vida. A introdução de lipídeos na parenteral deverá ser seguida do controle da lipemia, pois níveis acima de 150 mg/dl de triglicérides séricos deverão refletir na diminuição de infusão e acima de 300 mg/dl em suspensão dos lipídeos na parenteral.

Quadro 26-5. Composição de algumas soluções de aminoácidos utilizados em nosso meio

Composição	Aminoped 10%	Primene 10%	Pediamino 10% tau	Pediamino 10%
L-isoleucina	6,4	6,7	8,2	9,6
L-leucina	10,75	10	14	7,6
L-lisina	7,09	11	8,2	2,8
L-metionina	4,62	2,4	3,4	4,50
L-fenilalanina	4,57	4,2	4,8	5,2
L-treonina	5,15	3,7	4,2	1,8
L-triptofano	1,83	2	2	7,00
L-valina	7,09	7,6	7,8	7,6
L-cisteína	0,38	2,46	< 0,16	2,32
L-arginina	6,4	8,4	12	6,00
L-histidina	4,14	3,8	4,8	7,00
Glicina	4,14	4	3,6	6,0
L-alanina	7,16	8	5,4	7,0
L-serina	9,03	4	3,8	9,0
L-prolina	16,19	3	6,8	16
L-tirosina	5,49	0,45	2,4	0,3
L-ácido málico	4,83	0	0	0
L-ácido glutâmico	_	10	5	2,32
Taurina	_	0,60	0,25	0
MOsm/l	848	780	875	800
Rel AA essencial/total	1/,095	_	1,08/1	1/1,20
Nitrogênio g/l	14,43	15	15,5	15,00
Calorias kcal/l	400	400	388	400

Glicose

Níveis de glicemia menores que 40 mg/dl são considerados hipoglicemia e devem ser tratados independentemente da idade gestacional, ou do tipo de suporte nutricional estabelecido (ver Capítulo 29). O ideal é manter a glicemia periférica entre 60 e 150 mg/dl. Utiliza-se a glicosúria para observar os excessos de oferta e para controlar quando há estabilidade glicêmica, evitando-se as punções venosas ou de pele em exagero.

Iniciar com TIG de 4 a 5 mg/kg/min no RN prematuro e de 5 a 6 mg/kg/min no a termo, aumentando gradualmente de acordo com a glicemia; a TIG pode chegar a 10-12 mg/kg/min sendo o máximo possível sem insulina.

O uso de insulina tem sido controverso, pela dificuldade de se controlá-lo, mas também por se acreditar que a tomada forçada de glicose pela célula irá congestionar as vias metabólicas e aumentar o ciclo fútil, que é a formação de gordura independentemente do atendimento energético.

Atualmente já há consenso do uso de insulina para RNPT de muito baixo peso, com grande resistência à insulina e hiperglicemia. Nas situações de hiperglicemia a preferência é pela redução da TIG, no entanto pode-se aplicar insulina venosa em situações de grande intolerância e à medida que houver necessidade de se ofertar glicose a uma TIG mínima de 3 mg/kg/min. Esta deve ser preparada em solução separada de soro fisiológico, ou de salina a 0,45% com 1% de albumina, e aplicada em "Y" (fora da solução de parenteral) em bomba específica, na dose de 0,05 a 0,1 U/kg/h. Dar início com a dose mais baixa e monitorizar, mantendo a glicemia entre 100 e 150 mg/dl.

Aminoácidos

Há basicamente dois tipos de soluções de aminoácidos disponíveis para os RNs conhecidos como padrão leite materno e padrão sangue de cordão.

O padrão sangue de cordão contém taurina, e uma delas tem muito mais cisteína do que todas as formulações encontradas e menor concentração de metionina (Quadro 26-5). Essas soluções permitem melhor retenção nitrogenada e menos complicações metabólicas.

A glutamina é um importante aminoácido para manutenção trófica das células da mucosa intestinal, mas sua oferta é difícil em razão da instabilidade em solução aquosa, e o seu efeito por via parenteral não atende ao trofismo intestinal. Há evidências, não comprovadas, de que a glutamina por via venosa melhore o estado imunológico, e é possível que tenha efeito protetor na septicemia neonatal e reduza o tempo para se conseguir uma nutrição enteral plena. É o mais abundante aminoácido do "*pool endógeno*", mas seus níveis sofrem queda durante o estresse metabólico/infeccioso e só é adicionada na nutrição parenteral na forma de dipeptídeo, sendo normalmente substituída pelo ácido glutâmico nas formulações padrões de aminoácidos.

A cisteína tem sido adicionada para suprir as necessidades basais presumidas (30 mg/g de aminoácidos) e melhorar a solubilidade dos sais de cálcio e fósforo, pois diminui o pH da solução.

A taurina é um aminoácido com funções biológicas vitais, incluindo neuromodulação, estabilização das membranas celulares, antioxidação, conjugação de ácidos biliares e osmorregulação, função miocárdica e é fundamental para o desenvolvimento normal do cérebro e da retina.

Em todos os casos, iniciar solução de aminoácidos na dose de 1,5 mg/kg/dia já no primeiro dia de vida, independente de glicemia, asfixia ou qualquer outra condição, mesmo que não seja possível estabelecer uma NP com todos os constituintes. Aumente 0,5 g/kg/dia e em três dias chegue a 3 g/kg/dia para os RNPTs maiores de 1.000 g; e até 3,5 g/kg/dia nos RNPTs menores de 1.000 g. A dosagem de uréia deverá ser feita a cada dois dias enquanto se fazem os aumentos diários.

Lipídeos

No período neonatal os lipídeos são administrados para prevenir as deficiências de ácidos graxos essenciais e como fonte de energia. Os sinais clínicos de deficiência podem ser tardios e incluem dermatite, crescimento anormal dos cabelos, maior suscetibilidade à infecção, trombocitopenia e atraso de crescimento. Deve-se, por isso, preferir as formulações de triglicérides de cadeia longa (TCL); mesmo assim, estas não possuem todos os ácidos graxos essenciais. O não fornecimento de ácidos graxos essenciais araquidônico (C20 ω6) e docosaexaenóico (C22 ω3), além dos ácidos graxos poliinsaturados de cadeia longa, que não são bem produzidos pelo fígado prematuro, podem levar a manifestações de carência. Não dispomos ainda de araquidônico nem docosaexaenóico em soluções de lipídeos para nutrições parenterais. Este é mais um forte argumento para a iniciação de nutrição enteral precocemente, com leite da própria mãe do RNPT nos primeiros dias de vida (ver Capítulo 25).

Iniciar a solução com lipídeos no segundo para o terceiro dia de vida. Usar preferencialmente triglicérides de cadeia longa (LCT) na dose de 1 g/kg/dia e taxa de infusão de 0,25 g/kg/hora. Em caso de sepse, infundir a 0,08 g/kg/h, nos pré-termos 0,16 g/kg/h e nos pré-termos de muito baixo peso 0,04 a 0,08 g/kg/h. Só inicie MCT/LCT se houver hipoglicemia, pois os triglicérides de cadeia média (MCT) são mais fáceis de metabolizar, por isso são poupadores de glicose embora mais cetogênicos. Aumente diariamente 0,5 g/kg/dia até o máximo desejado de 3 g/kg/dia. Acompanhe os aumentos com dosagens de triglicérides e mantenha os níveis plasmáticos entre 150 e 200 mg/dl.

Dê preferência para as emulsões a 20%, pois têm concentração de fosfolipídeos semelhante às de 10%. Portanto, carregam o dobro de gordura com a mesma quantidade de emulsificante.

No Quadro 26-6 podem ser vistas as principais emulsões lipídicas do mercado brasileiro.

Complicações

- *Hiperlipemia*: se a dosagem dos triglicérides séricos for superior a 200 mg/dl, deve-se interromper a infusão. Se entre 150 e 200 mg/dl, diminuir a velocidade de infusão e reavaliar em seis horas.
- *Hiperbilirrubinemia*: no recém-nascido pré-termo com níveis de bilirrubina próximos daqueles que indicariam exsangüineotransfusão, manter velocidade de infusão de 0,5 g/kg/dia, suficiente para prevenir a deficiência de ácidos graxos essenciais. O *kernicterus* poderá ocorrer porque os ácidos graxos competem com a albumina na ligação com a bilirrubina e assim a deslocam, aumentando o *pool* de bilirrubina livre.
- *Piora da função pulmonar*: há diminuição da difusão de oxigênio no território pulmonar, quando há aumento da velocidade de infusão. Nos recém-nascidos com quadro pulmonar grave, como doença da membrana hialina ou síndrome de aspiração meconial, manter velocidade de infusão em 0,5 g/kg/h.
- *Intolerância à glicose*: nesses casos, usar MCT/LCT (triglicéride de cadeia média e longa, respectivamente), o que pode ser vantajoso também na sepse grave, pois tem menor dependência da função hepática.
- *Plaquetopenia e eosinofilia*: por depósito de gordura no sistema reticuloendotelial. Existem evidências *in vitro* de alterações da função imune secundária aos lipídeos, o que não foi confirmado *in vivo*. Suspender a infusão nos casos de sangramento ou plaquetas abaixo de 20.000 mm^3.

Novas soluções de lipídeos têm sido usadas, mas com pouca experiência em recém-nascidos, como aquelas ricas em ácido oléico (origem de oliva). Soluções que misturam triglicérides de cadeia longa e média só existem na proporção de 50%, e lipídeos estruturados são sempre uma promessa para o futuro, mas aguardam-se também emulsões com docosaexaenóico para uso neonatal.

Quadro 26-6. Emulsões lipídicas do mercado brasileiro

Produtos	Lipofundin MCT/LCT 10%	Lipofundin MCT/LCT20 %	Lipovenos LCT 10%	Lipovenos LCT 20%	Lipovenos MCT/LCT 10%	Lipovenos MCT/LCT 20%	Ivelip 10%	Ivelip 20%	Endolip 10%	Endolip 20%
Fabricante	B. Braun	B. Braun	Fresenius	Fresenius	Fresenius	Fresenius	Baxter	Baxter	Darrow	Darrow
Composição (g/l)	(g/l)	(g/l)	(g/l)	(g/l)	(g/l)	(g/l)	(g/l)	(g/l)	(g/l)	(g/l)
Glicerol	25,0	25,0	25,0	25,0	25,0	25,0	25,0	25,0	22,1	22,1
Lecitina de ovo	0,00	0,00	12,0	12,0	0,00	0,00	12,0	12,0	12,0	12,0
Triglicéride de cadeia média	50,0	100	0,00	0,00	50,0	100	0,00	0,00	0,00	0,00
Fosfatídeo de ovo	8,00	12,0	0,00	0,00	6,00	12,0	0,00	0,00	0,00	0,00
Óleo de soja	50,0	100	100	200	50,0	100	100	200	100	200
Oleato de sódio	3,00	3,00	0,00	0,00	0,15	0,30	0,3	0,3	0,00	0,00
α-Tocoferol	0,10	0,20	0,00	0,00	0,00	0,00	0,00	0,00	0,00	0,00
Conteúdo calórico (kcal/l)	1,022	1,908	1,100	2,000	1,030	1,950	1,100	2,000	1,100	2,000
Osmolaridade (mOsm/l)	345	380	310	360	272	273	265	270	300	350
PH	6,5-8,8	6,5-8,5	7,0-8,5	7,0-8,7	6,5-8,0	6,5-8,0	7,0-9,0	7,0-9,0	6,0-7,9	6,0
Conservar em temperatura	+4°C-+25°C	+4°C-+25°C	+2°C-+25°C	+20C-+25OC	+2°C-+25°C	+2°C-+25°C	Estocar abaixo de 25°C	Estocar abaixo de 25°C	+4°C-+ 25°C	+4°C- +25°C
Apresentação (em ml)	100 e 500	100 e 500	100 e 500	100 e 500	500	500	500	100, 500 e 1.000	500	100 e 500

Micronutrientes (vitaminas e oligoelementos)

Vitaminas

Embora pareça redundância, a melhor compreensão sobre as vitaminas é conseguida pelo conhecimento de suas solubilidades. Elas são compostos químicos diferentes entre si, cuja importância reside no fato de serem essenciais para a manutenção da homeostase e do crescimento.

As hidrossolúveis estão presentes nos líquidos corporais e exercem suas atividades no citoplasma das células e das organelas. Têm papel, sobretudo, de co-fatores enzimáticos, modulando reações químicas necessárias à obtenção de energia, à síntese e à decomposição de nutrientes e estruturas.

Durante a vida fetal, de alta *performance* metabólica, as vitaminas hidrossolúveis têm importância fundamental. Não é por outro motivo que durante os pré-natais é indicado o suplemento vitamínico, e em muitos casos essa adição contribui para a diminuição da freqüência de malformações fetais, como ocorre nas relacionadas ao fechamento de tubo neural e suplementação de ácido fólico. Há possibilidade de acúmulo no final do terceiro trimestre de gravidez, por transporte ativo transplacentário, provendo ao RN uma reserva para que a adaptação à amamentação transcorra sem os prejuízos de carência até que todo o requerimento seja atendido de forma natural pelo leite materno. Nos RNPTs o terceiro trimestre, abastecedor/armazenador, não ocorrerá, e as necessidades em função do alto grau de esforço metabólico exigido, rapidamente, levarão o RNPT à situação de carência. O suporte de vitaminas hidrossolúveis deverá ser imediato, no primeiro ou segundo dia de vida, uma vez que sem reservas e com alta demanda a otimização de seus recursos metabólicos precisa ser garantida. Não dispomos nos mercados de vitaminas hidrossolúveis exclusivas para esse atendimento. Normalmente as misturas de vitaminas são mais completas (trazem as lipossolúveis), mas há vitaminas que são de difícil adição em soluções mistas (como o próprio ácido fólico) e assim não se consegue uma fórmula adequada. Ver o Quadro 25-7 adaptado de Greene *et al.* para essa adição.

As lipossolúveis são vitaminas que não apresentam papel metabolicamente ativo. Estão presentes obrigatoriamente nas membranas celulares onde existe a gordura celular capaz de mantê-las solúveis. Comportam-se como aditivos de moléculas, dando-lhes propriedades, como ocorre com o retinol (Vitamina A), dando à rodopsina a propriedade de gerar eletricidade e, conseqüentemente, a visão. Comportam-se também como elementos que barram a continuidade de um fenômeno que ocorrerá em membranas como a peroxidação propagada dos fosfolipídeos nos fenômenos oxidativos por radicais livres, e que é bloqueado pelo alfatocoferol (vitamina E). Fazem parte de receptores de membrana (como a vitamina K) aumentando a propriedade de adesão. Modulam os canais de entrada de cálcio e fósforo como faz a vitamina D ativada. Portanto, têm papéis fundamentais, mas utilizando a sua própria estrutura molecular, e não ativando como co-fator a outra molécula (enzima) para uma atividade metabólica.

Fazem reservas mais densas, embora a vitamina K não o faça por mecanismo ativo durante a gravidez, o que leva a precoce carência no RN, merecendo ainda ser ofertada a estes logo após o nascimento. Esta será igualmente necessária ao RNPT, e uma das dificuldades na NP é que não existe formulação de vitaminas para uso parenteral com

Quadro 26-7. Necessidades basais de vitaminas para recém-nascidos

Recém-nascido	A termo/dia	RNPT/kg/dia*
Lipossolúveis		
A (UI)**	700	500
E (UI)	7	2,8
K (mg)	200	80
D (UI)	400	160
Hidrossolúveis		
Ac. Ascórbico (C) (mg)	80	25
Tiamina (B1) (mg)	1,2	0,35
Riboflavina (B2) (mg)	1,4	0,15
Piridoxina (B6) (mg)	1	0,18
Cianocobalamina (B12) (mcg)	1	0,13
Niacinamida (B3) (mg)	17	6,8
Pantotenato (B5) (mg)	5	2
Biotina (B7) (mg)	20	6
Folato (B9) (mg)	140	56

Modificado de Greene HL et al.
*Não excedem a dose sugerida para RNs a termo.
**700 mcg = 2.300 UI.

vitamina K que seja segura para uso contínuo em parenterais para esse segmento. Nos de muito baixo peso, faz-se 0,5 mg/semana e nos demais 1,0 mg/semana.

As vitaminas lipossolúveis, com exceção da vitamina K, não são de uso tão urgente, porém não há inconveniência de serem supridas já nos primeiros dias juntamente com as hidrossolúveis. Existe no mercado várias formulações pediátricas ou de adulto que devem ser adaptadas para os RNPTs (Quadro 26-8).

Oligoelementos

São de dois tipos: os metálicos e os ametálicos. Os metálicos são importantes na transferência de suas propriedades fundamentais para as moléculas protéicas que os contêm. Este é o típico comportamento do ferro, por exemplo, que empresta a sua capacidade de oxidante às moléculas que o utilizam. Os oligoelementos como metais pesados (que são) precisam ter as suas propriedades fundamentais controladas por proteínas. Caso estejam livres, suas propriedades, por exemplo, a oxidação, causarão lesões e complicações que poderão pôr em risco a homeostase dos RN (ou mesmo de qualquer paciente onde isso ocorra). Não são, portanto, indicados nas situações em que esteja ocorrendo balanço nitrogenado negativo, ou seja, quando não houver anabolismo. Dessa forma, estarão indicados (Quadro 26-9) a partir do anabolismo, que em uso de parenteral ocorrerá normalmente a partir do terceiro dia. A situação não é a mesma para o zinco, único metal de baixa toxicidade, que deverá ser utilizado mesmo em catabolismo. Assim, as formulações que existem no mercado de oligoelementos só deverão ser adicionadas a partir do terceiro ao quinto dia de NP, e o zinco já a partir do primeiro dia de NP (Quadro 26-10).

Quadro 26-8. Soluções com compostos vitamínicos

Vitamina	Produto/Laboratório	Composição	Apresentação	Administração
A, D, B_1, B_2, B_3, B_5, B_6, E e C	Polivit A (Pediátrico) (Inpharma)	Vit. A-2.300 UI Vit. D-400 UI Vit. B_2-1,4 mg Vit. B_6-1 mg Vit. E-7 UI Vit. B_1-1,2 mg Vit. B_3-17 mg Vit. B_5-5 mg Vit. C-80 mg	Ampola A de 10 ml	EV
B_7, B_9 e B_{12}	Polivit B (Pediátrico) (Inpharma)	Vit. B_7-20 mcg Vit. B_9-140 mcg Vit. B_{12}-1 mcg	Ampola A de 10 ml	EV
A, D, B_1, B_2, B_3, B_5, B_6, E e C	Opoplex (Pediátrico) (I.CN.)	Vit. A-2.000 UI Vit. D-200 UI Vit. B_2-1,4 mg Vit. B_6-1 mg Vit. E-7 UI Vit. B_1-1,2 mg Vit. B_3-17 mg Vit. B_5-6 mg Vit. C-80 mg	Ampola A de 5 ml	EV
A, D, B_1, B_2, B_3, B_5, B_6, E e C	Polivit A (Adulto) (Inpharma)	Vit. A-3.300 UI Vit. D-200 UI Vit. B_2-3,6 mg Vit. E-10 UI Vit. B_1-3 mg Vit. B_3-40 mg Vit. B_5-15 mg Vit. B_6-4 mg Vit. C-100 mg	Ampola A de 10 ml	EV
B_7, B_9 e B_{12}	Polivit B (Adulto) (Inpharma)	Vit. B_7-60 mcg Vit. B_9-400 mcg Vit. B_{12}-5 mcg	Ampola A de 5 ml	EV

Para a diluição das vitaminas devem-se seguir as orientações de cada fabricante.

Quadro 26-9. Necessidades diárias de oligoelementos

Oligoelementos (mcg)	Pré-termo	A termo
Zinco (metal)	400	300
Cobre (metal)	20	20
Selênio (ametal)	2,0	2,0
Cromo (metal)	0,2	0,2
Manganês (metal)	1,0	1,0
Molibdênio (metal)	0,25	0,25
Iodo (ametal)	1,0	1,0

Modificado de Greene HL et al.

Os ametálicos são representados pelo flúor, iodo e selênio, principalmente. Com exceção do selênio, não estão presentes em formulações para uso em NP, embora tenham grande importância metabólica.

Devem-se ajustar as doses ou o uso nas complicações:

- Colestase: diminuir cobre e manganês, pois a excreção é incompleta, podendo causar acúmulo e toxicidade.
- Insuficiência renal aguda: diminuir cromo e selênio.
- Aumentar o zinco nos casos de diarréia persistente ou perdas gastrintestinais excessivas, como nas ressecções intestinais.

Quadro 26-10. Oligoelementos pediátricos do mercado brasileiro e os únicos com selênio (adulto)

Produtos	Ped element uso pediátrico	Oligo Ped 4 uso pediátrico	Politrace 5 uso adulto e pediátrico	Neo Zinc uso pediátrico	Tracitrans Plus uso adulto	Acetato de zinco uso adulto e pediátrico
Fabricante	Darrow	Inpharma	Inpharma	Inpharma	Fresenius	B.Braun
Composição	(mg/mL)	(mg/mL)	(mg/mL)	(mg/mL)	(mg/mL)	(mg/mL)
Cobre	0,100	0,020	0,200	0,000	0,127	0,000
Zinco	0,500	0,100	1,000	0,200	0,660	16,34
Manganês	0,010	0,006	0,100	0,000	0,027	0,000
Cromo	0,001	0,017	0,002	0,000	0,001	0,000
Ferro	0,000	0,000	0,000	0,000	0,112	0,000
Selênio	0,000	0,000	0,012	0,000	0,003	0,000
Molibidênio	0,000	0,000	0,000	0,000	0,002	0,000
Iodo	0,000	0,000	0,000	0,000	0,013	0,000
Flúor	0,000	0,000	0,000	0,000	0,095	0,000
Apresentação (Ampola)	4 mL	5 mL	5 mL	5 mL	10 mL	2 mL
Administração	EV	EV	EV	EV	EV	EV

Prescrições e cuidados

Prescrição

A prescrição da NP deve ser realizada por médico experiente, ou sob sua supervisão. A portaria 272 da ANVISA regulariza o papel de cada profissional e suas responsabilidades na terapia nutricional.

O médico deve conhecer a situação clínica exata do paciente e decidir a prescrição de acordo com as necessidades dele e em acordo com as disponibilidades permitidas para atendê-las.

A prescrição começa com o conhecimento das necessidades e das ofertas hídricas. Quase sempre, ao se realizar o calculo da NP, o paciente já se encontra em hidratação com solução glicosada. É fácil, portanto, conhecer o estado da glicemia e conseqüentemente a TIG. Estando o paciente euglicêmico, esta (glicemia) servirá como ponto de apoio ao cálculo. Considerando-se que a glicose responde por mais de 50% da oferta calórica, o cálculo de toda a glicose a partir da TIG em curso poderá ser realizado, e assim o total de glicose, juntamente com o total de oferta hídrica, já nos permite o início do cálculo e da concentração inicial da solução. A exigência de começarmos com uma grande oferta de aminoácidos para preservar a integridade do RN nos faz utilizar de 1,5 a 3 g dos aminoácidos por quilograma/dia no primeiro dia. Nos dois primeiros dias, os aminoácidos com a glicose responderão pelas necessidades calóricas totais. A partir do segundo ou terceiro dia, a introdução dos lipídeos começará a contar nesse cálculo.

Não se devem fazer ajustes de forma aguda utilizando-se a NP. As correções hidroeletrolíticas, ácido-básicas ou glicêmicas devem ser feitas em separado e só influenciar a NP nas dosagens que venham a ser mantidas aumentadas ou diminuídas por muitos dias.

Existem programas de computador que podem facilitar eses cálculos, que devem ser exatos e dependem de compatibilidade de soluções. A maioria dos erros é de cálculo ou de compatibilidade. A ajuda de um farmacêutico (que deverá fazer parte da equipe pela Portaria 272) é fundamental, aumentando a confiança e diminuindo esses erros.

Os minerais, oligoelementos e vitaminas deverão ser calculados com base nas necessidades diárias e recomendações (ver nos Quadros).

Cuidados

O médico deve conhecer os cuidados para o sucesso da NP, mas um dos elementos fundamentais nesse cuidado é o enfermeiro, que também é parte da equipe de Terapia Nutricional e previsto na Portaria. A solução de NP deve ficar estocada em geladeira própria, exclusiva para esse fim, até ser instalada. Ter o cuidado de manter na temperatura certa (não menos de 4°C ou mais de 20°C); não deverá ser aquecida de forma forçada, apenas pela exposição à temperatura ambiente. O procedimento de abertura da bolsa externa e a adaptação do equipo de infusão deve ser tão cuidadoso quanto um ato cirúrgico, com anti-sepsia prévia de mãos, uso de luvas estéreis, máscaras, gorros etc.

A via venosa ou arterial também deverá ser exclusiva e manipulada com toda a técnica. O ideal é que haja um profissional por equipe, treinado com os procedimentos escritos previamente; que seja checado rotineiramente; e os procedimentos escritos revisados em períodos freqüentes. A bolsa e o equipo devem ser protegidos da luz, em especial das fototerapias concomitantes. É adequado o uso de filtros de linha (não esterilizantes) de 5 micra, que impedem a penetração de partículas precipitáveis e de glóbulos de gordura por alteração da estabilidade da solução.

Não se admitem improvisações, seja no preparo, na instalação ou no controle dos pacientes submetidos à NP. Esta é uma forma de terapia excelente, que mudou o curso de várias situações médicas intratáveis até recentemente, mas que depende de uma qualidade extraordinária para que não seja causadora de incidentes até fatais. Basta lembrar que mais de uma volemia (120 ml/kg em comparação com 80 ml/kg de volemia do RN) é injetada na veia no curso de um dia. Nada poderá ser tão danoso do que um volume desses com erros ou contaminações.

Em caso de acidentes ou não conformidades, todo o ocorrido deverá ser relatado por escrito em documento específico para que sejam apuradas não somente as responsabilidades, mas especialmente para que o problema seja resolvido e evitado em futuras situações. A prescrição, a manipulação e o uso da NP são como um vôo de avião de grande porte. Devem ser previstos os passos (passo a passo), com introdução sucessiva de acertos após a avaliação de erros anteriores, aumentando a segurança e prevenindo o evitável.

Uma nutrição parenteral adequada requer monitorização cuidadosa para a detecção de possíveis complicações e a execução dos ajustes necessários. O controle de peso deve ser diário, e as medidas de estatura e perímetro cefálico semanais. A monitorização laboratorial é obrigatória (Quadro 26-11).

COMPLICAÇÕES

É clássico o conceito de que a NP só complica por três maneiras: metabólica, infecciosa e por alterações das vias venosas ou arteriais.

Quadro 26-11. Monitorização

	1-2 semanas	**2-4 semanas**
Glicosúria	4-12 horas	Diária
Glicemia	8-24 horas	24-72 horas
Eletrólitos	1-3 dias	Semanal
Gasometria	1-3 dias	Semanal
Uréia, creatinina	1-3 dias	Semanal
Cálcio	1-3 dias	Semanal
Fósforo, magnésio	Semanal	Semanal
Bilirrubina, fosfatase alcalina	Inicial	1-2 semanas
TGO, TGP	Inicial	1-2 semanas
Hemograma	3-4 dias	Semanal
Triglicérides	Após aumentos de 1 g/kg/dia	Após aumentos de 1 g/kg/dia

Fonte: Lopez F. Fundamentos da Terapia Nutricional em Pediatria, 84-113, 2002.

Metabólicas

Acidose hiperclorêmica (acidose metabólica): diminua a infusão de aminoácidos e substitua o cloreto por acetato.

Pode-se corrigir hiper ou hipoglicemias em paralelo com soluções concentradas de glicose, ou diminuindo a concentração da mesma nas soluções, ou adequar o uso de TCM, ou ainda utilizar-se insulina, de acordo com a avaliação do ocorrido.

Pode-se tolerar hiperamonemia até 100 mg/dl de uréia plasmática, contanto que a densidade urinária se mantenha menor que 1.015.

A osteopenia da prematuridade está relacionada à baixa oferta de cálcio, fósforo e vitamina D e pode ser exacerbada por acidose, calciúria induzida por diuréticos e disfunção hepática.

A icterícia colestática ocorre quando há vários fatores coincidentes concorrendo para a sua instalação. O tempo prolongado de NP é, entretanto, a agressão mais constante nesses casos. A abordagem sempre passa por: suspender NP; controlar infecções; controlar outros distúrbios metabólicos; administrar fenobarbital e/ou ácido ursodesoxicólico e/ou colecistoquinina.

O mais importante: inicie nutrição enteral assim que possível (ver Capítulo 25).

Vias venosas ou arteriais

A obstrução da via circulatória é evento freqüente e muitas vezes extremamente grave, como pode ocorrer nas obstruções de veia cava.

É fundamental a adequação da osmolaridade ao calibre venoso. Hoje com o PICC consegue-se atingir o átrio com grande facilidade pela punção periférica. Neste o grande volume sangüíneo, aliado ao alto fluxo, minimiza o efeito osmolar, que é sempre superior a 900 mOsmoles nas NP.

O mau posicionamento de cateteres com infusão em locais indevidos, como pleura, subcutâneo, provocando dor, hematomas, perfuração de órgãos, extravasamento e flebites, é evitado pela técnica e pela confirmação radiológica.

Infecciosa

As soluções não são, de um modo geral, um bom ambiente para a proliferação de bactérias habitualmente patogênicas, em função da alta osmolaridade. No entanto, são excelentes para a maioria dos estafilococos, fungos e bactérias esporuladas. O preparo, o cuidado na manipulação (na farmácia e na UTI ou enfermaria), aliados às provas de controle preconizadas pela Portaria 272, são fundamentais para a prevenção.

Há situações em que o elemento perpetuador é o cateter. Há rotinas estipuladas pelas Comissões de Infecção Hospitalar que prescrevem a recuperação destes em situações especiais, utilizando antibióticos e técnicas de desobstrução. De um modo geral, a retirada do cateter é a situação mais tranqüilizadora quando isso acontece.

BIBLIOGRAFIA

American Academy of Pediatrics Committee on Nutriton. Nutritional needs of low-birth-weight infants. *Pediatrics* 1985;76:976-986.

Barker DJP. Fetal growth and long-term consequences.In: *Long-Term Consequences of Early Feedings*. Edited by Boulton J et al. Nestlé Nutrition workshop Series. Vol 36, Nestec Ltd. Vevey. Philadelphia: Lippincott-Raven Publisher, 1996.

Baumgart S, Costarino AT. Water and electrolyte metabolism of the micropremie. *Clinics Perinatol* 2000;27:131-146.

Brooke OG. Energy requirements and utilization of the low birthweight infant. *Acta Paediatri* 1982;67:67-71.

Caviness Jr. VS. Normal development of cerebral neocortex. In: *Development Neirobiology*, edited by Philippe Evranrd and Alexandre Minkowski. Nestlé Nutrition Workshop Series. Vol.12. Nestec Ltd. New York: Vevey/Raven Press Ltd, 1989.

Draper HH et al. Calcium glycerophosphate as a source of calcium and phosphorus in total parenteral nutrition solutions. *Journal of parenteral and enteral nutrition* 1991;15(2):176-80.

Farrag HM, Cowerr RM. Glucose homeostasis in the micropremie. *Clin Perinatol* 2000;27:1-22.

Goulart AL. Terapia Nutricional na Prematuridade. In: *Lopes FA, Sigulen DM, Taddei JA. Fundamentos da Terapia Nutricional em Pediatria*. São Paulo: Savier Editora Savier, 2003, p. 111.

Greene HI, Hambridge MK, Schandler RT, Sang RC. Guidelines for the use of vitamins, trace elements, calcium, magnesium and phosphorus in infants and children receiving total parenteral nutrition: report of subcomittee on Pediatric parenteral Nutrient Requirements from the Comittee on Clinical Practice Isues of American Society for Clinical Nutrition. *Am J Clin Nutr* 1988;48:1324-42.

Lane Rh, Simmons RA. Hyperglycemia and other consequences of aggressive intravenous glucose administration. *Seminars in Neonatal Nutrition and Metabolism* 1997;4:3-7.

Lourenço R, Camilo ME. Taurine: a conditionally essencial amino acid in humans? An overview in health and disease. *Nutr Hosp. 2002;17(6):262-270.*

Munro HN. Placental protein and peptide hormone synthesis: impact of maternal nutrition. *Fed Proc* 1980 Feb;39(2):255-60.

NICU Guidebook- Johns Hopkins Children´s Center 2000-2001.

Putet G. Lipid Metabolism of Micropremie. *Clinics in perinatology* 2000;27:64-6.

Reiter PD, Thurren PF. (Nutritional Support in neonatology). The science and practice of nutrition support. A case-based core curriculum. 1st edition. Editor-in-chief: Michele M. Gottschlich, American Society for Parenteral and Enteral Nutrition. *ASPEN* 2001;323-346.

Sandher IS, Jarvis C, Everson GT. Total parenteral nutrition an Cholestasis, *Clinics in Liver Disease* 1999;489-502.

Scholl TO, Johnson WG. Folic acid: influence on the outcome pregnancy. *Am J Clin Nutr* 2000;71:1304S-1307S.

Sinclair JC. thermal control in premature infant. *Annu Rev Med* 1972;23:129-132.

Suita S, Yamamnouch T, Masumoto K, Ogita K. et al. Changing profile of parenteral nutrition in pediatric surgery: 30-year experience at one institute. *Surgery* 2002;131:S275-82.

Thompson SW, McClure BG, Tubman TR. A randomized Trial of parenteral Glutamine in ill, very low birth-weight neonates. *J Pediatr Gastroenterology Nutr* 2003; 37(5):550-553.

Thureen PJ, Hay WW Jr. Intravenous nutrition and postnatal growth of the micropremie. *Clinics Perinatol* 2000;27:197-219.

Tubman TRJ, Thompson SW. Glutamine supplementation for prevention of morbity in preterm infants (Cochrane Methodology Review). In: The Cocrane Lybrary, Issue 4, 2003. Chichester, UK: John Wiley & Sons,Ltd.

Wadhwa PD, Porto M, Garite TJ, Chicz-DeMet A. Sandman CA. Maternal corticotropin-releasing hormone levels in the early third trimester predict length of gestation in human pregnancy. *Am J Obstet Gynecol* 1998 Oct;179(4):1079-85.

Ziegler EE, Thureen PJ, Carlson SJ. Aggressive nutrition of the very low birthweight infant. *Clin Perinatol* 2002;29:225-244.

27 EQUILÍBRIO ÁCIDO-BÁSICO – ABORDAGEM FISIOPATOGÊNICA

Orlando José Ferreira Martins

INTRODUÇÃO

Nos últimos anos, muitas idéias consagradas a respeito do *equilíbrio ácido-básico* têm sido revistas. Novos conceitos favorecem e simplificam a abordagem médica aos pacientes. Em especial, permitem a elucidação de certos desvios fisiopatogênicos obscuros à percepção clínica e à abordagem tradicional. Análises e resultados, por ora alcançáveis, podem ser utilizados como guias diagnósticos destes eventos ocultos. Desse modo, projetam a abrangência do *equilíbrio ácido-básico* para muito além da identificação dos desvios do pH sangüíneo e de seus limites de compensação, ou da mera e, freqüentemente, imprópria administração de bicarbonato.

VISÃO TRADICIONAL

Transporte e exalação de CO_2

Apesar do CO_2 ser um gás, não um ácido, é considerado como determinante da maior carga ácida a que o organismo é submetido, a cada instante. Isso porque o CO_2 dissolvido reage com H_2O, formando H_2CO_3 (ácido carbônico), uma reação lenta, milhares de vezes mais rápida em presença da anidrase carbônica (AC). É necessário realçar que a atividade da enzima AC aumenta a velocidade da reação, mas não a quantidade final de H_2CO_3 produzida. Esta depende da massa de CO_2 acrescentada e da disponibilidade de H_2O que, para esse propósito, pode ser considerada como ilimitada. Mas, se a formação de H_2CO_3 sobrecarrega o organismo de H^+, qual seria o objetivo fisiológico da anidrase carbônica em muito apressar esta formação de H_2CO_3?

A razão está na baixa solubilidade aquosa do CO_2 e em sua lenta reação com a H_2O. Em outras palavras, fosse o CO_2 transportado dos tecidos até os pulmões apenas na forma de gás dissolvido, esta quantidade seria irrisória, o acúmulo de CO_2 tissular insuportável e incompatível com a vida. No sangue venoso, dentro da hemácia, ocorre rápida formação de H_2CO_3, que se dissocia em H^+ e HCO_3^-. O H^+ é tamponado pela hemoglobina (Hb.H), e o HCO_3^- trocado por Cl^- através da membrana da célula, em decorrência da atividade de uma proteína permutadora de ânions (proteína "banda 3") integral da membrana, que representa a maior fração protéica da membrana do eritrócito. Por conseguinte, cerca de 70% do CO_2 transportado no sangue venoso em rumo à exalação pulmonar apresenta-se na forma de HCO_3^-, do que resulta ser a concentração de HCO_3^- no sangue venoso, aproximadamente, 1 mEq/l mais elevada do que no sangue arterial.

Nos capilares pulmonares ocorre o processo inverso, e o CO_2 é liberado para a exalação. Acrescente-se que, cerca de 25% do CO_2 é transportado em reação direta com a hemoglobina (Hb.CO_2) e apenas cerca de 5% como CO_2 dissolvido no plasma.

De certa forma, a Hb é quase tão importante para o transporte de CO_2 no sangue venoso (formação de HCO_3^- e de Hb.CO_2) quanto o é para o O_2, no sangue arterial.

Geração e excreção de H^+

Tradicionalmente admite-se que, em decorrência da atividade metabólica, há geração de um excedente de H^+ que deve ser excretado pelos rins. Mas, como é baixíssima a concentração urinária de H^+ "livre" (ao pH ~ 6, $[H^+]$ ~ $0,9 \times 10^{-6}$ Eq/L), a maior quantidade de H^+ estaria contida no NH_4^+ ($NH_3 + H^+ \to NH_4^+$) e no $H_2PO_4^-$ ($HPO_4^{2-} + H^+ \to H_2PO_4^-$), sendo este último o componente principal da denominada *acidez titulável* (AT). À soma da concentração de NH_4^+ e da AT ($H_2PO_4^-$), subtraindo-se a eventual quantidade de HCO_3^- na urina, denominou-se *excreção líquida de ácido* (NAE[1] = $NH_4^+ + H_2PO_4^- - HCO_3^-$). Tal cálculo permitiria inferir a quantidade de H^+ produzida em excesso no organismo.

A lógica para tal conceituação é: se a urina é de habitual reação ácida, se o fosfato é ingerido como Na_2PO_4 e excretado como NaH_2PO_4, o amônio é produzido como NH_3 e excretado como NH_4^+, estas substâncias agem como tampões na urina e contêm, finalmente, o H^+ excedente. Portanto, a despeito de qual o ácido residual produzido em excesso, mesmo que seja o H_2CO_3, a excreção de tal sobrecarga de H^+ estaria representada no fluido urinário. Isso porque, também na *acidose respiratória,* os rins teriam a função de excretar H^+ acumulado e gerar HCO_3^-, a denominada *compensação renal*.

A produção endógena de *ácido não-volátil* ("não-metabolizável" ou "fixo") corresponde, principalmente, à geração de ácidos inorgânicos (H_2SO_4 e H_3PO_4) formados a partir do metabolismo de aminoácidos sulfurados (metionina, cisteína/cistina) e de fosfoproteínas. Quanto maior a ingestão de proteínas, maior a geração de resíduos metabólicos ácidos, que não mais podem sofrer metabolização. Mas, não apenas o H^+ correspondente aos ácidos inorgânicos é eliminado pelos rins. Também o H^+ derivado de ácidos orgânicos *residuais não-metabolizáveis* (p. ex., o ácido úrico) é excretado em associação ao NH_4^+ e outros cátions. Todavia, ânions oriundos de *ácidos orgânicos metabolizáveis* (p. ex., acetato, citrato, oxalato), quando eliminados por via urinária, não correspondem à excreção de H^+, mas à perda potencial de HCO_3^-.

Mecanismos de secreção de H^+

Reabsorção de HCO_3^-

Túbulo proximal

Tem-se identificado preponderante secreção de H^+, dependente de contratransporte com o Na^+ (Na^+/H^+), no túbulo proximal, em particular no segmento inicial (S_1). O H^+ no lúmen reagiria com o HCO_3^- ultrafiltrado, formando H_2CO_3, que seria rapidamente desidratado, em presença da anidrase carbônica (AC) tipo IV. O CO_2 liberado difun-

---

[1]NAE = *net acid excretion* ou "excreção líquida de ácido".

dir-se-ia para a célula tubular onde, obedecendo a um processo inverso ao do lúmen, reagiria com a H_2O; agora em presença da AC tipo II, formando H_2CO_3. Após ionização espontânea, o H^+ seria secretado para o lúmen e o HCO_3^- resultante adicionado ao fluido extracelular. Um ciclo muito engenhoso, em que o HCO_3^- ultrafiltrado reapareceria no absorbato basolateral, em quantidade exata àquela do H^+ secretado.

Da secreção apical de H^+ dependeria a reabsorção de 75% a 80% do HCO_3^- ultrafiltrado, sendo que uma parcela de 20% a 25% do HCO_3^- reabsorvido resultaria de secreção de H^+, decorrente da atividade H^+/ATPase na borda em escova da célula proximal.

Geração de HCO_3^-

Ductos coletores

Ao nível do nefro distal, em particular nos ductos coletores, corticais e medulares, a secreção de H^+ não depende, primariamente, da reabsorção de Na^+; resulta da secreção ativa de H^+ (membrana apical de células α-intercaladas), através das atividades H^+/ATPase e H^+/k^+/ATPase. Esta última exacerbada em caso de depleção de k^+. Esses mecanismos seriam responsáveis por reabsorver os restantes 5% a 10% do HCO_3^- ultrafiltrado.

No entanto, em virtude da contínua adição metabólica de ácidos, há um equivalente consumo sistêmico de HCO_3^- que deve ser recomposto no mesmo ritmo. Esta exata geração de HCO_3^- dependeria da atividade H^+/ATPase das células α-intercaladas, no nefro distal. A origem do H^+ para esse propósito seria, à semelhança do que se admitiu para o nefro proximal, também a hidratação do CO_2, formando H_2CO_3 intracelular, em presença da AC tipo II.

Após a secreção ativa, o H^+ seria tamponado, ou por Na_2PO_4 presente no fluido urinário, formando NaH_2PO_4, ou pela amônia (NH_3), que se difundiria do interstício formando NH_4^+, excretado em parceria com diversos ânions.

A geração de HCO_3^-, nesse contexto, é função do nefro distal. Contudo, ainda no modelo tradicional, discordando deste ponto de vista, diversos autores admitem a *geração de HCO_3^-* como um evento proximal dominante, considerando a glutamina – a principal fonte de NH_4^+ – essencialmente metabolizada a esse nível, e o ânion, α-cetogloutarato resultante, a origem do *novo HCO_3^-*.

Distúrbios ácido-básico

A concentração EC de [H^+] é mantida em estreitos limites, variando entre 35 a 45 mEq/l, o que corresponde a uma variação de pH entre 7,45 e 7,35. No sangue, [H^+] maior do que 45 mEq/l define *acidemia*; [H^+] menor do que 35 mEq/l define *alcalemia*. Esses termos não devem ser confundidos com *acidose* e *alcalose*. *Acidose* e *alcalose* são eventos fisiopatogênicos que podem determinar *acidemia* ou *alcalemia*, respectivamente; mas, nem sempre. Como são eventos distintos, em sentidos contrários, se os desvios são concomitantes e de mesma amplitude, a resultante concentração de H^+ (pH) no sangue pode não se modificar ou apresentar-se nos limites próximos à normalidade. Tais situações de distúrbio ácido-básico misto, freqüentes em clínica, compõem uma perigosa armadilha conceitual e diagnóstica, para a qual o médico deve estar muito atento. Não raro, ocorrem dificuldades e percalços que, infelizmente, a avaliação ácido-básico tradicional, alicerçada no nível sangüíneo de [HCO_3^-] e no cálculo do BE *(base excess)*, não tem se mostrado capaz de evitar.

Acidose metabólica

Em muitos textos a acidose metabólica é definida como a ocorrência de redução de [HCO_3^-] EC suficiente para determinar pH < 7,35. A redução do [HCO_3^-] seria causada por perda de HCO_3^- (entérica ou urinária) por consumo, no caso de adição de ácidos fortes ao sistema, ou por diluição do HCO_3^-, no caso de rápida infusão de soluções sem bicarbonato.

É evidente que esta definição é aplicável apenas para os distúrbios simples. Dois procedimentos que visam melhorar a qualidade diagnóstica na acidose metabólica têm sido muito utilizados, o cálculo do hiato aniônico *(anion gap)* e do BE *(base excess)*.

Hiato aniônico (HA)

Resulta do princípio da eletroneutralidade das soluções, que determina ser a soma de cargas positivas igual à soma de cargas negativas. No plasma:

[Na^+] + [k^+] + [Ca^{2+}] + [Mg^{2+}] = [Cl^-] + [HCO_3^-] + [AN^-]
onde,
[Na^+] − [Cl^-] + [HCO_3^-] = [AN^-] − [k^+] + [Ca^{2+}] + [Mg^{2+}]
[Na^+] − [Cl^-] + [HCO_3^-] = HA

A soma de [k^+] + [Ca^{2+}] + [Mg^{2+}] = 11 mEq/l. [AN^-] representa a soma de ânions habitualmente não-medidos (ânions albumina, fosfato, sulfato e ânions orgânicos), que perfazem um total de 23 mEq/l. Logo, subtraindo-se ao valor de todos os ânions não medidos o valor de [k^+] + [Ca^{2+}] + [Mg^{2+}], aqui considerados cátions não-medidos, obtém-se 12 mEq/l (23-11). Esse valor representa um aparente excesso de carga positiva (Na^+) em relação aos ânions que existem, mas não foram medidos. Esta "ausência" de ânions é o que se denomina *anion gap* (AG), ou hiato aniônico (HA). De modo simplificado:

$$HA = [Na^+] - [Cl^- + HCO_3^-] = 12 \pm 2 \text{ mEq/l}$$

Caso aconteça um distúrbio com adição de ácido endógeno (ácido láctico, β-hidroxibutírico etc.) ou exógeno (ácido salicílico, glicólico, fórmico etc.), há redução equivalente de [HCO_3^-] e a adição de ácido é quantificada no cálculo do HA, cujo valor deve mostrar-se maior do que 12 ± 2 mEq/l. Não havendo variação do [Cl^-], denomina-se esta acidose metabólica de *normoclorêmica*. Caso observe-se dominante aumento do [Cl^-], a acidose é dita *hiperclorêmica*, a redução de [HCO_3^-] é recíproca e o HA normal.

Exceto quando da administração experimental de HCl ou de NH_4Cl, as situações associadas à acidose *hiperclorêmica* são a perda entérica de HCO_3^- nas diarréias agudas, a perda entérica de HCO_3^- por drenagem de fístulas entéricas altas, a perda urinária de HCO_3^- nas acidoses tubulares (todos os tipos), a excessiva reabsorção de Cl^- na diversão ureteral cirúrgica para o intestino grosso e a administração excessiva de solução de NaCl. A explicação que se oferece nos três primeiros casos é a de que, em decorrência da depleção de volume EC, o aumento na reabsorção tubular de NaCl causa a hipercloremia. O incremento de [Cl^-] EC seria apenas o indicador "passivo" da perda de HCO_3^-, sem nenhuma conotação etiológica. No outro extremo, a diluição com salina (NaCl 0,9%) causaria redução de [HCO_3^-], a denominada "acidose por diluição". A despeito do igual acréscimo de Cl^- e de Na^+ subverter a relação de [Na^+] > [Cl^-] no compartimento EC, correspondendo à maior adição relativa de Cl^-, é admitido o efeito na "diluição" do HCO_3^-.

BE (base excess)

A idéia por trás do método é excluir um eventual componente respiratório (↑ PCO_2 ou ↓ PCO_2), expondo, apenas, o componente metabólico, acidose ou alcalose. Para tanto, a amostra de sangue do paciente é equilibrada com uma PCO_2 = 40 mmHg e oxigênio, obtendo-se a concentração do *bicarbonato standard (padrão)*.[2] Esse valor é comparado com o valor normal do *bicarbonato padrão* (24 mEq/l), o resultado multiplica-se pelo fator 1,2. O valor normal do BE é 0 (+ 2,5 a –2,5) mEq/l.

É bem verdade que, ao se fixar a PCO_2 no valor normal (40 mmHg), exclui-se um eventual componente respiratório, o que é útil para estimar o [HCO_3^-] em um distúrbio simples. A grande limitação apresenta-se contudo, quando o BE é usado para diagnóstico de distúrbios mistos. Sendo o [HCO_3^-] uma resultante, o cálculo do BE pode ocultar por completo, ou subestimar, graves desvios ácido-básicos concomitantes, porém com sentidos opostos na concentração de HCO_3^-. Quando se associam acidose metabólica (↓ HCO_3^-) e alcalose metabólica (↑ HCO_3^-), a soma dos dois eventos pode resultar em um valor de BE normal, ou próximo do normal, que oculta os dois distúrbios subjacentes (p. ex., acidemia láctica e drenagem gástrica contínua). Ou, ainda, quando se associam acidose respiratória crônica (↑ HCO_3^-) e acidose metabólica (↓ HCO_3^-) ou alcalose respiratória crônica (↓ HCO_3^-) à alcalose metabólica (↑ HCO_3^-), o valor do BE pode ser, do mesmo modo, enganoso.

O BE com objetivo diagnóstico só é útil em distúrbios metabólicos simples ou no caso de associação de dois tipos de desvios no mesmo sentido (p. ex., acidose hiperclorêmica da diarréia aguda + acidemia láctica). Contudo, muitos autores utilizam o BE para o cálculo de uma eventual reposição de $NaHCO_3$, mas de modo empírico.

Previsão da PCO_2 ($\Delta pPCO_2$)

No desenvolvimento de um quadro de acidemia metabólica prolongada, a hiperventilação compensatória é previsível e pode ser estimada a partir da concentração do HCO_3^- no sangue arterial, sendo Δ [HCO_3^-] a diferença entre o [HCO_3^-] normal[3] e o do paciente:

$$\downarrow PCO_2 = \Delta [HCO_3^-] \times 1,2 \text{ mmHg}$$

↓PCO_2 indica em quanto se deve reduzir a PCO_2. Subtraindo-se da PCO_2 normal (40 mmHg) a ↓PCO_2 obtida, têm-se a PCO_2 prevista para o nível de HCO_3^-:

$$pPCO_2 = PCO_{2\,normal} - \downarrow PCO_2$$

---

[2] Explicado no texto deste modo, apenas com objetivo didático. Atualmente, todos esses valores são calculados automaticamente, a partir do pH e da PCO_2 da mostra, expressos no resultado da "gasometria".

[3] É necessário considerar o nível de [HCO_3^-] normal para a faixa etária considerada. RNPT = 17 mEq/l; RN = 22 mEq/l; lactentes e crianças maiores = 23-24 mEq/l.

A comparação deste valor de pPCO$_2$ com a PCO$_2$ do paciente permite estimar se a ventilação alveolar é adequada, o que simbolizamos ΔpPCO$_2$:

$$\Delta pPCO_2 = PCO_{2\ paciente} - pPCO_2$$

ΔpPCO$_2$ deve ser 0 ± 3 mmHg, para uma compensação ventilatória adequada. Se > 3 mmHg, quantifica uma hipoventilação (acidose respiratória); se < –3 mmHg, quantifica uma hiperventilação (alcalose respiratória).

$$\Delta pPCO_2 > 3\ mmHg \rightarrow acidose\ respiratória$$

$$\Delta pPCO_2 < -3\ mmHg \rightarrow alcalose\ respiratória$$

Alcalose metabólica

A alcalose metabólica é definida pelo aumento primário na concentração de HCO$_3^-$ EC suficiente para determinar pH > 7,45. Pode ser gerada por várias condições que resultem em perda de H$^+$ ou ganho de HCO$_3^-$.

Na definição acima há uma grande omissão: o ânion Cl$^-$. Exceto nos casos de hipoalbuminemia ou quando da administração excessiva de soluções alcalinizantes (NaHCO$_3$, citrato, acetato, lactato, oxalato etc.), toda a alcalose metabólica resulta de depleção de Cl$^-$ e apresenta-se com hipocloremia, a despeito de qual seja o evento determinante. No Quadro 27-1, destacamos as causas mais prováveis de alcalose metabólica no RN.

No mais das vezes a perda de Cl$^-$ ocorre por via gastrentérica ou renal. Se gastrentérica (vômitos, drenagem gástrica, cloridrorréia congênita), a concentração de Cl$^-$ na urina é baixa, < 10 mEq/l. Se renal (uso de diuréticos, síndrome de Bartter, hiperaldosteronismo), a concentração de Cl$^-$ na urina é elevada, > 20 mEq/l.

Quadro 27-1. Distúrbios ácido-básicos iônicos e metabólicos no RN

Acidoses metabólica e iônica	Alcaloses iônica e metabólica
Hipoxemia	Diuréticos
Sepse	Drenagem gástrica
Choque	Depleção de K$^+$
Insuficiência cardíaca	Baixa ingestão de Cl$^-$
Insuficiência renal	Síndrome adrenogenital
Acidose tardia do PT	Glicorticóides
Alimentação parenteral	Síndrome de Bartter
Erros inatos do metabolismo	Cloridrorréia congênita
Diarréia	Sobrecarga de solução alcalina
Acidose tubular	Insuficiência hepática
Sobrecarga de solução NaCl	Hipoalbuminemia

Quando há perda exagerada de Cl^- por via urinária, esta pode ser sensível ou resistente à reposição de Cl^-. Em caso de resistência à reposição de Cl^-, de hábito, a causa é hormonal (hiperaldosteronismo, síndrome adrenogenital, síndrome de Cushing), freqüentemente cursando com hipervolemia e hipertensão.

São relacionados outros casos à sudorese muito rica em Cl^- (> 60 mEq/l) como na fibrose cística e quando da ingestão de fórmulas muito pobres em Cl^-. Evidentemente, cursam também com redução do Cl^- na urina.

A alcalose metabólica é mantida por eventos que limitam a capacidade renal de excretar o HCO_3^- em excesso: a contração de volume EC, que induz à redução do RFG e ao hiperaldosteronismo secundário, e a depleção de potássio. Sabe-se que a depleção de k^+ associa-se à acidose intracelular. Nas células tubulares proximais há incremento do contratransporte Na^+/H^+ e na produção de NH_4^+; nos ductos coletores, aumento da atividade $H^+/k^+ATPase$. No hiperaldosteronismo, identifica-se aumento da atividade $H^+(Cl^-)/ATPase$. Por conseguinte, a redução do RFG com diminuição da carga de HCO_3^- ultrafiltrado e o aumento na reabsorção/geração de HCO_3^- seriam os eventos mantenedores da alcalose metabólica.

É necessário enfatizar que não se considera como alcalose metabólica o adequado > $[HCO_3^-]$ EC, contido nos limites de um evento compensatório da acidose respiratória.

Previsão da PCO_2 ($\Delta pPCO_2$)

Na alcalose metabólica prolongada, a elevação compensatória da PCO_2 pode ser estimada também à luz da concentração de HCO_3^-:

$$\uparrow PCO_2 = \Delta [HCO_3^-] \times 0{,}7 \text{ mmHg}$$

$\uparrow PCO_2$ quantifica o quanto deve elevar-se a PCO_2. Somando-se à PCO_2 normal (40 mmHg) o valor de $\uparrow PCO_2$ calculado, tem-se a PCO_2 prevista para o nível de $[HCO_3^-]$:

$$pPCO_2 = PCO_{2\,normal} + \uparrow PCO_2$$

A comparação deste valor de $pPCO_2$ com a PCO_2 do paciente permite estimar se a hipoventilação alveolar é adequada, ao que simbolizamos $\Delta pPCO_2$:

$$\Delta pPCO_2 = PCO_{2\,paciente} - pPCO_2$$

$\Delta pPCO_2$ deve ser 0 ± 3 mmHg, em caso de compensação ventilatória adequada. Se > 3 mmHg, quantifica a hipoventilação (retenção excessiva de CO_2); se < -3 mmHg, quantifica a hiperventilação (eliminação excessiva de CO_2).

$$\Delta pPCO_2 > 3 \text{ mmHg} \rightarrow \text{acidose respiratória}$$

$$\Delta pPCO_2 < -3 \text{ mmHg} \rightarrow \text{alcalose respiratória}$$

Acidose respiratória

A acidose respiratória é definida pela elevação da PCO_2 capaz de determinar redução do pH EC aquém de 7,35.

As causas mais prováveis de hipercapnia no RN encontram-se listadas em outro Capítulo. Destacamos alguns aspectos fisiopatogênicos de maior relevância.

A insuficiência respiratória é determinada por três eventos fundamentais que podem estar associados, ou não: a) hipoventilação alveolar; b) alteração da ventilação/perfusão; c) bloqueio alveolocapilar.

O O_2 é cerca de 20 vezes menos difusível através da membrana alveolar do que o CO_2. Esse fato determina que a ↓PO_2 arterial seja um indicador mais sensível de alterações da ventilação/perfusão (em que áreas pulmonares são perfundidas e mal ventiladas e outras são ventiladas e mal perfundidas) e de bloqueio alveolocapilar do que ↑PCO_2. Nessas situações pode estar limitada à difusão do O_2, e o CO_2 ainda pode difundir-se com relativa facilidade. A oferta de O_2 através do aumento porcentual de O_2 do ar inspirado (↑FiO_2) é um procedimento correto e, muitas vezes, suficiente para resolver a hipoxemia. Porém, quando a hipoxemia é progressiva, e desenvolve-se hipercapnia, há duas possibilidades: a) estar ocorrendo um agravamento substancial do quadro pulmonar; b) a hipercapnia resultar de exaustão da musculatura ventilatória, o que é muito freqüente.

A resposta da PCO_2 arterial à ventilação mecânica adequada, na maior parte dos casos, sinaliza o evento predominante. Se a ↓PCO_2 é obtida com facilidade, indica que a acidose respiratória é de origem extrapulmonar. Se, a despeito da ventilação, a PCO_2 arterial permanecer elevada, ou exigir parâmetros ventilatórios suprafisiológicos, indica comprometimento pulmonar.

Lactentes pequenos, RN e, em particular, recém-nascidos pré-termo são propensos à hipoventilação extrapulmonar. Em essência, porque o esforço ventilatório, rapidamente, leva-os ao cansaço e à exaustão. Contudo, devem ser destacados dois eventos de grande importância, freqüentemente negligenciados: a desnutrição (prévia e/ou por carência de suporte nutricional durante o apoio ventilatório) e a depleção de k^+.

Nas patologias pulmonares crônicas ou naquelas de evolução prolongada com hipercapnia (acidose respiratória) ocorre exuberante clorurese, a que corresponde aumento do [HCO_3^-] extracelular, a denominada compensação renal. Se a elevação do [HCO_3^-] foge aos limites compensatórios (ver adiante) – desenvolve-se alcalose metabólica – e reduz-se a sensibilidade ventilatória ao CO_2, fato que, paradoxalmente, num ciclo vicioso, tende a favorecer a retenção de CO_2 e agravar a hipercapnia. O desafio médico, nesse momento, é identificar a causa da alcalose metabólica.

Pacientes com doença pulmonar crônica tendem à desnutrição, porque exibem excessivo gasto energético ventilatório e alimentam-se com dificuldade. Em RN e lactentes, cardiopatias congênitas com hiperfluxo associam-se a, ou mesmo determinam, tais quadros respiratórios. Nesses casos é comum a administração de diuréticos. Estes, em destaque a furosemida, espoliam Cl^- e k^+. A depleção de Cl^- determina alcalose metabólica. A depleção de k^+ a mantém por incrementar o contratransporte Na^+/H^+, a produção de NH_4^+ no túbulo proximal e a atividade H^+/k^+ATPase nos ductos coletores. Quando se somam os eventos: desnutrição, reduzida ingestão de k^+, uso de diuréticos e hipercapnia, a alcalose metabólica é inevitável, favorece a hipoventilação e agrava a retenção de CO_2. Esses aspectos também são comuns ao paciente sob ventilação mecânica prolongada, dificultando, sobremaneira, o desmame do respirador.

Previsão do [HCO_3^-] ($\Delta pHCO_3^-$)

Na acidose respiratória prolongada, a elevação compensatória do [HCO_3^-] também pode ser estimada em função da ↑PCO_2:

$$\uparrow[HCO_3^-] = \Delta PCO_2 \times 0{,}3 \text{ mEq/l}$$

↑[HCO_3^-] quantifica o quanto deve elevar-se a concentração de HCO_3^-. Somando-se ao [HCO_3^-] normal (24 mEq/l)[4] o valor do ↑[HCO_3^-] calculado, tem-se o ↑[HCO_3^-] previsto para o nível de PCO_2 do paciente:

$$p[HCO_3^-] = [HCO_3^-]_{normal} + \uparrow[HCO_3^-]$$

A comparação deste valor de p[HCO_3^-] com o [HCO_3^-] do paciente permite estimar se a elevação do [HCO_3^-] observada indica um tamponamento adequado (compensação) do excesso de CO_2, ao que simbolizamos $\Delta p[HCO_3^-]$:

$$\Delta p[HCO_3^-] = [HCO_3^-]_{paciente} - p[HCO_3^-]$$

$\Delta p[HCO_3^-]$ deve ser $0 \pm 2{,}5$ mEq/l, em caso de compensação adequada. Se > 2,5 mEq/l, quantifica um componente de alcalose metabólica; se < –2,5 mEq/l, quantifica um componente de acidose metabólica.

$$\Delta p[HCO_3^-] < 2{,}5 \text{ mEq/l} \rightarrow \text{acidose metabólica}$$

$$\Delta p[HCO_3^-] > -2{,}5 \text{ mEq/l} \rightarrow \text{alcalose metabólica}$$

O RN nas primeiras duas semanas de vida e o RNPT apresentam limitada capacidade renal de gerar HCO_3^- (limitada produção de NH_4^+). Por conseguinte, para estes, a estimativa compensatória proposta acima não é adequada. Somando-se, assim, mais um argumento que justifica a labilidade dos RNs diante de eventos acidóticos – mal compensam a acidose respiratória e sucumbem, rapidamente, em hipercapnia, quando solicitados à hiperventilação por acidose metabólica.

Alcalose respiratória

A alcalose respiratória é definida pela redução da PCO_2 capaz de determinar uma elevação do pH EC acima de 7,45.

Diferentemente da alcalose metabólica, que é, essencialmente, uma alcalose EC (com a depleção de k^+ verifica-se acidose IC), a alcalose respiratória determina eleva-

---
[4]Atenção com o valor de [HCO_3^-] de acordo com a faixa etária.

ção do pH extra e intracelular. A mais nítida conseqüência desse fato é a vasoconstrição do leito cerebral e, provavelmente, coronariano. Outro aspecto relevante é a redução do Ca^{2+} ionizado, por maior ligação às proteínas. A redução do $[Ca^{2+}]$ IC parece estar associada à vasoconstrição dos leitos citados e à redução do $[Ca^{2+}]$ EC, à hiperexcitação da placa motora e ao aparecimento de tetania.

A alcalose respiratória tem um efeito inverso na circulação pulmonar, favorecendo o relaxamento de pequenas artérias previamente contraídas por eventos como a asfixia, a síndrome de grande aspiração e outros que determinam liberação de tromboxanos vasoconstritores. Por conseguinte, a redução da PCO_2 (hiperventilação mecânica) pode ser utilizada, eventualmente, para cumprir dois objetivos terapêuticos específicos: diminuir o edema cerebral e reduzir a hipertensão pulmonar.

Exceto quando da hiperventilação mecânica, a alcalose respiratória resulta da estimulação de neurônios respiratórios bulbares ("centro respiratório"). A estimulação desses neurônios pode ser causada por excitação direta dos quimiorreceptores centrais (ventrolaterais bulbares), ou reflexa, secundária à estimulação de quimiorreceptores periféricos (corpúsculos carotídeos e aórticos), ou resultante da estimulação de receptores aferentes torácicos, nos vasos pulmonares e no parênquima pulmonar.

Em RN, em particular no RNPT, a alcalose respiratória não-iatrogênica é um evento raro, pois os RNs respondem à hipóxia aguda não com hiperventilação, mas com depressão respiratória. Do mesmo modo, sepse e meningoencefalite, causas importantes de hiperventilação em lactentes e crianças maiores, determinam no RN hipoventilação e apnéia. Também pneumonia, atelectasia, edema pulmonar, causas freqüentes de hiperpnéia em crianças maiores, no RNPT, ou não induzem à hiperventilação, ou determinam breve alcalose respiratória, logo substituída por retenção de CO_2, secundária ao cansaço e à exaustão da musculatura ventilatória.

A hiperventilação secundária à acidose metabólica reduz a PCO_2, mas tal hipocapnia é previsível, compensatória, e não corresponde ao que se define como alcalose respiratória.

Previsão do $[HCO_3^-]$ ($\Delta pHCO_3^-$)

A alcalose respiratória prolongada à redução compensatória do $[HCO_3^-]$ pode ser estimada em função da $\downarrow PCO_2$:

$$\downarrow [HCOO_3^-] = \Delta PCO_2 \times 0,4 \text{ mEq/L}$$

$\downarrow[HCO_3^-]$ quantifica o quanto deve reduzir-se a concentração de HCO_3^-. Diminuindo-se do $[HCO_3^-]$ normal (24 mEq/l)[5] o valor do $\downarrow[HCO_3^-]$ calculado, tem-se o $[HCO_3^-]$ previsto para o nível de PCO_2 do paciente:

$$p[HCO_3^-] = [HCO_3^-]_{normal} - \uparrow[HCO_3^-]$$

A comparação deste valor de $p[HCO_3^-]$ com o $[HCO_3^-]$ do paciente permite estimar se a redução do $[HCO_3^-]$ observada indica uma diminuição adequada de $[HCO_3^-]$ (compensação), o que simbolizamos $\Delta p[HCO_3^-]$:

---

[5]Atenção com a faixa etária.

$$\Delta p[HCO_3^-] = [HCO_3^-]_{paciente} - p[HCO_3^-]\, \Delta p[HCO_3^-]$$

deve ser $0 \pm 2,5$ mEq/l, em caso de compensação adequada. Se $> 2,5$ mEq/l, quantifica um componente de alcalose metabólica; se $< -2,5$ mEq/l, quantifica um componente de acidose metabólica.

$$\Delta p[HCO_3^-] < 2,5 \text{ mEq/l} \rightarrow \text{acidose metabólica}$$

$$\Delta p[HCO_3^-] > -2,5 \text{ mEq/l} \rightarrow \text{alcalose metabólica}$$

O desenvolvimento da alcalose respiratória prolongada em RN é um evento improvável. No entanto, a alcalose respiratória iatrogênica é freqüente, seja por ventilação mecânica excessiva ou resultante da administração de drogas (aminofilina).

- *Advertência:* os cálculos acima propostos, para estimativa da compensação dos distúrbios ácido-básicos, são aplicáveis a crianças e adultos. Não há experiência, nem temos a expectativa de que sejam reprodutíveis em RN. Contudo, os inserimos neste texto por dois motivos. Primeiro, para alertar quanto ao fato de que as "compensações" podem ser previstas e sugerir um método para esse propósito. Segundo, para estimular a aplicação desses cálculos na faixa etária neonatal.

EQUILÍBRIO ÁCIDO-BÁSICO NO RN

Os recém-nascidos (RN), particularmente os recém-nascidos pré-termo (RNPT), encontram-se em nítida desvantagem no que concerne ao *equilíbrio ácido-básico*, quando comparados às crianças maiores e aos indivíduos adultos. Ao mesmo tempo em que apresentam limitação na capacidade ventilatória e na *excreção renal de H^+*, de modo paradoxal, geram mais CO_2 e ácidos endógenos em condições fisiológicas do que em qualquer outra fase da vida.

Fase perinatal

O pH do sangue fetal é menor do que o materno $< 0,1$ a $0,2$, a PCO_2 é de 10 a 15 mmHg mais elevada, ainda que não haja diferença aparente na concentração de HCO_3^-. A placenta é, primariamente, responsável pela homeostase ácido-básica do feto.

Logo no início do trabalho de parto, é o pH do sangue do concepto ~7,35, diminuindo no segundo estágio para ~7,30, alcançando ~7,25 ao nascimento. A PCO_2 fetal de ~46 mmHg, no início do trabalho de parto, aumenta para cerca de ~50 mmHg ao nascimento. No entanto, a PO_2 arterial no sangue do cordão é de apenas de 18 ± 2 mmHg, imediatamente após o nascimento, apesar de não haver evidência de que o RN sofra com esta baixa de O_2 (hipoxemia). Os mecanismos de compensação dessa baixa PO_2 incluem hematócrito elevado, aumento do débito cardíaco e desvio para a esquerda na curva oxigênio-hemoglobina.

Considerando-se que o dano neurológico no RN pode estar relacionado a diversos fatores, genéticos, metabólicos e infecciosos, seria importante documentar a ausência de "hipóxia" por ocasião do nascimento. Mas, tendo em conta a baixa PO_2 ao nascer, tem-se identificado que a asfixia neonatal se relaciona melhor à redução do pH do que, propriamente, à baixa PO_2 no sangue arterial do cordão. E a definição gasométrica de asfixia neonatal é feita a partir da constatação de $pH_a < 7,1$. Um achado ácido-básico normal deve levar o médico a procurar outras causas de lesão do sistema nervoso central ou da depressão ao nascer.

Diversos estudos mostram uma fraca relação entre o escore de Apgar e o estado ácido-básico neonatal. Particularmente, a relação pH arterial no sangue do cordão e o escore de Apgar é precária no pré-termo. É possível que essa fraca relação deva-se ao fato do escore de Apgar não ter sido proposto para diagnosticar asfixia, mas para avaliar a vitalidade do RN. Há inúmeros outros eventos capazes de deprimirem o RN que não a asfixia. Contudo, o que transparece na literatura é a baixa correlação entre os valores do índice de Apgar < 7 no 1º e no 5º minuto com a acidemia no sangue do cordão (arterial ou venoso), tendo como ponto de corte o pH < 7,1. Um estudo retrospectivo recente, resultante da análise dos dados de 145.627 RNs, definiu que o pH = ≤ 6,8 e o escore de Apgar de 0 a 3, no 5º minuto, apresentavam um semelhante valor preditivo quanto à mortalidade de RN pré-termo e a termo. Com pH > 6,8 < 7,0, a avaliação pelo escore de Apgar (0 a 3) mostrou-se superior em predizer o risco relativo de morte neonatal. Se, em tal nível de comprometimento fetal, os dois índices são equivalentes, poderia não haver vantagem no exame gasométrico.

Alguns autores sustentam ser o pH arterial do sangue do cordão o "padrão-ouro" para que se avalie a função útero-placentária, no que concerne à oxigenação e ao estado ácido-básico do RN, acrescentando que um exame gasométrico normal afasta a possibilidade de asfixia no RN. Este é um dado objetivo, com exuberante conotação em aspectos legais. Apesar de facilmente aplicável, o *escore de Apgar* é subjetivo, podendo variar com a qualidade da observação.

Tem-se demonstrado que a combinação da gasometria com o escore de Apgar permite avaliação mais acurada do RN. Dado que a aplicação do escore de Apgar em RN pré-termo reveste-se de alguma dificuldade, talvez para este grupo a avaliação gasométrica seja mais relevante do que para o RN a termo.

Um sistema de avaliação envolvendo anormalidades da freqüência cardíaca fetal, valor de pH e do *base excess* no sangue da artéria umbilical e escore de Apgar no 5º minuto de vida foi testado para identificar os recém-nascidos a termo, ou próximos do termo, com risco de desenvolver manifestações multissistêmicas (renais, hepáticas, gastrintestinais ou neurológicas) após asfixia perinatal. Observou-se associação entre um escore > 6 (com média de pH = 6,98 e de BE = –17,1 mEq/l) e comprometimento multissistêmico. No mesmo estudo foi identificado aumento no risco de alterações orgânicas determinadas pela asfixia, quanto maior o grau de acidemia no sangue do cordão umbilical. De acordo, um outro estudo muito recente mostrou uma progressão do risco do RN a termo, com Apgar < 7,0 aos 5 minutos, para admissão em unidade de tratamento intensivo e necessidade de assistência ventilatória, quanto mais intensa acidose (< pH e < BE) no sangue do cordão.

Em conclusão, é urgente a necessidade de um estudo de metanálise, de grande fôlego, para que detalhes a respeito deste tema sejam esclarecidos.

O sangue para análise gasométrica pode ser obtido de um segmento de ~20 cm do cordão umbilical, pinçado não mais do que 30 segundos após o nascimento e, desse modo, mantido até por 15 minutos, sem alteração considerável dos valores de pH, PO_2

e de PCO_2. Quando da interpretação dos gases sangüíneos, é importante considerar a origem do sangue. O sangue obtido da artéria umbilical representa melhor o estado do feto, visto que esse é o sangue que retorna do feto para a placenta. O sangue da veia umbilical representa o sangue em fluxo da placenta para o feto. O pH da veia umbilical é mais elevado e apresenta maior saturação de O_2 e menor de CO_2 do que o sangue arterial (Quadro 27-2).

Fase neonatal
Produção de CO_2 e de ácido residual (não-metabolizável)
O RN, para um crescimento adequado (25 a 30 g por dia), exige que lhe sejam administradas 100 a 120 cal/ kg/ dia. Cerca da metade (50 a 60 kcal) desta necessidade calórica é consumida no metabolismo basal, a outra metade na atividade física (25 a 30 cal/kg) e no crescimento (25 a 30 cal/kg). A exigência protéica é, também, elevada, cerca de 2 a 3 g kg/dia de proteína de alto valor biológico. Em conseqüência de tal dispêndio protéico-energético, são geradas grandes quantidades de resíduos metabólicos, além de calor. Da oxidação final de glicídeos e lipídeos, resultam CO_2 e H_2O; do metabolismo protéico, em essência, uréia e *ácidos residuais não-metabolizáveis* (H^+).

Este capítulo não trata da eliminação de calor e da necessidade de água para sua eliminação. Interessa-nos a eliminação de CO_2 e a excreção de H^+. Realçamos, no entanto, que todos esses eventos estão intimamente imbricados, razão porque a necessidade de água depende do metabolismo protéico-energético; por conseguinte, da liberação de calor, da geração de CO_2 e da carga de resíduos (solutos/uréia/ácidos) de excreção renal obrigatória. No Quadro 27-3, apresentamos o dispêndio energético, a produ-

Quadro 27-2. Valores gasométricos normais do sangue do cordão

	Artéria umbilical	Veia umbilical
pH	= 7,20	= 7,25
PCO_2 (mmHg)	40-50	= 40
PO_2 (mEq/l)	18 ± 2	30 ± 2

Quadro 27-3. Metabolismo protéico-energético ventilação e excreção renal

Parâmetros	Lactente	Adulto
Kcal	100.	40
CO_2	8	3
FR	35	15
VE	260	90
Ptn	2,5	0,8
H^+	3	1
Uréia	20	7

Kcal/dia; CO_2 ml/min; FR incursões/min; VE ml/min; Ptn g/kg/dia; H^+ mEq/kg/dia; uréia mOsm/kg/dia.

ção de CO_2, a freqüência respiratória (FR), o volume minuto (VE), a ingestão de proteínas e geração de uréia e de H^+ de lactentes, em comparação com indivíduos adultos, ambos normais. Percebe-se a produção de 8 ml/kg/min de CO_2 dos lactentes e 3 ml/kg/min dos adultos. Em decorrência da maior ingestão de proteína (kg/dia) e da incorporação óssea de Ca^{2+} (formação de hidroxiapatita) os lactentes produzem mais H^+ (3 mEq/kg/dia) do que os adultos (1 mEq/kg/dia). Logo, por unidade de massa (kg), ou qualquer outra unidade utilizada para comparação, a produção de CO_2 e de H^+ de um lactente é, relativamente, maior do que a de um adulto. Para a ingestão de proteína admitida (2,5 g/kg) um lactente produz cerca de 20 mOsm/kg de uréia, ao tempo em que, um adulto ingerindo 0,8 g/kg, produz 6 mOsm/kg de uréia. Estas são as razões metabólicas porque um lactente, por gerar mais CO_2 e por produzir mais uréia e H^+ (diante de menor capacidade de concentração e de acidificação da urina), apresenta relativa maior freqüência respiratória e maior volume/minuto (por kg), assim como maior volume urinário (kg/dia) do que um adulto.

No entanto, a essa maior necessidade ventilatória do lactente, em especial do RN, contrapõe-se menor capacidade de adaptação e de permanência de um eventual esforço ventilatório, o que se traduz em mais fadiga muscular precoce. Por conseguinte, sucumbem de modo mais rápido em quadros de insuficiência respiratória. Essa labilidade, em comparação com crianças maiores e adultos, explica-se em virtude da maior complacência do arcabouço torácico, da horizontalização das costelas, da maior resistência das vias respiratórias (menor área de secção brônquica) e, talvez, do menor contingente diafragmático de fibras musculares tipo I (com maior capacidade de oxidação aeróbica).

No que concerne à função renal, outra vez, apresentam-se o RN e o lactente pequeno em desvantagem e risco quanto à carga de H^+ que produzem, em decorrência da elevada ingestão protéica e do ritmo de crescimento. Como destacamos, a maior carga ácida resulta da oxidação de aminoácidos sulfurados (metionina e cisteína/cistina) e de aminoácidos catiônicos (lisina, arginina, histidina) que liberam H_2SO_4 e uma adicional parcela de NH_4Cl, respectivamente.

Recém-nascidos e, com maior ênfase, os prematuros apresentam menor ritmo de filtração glomerular (RFG) e menor capacidade de secreção de H^+, em comparação com crianças maiores.

Todos os transportadores envolvidos com a secreção de H^+ têm baixa atividade no túbulo proximal de RN, quando comparados aos de adultos. A Na^+/k^+-ATPase basolateral, responsável por manter a baixa concentração celular de Na^+ intracelular (fundamental para a reabsorção de Na^+ e para a atividade Na^+/H^+), exibe cerca de metade da atividade. O contratransporte Na^+/H^+ encontra-se em menor abundância e é menos ativo no túbulo proximal. Nesse segmento não se observa atividade H^+/ATPase em neonatos. Em adição, o co-transportador $Na^+ - HCO_3^-$ basolateral apresenta-se em menor abundância.

Também os ductos coletores corticais apresentam menor habilidade para secretar H^+ no RN, porque existe metade do número de células α-intercaladas em RN, em comparação com os adultos. No entanto, os ductos medulares dos RNs apresentam um ritmo de transporte semelhante ao dos adultos, assim como o número de células intercaladas.

Quanto à anidrase carbônica (AC), há pelo menos duas isoformas no rim. A AC tipo IV, na borda em escova do túbulo proximal, e a anidrase carbônica tipo II, intracelular, tanto no túbulo proximal quanto em células intercaladas nos ductos coletores. Em animais de experimentação imaturos, tem-se demonstrado baixa atividade dessas enzimas. Porém, em humanos, não parece haver muita diferença entre RN pré-termo e crianças maduras, quanto à atividade anidrase carbônica renal, predominando essa atividade em glomérulos justamedulares, mais desenvolvidos do que os glomérulos superficiais. Portanto, em humanos, não é claro se a diferença entre a atividade anidrase carbônica em RN e adultos é crítica para o desenvolvimento da acidificação.

Outro aspecto importante da acidificação é a amoniagênese. Muito do ácido excretado ocorre na forma de amônio (NH_4^+). As enzimas para a amoniagênese estão presentes no fígado do neonato, mas o ritmo de produção de amônia é menor do que o de adultos. A enzima glutaminase apresenta baixa atividade no fígado neonatal, assim como o conteúdo de glutamina é menor do que em adultos. Ao passo que os rins de adultos podem aumentar a produção de amônia 10 vezes durante a acidose metabólica, o rim do neonato não o consegue. Portanto, quando o neonato apresenta-se em acidose, exige um tempo muito maior para recuperação.

Na verdade, a capacidade funcional dos rins, quanto ao equilíbrio ácido-básico, pode ser analisada tanto do ponto de vista da excreção de H^+, quanto da reabsorção e geração de HCO_3^-. Por exemplo, pode-se dizer que o baixo nível de $[HCO_3^-]$ arterial no RN é causado por menor capacidade dos rins em absorver HCO_3^-. O ritmo de reabsorção de HCO_3^- tubular do RN é de, aproximadamente, 1/3 daquele dos adultos. No entanto, não ocorrendo reabsorção quantitativa importante de HCO_3^- na forma iônica, essa reabsorção depende da secreção de H^+, que se efetua através das atividades Na^+/H^+ e H^+/ATPase já referidas. A conceituação a partir da "reabsorção" de HCO_3^- pode sugerir a falsa idéia de que ocorra reabsorção do ânion HCO_3^- e, ainda, que o objetivo orgânico seja reabsorver HCO_3^-, e não secretar H^+.

Apesar de o RN e de o RN pré-termo (RNPT) apresentarem os mesmos mecanismos fundamentais de regulação ácido-básica, a reduzida concentração de HCO_3^- observada no RNPT, provavelmente, relaciona-se à intensa produção de *ácido não-metabolizável* e à menor capacidade renal de excretá-lo. É necessária atenção para esse fato. No Quadro 27-4, percebe-se que, na 1ª semana de vida, os RNs pré-termos apresentam $[HCO_3^-]$ = 17 ± 1,2 mEq/l, sendo tal "acidose" compensada por hiperventilação (PCO_2 = 31 ± 3 mmHg).

Quadro 27-4. Valores ácido-básicos arteriais em função da idade

Idade	pH	PaCO₂ (mmHg)	[HCO₃⁻] (mEq/L)
PT (1 semana)	7,34 ± 0,06	31 ± 3	17 ± 1,2
PT (6 semanas)	7,38 ± 0,02	35 ± 6	22 ± 4,4
RN (nascimento)	7,24 ± 0,05	49 ± 10	20 ± 2,8
RN (1 hora)	7,37 ± 0,05	34 ± 9	19 ± 2,3
Lactente	7,39 ± 0,03	36 ± 3	22 ± 1,9
Escolar	7,40 ± 0,03	38 ± 3	23 ± 1,2
Adolescente	7,38 ± 0,03	41 ± 3	24 ± 1,0

Média ± DP. Dados segundo Holliday, Barrat e Avner.

Quadro 27-5. Resposta renal à sobrecarga de "ácido" – NH₄Cl

Idade	pH$_u$	AT	NH$_4^+$	Excreção de H$^+$
Pré-T (1-3 semanas)	6,0 ± 0,1	25 ± 13	29 ± 6	54 ± 18
Pré-T (1 mês)	5,2 ± 0,4	36 ± 9	40 ± 8	76 ± 13
Pré-T (4 meses)	5,2 ± 0,2	54 ± 20	37 ± 10	90 ± 24
Termo (1-3 semanas)	5,0 ± 0,2	32 ± 8	56 ± 9	88 ± 8
Lactente	4,9 ± 0,1	62 ± 16	57 ± 14	119 ± 30
Escolar	4,9 ± 0,2	50 ± 10	80 ± 12	130 ± 14

Média ± DP; Pré-T (recém-nato pré-termo) AT (acidez titulável), NH$_4$ (amônio) e excreção de H$^+$ dados em µEq/min/1,73 m²; pH$_u$ (pH urinário).
NH$_4$Cl foi administrado oralmente na dose de 3-5 mEq/kg.
Dados segundo Holliday, Barrat e Avner.

A capacidade de concentração urinária máxima do RN pré-termo, tipicamente 600 mOsm/l, é menor do que a do RN a termo (800 mOsm/l) e a de crianças maiores e de adultos (1.200 mOsm/l). Esta menor capacidade de concentração exige maior volume urinário comparativo (por kg ou por superfície corpórea) para que seja alcançada a excreção das grandes cargas de resíduos (uréia etc.) e de H$^+$, metabolicamente impostas ao RN.

Esta menor capacidade de "excreção de ácido" foi estudada, mesmo em RN pré-termo normais, através da administração por via entérica de NH$_4$Cl, até se obter a acidose pretendida. Em amostras de urina era calculada a *excreção líquida de ácido*, ao mesmo tempo em que eram colhidas amostras de sangue arterial ou arterializado, para acompanhamento das variações progressivas dos parâmetros ácido-básicos.[6]

Os resultados encontram-se no Quadro 27-5. Evidencia-se que a capacidade de formação de *acidez titulável* e de amônio progride com a idade. Apesar de a acidemia obtida ser mais exuberante em RN pré-termo (dados não mostrados), o pH$_u$ é menos ácido e menor a *excreção de H$^+$*. Os RN pré-termo, de 34-36 semanas de idade gestacional e de uma a três semanas de idade pós-natal, apresentam cerca de metade da capacidade de *excreção de H$^+$* de um RN a termo e só alcançam o desempenho dos RN a termo com dois meses de idade. É interessante notar que a limitação para excretar NH$_4^+$ (relacionada ao menor ritmo de filtração glomerular) seja maior do que a de excretar NaH$_2$PO$_4$ (relacionada à ingestão de fosfato). Antes do início da alimentação, um RN excreta apenas 10%-25% do H$^+$ como acidez titulável (NaH$_2$PO$_4$). Com uma semana, o RN alimentado com fórmula à base de leite de vaca (rico em fosfato) aumenta a excreção de H$^+$, sendo 60% como NaH$_2$PO$_4$. Esse mesmo RN ingerindo leite materno (baixa concentração de fosfato) excreta apenas 20% de H$^+$ como NaH$_2$PO$_4$. Tem-se demonstrado uma interessante relação da qualidade na excreção de H$^+$ com o tipo de dieta: maior a ingestão protéica, maior a excreção de NH$_4^+$; maior a ingestão de fosfato, maior a excreção de NaH$_2$PO$_4$.

---

[6]Esses resultados têm sido reproduzidos ao longo dos anos em diversas publicações, sem que nenhuma palavra tenha sido proferida evidenciando a falta de ética de tal procedimento. Registramos aqui o nosso inútil protesto!

No passado, a despeito da maior excreção de NaH_2PO_4 e de NH_4^+, quando da alimentação com fórmula não-modificada, os RN pré-termo apresentavam, com freqüência, acidose metabólica tardia. Certamente, porque a produção de ácido endógeno, em tais situações, ultrapassava a capacidade renal de excreção. Essa observação levou à conduta de reduzir-se a ingestão protéica para os RNPTs. Mas, se por um lado, reduzia-se a carga de ácido, por outro, a administração de proteínas mostrava-se inadequada. A adição de sais orgânicos de Na^+ (citrato, acetato), que após metabolização "geram" HCO_3^-, parece permitir a ingestão protéica adequada, sem o desenvolvimento de acidemia. O mesmo pode ser observado quando da nutrição por via parenteral, substituindo-se parte do NaCl por sais orgânicos de Na^+.

No Quadro 27-1 encontram-se listadas as mais freqüentes possibilidades etiológicas para a acidose metabólica, no RN.

Tratamento dos distúrbios metabólicos

Acidose metabólica

Apesar de a abordagem primeira à acidose metabólica visar à identificação e à correção de um grave desvio do pH sangüíneo (pH < 7,20), a administração de solução alcalinizante é medida que, eventualmente, corrige o desvio, mas não a causa. E o grande objetivo terapêutico nos distúrbios *ácido-básicos*, como de resto em qualquer outra área da Medicina, é corrigir a causa.

Em geral, o estudante de medicina, ao observar um paciente com "acidose", logo se interessa em saber o quanto de *bicarbonato* deve ser administrado ao paciente. Justificável e compreensível. Mas, inadequado. Melhor seria utilizar a análise ácido-básica e perguntar-se sobre a perfusão tissular, a função renal, o débito cardíaco, a possibilidade de uma infecção séptica, a intensidade da diarréia, da drenagem gástrica, do uso de diuréticos, da depleção de k^+, de erros inatos do metabolismo, de comprometimento do SNC, de intoxicação exógena, e tantos outros eventos capazes de determinar desequilíbrio no sistema ácido-básico.

A administração de $NaHCO_3$ somente é justificável quando pH < 7,2, sendo a acidemia de origem não-respiratória e, com mais propriedade, de origem iônica, como é o caso da desidratação por diarréia. Contudo, é preciso que se desenvolva, no espírito médico, a atitude de muita cautela ao administrar soluções de bicarbonato. Particularmente no RN, é preciso prudência. A reposição de bicarbonato de sódio insere diversos riscos: hiperosmolaridade, alcalemia, hipercapnia, hipocalemia, redução do cálcio ionizado e acidose intracelular, que se associam a diversos eventos clínicos, como hemorragia intracraniana, edema cerebral, arritmias cardíacas etc.

Sugerimos um procedimento de ordem prática, simples e que pode ser bastante útil. Caso observe-se na gasometria pH < 7,20, verificar se $[HCO_3^-] = < 10$ mEq/l; nesse caso, deve ser a $PCO_2 = < 25$ mmHg, necessariamente. Caso contrário, se a $PCO_2 > 25$ mmHg, há um componente ventilatório ou seja, acidose respiratória concomitante. Independente do valor do BE, o paciente não deve receber *bicarbonato* sem apoio ventilatório.

Dentre vários aspectos críticos que destacamos a respeito do BE, acrescentamos que, sendo o cálculo efetuado a partir do *bicarbonato standard*, por definição, resultante da titulação de uma amostra de sangue equilibrada com $PCO_2 = 40$ mmHg, exclui-se o componente respiratório. Se isso é interessante para evidenciar-se um distúrbio metabólico, a desconsideração do nível da PCO_2 do paciente pode ser, particularmente no RN, um procedimento de risco, porque, ao ser administrado o HCO_3^-, é inevitável a elevação da PCO_2. Se o paciente apresenta um distúrbio misto, com acidose respiratória, a elevação da PCO_2 pode ser extremamente nociva. Portanto, para a decisão de administrar $NaHCO_3$, é preciso que o médico, além de verificar o pH de risco (< 7,2), assegure-se de que não há acidose respiratória concomitante e, caso exista, garantir primeiro a correção da PCO_2 e o apoio ventilatório, para depois reconsiderar a necessidade da reposição de *bicarbonato*.

Muitos autores sugerem que, ao utilizar-se o BE, por segurança, seja administrado apenas um terço da quantidade calculada. O que isso quer dizer? Apenas sustenta o quão empírica é a reposição. Preferimos a estimativa de reposição de $NaHCO_3$ aplicando a fórmula de Henderson: $[H^+] = 24\ PCO_2/[HCO_3^-]$, tendo como alvo de correção o pH = 7,30 (o que equivale a $[H^+] = 50$ nEq/l) (Quadro 27-6) e utilizando a PCO_2 da gasometria. Por exemplo, se na gasometria do paciente: pH = 7,10; PCO_2 = 20 mmHg; $[HCO_3^-]$ = 6 mEq/l. Substituindo:

$$[H^+] = 24\ PCO_2/[HCO_3^-] \therefore 50 = 24 \times 20/[HCO_3^-] \therefore$$

$$[HCO_3^-] = 24 \times 20/50 \therefore [HCO_3^-] = 9,6\ mEq/l$$

obtém-se o valor de $[HCO_3^-]$, para $[H^+] = 50$ (ou pH = 7,30). Se o $[HCO_3^-]$ é assim calculado, fixando-se o pH final (7,30), não há o risco de alcalinização excessiva (mesmo porque a elevação da PCO_2 deverá reduzir o pH). Diminuindo-se do valor deste $[HCO_3^-]$ estimado, aquele observado na gasometria, obtém-se $\Delta[HCO_3^-]$, o quanto o $[HCO_3^-]$ deve ser elevado:

$$\Delta[HCO_3^-] = [HCO_3^-]_{est} - [HCO_3^-]_{obs} \therefore \Delta[HCO_3^-] = 9,6 - 6 = 3,6\ mEq/l$$

Daí, calcula-se a quantidade de $NaHCO_3$ a ser administrada:

$$NaHCO_{3\ (ad)} = \Delta[HCO_3^-] \times Peso\ (kg) \times 0,3\ (mEq)$$

A solução de $NaHCO_3$ deve ser a 1,4%, podendo ser infundida no ritmo de 1 ml/minuto. A constante 0,3 refere-se ao porcentual (30%) de H_2O corpórea no compartimento extracelular, do RN ou do lactente, onde deverá distribuir-se o $NaHCO_3$, de início. Mas, de acordo com o princípio iso-hídrico, o volume de distribuição do HCO_3^- corresponde a toda a H_2O corpórea (70% do peso). Isso quer dizer que a quantidade de HCO_3^- administrada, tal como sugerida, é insuficiente para a alcalinização do sistema e, em torno de duas horas, terá sido reduzida a menos da metade. Contudo, esse aspecto é favorável. É um tempo adequado para que outras medidas de suporte, mais importantes do que a reposição de HCO_3^-, e com maior impacto no equilíbrio ácido-básico do paciente (melhora da perfusão, estabelecimento da diurese, apoio inotrópico etc.), sejam estabelecidas. Por outro lado, alerta que o paciente deve ser reavaliado gasometricamente, no máximo, duas horas após.

27 ♦ Equilíbrio Ácido-Básico – Abordagem Fisiopatogênica

Quadro 27-6. Conversão de pH em [H⁺]

pH	[H⁺] nEq/l	pH	[H⁺] nEq/l	pH	[H⁺] nEq/l	pH	[H⁺] nEq/l	pH	[H+] nEq/l
7,80	16	7,59	26	7,38	42	7,17	68	6,96	110
7,79	16	7,58	26	7,37	42	7,16	69	6,95	112
7,78	17	7,57	27	7,36	44	7,15	71	6,94	115
7,77	17	7,56	28	7,35	45	7,14	72	6,93	117
7,76	17	7,55	28	7,34	46	7,13	74	6,92	120
7,75	18	7,54	29	7,33	47	7,12	76	6,91	123
7,74	18	7,53	30	7,32	48	7,11	78	6,90	126
7,73	19	7,52	30	7,31	49	7,10	79	6,89	129
7,72	19	7,51	31	7,30	50	7,09	81	6,88	132
7,71	19	7,50	32	7,29	51	7,08	83	6,87	135
7,70	20	7,49	32	7,28	52	7,07	85	6,86	138
7,69	20	7,48	33	7,27	54	7,06	87	6,85	141
7,68	21	7,47	34	7,26	55	7,05	89	6,84	145
7,67	21	4,46	35	7,25	56	7,04	91	6,83	148
7,66	22	4,45	35	7,24	58	7,03	93	6,82	151
7,65	22	4,44	36	7,23	59	7,02	95	6,81	155
7,64	23	7,43	37	7,22	60	7,01	98	6,80	159
7,63	23	7,42	38	7,21	62	7,00	100		
7,62	24	7,41	39	7,20	63	6,99	102		
7,61	25	7,40	40	7,19	65	6,98	105		
7,60	25	7,39	41	7,18	66	6,97	107		

Deve-se ter muita atenção com o nível sérico do [k⁺] se o paciente estiver em acidemia, em especial se for uma acidemia iônica, como é o caso de crianças com desidratação por diarréia. Nesse caso um valor de [k⁺] ∼3,5 admitido como "normal", seguramente, indica depleção de k⁺; a súbita correção da acidemia pode determinar hipocalemia aguda e arritmia cardíaca, com eventual parada cardíaca. Nesse caso, a infusão de NaHCO₃ deve ser mais lenta e, de modo concomitante, administrar-se paralelamente kCl (no mínimo 40 mEq/l) acrescentado à solução reidratante.

Outro aspecto relativo à depleção de k⁺, freqüentemente negligenciado, é a hipoventilação. Desenvolve-se fraqueza muscular, o que precipita a exaustão ventilatória, e a retenção de CO₂ (acidose respiratória) é inexorável.

No RN a acidose metabólica, o mais das vezes, deve-se à hipóxia tissular, secundária à baixa PO₂, redução do débito cardíaco e redução da perfusão periférica (sepse). Nesses casos, a acidemia ocorre por acúmulo de ácido láctico e de outros ânions não-medidos. A acidemia, em geral, é mista, com retenção de CO₂, e o melhor procedimento é instituir a ventilação adequada e tentar restabelecer a perfusão tissular. A administração de NaHCO₃ aumenta a PCO₂, pode agravar a acidose respiratória, não melhorar a acidemia, ao mesmo tempo em que determina sobrecarga osmolar. Conforme referido, em RN pré-termo, há risco de precipitar edema cerebral e hemorragia no SNC. Portanto, se possível – é freqüentemente possível –, a administração de NaHCO₃ deve ser evitada.

Alcalose metabólica

Apesar de menos freqüente, a alcalose metabólica não é menos importante do que a acidose metabólica. Salvo aquelas determinadas por excessiva administração de soluções alcalinas que contenham Na^+ e ânions metabolizáveis ($NaHCO_3$, hemotransfusões volumosas com sangue citratado etc.), a alcalose metabólica é causada por depleção de Cl^-. Exceto em caso de hipoalbuminemia, que é também um evento alcalinizante.

Quando se prolonga a alcalose metabólica, em geral, ocorre também depleção de k^+, o mais das vezes por excessiva perda urinária, mesmo se a alcalose for determinada por vômitos ou drenagem gástrica. A depleção de k^+ é um evento mantenedor da alcalose metabólica por determinar acidose intracelular que, nos túbulos proximais, incita a maior produção de NH_4^+ e geração de HCO_3^- e estimula atividade $H^+/k^+ATPase$ nos ductos coletores.

A alcalose metabólica pode ser causada por distúrbios hormonais. É o caso do hiperaldosteronismo primário, que excita a reabsorção de Na^+, a excreção de k^+ e a atividade $H^+/ATPase$ também no nefro distal. Do mesmo modo, os glicorticóides endógenos ou exógenos, que exibem atividade mineralocorticóide (aldosterona), com a adição de que, por estimularem a proteólise, acabam favorecendo a amoniagênese renal. Também, o hiperparatireoidismo, que apesar de inibir o contratransporte no túbulo proximal, determina exuberante fosfatúria; esta, um facilitador da secreção distal de H^+. Todos esses eventos cursam, no entanto, com depleção de Cl^-, apesar de ser esse aspecto, de hábito, negligenciado.

Portanto, o tratamento da alcalose metabólica inclui, além de se afastar a causa determinante, a reposição de Cl^-; de preferência, acompanhado de k^+, isto é, a reposição de kCl. Essa reposição pode ser feita por via oral (o xarope a 6% contém 0,8 mEq/ml) ou por via intravenosa (40 mEq/l). Apesar de variável com a intensidade da depleção iônica, em geral, 6 a 8 mEq de k^+ e de Cl^-/kg,dia, corresponde a uma base de reposição adequada.

Advirta-se que os distúrbios hormonais, se não corrigidos, apresentam-se como alcaloses resistentes à reposição de Cl^-.

UMA VISÃO NÃO-TRADICIONAL

O tratamento dos distúrbios metabólicos (acidose e alcalose) deve ser dirigido para a correção da causa (ou causas). Esta deve ser a atitude médica. Entretanto, a abordagem diagnóstica ácido-básica tradicional permite essa tão necessária identificação dos eventos determinantes de um distúrbio metabólico? A resposta, infelizmente, é negativa. A verificação do pH, o cálculo do *base excess*, ou mesmo do hiato aniônico, como assinalamos, não permitem, com segurança, identificar os desvios subjacentes, em caso de um distúrbio misto. Apenas indicam o resultado, o efeito final; são a ponta do *iceberg*. Mas, há uma alternativa. A abordagem alicerçada nos princípios enunciados por P. Stewart.

No início da década de 1980, P. Stewart, um fisiologista canadense, buscando uma resposta para a pergunta "quais fatores determinam a concentração de ionte hidrogênio, $[H^+]$, em uma solução aquosa?", modificou a visão sobre o *equilíbrio ácido-básico*, através da análise físico-química quantitativa de soluções iônicas. Apesar de uma compreensível resistência inicial, na atualidade, praticamente, não mais há publicações internacionais sobre o *equilíbrio ácido-básico* que não considerem ou que se sustentem nesses princípios.

Abordagem físico-química quantitativa

Na água pura, as concentrações de H^+ e de OH^- são iguais, da ordem de 1×10^{-7} Eq/l, e o pH é neutro (pH = 7). O produto de $[H^+] \times [OH^-]$, $(1 \times 10^{-7}) \times (1 \times 10^{-7})$, é igual a 1×10^{-14}, e não varia. Isso quer dizer que, se um determinado fator determina o aumento de $[H^+]$ para 1×10^{-6}, $[OH^-]$ reduz-se para 1×10^{-8}; se $[OH^-]$ eleva-se para 1×10^{-4}, $[H^+]$ reduz-se para 1×10^{-10}, assim por diante.

Portanto, se $[H^+]$ e $[OH^-]$ têm origem na H_2O, e sendo o grau de acidez de uma solução aquosa definido, convencionalmente, como a concentração de H^+ nessa solução (expresso, de modo pouco feliz, como pH = $-\log [H^+]$), o estudo do denominado *equilíbrio ácido-básico* nada mais é do que a identificação dos fatores que modificam as concentrações relativas de H^+ e de OH^-, na H_2O.

Esses fatores foram identificados por Stewart: a PCO_2, a *diferença na concentração de íons fortes* ou [DIF] e a *concentração total de ácidos fracos* ou $[A_{tot}]$. Como estes são os únicos fatores que determinam o pH da solução, chamou-os de *variáveis independentes*; às concentrações de H^+, OH^-, HCO_3^-, A^- e AH, resultantes da ação das variáveis independentes, denominou *variáveis dependentes*.

Essa conceituação simplificou, sobremaneira, a abordagem ao *equilíbrio ácido-básico* porque sua análise pode ser resumida no efeito destas três *variáveis independentes* sobre a ionização da H_2O. E, pelo menos do ponto de vista médico, seria muito mais ilustrativo e, provavelmente, mais verdadeiro substituir as expressões puramente químicas, "ácido" e "base", oriundas da definição de Bronsted-Lowry, pelas expressões *efeito ácido* e *efeito básico*, o que determinaria a busca dos eventos determinantes, facilmente identificáveis, as *variáveis independentes*.

Nesse modelo, é impossível a existência de H^+ ou de HCO_3^-, de modo isolado, em solução. O H^+ só existe em concentração maior do que 1×10^{-7}, quando relacionado a um ânion, por exemplo, $H^+ Cl^-$, H^+ lactato$^-$ ou o HCO_3^- somente existe quando relacionado a um cátion, por exemplo, $Na^+ HCO_3^-$. No mesmo sentido, não se pode admitir o fluxo isolado de H^+, ou o fluxo isolado de HCO_3^-, em qualquer fluido separado por uma membrana biológica, como determinante de $[H^+]$, de $[OH^-]$, ou de $[HCO_3^-]$ em qualquer dos lados da membrana (intracelular, sangue, liquor, urina etc.), porque estas são *variáveis dependentes*. Deve-se notar que, do ponto de vista tradicional, quando admitido o fluxo de uma variável dependente (H^+, OH^-, HCO_3^-), ele está sempre acoplado a um fluxo contrário ou paralelo de um íon forte (Na^+ ou Cl^-). Por exemplo, quanto ao contratransporte Na^+/H^+, a conceituação tradicional é a de que o objetivo primário é a secreção de H^+. Na leitura a partir dos conceitos de Stewart, o evento primário é a reabsorção de Na^+, esta determinante da variação de $[H^+]$. Além do mais, a atividade Na^+/H^+ depende, por completo, do gradiente de Na^+ no sentido celular. E assim, com qualquer outro fluxo iônico através de uma membrana semipermeável (Cl^-/HCO_3^-, $Na^+- HCO_3^-$). Mesmo a atividade H^+/ATPase é dependente de Cl^- e ocorre com fluxo paralelo desse ânion.

Conceito simplificado de [DIF]

A reflexão anterior permite-nos abordar o conceito de *diferença na concentração de íons fortes*, a [DIF]. Toda solução aquosa é, eletricamente, neutra. Em outras palavras, o somatório de cargas positivas (Σ^+) é igual ao somatório de cargas negativas (Σ^-), ou (Σ^+) - (Σ^-) = 0.

Para uma solução de cloreto de sódio, podemos escrever:

$$[Na^+] - [Cl^-] + [H^+] - [OH^-] = 0$$

Sendo as concentrações de Na^+ e de Cl^- iguais, as concentrações de H^+ e de OH^- são iguais, a solução é eletroneutra e o pH = 7. Se,

$$[Na^+] > [Cl^-] ... [OH^-] > [H^+] = \text{solução alcalina}$$
$$[Na^+] < [Cl^-] ... [OH^-] < [H^+] = \text{solução ácida}$$

Mas, no plasma, há outros íons fortes (cátions k^+, Ca^{2+}, Mg^{2+} e ânions habitualmente não medidos, que simbolizamos $[A_n^-]$: lactato$^-$, sulfato^{2-}, citrato, β-hidroxibutirato, urato etc.). Ao somatório desses íons fortes, Stewart denominou diferença de íons fortes, a [DIF] (em inglês, [SID], *strong íons difference*):

$$[DIF] = [Na^+] + [k^+] + [Ca^{2+}] + [Mg^{2+}] - [Cl^-] - [A_n^-]$$

Observando que a soma de ânions fortes habitualmente não-medidos, $[A_n^-]$, equivale, de modo aproximado, à soma de $[k^+] + [Ca^{2+}] + [Mg^{2+}]$, simplificamos o conceito expresso por Stewart. Donde, para $[Na^+]$ = 140 mEq/l e $[Cl^-]$ = 104 mEq/l (valores centrais):

$$[Na^+] + [k^+] + [Ca^{2+}] + [Mg^{2+}] - [Cl^-] - [A_n^-] = 36 \text{ mEq/l}$$

Portanto, por simplificação, para facilitar a abordagem diagnóstica, conceituamos:

$$[DIF] = [Na^+] - [Cl^-] = 36 \text{ mEq/l}$$

Com esse simples procedimento, colocamos em evidência a diferença $Na^+ - Cl^-$. O objetivo diagnóstico é separar o efeito das variações da [DIF], dos efeitos das variações dos ânions não medidos, $[A_n^-]$, sobre as concentrações relativas de OH^- e de H^+. Como se verá adiante, este é um procedimento diagnóstico muito útil.

Considerado desse modo, o valor da [DIF] > 36 mEq/l é alcalinizante, porque determina $[OH^-] > [H^+]$; [DIF] < 36 mEq/l é acidificante, porque determina redução de $[OH^-]$ e aumento de $[H^+]$.

Sendo o Na^+ utilizado no organismo, em essência, para a regulação de volume e de osmolaridade, a regulação da [DIF] alicerça-se na regulação de $[Cl^-]$. Portanto, os rins com função primordial na regulação iônica atuam no *equilíbrio ácido-básico* ou na manutenção do *efeito alcalino* fisiológico sobre o fluido EC não por variar a reabsorção de Na^+, mas, sim, manipulando a excreção de Cl^-, garantindo $[Cl^-] < [Na^+]$.

Por exemplo, é habitual a consideração de que a acidose respiratória seja "compensada" em decorrência da elevação do $[HCO_3^-]$. Este é um equívoco. É quimicamente impossível que o HCO_3^- tampone o H_2CO_3, reduzindo a concentração de $[H^+]$:

$$H^+ \, HCO_3^- + Na^+ \, HCO_3^- \leftrightarrow H^+ \, HCO_3^- + Na^+ \, HCO_3^-$$

Logo, a redução de [H$^+$] (a "compensação") não se pode efetuar por conta da elevação do [HCO$_3^-$], mas, por algum evento que determine aumento da [DIF], por conseguinte, aumento de [OH$^-$] que, em presença de CO$_2$ em excesso, resulte em aumento de [HCO$_3^-$], a *variável dependente* identificada. Esse evento é a redução do [Cl$^-$] EC. De acordo, há muito se sabe que o aumento da clorurese é a resposta renal observada à hipercapnia. Nesse caso:

$$[Na^+] - \downarrow [Cl^-] = \uparrow [DIF]$$
$$\uparrow CO_2 + \uparrow [DIF] \rightarrow \uparrow [HCO_3^-]$$
ou,
$$\uparrow CO_2 + \uparrow [OH^-] \rightarrow \uparrow [HCO_3^-]$$

A captura do CO$_2$ na forma de HCO$_3^-$, efetivamente, reduz [H$_2$CO$_3$], reduzindo [H$^+$], "compensando" a acidose respiratória. Se, nesse contexto, algum aumento na reabsorção de Na$^+$ (HCO$_3^-$) existe, os mecanismos de regulação de volume logo cuidam de aumentar a sua excreção, e o efeito do aumento da [DIF] em decorrência desse mecanismo não permanece. Na verdade, não há outro meio para compensar uma acidose respiratória que não o aumento da [DIF] resultante de hipocloremia. A redução na [A$_{tot}$], a terceira *variável independente*, que corresponde, em essência, à concentração de albumina, não se modifica em função da hipercapnia.

Ressurge, então, o Cl$^-$ como um ânion fundamental na regulação do pH extracelular, na manutenção da [DIF] adequada e, por conseqüência, do [HCO$_3^-$]. Compreende-se por que as acidoses "metabólicas" são classificadas como *normoclorêmicas* ou *hiperclorêmicas* e as alcaloses "metabólicas", inevitavelmente, hipoclorêmicas. Com apenas duas exceções: a alcalose exógena, transitória, determinada por administração de sais alcalinizantes e a alcalose resultante de hipoalbuminemia, como adiante se verá.

Conceito de [A$_{tot}$] simplificado

O conceito de [A$_{tot}$], conforme estabelecido por Stewart, refere-se à concentração de "ácidos fracos", essencialmente à concentração de proteínas e de fosfato; no plasma, em particular, à concentração de albumina aniônica (carregada negativamente), uma vez que as globulinas normais não apresentam carga elétrica.

O valor aniônico da [albumina][7] pode ser calculado multiplicando-se a concentração de albumina (em g%) pelo fator 2,8. Desse modo, para a concentração normal no plasma, [albumina] = 4,3%, obtém-se ~12 mEq/l. Logo, em condição de normalidade, a concentração aniônica da albumina no plasma, [Alb$^-$] = ~12 mEq/l.

Portanto, considerando-se uma solução de albumina e NaCl (lembrar que simplificamos as valências catiônicas do k$^+$, Ca^{2+} e Mg^{2+}, com as valências aniônicas do lactato e outros ânions habitualmente não-medidos), podemos escrever, inserindo os valores antes considerados, [Na$^+$] = 140 mEq/l, [Cl$^-$] = 104 mEq/l e [Alb$^-$] = 12 mEq/l:

$$[Na^+] - [Cl^- + Alb^-] = 24 \text{ mEq/l}$$

---

[7] O fator 2,8 é adequado para o pH = 7,4. Para o pH ~7,2 e pH~7,0 devem-se utilizar 2,5 e 2,2, respectivamente.

24 mEq/l seria a concentração de [OH⁻], portanto uma solução ainda bastante alcalina, absolutamente incompatível com a vida. Mas, o que falta? Considerando-se uma solução biológica, falta acrescentar CO_2.

Se uma solução como a exemplificada é borbulhada com CO_2, há uma óbvia formação de HCO_3^-, para uma concentração muito próxima daquela de [OH⁻]. Podemos, então, escrever:

$$[Na^+] - [Cl^- + Alb^-] = [HCO_3^-]$$
ou,
$$[Na^+] - [Cl^- + HCO_3^-] = [Alb^-]$$

Assumindo-se o valor de $[HCO_3^-] = 24$ mEq/l:

$$140 - [104 + 24] = 12 \text{ mEq/l}$$

Estimativa de ânions não-medidos, [Aₙ⁻]

O resultado de $[Na^+] - [Cl^- + HCO_3^-] = 12 \pm 2$ mEq/l tem sido denominado hiato aniônico (HA) ou *anion gap* (AG). Por conseguinte, em condições normais, o HA corresponde, aproximadamente, ao valor aniônico da [Alb⁻]. Esse aspecto, o *efeito ácido* da [albumina], por não ser considerado (de hábito omite-se a [albumina] na abordagem *ácido-básica*) conduz a erros grosseiros na avaliação quantitativa de um distúrbio subjacente, porque a redução da [albumina] é um evento alcalinizante, interferindo com o cálculo do hiato aniônico. Esse é um fato relevante porque a hipoalbuminemia é muito freqüente em pacientes críticos, em especial se desnutridos e/ou sépticos, assim como em RN pré-termo.

O HA tem sido utilizado para a estimativa do acúmulo de ânions habitualmente não-medidos (lactato, β-hidroxibutirato, ânions orgânicos outros, sulfato, fosfato, salicilato etc.), mas, a diminuição da [Alb⁻] faz subestimar o acúmulo desses ânions. Por exemplo, se em um caso de hipoperfusão tissular há o acúmulo de [lactato] = 10 mEq/l, se [Alb⁻] é normal, esse excesso de lactato é detectado no cálculo do hiato aniônico, porque se reduz [HCO_3^-] em mesma equivalência, por exemplo, para 14 mEq/l:

$$HA = [Na^+] - [Cl^- + HCO_3^-]$$
$$HA = 140 - (104 + 14) = 22 \text{ mEq/l}$$

Como o valor normal do HA é cerca de 12 mEq/l, depreende-se que Δ HA = 10 mEq/l (22-12), detectando-se o acúmulo do ânion não-medido, no caso, o lactato.

No entanto, supondo-se o caso em que a [albumina] apresente-se baixa (p. ex., 1,5 g %), o valor aniônico da [Alb⁻] = 1,5 × 2,8 ~ 4 mEq/l. Agora, seria: $[Na^+] - [Cl^- + HCO_3^-]$ = 4 mEq/l. Evidentemente, se a concentração de Na⁺ não variar, é imperativo o aumento na concentração de Cl⁻, de HCO_3^-, ou de ambos, em 8 mEq/l (um valor igual àquele que se reduziu a [albumina]). Admitindo-se, por simplificação, que o aumento fosse exclusivo do HCO_3^-, o resultado seria: $[HCO_3^-]$ = 24 + 8 = 32 mEq/l. Voltando ao caso suposto anterior, mas com hipoalbuminemia (1,5 g%). O acúmulo de lactato = 10 mEq/l, titulando o HCO_3^- (32 mEq/l), resultaria em uma concentração final de HCO_3^- = 22 mEq/l (32 – 10), sendo HA = $[Na^+] - [Cl^- + HCO_3^-]$, agora, HA = 140 – [104 + 22] = 14 mEq/l. A despeito da adição de lactato admitida, de 10 mEq/l, o HA = 14 mEq/l não faria suspeitar de nenhum acúmulo de lactato (ou de qualquer outro ânion não-medido). Por conseguinte, o cálculo do HA pode ser aprimorado, se for inserido o valor aniônico da [Alb⁻]:

$$HA = [Na^+] - [Cl^- + HCO_3^-] = [Alb^-]$$

Para colocar em evidência o acúmulo de ânions não-medidos, $[A_n^-]$, assumindo o seu valor igual a zero:

$$[Na^+] - [Cl^- + HCO_3^-] = [Alb^-] + [A_n^-]$$
$$[A_n^-] = [Na^+] - [Cl^- + HCO_3^- + Alb^-] = 0$$

Considerando-se o caso de acúmulo de lactato = 10 mEq/l, para [Alb⁻] = 4 mEq/l:

$$[A_n^-] = [Na^+] - [Cl^- + HCO_3^- + Alb^-] = 0$$
$$[A_n^-] = 140 - [104 + 22 + 4] = 10 \text{ mEq/l}$$

E o efeito da adição do ânion não-medido, $[A_n^-]$, (no caso, o lactato) seria detectado. O raciocínio seria o mesmo qualquer que fosse o ânion não-medido acumulado no sistema. É também evidente que a eletroneutralidade da solução pode ser obtida não apenas com o aumento na concentração do [HCO₃⁻], podendo elevar-se também o [Cl⁻]. E este é um evento, quantitativamente, não previsível, mas, o efeito na estimativa de $[A_n^-]$ não se modificaria, desde que [Cl⁻ + HCO₃⁻] fosse constante e representasse, em miliequivalência, a diminuição da [Alb⁻]. A elevação do [Cl⁻] na síndrome nefrótica (hipoalbuminemia intensa) já foi referida, na literatura, como *acidose tubular renal*.

AVALIAÇÃO ÁCIDO-BÁSICA – DISTÚRBIOS METABÓLICOS – SISTEMA SUGERIDO

É nossa intenção sugerir uma abordagem diagnóstica, pondo em evidência os fatores determinantes ("variáveis independentes") da concentração de [H⁺] no organismo, de modo a quantificar o efeito de cada um deles sobre o que se convencionou denominar *Equilíbrio Ácido-Básico*. Separados esses componentes, há a possibilidade de uma análise mais precisa, em especial na apuração de eventos mistos e complexos, para os quais a "abordagem tradicional" ainda não apresentou soluções definitivas. Para tanto, definimos algumas resultantes: Δ[DIF], Δ[Alb⁻], [A_n].

Definição de Δ[DIF]

Definimos Δ[DIF] como a diferença entre a [DIF] do paciente e a [DIF] normal (cujo valor assumimos igual a 36 mEq/l, para [Na⁺] = 140 mEq/l e [Cl⁻] = 104 mEq/l).

$$\Delta [DIF] = [DIF]_{paciente} - [DIF]_{normal}$$

Definição de Δ[Alb⁻]

Admitindo ser a depleção da [Alb⁻] um evento alcalinizante, e a elevação da [Alb⁻] um evento acidificante, a diferença de [Alb⁻]$_{paciente}$ − [Alb⁻]$_{normal}$ quantifica esse efeito.

$$\Delta [Alb^-] = [Alb^-]_{paciente} - [Alb^-]_{normal}$$

Definição de [A$_n^-$] (ânions não-medidos)

Conforme demonstramos anteriormente, a inserção da [Alb⁻] melhora a sensibilidade no cálculo do hiato aniônico, permitindo colocar-se em evidência um eventual acúmulo de ânions não-medidos.

$$[A_n^-] = [Na^+] - [Cl^- + HCO_3^- + Alb^-] = 0$$

CLASSIFICAÇÃO SUGERIDA

Consideramos adequado separar os desvios *ácido-básicos*, classicamente denominados "metabólicos", em iônicos e metabólicos (propriamente ditos).

Distúrbios iônicos

São secundários às variações da [DIF]. Comparando a [DIF] calculada a partir do ionograma do paciente à [DIF] normal (36 mEq/l), definimos Δ[DIF], um valor que quantifica o desvio e sinaliza o sentido do desvio, se ácido (valor negativo) ou básico (valor positivo).

Quando o valor de Δ[DIF] é negativo, seja por elevação de [Cl⁻], ou por diminuição de [Na⁺], expressa uma acidose iônica; ou seja, uma redução do somatório de cargas positivas (catiônicas) em relação ao somatório de cargas negativas (aniônicas), de íons inorgânicos, não-metabólicos. Não importa se ambas as concentrações de [Na⁺] e de [Cl⁻] encontram-se acima dos valores normais, ou abaixo destes; importa é a relação quantitativa entre cargas positivas e negativas. Quando o valor de Δ[DIF] for positivo, expressa alcalose iônica. O mais das vezes a variação da [DIF] deve-se à variação do [Cl⁻].

Alcalose iônica: [DIF]$_{paciente}$ > 36 mEq/l (Δ[DIF] positiva) (+)
Acidose iônica: [DIF]$_{paciente}$ < 36 mEq/l (Δ[DIF] negativa) (−)

Distúrbios metabólicos

Separamo-los em dois componentes:

1. Relativos ao acúmulo de ânions metabólicos, [A$_n^-$], (lactato, β-hidroxibutirato, SO$_4^{2-}$ etc.), caracterizando uma acidose metabólica propriamente dita. O valor normal de [A$_n^-$] deve ser zero, ou muito próximo de zero. [A$_n^-$] > 0 traduz acúmulo de ânions e, portanto, quantifica a acidose metabólica. O valor de [A$_n^-$] < 0 indica erro de laboratório ou acúmulo de cátions não-medidos (p. ex., proteínas catiônicas observadas no mieloma múltiplo).

Acidose metabólica: [A$_n^-$] > 0

2. Relativos a variações na concentração de [albumina] plasmática. Nesse caso, a depleção de [Alb⁻] determina alcalose metabólica e a elevação de [Alb⁻], acidose metabólica.

Alcalose metabólica: Δ [Alb⁻] = valor negativo (−)
Acidose metabólica: Δ [Alb⁻] = valor positivo (+)

Distúrbios respiratórios
Seguimos a classificação tradicional.

Exemplo:
Uma criança desnutrida, séptica, com drenagem gástrica:
Gasometria:

pH = 7,40 PCO₂ = 40 mmHg PO₂ = 97 mmHg [HCO₃⁻] = 24 mEq/l BE = 0

Observando a gasometria, apenas, a interpretação inicial é de perfeito *equilíbrio ácido-básico*. No entanto, considerando-se os resultados do ionograma e da concentração de albumina (1,4 g%), no plasma (mEq/l):

[Na⁺] = 130 [Cl⁻] = 88 [Alb⁻] = 4

Cálculo de Δ[DIF]
[DIF] = [Na⁺] − [Cl⁻]
[DIF] = 128 − 88 ∴ [DIF] = 40 mEq/l
Δ[DIF] = [DIF]$_{paciente}$ − [DIF]$_{normal}$
Δ[DIF] = 40 − 36 ∴ Δ[DIF] = 4 mEq/l
Cálculo de Δ[Alb⁻]
Δ[Alb⁻] = [Alb⁻]$_{paciente}$ − [Alb⁻]$_{normal}$
Δ[Alb⁻] = 4 − 12 ∴ Δ[Alb⁻] = − 8 mEq/l
Cálculo de [A$_n^-$]:
[A$_n^-$] = [Na⁺] − [Cl⁻ + HCO₃⁻ + Alb⁻]
[A$_n^-$] = 128 − (88 + 24 + 4) ∴ [A$_n^-$] = 12 mEq/l
Cálculo do [HA]:
HA = [Na⁺] − [Cl⁻ + HCO₃⁻]
HA = 128 − (88 + 24) ∴ HA = 16 mEq/l

Diagnóstico ácido-básico

- *Tradicional*: não há desequilíbrio.
- *Sugerido*: distúrbio misto, com acúmulo de ânions não-medidos.

1. **Alcalose iônica:** Δ[DIF]= 4 mEq/l.
2. **Alcalose metabólica:** Δ[Alb⁻] = − 8 mEq/l.
3. **Acidose metabólica:** [A$_n^-$] = 12 mEq/l.

Os valores gasométricos de [HCO_3^-] e do HA subestimavam, por completo, o quadro clínico apresentado pela criança. Esse equívoco foi causado, em essência, pelo efeito alcalinizante da hipoalbuminemia. O componente de alcalose iônica, Δ[DIF] positiva, é pouco expressivo. O valor de [A_n^-] evidencia a acidose metabólica, decorrente do acúmulo de ânions não-medidos.

COMENTÁRIO FINAL

Qual pode ser a relevância, para a avaliação médica, de se admitir do modo considerado anteriormente, o *equilíbrio ácido-básico*?

A relevância está no fato de que, reconhecendo-se [H^+] e [HCO_3^-] como *variáveis dependentes*, secundárias, passa-se a perscrutar os efeitos *ácido-básicos* através dos seus eventos determinantes, as *variáveis independentes*, PCO_2, [DIF], [A_n^-] e [Alb^-]. E a análise, a percepção dos efeitos de cada uma dessas variáveis, em separado, é muito mais nítida e clara; em especial, nos distúrbios mistos.

Na dependência dos resultados, obtém-se a confirmação quantitativa da suspeita clínica ou a indicação de desvios, ainda, insuspeitos. Em caso de Δ[DIF] (se positiva ou negativa), o mais das vezes determinada por variação absoluta ou relativa da concentração de Cl^-, pode-se obter uma pista para os desvios classicamente definidos como alcalose metabólica ou, de modo alternativo, como acidose hiperclorêmica. A vantagem está em quantificar-se esse desvio, isolá-lo da dependência histórica da variação do pH ou do [HCO_3^-]. Ou seja, Δ[DIF] tem valor diagnóstico de um distúrbio *ácido-básico* iônico, independente deste se apresentar na variação do pH ou na variação do [HCO_3^-], ou estar ausente em ambos. Por conseguinte, é extremamente importante na identificação de um desvio *ácido-básico* misto, oculto, e sugere a busca diagnóstica do evento fisiopatogênico indicado pelo sentido do desvio.

Do mesmo modo, o cálculo de [A_n^-] identifica a presença excessiva de ânions não-medidos com maior precisão do que o hiato aniônico. E a estimativa desses ânions não-medidos é importante na busca diagnóstica mais específica do tipo de ânion ou do desvio fisiopatogênico que possa determinar o seu acúmulo. Por exemplo, insuficiência renal (sulfato, fosfato, urato etc.), hipóxia tissular (lactato), cetoacidose (β-hidroxibutirato) e outros.

Apesar de acreditarmos que este modelo é vantajoso para o diagnóstico, jamais a história e o exame físico devem ser dispensados em favor de resultados de laboratório.

BIBLIOGRAFIA

Aperia A, Broberger O, Elinder G, Herin P, Zetterstrom R. Postnatal development of renal function in pre-term and full-term infants. *Acta Paediatr Scand* 1981 Mar;70(2):183-7.

Balasubramanyan N, Havens PL, Hoffman GM. Unmeasured anions identified by the Fencl-Stewart method predict mortality better than base excess, anion gap, and lactate in patients in the pediatric intensive care unit. *Crit Care Med* 1999 Aug;27(8):1577-81.

Brouillette RT, Waxman DH. Evaluation of the newborn's blood gas status. *Clin Chem* 1997 Jan;43(1):215-21.

Carter BS, Haverkamp AD, Merenstein GB. The definition of acute perinatal asphyxia. *Clin Perinatol* 1993 Jun;20(2):287-304.

Carter BS, McNabb F, Merenstein GB. Prospective validation of a scoring system for predicting neonatal morbidity after acute perinatal asphyxia. *J Pediatr* 1998 Apr;132(4):619-23.

Casey BM, McIntire DD, Leveno KJ. The continuing value of the Apgar score for the assessment of newborn infants. *N Engl J Med* 2001 Feb;15:344(7):467-471.

Clark RB and Quirk JG. What is birth asfixia? *Am J Obstet Gynecol* 1990;163(4Pt1):1367-1369.

Fencl V, Jabor A, Kazda A, Figge J. Diagnosis of metabolic acid-base disturbances in critically ill patients. *Am J Respir Crit Care Med* 2000 Dec;162(6):2246-51.

Fomon SJ. *Nutrition of normal infants*. St. Louis (MO): Mosby, 1993.

Goldenberg RL, Huddleston JF, Nelson KG. Apgar scores and umbilical arterial pH in preterm newborn infants. *Am J Obstet Gynecol* 1984 Jul;15;149(6):651-4.

Hatherill M, Waggie Z, Purves L, Reynolds L, Argent A. Correction of the anion gap for albumin in order to detect occult tissue anions in shock. *Arch Dis Child* 2002 Dec;87(6):526-9.

Kalhoff H, Diekmann L, Hettrich B, Rudloff S, Stock GJ, Manz F. Modified cow's milk formula with reduced renal acid load preventing incipient late metabolic acidosis in premature infants. *J Pediatr Gastroenterol Nutr* 1997 Jul;25(1):46-50.

Kildeberg P and Winters RW. Balance of net acid:concept, measurement and applications. *Adv Pediatr* 1978:349-381.

Kurtz I, Dass PD, Cramer S. The importance of renal ammonia metabolism to whole body acid-base balance: a reanalysis of the pathophysiology of renal tubular acidosis. *Miner Electrolyte Metab* 1990;16(5):331-40.

Manz F, Kalhoff H, Remer T. Renal acid excretion in early infancy. *Pediatr Nephrol* 1997 Apr;11(2):231-43.

Martin RW, Mccolgin SG. Evaluation of fetal and neonatal acid-base status. *Obstet Gynecol Clin North Am* 1990 Mar;17(1):223-33.

Martins OJF. Estudo crítico ao equilíbrio ácido-base, com ênfase à participação iônica e uma proposta físico-química quantitativa para o diagnóstico dos seus distúrbios crônicos.

Dissertação de Mestrado]. Universidade Federal Fluminense; Niterói, RJ, 1995.

Martins OJF. A revalorização dos íons inorgânicos. *JAMA (Pediatria)* 1996 set/out;20:19-20.

Martins OJF, Lugon JR. Estimativa dos ânions não-medidos: inserção da albumina no cálculo do hiato aniônico. *J Bras Nefrol* 1997;19 (4):439-441.

Pereira DN, Rocha VLL, Procianoy RS e cols. Avaliação do pH de sangue umbilical e sua relação com o escore de Apgar em recém-nascidos a termo. *J Pediatr* (Rio J) 1996;72(3):139-142.

Pereira DN, Procianoy RS, Zatti H et al. Manifestações clínicas em recém- nascidos a termo com diferentes graus de acidemia no sangue do cordão umbilical. *J Pediatr* (Rio J) 1999;75(3):195-200.

Quigley R and Baum M. Neonatal acid-base balance and disturbances. *Semin Perinatol* 2004;28(2):97-102.

Schwartz GJ. General principles of acid-base physiology. In: Hollyday AM, Barrat TM, Avener ED, editors. *Pediatric Nephrology*. 3ª ed. Baltimore: Williams & Wilkins, 1994. p 222-246.

Sehdev HM, Stamilio DM, Macones GA, Graham E, Morgan MA. Predictive factors for neonatal morbidity in neonates with an umbilical arterial cord pH less than 7.00. *Am J Obstet Gynecol* 1997 Nov;177(5):1030-4.

Stewart PA. Modern quantitative acid-base chemistry. *Can J Physiol Pharmacol* 1983;61(12):1444-1461.

Thorp JA, Rushing RS. Umbilical cord blood gas analysis. *Obstet Gynecol Clin North Amer* 1999;26(4):695-709.

Victory R, Penava D, Da Silva O, Natale R, Richardson B. Umbilical cord pH and base excess values in relation to adverse outcome events for infants delivering at term. *Am J Obstet Gynecol* 2004 Dec;191(6):2021-8.

Williams KP, Singh A. The correlation of seizures in newborn infants with significant acidosis at birth with umbilical artery cord gas values. *Obstet Gynecol* 2002 Sep;100(3):557-60.

Hidratação Venosa no Neonato

Rinaldo Fábio Souza Tavares • André Luiz Mathias Arruda

INTRODUÇÃO

A necessidade hídrica e eletrolítica do RN é proporcional à sua superfície corporal e conseqüentemente à sua taxa metabólica. Em relação ao peso, corpos menores possuem superfície e taxa metabólica proporcionalmente superiores às de corpos maiores. O RN de muito baixo peso ao nascer (</= 1.500 g), nos primeiros dias de vida, possui uma pele fina e não-queratinizada, permitindo grandes perdas de líquidos através dela. Essa é a razão pela qual RNs prematuros necessitam de mais água e eletrólitos por quilograma de peso do que RNs maiores e a termo.

Denomina-se de perda insensível de água, na prática clínica, a toda aquela não-relacionada à diurese e/ou perdas anormais pelas fezes ou secreções drenadas. Compõe-se, basicamente, da perda hídrica associada à respiração e perdas através da pele imatura do RN pré-termo.

INDICAÇÕES

As indicações para hidratação venosa em Neonatologia são vastas e incluem:
- Prematuridade extrema.
- Asfixia perinatal aguda.
- Enterocolite necrosante suspeita ou confirmada.
- Hipoglicemia refratária.
- Choque (terapia de volume).
- Patologias cirúrgicas imediatas neonatais (gastrosquise, onfalocele, hérnia diafragmática, atresia de esôfago etc.).
- Desconforto respiratório grave.
- Pós-ressuscitação neonatal.
- Desidratação.

A avaliação cuidadosa, caso a caso, levará ao melhor tratamento clínico de um RN em particular e à decisão de hidratação venosa, ainda que a mesma não contra-indique alguma forma de alimento via enteral. Vale notar que neste capítulo não estamos tratando de assunto de particular importância no período neonatal, que é a nutrição parenteral.

Damos sempre preferência a uma via venosa periférica para a infusão da hidratação. Em casos em que a osmolaridade da solução se torna alta, como quando necessitamos usar uma solução glicosada = a 12% (tratamento de hipoglicemias refratárias ou NPT), aí sim devemos optar por uma via venosa central. O cateterismo de vasos umbilicais para fins de infusão venosa só deve ser usado em prematuros extremos ou quando da ressuscitação neonatal na sala de parto; tão logo a estabilização desses RNs à contenção deverá passar para acesso periférico. Lembrar dos riscos que estes cateteres profundos oferecem (objeto de outro capítulo). Conferir sempre por meios radiológicos o posicionamento adequado destes cateteres profundos.

FATORES QUE AFETAM A PERDA INSENSÍVEL DE ÁGUA EM RN PRÉ-TERMO

Aumentos na perda insensível de água:

- *Prematuridade grave*: 100%-300%.
- *Leito aquecido aberto*: 50%-100%.
- *Fototerapia*: 30%-50%.
- *Taquipnéia*: 20%-30%.

Decréscimos na perda insensível de água:

- *Umidificação na incubadora*: 50%-100%.
- *Escudo plástico aquecido*: 30%-50%.
- *Ventilação com ar umidificado*: 20%-30%.

Terapias de manutenção hídrica devem incluir em seu balanço:

- *Perdas insensíveis de água*: 30-60 ml/kg/dia (pode chegar a 100 ml/kg/dia em RN <1.000 g).
- *Perdas urinárias de água:* 50-100 ml/kg/dia.
- *Perdas eletrolíticas*:
  – Sódio: 3-4 mEq/kg/dia.
  – Potássio: 2-3 mEq/kg/dia.

A terapia de manutenção incluiria, portanto:

- *Água*: 60-160 ml/kg/dia (necessidades são menores, como veremos adiante, nos quatro primeiros dias de vida).
- *Sódio*: 3-4 mEq/kg/dia.
- *Potássio*: 2-3 mEq/kg/dia (introdução de eletrólitos pode ser retardada para após as primeiras 48/72 horas). Fontes adicionais de sódio como plasma fresco, sangue e concentrado de hemácias e uso de bicarbonato devem ser considerados na avaliação do cálculo dos eletrólitos.

Perdas insensíveis de água

Aumentam quanto menor a idade gestacional, pelo aumento relativo da superfície corpórea e aumento da permeabilidade da pele. Essas perdas cutâneas costumam decrescer após 7-10 dias de idade pós-natal, com a maturação da pele.

Unidades de calor radiante podem aumentar as perdas insensíveis em até 100%, especialmente em prematuros extremos, o que pode representar um aumento de aproximadamente 25% nas necessidades hídricas diárias. Por esse motivo RNs com menos de 1.250 g de peso ao nascimento não devem ser colocados sob unidade de calor radiante por período prolongado e, quando nestas, devem receber cobertura plástica quando não estiverem sofrendo algum tipo de procedimento.

Fototerapia pode aumentar as perdas insensíveis em até 100%.

Umidade do ar baixa pode aumentar as perdas insensíveis em cerca de 30% em RN a termo e cerca de 100% em pré-termos. Umidade baixa é o principal motivo para as necessidades elevadas em RN < 1.000 g (Quadro 28-1).

Perdas urinárias

Em RN a termo e, principalmente, em prematuros, as funções tubulares e glomerulares são imaturas. Alguns RNs podem não suportar bem uma sobrecarga hídrica, porque não podem diluir muito a urina (filtração glomerular diminuída). Alguns RNs podem não conservar água corretamente, visto que sua capacidade de concentração urinária também é limitada.

RNs possuem mecanismo de troca de sódio e hidrogênio deficiente, pondo-os em risco para hiponatremia e acidose.

A função renal dos RNs pode estar ainda mais comprometida se coexistirem outras patologias e condições como asfixia perinatal, hipotensão a algumas medicações (indometacina, aminoglicosídeos, vancomicina e anfotericina B).

Como conseqüência, o equilíbrio hídrico e eletrolítico em prematuros é muito mais delicado que no RN a termo.

NECESSIDADES DIÁRIAS DE LÍQUIDOS

O cálculo das necessidades diárias geralmente é feito levando-se em conta o peso de nascimento, pela sua praticidade e facilidade em acompanhamento. Devemos estar atentos, pois erros no cálculo do peso podem levar o RN à desidratação ou à hiperidratação. As necessidades hídricas nos primeiros dias de vida são mais baixas pela diminuição da taxa de filtração glomerular e pela contração normal do espaço extravascular. Isso leva a uma perda de 10%-20% do peso de nascimento, o que não indica desidratação e sim uma adaptação fisiológica. A seguir, uma estimativa das necessidades fluidas em relação ao peso de nascimento, em ml/kg/dia. Essas recomendações são para RNs em incubadoras aquecidas e umidificadas. Ajustes para mais ou para menos são quase sempre necessários (Quadros 28-2 e 28-3).

Esses dados são aproximados. Caso peso, débito urinário e eletrólitos sejam adequados, podem não ser necessários ajustes. Em RN pesando menos de 1.000 g as

Quadro 28-1. Fatores que alteram as perdas insensíveis de água

Fototerapia	+30%/50%	Cobertura plástica em IC	-30%/50%
Taquipnéia	+20%/30%	Cobertura plástica em UCR	-30%/50%
Hipertermia	+30%/50%	Anomalias (gastrosquise/onfalocele)	+30%/200%
Atividade motora e choro	+70%	Respirador com umidificação	-20%/30%
UCR*	+50%/100%	Incubadora de parede dupla	-10%/20%
USO DE IC[&]	+10%/30%	Umidade > 50% em IC com umidificador	-50%/100%

*Unidade de calor radiante.
[&]Incubadora comum.

Quadro 28-2. Necessidade hídrica diária (ml/kg/dia)

Peso (g)	1º dia	2º dia	3º dia	4º dia
< 1.000 g	70-90	70-90	70-90	80-120
> 1.000 g	60-80	60-80	60-80	70-100

Quadro 28-3. Necessidade hídrica diária (ml/kg/dia)

Peso ao nascer	1º/2º dias	3º dia	> 3 dias
750 g a 1.000 g	105	140	150
1.000 g a 1.250 g	100	130	140
1.250 g a 1.500 g	90	120	130
1.500 g a 1.750 g	80	110	130
1.750 g a 2.000 g	80	110	130

Modificado de Bell, E.F. et al.: Lancet 2:90, 1979.
Obs.: RNs menores de 750 g podem receber até 115 ml/kg/dia, e RNs maiores de 2.000 g, em torno de 70 ml/kg/dia.

necessidades hídricas estabilizarão após 4-7 dias, com a maturação cutânea. Devemos estabelecer as necessidades hídricas para cada paciente, individualmente, e reavaliar várias vezes ao dia, tanto mais indicado quanto menor peso/idade gestacional.

A seguir, um quadro com perdas aproximadas de peso nos primeiros dias de vida, de acordo com a idade gestacional (Quadro 28-4).

Sabemos que essas perdas ocorrem no decorrer dos primeiros 5-7 dias e, normalmente, leva-se igual período para recuperação, de forma que um RN a termo, ao redor do 10º dia de vida, possui peso aproximado ao do nascimento. Um prematuro pode levar um período maior para essa recuperação. Devemos acompanhar, pois, a curva de peso diário e acurado para conclusões mais precisas.

Aumento nas necessidades diárias de água

Recém-nascidos que estão sob fototerapia e/ou unidades de calor radiante podem requerer aumentos que variam de 10%-25% para cada modalidade, na cota hídrica diária. O mesmo é válido para RNs com pele sem cobertura. RNs com idades gestacionais de 24-28 semanas podem, ocasionalmente, necessitar de alíquotas maiores pela grande perda insensível através da pele, como já vimos antes. A oferta hídrica deve se ajustar

Quadro 28-4. Perda de peso × idade gestacional nos primeiros dias de vida

Idade gestacional (em semanas)	% de perda de peso
26 semanas	15%-20%
30 semanas	10%-15%
34 semanas	8%-10%
Termo	5%-10%

para manter um sódio sérico < 150 mEq/l. Isso requer medidas seriadas do íon para detecção precoce de déficits.

Diminuição das necessidades diárias de água

Recém-nascidos com insuficiência respiratória, persistência do canal arterial, insuficiência renal e asfixia podem requerer menor taxa hídrica. Caso a perda inicial e esperada de peso não ocorra, devemos retornar à taxa hídrica do primeiro dia de vida ou menos. RNs com insuficiência respiratória e necessitando de suporte ventilatório geralmente retardam a reabsorção hídrica do extracelular e com isso diminuem o débito urinário nesses primeiros dias. Essa condição está associada a aumento dos níveis de ADH, diminuição dos níveis de hormônio natriurético e diminuição da taxa de filtração glomerular. Uma diminuição da diurese nesses casos, nos primeiros dias, não deve ser motivo de prova de sobrecarga hídrica ou diuréticos. Inversamente, um RN em recuperação de membrana hialina aumenta seu débito urinário ao redor do terceiro ou quarto dia de vida e também não deve ser motivo de aumento da oferta hídrica. Essa diurese será tanto maior quanto maior for a quantidade excessiva de líquidos nos primeiros dias. Não deve ser reposta, então, a não ser que haja sinais clínicos e laboratoriais de desidratação (como o acompanhamento do sódio sérico que mencionamos).

RISCOS E PADRÃO IDEAL DE FLUIDOTERAPIA

Caso sejam utilizadas taxas hídricas muito elevadas em relação às necessidades, há perigo de abertura de canal arterial (clínica) ou piora/predisposição a quadros pulmonares crônicos, como a broncodisplasia pulmonar. Inversamente, caso sejam utilizadas taxas hídricas aquém do necessário, há risco de hiperosmolaridade com subseqüente risco para hemorragias intraventriculares (prematuros); também há risco de hipotensão e sinais de insuficiência renal.

O padrão desejado de terapia hídrica é aquele em que se usa o mínimo necessário de líquidos para prevenir desidratação e permitir que a perda normal de peso dos primeiros dias ocorra. Após a primeira semana, é dada maior ênfase na oferta calórica.

Apesar de este capítulo não abordar exclusivamente a homeostase da glicose e seus distúrbios, vale a pena destacar alguns aspectos relevantes da sua administração em RNs, já que quase todas as soluções infundidas para a regularização hidroeletrolítica contêm glicose, e a infusão parenteral em muitos doentes em dieta zero é a única fonte desse carboidrato.

Recém-nascidos têm uma necessidade acentuada de glicose (destacadamente os de muito baixo peso) em virtude das baixas reservas orgânicas. Inicialmente devemos manter uma taxa de infusão de glicose (TIG) entre 4 e 5 mg/kg/min (em média de 5% a 10% de solução), monitorizando constantemente os níveis de glicemia capilar dos pacientes para que, se necessário for, possam ser feitos ajustes (para mais ou para menos) e a glicemia mantida em níveis normais (Quadro 28-5). TIGs iguais ou superiores a 10 mg/kg/min indicam o emprego de drogas hiperglicemiantes (o que será discutido oportunamente). Ao contrário, em casos de hiperglicemia, soluções com concentração de glicose abaixo de 3%, se infundidas, incorrerão no risco de gerar hemólise.

Quadro 28-5. Glicemia em RNs (valores normais)

Idade	Cordão	5 horas	11 horas	24 horas	> 48 horas
Glicemia	45-96 (73 ± 16,9)	40-97 (63 ± 22)	42-144 (65,14 ± 26,6)	29-78 (57,85 ± 13,9)	40-90 (59,13 ± 13,5)

Por fim, cabe o lembrete de que as soluções contendo glicose acima de 12,5% não poderão ser administradas por veias periféricas, pois causam irritação e dor intensas, além de trombose local e necrose cutânea, caso venham a extravasar.

MONITORIZAÇÃO DA HIDRATAÇÃO VENOSA

Mesmo sendo, até certo ponto não muito acurada, a monitorização freqüente do peso é indispensável. Perdas ou ganhos súbitos de peso geralmente são devidos a alterações hídricas. Lembre-se de que o RN pode não ganhar peso, mesmo com hidratação adequada, se a taxa calórica for insuficiente. Rechecagem de peso é sempre necessária antes de se valorizar uma alteração súbita e inesperada de peso.

O débito urinário normal do RN é cerca de 50-100 ml/kg/dia, o que corresponde aproximadamente a 2-4 ml/kg/hora. Aumento ou diminuição do débito pode significar hiper ou hipoidratação. Débito urinário também pode ser influenciado por algumas patologias e alguns medicamentos (diuréticos, indometacina etc.).

A oligúria é considerada quando o débito urinário é menor que 1 ml/kg/hora e pode indicar desidratação.

Uma análise mais refinada é feita testando-se a osmolaridade sérica e urinária ao mesmo tempo. Um teste somente pode ser inexato e levar a falsas conclusões. O padrão é procurar manter a osmolaridade urinária na faixa de 100-250 mOsm com osmolaridade sérica normal. Lembre-se que sangue e albumina na urina alteram para mais sua osmolaridade. Alterações na osmolaridade urinária ocorrem antes da alteração plasmática, podendo indicar desidratação ou hiperidratação incipiente. Prematuros extremos geralmente possuem uma inabilidade em concentrar urina, como já vimos anteriormente, e essas alterações de osmolaridade são mais difíceis de se avaliar. Urinas colhidas de fraldas e sob unidades de calor radiante podem estar com osmolaridade falsamente elevada por evaporação hídrica.

Alterações da osmolaridade plasmática se refletem no sódio sérico. O aumento súbito do sódio sérico pode indicar desidratação bem como a diminuição pode indicar hiperidratação. Similarmente uma alteração súbita na uréia plasmática sem alteração da creatinina pode ter o mesmo significado.

O cálculo da osmolaridade plasmática pode ser feito da seguinte maneira:

- 2 (sódio sérico) + glicose/18 + BUN/2,8.

A osmolaridade urinária pode ser deduzida pela seguinte equivalência:

- 300 mOsm = DU 1010.
- 700 mOsm = DU 1020.
- 1.000 mOsm = DU 1030.

Note que esses valores não são confiáveis, caso haja hemácias, hemoglobina e proteína na urina.

Recém-nascido com peso de nascimento menor que 750 g pode sofrer desidratação rapidamente e deve ter seu sódio sérico acompanhado a cada 8-12 horas, bem como medidas seriadas de peso nos primeiros dias de vida.

Lembre-se que é sempre melhor prevenir do que ter de corrigir uma desidratação ou hiperidratação. A hipotermia em um prematuro extremo, mesmo em condições "ideais" para que isso não ocorra, pode indicar desidratação por perdas insensíveis aumentadas através da pele. A umidificação nas incubadoras, nestes RNs prematuros extremos, deve ser mantida ao redor de 90% na primeira semana de vida. Esses valores devem decrescer após a primeira semana de vida.

CORRIGINDO A DESIDRATAÇÃO

Desidratação pode ocorrer rapidamente em RNs prematuros < 1.000 g. Isso pode ser verificado pela queda de débito urinário e pelo aumento de sódio sérico. A osmolaridade urinária pode não ser um bom parâmetro nesta idade gestacional pela relativa incapacidade renal de concentrar urina. A ocorrência da desidratação indica que as necessidades hídricas foram subestimadas.

Exemplo:

- Taxa hídrica calculada em 70 ml/kg/dia em SG 10%.
- Sódio sérico aumentou de 140 para 150 mEq/l nas últimas 24 horas.

Assumindo que o sódio total permaneceu constante, então:

- 140/150 = 0,93, indicando que a água corporal total retraiu de 1.000 ml para 930 ml, uma perda de 70 ml.

A massa corporal total é composta de 75% de água, então:

- 70 × 0,75 = 52,5 ml/kg de água foi perdido nas últimas 24 horas.

A taxa hídrica de manutenção para as próximas 24 horas serão:

- 70 ml/kg/dia + 52,5 ml/kg/dia = 122,5 ml/kg/dia

Usando o cálculo acima, veremos que uma taxa extra de 52,5 ml/kg/dia pode ser dada nas próximas 24 horas e, nas seguintes, decrescemos novamente para 122,5 ml/kg/dia (levamos em conta que o cálculo estava subestimado no dia da desidratação).

Lembre-se de seguir a sua reposição de perto, monitorizando o débito urinário, a osmolaridade e o sódio sérico bem como o peso. Devem ser feitas correções sempre que necessário. Lembre-se também que aumento hídrico feito com solução glicosada aumentará conseqüentemente a taxa de infusão de glicose, podendo ocasionar hiperglicemia, diurese osmótica e mais desidratação. Não esqueça, portanto, de reduzir a concentração de glicose da solução para manter uma taxa de infusão de glicose constante. Por último, lembre-se também de manter a umidificação da incubadora em níveis adequados.

BIBLIOGRAFIA

Bancalari E. *Neonatal Guideline for the Neonatal Intensive care Unit.* Miami: University, 1999.

Baumgart S, Engle WD, Fox WW *et al.* Effect of heat shielding on convective and evaporative heat losses and on radiant heat transfer in the premature infant. *J Pediatr* 1981;99:948.

Baumgart S, Engle WD, Fox WW *et al.* Radiant warmer power and body size as determinants of insensible water loss in the critically ill neonate. *Pediatr Res* 1981;15:1495.

Bell EF, Gray JC, Weinstein MR *et al.* The effects of thermal environment on heat balance and insensible water loss in low-birth-weight infants. *J Pediatr* 1980;96:452.

Bell EF *et al.* Combined effect of radiant warmer and phototherapy on insensible water loss in low-birth-weight infants. *J Pediatr* 1979;94:810.

Bell EF *et al.* Effects of a double walled incubator on the partition of body heat loss of premature infants. *Pediatr Res* 1981;15:650.

Engle WD *et al.* Insensible water loss in the critically ill neonate. *Am J Dis Child* 1981;135:516.

Rutter N, Hull D. Water loss from the skin of term and preterm babies. *Arch Dis Child* 1979;54:858.

Yeh TF, Amma P *et al.* Reduction of insensible water loss in premature infants under the radiant warmer. *J Pediatr* 1979;94:651.

Yeh TF, Amma P *et al.* Oxygen consumption and insensible water loss in premature infants in single-versus double-walled incubators. *J Pediatr* 1980;97:967.

29 Distúrbios Metabólicos da Glicose, do Cálcio e do Magnésio

Adauto Dutra • Heidi Hildegard Monkei Pacheco

HIPOGLICEMIA NEONATAL

Introdução

A manutenção da concentração fisiológica da glicose no recém-nascido tem importantes funções, entre elas proteger o cérebro contra danos causados por seu aporte insuficiente e evitar as conseqüências da hiperosmolaridade resultante de sua elevada concentração.

Aspectos metabólicos

A glicose é a mais importante fonte energética para o feto e o maior substrato para o metabolismo cerebral.

Na primeira metade da gestação, destaca-se o intenso anabolismo materno. O aumento das calorias ingeridas pela mulher durante o início da gestação não apenas sustenta o crescimento fetal, mas facilita o depósito de gordura materna, sendo esta uma preparação para a segunda metade da gestação, época na qual o crescimento do feto é acelerado e os armazenamentos maternos são mobilizados para responder às necessidades do concepto. Para tanto, há, também, neste início gestacional, o aumento da secreção de insulina como forma de se estocar energia.

A partir da metade da gestação há ainda altos níveis de insulina materna circulante, porém fatores antiinsulínicos elevados sobrepujam esse efeito e disponibilizam nutrientes para o feto durante o estado pós-prandial. Assim, nas gestantes que apresentam diabetes materno preexistente, ocorre a potencialização dos efeitos dos fatores antiinsulínicos, causando um aporte excessivo de glicose e outras fontes energéticas ao feto, determinando as alterações observadas em RNs de mães diabéticas.

A concentração materna de glicose é 25% a 30% mais elevada que no feto, sendo transportada para ele através de diferença de concentração, difusão simples e com auxílio de transportadores. No feto, predomina o transportador GLUT-1, que tem alta afinidade pela glicose e facilita sua passagem de modo transtecidual.

No feto, a glicose sofre, em sua maior parte, oxidação para suprir suas necessidades energéticas, e outra parte contribui significativamente para acúmulo de glicogênio e gordura, na forma de triglicerídeo.

Com o nascimento, o feto passa a depender dele mesmo para obter energia a fim de suprir as necessidades metabólicas dos órgãos vitais, em especial o sistema nervoso central.

O glicogênio é a única forma de estoque de glicose. Ele está depositado no fígado, nos músculos estriado e cardíaco, rins, intestinos, no cérebro e na placenta.

O fígado fetal contém um completo sistema de enzimas utilizado na síntese e quebra do glicogênio, cujos estoques são baixos no início da gestação; porém ocorre um aumento contínuo e lento a partir da 15º-20º semanas e o seu armazenamento mais expressivo no terceiro trimestre de gestação. Nesse momento, os depósitos de gordura também se acentuam. Desse modo, parte da energia e os substratos utilizados para o crescimento fetal são canalizados para o armazenamento de energia, tão importante para os períodos per e pós-parto.

A glicogenólise hepática é o maior mecanismo de liberação de glicose no período neonatal imediato, levando à depleção dos estoques de glicogênio. É induzida pelo aumento de catecolaminas e glucagon e diminuição de insulina. A exaustão dos depósitos de glicogênio promove ativação da neoglicogênese, que ocorre principalmente pela oxidação hepática de ácidos graxos livres.

A homeostase glicêmica dependerá, dessa forma, da ingestão, da neoglicogênese, dos depósitos de glicogênio, proteínas e gorduras, de fatores hormonais e neurais.

A glicose oriunda, por exemplo, do desdobramento da lactose (em galactose e glicose) oferecida na dieta não é inicialmente, no período neonatal, captada pelo fígado, ficando, então, o recém-nascido dependente da neoglicogênese hepática para manter sua produção de glicose.

Uma vez que os estoques de glicogênio tornam-se baixos, a neoglicogênese induzida por glucagon, catecolaminas, cortisol e hormônio do crescimento mobiliza substratos protéicos e de gordura. A insulina, o hormônio tireoidiano, o cortisol e o glucagon, de maneira sistematizada, promovem induções enzimáticas específicas, adaptando o recém-nascido à parada de aporte contínuo de glicose que ocorria antes do nascimento.

Definição

Não se tem, ainda, uma definição unânime de hipoglicemia. Entretanto, taxas menores que 40 mg/dl, independente da idade, têm sido de valor diagnóstico, já que incluem aqueles recém-nascidos cuja variação de glicemia possa causar sintomatologia reversível com a infusão de glicose.

Incidência

A hipoglicemia ocorre com mais freqüência nos microprematuros (RN < 1.000 g de peso ao nascer), pré-termos e pequenos para a idade gestacional e entre recém-nascidos filhos de diabéticas. Os recém-nascidos que sofreram asfixia previamente também apresentam, freqüentemente, este distúrbio metabólico.

Hipoglicemia ocorre em 1,3 a 4,4 casos por 1.000 recém-nascidos a termo e de 15 a 55 casos por 1.000 recém-nascidos pré-termo.

Etiopatogenia

De uma maneira geral, a hipoglicemia do recém-nascido ocorre por três mecanismos principais:
- Situações que cursam com hiperinsulinemia.
- Situações que cursam com baixo estoque de glicogênio.
- Situações que cursam com excessivo consumo de glicose.

Situações que cursam com hiperinsulinemia

RN filho de diabética

O filho de uma mulher diabética pode ser anormalmente grande ao nascer (RN grande para a idade gestacional), mesmo quando ela consegue manter normal, ou praticamente normal, sua concentração de glicose no sangue durante toda a gestação. O risco de defeitos congênitos é duas a quatro vezes maior nos conceptos de gestantes diabéticas, principalmente quando o distúrbio é mal controlado durante o período de formação dos órgãos do feto, particularmente entre a sexta e a sétima semana de gestação. A taxa de mortalidade neonatal é maior que cinco vezes a dos neonatos de mães não-diabéticas.

A hiperglicemia materna intermitente causa hiperglicemia fetal, estimulando o pâncreas do feto a superproduzir insulina. Esse incremento de insulina fetal, por um lado, estimula o crescimento excessivo dos órgãos, exceto o cérebro e possivelmente o fígado, já que estes não dependem do aporte insulínico para o seu crescimento, levando à macrossomia fetal. Por outro lado, eleva a incidência de hipoglicemia neonatal e lipólise acentuada durante as primeiras horas após o nascimento. O hiperinsulinismo e a hiperglicemia podem, também, produzir acidose fetal, que resulta em maior taxa de partos de natimortos. Embora o hiperinsulinismo provavelmente seja a causa principal da hipoglicemia, as respostas reduzidas de epinefrina e glucagon também podem ser fatores contribuintes. Os níveis de cortisol e de hormônio do crescimento são normais.

O aumento dos níveis de hemoglobina glicosilada no sangue fetal parece precipitar a hipóxia tecidual, já que a sua afinidade à molécula de oxigênio é grande. Além disso, a hiperinsulinemia fetal crônica leva ao aumento nas taxas de metabolismo, elevando, assim, o consumo de oxigênio e conduzindo a uma hipoxemia relativa. Esta se relaciona ao acréscimo da produção de hemácias (policitemia) e conseqüente hemólise e hiperbilirrubinemia neonatal. A hipoxemia grave pode, em última instância, desencadear o óbito fetal.

Alguns recém-nascidos que desenvolvem hiperinsulinemia podem apresentar hipoglicemia ao nascer. O filho de mãe diabética é o exemplo típico. Neste, durante o período pré-natal, a hiperglicemia materna resulta em hiperglicemia fetal, hiperplasia de células β-pancreáticas do feto e hiperinsulinismo. Após o nascimento, ocorre interrupção do aporte de glicose ao feto, e a hiperinsulinemia persiste, acelerando a utilização de glicose exógena e a produção endógena de glicose, que pode durar três dias, até a normalização da secreção de insulina.

RN GIG

O recém-nascido GIG (grande para a idade gestacional) também pode apresentar hipoglicemia pelo mesmo mecanismo do filho de diabética, entretanto a normalização da glicemia ocorre logo nas primeiras horas de vida.

Doença hemolítica do RN por incompatibilidade Rh

É possível que o glutationa liberado das hemácias hemolisadas inativem a insulina circulante, provocando aumento da secreção de insulina e do número de células β-pancreáticas, resultando em hipoglicemia.

Hiperinsulinismo

A hipoglicemia associada à hipoglicemia hiperinsulinêmica persistente da infância (HHPI) resulta da secreção inapropriada de insulina ou hiperinsulinismo. Nos portadores dessa doença, a hipoglicemia desencadeada pelo jejum é sempre acompanhada de aumento da concentração plasmática de insulina, em geral inapropriadamente alta em relação à baixa concentração de glicose sangüínea concomitante. A doença parece estar relacionada mais a um aumento global da atividade endócrina funcional do pâncreas do que a um aumento do número de células, β-pancreáticas.

A HHPI constitui importante etiologia a ser cogitada nos casos de hipoglicemia persistente de difícil controle. Trata-se de emergência médica que requer diagnóstico etiológico preciso e representa um sério problema terapêutico. O termo HHPI foi proposto por Glaser em 1989 e vem sendo utilizado mais recentemente em substituição à nesidioblastose e à síndrome de dismaturidade das ilhotas pancreáticas, para denominar as anormalidades pancreáticas associadas à hipoglicemia e ao hiperinsulinismo.

A maioria dos casos de HHPI é esporádica (1:40.000 nascidos vivos), mas tem sido descrita uma prevalência maior em comunidades com alto grau de consangüinidade. Essa forma familiar associada à consangüinidade pode ser vista em 1/2.500 nascidos vivos. Desse modo, foi proposta uma herança autossômica recessiva para explicá-la. Não há evidências de predomínio em relação ao sexo e, em geral, a história materna é negativa; porém uma cuidadosa história pode revelar mortes neonatais prévias ou convulsões inexplicadas ou retardo mental em outros irmãos.

Os pacientes com HHPI são, na sua maioria, recém-nascidos grandes para a idade gestacional, como conseqüência do hiperinsulinismo, porém sem hepatomegalia importante. Apresentam sintomas persistentes de hipoglicemia, incluindo hipotonia, cianose, apnéia e convulsões de difícil controle, já no período neonatal. Morte súbita em recém-nascidos também é vista em pacientes com HHPI. Apesar de rara, a grande freqüência de dano cerebral e retardo mental, em conseqüência de hipoglicemias graves, justifica a necessidade de diagnóstico etiológico precoce e tratamento imediato das crianças com hipoglicemia de difícil controle.

Atualmente, a hipótese mais aceita para a ocorrência de HHPI é a presença de disfunção dos canais de potássio (K_{ATP}) das células β-pancreáticas, que desempenham papel essencial na regulação da secreção de insulina. Nas células normais, os K_{ATP} respondem à variação dos níveis sangüíneos de glicose, mantendo-se abertos ou fechados, o que levará a mudanças no potencial de ação da membrana. Um aumento na glicemia causa elevação da taxa de metabolismo da glicose nas células β, resultando em aumento do ATP intracelular e diminuição do ADP, com fechamento dos canais de potássio, provocando despolarização da membrana da célula β. Esta alteração de voltagem abre os canais de cálcio dependentes e leva ao influxo de cálcio. Um aumento da concentração de cálcio citosólico estimula a exostose de grânulos secretores de insulina, a qual é, então, liberada continuamente.

O canal de potássio consiste em um complexo de duas proteínas – a SUR1, um receptor com alta afinidade à sulfoniluréia, e a Kir 6.2, que se posiciona na região interna do canal, mantendo seu alinhamento. Isoladamente nenhuma dessas proteínas tem capacidade para atuar adequadamente como canal de potássio. De acordo com o tipo de mutação sofrida pelos genes reguladores dessas proteínas, a HHPI pode manifestar-se com três fenótipos distintos. O primeiro, relacionado à forma familiar, com truncamento da SUR1 e ausência de K_{ATP}. Esses pacientes apresentam a forma mais grave da HHPI e, na maioria das vezes, não respondem ou respondem mal ao tratamento clínico. No segundo tipo, responsável pelos casos esporádicos, há perda da função dos K_{ATP}, porém com resposta parcial ao tratamento clínico, pela neoformação de canais de íons potássio. E o terceiro, casos de instalação tardia e de pouca gravidade, pois os pacientes possuem K_{ATP} e respondem a tratamento clínico.

Os genes reguladores do receptor de sulfoniluréias e dos canais de potássio foram recentemente mapeados na região 11p15.1, do cromossomo 11.

O diagnóstico de HHPI é suspeitado quando a hipoglicemia surge logo após o nascimento e requer altas taxas de infusão de glicose, geralmente excedendo 10 mg/kg/min e podendo chegar a valores de 15 a 20 mg/kg/min. Tipicamente, esses neonatos possuem altos níveis de insulina sangüínea, com freqüências maiores que 10 μU/ml e a relação insulina (μU/ml) / glicose (mg/dl) apresenta valores superiores a 1:4 ou mais.

Os adenomas de células β caracterizam-se por um hiperinsulinismo acentuado e de início precoce. Necessita de remoção cirúrgica ou pancreatectomia parcial. É pouco freqüente no período neonatal.

O diagnóstico definitivo pode ser feito somente com exame anatomopatológico e pode requerer estudo imunoistoquímico.

O prognóstico dessa doença depende essencialmente da detecção precoce, do diagnóstico correto e da imediata instalação de terapêutica para correção da hipoglicemia. Quando necessário, o tratamento cirúrgico impõe-se precocemente.

Síndrome de Beckwith-Weidemann

A síndrome de Beckwith-Weidemann é uma das mais comuns síndromes de supercrescimento em que se pode identificar mais de 75% dos recém-nascidos acima do percentil 90 para o peso e comprimento. Estima-se que ocorra em 1 a cada 13.700 nascimentos, porém a existência de casos leves pode subestimar a verdadeira freqüência desta síndrome. Não há predomínio de nenhum dos sexos. É caracterizada por gigantismo, onfalocele e macroglossia, tríade que ocorre em mais de 80% dos casos. Outras alterações podem ser encontradas em menor freqüência: pregas no lobo da orelha e na parte posterior das hélices, microcefalia, fontanelas ampliadas, proeminência de occipto, *nevus flammeus* capilar facial, defeitos cardíacos inespecíficos, outros defeitos da parede abdominal (hérnia umbilical, diástases do retoabdominal), visceromegalias, hiperplasia de rins, pâncreas, adrenocorticais, de células intersticiais gonadais e hipófise.

A hipoglicemia neonatal ocorre em pelo menos 50% dos casos de síndrome de Beckwith-Weidemann. É usualmente grave e possivelmente está relacionada ao desenvolvimento futuro de retardo mental. Desse modo, o seu diagnóstico precoce é importante para o tratamento adequado dos baixos níveis séricos de glicose, evitando danos neurológicos. Acredita-se que hipoglicemia nesta síndrome seja devida ao hiperinsulinismo secundário à hiperplasia e à hipertrofia das células β, mas também têm sido documentadas deficiências de glucagon e redução das células D produtoras de somatostatina.

Há uma clara evidência da influência da alteração genômica no desenvolvimento da síndrome de Beckwith-Weidemann, causada por uma mutação no 11p15.5 onde estão descritos vários genes.

Situações que cursam com estoque baixo de glicogênio

Prematuridade

No prematuro de muito baixo peso, os estoques de glicogênio são limitados, sendo, então, a gliconeogênese a maior fonte de produção de glicose nesses recém-nascidos. A gliconeogênese é induzida pela diminuição de aporte de glicose, assim como pela elevação de cortisol, catecolaminas e glucagon.

Aumento da morbidade neurológica ocorre particularmente naquelas crianças que sofreram hipoglicemia grave e recorrente.

Observações experimentais enfatizam a resistência do cérebro imaturo ao dano decorrente da hipoglicemia; tal resistência ocorre como conseqüência de aumento compensatório do fluxo sangüíneo cerebral, diminuição das necessidades energéticas, elevação no estoque de carboidratos endógenos e da habilidade em incorporar e consumir substratos orgânicos alternativos para economizar glicose para produção de energia.

Crescimento intra-uterino retardado

O recém-nascido de baixo peso para a idade gestacional (PIG), em virtude do crescimento intra-uterino retardado, pode apresentar algumas alterações logo após o nascimento, tais como maior risco a infecções, hemorragia pulmonar, hiperbilirrubinemia e hipoglicemia. A variação da incidência deste transtorno metabólico pode ser reflexo de diferentes etiologias de crescimento intra-uterino retardado, por exemplo, nutrição materna deficiente, mães com idade avançada, insuficiência útero-placentária, perturbações no metabolismo materno ou infecção fetal. Além disso, desde que a policitemia e a hipoxemia fetal e neonatal são freqüentemente vistas em PIG, estas por si mesmas podem contribuir para o aparecimento da hipoglicemia.

Os recém-nascidos PIG prematuros são os de mais alto risco para o desenvolvimento da hipoglicemia (dos PIG que fazem hipoglicemia, 65% são prematuros e 25% são pós-termo). Esta pode ser tanto assintomática como sintomática e geralmente é vista dentro das primeiras 24 horas de vida.

Os fatores contribuintes para os baixos níveis sangüíneos de glicose incluem estoques inadequados de glicogênio hepático, em razão de alta razão cérebro/corpo de PIG, dependência da glicose para o metabolismo oxidativo cerebral e altas taxas de metabolismo total. Além disso, a diminuição nas taxas de gliconeogênese provavelmente é a responsável por 1% das hipoglicemias de curso prolongado em PIG, visto que esses neonatos têm concentrações elevadas de precursores de gliconeogênicos, sugerindo uma incapacidade de converter estes precursores exógenos, como alanina, em glicose.

Hipoglicemia combinada com asfixia é mais deletéria para o cérebro imaturo do que cada condição isoladamente.

Situações que cursam com aumento do consumo

Situações diversas podem aumentar o consumo de glicose no recém-nascido, entre elas destacam-se a asfixia perinatal grave, o recém-nascido com desconforto respiratório grave e a sepse.

A sepse neonatal é uma síndrome clínica com sinais sistêmicos de infecção acompanhada de bacteremia detectada por hemocultura positiva, durante o primeiro mês de vida. Sua importância vem aumentando em virtude da redução da mortalidade neonatal dos recém-nascidos mais prematuros e da sua longa permanência nas unidades neonatais.

O mecanismo da hipoglicemia relacionada à sepse não é bem conhecido. Estoques de glicogênio depletados, gliconeogênese prejudicada e aumento na utilização periférica de glicose parecem ser fatores responsáveis pela hipoglicemia. A resposta habitual para a sepse em modelos animais tem sido o aumento na taxa de *turn-over* da glicose e na taxa de gliconeogênese, que resulta de uma resposta hormonal contra-reguladora. A diminuição desse processo é vista somente durante o estágio de agonização, servindo como indicador de sepse fulminante.

Drogas utilizadas pela mãe

Drogas tais como β-simpaticomiméticos, corticosteróide, diurético tiazídico, hipoglicemiante oral, propanolol e terbutalina, entre outras, podem causar hipoglicemia no RN.

O uso de terbutalina está associado à hiperinsulinemia, se ela é usada por mais de duas semanas e descontinuada menos de uma semana antes do parto. As crianças afetadas parecem ter seus estoques de glicogênio reduzidos, agravando a hiperinsulinemia.

Achados clínicos

Os recém-nascidos, mesmo aqueles de risco, na maioria das vezes são assintomáticos. Mas a presença de apatia, recusa alimentar e choro fraco devem levar à suspeita de um distúrbio metabólico, no caso a hipoglicemia. A presença de tremores finos, acrocianose, convulsões e apnéia é importante achado naquelas crianças de risco que, se não tratadas, podem culminar em coma e morte.

Após o nascimento, recém-nascidos filhos de mães diabéticas desenvolvem manifestações conseqüentes ao seu estado de hiperinsulinemia. Podem apresentar, inicialmente, nos três primeiros dias de vida, episódios de irritabilidade, tremores e hiperexcitabilidade, ou cursar com hipotonia, letargia e sucção débil, manifestações estas compatíveis com o desenvolvimento precoce de hipoglicemia e tardio de hipocalcemia. Deve ser lembrado, porém, que algumas vezes esses neonatos são assintomáticos, e não se deve esperar o aparecimento de sintomas para iniciar a pesquisa da crise hipoglicêmica.

A presença de taquipnéia nos primeiros dias de vida pode ser uma manifestação transitória de hipoglicemia, hipotermia, policitemia, insuficiência cardíaca, edema cerebral secundário a tocotraumatismos de partos laboriosos de fetos macrossômicos ou asfixia. A incidência da síndrome da angústia respiratória é alta nesses neonatos, já que a hiperinsulinemia pode alterar a maturação do pulmão fetal, inibindo o desenvolvimento de enzimas necessárias para a síntese de surfactante pulmonar.

Diagnóstico

As fitas enzimáticas são métodos de rastreamento, e as dosagens devem ser confirmadas por medidas laboratoriais adequadas, principalmente porque elas não são muito precisas para valores nos limites inferiores.

Tratamento

Quando considerar

Ainda não existem valores claramente definidos para hipoglicemia nas primeiras duas horas de vida. Sabe-se que, no RN a termo saudável, os níveis de glicose sangüínea são mais baixos entre 30-60 minutos de vida e tornam a subir atingindo níveis basais entre 90 e 180 minutos, que variam ente 60-90 mg/dl. Esse patamar deve ser considerado a meta terapêutica/fisiológica na qual os níveis de glicemia devem ser mantidos.

Podemos considerar hipoglicemia quando os níveis de glicose estão abaixo de 40 mg/dl. Esse valor não é absoluto. Dependendo da etiologia da hipoglicemia e, por conseguinte, das vias alternativas de gliconeogênese, o paciente pode apresentar sintomas com valores entre 45-60 mg/dl (p. ex., defeitos na oxidação dos ácidos graxos).

RNs assintomáticos nas primeiras duas horas de vida

Questiona-se a necessidade de tratamento dessas crianças, uma vez que a hipoglicemia pode ser transitória e normalizar espontaneamente. Em geral, inicia-se a alimentação oral precoce.

RNs sintomáticos

Os RNs sintomáticos devem ser tratados com glicose endovenosa e não por via oral.

A) Administrar 200 mg/kg de glicose em um minuto (2 ml/kg de glicose 10%). Em seguida iniciar a administração de 6-8 mg/kg/min. Monitorizar os níveis de glicose após 30-60 minutos visando manter os níveis acima de 45 mg/dl. O controle deve ser feito a cada uma a duas horas. Quando estável, reavaliar a cada quatro a seis horas. Se os valores não alcançarem a faixa da normalidade, aumentar a infusão de glicose em 1 a 2 mg/kg/min a cada três a quatro horas. Nos casos de hiperinsulinismo. pode ser necessária a infusão de 15-20 mg/kg/min. A alimentação só deve ser iniciada quando a glicose sangüínea estiver estável por um período de seis horas.

B) Os glicocorticóides foram recomendados para o tratamento da hipoglicemia de difícil controle com necessidade de infusão de glicose acima de 12 mg/kg/min. Entretanto, na maioria desses casos, a etiologia da hipoglicemia é hiperinsulinismo ou outras alterações que não a insuficiência supra-renal, e estas não respondem à administração de glicocorticóides. Excetuando-se as causas autolimitadas de hipoglicemia (p. ex., filho de mãe diabética), deve-se colher sangue e urina no momento da hipoglicemia para investigação de alterações do metabolismo energético e hormonal (lactato, ácidos graxos livres, cetonas, insulina, cortisol, hormônio do crescimento, ácidos orgânicos urinários) antes da administração de outras medicações específicas.

C) O glucagon pode ser utilizado na dose de 150-300 μg/kg por via endovenosa ou intramuscular. Espera-se um aumento de 50% da glicemia em crianças normais. O efeito é transitório. As preparações de ação prolongada são empregadas nos quadros de deficiências de glucagon e em combinação com somatostatina para o tratamento de nesidioblastose. Quando não ocorre o aumento esperado da glicemia, suspeita-se de doença de depósito de glicogênio hepático.

D) A administração de adrenalina está limitada aos casos extremamente raros de deficiência de adrenalina em razão de seus outros efeitos sistêmicos.

E) O diazóxido, quando administrado na dose de 5-20 mg/kg/dia dividido em duas ou três tomadas por via oral, promove diminuição da secreção de insulina e aumento da liberação da adrenalina. Esses efeitos associados promovem o aumento na produção de glicose hepática e a diminuição da utilização periférica de glicose. A maior parte da droga é eliminada através de filtração glomerular, e 90% dela está ligada à albumina. Retenção de sódio e água, expansão do volume plasmático, edema, trombocitopenia, anorexia, vômito, cetoacidose e hiperuricemia são complicações possíveis do emprego dessa droga.

F) Octreotida é o primeiro análogo da somatostatina para o uso clínico por seu efeito mais prolongado. Essa substância inibe a secreção de glucagon, insulina, hormônio do crescimento e tireotropina, além da inibição das secreções exócrinas do intestino. Por sua capacidade de inibir hormônios, a droga pode ser empregada nos RNs portadores de nesidioblastose (hipoglicemia hiperinsulinêmica).

G) O hormônio do crescimento é empregado nos casos de hipoglicemia associada a sua deficiência ou ao hipopituitarismo.

H) A pancreatectomia está indicada nos casos de hipoglicemia persistente por nesidioblastose que não responde ao tratamento com diazóxido e glicose.

HIPERGLICEMIA NEONATAL

Definição

Concentração de glicose plasmática maior que 150 mg/dl (8,33 mmol/l) ou glicose sangüínea maior que 125 mg/dl (6,4 mmol/l), independente da idade gestacional.

Etiopatogenia

Infusão excessiva de glicose

Com a necessidade de se oferecer glicose, principalmente, nos recém-nascidos de muito baixo peso (RN < 1.500 g), sua infusão excessiva é a maior causa de hiperglicemia nessas crianças, principalmente quando a infusão é superior a 6 mg/kg/minuto.

Na presença de hiperglicemia, a imaturidade das enzimas reguladoras da homeostase dos hidratos de carbono pode levar à supressão de produção de glicose pelo fígado, não contribuindo, assim, para a diminuição da glicemia.

A desidratação causada pela diurese osmótica é uma séria complicação da hiperglicemia.

Muito baixo peso ao nascer e prematuridade extrema

Na incapacidade de uma resposta hepática e pancreática rápida e eficiente, causada pela imaturidade dos sistemas enzimáticos e endócrinos, ocorre insuficiente resposta às mudanças de concentração de glicose, favorecendo o aparecimento de hiperglicemia.

Sepse

Nos casos graves de sepse, o estresse metabólico, ao qual o neonato é submetido, eleva os níveis circulantes de cortisol, glucagon e catecolaminas, promovendo, naquele momento, hiperglicemia.

Lipídeos endovenosos

A utilização de NPT (nutrição parenteral total) em crianças prematuras, impossibilitadas de receber nutrição de outra maneira, é feita quase que rotineiramente. Assim, a administração de lipídeos endovenosos, com ou sem aminoácidos, reduz o uso da glicose, favorecendo o aparecimento de hiperglicemia.

Medicamentos

- *Teofilina:* as metilxantinas, em especial a teofilina, são potentes inibidores das formas finais de ciclofosfodiesterase, bloqueando a conversão de AMP cíclico em 5'-AMP. Com a elevação, então, do AMP cíclico, ocorre indução da glicogenólise muscular e hepática que, junto ao aumento das catecolaminas associado ao estresse, aumenta a glicemia.
- *Corticóide:* aumentam a neoglicogênese e inibem a utilização periférica de glicose, promovendo acúmulo de glicogênio hepático, hiperglicemia e glicosúria.

Estresse e dor

A manipulação excessiva, com procedimentos dolorosos estressantes, pode acarretar glicogenólise e neoglicogênese, aumentando a glicemia.

Achados clínicos e diagnósticos

Os recém-nascidos com hiperglicemia geralmente são assintomáticos, observando-se glicosúria em uma minoria dos casos.

Embora as fitas enzimáticas possam nos dar uma idéia rápida do valor da glicemia, naquele momento, as dosagens sangüíneas são os métodos laboratoriais de preferência para que se tenha um resultado confiável.

Prevenção e tratamento

A prevenção da hiperglicemia é realizada pela manutenção de velocidade de infusão de glicose adequada para a idade gestacional.

O tratamento basicamente se restringe à diminuição gradativa da taxa de infusão de glicose, na velocidade de 1 mg/kg/por vez, até se conseguir a normalização da glicemia. Quando a hiperglicemia persiste, mesmo com a diminuição da taxa de infusão, pode-se utilizar insulina.

Com níveis superiores a 300 mg/dl pode-se usar insulina subcutânea, na dose de 0,1 a 0,2 µg/kg, podendo ser repetida seis horas após, sempre com monitorização da glicemia em uma, duas e quatro horas após sua administração.

Complicações

São raras. Entretanto, podem ser observadas: glicosúria, diurese osmótica, desidratação, hiperosmolaridade sangüínea e hemorragia intracraniana.

HIPOCALCEMIA NEONATAL

Introdução

Somente 1% do cálcio corpóreo total está presente no compartimento extracelular e nos tecidos moles. Cerca de 99% do cálcio corpóreo total está contido no osso.

O cálcio circula de três maneiras: ligado a proteínas (principalmente albumina), formando complexos com ânions, tais como lactato, bicarbonato ou citrato, e na forma ionizada, que é a única fração fisiologicamente ativa.

A concentração sérica de cálcio é regulada pelo paratormônio e pela 1,25-diidroxi vitamina D_3, que elevam o cálcio sérico, e pela calcitonina, que diminui o cálcio sérico.

Durante a gravidez existe um transporte ativo de cálcio da mãe para o feto. Esse cálcio deriva da dieta materna e do esqueleto materno.

Sob condições normais, o nível de cálcio é mantido por um balanço entre a absorção intestinal de cálcio e sua excreção renal.

A absorção intestinal de cálcio é realizada tanto por transporte ativo como passivo, que pode ser inibido pelos glicocorticóides e alguns anticonvulsivantes.

No rim, o cálcio é reabsorvido no túbulo renal proximal e na alça de Henle. A $1,25(OH)_2D_3$ aumenta a reabsorção de cálcio, e a furosemida aumenta sua perda renal, sendo esse diurético um fator de risco para nefrocalcinose neonatal.

Definição

Considera-se como hipocalcemia um valor sérico de cálcio ionizado < 1,10 mmol/l (4,4 mg/dl) ou cálcio total < 4,0 mmol/l (8,0 mg/dl).

O encontro de cálcio sérico total < 1,75 mmol/l (7,0 mg/dl) é indicativo de hipocalcemia nos pré-termos maiores. Ainda não existem dados precisos com relação aos RNs muito prematuros.

Tempo de aparecimento da sintomatologia

- *Hipocalcemia precoce*: ocorre nos dois primeiros dias de vida.
- *Hipocalcemia tardia*: ocorre após o terceiro dia de vida, em geral em torno da primeira semana.

Etiopatogenia

São recém-nascidos de risco para hipocalcemia os pré-termos, filhos de diabética, asfixiados graves, submetidos à exsangüinotransfusão.

Algumas drogas são capazes de causar hipocalcemia, entre elas furosemida.

Achados clínicos

A maioria dos recém-nascidos é assintomática. Os recém-nascidos sintomáticos para hipocalcemia geralmente apresentam recusa alimentar, vômitos, distensão abdominal, cianose, tremores de extremidades, hiperatividade muscular, hipertonia, clono, convulsões e apnéia.

Diagnóstico

O diagnóstico é feito através da dosagem sérica de cálcio total ou ionizado.

Auxilia o diagnóstico a presença de prolongamento do intervalo Q_oT_c maior que 0,19 s, no RN a termo e de 0,20 s no RN pré-termo.

Tratamento

Formulações disponíveis

A) *Gluconato de Ca a 10% (100 mg de Ca/ml)*: cada grama de sal contém 90 mg de Ca elementar. É a formulação mais indicada para o tratamento da hipocalcemia.
B) *Cloreto de Ca a 10% (27% de Ca elementar)*: essa formulação tem um maior potencial de levar ao desenvolvimento de acidose metabólica.
C) *Glubionato de Ca*: é a formulação para administração por via oral. Tem osmolaridade alta pelo elevado teor de açúcar.

Tratamento

A) **Hipocalcemia assintomática precoce:** a instituição do tratamento ainda é controversa, porque na maioria dos casos o cálcio sérico pode se normalizar espontaneamente por volta do sétimo ao décimo dia de vida. Porém, considerando-se que a hipocalcemia tem efeitos adversos sobre o SNC e o sistema cardiovascular nos pacientes prematuros, com sofrimento fetal, asfixia perinatal, acidose metabólica, hipoglicemia, insuficiência respiratória, filho de mãe diabética ou sepse, é conveniente administrar 45 mg/kg/24 horas (500 mg/kg/24 horas) nos casos em que o cálcio sérico for menor ou igual a 6,5 mg/dl, para manter o cálcio total maior que 7,0 mg/dl (Ca ionizado = 4,0 mg/dl).
B) **Hipocalcemia sintomática precoce** (convulsões, apnéia, tremores, hipertonia, clono):
   1. Gluconato de cálcio 10%
      - *Ataque:* 2 ml/kg (18 mg Ca elementar/kg ou 200 mg Ca total por via endovenosa em 10 minutos).
      - *Manutenção:* 75 mg/kg/24 horas (800 mg/kg/24 horas) até normalização. Para evitar rebote, deve-se reduzir gradativamente a oferta para 37 mg/kg/24 horas (400 mg/kg/24 horas) e depois para 18 mg/kg/24 horas (200 mg/kg/24 horas).
      A administração do cálcio também pode ser feita pela via oral, mas não no RN enfermo.
C) **Hipocalcemia sintomática que não responde ao tratamento com cálcio:** considerar a existência concomitante de hipomagnesemia que deve ser tratada.
D) **Hipocalcemia tardia:**
   1. Hipocalcemia induzida pelo fósforo: o tratamento visa reduzir a carga renal de fósforo. Administrar somente leite materno ou fórmula com baixo teor de fósforo ou suplementar cálcio oral para diminuir a absorção de fósforo e aumentar a absorção de cálcio.
   2. Hipocalcemia associada ao hipoparatireoidismo: como esses pacientes são hiperfosfatêmicos, trata-se como na hipocalcemia induzida pelo fósforo e com suplementação de vitamina D.
   3. Hipocalcemia associada à deficiência de vitamina D ou a defeitos no metabolismo de vitamina D:
      - Nas deficiências: 5.000 U/dia de vitamina D.
      - Nos defeitos: utilizar análogos de vitamina D (diidrotaquistriol e calcitriol).

Complicações

- *Necrose:* o extravasamento da solução, principalmente na infusão periférica, pode causar necrose tecidual.
- *Bradicardia, hipotensão, vasodilatação periférica:* ocorre principalmente quando a infusão é feita por cateter umbilical, cuja ponta está localizada próximo ao coração.
- *Arritmia:* pode ocorrer nos pacientes digitalizados.
- *Precipitados na infusão:* as soluções endovenosas de cálcio são incompatíveis com bicarbonato de sódio. Forma-se o composto carbonato de cálcio, que precipita.

- *Necrose hepática*: pode ocorrer quando a administração estiver sendo feita pela veia umbilical, e a ponta do cateter estiver localizada em um ramo da veia porta.
- *Enterocolite necrosante*: pode ocorrer com o uso de soluções hiperosmolares por via oral.

DOENÇA METABÓLICA ÓSSEA DO PREMATURO

Introdução

Como conseqüência da evolução tecnológica surgida nos últimos 20 anos, muitos prematuros graves começaram a apresentar aumento da sobrevida, condicionada, entre outras medidas especiais, aos nutricionais que, quando não atendem às reais necessidades da criança, esta cursa com deficiência de mineralização óssea e posterior comprometimento do crescimento, desenvolvendo doença óssea metabólica que necessita de diagnóstico precoce e medidas de prevenção do aparecimento dessa patologia.

Também chamada osteopenia ou raquitismo da prematuridade, trata-se de alteração da mineralização esquelética em recém-nascidos de muito baixo peso, resultante do deficiente acréscimo mineral no período neonatal.

O transporte de cálcio e fósforo através da placenta é maior no terceiro trimestre de gravidez, período no qual também ocorre maior incorporação daquelas substâncias. Dessa forma, recém-nascidos prematuros, principalmente aqueles chamados "extremamente prematuros", estão mais sujeitos a apresentar essa doença.

Fatores de risco

RNs com peso de nascimento inferior a 1.500 g (principalmente aqueles com menos de 1.000 g).

A doença metabólica óssea (DMO) ocorre em mais de 30% dos recém-nascidos pesando, ao nascer, 1.500 g ou menos e 50% naqueles pesando menos de 1.000 g.

- RN com idade gestacional inferior a 34 semanas, por apresentarem, ao nascer, menor depósito mineral.
- RN prematuro recebendo baixa oferta mineral na dieta.
- RN prematuro em jejum de médio prazo.
- RN prematuro em uso de diuréticos e/ou corticóides.

Os diuréticos levam à perda renal de Ca, por inibição da reabsorção de eletrólitos; os corticóides diminuem a absorção intestinal de Ca e a perda renal de Ca.

- RN prematuro em NPT prolongada, por oferta diminuída de Ca e P.
- RN com doença pulmonar crônica.
- Imobilização prolongada.

Fisiopatologia

Como a incorporação de Ca e P se faz de modo mais acentuado (cerca de 85%) no terceiro trimestre de gestação, o RN prematuro apresenta enorme risco de desenvolver a DMO.

29 ◆ Distúrbios Metabólicos da Glicose, do Cálcio e do Magnésio | 433

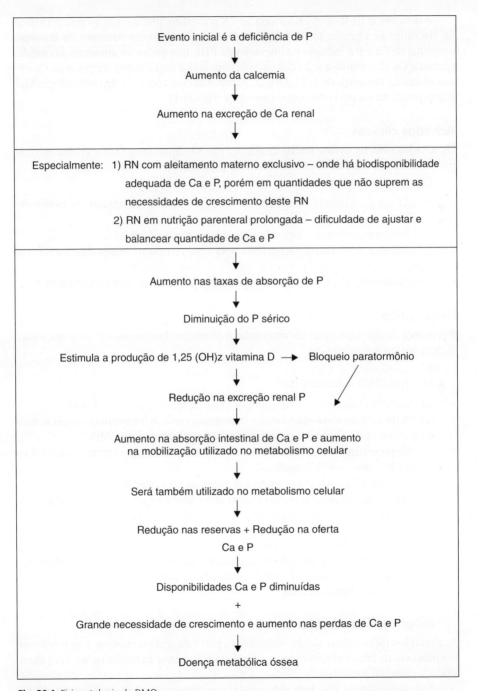

Fig. 29-1. Fisiopatologia da DMO.

A deficiência de fósforo observada no RN prematuro alimentado ao seio exclusivamente estimula a produção de 1,25 (OH)$_2$D, com conseqüente aumento da absorção intestinal de Ca e P e inibição na liberação de PTH, que promove aumento das perdas renais de Ca. O acúmulo à ação dos osteoblastos leva à mobilização contínua de Ca e P, por efeito da presença de 1,25 (OH)$_2$D. Assim, em conseqüência de uma relação Ca:P inadequada, há ausência de deposição óssea (Fig. 29-1).

Achados clínicos

Os achados clínicos na fase inicial da doença não são aparentes. O que chama atenção para a DMO são aqueles fatores de risco no prematuro.

Clinicamente encontra-se:

- Parada no crescimento longitudinal com crescimento adequado do perímetro cefálico.
- Alargamento epifisário e hipomineralização óssea no raios X.
- Insuficiência respiratória perpetuada pela insuficiência na mineralização do arco costal.
- Manifestações extremas: fraturas espontâneas, craniotabe e rosário raquítico.

Diagnóstico

A presença de alterações clínicas associadas a alterações bioquímicas e, às vezes, radiológicas auxilia o diagnóstico.

Diagnóstico laboratorial

- As alterações laboratoriais surgem por volta da terceira semana de vida.
- No RN prematuro alimentado exclusivamente ao seio, o encontro de níveis séricos de P inferiores a 4 mg/dl é sugestivo de desenvolvimento de DMO.
- Os RNs prematuros utilizando fórmulas especiais podem apresentar Ca normal ou baixo e P menor que 5,7 mg/dl.
- Os níveis de 1,25 (OH)$_2$D encontram-se normais ou elevados.
- O encontro de valores seis vezes maiores que o limite superior de fosfatase alcalina indica necessidade de investigação da presença de DMO. A elevação ocorre nas primeiras três semanas de vida, atingindo seu pico entre cinco e seis semanas. Entretanto, em razão do grande *"turnover* ósseo" que caracteriza o RN prematuro, a elevação da fosfatase alcalina pode estar relacionada a maiores taxas de crescimento.
- A excreção de Ca e P urinários pode mostrar alteração mais precoce (duas semanas) – hipercalciúria e hipofosfatúria.

Diagnóstico radiológico

As alterações radiológicas são demonstradas a partir da sexta semana de vida e refletem um processo de remodelação óssea anormal, com aumento da matriz óssea, sem intensificação mineral paralela.

A classificação de Koo tem sido usada, por sua simplicidade, para as alterações radiológicas da DMO em:

- *Grau I*: presença de rarefação óssea.
- *Grau II*: presença de rarefação óssea associada a alterações metafisárias, imagem em taça e formações ósseas subperiostais.
- *Grau III*: grau II associado a fraturas espontâneas.

Outros exames
Outros exames têm sido utilizados, mas não rotineiramente, tais como: densitometria óssea (mais eficaz e precoce, porém requer o deslocamento do paciente) e tomografia computadorizada (mais onerosa).

Tratamento
No RN (de muito baixo peso, principalmente) na terceira semana de vida – determinação da excreção urinária de Ca e P em amostras de seis horas. Se:
- *Calciúria normal*: aguardar e repetir em 15 dias.
- *Calciúria aumentada com diminuição na excreção de P e hipofosfatemia* = fazer suplemento mineral.

Segundo a *Academia Americana de Pediatria*, usar 230 mg/kg/dia de Ca, 150 mg/kg/dia de P e 400 UI/dia de vitamina D, durante o primeiro ano de vida (naqueles prematuros alimentados ao seio, complementar até o segundo ano de vida).

HIPOMAGNESEMIA

Definição
O magnésio é o quarto cátion mais abundante no organismo, desempenhando papel importante em muitos sistemas enzimáticos, especialmente nas reações onde intervém o ATP, já que estabiliza as cargas negativas dos trifosfatos nesse tipo de reação.

Hipomagnesemia é considerada como a concentração de magnésio sérico inferior a 1,5 mg%.

A forma transitória em geral está associada a níveis de magnésio entre 0,8 a 1,4 mg/dl.

A forma crônica que acompanha a hipocalcemia secundária é rara e está associada a níveis menores que 0,8 mg/dl (normal: 1,6 a 2,8 mg/dl).

Etiopatogenia
As alterações agudas na concentração de magnésio alteram a secreção de paratormônio. A hipomagnesemia estimula, e a hipermagnesemia reduz a secreção de PTH. Na depleção crônica e grave de magnésio, a secreção de PTH se reduz substancialmente. Nos pacientes com hipomagnesemia a infusão de magnésio estimula a secreção de PTH, não importando os seus níveis e a presença ou ausência de insuficiência renal. Isso sugere que valores normais ou elevados de PTH podem ser inadequados para manter um cálcio sérico normal no recém-nascido com depleção de magnésio. Nos pacientes com hipocalcemia por deficiência de magnésio, não são somente resistentes ao PTH como também ao cálcio parenteral e à terapia com vitamina D.

A gentamicina produz hipomagnesemia e conseqüentemente hipocalcemia, que é corrigida com suspensão do antibiótico e administração de magnésio.

O RN pode apresentar o quadro por aumento de perda de Mg como observado nos filhos de diabética, nos recém-nascidos com hiperaldosteronismo, recém-nascidos em uso de diurético de alça, recém-nascidos com diarréia.

O RN pode apresentar hipomagnesemia por ingestão ou absorção diminuída de Mg, como observado nos recém-nascidos desnutridos, PIG, submetidos à alimentação parenteral com baixo conteúdo de magnésio.

Achados clínicos

Assintomáticos na maioria das vezes, quando presentes, os achados clínicos, tais como hiperexcitabilidade muscular, hiper-reflexia, hipertonia, convulsões, cianose e apnéia, podem auxiliar o diagnóstico de suspeita.

Diagnóstico

O diagnóstico é realizado através da dosagem sérica de magnésio, em uma criança de risco.

Disponíveis

Sulfato de magnésio 50% (50 mg de magnésio elementar/ml ou 4 mEq/ml).

Tratamento

- *Forma transitória*: administrar 0,1 a 0,2 ml/kg da solução de sulfato de magnésio a 50% por via endovenosa ou intramuscular, podendo ser repetido a cada 12 horas após controle dos níveis séricos. Essa forma, em geral, responde a um curso curto de tratamento.
- *Forma crônica*: o tratamento deve ser mantido por via oral com doses duas a cinco vezes maiores que as da via endovenosa nos casos de má absorção intestinal.

Complicações

- Hipotensão.
- Depressão respiratória.
- Bloqueio cardíaco.
- Hipermagnesemia.
- Diarréia, nos casos de tratamento oral com doses elevadas.

BIBLIOGRAFIA

Aggarwal R, Upadhyay M, Deorari AK, Paul VK. Hypocalcemia in the newborn. *Indian J Pediatr* 2001;68(10):973-5.

American Academy Pediatrics. Committee on Nutrition. Nutritional needs of low-birth-weight infants. *Pediatrics* 1985;75:976-86.

Bishop N. Bone disease in preterm infants. *Arch Dis Child* 1989;64:1403-9.

Catache M, Leone CR. Análise crítica dos aspectos fisiopatológicos, diagnósticos e terapêuticos da doença metabólica óssea em recém-nascidos de muito baixo peso. *J de Ped(Rio)* 2001;77:(supl 1):s53.

Catache M, Leone CR. Role of plasma and urinary calcium and phosphorus measurements in early detection of phosphorus deficiency in very low birthweight infants. *Acta Paediatr* 2003;92(1):76-80.

Chan GM, Mileur L, Hansen JW. Calcium and phosphorus requirements in bone mineralization of preterm infants. *J Pediatr* 1988;113:225-9.

Delvin EE. Perinatal vitamin D metabolism. *Biol Neonate* 1988;54:181-7.

Demarini S, Tsang RC. Calcium and phosphorus nutrition in infants. *J Pediatr Gastrenterol Nutr* 1995;21:267-73.

Eidelman AI. Hypoglycemia and the breastfed neonate. *Pediatr Clin North Am* 2001;48(2):377-87.

Ilves P, Kiisk M, Soopold T, Talvik T. Serum total magnesium and ionized calcium concentrations in asphyxiated term newborn infants with hypoxic-ischaemic encephalopathy. *Acta Paediatr* 2000;89(6):680-5.

Kari MA, Heinonen K, Ikonen RS, Koivisto M, Raivio KO. Dexamethasone treatment in preterm infants at risk for bronchopulmonary dysplasia. *Arch Dis Child* 1993;68:566-9.

Koo WWK, Gupta JM, Nayanas VV, Wilkinson M. Skeletal changes in preterm infants. *Arch Dis Child* 1982;57:447-52.

Lapillone A, Clarice O, Reygorbellet B, Picaud JC, Glorieux FH, Salle BL. Bone mass and calcium homeostasis in very low birth weight infant feed a preterm formula enriched with calcium and phosphorus. *Pediatr Res* 2000;47:290-A.

Marcus C. How to measure and interpret glucose in neonates. *Acta Paediatr* 2001;90(9):963-4.

Meissner T, Mayatepek E. Clinical and genetic heterogeneity in congenital hyperinsulinism. *Eur J Pediatr* 2002;161:6-20.

Pohlandt F, Mihatsch WA. Reference values for urinary calcium and phosphorus to prevent osteopenia of prematurity. *Pediatr Nephrol* 2004;19:1192-3.

Rowe JC, Carey DE. Phosphorus deficiency syndrome in very low birth weight infants. *Pediatr Clin N Am* 1987;34:997-1017.

30 Principais Erros Inatos do Metabolismo

Adauto Dutra

INTRODUÇÃO

As alterações metabólicas agudas são eventos que ocorrem com relativa freqüência na infância e são causadas por distúrbios hidroeletrolíticos e ácido-básico, desencadeados na maioria das vezes pelas infecções.

A doença metabólica primária, que trataremos neste capítulo, embora se manifeste na maioria das vezes após a fase neonatal, pode ocorrer nesse período e, se não diagnosticada e tratada convenientemente, desencadear grave quadro clínico que culminará com retardo mental e/ou morte. São os erros inatos de metabolismo (EIM) dos ácidos graxos orgânicos, dos aminoácidos e da amônia, em especial.

A dificuldade diagnóstica é comum nos pacientes com EIM e, desse modo, é de grande importância a anamnese na procura de história familiar positiva, consangüinidade, história anterior de aborto, perda neonatal sem diagnóstico conclusivo, ou morte súbita. Mesmo assim, na maioria das vezes, a procura por um dado que leve o pediatra a pensar em EIM não existe, ficando, então, essas doenças para o diagnóstico de exclusão de manifestações inespecíficas, tais como letargia, hipotonia e recusa alimentar.

Com a introdução de programas de triagem (*screening test*) para os EIM mais comuns, é possível o diagnóstico precoce e o tratamento imediato dessas doenças, impedindo lesões irreversíveis ao sistema nervoso central, principalmente.

APRESENTAÇÃO DOS CASOS DE EIM

Não existe uma classificação que satisfaça todas as questões que envolvem os processos metabólicos e sua relação com a gestante e o feto. Entretanto, é possível dividir os EIM com relação ao tempo de aparecimento da sintomatologia e aos padrões de deterioração da criança.

Tempo de aparecimento da sintomatologia

Sabe-se que muitos EIM não afetam o desenvolvimento do feto ou a gestante que está carreando o feto afetado até após o seu nascimento. Da mesma maneira que muitas mães enfermas, inclusive com erro inato, não afetam o desenvolvimento fetal.

EIM materno e ação sobre o feto

O exemplo clássico da doença materna afetando o feto é a fenilcetonúria (PKU).

A mãe portadora de PKU apresenta maior risco para aborto espontâneo e de ter uma criança com anomalias maiores, retardo de crescimento intra-uterino, microcefalia, retardo mental e cardiopatia. O risco de anomalias é proporcional à concentração sérica materna de fenilalanina. E, como não existe nível baixo seguro de fenilalanina que diminua aqueles riscos, a gestante deverá ser submetida à dieta com baixo conteúdo de fenilalanina.

EIM fetal afetando a mãe

Embora seja bastante incomum um EIM do feto afetar a mãe, nos casos fetais de erros inatos de oxidação de ácidos graxos, quando o feto parece ter um efeito "tóxico" sobre a gestante, são descritos quadros denominados de "fígado gorduroso agudo da gravidez" (*acute fatty liver of pregnancy* – AFLP) e síndrome HELLP. O AFLP parece ser o estágio final de um espectro clínico de complicação materna da síndrome HELLP, que é caracterizada por hemólise, elevação das enzimas hepáticas e plaquetopenia.

EIM fetal afetando o feto

O feto geralmente não sofre qualquer conseqüência de seu próprio erro inato metabólico até após o nascimento, porque seus metabólitos anormais são removidos ou, nos estados de deficiência, restabelecidos pela circulação materna.

Aqueles EIM que envolvem primariamente a produção de macromoléculas apresentam seu acúmulo progressivo em vários órgãos, já que a circulação materna, em razão do tamanho daquelas moléculas, não consegue removê-las. Esse grupo é representado principalmente pelas doenças de estoque lisossomial, que podem produzir ascite e hidropisia fetal.

O aparecimento da sintomatologia após o nascimento pode ser dividido em:
- Os EIM com sintomas agudos no período neonatal (serão tratados neste capítulo).
- Os EIM com sintomas agudos (e intermitentes) de apresentação pós-neonatal.

EIM com sintomas agudos no período neonatal

A maioria das crianças portadoras parece ser normal ao nascer, e os sintomas poderão se iniciar desde as primeiras horas até as primeiras semanas de vida. A modificação de um conteúdo alimentar, que antes era bioquimicamente sustentado pela criança, ou pelo desenvolvimento de evento catabólico, tal como infecção e trauma, pode iniciar o quadro. A princípio, os sintomas são bastante inespecíficos, com letargia, às vezes marcada hipotonia, recusa alimentar e vômitos. Sem um diagnóstico de suspeita, o quadro costuma progredir com distúrbios respiratórios, acidose metabólica grave, convulsões e coma. Essa sintomatologia refletiria o contínuo acúmulo de substâncias tóxicas e sua ação sobre o sistema nervoso central, com aprofundamento dos efeitos lesivos sobre o córtex cerebral, sobre a substância reticular ascendente e sobre os centros respiratórios bulbares.

Padrões de deterioração

Quase todas as crianças com EIM que deterioraram após um período inicial sem sintomas entram em um ou mais grupos:
- *Doença parenquimatosa aguda do fígado*: neste grupo encontramos icterícia, hepatomegalia (às vezes esplenomegalia e ascite) e sangramento anormal. Doença tubular renal acompanha a doença hepática.

Estão neste grupo a galactosemia e a deficiência de α_1-antitripsina, distúrbios da oxidação de ácidos graxos, tirosinemia tipo 1, intolerância hereditária à frutose, entre as principais.

- *Distúrbios ácido-base*: acidose metabólica persistente com perfusão tecidual normal pode sugerir uma acidemia orgânica ou uma acidose láctica congênita.
  Alcalose respiratória em criança que não está sendo ventilada sugere uma hiperamonemia.
- *Doença cardíaca*: nos distúrbios de oxidação de ácidos graxos de cadeia longa ou defeitos da cadeia respiratória, apresentam miocardiopatia ou curtas arritmias após o nascimento ou tardiamente no período neonatal.
  Neonatos com síndromes de deficiência de glicoproteínas podem apresentar algumas vezes efusões pericárdicas ou mais raramente miocardiopatia.
  A cardiomegalia é uma característica da hipoglicemia hiperinsulinêmica.
- *Deterioração neurológica*: neste grupo estão incluídos acidemias orgânicas, defeitos do ciclo da uréia, doença do xarope de bordo, distúrbios na oxidação de ácidos graxos, acidose láctica congênita e outras que se apresentam com episódios ou hipotonia ao nascer.
  A velocidade de deterioração varia. Algumas crianças estão bem durante algumas horas, outras estão bem durante vários dias, com deterioração gradual.
  Nas crianças que deterioram rapidamente, é bastante difícil distinguir de um quadro de asfixia, por exemplo.
  Os sinais precoces de encefalopatia não são específicos, tais como já anteriormente mencionados (recusa alimentar, letargia, vômito, alteração de tônus ou irritabilidade).
  Os sintomas tardios incluem sonolência, movimentos mioclônicos, episódios de apnéia, hipotonia grave, irritabilidade com movimentos cíclicos e coma. O edema cerebral pode causar abaulamento de fontanela, e o edema do tronco cerebral, instabilidade vasomotora.
- *Hipoglicemia*: muitas causas são capazes de causar hipoglicemia, entretanto, crianças a termo com quadro grave e persistente deverão ser investigadas para uma doença endócrina ou metabólica de base.
  Hiperinsulinismo deverá ser suspeitado se a criança tiver uma hipoglicemia grave e recorrente.
  Hipoglicemia associada á acidose metabólica sugere acidemia orgânica ou defeito de gliconeogênese (doença de estoque de glicogênio tipo1 ou deficiência de 1,6-bifosfatase).
  Nos pacientes com icterícia colestática, a hipoglicemia levanta a possibilidade de insuficiência adrenal ou pituitária ou um defeito de oxidação de ácido graxo.

ALGUNS DOS PRINCIPAIS DISTÚRBIOS METABÓLICOS INATOS

Distúrbios do ciclo da uréia

Os distúrbios do ciclo da uréia (DCU) representam um grupo de doenças metabólicas herdadas tendo como hiperamonemia (Fig. 30-1) o achado laboratorial primário. É uma

30 ♦ Principais Erros Inatos do Metabolismo

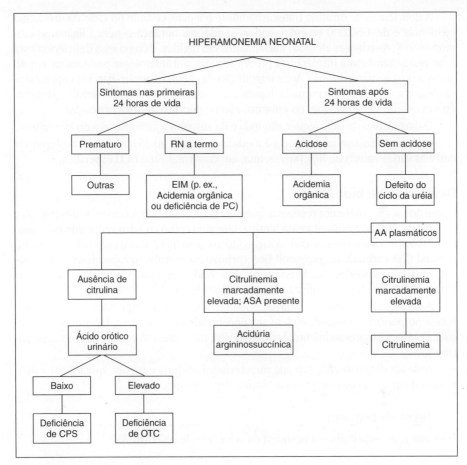

Fig. 30-1. Hiperamonemia neonatal. (Barbara K. Burton. Inborn Errors of Metabolism in Infancy: A Guide to Diagnosis Pediatrics Vol. 102:6 1998, p. E69.)
CPS = carbamil fosfato sintetase-1; OTS – ornitina transcarbamilase.

emergência médica. Os indivíduos afetados tornam-se comatosos ou morrem rapidamente, se não tratados.

Um defeito genético em qualquer das primeiras quatro enzimas do caminho metabólico (carbamil fosfato sintetase, ornitina transcarbamilase, ácido arginino-succínico sintetase, ácido arginino-succínico liase) resulta em acúmulo dos metabólitos precursores, incluindo amônia. Como não existe um secundário e efetivo sistema de eliminação de amônia, a ruptura da via metabólica tem um rápido curso clínico.

O catabolismo normalmente presente no período neonatal, juntamente com a imaturidade hepática, acentua os defeitos daquelas enzimas. Este rápido acúmulo de amônia e de outros metabólitos precursores resulta em edema cerebral agudo, com grave comprometimento neurológico.

A deficiência de ornitina transcarbamilase é a mais comum no ciclo da uréia. Sua incidência é de 1:50.000 recém-nascidos, sendo sua herança genética ligada ao cromossomo X. As crianças afetadas inicialmente são hígidas, e como essa deficiência está relacionada também à intolerância protéica, a sua sintomatologia pode surgir em 48 horas a uma semana de vida. Após introdução da dieta, os recém-nascidos apresentarão letargia, sonolência acentuada, hipotonia, vômitos, instabilidade térmica, sugerindo um quadro de sepse que, no entanto, não responde à antibioticoterapia.

O diagnóstico de DCU requer alto índice de suspeita e judicioso uso do laboratório.

O laboratório tem importância à medida que pode auxiliar o clínico a diferenciar entre as várias causas de hiperamonemia, em confirmar uma DCU específica.

Deficiência de biotinidase

É uma doença autossômica recessiva, que ocorre em 1:60.000 recém-nascidos e resulta de falha na reciclagem da vitamina biotina, que atua como co-fator requerido para quatro reações intracelulares de carboxilação (acetilcoenzima A (CoA) carboxilase, β-metilcrotonil CoA carboxilase, propionil CoA carboxilase e piruvato caboxilase). Essas reações estão envolvidas na biossíntese dos ácidos graxos, no metabolismo dos aminoácidos de cadeia ramificada e na gliconeogênese.

A apresentação clínica é variável, podendo levar à descompensação clínica metabólica no período neonatal. Podem ser encontrados cetoacidose, hipotonia, convulsões e coma, comprometimento dermatológico, inclusive *rash* e alopecia, e imunodeficiência.

Pode ser diagnosticada por sua característica acidúria orgânica, que reflete a deficiência de uma das quatro enzimas biotina-dependentes.

Teste de triagem

O exame a ser solicitado é a pesquisa da atividade de BIOTINIDASE.

Galactosemia

É uma doença transmitida por herança autossômica, onde há impossibilidade de se converter galactose em glicose.

Três erros inatos do metabolismo causam galactosemia: deficiência de galactose-1-fosfato uridiltransferase (galactosemia clássica), deficiência de galactoquinase e deficiência de uridino-difosfato-galactose-4-epimerase.

A galactosemia clássica ocorre entre 1:30.000 a 1:100.000 recém-nascidos. Mais de 30 variantes na seqüência nucleotídea do gene da GALT (galactose-1-fosfato uridiltransferase) já foram identificadas. A mutação QI88R é a mais freqüente na população caucasiana.

A forma clássica da galactosemia se manifesta no período neonatal com letargia, recusa alimentar, icterícia e sepse por *Escherichia coli*, em alguns casos.

Disfunção gonadal tem sido observada em meninas galactosêmicas.

Quando não diagnosticada, esta doença pode levar à morte precoce ou cursar de maneira crônica com cirrose, catarata, convulsões e retardo mental.

A deficiência de galactoquinase está associada ao desenvolvimento de catarata na infância, sem outras manifestações.

O diagnóstico precoce e a instituição de dieta livre de galactose resulta na correção rápida da síndrome de toxicidade, isto é, hepatomegalia, icterícia e tendência ao sangramento, em virtude da síntese alterada dos fatores de coagulação.

Com relação ao tratamento, embora a galactose materna, livre, possa atravessar a placenta e ser encontrada no feto, a restrição materna de galactose durante a gravidez é ineficiente para prevenir o acúmulo no feto afetado e complicações a longo prazo, já que a galactose pode ser produzida endogenamente por ele.

Teste de triagem

A pesquisa da atividade da GALACTOSE 1-FOSFATO-URIDILTRANSFERASE ou dosagem de GALACTOSE 1-FOSFATO.

Homocistinúria

Diversos erros inatos metabólicos produzem homocistinúria. A mais comum dessas doenças é a causada por deficiência de cistationina-β-sintase, que é autossômica-recessiva.

Essa deficiência raramente é vista no período neonatal, porém pode causar letargia, recusa alimentar e fenômenos tromboembólicos. Se não tratada, leva a anomalias musculoesqueléticas, deslocamento do cristalino, tendência a sangramento, doença vascular tromboembólica e retardo mental.

Teste de triagem

O exame a ser solicitado é a CROMATOGRAFIA DE AMINOÁCIDOS.

Doença da urina do xarope de bordo

A doença da urina xarope de bordo é um distúrbio causado pelo acúmulo, nos líquidos corporais, de três aminoácidos de cadeia ramificada (valina, leucina e isoleucina) que são tóxicos ao sistema nervoso central.

A primeira etapa da via de degradação daqueles três aminoácidos de cadeia ramificada (AACR) envolve transaminação para três cetoácidos correspondentes. A segunda etapa, uma descarboxilação oxidativa, é uma reação bastante complexa mediada por uma enzima comum (Fig. 30-2).

O excesso de AACR resulta de deficiente descarboxilação oxidativa dos cetoácidos de cadeia ramificada cuja metabolização dá-se no interior das mitocôndrias, onde é catalisada por um complexo multienzimático denominado cetoácido de cadeia ramificada desidrogenase.

Clinicamente, recusa alimentar, vômitos e um choro de alta intensidade aparecem tardiamente na primeira semana de vida seguidos tanto de hipertonicidade quanto de hipotonicidade. Um achado que é altamente sugestivo desta doença é que o aumento e a diminuição do tônus muscular podem se alternar inicialmente. Com a piora do paciente, surgem convulsões, perda dos reflexos tendinosos profundos e coma. O odor da urina típico de xarope de bordo ou açúcar queimado é claramente distinguível na

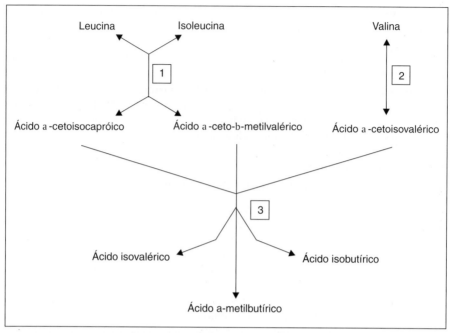

Fig. 30-2. Metabolismo de aminoácidos de cadeia ramificada. Enzimas: 1. leucina-isoleucina aminotransferase; 2. valina aminotransferase; 3. cetoácido de cadeia ramificada desidrogenase. (Modificado de Ampola MG, Metabolic diseases in pediatric practice, Little, Brown Co. p 78, 1982.)

segunda semana de vida. Acidose está presente em virtude de acúmulo de valina, leucina e isoleucina. A morte ocorre dentro das semanas seguintes ou meses. Os poucos sobreviventes não tratados apresentam grande retardo mental, com posturas distônicas, oftalmoplegia e convulsões. A necropsia revela degeneração esponjosa e mielinização defeituosa e baixíssimo conteúdo de lipídeo total, proteolipídeo e cerebrosídeos na massa branca cerebral.

Teste de triagem
O exame a ser solicitado é a CROMATOGRAFIA DE AMINOÁCIDOS.

Fenilcetonúria
A fenilcetonúria é uma anomalia do metabolismo dos aminoácidos aromáticos, na qual a fenilalanina não pode ser convertida em tirosina, por deficiência da enzima fenilalanina hidroxilase.

No período neonatal o diagnóstico é difícil, necessitando do auxílio do teste de triagem.

Entre as manifestações clínicas do período neonatal tardio ou após, podem-se observar vômitos, convulsões, irritabilidade, erupção eczematóide. Geralmente as crianças têm cabelos aloirados, pele clara e olhos azuis. Elas desenvolvem grande retardo mental.

Diversos distúrbios genéticos podem levar à hiperfenilalaninemia, assim como formas não-genéticas. Nestas últimas a hiperfenilalaninemia desaparece no primeiro ano de vida.

O tratamento é realizado com a instituição de alimentação sem fenilalanina tão precocemente quanto possível.

Teste de triagem

O exame a ser solicitado é a dosagem da FENILALANINA (PKU).

DIAGNÓSTICO

Os testes de triagem (ver Capítulo 31) auxiliam sobremaneira o diagnóstico de EIM. Entretanto, o retardo ou a impossibilidade de realização desses testes leva à necessidade de se conduzir adequadamente a suspeita de tais casos.

Antes de qualquer manejo terapêutico, deverão ser colhidas amostras de sangue e urina.

- Sangue:
  - Hemograma completo.
  - Gasometria arterial.
  - Eletrólitos (para cálculo do *anion gap*) (Fig. 30-1).
  - Glicose.
  - Amônia.
  - Lactato.
  - Cromatografia de aminoácidos.
  - Amostra para congelamento imediato.
- Urina:
  - Pesquisa de corpos cetônicos.
  - Pesquisa de substâncias redutoras.
  - Pesquisa de cetoácidos.
  - pH.
  - Cromatografia de aminoácidos.
  - Cultura, contagem de colônias e antibiograma.
  - Amostra para congelamento imediato (-20°C, maior volume possível).

Espectrometria de massa em tandem

É um sistema analítico que permite a medida acurada de muitos tipos de metabólitos, incluindo acilcarnitinas e aminoácidos, em um único ensaio, com preparação mínima da amostra e sem separação cromatográfica prévia. É um método rápido e sensível que pode ser utilizado para identificar também os EIM identificados por outras técnicas, porém com mais rapidez e precisão (Quadro 30-1).

Quadro 30-1. EIM detectável por espectrometria de massa
(Burlina AB et al. Ital J Pediatr 27: 768, 2001)

Defeitos	Diagnóstico do metabólito
Aminoacidemias	
Fenilcetonúria	Fenilalanina
Doença da urina do xarope de bordo	Leucina + isoleucina
Homocistinúria	Metionina
Citrulinemia	Citrulina
Tirosinemia	Tirosina
Acidúria arginossuccínica	Citrulina OCT glutamina
Hiperglicinemia não-cetótica	Glicina
Acidemias orgânicas	
Acidemia propiônica	C3 acil-carnitina
Acidemia metilmalônica	C3 acil-carnitina
Acidemia isovalérica	Isovalericarnitina
3-metilcrotonilglicinemia isolada	3-hidroxiisovalericarnitina
Acidemia glutárica tipo 1	Glutarilcarnitina
Acidemia hidroximetilglutárica	Hidroximetilglutarilcarnitina
Desordens de oxidação de ácidos graxos	
Deficiência de SCAD	C1.6 acil-carnitinas
Deficiência de MCAD	C8.10:1 acil-carnitinas
Deficiência de VLCAD	C14.14:1.16.18 acil-carnitinas
LCHAD ou deficiência protéica trifuncional	C14.14:1.16.18 acil e 3 hidroxi acil-carnitinas
Acidemia glutárica tipo 2	Glutarilcarnitina
Deficiência de CPT-II	C14.14:1.16:1 acil-carnitinas
Deficiência de CPT I	C2 acil-carnitinas

Deficiência da SCAD (ACIL-CoA desidrogenase de cadeia curta); Deficiência da MCAD (ACIL-CoA desidrogenase de cadeia média); Deficiência da VLCAD (ACIL-CoA desidrogenase de cadeia muito longa); Deficiência da LCHAD (ACIL-CoA desidrogenase de cadeia longa); (CPT-I) = carnitina palmitoil transferase-I; (CPT-II) = carnitina palmitoil transferase-II

TRATAMENTO

O tratamento de um caso suspeito de EIM no período neonatal deve ser iniciado o mais precocemente possível, logo após a coleta das amostras de sangue e urina para exames laboratoriais, e antes da realização e/ou resultado dos testes de triagem.

Restrição protéica

Inicialmente é realizada restrição protéica, que não deve durar mais que alguns dias, e a seguir deve ser oferecida baixa quantidade de proteína (0,5 a 1 g/kg/dia). Esta medida pode salvar a vida da criança, pois é o primeiro passo na remoção de "toxinas" por acúmulo de aminoácidos, ácidos orgânicos, amônia etc.

Indução do anabolismo
Administra-se glicídios IV ou VO. Inicia-se glicose 10% com eletrólitos, na taxa de 100 a 150 ml/kg/dia.

Correção da acidose
Corrige-se a acidose metabólica, se presente, com bicarbonato de sódio.

Controle da hiperamonemia
Pode ser feita através de exsangüinotransfusão ou diálise peritoneal.

Co-fatores
Como, nesta fase, não se sabe, sobre a possível carência de co-fatores implicados no problema, oferece-se fórmula IV contendo tiamina (100 mg), biotina (10 mg), riboflavina (50 mg), l-carnitina (100 mg/kg/dia) e piridoxina (10 a 100 mg/dia) (Quadro 30-2).

Quadro 30-2. Co-fatores no manejo dos EIM

Vitamina	Distúrbio a corrigir (manejar)
Tiamina (vit. B1)	Deficiência de piruvato carboxilase
	Doença da urina de xarope de bordo (variante)
Riboflavina (vit. B2)	Acidemia glutárica, tipo II
Biotina	Deficiência de biotinidase
	Deficiência de holocarboxilase sintetase
	Deficiência de propionil-CoA-carboxilase (acidemia propiônica)
Carnitina	Acidemia metilmalônica, propiônica, isovalérica, glutárica
	EIM dos ácidos graxos
Cobalamina (vit. B12)	Acidemia metilmalônica (associada a homocistinúria)
Piridoxina	Convulsões (refratárias aos anticonvulsivantes)

BIBLIOGRAFIA

Ampola MG. *Metabolic diseases in pediatric practice.* 1st ed. Boston: Little, Brown: 1982. p 296.

Barbara K. Burton inborn errors of metabolism in infancy: a guide to diagnosis. *Pediatrics* 1998;102:6:69

Burlina AB, Giordano G, Catuogno S et al. The role of tandem mass spectrometry in the diagnosis of metabolic disease. *Ital J Pediatr* 2001;27:766-773.

Ellaway CJ, Wilcken B, Christodoulou J. Clinical approach to inborn errors of metabolism presenting in the newborn period. *J Paediatr Child Health* 2002;38(5):511-7.

Jardim LB, Ashton-Prolla Patrícia. Erros inatos do Metabolismo em crianças e recém-nascidos agudamente enfermos: guia para seu diagnóstico e manejo. *Jornal de Pediatria* (Rio de Janeiro) 1996;72(2):63-70.

Leonard JV, Morris AAM. Inborn errors of metabolism around time of birth. *Lancet* 2000;356:583-587.

McCandless SE. A primer on expanded newborn screening by tandem mass spectrometry. *Prim Care* 2004;31(3):583-604.

Summar M. Current strategies for the management of neonatal urea cycle disorders. *J Pediatr* 2001;138:S30-S39.

Zinn AB. Inborn Errors of Metabolism. IN: *Neonatal-Perinatal Medicine: diseases of the fetus and infant.* 7th ed. St. Louis: Mosby, 2002. p 1448-1516.

31 TESTES DE TRIAGEM NEONATAL

Adauto Dutra ♦ Norma Elizabeth Rattes Costa

INTRODUÇÃO

Os primeiros programas populacionais de triagem neonatal no mundo iniciaram-se na década de 60 do século passado. No Brasil, somente 30 anos depois, em 1990, foi regulamentada a lei (8.069/90) tornando obrigatória a realização de exames visando ao diagnóstico e tratamento de anormalidades do metabolismo. Entretanto, embora amparada por lei, a implantação em alguns estados se fez de modo desigual, em conseqüência da falta de integração, da cobertura populacional insuficiente em algumas regiões, da ausência de rotinas uniformes estabelecidas e da diversidade de doenças escolhidas para triagem. Assim, além de o processo de triagem não estar organizado, não havia uma rede de assistência capaz de garantir o tratamento e o acompanhamento dos portadores identificados. Dessa forma, em junho de 2001, foi instituído o Programa Nacional de Triagem Neonatal (PNTN), cujo objetivo geral é o de promover a detecção precoce de doenças congênitas em todos os nascidos vivos, em fase anterior ao surgimento de sinais e sintomas, permitindo tratamento precoce e, conseqüentemente, diminuindo a morbidade e a mortalidade das doenças selecionadas no programa.

O PNTN significou a ampliação do número de doenças selecionadas (inicialmente eram somente fenilcetonúria e hipotireoidismo congênito) e uma organização mais satisfatória na rede de assistência, permitindo melhoria na confirmação diagnóstica e no acompanhamento.

No PNTN, além da triagem da fenilcetonúria e do hipotireoidismo congênito (ver Capítulos 30 e 33), foram incluídas no programa:

Anemia falciforme e outras hemoglobinopatias

A anemia falciforme é uma doença genética recessiva, relacionada à presença de hemoglobina anormal (hemoglobina S). Ocorre com mais freqüência na população de raça negra e em menor freqüência em outras etnias.

Outras hemoglobinopatias, tal como a talassemia, como exemplo, são mais freqüentes em populações oriundas do Mediterrâneo.

Teste de triagem

O exame a ser solicitado é a pesquisa de HEMOGLOBINA "S".

Fibrose cística (mucoviscidose)

É uma doença hereditária recessiva, com uma das maiores prevalências no mundo. Embora não haja cura, a triagem neonatal reduz a morbidade a curto prazo.

A fibrose cística cursa com aumento de cloreto de sódio no suor, insuficiência pancreática exócrina e doença pulmonar obstrutiva crônica. Nos recém-nascidos o bloqueio dos ductos pancreáticos inibe a secreção do suco pancreático para o duodeno, causando acúmulo de tripsina nas células acinares, levando ao seu extravasamento para a corrente sangüínea, promovendo elevação da tripsina imunorreativa (IRT).

O teste positivo, embora não seja conclusivo para o diagnóstico de fibrose cística, indica grande possibilidade de se tratar do problema.

Teste de triagem
O exame a ser solicitado é a TRIPSINA IMUNORREATIVA (IRT).

Valores de referência
Menor do que 70 ng/ml (93% dos normais).

Embora não incluídas no PNTN, algumas outras doenças metabólicas podem ser selecionadas:

Aminoacidopatias
A cromatografia de aminoácidos pode investigar a existência de outras deficiências na produção de enzimas como:

- Citrulinemia (deficiência de argininossuccinato-sintetase).
- Hipermetioninemia (deficiência de metionina-adeniltransferase).
- Tirosinemia (deficiência de fumarilacetoacetase).
- Outras: hiperornitinemia, histidinemia, hidroxiprolinemia, hiperprolinemia, hiperargininemia, tirosinemia.

Teste de triagem
O exame a ser solicitado é CROMATOGRAFIA DE AMINOÁCIDOS.

Hiperplasia congênita de supra-renal
A deficiência de 21-hidroxilase corresponde à maioria dos casos, cerca de 90%. O diagnóstico precoce evita a masculinização dos órgãos genitais da menina e a desidratação aguda grave.

A 17 α-hidroxiprogesterona, um precursor do cortisol, está aumentada tanto na deficiência da 21 como na deficiência da 11 β-hidroxilase, mas não nos outros tipos.

Os níveis elevados de 17 OH-progesterona no sangue do recém-nascido levam a suspeitar desta patologia.

O seu diagnóstico precoce é importante para evitar a virilização progressiva.

Teste de triagem
O exame a ser solicitado é a 17 OH-PROGESTERONA NEONATAL.

Outros testes (extras)
Outros testes, fora da esfera dos erros metabólicos, têm sido realizados aproveitando-se da ocasião de coleta de material para triagem, tais como: toxoplasmose congênita e pesquisa de HIV.

TEMPO DE COLETA DAS AMOSTRAS

A coleta da amostra de sangue para o teste de triagem deverá ser realizada o mais próximo da alta do recém-nascido, com, no máximo, 72 horas de vida. Entretanto, deverá ser colhida antes de transfusão de sangue ou uso de antibiótico IV. O teste deverá ser realizado nos primeiros sete dias nos prematuros e recém-nascidos doentes.

A alta precoce é um complicador para a realização do teste de triagem. Em certas condições metabólicas, o acúmulo de aminoácidos só se faz dias após o nascimento, e a realização do teste precocemente pode gerar resultado falso-negativo em uma criança afetada, já que, nesse caso, não houve, ainda, acúmulo do aminoácido. Ao contrário, como existe um pico de TSH em crianças normais após o nascimento, ocorrem muitos resultados falsos-positivos para hipotireoidismo em amostras colhidas antes das 48 horas de vida.

A Academia Americana de Pediatria recomenda que todas as crianças testadas antes das primeiras 24 horas de vida sejam retestadas na segunda semana de vida, para assegurar a detecção de fenilcetonúria e de outros erros com acúmulo de metabólitos que poderiam ter sido perdidos pela realização do teste no primeiro dia de vida.

CONSIDERAÇÕES ESPECIAIS

Transfusão de sangue

A amostra deverá ser colhida antes da transfusão de sangue, a despeito da idade da criança.

As células vermelhas do sangue do doador contêm enzimas normais que podem alterar o teste para galactosemia, e a hemoglobina do doador pode alterar a triagem para hemoglobinopatias. Transfusão de plasma pode alterar a triagem para hipotireoidismo e para deficiência de biotinidase.

Se a amostra para a triagem é obtida antes de uma transfusão e antes de se iniciar a alimentação, uma outra amostra deverá ser colhida após se iniciar a alimentação (teste de metabólitos em uma criança afetada, por exemplo, PKU, MSUD, tornaram-se anormais após o início da alimentação, a despeito da transfusão de sangue).

Quando a amostra para triagem é colhida após uma transfusão de sangue, o laboratório deverá ser avisado, para que o teste possa ser convenientemente interpretado e para que sejam feitas recomendações específicas apropriadas para o caso e, se necessário, repetição do teste.

Outras considerações

Prematuros e crianças hospitalizadas deverão ter seu teste realizado dentro dos primeiros sete dias de vida.

A realização do teste de triagem assume que a dieta oferecida à criança é aquela regularmente tomada e que o desvio para uma dieta especial deverá ser lembrado, pois poderá alterar a acuracidade do teste.

Embora a antibioticoterapia e o uso de soluções para a alimentação não contra-indiquem a realização do teste de triagem, a coleta de amostra nunca deverá ser realizada na mesma linha intravenosa de alimentação ou de uso de antibiótico.

INSTRUÇÕES PARA COLETA E MANUSEIO DO MATERIAL PARA O TESTE DE TRIAGEM

A) Material:
- Lanceta estéril com ponta de aproximadamente 2,0 mm.
- Álcool preparado estéril.
- Gaze estéril.
- Formulário para coleta de sangue.
- Luvas.

Preencher todas as informações.
B) Não tocar o papel-filtro antes ou depois da coleta e não permitir contato com fluidos, para evitar a contaminação dos círculos do local de coleta.
C) Aquecer o local da punção com um pano macio umedecido com água morna até 41°C, de três a cinco minutos. A seguir, limpar o local com álcool, secando completamente com uma gaze estéril.
D) Fazer uma punção no calcanhar. Limpar a primeira gota de sangue com uma gaze estéril. Esperar até que outra gota GRANDE de sangue se forme (Fig. 31-1).
E) Encostar levemente o papel-filtro na gota GRANDE de sangue. Esperar até que o sangue seja absorvido e preencha completamente o círculo com uma aplicação de uma ÚNICA gota GRANDE de sangue. (Para aumentar o fluxo de sangue, manter uma pressão SUAVE e intermitente na área próxima ao local da punção.) Aplicar o sangue somente em um lado do papel-filtro (Fig. 31-2).

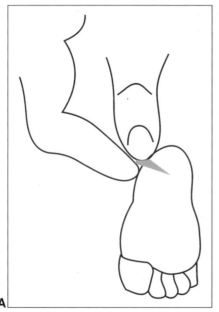
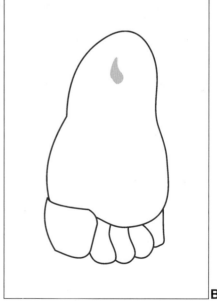

Fig. 31-1. (**A** e **B**) Punção do calcanhar.

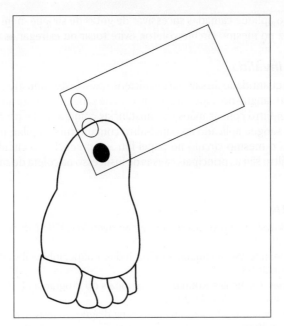

Fig. 31-2. Uso do papel-filtro em uma única gota grande de sangue.

F) Preencher os filtros restantes como explicado na etapa E, com gotas de sangue sucessivas (Fig. 31-3).
G) Deixar que as amostras de sangue sequem sobre uma superfície seca, limpa, lisa e não absorvente, por um período de, pelo menos, quatro horas.
H) Enviar o formulário completo para o teste de laboratório em até 24 horas após a coleta.

Verificação simples de amostras
Amostra válida
Permita que uma quantidade suficiente de sangue seja absorvida, até preencher completamente o círculo impresso no papel-filtro. Preencha todos os círculos requeridos

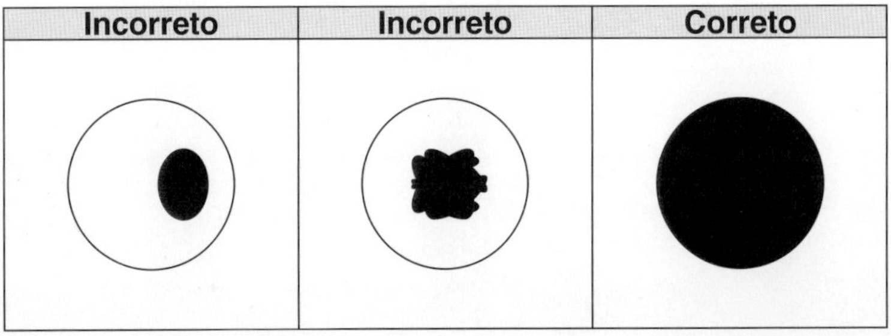

Incorreto	Incorreto	Correto

Fig. 31-3. Modo correto de preenchimento do círculo impresso no papel-filtro pelo sangue.

com sangue. Não aplique camadas sucessivas de gotas de sangue, nem aplique sangue mais de uma vez no mesmo círculo coletor. Evite tocar ou esfregar as amostras.

Amostra inválida

Papel-filtro com quantidade de sangue insuficiente para teste; amostra enviada antes de secar; excesso de sangue no papel-filtro; amostra de sangue exposta ao calor direto, ou contato do papel-filtro com as mãos ou substâncias como álcool e produtos químicos, água, talco etc.; sangue aplicado ao papel-filtro com um tubo capilar; tocar com o sangue várias vezes o mesmo círculo no papel-filtro; e preencher o círculo de ambos os lados do papel-filtro são as principais causas de insucesso na coleta de sangue para teste de triagem.

BIBLIOGRAFIA

Carreiro-Lewandowski E. Newborn screening: an overview. *Clin Lab Sci* 2002;15(4):229-38.

Disponível no site: http://www.fmaia.com.br/bind/emsal/pezinhovelho.htm Acessado em fevereiro de 2005.

Manual de Normas Técnicas e Rotinas Operacionais do Programa Nacional de Triagem Neonatal. *Ministério da Saúde*, 2002.

Moyer VA, Kennedy KA. Understanding and using diagnostic tests. *Clin Perinatol* 2003;30(2):189-204.

32 Genitália Ambígua

Gerson Carakushansky ♦ Mauri Carakushansky

INTRODUÇÃO

Quando um bebê nasce, a primeira e infalível pergunta que os familiares e amigos costumam fazer aos pais diz respeito ao sexo ou gênero da criança. Essa pergunta obviamente só admite dois tipos de resposta: "é um menino" ou "é uma menina". Portanto, um recém-nascido com genitália ambígua cria uma verdadeira emergência social, a qual coloca a família em uma situação confusa e delicada.

A genitália ambígua faz parte de um grupo nosológico mais amplo conhecido como "anomalias da diferenciação sexual" ou "intersexo". Este grupo nosológico engloba uma ampla gama de anomalias do sistema reprodutor caracterizadas por qualquer discrepância existente entre os assim chamados "5 sexos", que todos nós, teoricamente, possuímos: sexo genotípico, sexo gonadal, sexo hormonal, sexo fenotípico e sexo psicossocial.

Considerando que o nascimento de tais crianças possui implicações genéticas, hormonais, psicológicas e sociais, todos esses aspectos devem ser levados em consideração no atendimento a um recém-nascido com genitália ambígua. Cada um desses fatores foi cuidadosamente reavaliado na última década, principalmente no que diz respeito à contribuição da biologia molecular para o melhor esclarecimento dos mecanismos da determinação e diferenciação sexual à questão da suposta neutralidade psicossexual do lactente, ao efeito dos hormônios pré-natais na identidade sexual, aos polêmicos efeitos da cirurgia na função e na sensibilidade sexual e ao impacto negativo de procedimentos médicos repetidos no desenvolvimento psicológico e na dinâmica familiar das crianças afetadas.

A genitália ambígua deve ser considerada como uma situação médica complexa, que, mais que nunca, requer uma experiência comprovada da equipe que vai conduzir o manejo individualizado desses pacientes. Essa equipe tem que estar preparada para evitar as potenciais iatrogenias que podem ser cometidas nas diversas etapas de atendimento desse distúrbio, e por esse motivo, o objetivo final é o de optar por decisões que sejam as mais adequadas e de conseqüências fisiológicas e psicológicas o menos traumáticas possíveis para cada caso específico.

É muito importante assinalar que, já no período neonatal, uma genitália ambígua pode esconder atrás de si uma verdadeira urgência médica, pois dela fazem parte possíveis casos de hiperplasia supra-renal congênita na forma perdedora de sal. Isso significa que a atuação do pediatra envolve a responsabilidade adicional de estar alerta para essa possibilidade e conhecer quais seriam as primeiras medidas emergenciais necessárias para combater uma crise aguda de insuficiência supra-renal no recém-nascido. Do mesmo modo, a família dessas crianças deverá ser avisada a respeito dos sinais clínicos que eventualmente possam ocorrer e que servem como pista para essa circunstância. Seria o caso de a criança apresentar vômitos, diarréia, letargia etc.

Nunca é demais enfatizar a importância de uma análise minuciosa da genitália externa como parte integrante do exame geral rotineiro de todo recém-nascido, sem exceção. A omissão desse detalhe no exame físico realizado na Unidade Neonatal poderia deixar de detectar precocemente uma pista para algum distúrbio subjacente importante e assim causar danos irreparáveis à criança. Seria o caso de deixar passar despercebida a presença de criptorquidia, hipospádia, clitóris hipertrofiado, ou mesmo a presença de um orifício perineal único resultante de um processo virilizante em uma menina (seio urogenital).

Na nossa experiência pessoal, observamos, há alguns anos, o caso verídico de uma menina internada em razão de uma pneumonia em um hospital da Previdência Social do nosso estado. O médico residente que a examinou felizmente era muito detalhista e, além de um exame minucioso do aparelho respiratório que a ocasião requeria, ele foi além e fez um exame completo da paciente, incluindo a genitália. Foi graças a isso que ele conseguiu detectar a presença de gônadas palpáveis (posteriormente identificadas como testículos) nos grandes lábios da paciente, até então considerada pelos pais uma menina "normal". Na realidade, ela possuía uma forma completa de insensibilidade androgênica (CAIS). Relatamos esse caso para mostrar que o neonatologista que examinou essa criança, logo após o seu nascimento, deixou passar despercebido um detalhe importante de sua genitália externa, o qual foi descoberto somente anos depois.

CONCEITO

Saber conceituar o que é uma genitália ambígua é muito importante para o pediatra, pois, já na sala de parto, ele poderá defrontar-se inesperadamente com esse achado. Podemos afirmar que estamos diante de um recém-nascido com genitália ambígua sempre que tivermos dificuldade para atribuir um gênero a essa criança. A desvantagem dessa definição simplificada é a premissa de que os profissionais que estão encarregados desse diagnóstico conheçam os limites da normalidade para uma genitália masculina ou feminina. Entretanto, na prática, essa assertiva nem sempre é verdadeira.

Com o objetivo de simplificar e contornar tal dificuldade, em 1982, Danish teve a iniciativa de estabelecer critérios mais objetivos para caracterizar aquilo que pode ser considerado uma genitália ambígua e publicou sua proposição em uma revista pediátrica indiana. Em nosso meio, Damiani foi o primeiro a preconizar a divulgação dos critérios propostos por Danish para conhecimento dos pediatras.

Assim, quando nos defrontamos com uma genitália de aspecto masculino, deve ser considerada ambigüidade da genitália qualquer um dos achados abaixo:

- Gônadas não-palpáveis:
    - Tamanho peniano esticado abaixo de -2,5 desvio-padrão da média de tamanho peniano normal para a idade (Quadro 32-1). Do ponto de vista prático, tamanho peniano inferior a 2 cm está sempre abaixo da normalidade, para qualquer faixa etária.
    - Gônadas pequenas, ou seja, maior diâmetro inferior a 8 mm.
    - Presença de massa inguinal que poderá corresponder a útero e trompas rudimentares.
    - Hipospádia.

- Numa genitália de aspecto feminino, qualquer dos achados abaixo justificaria considerá-la ambígua:
  - Diâmetro clitoriano superior a 6 mm.
  - Gônada palpável em saliência labioescrotal.
  - Fusão labial posterior.
  - Massa inguinal que possa corresponder a testículos.

A Figura 32-1 ilustra o caso de recém-nascido com diâmetro clitoriano superior a 6 mm, fusão labial posterior, orifício único perineal e ausência de gônadas palpáveis nas saliências labioescrotais. Com esses achados na genitália externa, ficou caracterizada a presença de uma genitália ambígua. A investigação laboratorial confirmou que essa criança tinha um complemento cromossômico 46,XX e um nível de 17OH-progesterona de 24.600 ng/dl (normal = 13-173 ng/dl), desidroepiandrosterona (DHEA) de 1.608 ng/dl (normal = 26-505 ng/dl) e androstenediona de 840 ng/dl (normal = 6-78 ng/dl). Os eletrólitos também foram dosados, porque com duas semanas de vida a criança foi revista no Setor de Emergência pelo pediatra e nessa ocasião, ela estava apresentando vômitos e bastante letargia. O sódio plasmático veio com valor baixo (123 mEq/l), enquanto que o nível de potássio estava elevado (7,4 mEq/l). Além disso, havia acidose metabólica grave (o nível de bicarbonato no plasma era de 7 mmol/l). Foi iniciada então administração intravenosa de soluções salinas, além de hidrocortisona (50 mg/m^2). Esses achados clínicos e laboratoriais apontavam para o diagnóstico de hiperplasia congênita de supra-renal na sua forma perdedora de sal.

É importante assinalar que a criptorquidia (gônadas não palpáveis) pode estar presente em diversos tipos de anomalias da diferenciação sexual. O exemplo mais contundente seria justamente o caso que acabamos de ilustrar, ou seja, o de uma criança portadora de hiperplasia congênita de supra-renal (HCS) na sua forma virilizante (o defeito mais freqüente é deficiência de 21-hidroxilase devida a uma mutação no gene CYP21A2). Nesses casos o cariótipo é 46,XX e a criança apresenta útero, trompas e ovários normais. Entretanto, a mesma criptorquidia poderia também estar presente em uma criança com testículos disgenéticos (pseudo-hermafroditismo masculino) ou com gônadas que combinam a presença concomitante de tecidos ovariano e testicular (hermafroditismo verdadeiro). Por esse motivo, o exame isolado da genitália externa, sem outros recursos subsidiários, não deve ser considerado um meio suficiente para se chegar ao diagnóstico etiológico.

Um aspecto discutível seria a validade da inclusão, no rótulo de "intersexo", de recém-nascidos que apresentam somente hipospádia. Esse questionamento foi levantado e discutido por Aarskog. Sabemos que, na sua maioria, as hipospádias são originadas a partir de um defeito embriogenético, sem alteração hormonal. Entretanto, existem casos descritos de hermafroditismo verdadeiro em que a única manifestação presente é a hipospádia. Torna-se, então, importante chamar a atenção do pediatra que cuida de recém-nascidos quanto a esta possibilidade etiológica, evitando que se deixe de investigar mais profundamente a criança que parece ter apenas um pequeno e "inofensivo" defeito anatômico da posição do meato uretral. Do mesmo modo, Rajfer *et al.* estão entre aqueles a assinalarem que uma aparente "inofensiva" criptorquidia também deve ser valorizada pelo pediatra como possível pista para a existência de um distúrbio subjacente da diferenciação sexual (Quadro 32-1).

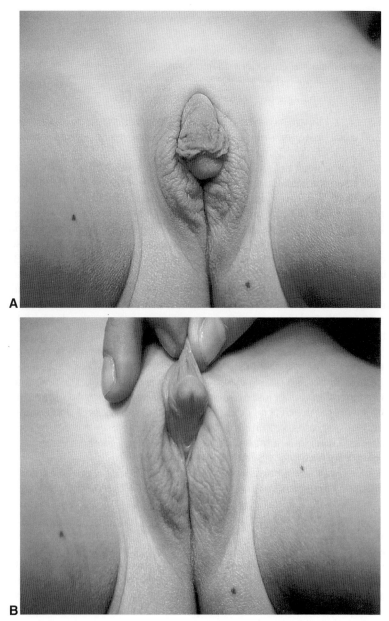

Fig. 32-1. Genitália tipicamente ambígua em um recém-nascido. (**A**) Note à presença de um *falus* (que aparenta ser um clitóris hipertrofiado) e saliências labioescrotais exibindo rugosidades. Não se conseguiu palpar gônadas nessas saliências. (**B**) Observamos aqui a genitália da mesma criança levantando-se o *falus*. Foi possível observar fusão labial posterior e a presença de orifício único na sua base.

Quadro 32-1. Tamanho peniano (em cm) no recém-nascido e no lactente

Idade	Média ± DP	Média − 2,5 DP
RN − 30 semanas	2,5 ± 0,4	1,5
34 semanas	3,0 ± 0,4	2,0
A termo	3,5 ± 0,4	2,5
0-5 meses	3,9 ± 0,8	1,9
6-12 meses	4,3 ± 0,8	2,3

FUNDAMENTOS

É muito importante que o pediatra tenha noções básicas sobre a determinação e diferenciação sexual normais para que possa entender melhor a etiopatogenia da genitália ambígua em um recém-nascido.

Convém lembrar que o termo determinação sexual refere-se aos eventos genéticos que propiciam um desenvolvimento da gônada embrionária indiferenciada no sentido masculino ou feminino, enquanto que o termo diferenciação sexual refere-se a todos os subseqüentes eventos morfológicos e fisiológicos que estabelecem sexualidade funcional, dimorfismo sexual e as características sexuais secundárias.

Virtualmente todos os passos necessários para a formação da gônada indiferenciada e de sua eventual transformação em testículo estão sob controle genético; conseqüentemente, cada um deles pode falhar como resultado de mutação nos respectivos genes. Uma vez formado o testículo embrionário, ele irá secretar hormônios peptídicos e esteróides que serão essenciais para a formação normal tanto da genitália interna como da genitália externa.

A ação hormonal é mediada através de receptores específicos, os quais funcionam como reguladores transcripcionais. Portanto, nosso conhecimento atual sobre a fisiopatologia da ambigüidade genital progrediu desde o esclarecimento das etiologias hormonais até alcançar uma definição da base genética dos possíveis distúrbios da diferenciação sexual.

A localização de genes específicos envolvidos nesse processo possibilitou o conhecimento das mutações e de outros eventos moleculares que resultam em ambigüidade genital. Essa informação facilitou o diagnóstico de alguns desses distúrbios no período pré-natal e eventual tratamento ainda nesse período que antecede o nascimento.

O material genético necessário para o desenvolvimento dos testículos é transportado no braço curto do cromossomo Y (gene SRY). Entretanto, além do fator-chave SRY, outros genes acessórios são essenciais para o desenvolvimento masculino normal. Atualmente sabe-se que esses genes acessórios são carreados tanto pelo cromossomo X, como também pelos cromossomos autossômicos (Fig. 32-2).

Na presença do gene SRY, o primeiro evento observável na gônada bissexual é a diferenciação, por volta da sétima semana, de células epiteliais em células de Sertoli na região medular dos cordões sexuais primitivos, enquanto que as células da região cortical degeneram. As células de Sertoli agrupam-se formando cordões que englobam as

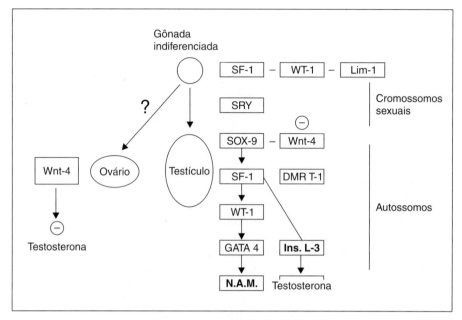

Fig. 32-2. Representação esquemática mostrando a influência de vários genes (situados nos cromossomos sexuais e nos autossomos) sobre a gônada primitiva indiferenciada.

células sexuais primitivas, que se tornam, assim, as espermatogônias. Esses cordões testiculares desenvolvem-se para formar os túbulos seminíferos, túbulos retos e rede testis. Sob o epitélio surge uma espessa cápsula fibrosa, a túnica albugínea. As células intersticiais ou células de Leydig, derivadas do mesênquima, podem ser observadas entre os túbulos a partir da oitava semana. Uma vez iniciada a diferenciação do testículo, este determinará o restante da diferenciação masculina por meio dos hormônios por ele produzidos. As células de Sertoli produzem o chamado hormônio antimülleriano (HAM) a partir da sétima semana. Trata-se de uma glicoproteína, a qual induz a regressão dos ductos de Müller (útero, trompas e porção superior da vagina). Assim, nos indivíduos do sexo masculino, esses ductos são encontrados apenas como resquício embrionário representado pelo utrículo prostático e pelos apêndices testiculares. O gene do HAM foi localizado no braço curto do cromossomo 19.

A partir da oitava/nona semana, as células de Leydig fetais produzem a testosterona, que estabiliza os ductos de Wolff, e permite sua diferenciação em epidídimo, canal deferente, vesícula seminal e ducto ejaculatório. A ação local da testosterona sobre os ductos de Wolff é muito mais importante que sua ação sistêmica, como se pode deduzir do fato de que embriões femininos expostos a andrógenos intra-útero não apresentam condutos genitais internos masculinos; estudos recentes demonstraram que a testosterona é secretada no interior dos ductos de Wolff, havendo, portanto, uma concentração local biologicamente ativa. A próstata, por sua vez, surge por volta da 10ª semana a partir de evaginações endodérmicas da uretra pélvica.

A testosterona é convertida pela enzima 5 α-redutase tipo 2 em diidrotestosterona (DHT), que viriliza os rudimentos genitais externos entre a 9ª e a 12ª semana de gestação. A partir da nona semana, por ação desse hormônio, o tubérculo genital diferencia-se na glande e na haste do pênis, e inicia-se o alongamento do falo juntamente com as pregas genitais, formando, assim, o corpo do pênis. A fusão das pregas genitais no sentido distal ao longo da superfície ventral do pênis faz com que o sulco uretral recoberto por endoderma dê origem à uretra peniana. O orifício uretral externo desloca-se progressivamente em direção à glande, onde uma invaginação ectodérmica dá origem a um novo sulco, contínuo com o sulco uretral do pênis. O fechamento desse sulco move o orifício uretral para a extremidade da glande, unindo, assim, as porções balânica e peniana da uretra por volta da 12ª semana de gestação, época em que se inicia a formação do prepúcio. Este envolve quase por completo a glande em torno da 14ª semana. A bolsa escrotal origina-se da fusão das saliências labioescrotais na linha média. A migração dos testículos para a bolsa escrotal só se iniciará, porém, por volta da 28ª semana, completando-se, via de regra, em torno da 32ª.

A gonadotrofina coriônica estimula as células de Leydig a produzirem andrógenos até o final da primeira metade da gestação; a partir de então, e até o termo, esse estímulo é feito pelas gonadotrofinas hipofisárias do próprio feto, em especial o LH, que é, portanto, fundamental para a completa descida testicular, bem como para o crescimento peniano.

Na ausência do gene *SRY*, as gônadas permanecem no estádio indiferente até o final da 10ª semana, quando se inicia, então, a diferenciação ovariana. Esta é, portanto, mais tardia que a testicular. Existe desenvolvimento da região cortical dos cordões sexuais primitivos, degeneração da região medular e diferenciação das células mesenquimatosas em células foliculares, que envolvem as células germinativas primordiais, que se tornarão as ovogônias. Por volta da 16ª semana são observados os folículos primordiais, que consistem de uma ovogônia envolta por uma camada de células epiteliais achatadas. As ovogônias multiplicam-se ativamente, dando origem aos ovócitos primários. Estes, ao se encontrarem rodeados por uma camada de células foliculares cúbicas, passam a se denominar folículos primários, envolvidos por um estroma derivado do mesênquima.

Para a manutenção ovariana é necessária a presença de dois cromossomos X íntegros, caso contrário os folículos ovarianos degeneram e a gônada torna-se disgenética, ou seja, constituída somente de tecido conjuntivo, sem elementos da linhagem germinativa.

Uma vez não havendo produção de HAM, os ductos de Müller se desenvolvem para formar o trato genital feminino (útero, trompas e porção superior da vagina). A não produção de andrógenos determina, por sua vez, o não desenvolvimento dos ductos de Wolff, que persistem como vestígios embrionários (epoóforo, paraóforo, ductos de Gartner). Na ausência de DHT, o tubérculo genital dá origem à glande e à haste do clitóris, às pregas genitais aos pequenos lábios, às saliências labioescrotais aos grandes lábios, que se ligam posteriormente, formando a comissura labial posterior, e anteriormente, formando o monte pubiano, e ao seio urogenital à porção inferior da vagina.

CLASSIFICAÇÃO

Existem na literatura pertinente várias proposições de classificações para a genitália ambígua. Já que se trata de um tema bastante complexo e com aporte contínuo de novos conhecimentos fisiopatológicos, todas elas podem ser questionadas em algumas de suas premissas.

À medida que se amplia o nosso conhecimento, ora abre-se um leque, descobrindo-se que algumas anomalias antes consideradas únicas são, na verdade, um grupo heterogêneo (como no caso das disgenesias gonadais), ora reúnem-se numa mesma entidade anomalias antigamente consideradas distintas e que representam, na verdade, uma expressividade variável de uma mesma patologia básica (como no caso das resistências androgênicas periféricas).

Existe um consenso de que a classificação dos distúrbios da diferenciação sexual está longe de ser um assunto encerrado. Certamente os conhecimentos trazidos recentemente pela biologia molecular vão modificar vários conceitos atualmente adotados e, conseqüentemente, novas propostas de classificações irão surgir em um futuro próximo.

Neste capítulo vamos adotar uma classificação convencional e extremamente simplificada, que acreditamos ser a de mais fácil compreensão para o neonatologista. Baseando-se no tipo de sexos cromossômico e gonadal, as crianças com genitália ambígua podem ser classificadas basicamente em quatro grandes grupos:

- Pseudo-hermafroditismo feminino (PHF).
- Pseudo-hermafroditismo masculino (PHM).
- Hermafroditismo verdadeiro (HV).
- Disgenesia gonadal mista (DGM).

Fazem parte do PHM os distúrbios dos tecidos-alvos dependentes de andrógenos, a deficiência da 5 α-redutase tipo 2 (SRD5A2) e a síndrome de insensibilidade androgênica (AIS) nas suas duas formas de apresentação: forma completa da insensibilidade androgênica (CAIS) e a forma parcial (PAIS). A forma completa (CAIS) não resulta em genitália ambígua e, sim, numa feminização da genitália externa, sendo o sexo de criação direcionado para o sexo feminino (Quadro 32-2).

Pseudo-hermafroditismo feminino

Quantitativamente, esta categoria constitui o maior grupo de recém-nascidos que se apresentam com genitália ambígua. Todos eles têm cariótipo 46,XX, não apresentam o gene SRY e têm exclusivamente tecido ovariano nas suas gônadas. Por ser ovários, essas gônadas não são palpáveis no exame da genitália externa, porque, ao contrário dos testículos, elas não costumam descer para posições mais baixas. Os genitais internos são femininos normais, mas essas crianças apresentam algum grau de virilização de sua genitália externa. O grau de virilização do feto depende da intensidade, da época de início e da duração da exposição ao estímulo andrógeno. A aparência da genitália externa varia desde um mínimo aumento do *falus* até uma virilização completa, com meato uretral presente na extremidade do *falus*. Sempre que possível, o sexo de criação dessas crianças deverá ser o feminino, pois, além de ser o mais racional em relação às estruturas genitais internas, pela presença dos ovários, elas futuramente poderão ter uma função reprodutiva normal.

Quadro 32-2. Classificação da genitália ambígua

Tipo	Cariótipo	Gônada	Genitália	Aspectos relevantes
1. Pseudo-hermafroditismo feminino HCS virilizante	46,XX	Ovários	Ambígua	Genitália virilizada: útero e vagina superior presentes; clitoromegalia. Excesso de andrógenos fetais; 17OH-progesterona aumentada no plasma
2. Pseudo-hermafroditismo masculino Síndrome de insensibilidade androgênica parcial	46,XY	Testículos criptorquídicos	Ambígua	Defeito de resposta do órgão-alvo ao estímulo androgênico. Variados graus de virilização das genitálias externa e interna. Ginecomastia na puberdade
Defeito na síntese da testosterona	46,XY	Testículos criptorquídicos	Ambígua	Erro inato de um dos 5 passos enzimáticos. Falo pequeno e grau variável de fusão labioescrotal e de virilização. Vagina curta em fundo cego é freqüente
Defeito da 5 α-redutase	46,XY	Testículos	Ambígua	Falo pequeno, hipospádia grave; seio urogenital com vagina em fundo cego
3. Disgenesia gonadal mista	46,XX 46,XY ou mosaico	Fita e testículo criptorquídico	Ambigüidade de vários graus ou feminina	Genitália interna mista. Pode haver baixa estatura (linhagem 45,X). Risco de transformação neoplásica em ambas as gônadas justifica gonadectomia bilateral
4. Hermafroditismo verdadeiro	46,XX (60%) 46,XY (10%) ou mosaico (20%)	Ovário e testículo ou ovoteste	Ambígua ou predominantemente masculina na maioria dos casos	Ampla variação da genitália interna. Na puberdade 3/4 têm ginecomastia e 50% menstruam

A principal causa de pseudo-hermafroditismo feminino é a hiperplasia congênita das supra-renais (HCS). Pelo menos três deficiências enzimáticas de causa genética necessárias para a síntese do cortisol podem causar a virilização da genitália externa feminina, pelo excesso de produção de andrógenos. Nessas três situações ocorrerá deficiência da síntese do cortisol, acarretando a hiperplasia supra-renal, pelo retrocontrole positivo no eixo hipotálamo-hipófise, aumentando a secreção do CRH e do ACTH. Haverá, além de excesso de produção de andrógenos por acúmulo dos metabólitos pré-bloqueio, deficiência ou excesso de secreção mineralocorticóide. São distúrbios que se transmitem através de uma herança autossômico-recessiva. Mutações no gene CYP21 são as que mais comumente prejudicam a esteroidogênese normal (> 90% dos casos). Os defeitos genéticos mais graves acontecem na população com uma incidência de 1/15.000 recém-nascidos vivos, enquanto que defeitos mais moderados podem afetar mais que 1/1.000 recém-nascidos vivos.

A principal deficiência envolve a enzima 21-hidroxilase e nela, como vimos no caso do recém-nascido relatado no início deste capítulo, pode existir a forma perdedora de sal. Trata-se de um distúrbio considerado potencialmente emergencial, pois o recém-nascido acometido poderá, a qualquer momento, enfrentar um quadro de desidratação e choque.

A virilização do feto feminino também pode ser conseqüência da exposição materna a andrógenos, por administração exógena (muito rara nos dias atuais), ou secundária a tumores virilizantes do ovário ou supra-renal da mãe, que também é uma forma bastante incomum de apresentação.

Pseudo-hermafroditismo masculino (PHM)

Termo usado para caracterizar indivíduos geneticamente masculinos (com cariótipo 46,XY) e virilização ausente ou deficiente dos genitais externos e, eventualmente, também dos internos. Suas gônadas são representadas por testículos; quando estes não estão presentes, como nas síndromes de regressão testicular, sua existência prévia é deduzida pela inibição do desenvolvimento dos ductos de Müller (útero, trompas e porção superior da vagina).

A etiopatogenia do PHM é variável, englobando as seguintes possibilidades: deficiência de produção de testosterona, erros inatos da biossíntese de testosterona, defeito do metabolismo dos andrógenos nos tecidos periféricos, persistência dos ductos de Müller, síndromes de regressão testicular bilateral, interferência transplacentária da biossíntese de testosterona por drogas ingeridas pela mãe (iatrogênico) e, finalmente, a forma idiopática.

Em face dessa múltipla etiopatogenia do PHM, a decisão quanto ao sexo de criação pode tornar-se bem mais complexa e tem que ser muito bem avaliada. Cada caso deverá ser analisado individualmente, evitando-se decisões apressadas que possam, futuramente, trazer conseqüências psicossociais desastrosas para o paciente.

Hermafroditismo verdadeiro (HV) é um diagnóstico essencialmente histopatológico feito pelo patologista, porque necessita da demonstração de tecido testicular (com demonstração de túbulos seminíferos e/ou espermatozóides) e ovariano (com demonstração de folículos) que estejam presentes num mesmo indivíduo. Para maior rigor neste diagnóstico, preconizam-se critérios mínimos para o reconhecimento histológico dessas duas gônadas coexistentes. O HV é denominado lateral quando há ovário de um lado e testículo do outro, bilateral quando há tecido ovariano e testicular (ovoteste) de ambos os lados, e unilateral quando há ovoteste apenas de um lado, independente da gônada contralateral.

Cerca de 60% dos casos apresentam cariótipo 46,XX, 20% são mosaicos ou quimeras e 10% a 20%, 46,XY. Nenhuma característica clínica diferencia claramente o hermafrodita verdadeiro das outras causas de ambigüidade genital. O espectro de apresentações clínicas vai desde o homem normal e fértil até a mulher normal e fértil. No entanto, na maioria dos casos relatados, existe ambigüidade genital, sendo mais freqüente a genitália predominantemente masculina. A partir da puberdade, porém, mais de 3/4 desenvolvem aumento de mamas e cerca de 50% menstruam. Quanto à genitália interna, há uma variação ampla de apresentação, à semelhança da genitália externa. Quando diagnosticados em idade precoce, teoricamente a melhor opção de criação seria o sexo feminino, tentando-se, quando possível, preservar a porção ovariana das gônadas, com possibilidade de puberdade feminina espontânea, bem como fertilidade.

A disgenesia gonadal mista, a exemplo do que acontece com o HV, também se trata de um diagnóstico primariamente histopatológico, caracterizado pela presença de tecido testicular de um lado e gônada disgenética do outro. O testículo é, em geral, anormal do ponto de vista estrutural e funcional, apresentando, na puberdade, aplasia germinativa com túbulos seminíferos compostos apenas por células de Sertoli. O cariótipo freqüentemente encontrado é o mosaicismo 45,X/46,XY. A genitália interna é constituída por derivados de Müller, ao menos do lado correspondente à gônada disgenética e, em alguns casos, também por derivados de Wolff do lado testicular. A genitália externa pode apresentar desde um aspecto masculino normal até um feminino normal, porém na maior parte dos casos há ambigüidade genital de diversos graus. Alguns pacientes, em decorrência da linhagem 45,X apresentam algumas das anomalias encontradas na síndrome de Turner, em especial a baixa estatura e as anomalias renais. Existe risco de transformação neoplásica de ambas as gônadas, em geral para gonadoblastoma, mas também seminomas e disgerminomas. Está indicada, em geral, a definição pelo sexo feminino, desde que em idade precoce e com reconstrução da genitália externa e remoção das gônadas e dos derivados de Wolff.

DIAGNÓSTICO ETIOLÓGICO

Quando nos defrontamos com um recém-nascido com genitália ambígua, devemos procurar, sempre que possível, a definição de uma causa. Alcançar esse objetivo pode ser um processo demorado em alguns casos, mas essa demora é recompensável, já que irá facilitar a escolha de um sexo de criação que seja considerado como o mais racional e adequado para cada caso. Entretanto, nem sempre se consegue alcançar um diagnóstico etiológico para uma criança com genitália ambígua, independente da utilização ou não de recursos laboratoriais e de imagem com maior ou menor grau de sofisticação.

Como em qualquer outro distúrbio nosológico encontrado na prática pediátrica, a avaliação diagnóstica de um recém-nascido com genitália ambígua deve contar com uma completa avaliação clínica (composta de adequada anamnese e minucioso exame físico) além de exames subsidiários (alguns aplicados rotineiramente a todos os casos de genitália ambígua, enquanto que outros somente em casos específicos).

Anamnese

Obter, na anamnese, dados importantes de história gestacional e familiar:

- Dados maternos:
  - Inquirir o uso de progestógenos durante a gravidez (casos de genitália ambígua em fetos masculinos).
  - Existência de patologias maternas associadas (p. ex., virilização materna sugestiva de luteoma gravídico ou deficiência de aromatase – pode ser uma possível causa de pseudo-hermafroditismo feminino no feto).
- Dados familiares:
  - Consangüinidade dos pais (grau de parentesco): falaria a favor de defeitos genéticos causados por mutações em genes autossômicos recessivos. Porém, a ausência do fator consangüinidade não afasta essa possibilidade.
  - A presença de casos semelhantes na família deverá ser documentada (fazer um heredograma familiar quando existir mais de um caso de intersexo na mesma família).

Exame físico

O exame físico de um recém-nascido com genitália ambígua pode ser considerado a chave inicial para a busca de um diagnóstico etiológico. É muito importante que esse exame inclua sempre os seguintes itens:

- Tamanho do *falus* e se existe encurvamento da haste fálica ou presença de uma rafe mediana.
- Posição da uretra (hipospádia de primeiro, segundo ou terceiro graus), número de orifícios perineais presentes, se há fusão de pequenos lábios, se a bolsa escrotal é bífida ou se há inversão penoescrotal.
- Presença ou ausência de gônadas palpáveis na região inguinal ou perineal, além de avaliar seu tamanho, simetria e consistência.

Avaliação radiológica

- *Ultra-sonografia pélvica*: para verificação da presença de eventuais derivados müllerianos (útero, trompas, porção superior da vagina). A identificação gonadal pode ser feita através deste exame, porém sem fornecer uma identificação do tipo de gônada presente (ovário ou testículo).
- *Ultra-sonografia de rins e vias urinárias*: justificada pela conhecida associação de defeitos embriológicos renais com ambigüidade genital.
- *Genitografia (uretrocistografia retrógrada)*: este exame não-invasivo e relativamente simples de realizar consiste na injeção de meio de contraste através da uretra ou do seio urogenital, freqüentemente permitindo a avaliação da anatomia uretrovaginal. Nos casos de hiperplasia congênita da supra-renal, a avaliação anatômica do seio urogenital e a mensuração de sua extensão constituem parâmetros importantes na abordagem cirúrgica dessas crianças. Entretanto, algumas vezes, apesar de haver uma vagina bem formada que se comunica com a uretra, não se consegue contrastá-la na genitografia. Nesses casos, deve ser realizada endoscopia do seio urogenital (feita pelo urologista pediátrico) para o melhor planejamento da futura

abordagem cirúrgica. São avaliados neste exame, além da extensão do seio urogenital, o tamanho do utrículo prostático (remanescente mülleriano) e a presença da vagina e/ou colo uterino (Fig. 32-3).

Avaliação histopatológica

A análise de tecido gonadal adquirido por biópsia, ou remoção de uma gônada, estaria indicada especialmente nos casos em que se suspeita de hermafroditismo verdadeiro (HV) ou de disgenesia gonadal mista (DGM) e que, diga-se de passagem, não é a maioria dos casos de genitália ambígua.

Ela deverá ser sempre realizada por um patologista experiente e capaz de identificar disgenesias gonadais e também a estrutura básica da gônada em diversas fases etárias. Aconselha-se que o patologista faça uma incisão longitudinal, profunda e ampla sobre a gônada. Isso porque, comumente, a histologia gonadal é segmentar e, assim, uma biópsia superficial e restrita poderia não diagnosticar, por exemplo, um ovoteste. A utilização da análise por congelamento não é aconselhável.

Para obter tecido gonadal para análise, o cirurgião fará uma laparoscopia ou uma laparotomia através de uma pequena incisão abdominal transversa baixa.

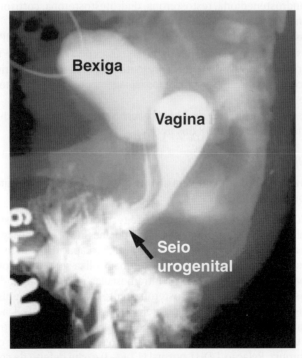

Fig. 32-3. Genitografia de um recém-nascido com genitália ambígua mostrando presença de vagina (estrutura mülleriana) e de seio urogenital.

Avaliação laboratorial

Cariótipo com bandas G (análise cromossômica)

Embora não seja um exame decisivo para decidir o sexo de criação de uma criança com genitália ambígua, ele fornece elementos úteis para o esclarecimento da etiologia do processo que culminou com genitália ambígua. Alternativamente ao cariótipo poder-se-ia realizar em centros médicos que disponham de tecnologia molecular a verificação da presença do gene SRY através da técnica da PCR. Essa técnica teria a vantagem de fornecer uma definição do sexo genético do recém-nascido muito mais rapidamente do que o cariótipo, já que este último depende de uma cultura de células com 72 horas de duração, além de uma análise microscópica subseqüente.

Exames gerais de laboratório

- Sódio e potássio, uréia e creatinina.
- Colesterol (exame basal que serve para afastar a síndrome de Smith-Lemil-Optiz).

Dosagens hormonais basais

- LH, FSH, ACTH, 17OH-progesterona, 17-pregnenolona, progesterona, DHEA, DHEA-S, androstenediona, testosterona, diidrotestosterona, cortisol, composto S, aldosterona, atividade plasmática da renina.
- *Forma clássica da deficiência de 21-hidroxilase*: níveis basais de 17-OHP > 60 ng/ml.
- *Forma clássica da deficiência de 3 β-HSD*: níveis basais de 17-OHPREG > 6 DP acima da média normal; os níveis de DHEA apresentam valores falsos-negativos para esse diagnóstico e não devem ser utilizados isoladamente para o diagnóstico de deficiência de 3 β-HSD.
- *Forma clássica da deficiência de 11-hidroxilase*: níveis basais de 11-deoxicortisol 3 vezes > que a média + 2 DP dos normais.

Testes dinâmicos

Estes testes são indicados somente em alguns casos específicos de genitália ambígua. Vamos citar apenas os principais:

- *Teste do HCG (gonadrotrofina coriônica)*: este teste avalia a função testicular através do estímulo com gonadotrofina coriônica humana (hCG), com dosagem de testosterona (T) antes e após o estímulo para se avaliar a capacidade do tecido testicular em responder com produção de testosterona. Utiliza-se gonadotrofina coriônica humana na dose de 1.000 U/dia, via intramuscular, por cinco dias, dosando-se os hormônios da via sintética de testosterona, tanto antes quanto depois do estímulo. Considera-se uma resposta adequada elevação de 150 ng/dl de T acima do valor basal ou um nível mínimo de 160 ng/dl após estímulo. Se a resposta for boa, estarão excluídos todos os defeitos de síntese de T, hipogenesia/agenesia de células de Leydig ou anorquia. Relação T/DHT normal (12+/–3) exclui defeito de conversão periférica, enquanto uma relação superior a 35-40 firma o diagnóstico de deficiência de 5 alfa-redutase. Caso não ocorra elevação de T após hCG, há duas possibilidades:

- Defeito de síntese de T – a elevação do precursor imediato ao bloqueio localiza o defeito enzimático. As relações entre os compostos imediatamente pré e pós-defeito apresentam um valor ainda maior na caracterização do defeito enzimático. No testículo a produção da testosterona é predominante sobre a secreção dos demais esteróides. Assim, nos defeitos de síntese da testosterona, a relação precursor/testosterona é sempre > 1.
- Falta de produção de T por disgenesia testicular, anorquia ou hipoplasia de células de Leydig, situações em que não ocorre elevação de precursores. Em casos de disgenesia testicular, os níveis de AMH são mais baixos que o normal para a idade do paciente.

- *Teste do estímulo com T (testosterona)*: alguns autores preconizavam, no passado, o uso da estimulação dos genitais com testosterona exógena. Entretanto, atualmente, existe uma controvérsia na literatura a respeito da validade do uso da T exógena para prever a capacidade desses tecidos de responderem ao estímulo puberal e atingirem tamanho e função normais.

CONDUTA

No manejo de um recém-nascido com genitália ambígua quatro aspectos básicos deverão ser levados em consideração: 1. orientação e apoio à família; 2. a escolha de um sexo de criação para a criança; 3. a decisão sobre a necessidade ou não de eventual cirurgia e/ou a melhor época para realizá-la; 4. a necessidade de tratamento hormonal para casos específicos.

Orientação à família

O neonatologista, tendo hoje uma presença obrigatória na sala de parto, via de regra, acaba sendo um dos primeiros profissionais a se defrontar com um recém-nascido com genitália ambígua. Cabe, portanto, a ele, desde o primeiro momento, a importante tarefa de identificar o distúrbio e administrar os passos iniciais aconselhados para essa situação. Esses passos iniciais incluem um apoio psicológico imediato à família, já que a notícia de que uma criança é portadora de uma anomalia da diferenciação sexual constitui uma sobrecarga emocional e social de grande intensidade.

A família deverá ser orientada em relação a tudo aquilo que nossa legislação atual permite, inclusive sobre a possibilidade de obter-se uma postergação do registro civil da criança até que seja definido qual seria o seu sexo de criação. O ideal seria a existência de um registro civil especial para crianças com genitália ambígua. Deve-se lembrar que a escolha de um sexo de criação deve ser uma decisão definitiva e imutável, a não ser em caráter excepcional, para não causar maiores danos psicológicos à criança e à sua família.

Ao discutir o problema com a família, o neonatologista deverá tomar cuidados especiais em relação aos termos empregados na sua explicação. Deve-se sempre evitar referir-se ao recém-nascido com intersexo como "ele" ou "ela", dando-se preferência ao uso de termos neutros como "o bebê", "a criança". Do mesmo modo, convém evitar termos comprometedores ao se referir à provável natureza das gônadas presentes, assim como ao tipo de *falus* existente em cada caso. O termo "*falus*" tem a vantagem de ser um termo indefinido, que tanto pode representar um clitóris hipertrofiado como um pênis hipoplásico.

A abordagem competente e segura do profissional em relação à família influenciará bastante a inter-relação positiva ou negativa que esta irá estabelecer com o recém-nascido que apresenta uma genitália considerada "deformada" ou "anômala". Os pais, freqüentemente, podem fantasiar que a criança nasceu com dois sexos sobrepostos. Caberá ao pediatra contradizer esse mito. Deverá ser explicado a eles que houve simplesmente uma interrupção no processo de diferenciação sexual normal durante a vida fetal, mas que, na realidade, a criança possui apenas um sexo, o qual será oportunamente definido pela equipe médica.

Escolha do sexo de criação

A escolha do sexo de criação constitui, sem dúvida, o maior desafio para a equipe médica que lida com crianças que nascem com genitália ambígua, já que a partir dessa decisão todas as outras condutas terapêuticas, no que concerne ao tratamento clínico e ao tratamento cirúrgico, são decorrências da opção tomada.

Quando neste capítulo abordamos as várias categorias etiológicas de genitália ambígua, assinalamos o sexo preferencial de criação que deveria idealmente ser adotado em cada uma delas. Entretanto, tais decisões jamais deverão ser dogmáticas, mas flexíveis e individuais. Muito menos elas deverão ser frutos da opinião de um único profissional, mas provenientes de um consenso de uma equipe multidisciplinar, a qual deverá atuar em todas as etapas da avaliação e do tratamento. Idealmente, devem fazer parte desta equipe os seguintes profissionais da área de saúde: Pediatra, Endocrinologista Pediátrico, Geneticista, Cirurgião Pediátrico, Urologista Pediátrico e Psiquiatra/Psicólogo, todos com comprovada experiência na área de anomalias da diferenciação sexual. A equipe deverá manter os pais da criança com genitália ambígua informados sobre todas as etapas de investigação, mas tem sido alvo de discussão até onde eles poderão participar da decisão final do sexo de criação.

As metas para alcançar uma escolha de sexo de criação considerado como aquele que é "o melhor possível" para cada caso em particular têm de levar em consideração vários elementos. Entre eles destacamos a obtenção de uma identidade sexual estável, uma função sexual aceitável, preferencialmente combinada com uma função reprodutiva ativa, se houver essa possibilidade, um mínimo de procedimentos médicos invasivos e uma vida razoavelmente feliz, apesar das eventuais limitações que, eventualmente, poderão existir.

As poucas pesquisas de seguimento de indivíduos com distúrbios da diferenciação sexual divulgadas na literatura mostraram que essas metas são alcançadas na prática em um número razoável de casos. Apesar disso, um número limitado de indivíduos pode apresentar, na fase adulta, aquilo que se denomina de "disforia sexual" e, em vista disso, acabam decidindo migrar para o sexo oposto. Isso tem sido observado em algumas crianças 46,XX que foram expostas a uma carga androgênica muito intensa no pré-natal, sofrendo grande virilização da genitália externa, mas que, apesar disso, foram criadas no sexo feminino.

A questão da escolha do sexo de criação e do tratamento cirúrgico precoce transformou-se em grande polêmica na última década. Um grupo de ativistas, formado por pacientes já adultos inconformados com o tratamento que receberam durante a infância, está protestando através da mídia contra a maneira como a escolha do sexo de criação e a prática de cirurgia foram conduzidas nas décadas de 1950 a 1970. Eles condenam a prática de cirurgias "mutilantes", as quais violam princípios éticos de omissão da verdade, consentimento informado e autonomia de decisão. Há de se reconhecer que, na realidade, algumas técnicas cirúrgicas utilizadas nas décadas de 1950 a 1970 sacrificavam a sensibilidade sexual em favor da aparência cosmética da genitália. Ademais, vários pacientes chegaram à idade adulta com completo desconhecimento de que tinham sido submetidos a uma ou até mais cirurgias em fases precoces da vida. Isso porque os pais e os médicos omitiram esse fato.

Já aqueles que defendem o tratamento convencional, que recomenda a escolha precoce de um sexo de criação, e que ainda é a maioria, argumentam os seguintes pontos: 1. o grupo de ativistas que contestam a conduta convencional representa somente uma minoria de pacientes insatisfeitos com os resultados de seus tratamentos; 2. as técnicas cirúrgicas mais avançadas e os progressos da ciência básica (biologia molecular) melhoraram os resultados obtidos; 3. uma criança que permanece por longo tempo com genitália ambígua não corrigida não pode desenvolver uma identidade sexual adequada; 4. todas as crianças portadoras de genitália ambígua têm o direito a um diagnóstico célere e a um tratamento adequado, para que a sua identidade sexual possa ser integrada à sua condição de ser humano, preferencialmente antes que percebam suas diferenças em relação a outras crianças que possuam idêntico sexo de criação.

O grupo de anomalias da diferenciação sexual com cariótipo 46,XY continua sendo o que, indiscutivelmente, apresenta as maiores dificuldades quanto à escolha de sexo de criação, excetuadas desse grupo algumas situações específicas. Nos defeitos de síntese de T, nos distúrbios dos tecidos-alvos dependentes de andrógenos e mesmo nas formas idiopáticas que respondem por uma proporção apreciável de casos nesse grupo, serão as características da genitália externa que dirigirão primariamente a opção de sexo de criação. Entretanto, a adoção deste único critério nem sempre parece ser o mais acertado. Reiner, da Divisão de Psiquiatria Infantil e do Adolescente do Johns Hopkins Hospital, desafia a importância da genitália externa, especialmente do tamanho do *falus*, como fator principal de decisão para um sexo de criação masculino, teoria que foi veementemente defendida por Money e seus seguidores na década de 1950.

Reiner acompanhou 18 crianças com um cariótipo masculino 46,XY, testículos normais, porém com um *falus* considerado inadequado para funcionamento masculino. Levando em conta unicamente o critério do tamanho do *falus* e menosprezando a importância da orientação psicossexual existente nessas crianças, o sexo atribuído a todas elas foi o feminino. Reiner pode comprovar que a escolha do sexo feminino não foi satisfatória em relação ao comportamento psicossexual e social dessas crianças.

A observação de Reiner foi consubstanciada pela história real e dramática de um menino norte-americano criado no sexo feminino porque, com a idade de oito meses, teve seu pênis mutilado ao ser submetido a uma cirurgia de rotina para tratamento de fimose. Seu irmão gêmeo continuou sendo criado no sexo masculino. Em conseqüência dessa iatrogenia, seus pais foram aconselhados a submeter o gêmeo mutilado a uma cirurgia para troca de sexo, que incluiria a castração do bebê. Esse dramático caso obteve ampla repercussão nos meios científicos e, além de ter sido relatado em publicações médicas, foi descrito com detalhes no livro traduzido para o português com o título de *Sexo Trocado,* da autoria de John Colapinto.

Já em relação às insensibilidades parciais a andrógenos não existem polêmicas. As crianças com insensibilidades parciais a andrógenos apresentam algum grau de resistência dos tecidos-alvos à T exógena, tornando muitas vezes aconselhável a opção feminina. Nas deficiências de 5 α-redutase, o aspecto externo tende a ser mais feminino, e a opção feminina deverá ser preferida. Porém, é muito importante ressaltar que estas são apenas opções preferenciais, pois cada caso deverá ser avaliado individualmente e com muito critério, para que a opção tomada não traga conseqüências psicossociais futuras negativas, desde que possa causar grande descontentamento do paciente em relação ao seu sexo de criação.

Abordagem cirúrgica

A abordagem cirúrgica de crianças com genitália ambígua tem sido alvo de intensa polêmica nas últimas décadas, inclusive com a participação de ativistas que tentam mudar o comportamento das equipes médicas que tratam desse assunto. No final de 2002, Lee e Witchel divulgaram uma pesquisa mostrando que, nos Estados Unidos da América, nas últimas décadas, ocorreu uma mudança da atitude de pais de crianças nascidas com HCS em relação à época ideal para a realização da cirurgia. Muitos pais atualmente estão preferindo retardar ao máximo a época de qualquer tipo de cirurgia, inclusive aquelas consideradas apenas "cosméticas", em suas filhas, evitando a todo custo que elas sejam realizadas durante a infância. Não se sabe até que ponto a atitude desses pais sofreu influências das idéias apregoadas pelos grupos de ativistas que defendem a não realização das cirurgias.

Existem vários tipos de procedimentos cirúrgicos convencionais na criança com genitália ambígua: genitoplastia feminilizante, reconstrução peniana em casos de hipospádias e curvaturas penianas ou inserção de próteses testiculares. A genitoplastia feminilizante costuma ser realizada nos casos de hiperplasia congênita supra-renal (HCS). Independente de qualquer polêmica, a tentativa de redução do clitóris nunca deve ser realizada no período neonatal, pois nessa faixa etária não se conseguiria redução máxima como aquela que é obtida após algum tempo de terapia com corticóide. Ademais, o próprio bloqueio androgênico conferido pelo corticóide ajuda a diminuir o tamanho do clitóris.

Levando-se em consideração o fato de a vagina ser invisível e não ter nenhuma função na infância, além de haver maior incidência de estenose vaginal após a cirurgia precoce, a vaginoplastia, segundo a tendência atual, deve ser idealmente retardada até o final da infância ou mesmo o início da puberdade. A experiência mostra que as crianças que foram submetidas a uma vaginoplastia precoce tiveram necessidade de uso de tampões ou de uma segunda cirurgia na idade adulta para conseguirem manter relações sexuais satisfatórias.

Nos casos de genitália ambígua, nos quais o sexo foi designado como feminino e a vagina está ausente, as técnicas de substituição vaginal incluem o emprego de enxerto de pele de espessura parcial ou total, membrana amniótica e tecido do cólon. Vários autores consideram o segmento de cólon como o tecido ideal para a substituição vaginal.

Nas genitálias ambíguas cujo sexo de criação foi definido como masculino, a cirurgia reconstrutora visa masculinizar a genitália externa. A reconstrução da genitália desses pacientes pode ser feita em um estágio único ou dividida em mais de um estágio, com início entre 6 e 18 meses de idade. Os urologistas pediátricos que preferem a segunda alternativa, no primeiro estágio corrigem apenas a curvatura da haste fálica e transferem retalhos cutâneos do prepúcio para a face ventral do pênis. O segundo estágio consiste em realizar a neo-uretroplastia. Em alguns pacientes, poderá ser necessário um terceiro tempo para correção da transposição penoescrotal. Deve ser ressecado todo tecido gonadal anormal retido, assim como estruturas contrárias ao sexo de criação.

Tratamento hormonal

A única etiologia de ambigüidade genital que põe em risco a vida do paciente desde uma idade precoce, incluindo a fase neonatal, é a hiperplasia congênita da supra-renal (HCS) na sua forma perdedora de sal, e seu tratamento deve ser iniciado a partir do momento de seu diagnóstico, já no período neonatal. Está indicada uma terapêutica substitutiva com glicocorticóides e, nos casos de perda de sal, com mineralocorticóides.

A principal meta de reposição de glicocorticóides seria alcançar uma quase normalização nos níveis sangüíneos de androgênios e a diminuição da virilização, com o conseqüente avanço da idade óssea. A dose oral de substituição usada habitualmente é de 10 a 20 mg/m^2/dia de hidrocortisona, dividida em três doses diárias. Em recém-nascidos logo após terem sido diagnosticados com HCS, doses mais altas de glicocorticóides são usadas nas primeiras duas a quatro semanas para facilitar a supressão supra-renal. O uso de glicocorticóide para prevenir uma crise supra-renal aguda sempre deve ser manejado como uma situação emergencial. Os pais devem estar informados a respeito da necessidade da administração parenteral de hidrocortisona nesta situação, o que torna necessária a disponibilidade desse medicamento para uso a qualquer momento que se faça necessário.

Os pacientes com a forma perdedora de sal devem receber suplementação de mineralocorticóide, sendo que algumas crianças se beneficiam com adição de sal na dieta (1-3 g/dia). A maioria dos pacientes requer uma dose de mineralocorticóide que varia de 0,05 a 0,2 mg/dia, independentemente de peso, oferecida em uma única administração diária por via oral (o produto comercial é apresentado em comprimidos de 0,1 mg). A regulação da dose e da ingesta de sal pode ser orientada pelos níveis de eletrólitos no sangue e por valores da pressão arterial, mas deve ser baseada, principalmente, nos níveis de atividade plasmática da renina.

BIBLIOGRAFIA

Aarskog D. Intersex conditions masquerading as simple hypospadias. Birth Defects. *Original Article Series* 1971;7:122-130.

Bica D, Carakushansky G, Paiva IS. A Criança com Genitália Ambígua. In: Carakushansky G. *Doenças genéticas em pediatria.* 1 ed. Rio de Janeiro: Guanabara Koogan, 2001. 433-441.

Colapinto J. *Sexo Trocado.* 1 ed. São Paulo: Ediouro, 2001.

Creighton S. Surgery for intersex. *Journal of the* Royal Soc Med 2001;94:218-220.

Damiani D. Anomalias da diferenciação sexual. In: Setian N. *Endocrinologia Pediátrica: aspectos físicos e metabólicos do recém-nascido ao adolescente.* Rio de Janeiro: Guanabara Koogan, 1989. p 341-82.

Danish RK. Intersex problems in the neonate. *Indian J Pediatr* 1982;49:555-575.

Lee PA, Witchel SF. Genital surgery among females with congenital adrenal hyperplasia: changes over the past five decades. *J Pediatr Endocrinol Metab* 2002 Nov-Dec;15(9):1473-7.

Rajfer J, Walsh PC. The incidence of intersexuality in patients with hypospadias and cryptorchidism. *J Urol* 1976;116:769-770.

Reiner WG. Sex assignment in the neonate with intersex or inadequate genitalia. *Arch Pediatr Adolesc Med* 1997;151:1044-1045.

Sultan C, Paris F, Jeandal C, Lombroso S, Galifer RB. Ambiguous genitalia in the newborn. *Semin Reprod Med* 2002;20(3):181-188.

Warne GL, Zajac JD, MacLean HE. Androgen insensitivity syndrome in the era of molecular genetics and the Internet: a point of view. *Journal of Pediatric Endocrinology and Metabolism* 1998;11(1):3-9.

HIPOTIREOIDISMO CONGÊNITO

Maria Dolores de Sousa Carvalho
Cláudia Braga Monteiro Abadesso Cardoso

DEFINIÇÃO

Hipotireoidismo congênito (HC) refere-se à deficiência dos hormônios tireoidianos, de forma permanente ou transitória, ou mesmo de uma ação inadequada desses hormônios em nível celular, causando graves repercussões nos desenvolvimentos físico e neurológico da criança. A sua importância está em razão de ser uma das causas mais freqüentes de retardo mental, que pode ser evitado, se o diagnóstico e o tratamento forem precoces. Uma vez que os sintomas e sinais clínicos sejam escassos nas primeiras semanas de vida, o diagnóstico clínico torna-se difícil e incomum. Dessa forma é de fundamental importância avaliar a função tireoidiana em todos os recém-nascidos através dos programas de triagem neonatal.

ETIOLOGIA

Hipotireoidismo congênito permanente

- Disgenesia tireoidiana – causa mais freqüente (75%) dos casos de HC permanente:
  - *Agenesia:* idiopática ou relacionada a mutações no fator de transcrição TTF1 e TTF2.
  - *Hipoplasia:* idiopática ou relacionada a mutações nos fatores de transcrição PAX8 ou no receptor do TSH.
  - *Ectopia:* tireóide de localização ectópica, geralmente na região sublingual.
- Disormonogênese: defeitos nas enzimas que participam da síntese dos hormônios tireoidianos. São transmitidos de forma autossômica recessiva, sendo responsáveis por 10% a 15% dos casos de HC. A deficiência mais freqüente é a da enzima peroxidase, responsável pela oxidação do iodeto a iodo.
- Passagem transplacentária de anticorpos maternos bloqueadores do receptor de TSH.
  - Mutações no receptor do TSH: transmitido por herança autossômica recessiva; produz um espectro de defeitos congênitos: de hipertireotropinemia com hormônios normais a hipotireoidismo com hipoplasia tireoidiana.
  - Síndromes de resistência aos hormônios tireoidianos.

Hipotireoidismo central: causa rara de HC (1:100.000 nascimentos)

- Panipopituitarismo:
  - Anomalias da região hipotálamo-hipofisária.

- Displasia septo-óptica.
- Herança ligada ao X, autossômica recessiva, mutações no fator de transcrição Pit-1.
• Deficiência isolada de TSH: observa-se prevalência maior de malformações congênitas nos pacientes com HC (8,4%). As anomalias cardíacas são as mais comuns, mas também há associação com trissomias 18, 21, espinha bífida, síndrome de Pierre Robin, displegia espática ou quadriplegia e malformações múltiplas. Essa associação fala a favor de um forte componente genético ou de exposição a toxinas durante o período fetal.

Hipotireoidismo congênito transitório

• Exposição a substâncias iodadas: feto e neonato são particularmente sensíveis ao bloqueio da função tireoidiana induzida pelo excesso de iodo. O iodo pode se acumular no feto por administração intravenosa, oral, tópica ou de mucosas pela mãe ou, mais comumente, após o parto, por absorção de soluções anti-sépticas tópicas aplicadas no cordão umbilical. O HC transitório induzido por iodo é mais comum em prematuros; em crianças de baixo peso e em áreas de carência de iodo.
• Uso de drogas antitireoidianas (Metimazol, propiltiouracil) pela mãe.
• Passagem transplacentária de anticorpos bloqueadores do receptor do TSH.

FISIOLOGIA

A avaliação apropriada dos testes de função tireoidiana no recém-nascido requer o conhecimento da interação entre a mãe e o feto e do desenvolvimento do eixo hipotálamo-hipófise-tireóide. A tireóide fetal torna-se capaz de concentrar o iodo a partir de 12 semanas. Os níveis de T4 se mantém baixos no começo da gestação, pois a placenta é rica na enzima deiodinase tipo III, que transforma o T4 em T3 reverso. O controle da função tireoidiana pelo eixo hipotálamo-hipófise somente acontece a partir da segunda metade da gestação. Ocorre elevação dos níveis de T4 pelo aumento da secreção tireoidiana desse hormônio, que se segue à elevação do TSH. Imediatamente após o parto, ocorre um pico nos níveis de TSH que se mantêm durante as primeiras 24 a 48 horas, presumivelmente em função da exposição a temperaturas mais baixas. Conseqüentemente, nos recém-nascidos a termo, ocorre elevação nos níveis de tiroxina nas primeiras 48 horas, que podem chegar a ser duas a três vezes maiores do que os valores do adulto, os quais se estabilizam e retornam aos valores do cordão umbilical em cinco a seis dias. No prematuro essa elevação do T4 não é tão significativa e está relacionada à imaturidade. As concentrações de T4 e TSH se mantêm acima dos níveis do adulto durante toda a infância, havendo equivalência desses níveis apenas após a puberdade.

TRIAGEM NEONATAL

A triagem sistemática de todos os recém-nascidos teve início em 1961, quando o prof. Robert Guthrie (EUA) desenvolveu a primeira metodologia para dosagem de fenilalanina em amostras de sangue seco colhido em papel-filtro para a pesquisa da fenilcetonúria.

Em 1974, Dussault (Canadá) desenvolveu a primeira metodologia para dosagem de tiroxina (T4) em amostras de sangue seco colhido em cartões de papel-filtro. O primeiro programa-piloto de Triagem Neonatal para Hipotireoidismo Congênito nos EUA se iniciou em 1976, nos Estados do Oregon e Massachussets (EUA).

No Brasil, a Triagem Neonatal se iniciou em 1976 como um projeto pioneiro de Triagem Neonatal para Fenilcetonúria na Associação de Pais e Amigos dos Excepcionais de São Paulo (APAE-SP). Na década de 1980 a Associação de Pais e Amigos dos Excepcionais do Rio de Janeiro (APAE-Rio) iniciou a triagem para fenilcetonúria e hipotireoidismo congênito.

Em 2001, o Ministério da Saúde publicou a Portaria nº 822, criando o Programa Nacional de Triagem Neonatal, com o objetivo de beneficiar a totalidade dos recém-nascidos em território brasileiro. A partir de então, todos os Estados passaram a ser obrigados por lei a participar do Programa Nacional de Triagem Neonatal. Cada Estado possui, pelo menos, um Serviço de Referência em Triagem Neonatal/Acompanhamento e tratamento de doenças congênitas (SRTN), que é responsável pelo cumprimento de todo o processo referente à triagem neonatal, desde a coleta, realização dos exames, busca ativa, confirmação diagnóstica, acompanhamento até tratamento dos casos positivos detectados.

A experiência acumulada por esses programas permitiu a detecção de milhares de casos e uma análise criteriosa da relação custo-benefício, demonstrando que o custo desses programas é muitas vezes menor que a soma dos cuidados especiais que os pacientes não-diagnosticados precocemente requerem durante toda a vida.

A prevalência das lesões definitivas causadoras de hipotireoidismo é de um caso para 3.500-4.000 nascidos vivos (dados do SRTN-APAE-Rio). Essa prevalência é muito maior em áreas deficientes de iodo.

A dosagem primária do TSH é a abordagem mais utilizada mundialmente. A grande experiência mundial com este tipo de procedimento tem permitido concluir que ele é de elevada sensibilidade e especificidade, tendo como único inconveniente a impossibilidade de diagnosticar os casos de hipotireoidismos secundário e terciário. Nesse aspecto, existem atenuantes, visto que o hipotireoidismo central é raro (1:150.000 nascimentos), com repercussões metabólicas e neurológicas mais brandas, além de estar freqüentemente associado à deficiência múltipla dos hormônios tireoidianos, sendo mais fácil o diagnóstico clínico.

A dosagem isolada de T4 não deve ser empregada em programas de triagem neonatal, pois além de apresentar alto índice de resultados falsos-negativos nos casos mais brandos de HC, tem baixa especificidade, já que os níveis de T4 encontram-se diminuídos na deficiência congênita de TBG (presente em 1:9.000 nascimentos vivos) e também transitoriamente diminuídos em determinadas situações do período neonatal, freqüentes na rotina do neonatologista, tais como: prematuridade, baixo peso ao nascer e doença neonatal grave, como síndrome da angústia respiratória do recém-nascido.

Estratégia de triagem

- Coleta de sangue em papel-filtro por punção de calcanhar.
- Idade ideal para coleta: entre 48 horas e a primeira semana de vida, no máximo até 30 dias.

- Colher imediatamente antes de transfusão sangüínea ou, no mínimo, após quatro dias.
- Dosagem de TSH por ensaio imunofluorimétrico:
  - *Normal:* TSH <15 μU/ml até sete dias de vida ou < 10 μU/ml após a primeira semana.
  - *TSH > 10 a 15 e < 25 μU/ml:* solicitação de nova amostra de sangue colhido em papel-filtro.
  - *TSH > 25 μU/ml:* reconvocação imediata para avaliação médica.

AVALIAÇÃO INICIAL DE UM CASO SUSPEITO DE HIPOTIREOIDISMO CONGÊNITO

- Anamnese e exame físico.
- Exames a serem solicitados:
  - *Recém-nascido*: dosagem sérica de T4, T4 livre, TSH, raios X de joelhos (avaliação da idade óssea); ultra-sonografia da região cervical e cintilografia da tireóide, se disponíveis no mesmo dia.
  - *Mãe*: dosagem sérica de T4, T4 livre, TSH, anticorpo antiperoxidase, anticorpo bloqueador do receptor de TSH.

  Iniciar tratamento enquanto aguarda resultado das dosagens séricas.

PREMATURIDADE E BAIXO PESO

Conforme descrito anteriormente, as crianças prematuras e aquelas com baixo peso apresentam níveis de T4 mais baixos do que as demais. Além disso, em virtude da imaturidade do eixo hipotálamo-hipófise-tireóide, pode haver elevação tardia dos níveis de TSH mesmo nos casos de HC. Dessa forma, recomenda-se que uma segunda amostra para dosagem de TSH e T4 seja colhida duas a quatro semanas após o nascimento para evitar falsos-negativos nesse grupo de crianças.

QUADRO CLÍNICO

Os sinais e sintomas de HC podem ser pouco aparentes nas primeiras semanas de vida e dependem do grau de deficiência dos hormônios tireoidianos. Os sinais e sintomas mais comuns são:

- Icterícia prolongada (> 7 dias com predomínio da bilirrubina indireta).
- Hérnia umbilical.
- Fontanela posterior aberta (> 1 cm de diâmetro).
- Macroglossia.
- Choro rouco.
- Pele e anexos: pele moteada, seca e áspera com hiperceratose das dobras; mixedema por acúmulo de ácido hialurônico e água no tecido subcutâneo; cabelos secos e quebradiços.
- Manifestações neurológicas: hipotonia, sonolência, atraso neuropsicomotor, deficiência mental nos pacientes com início de tratamento tardio.
- Manifestações respiratórias: rinorréia, congestão nasal, respiração ruidosa por acúmulo de muco e disfunção ciliar.

TRATAMENTO

- *Preparação de escolha*: levotiroxina, em dose única diária, conforme peso da criança.
- *Dose*: recomenda-se uma dose inicial elevada (10 a 15 μU/ml) objetivando uma rápida normalização dos níveis de T4, ainda nas primeiras duas semanas de vida. Alguns serviços, principalmente na Europa, utilizam uma dose padrão de 50 μg para início de tratamento com o objetivo de minimizar doses excessivas, quando esta é administrada levando-se em conta o peso da criança.

Monitorização

- Dosagem sérica de T4, T4 livre e TSH:
  - Dez dias após início do tratamento: T4 deve estar no limite superior da normalidade (10 a 16 ng/dl) assim como o T4 livre (1,4 a 2,3 ng/dl); o TSH não é um bom parâmetro para acompanhamento visto que seus níveis demoram mais para normalizar.
  - Mensalmente até o sexto mês de vida; a cada dois a três meses durante o segundo e o terceiro ano, a cada três a seis meses até que o crescimento esteja completo ou 30 dias após cada mudança de dose.
  - Manter T4 e T4 livre no limite superior da normalidade. Se os níveis de T4 se mantiverem persistentemente elevados com TSH elevado, apesar de doses de reposição progressivamente maiores, é importante avaliar a possibilidade de pouca aderência ao tratamento. Uma causa freqüente de resposta inadequada ao tratamento é a interferência na absorção da levotiroxina por fórmulas infantis à base de soja ou medicações que contenham ferro.

Alguns pacientes apresentam TSH persistentemente elevado apesar de níveis de T4 e T4 livre adequados ou mesmo supranormais. Excluindo-se o uso irregular da medicação, alguns pacientes apresentam certo grau de resistência hipofisária aos hormônios tireoidianos cuja prevalência é maior em crianças no primeiro ano de vida (43%) do que após esse período (10%), indicando que existe melhora dessa resistência com a idade.

Recomenda-se que o diagnóstico de HC seja reavaliado após os dois anos de vida com a suspensão do tratamento por quatro semanas, com dosagem de T4, T4 livre e TSH após esse período. A maioria das crianças com HC definitivo apresenta níveis claramente elevados de TSH após duas semanas sem levotiroxina.

ACOMPANHAMENTO

O objetivo do tratamento é prevenir seqüelas neurológicas, assegurar crescimento físico, desenvolvimento motor e maturação óssea normais. O progresso do desenvolvimento deve ser avaliado em intervalos apropriados através da escala de Denver ou outros testes psicométricos formais, que precisam ser conduzidos quando há suspeita de algum atraso do desenvolvimento. É importante lembrar que crianças com HC podem não ser detectadas pelos programas de triagem, devendo os médicos estar atentos para sinais e sintomas sugestivos de HC.

PROGNÓSTICO

O grau de comprometimento neurológico depende da época de instalação do HC; da gravidade do déficit de hormônio e da idade do início do tratamento. O bom prognóstico mental está diretamente relacionado à detecção e ao tratamento precoces (nas primeiras duas semanas de vida) com doses adequadas de levotiroxina. A instituição precoce do tratamento previne as alterações neurológicas e sua manutenção permite que o crescimento e o desenvolvimento da criança sejam normais. As alterações neurológicas nos casos não-tratados ou tratados tardiamente são de instalação progressiva e irreversível, levando à deficiência mental grave.

BIBLIOGRAFIA

Fisher DA, Nelson JC, Carlton EI, Wilcox RB. Maturation of human hypothalamic-pituitary-thyroid function and control. *Thyroid* 2000;10:229-34.

Lifshitz F. *Pediatric endocrinology*, copyright. 2003. p 347-353.

Pinchera A, Mann K, Hostalek U. *The thyroid and age.* Merck European Thyroid Symposium, Italy; Stuttgart: New York. 1998, April 30-May 2.

Vulsma T, Gons MH, de Vijlder JJ. Maternal-fetal transfer of thyroxine in congenital hypothyroidism due to a total organification defect or thyroid agenesis. *N Engl J Med* 1989;321:13-6.

34 REFLUXO GASTRESOFÁGICO

Rafael Del Castillo Villalba ◆ Danielle Plubins Bulkool

CONCEITO

O refluxo gastresofágico é conceituado como o movimento retrógrado do conteúdo gástrico para o esôfago ou a região supraglótica, geralmente ocasionado por relaxamentos espontâneos e inapropriados do esfíncter esofagiano inferior. O conteúdo gástrico refluído é composto potencialmente por ácido (suco gástrico) alimentos (com pH variável de acordo com o tipo de alimento), biliar (alcalino, refluxo duodeno gástrico) ou gás (deglutido ou produzido no intestino). O refluxo pode alcançar qualquer segmento do esôfago, da orofaringe, nasofaringe ou mesmo penetrar na laringe e nas vias aéreas. Os sintomas incômodos ou deteriorantes que resultam desses episódios de refluxo têm sido denominados doença de refluxo gastresofágica (DRGE) ou refluxo gastresofágico patológico (RGEP). Esta entidade, entretanto, não tem sido claramente definida em neonatos.

A história clínica e o exame físico, embora de valor, não apresentam muitos subsídios clínicos no recém-nascido para apoiar o diagnóstico de DRGE e menos para i<->niciar o tratamento, sem antes fazer uso de um planejamento criterioso com estudos apropriados que afastem outras possibilidades diagnósticas e que apontem ou sinalizem a possibilidade ou confirmação da DRGE.

Outras condições, principalmente em recém-nascidos, podem se apresentar como história de êmese e apnéia e devem ser afastadas. Distúrbios metabólicos, erros inatos de metabolismo, anormalidades congênitas estruturais do tubo digestivo, aparelho respiratório e sistema nervoso central, sepse, meningite devem sempre ser lembrados e afastados. Doenças gastrintestinais, tais como enterocolite necrosante, íleo, doença diarréica aguda e intolerância alimentar, podem com freqüência apresentar-se com resíduo gástrico aumentado e vômitos. Causas cirúrgicas de abdome agudo como vólvulo, obstrução intestinal, aderências, íleo meconial, divertículo de Meckel podem estar presentes, porém quase sempre cursam com distúrbios respiratórios e distensão abdominal e devem ser afastadas.

RGE pode ser fisiológico, porém a doença de refluxo gastresofágico é sempre patológica, portanto devemos sempre identificar as seguintes situações:

1. Fatores de risco ou fatores etiológicos associados que fazem com que o refluxo fisiológico se torne patológico.
2. Identificar a presença de seqüelas ou complicações causadas pela DRGE.
3. Identificar e reconhecer os fatores ou mecanismos que favorecem a DRGE.

INCIDÊNCIA E PREVALÊNCIA

No neonato saudável que tem crescimento normal e é assintomático ou oligossintomático, o refluxo gastresofágico deve ser considerado como fisiológico. As regurgitações ou golfadas (retorno involuntário do conteúdo gástrico até a boca) ocorrem duas ou mais vezes ao dia em quase 50% das crianças até dois meses de idade, porém somente em 1% das crianças acima de um ano de idade. Isso indica que a regurgitação apresenta usualmente resolução espontânea e muda com os hábitos alimentares. Diversos estudos demonstraram que o refluxo gastresofágico é relativamente comum em recém-nascidos prematuros assintomáticos. Em observações mais recentes, usando pHmetria, o RGE associado a sintomas foi encontrado em 3% a 10% das crianças prematuras com peso inferior a 1.500 gramas.

O refluxo gastresofágico é um dos problemas médicos mais comuns tanto em crianças quanto em adultos. É útil e válido diferenciar clinicamente o RGE que ocorre no neonato e lactente daquele que acontece em crianças maiores e adultos. Na primeira infância duas categorias de RGE foram descritas por Boyle: refluxo gastresofágico fisiológico, também chamado de "golfador normal e feliz", e RGE patológico, que deve ser diagnosticado e tratado. O limite entre as duas categorias, às vezes, torna-se difícil de diferenciar com a pura aplicação da semiótica.

Fisiopatologia

São muitos os fatores etiológicos que predispõem o neonato à DRGE. O prematuro e o recém-nascido asfíxico, que apresentam doença respiratória e necessitam de assistência ventilatória, têm maior risco para desenvolver DRGE. Da mesma forma crianças com defeitos estruturais do intestino anterior, do diafragma, ou doenças do SNC estão também predispostas a desenvolverem patologias das vias respiratórias e, conseqüentemente, DRGE.

O EEI constitui uma barreira funcional e representa uma zona com pressão intraluminal maior que a do esôfago e estômago. Esta área de alta pressão tem longitude de aproximadamente 3 a 6 cm no adulto, enquanto que na criança é de tão-somente alguns milímetros. A pressão do esfíncter está entre 10 e 40 mmHg, média de aproximadamente 20 mmHg. Uma pressão absoluta menor do que 6 mmHg é necessária para o desenvolvimento da DRGE. O EEI relaxa 25 segundos após o início da deglutição e bem antes da chegada do bolo alimentar ao nível do esfíncter, permanecendo aberto durante 10 a 22 segundos até a passagem do mesmo através dessa região. O conceito de relaxamentos transitórios inapropriados do EEI foi introduzido na década de 1990 e hoje constitui o mecanismo predominante na DRGE tanto em adultos como em crianças e prematuros. Os RTIEEI iniciam-se após estímulos dos mecanorreceptores no fundo gástrico, por estiramento ou distensão, e são mediados por reflexo vagossimpático.

Muitos trabalhos têm tentado determinar os mecanismos fisiopatológicos da DRGE em neonatos. Variações nas pressões do lúmen esofágico e do esfíncter esofágico inferior (EEI) são determinadas através da técnica de manometria. A pressão do EEI varia com a idade gestacional. Newell *et al*., em estudo recente, relataram que a pressão aumenta de 3,8 mmHg em prematuros menores de 29 semanas para 18,1 mmHg em criança a termo. O padrão do complexo motor peristáltico migratório está pouco desenvolvido nos prematuros e recém-nascidos a termo, onde predomina um padrão motor não-peristáltico. Omari *et al.* constataram que os relaxamentos transitórios do EEI não estavam relacionados à deglutição e demoravam mais do que 15 segundos. O ponto mais baixo da pressão estava em média abaixo de 0,8 mmHg em 82% dos pacientes. O fato de a maioria desses estudos ter sido realizada sob sedação pode ter influenciado nos resultados, uma vez que a anestesia e o sono diminuem a pressão do EEI enquanto que a vigília e atividade o aumentam. Estudos manométricos em lactentes com sinais e sintomas de RGE mostram que a pressão basal do EEI é baixa (< 5 mmHg). A pressão baixa, a diminuição no *clearance* esofágico e os relaxamentos transitórios do EEI contribuem na patologia da DRGE.

O refluxo gastresofágico pode ser ácido, neutro ou alcalino. A secreção de ácido gástrico no neonato é baixa, porém alcança níveis comparáveis aos dos adultos por volta dos dois meses. O ácido é considerado o principal fator na indução e manutenção do processo inflamatório na mucosa, perpetuando e agravando, com a sua persistência, os episódios de refluxo. Embora o ácido tenha sido considerado o padrão ouro no diagnóstico e na patogenia da DRGE, episódios de refluxo não-ácidos e mesmo neutros são subestimados neste complexo processo. A porcentagem do tempo no qual o pH permanece abaixo de 4 nos estudos de pHmetria esofágica varia com o desenvolvimento. A freqüência dos episódios de refluxo e o tempo total de refluxo, como determinantes do *clearance* esofágico, são maiores em neonatos e crianças do que em adultos. Isso sugere que o mecanismo de *clearance* de ácido é menor em crianças do que em adultos.

O efeito nocivo da pepsina e tripsina sobre a mucosa esofágica está diretamente relacionado às propriedades proteolíticas dessas enzimas. Apresentam atividade, a pH ótima, de 2 a 3 respectivamente. Os sais biliares aumentam a permeabilidade da mucosa para os ácidos. O efeito também está influenciado pelo pH do material refluído. Os ácidos biliares conjugados são nocivos a pH ácido, enquanto que os sais biliares não conjugados a pH neutro. O papel exato do refluxo duodeno gástrico sobre a mucosa esofágica é ainda pouco conhecido.

Um mecanismo de refluxo químico na laringe foi identificado em pacientes com DRGE e apnéia. Esta apnéia reflexa pode ser acionada na tentativa de proteger as vias aéreas de aspirações. Apnéia, por episódios de refluxo não ácido, foi avaliada através da técnica de impedanciometria intraluminal esofágica. Num estudo, dos 49 episódios de apnéia associados à DRGE, apenas 22,4% estavam relacionados ao refluxo ácido e o restante, 77,6%, a episódios de refluxo não-ácido.

A importância do EES, esfíncter esofágico superior, na patogênese da DRGE não é totalmente conhecida. O tônus do EES se incrementa com a maturação e o crescimento da criança e depende do estado de alerta e atividade. Em resposta à deglutição, o EES relaxa e dá início à propagação de ondas peristálticas primárias e, posteriormente, a relaxamento do EEI. De acordo com Jadcherla *et al.* em recente estudo, em resposta a pequenas infusões de ar ou líquido acontecem uma das três seguintes situações: 1. ocorrência de peristalse esofágica não relacionada à deglutição, peristalse secundária; 2. aumento da pressão do EES; 3. presença de deglutição iniciando ondas peristálticas primárias. Esses três mecanismos motores podem ser considerados como protetores do esôfago e das vias aéreas superiores. A sua incompetência, a falha, pode ser responsável pelas manifestações supraglóticas da DRGE.

Outros fatores, tais como aumento da pressão intra-abdominal, irritabilidade ou choro excessivo, demora no esvaziamento gástrico, peristalse esofágica lentificada, ângulo de His, hérnia hiatal e substâncias como drogas e hormônios, também estiveram associados a DRGE em crianças maiores e adultos. Acredita-se que os mesmos possam contribuir na patogenia da DRGE em neonatos.

REFLUXO GASTRESOFÁGICO FISIOLÓGICO

O refluxo gastresofágico ou vômito fisiológico é comum em recém-nascidos e lactentes. As crianças nessa categoria, sob outros aspectos, são normais, crescem bem, são saudáveis e felizes. Não apresentam nenhuma evidência de sangramento intestinal, doença pulmonar, doença neurológica ou endócrino metabólica; além disso não apresentam irritabilidade ou inquietação que sugira dor epigástrica ou retroesternal em queimação. Os pais ou parentes desses pacientes, geralmente, mostram-se inseguros e insatisfeitos com o fato de sua criança vomitar o tempo todo, sujar várias vestes por dia e as roupas de cama. Nestes casos, o bom relacionamento médico-paciente, o esclarecimento sobre a benignidade da doença, a normalidade dos dados antropométricos, o bom estado geral da criança e a aplicação de medidas clínicas, clássicas, anti-refluxo solucionam a maioria dos casos. Em alguns pacientes o refluxo gastresofágico fisiológico pode se estender até os 15 meses de idade ou mais, sendo necessária maior avaliação para afastar outras doenças, com pelo menos um exame contrastado com bário: seriografia do esôfago, estômago e duodeno.

REFLUXO GASTRESOFÁGICO PATOLÓGICO

O refluxo gastresofágico patológico ou doença de refluxo gastresofágico é definido como vômitos e golfadas freqüentes associados a uma das seguintes condições: falha de crescimento, dor abdominal, irritabilidade ou inquietação, recusa alimentar, sono intranqüilo, evidência de perda sangüínea, sangue positivo nas fezes, hematêmese, melena, anemia; sinais e sintomas respiratórios tais como: tosse crônica, rouquidão, estridor, sinusite e otite de repetição, apnéia, sibilância e/ou pneumonias de repetição. É importante lembrar que algumas crianças podem apresentar esses quadros ou queixas sem a presença de vômitos e, portanto, a doença de refluxo gastresofágico deverá ser considerada no diagnóstico diferencial de cada um desses quadros.

QUADRO CLÍNICO

O padrão clínico da DRGE em recém-nascidos, assim como em crianças maiores e adultos, apóia-se em duas categorias: 1. Sinais e sintomas diretos ou próprios da DRGE e 2. Sinais e sintomas associados às complicações da DRGE.

O quadro clínico em neonatos pode variar de simples regurgitação a vômitos freqüentes, quase sempre pós-prandiais. Aproximadamente 20% dos recém-nascidos e lactentes jovens regurgitam, porém menos de 2% requerem avaliação diagnóstica ou tratamento. Algumas dessas crianças, "golfadoras felizes", são totalmente assintomáticas, apesar dos pequenos episódios de êmese e mesmo de ruminação, sem apresentar qualquer outro sinal de alarme. Embora essas crianças ganhem peso e se desenvolvam satisfatoriamente, elas causam incômodo social a seus parentes e familiares. Os mesmos devem ser orientados a aplicar nesses bebês medidas clássicas anti-refluxo; e, se apesar destas, as regurgitações e insatisfação dos pais persistirem, os autores deste capítulo acham que deve ser instituída uma prova terapêutica com pró-cinético e um antiácido.

Episódios freqüentes de refluxo podem causar lesão na mucosa esofágica e assim iniciar e perpetuar uma esofagite, levando à desmotilidade esofagiana, piora no padrão de alimentação, dor, irritabilidade, choro excessivo, principalmente durante e após as mamadas. A partir desse momento pode-se iniciar um ciclo vicioso, e os sinais e sintomas se sobrepõem uns aos outros. Nessas crianças êmeses freqüentes podem levar à privação de nutrientes e à falha de crescimento. Algumas vezes perda de sangue oculto nas êmeses ou pelas fezes pode levar à anemia por deficiência de ferro. Essas experiências não prazerosas podem resultar em dificuldades de alimentação no neonato e lactente jovem.

Podem acontecer outros sinais e sintomas, como apnéia e bradicardia. A resposta apnéica aos estímulos nocivos dos episódios de refluxo na faringe parece ser inicialmente protetora para as vias aéreas, prevenindo microaspirações para as tubas auditivas, seios paranasais e árvore respiratória. Alguns eventos apnéicos duram mais de 20 segundos, podendo provocar bradicardia, tornando-se dessa forma eventos ameaçadores à vida. As conseqüências desses eventos ainda são polêmicas, entretanto, não devem ser desconsideradas em bebês "golfadores felizes". Esses episódios de apnéia parecem ser do tipo obstrutivo, o que sugere um inadequado mecanismo de *clearance*. O papel da DRGE nos episódios ameaçadores à vida, na síndrome da morte súbita ou síndrome da morte quase súbita não é completamente conhecido e permanece controverso e aberto a estudos. Spitzer *et al.* descreveram muito bem o quadro clínico de apnéia associado ao RGE numa criança alimentada, enquanto estava acordada e na posição supina ou sentada, que tinha uma história prévia de regurgitação. A criança ficava subitamente rígida, em apnéia, olhar fixo, pletórica e posteriormente cianótica e pálida. Tosse, asfixia e ânsia de vômito não foram notadas, enquanto os esforços respiratórios continuavam durante os episódios. Tais achados, segundo esses autores, sugerem apnéia obstrutiva.

Em resposta ao refluxo, as manifestações respiratórias podem se apresentar como apnéia central, pelo estímulo de quimiorreceptores; apnéia obstrutiva causada por laringoespasmo; hiper-reatividade das vias aéreas e incremento da resistência causada por broncoespasmo; estridor, causado por estreitamento da árvore brônquica, rolhas de secreção ou mediada por reflexo via nervo vago; doença pulmonar parenquimatosa causada por microaspirações recidivantes provenientes do material refluído, podendo resultar em pneumonia, ou mesmo doença obstrutiva crônica. Enquanto as crianças mais velhas podem tossir quando o material refluído está na faringe ou no esôfago, as crianças prematuras e mesmo os neonatos a termo raramente tossem, demonstrando ineficácia no *clearance* das vias aéreas e do esôfago.

AVALIAÇÃO CLÍNICA DOS REFLUXOS GASTRESOFÁGICOS FISIOLÓGICO E PATOLÓGICO (Quadro 34-1)

Quadro 34-1.

Fisiológico "Golfador Feliz"	Patológico "Magricelo, Guinchador"
Bom ganho de peso	Falha para crescer
Regurgitação não dolorosa	Regurgitação dolorosa com choro e/ou desconforto
Movimentos de sucção vigorosos	Movimentos de sucção débeis
Alimentação oral normal	Alimentação oral pobre, geralmente necessitando de gavagem
Boa coordenação na deglutição Êmese de leite	Êmese de leite coalhado, ácido, às vezes com sangue e/ou bile
Atividade e comportamento normais Neurologicamente normal	Atraso no desenvolvimento ou imaturidade Patologias do SNC podem estar presentes
Ausência de doença respiratória	Doença respiratória pode estar presente
Ausência de apnéia e/ou bradicardia	Apnéia e/ou bradicardia podem estar presentes
Ausência de anemia	Anemia ferropriva
Esvaziamento gástrico normal	Esvaziamento gástrico com resíduos

Reproduzido de: Jadcherla SR. Gastroesophageal reflux in the neonate. Clin Perinatology 29:135-157, 2002.

DIAGNÓSTICO

O diagnóstico da DRGE em neonatos é feito pela história clínica, com especial atenção às condições do pré-natal, periparto e parto; exame físico e o planejamento de estudos apropriados para essa faixa etária. Outras doenças no neonato podem se apresentar com história de êmese, apnéia e doença respiratória e devem ser necessariamente afastadas. Doenças metabólicas (erro inato de metabolismo de aminoácidos, defeitos do ciclo da uréia, galactosemia, hiperplasia adrenal congênita), anormalidades estruturais da faringe, cérebro, intestino anterior (incoordenação cricofaríngea, hemorragia intracraniana, anormalidades do SNC, fístulas traqueoesofágicas, defeitos diafragmáticos, hérnia hiatal etc.) devem ser também afastados. Distúrbios gastrintestinais, tais como enterocolite necrosante, íleo, gastrite e intolerâncias alimentares, podem se apresentar com êmese e aumento do resíduo gástrico. Causas cirúrgicas de abdome agudo, tais como vólvulo, aderências, obstrução intestinal, íleo meconial e divertículo de Meckel, podem estar presentes com êmeses, dificuldade respiratória e distensão abdominal. Causas infecciosas como infecção do trato urinário, sepse e meningoencefalite também devem ser afastadas.

Uma investigação mais acurada pode ser necessária para: confirmar as evidências clínicas que apontem para refluxo gastresofágico patológico, tentar entender ou conhecer os mecanismos da DRGE, detectar as complicações, monitorizar a doença e observar falha ou sucesso no tratamento.

Seriografia esofagogastroduodenal

A SEEG em bário é um exame necessário e mandatório nessa faixa etária. O objetivo é afastar malformações gastrintestinais congênitas, muito mais comuns nessa faixa etária. Nunca deve ser indicada com o objetivo de "fazer" o diagnóstico da DRGE. Os resultados falsos-positivos e falsos-negativos são comuns, 30% e 14% respectivamente. Na opinião dos autores, a SEEG deveria ser realizada obrigatoriamente em todo neonato e lactente jovem, nos primeiros três meses de idade, com história de êmese recorrente. A imagem radiológica clássica é em taco de golfe, ou seja, presença de contraste no fundo gástrico e segmento esofágico inferior após contração antral (Fig. 34-1).

Cintilografia esofagogastroduodenal

Esta técnica usa um colóide sulfuroso marcado com tecnécio ^{99}Tc – misturado ao conteúdo do alimento em uma mamadeira. Avalia o tempo de esvaziamento gástrico, picos de refluxo e aspiração pulmonar. É parcialmente útil em crianças com doença respiratória, como a síndrome do bebê chiador. A sua sensibilidade é pobre (Fig. 34-2).

Ultra-sonografia

Esta técnica apresenta a vantagem de medir o diâmetro do EEI, detectar a presença de bolos retrógrados para o esôfago e determinar o tempo de esvaziamento gástrico, que quase sempre está diminuído em grande parte dos pacientes com DRGE. É um método barato, fácil, não-invasivo, reprodutível e pode ser feito mesmo em neonatos à beira do leito. Entretanto requer pessoal treinado para realizar e interpretar os resultados. O tempo de avaliação, por ser curto, é outro fator limitante.

Manometria esofágica

Esta técnica avalia a função mecânica do esôfago e os seus esfíncteres. Determina o tipo de complexo motor peristáltico – ondas peristálticas primárias, secundárias e terciárias. Avalia as pressões e o relaxamento dos esfíncteres esofágicos superior e inferior. Princi-

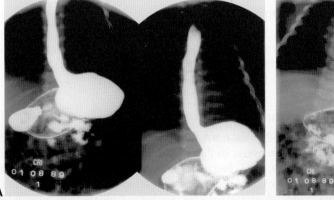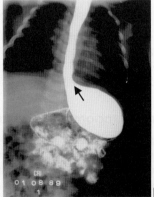

Fig. 34-1. SEEG. (**A** e **B**) Imagem seqüencial em "taco de golfe", típica de episódios de refluxo.

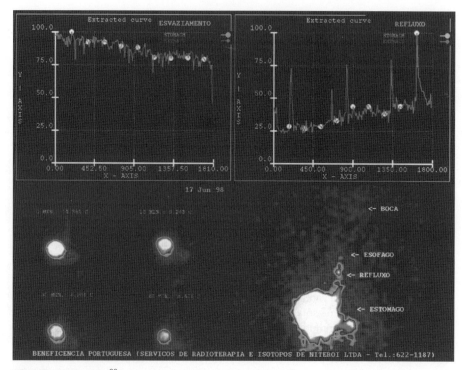

Fig. 34-2. Cintilografia ^{99}Tc. Imagem evidenciando episódio de refluxo e tempo de esvaziamento gástrico.

palmente os relaxamentos espontâneos inapropriados do esfíncter esofágico inferior (REIEEI). É útil, quando disponível, na avaliação de doenças neuromusculares e antes e após o tratamento cirúrgico de doenças faringoesofágicas.

Endoscopia e histopatologia

Esta técnica permite a visualização direta da mucosa e a coleta de amostras de biópsia para análise histopatológica da esofagite. Os achados endoscópicos de esofagite apresentam pouca sensibilidade e especificidade, entretanto a avaliação dos dados histopatológicos revela boa sensibilidade e especificidade.

Impedanciometria intraluminal esofágica

Esta técnica detecta a presença de *bolus* retrógrados de fluidos ou de gás no interior do esôfago. Tem a vantagem de mensurar os fluxos ácidos e não-ácidos. Pode ser usado conjuntamente com a pHmetria. Ainda não tem aplicabilidade clínica generalizada, visto que a análise dos registros e visual consome muito tempo. O desenvolvimento de procedimento automatizado, talvez, resolva esse problema. Pode ser realizada conjuntamente com a pHmetria esofágica.

Phmetria esofágica

Esta técnica é considerada o padrão ouro para a avaliação do refluxo ácido. Um eletrodo flexível, para a mensuração do pH, é passado pela narina até o terço distal do esôfago. O posicionamento do eletrodo no esôfago distal, para melhor obtenção e confiabilidade dos dados, constitui um problema. Em adultos, um *chip* é "grampeado" no esôfago distal e posteriormente recuperado para análise dos dados em um programa computadorizado. O registro contínuo do pH esofágico em 12, 18 ou 24 horas oferece avaliação mais acurada dos dados. Existem modelos de registros portáteis que oferecem a vantagem de permitir a monitorização da relação dos episódios de refluxo com as atividades físicas, posturas e dietas. Existem vários sistemas de escore para avaliar os dados obtidos, porém estão geralmente baseados na análise do número separado de episódios de refluxo e sua duração, assim como também a proporção do tempo total durante o qual o pH permanece abaixo de 4.

A porcentagem do tempo total em que o pH esofágico fica abaixo de 4 (pH < 4), o assim chamado "índice de refluxo", é considerada o melhor parâmetro para determinar a DRGE ácida. Ela reflete a exposição cumulativa do esôfago ao ácido. Com base em diferentes estudos, aceita-se como limite normal do índice de refluxo um valor de até 12% no primeiro ano de vida e de 6% posteriormente. O índice de refluxo é o parâmetro que melhor se associa à esofagite de refluxo, tanto endoscópica quanto histologicamente. Entre os pacientes com esofagite, 95% têm índice de refluxo acima dos valores normais.

É útil também, quando disponível, na avaliação de doenças neuromusculares e antes e após o tratamento cirúrgico de outras patologias esofágicas.

TRATAMENTO

Até o momento, não existe nenhum consenso entre os neonatologistas e gastrenterologistas acerca do manejo do refluxo gastresofágico em neonatos. Portanto, é necessário identificar aqueles com doença de refluxo gastresofágico e a presença de complicações. Mesmo com toda a polêmica quanto ao tratamento dessas crianças, na atualidade contamos com a instituição criteriosa das seguintes medidas: 1. *medidas clássicas anti-refluxo*; 2. *drogas pró-cinéticas*; 3. *drogas bloqueadoras ou supressoras de ácido*; 4. *dietas hipoalergênicas*; 5. *cirurgia*.

Medidas clássicas

Reconhecer e eliminar fatores estimulantes e agravantes da doença de refluxo gastresofágico. Em neonatos e crianças de alto risco, episódios de refluxo se incrementam com o uso de aspirações gástricas ou traqueais freqüentes, fisioterapia respiratória e o uso da posição supina. Esses fatores devem ser eliminados ou reduzidos ao mínimo possível. As drogas betamiméticas e as xantinas, que sabidamente aumentam o relaxamento do esfíncter esofágico inferior e conseqüentemente os episódios de refluxo, devem ter o seu uso questionado. As xantinas, que possuem uma margem terapêutica elevada e que são usadas em recém-nascidos prematuros para estimular a respiração, devem ser mantidas na margem mínima de seu nível terapêutico.

A postura supina, o decúbito lateral direito e o uso da posição ereta em carrinhos anti-refluxo com cintos de segurança agravam os episódios de refluxo gastresofágico e devem ser evitados. Recomenda-se a posição prona com 30 graus de elevação da cabeceira ou a posição em decúbito lateral esquerdo, sendo estas duas últimas posições reconhecidas como de risco para a síndrome da morte súbita. Quando utilizadas, a criança deve ser rigorosamente monitorizada. Em neonatos não-monitorizados ou fora do ambiente hospitalar as mesmas devem ser contra-indicadas. No momento existe uma tendência para não recomendar estas medidas posturais em crianças menores de um ano de idade.

Recomenda-se o aleitamento materno ou uso do leite humano sempre que for possível. Estudos comparando o leite humano com diferentes fórmulas padronizadas demonstraram menores episódios de refluxo e melhor tempo de esvaziamento gástrico no primeiro grupo. Algumas estratégias práticas podem minimizar os episódios de refluxo: 1. alimentação com pequenos volumes e aumento da freqüência; 2. nas crianças alimentadas por gavagem, deve ser administrado o alimento em pequenos *bolus*, para evitar a distensão gástrica; 3. minimizar ou evitar o uso de medicações orais que sejam hiperosmolares.

O uso de fórmulas enriquecidas com cereais tipo arroz, farinha de alfarroba, ou alginato de sódio, para aumentar a consistência do alimento, tem mostrado resultados divergentes em diferentes estudos. Leva a aparente alívio dos sintomas, por reduzir o número de golfadas e muitas vezes o choro intenso da criança, porém não diminuem verdadeiramente os picos de refluxo; pelo contrário, podem perpetuá-lo ao dificultar o esvaziamento gástrico. Além disso, têm sido relatados, como efeitos colaterais, constipação e tosse pós-prandial.

Em crianças com história familiar de atopia e que não respondem às medidas clássicas ou ao tratamento farmacológico, deve ser iniciada uma prova terapêutica com dieta hipoalergênica. A história alimentar materna durante a gravidez e a lactância deve ser investigada quanto ao consumo exagerado de proteínas altamente alergenizantes. Se positiva e caso se opte por continuar o aleitamento materno, essas proteínas devem ser suspensas da dieta materna.

Tratamento farmacológico

- *Procinéticos:* têm sido utilizadas várias drogas conhecidas como procinéticas, por estimularem a motilidade gástrica através de diferentes mecanismos, por exemplo: 1. drogas que aumentam a condução colinérgica (betanecol); 2. inibidores dos receptores dopaminérgicos (metoclopramida); 3. drogas que aumentam a liberação de acetilcolina, estimulando os receptores serotoninérgicos dos neurônios do plexo mioentérico; 4. drogas que estimulam os receptores de motilina.
- *Betanecol*: o betanecol aumenta a condução muscarínica colinérgica, o que leva ao aumento do tônus do esfíncter esofágico inferior e da velocidade e amplitude da peristalse esofágica. Por ser agonista dos receptores muscarínicos, incrementa a secreção de saliva e dos brônquios e contribui para a provocação de broncoespasmo. Os efeitos colaterais não são toleráveis em neonatos de alto risco com problemas respiratórios. Não está disponível comercialmente no mercado brasileiro.

- *Metoclopramida*: a metoclopramida incrementa a peristalse, aumenta o esvaziamento gástrico e o tônus do esfíncter esofágico inferior. Entretanto pode causar efeitos colaterais indesejáveis, tais como sedação, irritabilidade, problemas alimentares e, sobretudo, sinais e sintomas extrapiramidais. Não se recomenda o seu uso em neonatos.
- *Eritromicina*: a eritromicina, um antibiótico macrolídeo, possui efeitos procinéticos agindo diretamente sobre os receptores de motilina. Tem sido testado em crianças acima de 32 semanas de gestação e atua estimulando o complexo motor migratório, incrementando o número e a amplitude das contrações antrais e duodenais. Esses efeitos não foram observados em crianças menores. Seu uso, por enquanto, não está recomendado em neonatos.
- *Cisaprida*: está associada à melhora da peristalse intestinal, aumento da pressão do esfíncter esofágico inferior, redução do número de episódios de refluxo gastresofágico e menor tempo de exposição da mucosa esofágica ao conteúdo ácido do estômago. Têm sido relatados alguns efeitos colaterais indesejáveis, tais como alongamento do intervalo QTc no ECG e arritmias ventriculares. Esses efeitos estiveram quase sempre associados a cardiopatias congênitas e ao uso concomitante de outras drogas com xantinas, antibióticos macrolídeos, bloqueadores H2 e antifúngicos, como o cetoconazol. A dose recomendada de cisaprida é de 0,2 mg/kg/dose, 4 vezes ao dia, 30 a 45 minutos antes das refeições. Recomenda-se a realização de ECG antes do início do tratamento. É a droga mais eficaz e de primeira escolha para o tratamento da DRGE comprovada.

Não existem, até o momento, recomendações para o uso da domperidona e bromoprida na DRGE em neonatos.
- *Bloqueadores H2 e inibidores da bomba de prótons*: devem ser usados na presença de DRGE e suas complicações. Estão formalmente indicados na presença de esofagite, manifestações supra e extra-esofágicas, neonatos com síndrome da angústia respiratória, após cirurgia de reparo do esôfago por atresia ou fístula e em pacientes traqueostomizados. O betabloqueador H2 recomendado é a ranitidina na dose de 4 a 8 mg/kg/dose, duas a três vezes por dia. A dosagem do omeprazol, o único inibidor de bomba de prótons usado nessa faixa etária, e que deve ser reservado sempre para os casos mais graves, é de 0,7 a 3,3 mg/kg/dose.

O uso de drogas protetoras da mucosa gástrica, tais como o sucralfato e os antiácidos neutralizantes, como hidróxido de alumínio ou de magnésio, não é rotineiramente indicado em neonatos, por sua baixa eficácia e pela possibilidade de efeitos colaterais tóxicos, diarréia ou constipação (Quadro 34-2).

Tratamento cirúrgico

Não existe nenhum consenso entre gastrenterologistas e cirurgiões pediátricos acerca das indicações, dos tipos e da época da cirurgia entre neonatos e lactentes jovens, arbitrariamente crianças menores de seis meses. A cirurgia geralmente é indicada quando as medidas ou manobras clássicas anti-refluxo e o tratamento farmacológico falham, ou quando complicações da DRGE podem ser antecipadas. Determinadas crianças, tais como aquelas com anomalias estruturais congênitas do intestino anterior – atresia de

Quadro 34-2. Drogas usadas no tratamento do refluxo gastresofágico em crianças

Medicamento	Dose Oral Recomendada	Reações Adversas/Precauções
Antagonistas de Receptor H2		
Cimetidina	40 mg/kg/dia, 3 ou 4 vezes por dia	Erupção, bradicardia, vertigem, náusea, vômito, hipotensão, ginecomastia, redução do metabolismo hepático da teofilina e outros medicamentos, neutropenia, trombocitopenia, agranulocitose. Reduzir a dose em pacientes com insuficiência renal
Ranitidina	5 a 10 mg/kg/dia, 3 vezes por dia	Cefaléia, vertigem, fadiga, irritabilidade, erupção, constipação, diarréia, trombocitopenia, elevação das transaminases. Reduzir a dose em pacientes com insuficiência renal
Nizatidina	10 mg/kg/dia, 2 vezes ao dia	Cefaléia, vertigem, constipação, diarréia, náusea anemia, urticária. Reduzir a dose em pacientes com insuficiência renal
Famotidina	1 mg/kg/dia, 2 vezes ao dia	Cefaléia, vertigem, constipação, diarréia, náusea Reduzir a dose em pacientes com insuficiência renal
Inibidores da bomba de prótons		
Omeprazol	1 mg/kg/dia, 1 a 2 vezes ao dia	Cefaléia, diarréia, dor abdominal, erupção, constipação, deficiência de vitamina B12
Lanzoprazol	Dose pediátrica não definida	Cefaléia, diarréia, dor abdominal, náusea, transaminases elevada, proteinúria, angina, hipotensão
Pantoprazol	Dose pediátrica não definida	Cefaléia, diarréia, dor abdominal e náusea.
Rabeprazol	Dose pediátrica não definida	Cefaléia, diarréia, dor abdominal e náusea
Pró-cinético		
Cisaprida	0,8 mg/kg/dia	Casos raros de séria arritmia cardíaca (FDA recomenda ECG antes da administração). Precaução com interação medicamentosa. Não usar em pacientes com alterações hepáticas, cardíacas ou eletrolíticas (FDA recomenda dosar K, Ca, Mg e creatinina antes de administrar

esôfago e fístula traqueoesofágica; doenças respiratórias crônicas – displasia broncopulmonar, fibrose cística do pâncreas e crianças incapazes de proteger a sua via aérea superior – encefalopatias crônicas, podem se beneficiar da indicação precoce da cirurgia de fundoplicatura e gastrostomia. Existem várias técnicas cirúrgicas, porém a mais usada é a fundoplicação de Nissen, acompanhada ou não de gastrostomia.

A cirurgia anti-refluxo não deve ser indicada com a expectativa de que o paciente não necessitará a curto ou longo prazo de tratamento farmacológico ou que a mesma prevenirá neoplasia ou outras complicações da DRGE, tais como o esôfago de Barrett.

Exemplos manométricos dos mecanismos de DRGE em prematuros. Todos os quatro mecanismos propostos estão associados à queda do pH esofágico: a) relaxamentos transitórios espontâneos de EEI com queda concomitante do pH esofágico. Mecanismo predominante em 87% dos refluxos não-ácidos e 74% dos refluxos ácidos; b) relaxamentos transitórios do EEI ocorrem após o início da contração esofágica; c) múltiplas deglutições associadas ao relaxamento do EEI; d) falhas na peristalse esofágica também estão associadas ao relaxamento do EEI.

BIBLIOGRAFIA

Carlos MA, Babyn PS, Marcon MAA, Moore AM. Changes in gastric emptying in early postnatal life. *J Peditr* 1997;130:931-937.

Di Lorenzo C, Orestein S. Fundiplication: friend or foe? *J Pediatr Gastroenterol Nutr* 2002;34:117-124.

Jadckerla SR. Gastroesophageal reflux in the neonate. *Clin Perinatol* 2002;29:135-157.

Newel SJ. Chapman S, Booth IW. Ultrasonic assement of gastric emptying using in preterm infant. *Arch Dis Child* 1993;69:32-34.

Newell SJ, Booth IW, Morgan MEI et al. Gastroesophageal reflux in preterm infants. *Arch Dis Child* 1989;64:780.

Newell SJ, Sarkar PK, Durbin GM et al. Maturation of the lower Oesophageal sphincter in the preterm baby. *Gut* V 1988;29:167-172.

Novack DA. Gastroesophageal reflux in the preterm infant. *Clin Perinatol* 1996;23:305-320.

Omari T, Snell A, Barnett C et al. Measurement of upper esophageal sphincter tone and relaxation during swallowing in premature infants. *Am J Phisiol* 1999;277:G862-G866.

Omari TI, Bennigma MA, Haslam RR et al. Lower esophageal sphincter position in premature infants cannot be correctly estimated with current formulas. *J Pediatr* 1999;135:522-525.

Omari TI, Miki K, Fraser R et al. Esophageal body and lower esophageal sphincter function in healthy premature infants. *Gastroenterol* 1995;109:1757-1764.

Omari TI, Miki K, Fraser R et al. Mechanisms of gastroesophageal reflux in healty premature infants. *J Pediatr* 1998;133:650-654.

Orenstein SR. Gastroesophageal Reflux. In: Wyllie R. and Hyams JS. *Pediatric Gastrointestinal Disease. Pathophysiology, Diagnosis, Management*. Philadelphia: W.B. Saunders & Company, 1999. p 164-187.

Rasquin Weber A. Sucking and swallowing disorders and diseases of the esophagus. Gastroesophageal reflux. In: Roy CC, Silverman A, Allagille D. In: *Pediatric Clinical Gastroenterology*. 4th ed. St. Louis: Mosby, 1995. p 142-174.

Rudolph C, Mazur L, Liptack G et al. Guidelines for evaluation and treatament of gastroesophageal reflux in infants and children. Recomendation of the North American Society for Pediatric Gastroenterology and Nutrition. *J Pediatr Gastroenterol Nutr* 2001;32(supl 2):01-31.

Skopnik H, Silney J, Hüber O et al. Gastroesophageal reflux in infants: evaluation of a new intraluminal impedance technique. *J Pediatr Gastroenteral Nutr* 1996;23:591-598.

Spitzer AR, Boyle JT, Tuchman DN et al. Awake apneia associated with gastroesophageal reflux. A especific clinical syndrome. *J Pediatr* 1984;104:200-205.

Vandeplas I, Hassal E. Mechanism of gastroesophageal reflux and gastroesophageal reflux disease. *J Pediatr Gastroesophageal Nutr* 2002;35:119-136.

Vandeplas I. *Oesophageal pH monitoring for gastroesophageal reflux in infants and children*. Baffins Lane, Chichester: John Wiley & Sons Ltda, 1992.

Wenzl TG. Moroder C, Trachterna M *et al*. Esophageal pH monitoring and impedance measurement: a comparision of two diagnostic test for gastroesophageal reflux. *J Pediatr Gastroenterol Nutr* 2002;34:519-523.

35 ENTEROCOLITE NECROSANTE

Rafael Del Castillo Villalba ◆ Danielle Plubins Bulkool

INTRODUÇÃO

A enterocolite necrosante (ECN) é uma patologia clínico-cirúrgica do abdome, própria do recém-nascido e lactente jovem. É de origem desconhecida e compromete, principalmente, crianças prematuras e de baixo peso no nível II ou III das Unidades de Cuidados Intensivos, freqüentemente na fase de convalescência de doenças cardiopulmonares ou hipóxico-isquêmicas associadas à prematuridade. Está associada a altos índices de morbidade e mortalidade. É a causa mais comum de perfuração intestinal e de síndrome do intestino curto entre recém-nascidos e lactentes assistidos em UTI.

A crescente importância da ECN é enfatizada pelos dados do National Institute of Child Health and Human Development (NICHD) Neonatal Network, que documentou uma incidência de 10,1% de ECN em um grupo de 2.681 neonatos de muito baixo peso. Entre os recém-nascidos com ECN comprovada, a taxa de mortalidade global foi de 29%, indicando que a mortalidade nesse grupo foi de 2,9%. Em outro estudo, também da NICHD Neonatal Network, a mortalidade global entre 1.765 neonatos de muito baixo peso foi de 26%. Portanto, a ECN responde por pelo menos 10% de todas as mortes entre neonatos prematuros, apesar do ótimo tratamento intensivo, médico-cirúrgico, desenvolvidos nos últimos anos.

EPIDEMIOLOGIA

A prematuridade é inquestionavelmente o fator de risco mais importante para o desenvolvimento da ECN. Em todas as principais séries relatadas, pelo menos 80% dos pacientes são pré-termos ou de muito baixo peso ao nascer. Entre os neonatos prematuros, a incidência de ECN parece aumentar em razão inversa à idade gestacional.

A idade do início da doença também é inversamente proporcional à idade gestacional. A ECN tende a se desenvolver mais tardiamente entre neonatos com peso de nascimento menor que 1.000 gramas; portanto, quanto mais imaturo for o recém-nascido ao nascimento, mais tardiamente será o início de uma possível ECN.

Usualmente se inicia nas duas primeiras semanas de vida, porém pode acontecer aos três meses de idade, sobretudo em recém-nascidos de muito baixo peso. Em crianças com estado imunológico muito comprometido ou gravemente desnutridas, a ECN pode apresentar-se em idade mais avançada. É comum durante a fase aguda da síndrome da angústia respiratória, síndrome hipóxico-isquêmica, insuficiência cardíaca secundária a cardiopatias congênitas, ou outras doenças neonatais agudas. Embora a doença ocorra predominantemente em neonatos prematuros, aproximadamente 10% dos casos acometem recém-nascidos limítrofes ou a termo, nos quais os fatores de risco incluem policitemia, cardiopatia congênita cianótica, diarréia crônica ou malformação obstrutiva do tubo digestivo, por exemplo, vólvulo ou megacólon congênito.

A incidência de ECN difere entre os diversos centros de cuidados neonatais. A incidência global varia entre 3% e 5% de todas as admissões em UTI. A incidência entre recém-nascidos com peso de nascimento menor que 1.500 gramas alcança 10% a 15%; naqueles com peso entre 500 e 750 gramas é maior, atingindo 13% a 20%; declina para 1% a 3% entre os neonatos com peso acima de 1.700 gramas. Como neonatos com peso entre 500-750 gramas representam uma proporção menor de internações em UTI neonatais, aproximadamente 10%, a média de peso ao nascimento de recém-nascidos com ECN, variam entre 1.350 a 1.500 gramas e a idade gestacional média entre 30 a 32 semanas.

Não há correlação entre sexo, raça ou tipo de parto e a ECN. Raramente tem sido relatada em gestações sucessivas e entre irmãos de gestações múltiplas. Ao contrário do esperado, é mais freqüente no primeiro gemelar, que habitualmente nasce com mais vitalidade que o segundo.

ETIOPATOGENIA

Embora existam muitos fatores de risco para o desenvolvimento da ECN, a prematuridade tem sido o mais consistente em estudos multicêntricos. Os fatores de risco estão relacionados a doenças, procedimentos ou complicações que possam produzir isquemia intestinal, infecção ou alteração dos processos digestivos. Entre esses estão a prematuridade, principalmente neonatos com menos de 1.500 gramas e adequados para a idade gestacional; síndrome hipóxico-isquêmica perinatal; hipotermia; gestações múltiplas ou partos iatrogênicos; uso de cocaína durante a gestação; insuficiência respiratória aguda; cateter umbilical arterial ou venoso; exsangüinotransfusão; policitemia; cardiopatia congênita; ausência de alimentação materna ou dietas hiperosmolares e enfermarias ou berçários colonizados por microrganismos enteropatogênicos. Entretanto recentes estudos multicêntricos, caso-controle, sugerem que esses fatores são igualmente prevalentes nas crianças com a doença e nos grupos controles. Trabalhos epidemiológicos enfatizam que a prematuridade é o fator de risco predominante, estando associado à imaturidade do sistema imune e da função gastrintestinal.

As teorias iniciais sobre a patogênese da ECN propõem uma relação entre a isquemia gastrintestinal, a alimentação enteral e os microrganismos entéricos.

Lesão hipóxico-isquêmica

A regulação do fluxo sangüíneo mesentérico no recém-nascido é mal compreendida, mas acredita-se que simule o "reflexo do mergulho", próprio dos animais aquáticos. Durante condições hipóxico-isquêmicas, esse reflexo seria o mecanismo de defesa que protege órgãos nobres como o cérebro e o coração, desviando sangue dos leitos vasculares mesentérico, renal e periférico. Estudos com porquinhos neonatos asfixiados demonstraram que o fluxo sangüíneo para o estômago, íleo e cólon é reduzido drasticamente durante o episódio hipóxico. Quando ressuscitados, a perfusão recrudesce, levando à congestão vascular e hemorragia da mucosa, secundários à lesão isquêmica dos vasos sangüíneos.

Experimentos em modelos animais apóiam a hipótese de que situações de hipóxia contribuam para a lesão da mucosa intestinal. Entretanto existem poucas evidências de que esse fator seja o responsável pela patogênese da ECN na maioria das crianças.

Dentre todos os fatores de risco hipóxico-isquêmicos sugeridos, a policitemia, a exsangüinotransfusão e possivelmente a exposição à cocaína estejam realmente relacionados à patogênese da ECN.

Alimentação enteral

Uma vez que 95% dos recém-nascidos com ECN receberam dieta precocemente, a alimentação enteral tem sido proposta como um importante fator de risco para a doença. Diversas hipóteses consideram que a imaturidade dos processos absortivos, da motilidade e da resposta imune gastrintestinal, a composição da dieta e da taxa de incremento do seu volume, assim como outras variáveis, contribuem para a patogênese da ECN. O leite humano é fator de proteção para esta patologia, reduzindo o risco de ECN. Estudos têm demonstrado que tanto o leite humano *in natura* quanto o pasteurizado reduzem sua incidência.

A hipótese inicial de que o retardo no início da dieta enteral em crianças com fator de risco diminuiria a incidência de ECN não é mais bem aceita. O adiamento da alimentação enteral em recém-nascidos que sofreram asfixia, ou com síndrome da angústia respiratória, ou com cateterismo umbilical, não reduz de forma consistente a incidência da doença. Ao contrário, pode ser mais prejudicial do que útil, no manejo das crianças com ECN. Essa demora eleva o risco de atrofia da mucosa intestinal, de colestase, da osteopenia da prematuridade e de outras complicações pelo jejum prolongado.

Fórmulas hiperosmolares e medicações também podem ter efeitos indesejáveis sobre a mucosa, o fluxo sangüíneo e a motilidade intestinal. A presença de altas doses de vitamina E, e mesmo de doses farmacológicas de indometacina, pode resultar em lesão da mucosa e aumentar o risco de ECN em pacientes suscetíveis.

O volume excessivo e o rápido incremento da alimentação enteral podem sobrepor à capacidade absortiva do intestino, principalmente na presença de motilidade intestinal prejudicada, levando à má-absorção intestinal. Os carboidratos mal absorvidos são fermentados pela flora bacteriana entérica, contribuindo para aumentar a produção de gás hidrogênio, metano e monóxido de carbono, resultando em intensa distensão abdominal. Esta, por sua vez, causa grande elevação da pressão intraluminal, culminando em redução do fluxo sangüíneo da mucosa e isquemia. Adicionalmente, a presença de gás em alta pressão no lúmen do intestino pode levar à dissecção das camadas da sua parede, produzindo pneumatose intestinal, podendo alcançar o sistema porta e as veias hepáticas através do peritônio.

Diversos estudos têm demonstrado que aumentos de volume na dieta superiores a 20-30 ml/kg/dia estão associados à maior incidência de ECN em neonatos de risco. Dois trabalhos recentes relataram segurança com volumes entre 30-35 ml/kg/dia. Os incrementos diários de volume na alimentação enteral devem depender da avaliação clínica do recém-nascido e da ausência de intolerância alimentar, recomendando-se aumentos entre 20-35 ml/kg/dia.

Agentes infecciosos e inflamação

Diversas investigações epidemiológicas apóiam a associação entre ECN e um ou mais agente infeccioso. Já foi relatado que a ECN pode ocorrer em epidemias ou surtos na presença de um agente microbiológico, entretanto raramente algum patógeno é identificado. Atualmente, com a utilização de técnicas de biologia molecular mais sensíveis e meios de cultura mais eficazes, tem sido possível a identificação do microrganismo em alguns casos. Os patógenos comumente encontrados em surtos e epidemias são *Escherichia coli, Klebisiella, Salmonella, Staphilococcus epidermidis, Clostridium butyricum, rotavírus, astrovírus* e outros enterovírus.

A suspeita de agentes transmissíveis na patogênese da doença é apoiada pela observação de que as epidemias se resolvem quando medidas de controle de infecção são reforçadas, como lavagem de mãos, uso de luvas e uso de roupas apropriadas nas Unidades de Cuidados Intensivos Neonatais. Outras evidências de que a ECN seja conseqüência de um processo infeccioso é a relação entre a mesma e a doença diarréica infantil dentro de uma comunidade ou entre o pessoal que circula nas Unidades Neonatais. Igualmente existe similaridade entre a ECN (patologia, sintomas, suscetibilidade) e muitas enterotoxemias de seres humanos ou animais. Tais doenças mediadas por enterotoxinas podem ocorrer secundariamente à infecção pelo *Clostridium difficili, Staphilococcus epidermidis* ou outros agentes produtores de enterotoxinas. Se a produção de enterotoxinas pela flora entérica gram-negativa exceder sua eliminação, pode predispor lesão na mucosa intestinal imatura. O fenômeno chamado de "transcitose", que é a capacidade de algumas cepas patogênicas como *E. coli* de atravessarem as células epiteliais, pode iniciar esse processo. A *E. coli* de pacientes com ECN apresenta esta capacidade em modelos experimentais. A endotoxina estimula as células inflamatórias do hospedeiro a produzirem vários mediadores da resposta inflamatória, tais como o fator de necrose tumoral e o fator ativador de plaquetas. Tanto esses fatores como outras citocinas inflamatórias podem iniciar e perpetuar o processo patológico caracterizado por necrose de coagulação, inflamação, aumento da permeabilidade intestinal, edema, hemorragia, trombose local e consumo de plaquetas. Trombocitopenia, neutropenia, choque hipovolêmico (perda de líquido para o terceiro espaço), acidose metabólica e diarréia hemorrágica são bastante similares às manifestações clínicas da ECN em neonatos humanos.

A hemolcultura é positiva em 20% a 30% dos pacientes com ECN. Até 1980, relatos sobre os patógenos bacterianos responsáveis pela doença demonstraram a predominância de *E. coli* e *Klebisiella*. Estudos mais recentes sugerem que o *S. epidermidis* seguido das bactérias gram-negativas são os microrganismos mais isolados em neonatos com ECN. Permanece por ser esclarecido se os microrganismos recuperados do sangue ou das culturas de líquido peritoneal são os patógenos primários ou invasores secundários, que ganham acesso à circulação sistêmica e ao peritônio através de uma mucosa seriamente comprometida.

PATOLOGIA

Tradicionalmente as alterações anatomopatológicas da ECN se caracterizam por graus variáveis de inflamação e necrose de coagulação. Esta última sempre foi correlacionada à isquemia, porém evidências recentes demonstram que também pode ocorrer em processos puramente infecciosos, uma vez que os mediadores da resposta inflamatória, tais como o fator de necrose tumoral alfa (FNT-α), e o fator ativador de plaquetas (FAP), em modelos experimentais, produzem a mesma lesão.

A inspeção superficial da peça ressecada ou do tecido de necropsia revela edema, hemorragias, úlceras e algumas vezes bolhas ou pequenos cistos preenchidos de ar, que vão da submucosa à subserosa e que correspondem às áreas de pneumatose intestinal, um achado típico de ECN, porém não-patognomônico.

Aproximadamente 50% das crianças apresentam envolvimento do intestino delgado e do cólon. Entre estas, 25% possuem apenas lesões colônicas e 25% apenas lesões no íleo. Em alguns casos, todo o intestino pode estar comprometido, desde o ângulo de Treitz até o reto, conhecido como ECN *totalis*. Isso pode ser observado nos casos fatais.

O exame anatomopatológico do tecido revela necrose de coagulação em 90% dos casos; resposta inflamatória aguda ou crônica em 90%, com presença de eosinófilos em 15%; úlceras em 75%; hemorragia em 70%; peritonite em 70%; crescimento bacteriano em 70%; e processos inflamatórios de regeneração ou reparo em 70%. A pneumatose intestinal está presente em apenas 50% dos casos.

MANIFESTAÇÕES CLÍNICAS

As manifestações da doença, usualmente, começam nas primeiras duas semanas de vida. O mecônio é eliminado normalmente, e os primeiros sintomas são distensão abdominal e retenção gástrica, com aumento do resíduo gástrico. Franca enterorragia é observada em aproximadamente 25% dos casos, porém a presença de sangue nas fezes é sinal cardinal, quando acompanhado de distensão abdominal e recusa alimentar.

As manifestações clínicas precoces de ECN, frequentemente, são inespecíficas e incluem sinais e sintomas subjetivos da síndrome séptica e da doença gastrintestinal. O quadro clínico inespecífico extra-intestinal inclui apnéia, bradicardia, letargia, instabilidade térmica, cianose, perfusão periférica lentificada, extremidades frias e acidose. Manifestações gastrintestinais mais específicas, porém não diagnósticas, estão relacionadas à presença de íleo, perda de líquido para terceiro espaço, coagulopatia local e hemorragia intestinal. Sinais e sintomas gastrintestinais incluem distensão e dor abdominal, vômitos, presença de resíduo gástrico, hematêmese, hematoquezia, sangramento vivo do reto, ausência de ruídos intestinais e diarréia. A última isolada é uma manifestação incomum de ECN. Com a progressão e gravidade da doença, podem ocorrer coagulação intravascular disseminada, choque (séptico ou hipovolêmico), ascite, peritonite e perfuração intestinal. Achados locais incluem hiperemia da parede abdominal anterior em torno do umbigo e no trajeto da veia umbilical, hiperemia no quadrante inferior direito com massa subjacente, representando perfuração local, com plastrão.

Distensão abdominal progressiva, deterioração do estado geral e presença de sangue nas fezes são sugestivas de ECN e indicam suspensão imediata da dieta, colocação de sonda gástrica aberta e início da propedêutica para confirmar ou afastar o diagnóstico.

CLASSIFICAÇÃO

A doença pode ser classificada de acordo com os critérios de Bell (Quadro 35-1) modificados. O estágio I representa doença subclínica (sem imagens radiológicas ou ultra-sonográficas) ou outro distúrbio gastrintestinal. Os estágios II ou III de ECN significam doença documentada. Progressão de um estágio para outro, geralmente, ocorre em 24 a 48 horas após o início dos sintomas. Uma vez estabilizada a doença, raramente haverá progressão para outro estágio. A maioria dos episódios de perfuração ocorre no estágio IIIB ou na transição entre IIIA e IIIB. Perfuração intestinal geralmente ocorre em 24 a 72 horas do início das manifestações em pacientes com ECN no estágio IIIA.

DIAGNÓSTICO

O diagnóstico de ECN deve ser suspeitado pelos dados da história clínica e por achados do exame clínico compatíveis com a doença e confirmado por exames de imagem, achados cirúrgicos e/ou anatomopatológicos.

Exames laboratoriais

A contagem total e diferencial das células sangüíneas ajuda pouco no diagnóstico específico de ECN, porém uma contagem absoluta de neutrófilos inferior a 1.500/m^3 indica prognóstico mais reservado. Trombocitopenia, tempos de protrombina e tromboplastina parcial prolongados e concentrações séricas do fator V inferiores a 40% são dados compatíveis com coagulação intravascular disseminada. Não raramente, observa-se em recém-nascidos com ECN contagem de plaquetas abaixo de 50.000/mm^3, uma taxa em torno de 38%, fato este correlacionado à evolução de maior gravidade e complicações hemorrágicas, tal como hemorragia intracraniana. Acredita-se que uma redução sucessiva das plaquetas para níveis inferiores a 100.000/mm^3 tem correlação estreita com gangrena intestinal e perfuração iminente.

As análises bioquímicas seriadas são mandatórias, porém os resultados são inespecíficos e estão mais relacionados à gravidade e complicações da doença. Hiponatremia (Na < 130 mEq/l) e acidose metabólica refratária e persistente sugerem a presença de sepse ou necrose intestinal.

Há crescimento bacteriano em um terço das amostras de hemocultura. As culturas de liquor são oportunas quando se suspeita de sepse ou meningite. As coproculturas costumam mostrar a flora entérica normal. Outras técnicas como a microscopia eletrônica e a PCR podem evidenciar a presença de vírus entérico ou outros microrganismos. A pesquisa de endotoxinas está indicada em algumas situações, sobretudo na suspeita de *Clostridium difficile*.

Radiologia

As imagens radiográficas apresentam um papel indispensável no diagnóstico de ECN e suas possíveis complicações. Os achados radiológicos típicos de ECN são observados em 87% dos pacientes antes do diagnóstico definitivo (Quadro 35-2). Radiografia em decúbito dorsal, lateral e na posição ereta geralmente demonstra a presença de edema de parede e distensão de alças, pneumatose intestinal (Fig. 35-1), gás na veia porta ou ar livre no peritônio. Radiografias seriadas podem mostrar alças fixas, um achado funesto que sugere perfuração intestinal.

Os exames radiográficos com contraste baritado são contra-indicados em pacientes com suspeita de ECN e suas complicações. Agentes de contraste solúveis em água,

Quadro 35-1. Critérios de Bell modificados para estadiamento e tratamento da ECN

Estágio	Sinais sistêmicos	Sinais digestivos	Sinais radiológicos	Tratamento
IA: ECN suspeita	Instabilidade térmica, apnéia, bradicardia, letargia	↑ Resíduo gástrico, distensão abdominal, vômitos, sangue oculto nas fezes	Normal ou distensão intestinal. Íleo leve	Dieta ∅, antibiótico por 3 dias, SOG descompressiva
IB: ECN	Os mesmos de IA	Sangue vivo pelo reto	Os mesmos de IA	Os mesmos de IA
IIA: ECN evidente	Os mesmos de IA	Os mesmos de IA e IB Diminuição ou ausência de ruídos intestinais, dor à palpação abdominal	Distensão intestinal, íleo, pneumatose	Os mesmos de IA, antibióticos por 7 a 10 dias
IIB: ECN evidente; moderadamente doente	Os mesmos de IIA, acidose metabólica, trombocitopenia	Os mesmos de IIA, dor abdominal evidente, presença ou ausência de celulite e/ou massa no quadrante inferior direito	Os mesmos de IIA, presença ou ausência de gás na veia porta, presença ou ausência de ascite	Os mesmos de IIA, antibióticos 14 dias, correção da acidose, reposição volêmica
IIIA: ECN avançada, gravemente doente, intestino não perfurado	Os mesmos de IIB, discreta trombocitopenia, hipertensão, bradicardia CIVD, apnéia, anemia, neutropenia	Os mesmos de IIB, sinais de peritonite, grave distensão e dor abdominal, eritema de parede	Os mesmos de IIB, ascite evidente	Os mesmos de IIB, reposição com cristalóides e colóides, EOT vent. mecânica, paracentese e intervenção cirúrgica, se não houver melhora em 24-48 horas
IIIB: ECN avançada gravemente; intestino perfurado	Os mesmos de IIIA, deterioração súbita abdominal	Os mesmos de IIIA, súbito aumento da distensão	Os mesmos de IIB, pneumoperitônio	Os mesmos de IIIA mais intervenção cirúrgica

Reproduzido de: Kliegman R. Necrotizing Enterocolitis. In: Burg FD, Ingelfinger JR, Wald ER, Polin RA. Current Pediatric Therapy, Philadelphia: WB Saunders, 1996.

Quadro 35-2. Achados radiográficos de apresentação da ECN

Achado	Incidência (%)
Pneumatose intestinal	91
Dilatação de alças intestinais	83
"Alça fixa" persistente	33
Líquido peritoneal (ascite)	29
Gás na veia porta	23
Pneumoperitônio	17

Reproduzido de: Motil, KJ. Enterocolite Necrosante. In: Oski, FA; De Angelis, RD; Feigin, RD and Warshaw, JB. Princípios e Prática em Pediatria. Rio de Janeiro: Guanabara Koogan, 1992.

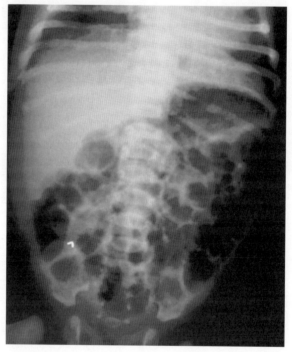

Fig. 35-1. Radiografia constatando presença de pneumatose intestinal.

como a gastrografina, metilglucamina diatrizoato, também estão contra-indicados pela sua alta osmalaridade. Outros agentes de contraste solúveis em água e não-iônicos, tais como a metrizamida, têm-se mostrado promissores, porém ainda não são usados rotineiramente.

Ultra-sonografia

Quando as radiografias simples de abdome e suas incidências clássicas para abdome agudo são normais ou inconclusivas, a ultra-sonografia tem-se mostrado útil para confirmar alguns achados da doença. No início da década de 1980, apareceram os primeiros trabalhos mostrando a presença de gás na circulação venosa portal e sistêmica. Duas anormalidades ultra-sonográficas foram observadas: partículas ecogênicas flutuando dentro da veia porta e placas ou manchas hiperecogênicas dentro do parênquima hepático. Outros achados ultra-sonográficos são o espessamento da parede intestinal e a presença de gás intramural. Outros métodos de imagem não têm se mostrado melhores, no diagnóstico de ECN, do que os exames radiológico e ultra-sonográfico.

TRATAMENTO

Clínico

A ECN pode manifestar-se com diferentes graus de gravidade. A forma de enterite leve apresenta-se com distensão abdominal e colite hemorrágica (Quadro 35-3). O estado mais grave é fulminante, semelhante àquele observado em pacientes com choque sépti-

Quadro 35-3. Manejo dos pacientes com enterocolite necrosante

Anormalidades	Intervenções	Objetivos
Infecção suspeita	Antibióticos de amplo espectro	Erradicação da infecção
Peritonite/perfuração intestinal	Antibióticos + cirurgia ou paracentese com drenagem local	Erradicação da infecção, remoção de alça necrosada e ascite
Distensão intestinal/íleo	Dieta Ø, descompressão gástrica (SOG), paracentese	Diminuir produção de gás intestinal, remover secreções Intestinais, descompressão abdominal
Hipotensão	Expansão volumétrica, agentes vasopressores	Restaurar a pressão arterial apropriada para a idade e pós-natal
Hipoperfusão/ necessidade de oxigênio	Expansão volumétrica, agentes inotrópicos e vasopressores, ventilação mecânica, oxigênio, hemotransfusões	Hemoglobina 12-14 g/dl, saturação de oxigênio > 95%, nível normal de lactato sérico, débito cardíaco normal
Disfunção de órgãos e sistemas	Expansão volumétrica, agentes inotrópicos e vasopressores, oxigênio, hemotransfusões, transfusão de plaquetas e plasma fresco, diuréticos, diálise	Normalizar ou reverter ventilação mecânica; anormalidades – renal: oligoanúria, escórias; hepática: bilirrubina, coagulopatia, albumina; pulmonar: gradiente alvéolo-arterial, hipercapnia; cardíacas: pressão arterial, débito cardíaco; SNC: nível de consciência; hematológicas: anemia, coagulação intravascular disseminada (se sangramento ativo)
Ingestão nutricional pobre	Alimentação parenteral	Reverter catabolismo, melhorar balanço nitrogenado
		Prevenir hipoglicemia

Reproduzido de: Kliegman R. Necrotizing Enterocolitis. In: Burg FD, Ingelfinger JR, Wald ER, Polin RA. Current Pediatric Therapy, Philadelphia: WB Saunders, 1996.

co por bactéria gram-negativa. Comumente faz parte de um processo mais amplo a síndrome da resposta inflamatória sistêmica (SIRS).

A distensão abdominal é um sinal importante e, quando significativo, pode reduzir a pressão arterial mesentérica, diminuindo o fluxo sangüíneo intestinal já previamente comprometido. O aumento da pressão intra-abdominal é conseqüência de muitos fatores, entre eles o aumento na produção de gás, estase, exsudato inflamatório e hemorrágico acumulado no intestino delgado, cólon e peritônio, e presença de ascite. Portanto, é imperativa a descompressão intestinal, através da colocação de uma sonda gástrica aberta e pausa alimentar, isto é, a suspensão da dieta oral ou enteral. Em algumas situações, em pacientes muito doentes, no estágio III da doença, é necessária a realização de paracentese e drenagem abdominal.

Em aproximadamente 20% a 30% dos pacientes com ECN há bacteremia associada, sendo mandatório o início de um esquema antibiótico de amplo espectro. Não existe um regime antimicrobiano único a ser recomendado, devendo estar de acordo com a faixa etária, com os germes mais comumente isolados na Unidade em que o paciente está internado e com os dados epidemiológicos do momento. O tratamento tradicional utiliza a associação de uma penicilina semi-sintética, a ampicilina, e um aminoglicosídeo, a amicacina, gentamicina ou tobramicina. Não raramente e principalmente na presença de peritonite, acrescenta-se a esse esquema uma cobertura para bactérias anaeróbicas, utilizando-se o metronidazol ou a clindamicina. Evidências mais recentes sugerem boa resposta ao uso de cefalosporinas de terceira ou quarta geração. A vancomicina deve ficar reservada aos casos suspeitos ou confirmados de infecção pelo *S. epidermidis* ou *aureus* meticilina-resistente. Sempre que possível, o esquema escolhido ou a troca de antimicrobiano deve estar de acordo com estudos microbiológicos de sangue, líquido peritoneal ou fezes do paciente em tratamento.

Uma vez a criança com estabilização hemodinâmica, hematológica e metabólica, deve-se instituir como suporte nutricional a nutrição parenteral total, por um período que varia entre uma e três semanas, na maioria dos casos. Essa forma de alimentação será, em algumas situações, a única fonte de aminoácidos, lipídeos e vitaminas.

O início ou reinício da alimentação enteral deve ser realizado com leite humano, sempre que possível, ou fórmulas apropriadas para a idade, preferencialmente elementares e com baixa osmolaridade, em pequenos volumes e aumentos gradativos. Devem-se seguir os seguintes critérios:

- Ausência de distensão abdominal.
- Ausência de sinais de peritonite.
- Ausência de fluxo retrógrado, drenagem de bile pela sonda enteral ou êmese.
- Atividade peristáltica presente, presença de ruídos intestinais ou eliminação de fezes.
- Nenhum sinal de obstrução intestinal. Ausência de massa abdominal.
- Nenhuma evidência de sangramento intestinal. Fezes com hemoteste negativo.
- Estabilidade cardiovascular, respiratória, hemodinâmica, hematológica e mesmo durante ventilação assistida.

Deve-se iniciar a dieta enteral com volumes de aproximadamente 1 a 3 ml/kg/vez com incrementos lentos variando de 20 a 35 ml/kg/dia, na dependência da evolução clínica. Durante a alimentação enteral, devem-se monitorizar os seguintes dados:

- Observar resíduo gástrico antes de cada dieta.
- Trocar a sonda gástrica a cada 12 ou 24 horas.
- Medir o perímetro abdominal antes de cada alimentação.
- Observar a presença de ruídos intestinais, massas, distensão ou sensibilidade abdominal.
- Registrar a freqüência e consistência das fezes.
- Determinar a presença de sangue vivo ou oculto nas fezes, através de hemotestes.
- Determinar a presença de substâncias redutoras nas fezes.

A alimentação enteral deve ser descontinuada na presença dos seguintes sinais de alerta:
- Resíduo gástrico de 50% ou mais do volume da dieta, em dois ou três intervalos.
- Distensão abdominal, ausência de ruídos intestinais ou presença de massa.
- Presença de sangue vivo ou oculto nas fezes.
- Deterioração clínica do paciente, respiratória, cardiovascular, hemodinâmica e/ou hematológica.
- Vômitos ou drenagem de bile.
- Presença de substância redutora em três amostras consecutivas.

Em neonatos criticamente doentes, isto é, na presença da síndrome da resposta inflamatória sistêmica, síndrome da angústia respiratória e/ou coagulação intravascular disseminada, as medidas intensivistas e de suporte devem ser precocemente instituídas e estar voltadas para esses problemas.

Cirúrgico

ECN é a emergência cirúrgica mais comum em neonatos, e sua taxa de mortalidade excede todas as cirurgias de malformação do trato gastrintestinal combinadas. Embora muitos recém-nascidos ou lactentes tenham sucesso com o tratamento clínico, 27% a 63% (48%) requerem cirurgia. Diversas complicações pós-operatórias estão relacionadas e não são raras. ECN é a principal causa de síndrome do intestino curto na infância. Apesar de tudo isso, as indicações para cirurgia, os procedimentos cirúrgicos e principalmente o manejo do paciente com síndrome do intestino curto não são universalmente aceitos e variam entre os serviços especializados.

O momento cirúrgico ideal não está bem estabelecido, mas é consenso que estaria indicado na presença de necrose intestinal, antes da ocorrência de perfuração. O grande desafio está em definir que critérios utilizar para caracterizar qual paciente e quando do este irá se beneficiar do tratamento cirúrgico precoce. Foi demonstrado que a presença de perfuração piora muito o prognóstico do paciente. A punção abdominal parece ser um bom critério para se definir o momento cirúrgico ideal. Por ser um método simples, é usado de maneira liberal e rotineira e às vezes repetido, quando necessário. É realizado no quadrante inferior esquerdo, tangencial à parede abdominal, até se obter líquido peritoneal. Os achados nesse líquido que mais se correlacionam às condições cirúrgicas são a cor e a presença ou não de bactérias, tanto no gram quanto na cultura. Quando se obtém um líquido peritoneal claro, amarelo-citrino ou turvo, opta-se pela manutenção do tratamento clínico e observação permanente. O líquido acastanhado ou escuro traduz necrose com perfuração iminente, estando indicada imediatamente cirurgia. A obtenção de material entérico significa quase sempre perfuração intestinal ou punção aspirativa de alça. As punções acidentais de alça são inócuas.

O tratamento cirúrgico consiste em laparotomia, limpeza da cavidade e ressecção dos segmentos lesados.

Em prematuros extremos, fora de condições anestésicas seguras, com massas abdominais palpáveis, pode-se realizar a drenagem cavitária com anestesia local, instituir antibioticoterapia e nutrição parenteral total, postergando-se algumas vezes, com sucesso, a cirurgia até que se tenha melhores condições clínicas. Em muitos desses pacientes com paracentese e drenagem, uma laparotomia exploradora é necessária após 24 a 72 horas, se o paciente estiver em melhores condições cirúrgicas.

Indicações absolutas para exploração cirúrgica:
- Pneumoperitônio.
- Paracentese positiva (intestino gangrenado).

Indicações relativas para exploração cirúrgica:
- Piora clínica.
- Eritema de parede abdominal.
- Massa abdominal fixa.
- Presença de gás no intestino ou sistema porta.
- Distensão abdominal persistente.

Não há indicação para exploração cirúrgica na presença de:
- Hemorragia intestinal grave.
- Dor abdominal.
- Obstrução intestinal.
- Ausência de gás em abdome com presença de ascite.

COMPLICAÇÕES

Os pacientes com suspeita ou comprovação de ECN devem ser acompanhados muitas vezes por longos períodos nos ambulatórios gerais e especializados, por equipe multidisciplinar.

As complicações que podem ocorrer imediatamente após a cirurgia estão relacionadas ao ostoma e à cicatrização da ferida.

As alterações da motilidade intestinal têm sido relatadas em pacientes com ECN com ou sem a presença de estenoses. A estenose intestinal está presente em 10% a 35% dos pacientes, e a maioria localiza-se no segmento disfuncionalizado, tipicamente o cólon.

Estenoses múltiplas são encontradas em um terço dos pacientes. Obstrução intestinal por aderências é relatada em aproximadamente 5%.

A Síndrome do Intestino Curto é a complicação mais séria da ECN. Refere-se à má-absorção que se desenvolve após ressecção de grandes segmentos de áreas de superfície absortiva. É relatada em 23% dos casos de ECN e depende da área e extensão ressecada.

A síndrome colestática se desenvolve em aproximadamente 27% dos pacientes após duas ou mais semanas de nutrição parenteral total. É caracterizada por níveis séricos de bilirrubina direta superiores a 2 mg/dl, hepatomegalia e aumento das transaminases. A colestase como complicação da nutrição parenteral total é um diagnóstico de exclusão, devendo ser investigadas todas as outras causas da doença. Com o início da alimentação, geralmente, há melhora e resolução em um período de um a três meses. Alguns casos com evolução menos satisfatória podem progredir, desenvolvendo cirrose e insuficiência hepática.

PREVENÇÃO

A principal e mais efetiva medida para reduzir a incidência de ECN é diminuir ou evitar o nascimento de crianças prematuras ou de muito baixo peso. A educação da população e sua conscientização quanto à necessidade do acompanhamento pré-natal são de fundamental importância.

Embora sejam necessários dados adicionais, parece razoável afirmar que evitar a prática agressiva de alimentação enteral, isto é, a utilização de fórmulas principalmente hiperosmolares e a progressão rápida do seu volume diário, principalmente em crianças com peso de nascimento menor que 1.500 gramas, reduziria a incidência de ECN.

Recomenda-se que se limite a ingesta enteral a 1-2 ml/kg nas primeiras 24-72 horas de vida, com aumentos diários lentos, não ultrapassando 20-35 ml/kg/dia. A avaliação da nutrição parenteral total sempre deverá ser requerida para a manutenção de um estado nutricional adequado.

A alimentação com o leite humano deve ser sempre incentivada e priorizada já que possui características nutricionais e protetoras únicas. Diversos trabalhos o apontam como eficaz na prevenção da doença. O leite humano é rico em fatores imunológicos, tais como as imunoglobulinas IgA secretória e não-secretória, IgG e IgM, lisozimas, lactoperoxidase, lactoferrina, interferon, fator bífido e elementos celulares, neutrófilos e linfócitos. A IgA neutraliza toxinas e inibe a invasão bacteriana. O leite materno também contém uma enzima chamada fator de atividade de plaquetas acetil hidrolase, que modifica o fator de atividade plaquetária, um importante mediador envolvido na patogênese da ECN.

O uso de antibióticos ou imunoglobulinas por via oral não tem se mostrado eficaz em estudos multicêntricos. Experiências com probióticos estão em andamento e, até o momento, não se justifica o seu uso como profilático da doença em neonatos. Há relatos sobre a utilização de vancomicina por via oral em surtos de Berçários ou Unidades de Cuidados Intensivos, onde o agente isolado predominante seja o *Clotridium difficili*.

Alguns estudos têm demonstrado que a acidificação dos alimentos diminui a taxa de colonização bacteriana em neonatos, ao alcançar um pH gástrico inferior a 4,0. Além disso, parece diminuir a incidência de ECN. Entretanto, até o momento, não foram realizados estudos multicêntricos que comprovem essas observações. É prudente evitar leites, drogas ou outros alimentos que alcalinizem o pH gástrico.

Trabalhos multicêntricos e randomizados têm relatado que o uso de corticóide no período pré-natal ou no momento do parto, em gestantes de risco ou em trabalho de parto prematuro, tem-se mostrado eficaz em diminuir as taxas de incidência de ECN.

Quadro 35-4. Taxas de sobrevida de recém-nascidos com ECN

Peso ao nascimento (g)	Taxa de sobrevida (%)
< 1.000	43
1.000-1.500	67
1.500-2.000	82
2.000-2.500	44
> 2.500	80

Reproduzido de: Motil, KJ. Enterocolite Necrosante. In: Oski, FA; De Angelis, RD; Feigin, RD and Warshaw, JB. Princípios e Prática em Pediatria. Rio de Janeiro: Guanabara Koogan, 1992.

PROGNÓSTICO

O prognóstico da ECN melhorou muito nas últimas décadas (Quadro 35-4), com os avanços na assistência ao neonato e lactente criticamente doente. O diagnóstico precoce e a instituição de uma abordagem terapêutica rápida e eficaz têm sido fundamentais nesse sentido.

O prognóstico é adversamente influenciado pelo grau de prematuridade (quadro e persistência de problemas cardiopulmonares que exigem assistência ventilatória). A ECN de início tardio possui melhor prognóstico que a de início precoce. A taxa de sobrevida global é de 70% a 80%. Quando classificados quanto ao tratamento clínico ou cirúrgico, as taxas de sobrevida são de 71% e 65%, respectivamente. Cerca de 90% dos sobreviventes são crianças saudáveis e normais. Embora 15% apresentem comprometimento neurológico, esta morbidade provavelmente não está relacionada diretamente à ECN, mas sim dentro do espectro de complicações inerentes à prematuridade e asfixia. Complicação gastrintestinal tardia é observada em 10% dos casos. O acompanhamento a longo prazo (um a 10 anos) dessas crianças demonstrou que, na ausência de ressecções extensas, mais que 25% de área ressecada, há boa recuperação da função gastrintestinal. Um pequeno número de crianças com ressecções muito extensas ou de áreas do intestino mais nobres apresenta diarréia crônica, intolerância à lactose ou síndrome do intestino curto.

BIBLIOGRAFIA

Caple J, Armentrout D, Huseby V, Halbardier B, Garcia J, Sparks JW, et al. Randomized, controlled trial of slow versus rapid feeding volume advancement in preterm infants. *Pediatrics* 2004;114(6):1597-600.

De Oliveira RG. Enterocolite necrotizante. Black Book. *Manual de referência de pediatria.* 2ª ed. Belo Horizonte: 2002. p 464-466.

Kliegman R. Necrotizing Enterocolitis. In: Burg FD, Ingelfinger JR, Wald ER, Polin RA. *Current Pediatric Therapy.* Philadelphia: W.B. Saunders & Company, 1996. p 217-220.

Kliegman RM. Neonatal necrotizing enterocolitis. In: Wyllie R, Hyams JS. *Pediatric gastrointestinal disease. Pathophysiology, diagnosis, management.* Philadelphia: W.B. Saunders & Company, 1999. p 455-465.

Motil KJ. Enterocolite necrosante. In: Oski FA, De Angelis RD, Feigin RD. and Warshaw JB. *Princípios e prática em pediatria.* Rio de Janeiro: Guanabara Koogan AS, 1992. p 409-416.

Stool BJ, Kliegman RM *et al.* Necrotizing enterocolitis. *Clinics in Perinatology* 1994;21(2):205-455.

Vanderhoof JA. Short bowel syndrome. *Clinics in Perinatology* 1996 june; 23:(2):377-386.

Velhote MCP, Velhote CEP. Enterocolite necrosante. In: Barbieri D, Koda YKL. *Doenças gastroenterológicas em pediatria.* São Paulo: Atheneu, 1996. p 433-439.

Yazbeck S. Gastrointestinal emergencies of the neonate. Necrotizing enterocolitis. In: Roy CC, Silverman A, Allagille D *et al. Pediatrics clinical gastroenterology.* St Louis: Mosby-Year Book, 1995. p 86-95.

36 IMUNIZAÇÃO EM RECÉM-NASCIDOS

José Laerte Boechat

INTRODUÇÃO

Desde os estudos pioneiros de Jenner no século XVIII, as vacinas têm sido uma importante arma na prevenção de doenças que assolam a humanidade. O controle e até mesmo a erradicação de graves enfermidades, tal qual já ocorreu com a varíola e espera-se alcançar com a poliomielite nos próximos anos, demonstram claramente a alta eficácia e segurança das vacinas hoje disponíveis.

Dentre as diversas vacinas (imunização ativa) recomendadas pela Sociedade Brasileira de Pediatria (Quadro 36-1), o BCG e a vacina contra a hepatite B são preconizados

Quadro 36-1. Calendário Vacinal 2003 – Departamento de Infectologia da Sociedade Brasileira de Pediatria (SBP)

Idade	Vacinas
Ao nascer	BCG intradérmico[1] + vacina contra hepatite B (VHB)[2]
1 mês	VHB
2 meses	DPT + vacina oral contra pólio (VOP) + vacina contra *H. influenzae* b (Hib)
4 meses	DPT + VOP + Hib
6 meses	DPT + VOP + VHB + Hib
9 meses	Vacina contra sarampo (VS)[3]
15 meses	DPT + VOP + Hib + vacina tríplice viral (VTV)[3]
4 a 6 anos	DPT + VOP
7 a 10 anos	BCG[4]
14 a 16 anos	Duplo tipo adulto (dT)[5]

[1]Não sendo possível, aplicar no primeiro mês de vida.
[2]De preferência, dentro das 24 horas de vida ou, ao menos, antes de alta da maternidade. A vacina pode ser feita em qualquer idade, em um total de três doses, com um mês entre a primeira e a segunda dose, e seis meses entre a primeira e a terceira doses.
[3]Nota técnica recente do Programa Nacional de Imunizações (PNI)/Ministério da Saúde estabelece que a partir de 1º de janeiro de 2003 não será mais aplicada a vacina contra o sarampo aos nove meses de idade, sendo administrada apenas a VTV aos 12 meses de idade (e não mais aos 15 meses).
[4]Enquanto são aguardados estudos em curso, a aplicação ou não desta segunda dose deve obedecer à política regional de saúde (Estadual ou Municipal).
[5]Repetir a cada 10 anos.
Obs.: vacinas contra varicela e hepatite A – havendo possibilidade e disponibilidade, podem ser aplicadas a partir de 12 meses.

para serem administradas no período neonatal, preferencialmente antes da alta da maternidade. Com relação à imunoprofilaxia com imunoglobulinas ou anticorpos monoclonais (imunização passiva), destaca-se a prevenção da infecção pelo vírus sincicial respiratório (VSR).

O objetivo do presente capítulo é discutir a importância dessas vacinas no período neonatal, ressaltando o papel fundamental dos profissionais de saúde que lidam com gestantes e recém-nascidos (RN) na prevenção das formas graves de tuberculose, da transmissão perinatal do vírus da hepatite B (VHB) e da infecção pelo VSR.

BCG

Introdução

A tuberculose é uma doença infecciosa sistêmica, causada pelo *Mycobacterium tuberculosis* (MT), que acomete preferencialmente o trato respiratório. A maioria das pessoas infectadas pelo MT apresenta infecção latente. Entre adultos imunocompetentes com infecção latente, 5% a 15% desenvolverão tuberculose durante a vida. As chances de uma infecção latente progredir para doença ativa em recém-nascidos e crianças é substancialmente maior que na maioria dos outros grupos etários. Na ausência de tratamento adequado, crianças menores de 2 anos de idade estão sob alto risco de desenvolverem formas graves de tuberculose, como a meningite tuberculosa ou a tuberculose miliar.

No Brasil, existem cerca de 40 milhões de indivíduos infectados pelo MT, com cerca de 90 mil casos novos notificados a cada ano, dos quais 6% morrem em decorrência da doença. O coeficiente de incidência é superior a 50 casos/100.000 habitantes. Nos EUA, a incidência gira em torno de nove casos/100.000 habitantes.

A redução na incidência da tuberculose pode ser alcançada principalmente através da melhoria das condições de vida, do diagnóstico precoce e tratamento dos doentes. Outras medidas como a quimioprofilaxia e a vacinação com BCG complementam as medidas utilizadas para o controle dessa doença.

O BCG confere proteção contra as manifestações graves da primoinfecção, causadas pela disseminação hematogênica, tais como a forma miliar e a meningoencefalite, mas não evita a infecção tuberculosa. A vacina não protege os indivíduos já infectados pelo MT. Logo, nos países com elevada prevalência de infecção tuberculosa, como o nosso, as crianças devem ser vacinadas imediatamente após o nascimento.

Histórico

Dentre as vacinas de uso rotineiro, o BCG é a mais antiga, sendo utilizada atualmente em mais de 100 países. Desde 1960, mais de quatro bilhões de pessoas receberam a vacina em todo o mundo. O BCG (bacilo de Calmette-Guérin) é uma vacina de microrganismos vivos derivada de cepas de *Mycobacterium bovis* que foram atenuadas por Calmette e Guérin no Instituto Pasteur, França. Sua primeira administração em humanos ocorreu em 1921.

Indicações

No Brasil, o BCG faz parte do calendário de rotina do Programa Nacional de Imunizações (PNI), sendo prioritariamente indicada para as crianças de 0 a 4 anos de idade e obrigatória para menores de 1 ano, como dispõe a Portaria n° 452 de 06/12/76 do Ministério da Saúde. A aplicação precoce do BCG, imediatamente após o nascimento, é uma recomendação da Organização Mundial de Saúde (OMS) como parte do Programa Ampliado de Imunizações (PAI), sendo considerada medida eficaz na proteção de crianças que vivem em países com alta prevalência de tuberculose.

Em virtude das diferenças na epidemiologia da tuberculose, o BCG não é utilizado rotineiramente nos países desenvolvidos, tais como Japão e EUA, apesar do aumento na incidência de casos de tuberculose na última década associado ao advento da AIDS. Estudos de viabilidade econômica em regiões de baixa incidência de tuberculose (Japão) têm demonstrado que os custos da vacinação universal com a BCG superam os custos de tratamento das crianças com a doença.

Nas condições atuais da epidemiologia da tuberculose no Brasil, recomenda-se que a vacina seja aplicada ainda no Berçário, sendo essa a época em que se consegue a melhor cobertura vacinal. Os recém-nascidos de mães com AIDS e as crianças soropositivas para HIV sem sintomas de AIDS e tuberculino-negativas devem ser vacinados normalmente. Apesar de não constituir uma contra-indicação absoluta, é recomendável adiar a vacinação em crianças com peso inferior a 2.000 gramas até que se atinja esse peso ou complete dois meses de idade, pela possível diminuição na resposta imunológica vacinal (Quadro 36-2).

Contra-indicações

- Relativas: a vacinação deverá ser adiada até a resolução da situação apontada:
  - Recém-nascidos com peso inferior a dois quilos (prematuros ou a termo).
  - Afecções dermatológicas no local da vacinação ou generalizadas.
  - Uso de imunossupressores.
  - Doença febril aguda.
- Absolutas:
  - Imunodeficiência congênita.
  - HIV positivos adultos (independentemente dos sintomas) e crianças sintomáticas.

Administração da vacina

A aplicação do BCG é rigorosamente intradérmica (BCG-ID), na altura da inserção inferior do músculo deltóide direito, visando facilitar a verificação da presença de cicatriz vacinal. A dose é de 0,1 ml.

É interessante destacar que em alguns países, tais como Japão, Estados Unidos e Inglaterra, prefere-se administrar o BCG pela via percutânea (BCG-PC) para minimizar o

Quadro 36-2. Vacinação de RN prematuros

Vacina		Peso
	> 2.000 g	< 2.000 g
BCG	Ao nascer	Adiar vacinação até atingir 2.000 g ou dois meses de idade

risco de complicações locais e pela facilidade da técnica. Entretanto, demonstrou-se recentemente que tanto *in vivo*, como *in vitro*, a vacina BCG-ID apresenta melhor capacidade de estimular a resposta imune mediada por células quando comparada com a BCG-PC (83% *vs.* 40%, respectivamente).

Dessa forma, considera-se pouco prudente utilizar a técnica percutânea no Brasil, onde a prevalência de tuberculose é muito mais elevada do que nos países onde a mesma foi adotada.

Eficácia

O grau de proteção conferido pela vacina com o BCG sempre foi motivo de controvérsia. Diversos estudos realizados desde 1935 com a vacina por via parenteral mostravam resultados divergentes, com níveis de proteção variando de 0% a 80%. Essa disparidade provavelmente estava relacionada à falta de vacina padronizada, à não-uniformidade da técnica de aplicação e às diferentes metodologias utilizadas nos estudos. Em conseqüência dessas dificuldades e da falta de testes sorológicos determinantes da soroconversão ou proteção, até o momento não foi possível estabelecer um método capaz de avaliar a eficácia protetora individual da vacinação com o BCG.

Com a finalidade de esclarecer essas dúvidas, foi realizado em 1968 um estudo controlado sobre a vacina em Chingleput (Índia), com metodologia aprovada pela OMS, envolvendo mais de 250.000 pessoas de todas as faixas etárias. Os primeiros resultados, após sete anos e meio de seguimento, revelaram efeito protetor nulo do BCG no que diz respeito ao aparecimento de tuberculose pulmonar bacilífera na população vacinada. Entretanto, após 15 anos de acompanhamento, observou-se proteção de 45% no grupo etário abaixo dos 15 anos.

Nos últimos anos, dois estudos de metanálise, avaliando a literatura publicada sobre a eficácia do BCG na prevenção da tuberculose, têm auxiliado no cálculo da eficácia protetora da vacina.

A primeira metanálise, realizada em Londres em 1993, incluiu dados de dez estudos clínicos randomizados e oito estudos de caso-controle publicados desde 1950. Os resultados dessa análise indicam um efeito protetor de 86% do BCG contra tuberculose miliar e meningoencefalite tuberculosa em estudos clínicos e de 75% em estudos de caso-controle. Com relação à eficácia da vacina em proteger contra a tuberculose pulmonar, os resultados variaram significativamente entre os 18 estudos, impedindo a estimativa de uma taxa de proteção.

O segundo estudo, realizado em Harvard em 1994, revisou os resultados de 14 estudos clínicos e 12 estudos de caso-controle, demonstrando que, na média, o BCG reduz significativamente o risco de tuberculose em 50%. Os pesquisadores demonstraram também que a eficácia vacinal foi maior nos estudos realizados em populações nas quais os indivíduos foram vacinados precocemente durante a infância (recém-nascidos e lactentes). A vacina aplicada nessa faixa etária reduz o risco de todas as formas de tuberculose, sendo essa proteção superior a 80% quando o diagnóstico da doença foi feito utilizando métodos laboratoriais confirmatórios.

Em resumo, o que se pode dizer sobre a eficácia do BCG é que a vacina apresenta ótimos níveis de proteção contra formas graves de tuberculose na infância (superiores a 80%). A vacina parece não oferecer proteção adequada contra reativação endógena do bacilo, e a proteção contra formas pulmonares da doença em adolescentes e adultos não foi confirmada.

A despeito dos resultados conflitantes obtidos em estudos envolvendo diferentes vacinas e populações distintas, a vacina permanece tendo sua indicação na proteção de crianças muito jovens contra formas graves e disseminadas da doença. Dentre as diferentes informações que fortalecem a necessidade de vacinar com BCG no início da vida, há os exemplos de Cuba e Chile, que, com a vacinação maciça, lograram o desaparecimento da meningoencefalite tuberculosa.

Esses achados nos permitem afirmar que a vacina é útil e importante instrumento na luta contra a tuberculose, devendo sua aplicação ser estimulada em todas as crianças, o mais precocemente possível.

Evolução da lesão vacinal e reações adversas

A vacina BCG não provoca reações gerais, tais como febre ou mal-estar. Normalmente, nos menores de um ano, grupo prioritário, a reação local da vacina é de evolução lenta e benigna, variando de indivíduo para indivíduo.

Desde que a injeção intradérmica seja corretamente aplicada, a lesão vacinal evolui da seguinte forma:

- Em torno da segunda semana, palpa-se uma zona endurecida cujas dimensões variam de 3 a 9 mm.
- Da quinta à sexta semana, o centro dessa lesão amolece, formando uma crosta.
- Quando essa crosta cai, deixa em seu local uma úlcera de cerca de 2 a 6 mm de diâmetro, que desaparece lentamente, entre a oitava e a décima terceira semana, deixando como resultado uma cicatriz plana, com diâmetro de 3 a 7 mm. Em alguns casos, essa cicatrização é mais demorada, podendo prolongar-se até o quarto mês e, raramente, além do sexto mês.

Não se deve colocar qualquer medicamento nem cobrir a úlcera resultante da lesão de evolução normal, apenas mantê-la limpa, usando água e sabão.

As complicações da vacina BCG, aplicada por via ID, são pouco freqüentes. A maior parte resulta de técnica imperfeita, como aplicação profunda (subcutânea), inoculação de dose excessiva ou contaminação. Em nosso meio foi descrito baixo porcentual de reações locais, em torno de 0,04%. Os abscessos representam 55% dessas complicações. As demais foram úlcera de evolução arrastada e adenopatia satélite volumosa e dolorosa.

As complicações decorrentes da vacinação podem ser classificadas em:

- Locais e regionais:
    - Úlcera com diâmetro superior a 1 cm (Fig. 36-1).
    - Abscessos subcutâneos frios.
    - Abscessos subcutâneos quentes (conseqüência de contaminação bacteriana).
    - Linfoadenopatia regional não-supurada.
    - Linfoadenopatia regional supurada.
    - Cicatriz quelóide.
    - Reação lupóide.

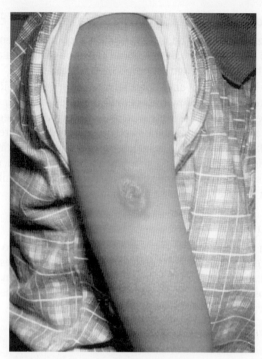

Fig. 36-1. Úlcera com diâmetro superior a 1 cm. (Cortesia do Prof. Edmilson Migowski (IPPMG/UFRJ.)

Resultantes de disseminação em pele, ossos e articulações, em órgãos do tórax, abdome e linfonodos e lesões generalizadas. Estas são complicações raras, e a disseminação das lesões geralmente está associada à deficiência imunológica.

O tratamento das reações locais é feito com o uso de isoniazida na dose de 10 mg/kg/dia, com exceção dos abscessos quentes (antimicrobianos), reação lupóide (esquema tríplice – isoniazida, rifampicina e pirazinamida) e cicatriz quelóide (não há tratamento específico). As complicações sistêmicas requerem tratamento com esquema tríplice por seis meses.

É interessante destacar que as reações ao BCG são mais freqüentes entre as crianças vacinadas no primeiro ano de vida.

Utilização do teste tuberculínico após a vacinação com o BCG

Não há indicação do uso rotineiro do teste tuberculínico (PPD) como método para avaliar a eficácia protetora do BCG.

Da mesma forma, a vacinação com BCG no Brasil não prevê a realização de teste tuberculínico prévio. Porém, sempre que possível, para crianças com mais de seis meses de idade que ainda não foram imunizadas, aconselha-se a realização do teste tuberculínico antes da vacinação. Tal prática possibilita utilizar a alergia tuberculínica como método diagnóstico da primoinfecção tuberculosa, com vistas a medidas profiláticas ou terapêuticas.

Interpretação do teste tuberculínico após a vacinação com o BCG

A vacina BCG induz hipersensibilidade tuberculínica freqüente e intensa. Logo, a distinção entre infecção por bacilo virulento e por BCG é impossível pela análise isolada do teste cutâneo: ambos induzem o mesmo tipo de resposta.

Ao contrário da reação provocada pela infecção com o bacilo virulento, que pode durar a maior parte da vida, a provocada pelo BCG tende a diminuir com o passar dos anos, variando o tempo com a dose usada, a idade e a técnica empregada. Em média, a alergia vacinal dura dois anos, diminuindo após esse período. Admite-se que um incremento na intensidade da reação tuberculínica posteriormente à vacinação esteja associado a uma superinfecção tuberculosa do vacinado. Assim, também, reações tuberculínicas com flictenas ou necrose central sugerem infecção natural virulenta e não costumam se associar à hipersensibilidade pós-vacinal.

Perspectivas futuras

As dificuldades na avaliação da eficácia vacinal e a baixa eficácia do BCG em prevenir doença pulmonar em adultos de áreas endêmicas têm direcionado esforços no sentido de se desenvolver uma nova geração de vacinas. Novas vacinas em desenvolvimento contra a tuberculose incluem vacinas de DNA, vacinas de subunidades do BCG, vacinas recombinantes e vacinas com *M. tuberculosis* atenuado.

HEPATITE B

Introdução

A hepatite B é uma doença para a qual ainda não existe um tratamento curativo eficaz. É transmitida por um vírus de DNA da família *Hepadnaviridae*, o vírus da hepatite B (VHB). Em comparação com o vírus da imunodeficiência humana (HIV), o VHB é cerca de 100 vezes mais infeccioso. Seus três principais marcadores sorológicos são o HBsAg (antígeno de superfície), o HBcAg (antígeno do core) e o HBeAg (marcador da replicação viral).

A transmissão do VHB pode ocorrer por via: a) vertical ou perinatal, da mãe para o filho no momento do parto; b) familiar ou horizontal, pela proximidade de relações entre crianças menores e contatos domiciliares; c) sexual, durante contato hetero ou homossexual e d) parenteral, através de sangue ou derivados contaminados. Atualmente, com a melhoria dos mecanismos de controle da qualidade dos produtos derivados do sangue, as vias não parenterais (vertical, horizontal e sexual) têm assumido grande importância na epidemiologia da transmissão do VHB.

Transmissão perinatal

Ocorre primariamente em recém-nascidos (RN) de mães HBsAg-positivas ou de mães com infecção aguda pelo VHB durante o terceiro trimestre de gravidez. As chances de transmissão perinatal do VHB correlacionam-se à presença de HBeAg no sangue materno; 90% das mães HBeAg-positivas transmitem o VHB para seus filhos. Essa forma de transmissão é pouco comum nos países desenvolvidos, mas ocorre com grande freqüência e é o modo mais importante de perpetuação do VHB em países em desenvolvimento, como o Brasil.

Embora o mecanismo preciso de transmissão perinatal do VHB seja desconhecido, e aproximadamente 10% das infecções possam ser adquiridas *in utero*, evidências epidemiológicas sugerem que a maioria das infecções ocorra no período do parto e não esteja relacionada ao aleitamento materno. Logo, a amamentação de neonato por mãe HBsAg-positiva não proporciona risco adicional de o recém-nascido contrair infecção pelo VHB.

Na maioria dos casos, a infecção aguda no RN é assintomática, mas a progressão para infecção crônica ocorre em 70% a 90% dos neonatos infectados. Destes, cerca de 25% morrerão de doença hepática crônica na fase adulta.

Mesmo quando não infectadas durante o período perinatal, as crianças de mães HbsAg-positivas permanecem sob alto risco de adquirir infecção crônica pelo VHB por transmissão horizontal, pessoa a pessoa, durante os primeiros cinco anos de vida.

Pelo exposto, fica clara a importância da participação dos profissionais de saúde que lidam com gestantes e lactentes na erradicação da transmissão perinatal do VHB em nosso meio, através da realização de triagem sorológica para hepatite B no pré-natal e da instituição de profilaxia pós-exposição nos RNs de mães HBsAg positivas imediatamente após o nascimento.

Profilaxia

Desde 1982, a prevenção da hepatite B baseia-se na imunoprofilaxia passiva, com o uso de imunoglobulina específica contra hepatite B (HBIG), e na imunização ativa, com o uso de vacina contra o VHB.

A imunização pré-exposição de indivíduos suscetíveis com a vacina contra o VHB é o meio mais eficaz de prevenir a transmissão da doença. Para reduzir e eventualmente eliminar a hepatite B, é necessária a implementação da imunização universal. Por isso, a Sociedade Brasileira de Pediatria recomenda que a vacinação seja iniciada indistintamente para todas as crianças a partir das primeiras horas de vida, em todo o território nacional, de preferência antes da alta da maternidade (Quadro 36-1). Este esquema de vacinação a partir do nascimento tem se mostrado a estratégia mais eficaz para o controle da doença em todo o mundo, pois reduz grandemente as chances perdidas de vacinação, muito comuns na adolescência e vida adulta. Apesar das dificuldades, devem ser feitos esforços para a vacinação de adolescentes e profissionais de saúde, pelo grande potencial de exposição a fatores de risco.

É interessante destacar que nenhum efeito adverso no desenvolvimento fetal tem sido observado quando mulheres grávidas são vacinadas contra a hepatite B. Logo, a gravidez não deve ser considerada uma contra-indicação ao uso da vacina anti-hepatite B, principalmente em mulheres sob risco de contrair a infecção, em razão das graves conseqüências da doença tanto para a mãe como para o feto. A lactação também não contra-indica a vacinação.

A imunoprofilaxia pós-exposição, com o uso da vacina contra o VHB e a HBIG, é eficaz para prevenir a infecção após o contato com o VHB. A triagem sorológica de todas as gestantes para o HBsAg e HBeAg é essencial na identificação de recém-nascidos que necessitarão de imunoprofilaxia pós-exposição imediatamente após o parto, visando à prevenção da transmissão perinatal.

Imunoglobulina específica contra a hepatite B (HBIG)

A HBIG é preparada através do fracionamento do soro de doadores com altos títulos de anti-HBs. O processo utilizado no seu preparo inativa e elimina o HIV e o vírus da hepatite C (VHC) do produto final.

Está indicada na profilaxia pós-exposição, como terapia conjunta com a vacina contra a hepatite B (Quadro 36-3). É importante destacar que a proteção conferida pela HBIG é temporária, durando cerca de três a seis meses, período após o qual o paciente torna-se novamente suscetível à infecção pelo VHB.

As indicações de profilaxia pós-exposição são as seguintes:

- Exposição percutânea ou de mucosa a sangue ou derivados HBsAg positivos.
- Exposição sexual a pessoas HBsAg positivas.
- Exposição perinatal de RN de mãe HBsAg-positiva.

A dosagem recomendada de HBIG (com exceção da exposição perinatal – ver tópico "Prevenção da infecção perinatal pelo VHB") é de 0,05 a 0,07 ml/kg, por via intramuscular, no máximo até sete dias após a exposição, repetindo-se a dose um mês após.

Vacina contra a hepatite B

Existem dois tipos de vacinas contra a hepatite B: derivadas de plasma humano e recombinante.

1. **Derivadas de plasma humano:** são vacinas preparadas a partir do soro de portadores crônicos do VHB, através da purificação do HBsAg. Apesar de segura e eficaz, essa vacina não foi bem-aceita em função do temor da transmissão de agentes infecciosos como o HIV. Não é utilizada no Brasil, apesar de seu uso ser bastante difundido em vários países, principalmente na Ásia.
2. **Tecnologia de DNA recombinante:** é o tipo de vacina contra a hepatite B disponível em nosso meio. A vacina recombinante é produzida pela inserção de um plasmídeo contendo o gene que codifica o HBsAg no genoma de uma levedura (*Saccharomyces cerevisiae*). As células passam então a sintetizar o HBsAg em grandes quantidades no meio de cultura. A proteína é purificada e adsorvida ao hidróxido de alumínio, que funciona como adjuvante. Em virtude do risco de reações alérgicas, o timerosal não é mais utilizado como conservante nas vacinas contra hepatite B.

Quadro 36-3. Guia de imunoprofilaxia pós-exposição ao VHB

Tipo de Exposição	Imunoprofilaxia*
A sangue, acidental percutânea ou mucosa	Vacinação + HBIG
Contato domiciliar de portadores crônicos do VHB (HBsAg-positivo)	Vacinação
Contato domiciliar com caso de infecção aguda, com exposição sangüínea	Vacinação + HBIG
Perinatal	Vacinação + HBIG
Sexual, parceiro com infecção aguda	Vacinação + HBIG
Sexual, parceiro portador crônico	Vacinação

Fonte: Red Book, 2000.
*Para indivíduos suscetíveis (por exemplo, não previamente imunizados).

Aproximadamente 5% do conteúdo protéico das vacinas é de proteínas derivadas da levedura, o que pode ocasionar reações alérgicas em indivíduos sensíveis (evento este raramente observado). Como não são derivadas de plasma, o risco de contaminação com HIV ou VHB é inexistente.

Os comentários a seguir referem-se à vacina recombinante, já que este é o tipo disponível comercialmente no Brasil. As mais utilizadas em nosso meio são a Engerix-B® (GlaxoSmithKline) e a Recombivax-HB® (Merck Sharp & Dohme).

Esquema vacinal

O esquema mais comumente utilizado é aquele de três doses, com a segunda dose 30 dias após a primeira e a terceira dose cinco meses após a segunda (D0, D30 e D180). Entretanto, esse esquema pode sofrer variações, sendo o intervalo mínimo recomendado entre as doses de 30 dias. Intervalos mais longos entre as duas últimas doses (por exemplo, 12 meses) resultam em níveis finais de anticorpos mais elevados. Já o aumento do intervalo entre a primeira e a segunda dose reduz a imunogenicidade.

Posologia

A dosagem varia de acordo com a idade e outros fatores individuais (por exemplo, imunossupressão). No Quadro 36-4 estão resumidas as dosagens recomendadas das duas apresentações comerciais mais utilizadas em nosso meio.

Via de administração

A vacina é administrada por via intramuscular, na região ântero-lateral da coxa, em RN e menores de dois anos, e no deltóide em maiores de dois anos e adultos. Estudos demonstram que a aplicação na região glútea diminui a absorção e a eficácia da vacina em adultos. Tais alterações não têm sido demonstradas em lactentes e crianças pequenas. Logo, apesar de não haver uma contra-indicação formal à aplicação da vacina contra hepatite B no glúteo de lactentes e crianças pequenas, a aplicação no vasto lateral da coxa tem sido a rotina em nosso meio.

Quadro 36-4. Dosagens recomendadas da vacina contra hepatite B

	Vacina	
	Recombivax-HB® Dose: µg (ml)	Engerix-B® Dose: µg (ml)
Recém-nascidos de mães HBsAg-negativas, crianças e adolescentes < 20 anos	5 (0,5)	10 (0,5)
Recém-nascidos de mães HBsAg-positivas (HBIG [0,5 ml] também é recomendado)	5 (0,5)	10 (0,5)
Adultos = 20 anos	10 (1,0)	20 (1,0)
Pacientes em hemodiálise e outros adultos imunossuprimidos	40 (1,0)*	40 (2,0)**

Fonte: Red Book, 2000.
*Fórmula especial para pacientes dialisados.
**Duas doses de 1,0 ml aplicadas no mesmo local em esquema de quatro doses (0, 1, 2 e 6 a 12 meses).

Eficácia e duração da proteção

A eficácia da vacinação contra a hepatite B está diretamente relacionada à produção de anticorpos anti-HBs. Nas doses recomendadas, a série primária de três doses da vacina induz uma resposta anticórpica protetora (anti-HBs = 10 mUI/ml) em mais de 90% dos adultos saudáveis e em 95% dos RNs, crianças e adolescentes.

Estudos longitudinais em adultos e crianças indicam que a memória imunológica permanece intacta por 12 anos ou mais após a vacinação, protegendo contra a infecção crônica pelo VHB, mesmo que as concentrações de anti-HBs tornem-se baixas ou indetectáveis pelos métodos laboratoriais disponíveis. Estudos de *follow-up* de RNs imunizados ao nascimento para prevenir a infecção perinatal pelo VHB têm demonstrado manutenção da eficácia por, pelo menos, oito anos.

Até o momento, não há recomendação de aplicação rotineira de doses de reforço para crianças e adultos saudáveis que tenham respondido adequadamente à vacinação. Entretanto este assunto ainda é controverso, e à medida que novas informações sobre a duração da proteção da vacina tornarem-se disponíveis, essas recomendações poderão ser reavaliadas.

Reações adversas

As reações mais comuns são dor no local da injeção (3% a 29%) e alteração na temperatura corporal > 37,7°C (1% a 6%). Reações alérgicas são infreqüentes, e anafilaxia pode ocorrer em aproximadamente 1:600.000 doses aplicadas, sendo rara na infância. Não foi relatada associação entre a ocorrência de síndrome de Guillain-Barré e o uso da vacina recombinante.

Intercambialidade

Não há diferenças em termos de resposta imunológica quando um esquema vacinal é iniciado com a vacina produzida por um fabricante e concluído com a vacina de outro laboratório.

Prevenção da infecção perinatal pelo VHB (Quadro 36-5)

A transmissão perinatal do VHB pode ser prevenida em aproximadamente 95% das crianças nascidas de mães HBsAg-positivas pela administração precoce de HBIG e da vacina para hepatite B.

Estudos têm demonstrado que somente a vacinação contra a hepatite B, iniciada imediatamente após o nascimento, é tão efetiva quanto a combinação da vacina com HBIG na profilaxia pós-exposição perinatal. Esse dado é de grande relevância em nosso meio, pelo alto custo da imunoglobulina (aproximadamente U$ 470,00 – Gama Anti-Hepatite B, Laboratório Grifols, 1.000 UI/5 ml). Apesar disso, todos os esforços devem ser feitos para que se utilize a associação da vacina com a gamaglobulina específica, principalmente em prematuros.

Destacamos a seguir os tópicos mais importantes na prevenção da transmissão perinatal do VHB.

Triagem sorológica das gestantes

A dosagem do HBsAg e HBeAg no pré-natal de todas as grávidas é fundamental para a identificação dos RNs que necessitarão de profilaxia pós-exposição imediata. Contatos domiciliares e parceiros sexuais das mulheres identificadas como HBsAg-positivas também devem ser vacinados.

Conduta em RN de mães HBsAg-positivas

A dose inicial da vacina contra a hepatite B deve ser administrada dentro das primeiras 12 horas após o nascimento, mesmo nos prematuros. HBIG (0,5 ml), quando disponível, deve ser aplicada ao mesmo tempo, mas em local distinto do da vacina. A aplicação simultânea da imunoglobulina não interfere na eficácia vacinal.

As doses subseqüentes da vacina devem ser aplicadas como recomendado (após 30 dias e seis meses).

Nos prematuros com peso de nascimento inferior a 2.000 gramas, a dose inicial da vacina aplicada nas primeiras 12 horas de vida não deve ser contada como a primeira dose do esquema vacinal. Este deverá ser iniciado quando o RN atingir 2.000 gramas ou por volta dos dois meses de idade, quando as demais vacinas de rotina são aplicadas (Quadro 36-6). Isso se deve ao fato de as taxas de soroconversão em RN de muito baixo peso vacinados logo após o nascimento serem inferiores às de prematuros vacinados em idade posterior ou às de RNs a termo vacinados após o nascimento. O esquema vacinal é o mesmo utilizado para RN a termo. Logo, os RNs prematuros com peso de nascimento < 2.000 gramas devem receber um total de quatro doses da vacina e, sempre que disponível, a aplicação concomitante de HBIG nas primeiras 12 horas de vida.

Quadro 36-5. Esquema recomendado para imunoprofilaxia da transmissão perinatal do VHB

Dose da vacina e HBIG	Idade
Recém-nascido de mãe sabidamente HbsAg-positiva	
Vacina dose 1	Ao nascer (12 horas)
HBIG*	Ao nascer (12 horas)
Vacina dose 2	1 a 2 meses
Vacina dose 3	6 meses
Recém-nascido de mãe com sorologia desconhecida	
Vacina dose 1	Ao nascer (12 horas)
HBIG*	Se mãe for detectada como HBsAg-positiva: o mais breve possível, no máximo em uma semana**
Vacina dose 2	1 a 2 meses
Vacina dose 3	6 a 18 meses***

Fonte: Red Book, 2000.
*HBIG aplicada por via intramuscular em local diferente da vacina, na dose de 0,5 ml.
**Em prematuros, se o estado sorológico materno não puder ser determinado dentro de 12 horas após o nascimento, a HBIG deverá ser aplicada.
***Se a mãe for HBsAg-positiva, a criança deverá ser vacinada aos seis meses.

Quadro 36-6. Vacinação de recém-nascidos prematuros

Vacina		Peso	
		> 2.000 g	< 2.000 g
Hepatite B	Ao nascer	Se mãe HBsAg-negativa, adiar vacinação até atingir 2.000 g ou dois meses de idade	Se mãe HBsAg-positiva, vacinar nas primeiras 12 horas de vida, aplicando simultaneamente imunoglobulina específica (HBIG). Completar esquema com mais três doses (D0, D30, D180), iniciando-se ao atingir 2.000 g ou dois meses de idade

Conduta em RN de mães com sorologia para hepatite B desconhecida

A primeira dose da vacina deve ser administrada ao RN dentro das primeiras 12 horas de vida, como descrito anteriormente, ao mesmo tempo em que se procede à coleta de sangue materno para testagem sorológica. Se o resultado for positivo, deve-se administrar a HBIG o mais precocemente possível (no máximo até o sétimo dia de vida). Em caso de resultado negativo, o esquema vacinal deve ser completado como recomendado.

Testagem sorológica pós-vacinal

Não é necessária dosagem pós-vacinal rotineira de anti-HBs na maioria dos indivíduos imunizados. Entretanto, a sorologia é recomendada em três a seis meses após a terceira dose da vacina para pessoas cuja orientação terapêutica dependa do conhecimento de seu estado vacinal. Neste grupo, estão incluídos os RNs de mães HBsAg-positivas. A dosagem de anti-HBs e HBsAg irá identificar aqueles RNs (aproximadamente 5%) que não responderam à imunoprofilaxia e torna-se-ão portadores crônicos do VHB, auxiliando em seu manejo clínico a longo prazo.

VÍRUS SINCICIAL RESPIRATÓRIO

Introdução

O VSR é um vírus de RNA, da família dos paramixovírus. Foram identificados dois subtipos (A e B), mas a importância clínica e epidemiológica dessa variação não foi determinada.

Os seres humanos são a única fonte de infecção, e a transmissão ocorre pelo contato direto com secreções. Os vírus podem sobreviver nas superfícies ambientais por diversas horas e por meia hora ou mais nas mãos. Por esse motivo, infecções adquiridas no ambiente hospitalar são freqüentes, representando um grande impacto sobre a morbimortalidade e a duração da hospitalização de recém-nascidos, notadamente os prematuros. Esses dados ressaltam a importância do cuidado com a higienização das mãos por todos os profissionais de saúde que trabalham em Berçários e UTIs Neonatais.

A infecção pelo VSR ocorre em epidemias anuais durante os meses do inverno e início da primavera, acometendo praticamente todas as crianças durante os primeiros três anos de vida. O período de incubação viral pode variar de quatro a seis dias. A primoinfecção é mais comum durante o primeiro ano de vida, onde se constitui na mais importante causa de bronquiolite e pneumonia.

Certas condições aumentam o risco de infecção grave ou fatal, tais como cardiopatia congênita cianótica, doença pulmonar subjacente (especialmente displasia broncopulmonar), prematuridade e imunodeficiência ou imunossupressão em qualquer idade.

Imunoprofilaxia

A prevenção da infecção pelo VSR em recém-nascidos de alto risco, particularmente aqueles com doença pulmonar crônica, pode ser feita por via venosa ou intramuscular. Os dois preparados disponíveis são a imunoglobulina intravenosa específica para o VSR (VSR-IGIV) e o Palivizumab, um anticorpo monoclonal humanizado dirigido contra a glicoproteína F do VSR. A escolha de um ou outro produto dependerá, entre outros fatores, da idade da criança, disponibilidade de acesso venoso e do custo de cada medicação.

VSR-IGIV

A imunoglobulina intravenosa específica para o VSR é preparada a partir do soro de doadores selecionados com altos títulos de anticorpos neutralizantes contra o VSR. É administrada uma vez por mês por via endovenosa no período que antecede o início e durante a estação de maior incidência do VSR (inverno e primavera), na dose de 750 mg/kg.

As recomendações para profilaxia com VSR-IGIV são as seguintes:

- Recém-nascidos e crianças menores de dois anos com displasia broncopulmonar que estão em uso ou utilizaram oxigenoterapia nos seis meses que antecedem o início de estação de VSR.
- Recém-nascidos com idade gestacional ao nascimento igual ou inferior a 32 semanas. A profilaxia pode ser benéfica até os 12 meses de idade para aqueles com idade gestacional = 28 semanas e até os seis meses para aqueles com idade gestacional entre 29 e 32 semanas.

Os dados disponíveis atualmente CONTRA-INDICAM a profilaxia com VSR-IGIV em pacientes com cardiopatia congênita cianótica. Entretanto, pacientes com broncodisplasia pulmonar e/ou prematuridade, que se encaixam nas indicações anteriores, e que também apresentam cardiopatia congênita acianótica (por exemplo, ducto arterioso patente ou defeito septal ventricular), podem se beneficiar da profilaxia.

Recém-nascidos ou crianças com imunodeficiências graves (por exemplo, imunodeficiência combinada grave ou infecção grave pelo HIV) podem se beneficiar do uso de VSR-IGIV.

É importante lembrar que, quando se considera o uso da profilaxia com VSR-IGIV, a mesma deve ser instituída antes do início da estação do VSR (inverno/primavera) e encerrada no final da estação.

Em crianças recebendo profilaxia com VSR-IGIV, a imunização com MMR e varicela deve ser adiada até nove meses após o término da profilaxia. A utilização da VSR-IGIV não altera o calendário de imunização para as demais vacinas recomendadas de rotina.

Em resumo, o VSR-IGIV foi o primeiro produto com eficácia demonstrada na profilaxia de infecção pelo VSR. Sua utilização resultou na diminuição de 41% no número de internações secundárias a infecção pelo VSR. Suas principais desvantagens são a necessidade de acesso venoso, a interferência com o uso de vacinas de vírus vivos atenuados e o alto custo.

Palivizumab

O Palivizumab é um anticorpo monoclonal humanizado dirigido contra o VSR. Como não é derivado de imunoglobulina humana, ele é livre da potencial contaminação por agentes infecciosos.

O medicamento é administrado por via intramuscular, na dose de 15 mg/kg, uma vez por mês, durante o período de maior incidência de infecção pelo VSR.

A utilização do anticorpo monoclonal reduziu em 55% as hospitalizações relacionadas à infecção pelo VSR, comprovando sua eficácia. O surgimento de cepas virais mutantes, resistentes à ação do Palivizumab, não foi observado até o momento. Palivizumab não interfere com a administração de vacinas, mesmo as de vírus vivo atenuado.

As recomendações e contra-indicações do anticorpo monoclonal são as mesmas do VSR-IGIV. Por sua facilidade de administração (uma dose intramuscular *versus* quatro horas de infusão venosa) e menor incidência de efeitos colaterais, a utilização do Palivizumab é mais vantajosa que a do VSR-IGIV, apesar de, em termos de eficácia, não se observarem diferenças significativas entre as medicações. Além disso, a disponibilidade do anticorpo monoclonal não está restrita ao *pool* de doadores de sangue de onde foi preparada a IGIV.

O custo é a grande desvantagem do anticorpo monoclonal, principalmente em nosso meio.

É interessante destacar que estudos de imunoprofilaxia utilizando o VSR-IGIV demonstraram diminuição na taxa de hospitalização por outras infecções respiratórias que não o VSR. Tal efeito não foi demonstrado com o anticorpo monoclonal. Esse fato é relevante em RNs com menos de seis meses de idade, nos quais ainda não se pode administrar a vacina antiinfluenza, assim como em RN e crianças com doença pulmonar crônica grave, para os quais infecções respiratórias outras que não pelo VSR podem assumir importância clínica.

BIBLIOGRAFIA

American Academy of Pediatrics. Active and Passive Immunization. In: Pickering LK, ed. 2000 Red Book: *Report of the Committee on Infectious Diseases*. 25th ed. Elk Grove Village, IL: American Academy of Pediatrics; 2000. p 1-81.

American Academy of Pediatrics. Committee on infectious diseases, 1998-1999. Prevention of Respiratory Syncytial Virus infections: indications for the use of Palivizumab and update on the use of RSV-IGIV. *Pediatrics* 1998;102:1211-16.

American Academy of Pediatrics. Hepatitis B. In: Pickering LK, ed. 2000 Red Book: *Report of the Committee on Infectious Diseases*. 25th ed. Elk Grove Village, IL: American Academy of Pediatrics; 2000. p 289-302.

American Academy of Pediatrics. Respiratory Syncytial Virus. In: Pickering LK, ed. 2000 Red Book: *Report of the Committee on Infectious Diseases*. 25th ed. Elk Grove Village, IL: American Academy of Pediatrics; 2000. p 483-87.

American Academy of Pediatrics. Tuberculosis. In: Pickering LK. ed. 2000 Red Book: *Report of the Committee on Infectious Diseases*. 25th ed. Elk Grove Village, IL: American Academy of Pediatrics; 2000. p 593-613.

Camargos PAM, Souza GRM. Vacinação BCG. In: Sant'Anna CC, editor. *Tuberculose na Infância e na Adolescência*. São Paulo: Atheneu, 2002. p 205-217.

Centers for Disease Control and Prevention. Hepatitis B virus: a comprehensive strategy for eliminating transmission in the United States through universal childhood vaccination: Recommendations of the Immunization Practices Advisory Committee (ACIP). *MMWR* 1991;40(RR-13):1-25.

Centers for Disease Control and Prevention. Notice to readers: availability of hepatitis B vaccine that does not contain thimerosal as a preservative. *MMWR* 1999;48:780-2.

Centers for Disease Control and Prevention. The role of BCG Vaccine in the prevention and control of Tuberculosis in the United States. A joint statement by the Advisory Council for the elimination of Tuberculosis and the Advisory Committee on Immunization Practices. *MMWR* 1996;45(RR-4):1-18.

Comitê Técnico-Científico de Assessoramento à Tuberculose. Plano Nacional de Controle da Tuberculose: manual de normas. 5 ed. Brasília: Ministério da Saúde; 2000. p 40-43.

Effectiveness of BCG vaccination against tuberculous meningitis: a case-control study in São Paulo, Brazil. *Bull World Health Organ* 1990;68:69-74.

Rahman M, Sekimoto M, Takamatsu I, Hira K, Shimbo T et al. Economic evaluation of universal BCG vaccination of Japanese infants. *Int J Epidemiol* 2001;30:380-5.

Vespa GNR, Martins NC. Hepatite B. In: Farhat CK, Carvalho ES, Weckx LY, Carvalho LHFR, Succi RCM, editores. *Imunizações: Fundamentos e Prática*. 4 ed. São Paulo: Atheneu, 2000. p 423-438.

37 ANEMIA DA PREMATURIDADE

Flávio Adolfo Costa Vaz

INTRODUÇÃO

A substância pura chamada oxigênio, que existe na atmosfera, se mistura com outros gases (N_2, CO, CO_2 etc.) e poluentes, elemento vital do organismo e contida no sangue (hemoglobina, eritrócitos), é a principal fonte geradora de energia. O oxigênio do ar é captado nos pulmões e impulsionado pela bomba cardíaca, atinge a intimidade dos tecidos, as células, onde, liberado, possibilita reações bioquímicas de oxirredução, gerando energia.

Partindo dessa premissa, procuramos conceituar a anemia da criança no período neonatal segundo um critério metabólico, da seguinte maneira:

"Anemia, no período neonatal, é uma afecção caracterizada por deficiência de oxigenação tecidual decorrente de alteração dos transportadores de oxigênio, da capacidade de liberá-lo às células e destas, de aproveitá-lo".

Com base nesse conceito, poderemos classificar a anemia neonatal em cinco tipos:

1. Anemia por produção sangüínea inadequada (p. ex.: anemia hipoplásica congênita).
2. Anemia por perda sangüínea (p. ex.: hemorragias).
3. Anemia por destruição sangüínea (p. ex.: hemólises).
4. Anemia paradoxal (p. ex.: grandes altitudes, cardiopatias congênitas cianóticas).
5. Anemia da prematuridade.

CONCEITUAÇÃO

A anemia da prematuridade, à luz dos conhecimentos atuais, deve ser considerada como uma forma especial de anemia neonatal. Em razão do não conhecimento pleno de sua etiopatogenia, preferimos aceitá-la como uma entidade nosológica e conceituá-la assim:

"Anemia da prematuridade é uma afecção clínica que se desenvolve em três fases distintas:

1. Diminuição da concentração da hemoglobina e do hematócrito nos primeiros dias de vida depois de uma elevação inicial nas 48 horas iniciais.
2. Manutenção da concentração da hemoglobina e do hematócrito em níveis baixos por aproximadamente quatro semanas.
3. Não elevação da concentração da hemoglobina e do hematócrito, tornando-os insuficientes para suprir as necessidades teciduais de oxigênio, acompanhadas de baixo nível de eritropoietina, de hipoplasia medular e de reticulocitopenia, gerando os sinais e os sintomas de anemia.

CARACTERÍSTICAS

As características da anemia da prematuridade poderão ser assim elencadas:

- Prematuridade.
- Tanto mais freqüente quanto mais jovem for o RN pré-termo.
- Presença de sinais e sintomas de anemia.
- Permanecem baixos, após o nadir, os valores bioquímicos, a hematimetria e a concentração de eritropoietina.
- Hipoplasia eritróide medular.
- Reticulocitopenia.
- Número adequado de progenitores eritróides (BFU-E, primitivos e maduros e CFU-E).
- Eritrócitos normocrômicos e normocíticos.
- Autolimitada.
- Tempo de duração: 8 a 12 semanas.
- Pouco (ou nada) sensível à administração, isolada, de nutrientes:
  - Proteínas.
  - Ferro.
  - Vitaminas: E, B_{12}, ácido fólico, folatos.
- Responde satisfatoriamente às transfusões sangüíneas e à eritropoietina.

MANIFESTAÇÕES CLÍNICAS

No que diz respeito às manifestações clínicas, estas são as mesmas encontradas nas anemias de outras etiologias, quais sejam:

- Intolerância alimentar.
- Palidez.
- Bradicardia ou taquicardia.
- Taquipnéia ou apnéia.
- Letargia.
- Hipotermia.
- Perda de peso.

O aspecto profilático da anemia da prematuridade fica fragilizado por não dispormos de elementos suficientemente seguros que apontem para o desenvolvimento futuro da afecção. Uma vez estabelecido o diagnóstico, poderíamos utilizar:

- Sangue.
- Nutrientes: sempre associados, principalmente, proteínas e ferro.
- Fatores reguladores do crescimento hematopoiético (eritropoiético).
- Fatores estimuladores de colônia: GM-CSF; ainda em fase experimental, não comercial.
- Eritropoietina recombinante humana: que efetivamente trata a afecção e requer nutrientes (principalmente proteínas e ferro), uma vez que estimula a eritropoiese.

INDICADORES

Os principais indicadores da anemia neonatal são:

- Concentração da hemoglobina.
- Hematócrito.
- Características morfológicas e colorimétricas do eritrócito.
- Contagem de reticulócitos.
- Dosagem de:
  - Ferritina.
  - Ferro sérico.
  - Siderofilina (transferrina).
  - Saturação da transferrina (%).
- Fatores reguladores do crescimento hematopoiético:
  - Fatores estimuladores de colônias GM-SCF.
  - Interleucinas:
    - ✓ IL-1.
    - ✓ IL-3.
    - ✓ IL-6.

BIBLIOGRAFIA

Behrman RE, Kliegman RM & Jenson HB. In: Nelson. *Tratado de Pediatria*. 16th ed. Rio de Janeiro: Guanabara Koogan, 2002.

Fanaroff AA, Martin RJ. *Diseases of the Fetus and Infant*. 7th ed. London: Mosby, 2002.

Klauss MH, Fanaroff AA. *Care of the high-risk neonate*. 4th ed. Philadelphia: W.B. Saunders, 1993.

Polin RA, Fox WW, Abman SH. *Fetal and neonatal physiology*. 3th ed. Philadelphia: W.B. Saunders, 1992.

Vaz FAC. *Assistência à gestante de alto risco e ao recém-nascido nas primeiras horas*. São Paulo: Atheneu, 1993.

Vaz FAC. *Contribuição ao estudo do metabolismo do ferro em recém-nascidos prematuros no primeiro trimestre de vida*. Tese Doutorado. São Paulo: F. Med. U.S.P., 1971.

Vaz FAC. *Cuidados ao recém-nascido normal e patológico*. São Paulo: Sarvier, 1989,

Vaz FAC. *Hematologia neonatal*. São Paulo: Sarvier, 1980.

Vaz FAC. *Manual de atendimento ao recém-nascido normal e patológico*. São Paulo: Sarvier, 1986.

Vaz FAC. *Manual de neonatologia*. São Paulo: Revinter, 1994.

Vaz FAC. *Pediatria básica*. 9 ed. São Paulo: Sarvier, 2002.

Vaz FAC. *Problemas neurológicos do recém-nascido*. São Paulo: Sarvier, 1985.

38 POLICITEMIA E HIPERVISCOSIDADE SANGÜÍNEA NO PERÍODO NEONATAL

Flávio Adolfo Costa Vaz

INTRODUÇÃO

O ambiente intra-uterino relativamente hipóxico requer do feto um substancial aumento da massa eritrocitária. A elevação do hematócrito se dá pelo aumento do número de células vermelhas, pela redução do volume plasmático ou pela combinação desses dois mecanismos. No período neonatal, o hematócrito é significativamente maior do que em crianças de mais idade, possivelmente pelo aumento da massa de eritrócitos. Em alguns recém-nascidos (RN), essa elevação do hematócrito é exagerada e resulta em policitemia com manifestações clínicas associadas à hiperviscosidade.

DEFINIÇÃO

Policitemia neonatal é definida pelo hematócrito venoso acima de 65% (hemoglobina maior que 22 g/dl), porém, no período neonatal, dependerá da idade do RN (horas e dias), do local de coleta e da técnica de análise.

CONSIDERAÇÕES

Não existe diferença entre o hematócrito venoso e o arterial do cordão umbilical. Ele atinge seu pico com duas horas de vida (em torno de 70% em RN a termo) e depois decresce de forma significativa, entre seis e 24 horas (em torno de 53%). Amostras de sangue capilar apresentam medidas de hematócrito maiores do que amostras de sangue venoso. Recomenda-se, portanto, que, no caso de hematócrito capilar anormalmente elevado, o diagnóstico de policitemia seja confirmado pela amostra de sangue venoso. A aferição do hematócrito por meio de técnicas automatizadas (medida direta da hemoglobina e volume celular médio) determina valores menores do que a aferição por microcentrifugação. Entretanto, é a viscosidade do sangue que melhor se correlaciona à sintomatologia da policitemia/hiperviscosidade, mas, pelas dificuldades técnicas para sua aferição, sua determinação dificilmente está disponível na rotina neonatal laboratorial. Proteínas plasmáticas, plaquetas e fatores endoteliais são elementos determinantes da viscosidade intravascular. Este é diretamente proporcional ao hematócrito, e a hiperviscosidade sangüínea pode ocorrer em uma variação normal do hematócrito neonatal (entre 60% e 65%) (Quadro 38-1).

Quadro 38-1. Quadro resumido

A) Hematócrito capilar	• 5% > sangue periférico
	• 10% > sangue de veia central
B) Policitemia acompanha-se de	• Hiperviscosidade
	• Diminuição fluxo sangüíneo
C) RN com hiperviscosidade	• Policitemia em 80% dos casos
D) Viscosidade do sangue é função	• I – Hematócrito
	• II – Maleabilidade do eritrócito
	• III – Viscosidade do plasma

CAUSAS

Diversos fatores estão relacionados à policitemia/hiperviscosidade neonatal (Quadro 38-2). No entanto, os principais fatores são a transfusão placentária e as situações de hipóxia crônica intra-uterina, em especial o crescimento intra-uterino retardado e o diabetes materno.

FISIOPATOLOGIA

A Figura 38-1 mostra esquematicamente a fisiopatologia.

MANIFESTAÇÕES CLÍNICAS

A incidência da policitemia/hiperviscosidade, de uma forma geral, varia de 0,4% a 12%, sendo maior em RN pequenos e grandes para a idade gestacional, sobretudo em filhos

Quadro 38-2. Causas de policitemia neonatal

Fatores placentários
Ligadura tardia do cordão umbilical (proposital; parto sem assistência)
Transfusão entre gemelares
Asfixia perinatal
Transfusão placento-fetal (ordenha de cordão; ação da gravidade)
Hipóxia intra-uterina
Crescimento intra-uterino retardado
RN de mãe diabética
Hipertensão materna
Tabagismo materno
Doença cardiovascular materna
Fatores fetais
Cromossomopatias (13, 18, 21)
Hipotireoidismo
Tireotoxicose
Hiperplasia congênita de supra-renal
Síndrome de Beckwith-Wiedemann
Altitude elevada

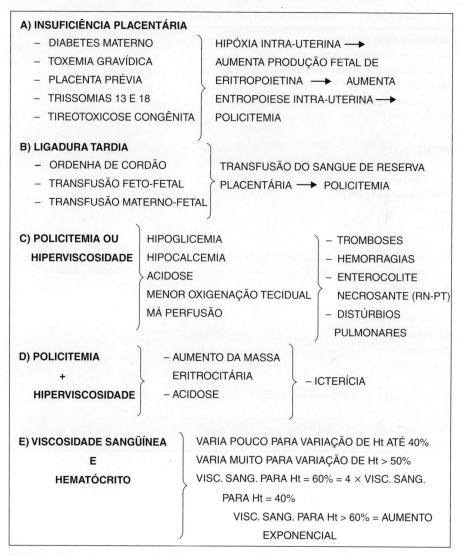

Fig. 38-1. Fisiopatologia.

de mães diabéticas e asfixiados. Essa ampla variação decorre dos múltiplos fatores determinantes do hematócrito e da viscosidade sangüínea. Contudo, do total de RN com policitemia, apenas 0,4% a 0,6% é sintomático ou apresenta complicações da hiperviscosidade.

As manifestações clínicas mais freqüentes são as relacionadas ao sistema nervoso central, as metabólicas, as cardiovasculares e as gastrintestinais (Quadros 38-3 e 38-4).

Quadro 38-3. Manifestações clínicas da policitemia/hiperviscosidade no período neonatal

Sistema nervoso central
Letargia, recusa alimentar e tremores
Convulsões e acidentes vasculares cerebrais são raros
Metabólicas
Hipoglicemia (12% a 40%)
Hipocalcemia (1% a 11%)
Hipomagnesemia
Renais
Diminuição da taxa de filtração glomerular
Insuficiência renal e trombose das veias renais são raras
Cardiovasculares (50%)
Taquipnéia
Cianose
Taquicardia
Cardiomegalia (desaparece após o quinto dia de vida)
Aumento da resistência vascular pulmonar com evolução para hipertensão pulmonar é descrito
Gastrintestinal
Vômitos
Recusa alimentar (61%)
Enterocolite necrosante
Sangüínea
Coagulação
Pletora
Coagulação intravascular disseminada (rara)
Risco de tromboses
Plaquetopenia discreta (20% a 30%)
Icterícia

Quadro 38-4. Diagnóstico laboratorial

A) Histopatológico – placenta: insuficiência placentária
B) Diferença de mais de 4g/dl Hb entre gêmeos: transfusão gêmeo-gêmeo
C) Hematócrito venoso maior do que 65%
D) Hiperviscosidade
E) Trombocitopenia
F) Reticulocitose e normoblastemia
G) Hipoglicemia e hipocalcemia
H) EEG e ECG normais
I) Raios X de tórax (aumento da vascularização; derrame pleural; hiperaeração; infiltração alveolar; cardiomegalia)
J) Eritrócitos maternos no sangue fetal (método da aglutinação parcial)

Embora controversos e não confirmados, alguns estudos descrevem seqüelas neurológicas (diplegia espástica, hemiparesias e atraso no desenvolvimento cognitivo) mais freqüentes em crianças com policitemia/hiperviscosidade do que em controles normais. A policitemia/hiperviscosidade é uma das causas mais importantes de enterocolite necrosante, embora essa relação também possa ser atribuída à utilização de cateter umbilical para a realização de exsangüinotransfusão parcial, que pode resultar em alteração do fluxo mesentérico.

TRATAMENTO

Além de medidas gerais, como a correção dos distúrbios metabólicos e da hipoxemia, o tratamento específico da policitemia/hiperviscosidade consiste na exsangüinotransfusão parcial com o objetivo de reduzir o hematócrito para 50% a 55%.

O volume (V) em ml a ser trocado é calculado pela seguinte fórmula:

$$V = \frac{\text{volemia} \times (\text{hematócrito observado} - \text{hematócrito desejado})}{\text{hematócrito observado}}$$

Volemia = 80 ml/kg no RN a termo e 100 ml/kg no RN pré-termo

Vários diluentes podem ser utilizados para esse procedimento: albumina e substitutos comerciais do plasma, plasma fresco congelado, soluções de cristalóides e soro fisiológico têm sido recomendados. Têm sido recomendados derivados comerciais de plasma e albumina pela menor probabilidade de contaminação viral e pelo baixo nível de fibrinogênio.

Após a realização da exsangüinoetransfusão parcial, há melhora ou reversão das manifestações clínicas e das anormalidades fisiológicas da policitemia/hiperviscosidade, com aumento da perfusão capilar do fluxo sangüíneo cerebral e normalização da função cardíaca. Entretanto, não há evidências de que esse procedimento altere a freqüência de seqüelas a longo prazo.

BIBLIOGRAFIA

Deorari AK *et al.* Symptomatic neonatal polycythemia: comparision of partial exchange transfusion with saline versus plasma. *Indian Pediatr* 1995;32:1167.

Falcão MC. Olicitemia neonatal. In: Marcondes E. (ed.) *Pediatria Básica.* 8 ed. São Paulo: Sarvier, 1991. p 431.

Goorin AM. Polycythemia. In: Cloherty JP & Stark AR. (eds.). *Manual of Neonatal Care.* Philadelphia: Lippincott-Raven, 1998. p 466.

Manco-Johnson M. Pathophysiology of neonatal disseminated intravascular coagulation and thrombosis. In: Polin RA & Fox WW. (eds.). *Fetal and Neonatal Physiology.* Philadelphia: Saunders, 1992. p 1394.

Roithmaier A *et al.* Randomized conttroled trial of Ringer solution versus serum for partial exchange transfusion in neonatal polycythemia. *Eur J Pediatr* 1995;154:53.

Werner EJ. Neonatal plycytemia and hyperviscosity. *Clin Pernatol* 1995;22:693.

Wong W *et al.* Randomized conttroled trial comparision of colloid or crystalloid for partial exchange transfusion for treatment of neonatal polycythemia. *Arch Dis Fetal Neonatal* 1997;77:115.

39 ICTERÍCIA E COLESTASE NEONATAL

Antonino Barros Filho ♦ Gláucia Macedo de Lima
Marco Antônio Gomes Andrade

ICTERÍCIA NEONATAL

Introdução

A icterícia resulta do depósito de bilirrubina na pele e nas mucosas. Surge quando a bilirrubina alcança níveis séricos de 4 mg/dl.

Cerca de 60% de todos os neonatos a termo e uma porcentagem maior de prematuros desenvolvem icterícia clínica.

Produção de bilirrubina nos recém-nascidos

A bilirrubina é o produto final da degradação do radical heme, que constitui o ferro da protoporfirina, cuja maior fonte é a hemoglobina circulante (25% do heme provém da degradação de precursores de eritrócitos e proteínas, tais como mioglobina, catalase, citocromos e peroxidases).

O recém-nascido normal produz de 6 a 8 mg de bilirrubina/kg/dia. Após 10 a 14 dias do nascimento, a produção de bilirrubina declina 2,5 vezes, chegando aos níveis dos adultos.

Ocorre acúmulo de bilirrubina no neonato por:

- Maior volume de eritrócitos proporcionalmente ao peso.
- Redução da sobrevida das hemácias (80 dias no RN comparando com 120 no adulto).
- Aumento da eritropoiese com queda de proteínas heme não-hemoglobínicas (mioglobinas).
- Captação deficiente de bilirrubina do plasma, provocada por diminuição das ligandinas, principalmente a Y, principal proteína intracelular transportadora, nos três primeiros dias de vida.
- Redução da capacidade de conjugação, por deficiente atividade da UDP GT (uridinadifosfato glicuronil transferase) nas primeiras horas de vida, até o quarto dia (5% da capacidade do adulto).
- Diminuição da excreção hepática de bilirrubina (por redução relativa da oxigenação de sangue nos vasos portais do neonato).

- Circulação êntero-hepática aumentada, em conseqüência da hidrólise exagerada dos glicurônides de bilirrubina, além da alta concentração de bilirrubina já encontrada no mecônio que será eliminado ao nascer.

Metabolismo da bilirrubina

Através de oxidação, no sistema reticuloendotelial, a porfirina produz biliverdina, que se transforma em bilirrubina. Cada grama de hemoglobina fornece 34 mg de bilirrubina.

A bilirrubina não-conjugada (reação indireta de Van der Bergh) é lipossolúvel e pouco solúvel em água, em pH fisiológico. Ao sair do sistema reticuloendotelial, é transportada no plasma ligada à albumina. Penetra no hepatócito através da dissociação da molécula de albumina nos sinusóides hepáticos e da difusão pela membrana celular do hepatócito. A difusão é facilitada pelas ligandinas Y e Z, que se ligam a ânions. No interior do hepatócito, a bilirrubina é conjugada com o ácido uridinofosfo glicurônico – UDPG, em uma reação catalisada pela enzima microssomal bilirrubina – UDPG-T – glicuronil transferase, que é enzima transitoriamente insuficiente, pela imaturidade do metabolismo neonatal.

A bilirrubina conjugada (reação direta) é um pigmento hidrossolúvel e polar, que pode ser secretado por mecanismo de transporte ativo, através do sistema canicular, para a árvore biliar, tornando-se componente da bile no duodeno, ou filtrado pelos rins. O pigmento delta bilirrubina, recentemente identificado em recém-nascidos ictéricos, principalmente em colestáticos, liga-se fortemente à albumina e conjuga-se com ácido glicurônico, mas não é excretado pelos rins.

Os glicurônides de bilirrubina são compostos conjugados instáveis, vulneráveis à hidrólise (com desconjugação da bilirrubina e retorno à circulação), através de dois mecanismos principais:

- Condições alcalinas do intestino: as bactérias do intestino agem sobre a bilirrubina conjugada, que é, em sua maioria, eliminada sob a forma de urobilinogênio, sendo ainda uma pequena parte reabsorvida.
- Enzimaticamente no duodeno, por ação da β-glicuronidase (enzima que se encontra normalmente em altas concentrações no recém-nascido), pode haver hidrólise da bilirrubina conjugada com o ácido glicurônico, com reversão novamente para a forma de bilirrubina livre lipossolúvel.

Peculiaridades relevantes da hiperbilirrubinemia neonatal

A circulação enteroepática da bilirrubina sofre alterações na dependência diretamente proporcional ao jejum e inversamente ao aporte calórico da dieta.

Drogas administradas à mãe (prometazina, ocitocina, diazepam e anestesia epidural) ou ao recém-nascido (compostos sintéticos análogos à vitamina K, pancurônio e hidrato de cloral) podem exacerbar a icterícia neonatal.

Substâncias que competem com a ligação da bilirrubina com a albumina administradas ao recém-nascido, tais como o ceftriaxone, sulfas, salicilatos, furosemida, dentre outras, podem facilitar o aumento de bilirrubina livre circulante (por competição de ligação para o transporte plasmático).

A bilirrubina exerce proteção antioxidante sobre as células, em níveis fisiológicos, em recém-nascidos saudáveis, e parece proteger prematuros quanto ao risco da retinopatia da prematuridade pela toxicidade de exposição a radicais livres de oxigênio.

Quando em níveis elevados, é capaz de provocar seqüelas neurológicas irreversíveis, pela possibilidade de impregnação do sistema nervoso central por sua forma livre.

Os níveis patológicos de hiperbilirrubinemia indireta são considerados de acordo com o padrão hemolítico associado: aumento progressivo da bilirrubina, com queda concomitante do hematócrito, reticulocitose e/ou positividade ao teste de Coombs.

A fração livre da bilirrubina desligada da albumina, quando superior a 1% do total da bilirrubina indireta, é considerada tóxica, podendo danificar o sistema nervoso central.

A elevação no soro da bilirrubina conjugada acima de 2 mg/dl, ou em níveis maiores que 20% da concentração de bilirrubina sérica total, é considerada não fisiológica.

Etiologia da hiperbilirrubinemia neonatal

As causas de hiperbilirrubinemia devem ser diferenciadas (Quadro 39-1).

Quadro 39-1. Causas de hiperbilirrubinemia neonatal

PRODUÇÃO EXCESSIVA DE BILIRRUBINA
A. Distúrbios hemolíticos
  1. Doenças hemolíticas imunes: incompatibilidade de grupo sangüíneo materno-fetal ABO, Rh, outros
  2. Doença hemolítica hereditária
    a) Defeitos genéticos metabólitos da membrana das hemácias: esferocitose hereditária, eliptocitose
    b) Defeitos enzimáticos da glicose – deficiência G6PD, piruvatoquinase, outros
    c) Defeitos estruturais enzimáticos: hemoglobinopatias – α-talassemia, β-talassemia
    d) Galactosemia
  3. Hemólise induzida por drogas – Vitamina K_3, naftalina
  4. Infecções perinatais: vírus, bactérias e protozoários (colestase pode estar associada, gerando hiperbilirrubinemia por mecanismo misto, direta e indireta)
    a Intra-útero: toxoplasmose, rubéola, citomegalovirose, herpesvírus, sífilis, AIDS, parvovirose, hepatite, doença de Chagas, outros
    b) Sepse neonatal
B. Sangue extravascular – cefalematoma, outras hemorragias, sufusões e púrpuras
C. Policitemia
  1. Transfusão materno-fetal ou feto-fetal
  2. Transfusão placentária: clampeamento tardio de cordão
  3. Hipóxia fetal crônica – Pequeno para a idade gestacional
D. Macrossomia: filho de diabética
E. Circulação enteroepática exagerada
  1. Obstrução mecânica intestinal
    a) Atresia e estenose
    b) Doença de Hirschsprung
    c) Íleo meconial – Mucoviscidose
    d) Síndrome de rolha meconial

Quadro 39-1. Causas de hiperbilirrubinemia neonatal *(Cont.)*

2. Peristalse diminuída
    a) Aleitamento materno exclusivo
    b) Jejum ou hipoalimentação
    c) Drogas (hexametônio, atropina)
    d) Estenose hipertrófica do piloro
    e) Sangue materno deglutido

SECREÇÃO DIMINUÍDA DE BILIRRUBINA

F. Captação hepática diminuída de bilirrubina
    1. Ducto venoso persistente
    2. Síndrome de Gilbert*
    3. Receptor protéico do citosol (y) bloqueado por
        a) Drogas
        b) Inibidor anormal no leite humano (ácidos graxos livres)

G. Conjugação de bilirrubina diminuída
    1. Redução congênita da atividade da glicuronil transferase
        a) Icterícia familiar não-hemolítica (Tipos I – Crigler Najar e tipo II)
        b) Hipotireoidismo (também pela redução de ligandin)
        c) Síndrome de Down e trissomia 13
    2. Inibidor de enzima
        a) Drogas (novobiocina) e hormônios intestinais (pregnanodiol)
        b) Galactosemia (precocemente)
        c) Síndrome de Lucey-Driscoll: hiperbilirrubinemia neonatal transitória

H. Transporte diminuído da bilirrubina conjugada para fora do hepatócito
    1. Defeitos congênitos: síndrome Dubin-Johnson, doença de Rotor e de Byler
    2. Deficiência de α_1-antitripsina
    3. Lesão hepatocelular secundária e erros inatos de metabolismo
        a) Galactosemia (tardiamente)
        b) Tirosinemia
        c) Hemocromatose
        d) Intolerância hereditária e frutose*

I. Obstrução do fluxo biliar

    Ia) Formas extra-hepáticas
    1. Atresia biliar*
    2. Cisto de colédoco*
    3. Obstrução extrínseca (tumor ou brida)*
    4. Tampão mucoso ou lama biliar

    Ib) Formas intra-hepáticas
    1. Hepatite neonatal idiopática
    2. Infecciosa (hemólise pode estar associada, gerando hiperbilirrubinemia por mecanismo misto direta e indireta), metabólica, tóxica, genética, endócrina, anatômica, outras (após hemólise intensa nos primeiros dias)
    3. Atresia biliar intra-hepática congênita interlobular ou hipoplasia ductular sindrômica (Alagille) e não-sindrômica

*Não observados no período neonatal precoce.
Adaptado de G.B.Odell, R.L. Poland e E. Nostrea Jr.

Icterícia fisiológica

Deve-se à imaturidade do metabolismo neonatal. Quanto mais prematuro, mais vulnerável à sua intensidade. Ocorre geralmente com pico de bilirrubina de 5 a 6 mg/dl no terceiro ou quarto dias de vida e declina na primeira semana após o nascimento. Elevação até 12 mg/dl com menos de 2 mg/dl de bilirrubina conjugada pode ocorrer normalmente.

Icterícia do leite materno

Pode ocorrer precoce ou tardiamente.

Icterícia precoce do leite materno

Surge em neonatos que, nos primeiros três ou quatro dias de vida, apresentam níveis de bilirrubina levemente superiores aos níveis de bilirrubina dos recém-nascidos alimentados com fórmulas lácteas. Há, nos amamentados exclusivamente ao seio, por dificuldades relacionadas ao início da amamentação, menor ingestão de leite e, conseqüentemente, menor eliminação de mecônio e aumento do ciclo enteroepático.

Icterícia tardia do leite materno

Não ocorre, por esta forma de icterícia, queda esperada dos níveis de bilirrubina, após o quarto ou quinto dias de vida, e sim um aumento, podendo chegar até 20 a 30 mg/dl aos 14 dias de vida. Esses níveis caem após a segunda semana de vida, ou na interrupção da amamentação. Os seguintes fatores são responsáveis:

- Substâncias presentes no leite materno, tais como pregnanodiol, lipase, ácidos graxos livres e inibidores da glicuronil transferase, interferem no metabolismo da bilirrubina.
- A β-glicuronidase, presente no leite materno, hidrolisa a bilirrubina conjugada em bilirrubina livre hidrossolúvel, que é reabsorvida, aumentando o ciclo enteroepático.
- Os neonatos são colonizados mais lentamente com bactérias intestinais, que convertem bilirrubina conjugada em urubilinog.ênio
- Recém-nascidos excretam menos fezes quando alimentados ao seio materno.

A privação calórica, causada pelo aleitamento nos primeiros dias de vida, diminui o volume e a freqüência das mamadas, atrasando a eliminação de mecônio e aumentando a circulação enteroepática de bilirrubina. No período após a alta cada vez mais precoce das Maternidades, dificuldades não acompanhadas com a amamentação ("pega" do seio, apojadura etc.) podem comprometer ainda mais a ingesta calórica do recém-nascido, exacerbando a hiperbilirrubinemia.

Icterícia não fisiológica

Excetuando a já denominada "icterícia fisiológica", e a forma de icterícia que surge na amamentação materna, todas as outras causas de icterícia são consideradas patológicas.

Características que excluem a possibilidade de "icterícia fisiológica":

- Surge nas primeiras 24 horas de vida.
- Apresenta aumento sérico superior a 5 mg/dl/dia.
- Nível total de bilirrubina superior a 17 mg/dl em recém-nascido a termo.
- Icterícia prolongada por mais de uma semana no recém-nascido a termo, ou duas semanas no pré-termo.
- Elevação dos níveis de bilirrubina conjugada acima de 2 mg/dl ou de 20% da concentração sérica total de bilirrubina.

Exame físico

O nível de bilirrubina total maior que 4 mg/dl permite, com a pressão do dedo e o empalidecimento da pele, a identificação da icterícia.

A progressão ocorre na direção cefalocaudal, com os seguintes níveis aproximadamente :

- *Face*: 5 mg/dl.
- *Tórax*: 10 mg/dl.
- *Abdome*: 12 mg/dl.
- *Palma das mãos e plantas dos pés*: >15 mg/dl.

A estimativa mais consistente da icterícia clínica é confirmada quando esta atinge a linha ao nível do mamilo da criança (geralmente com o nível sérico de 12 mg/dl) (Fig. 39-1).

Diferenças raciais, rápido aumento dos níveis de bilirrubina com pouco depósito na pele, diferenças entre examinadores e outros fatores contribuem para a dificuldade na avaliação dos níveis de bilirrubina com base apenas na distribuição cefalocaudal.

Diagnóstico da icterícia

Ancoradas no raciocínio clínico, as causas de hiperbilirrubinemia (Quadro 39-1) devem ser imediatamente avaliadas por exames laboratoriais (Fig. 39-2) e o tratamento necessário instituído, visando principalmente à prevenção da neurotoxicidade da bilirrubina não conjugada livre e a identificação etiológica da hiperbilirrubinemia conjugada.

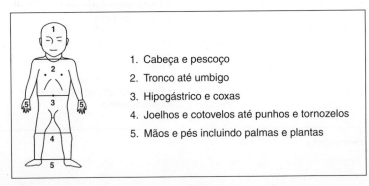

Fig. 39-1. Zonas dérmicas de icterícia (zonas de Kramer).

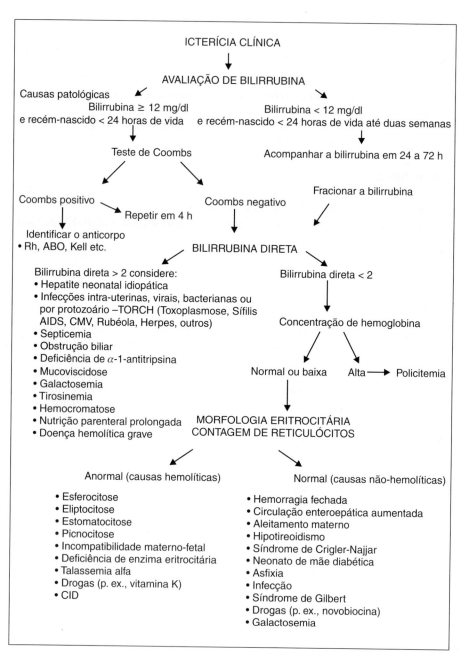

Fig. 39-2. Icterícia clínica.

Complicações

Síndrome neurológica – Kernicterus – icterícia nuclear – encefalopatia bilirrubínica

É ocasionada por acúmulo de níveis variáveis de bilirrubina não-conjugada no interior do SNC.

A agregação da bilirrubina aos terminais nervosos reduz o potencial das membranas neuronais e também a condução auditiva no tronco cerebral. A bilirrubina se liga a componentes da célula e prejudica o transporte de substratos, a síntese de neurotransmissores e as funções mitocondriais. A captação de bilirrubina pelo corpo neuronal provoca disfunção e morte dos neurônios, com seqüelas tardias.

O pH pode ser o fator determinante da ligação da bilirrubina às células e de sua deposição no SNC. Além da acidose, outros fatores podem afetar a permeabilidade da barreira hematoliquórica, aumentando a deposição da bilirrubina no cérebro.

São considerados fatores facilitadores de impregnação do SNC: asfixia; acidose; hipoxemia; hipoperfusão; hiperosmolaridade; sepse neonatal (principalmente com meningite).

As regiões mais afetadas são os gânglios basais, o hipocampo, os corpos geniculados, várias regiões do tronco cerebral e cerebelo.

Os fatores de risco a serem considerados para gravidade da hiperbilirrubinemia neonatal, segundo a Academia Americana de Pediatria, são: história de irmão ictérico ao nascer; idade materna superior a 25 anos; procedência asiática (por inferência genética, apresentam bilirrubina mais elevada que o restante da população); gestação inferior a 38 semanas; diabetes gestacional; cefaloematoma ou outros tocotraumatismo; aleitamento materno exclusivo; sexo masculino.

Três fases distintas são descritas na icterícia nuclear clássica:

- *Primeiros dias*: letargia, hipotonia e recusa alimentar.
- *Segunda fase*: durante a primeira semana – hipertonia com opistótono, febre, irritabilidade, choro agudo característico e apnéia (muitas vezes causando óbito).
- *Terceira fase*: após a primeira semana – hipotonia.

A quarta fase, após o período neonatal, constitui a constatação das seqüelas clássicas do *kernicterus*, que incluem distúrbios extrapiramidais, anomalias auditivas, paralisia ocular ascendente, displasia dentária, retardamento mental e paralisia cerebral.

Tratamento/Conduta

O tratamento da hiperbilirrubinemia neonatal prende-se fundamentalmente ao impedimento da impregnação cerebral pela bilirrubina indireta ou não-conjugada que poderá causar *Kernicterus* ou encefalopatia bilirrubínica.

Estudos, ainda em experiência, vêm tentando demonstrar medidas terapêuticas no tratamento da hiperbilirrubinemia, drogas que possam interferir na síntese da bilirrubina.

Para tratamento há efetivamente duas modalidades de procedimentos: fototerapia e exsangüinotransfusão (EST ou transfusão de troca volêmica).

A conduta terapêutica baseia-se nas recomendações da Academia Americana de Pediatria, que preconiza medidas gerais como aumento de freqüência das mamadas, hidratação e estímulo à eliminação de mecônio, além da fototerapia e/ou exsangüino-transfusão (EST).

Tabelas que norteiam o manuseio diferenciam-se considerando para neonato pré-termo, principalmente, nível de bilirrubina total (BT) relacionado ao peso de nascimento e à caracterização ou não de recém-nascido "doente" (Quadro 39-2). Para recém-nascido (RN) ictérico a termo "saudável", deve haver também a diferenciação por tempo de vida em horas, relacionado ao nível de BT (Quadro 39-3).

Com 35 a 38 semanas de gestação, próximo ao termo, considera-se o risco para hiperbilirrubinemia individualizando o RN quanto à indicação de terapêutica a partir da idade em horas de vida, no momento de colheita de sangue para mensuração de BT (Quadro 39-4).

Variações de aplicações dos gráficos baseiam-se na evidência de que os níveis demonstrados são aproximações: 1 m/dl Bb = 17 < %-1 > µmol. Além disso, esses níveis retratam aproximações de evidência limitada, havendo necessidade de avaliar riscos e condições.

Recém-nascidos "doentes" seriam os que apresentam *fatores de risco para doença hemolítica*, sepse, hipoxemia, acidose, hipoalbuminemia (< 3 mg/dl com elevação pro-

Quadro 39-2. Conduta baseada em peso de nascimento e risco relativo à hemólise em RN com hiperbilirrubinemia caracterizado como "doente"

	BT em mg/dl			
	"Saudável"		"Doente"	
	Fototerapia	EST	Fototerapia	EST
Prematuro				
< 1.000 g	5-7	Variável	4-6	Variável
1.001-1.500 g	7-10	Variável	6-8	Variável
1.501-2.000 g	10-12 variável	8-10	Variável	
2.001-2.500 g	12-15	Variável	10-12	Variável
Termo				
> 2.500g	15-18	20-25	12-15	18-20

Quadro 39-3. Conduta para RN a termo com hiperbilirrubinemia sem risco relativo à hemólise caracterizado como "saudável"

	Nível sérico de BT mg/dl (µmol)			
Idade (horas)	Considerar fototerapia	Fototerapia	EST se falhar fototerapia intensiva	EST e fototerapia intensiva
25-48	≥ 12 (170)	≥ 15 (260)	≥ 20 (340)	≥ 25 (430)
49-72	≥ 15 (260)	≥ 18 (310)	≥ 25 (430)	≥ 30 (510)
> 72	≥ 17 (290)	≥ 20 (340)	≥ 25 (430)	≥ 30 (510)

Obs.: < 24 horas de vida: → alta não recomendada.

Quadro 39-4. Conduta em RN com ≥ 35 semanas de idade gestacional "saudável" de acordo com nomograma hora-específico de colheita de BT (mg/dl)

Idade do RN	Baixo risco (< p 40)	Intermediário inferior (p 40 a 75)	Intermediário superior (p 76 a 95)	Alto risco (> p 95)
48 horas	< 8,6	8,6-10,8	10,9-13,2	> 13,2
60 horas	> 9,6	9,6-12,6	12,7-15,2	> 15,2
72 horas	< 11,2	11,2-13,4	13,5-15,9	> 15,9
96 horas	< 12,4	12,4-15,2	15,3-17,4	> 17,9
Conduta	Alta hospitalar e avaliação clínica em 48 horas	BT sérica ou BT transcutânea após 48 horas	BT sérica ou BT transcutânea após 24 horas	BT sérica em 6 a 12 horas e fototerapia

Cabeçalho "Risco e percentil (p)" abrange as colunas de risco.

gressiva da relação BT/albumina) e outras condições indicativas de cuidados intensivos, tais como a prematuridade.

Os *fatores de risco* para doença hemolítica apresentam-se agrupados de acordo com a gravidade:

- RNs com baixo risco: ≥ 38 semanas.
- RNs com risco médio: ≥ 38 semanas + fatores de risco ou > 35 a < 38 semanas.
- RNs com alto risco: < 38 semanas + fatores de risco.

Fatores de risco maiores: incompatibilidade de grupo sangüíneo ou pelo fator Rh com Coombs direto positivo, deficiência de G6PD, asfixia, letargia, instabilidade térmica, sepse, acidose e procedência asiática.

Fatores de risco menores: irmão anterior ictérico ao nascimento, mãe com mais de 25 anos, diabetes na gestação e sexo masculino.

Critérios de *conduta para alta* de recém-nascido ictérico *"saudável"*: tempo de vida superior a 48 horas, BT < 20 mg/dl, ausência de fatores de risco para doença hemolítica, afastamento das possibilidades de hipotireoidismo, galactosemia ou outras desordens metabólicas, dosagem de hematócrito, contagens global e diferencial de leucócitos, tipagem sangüínea, fator Rh e Coombs da mãe e do RN; velocidade de bilirrubina inferior a 1 mg/dl em três a quatro horas e com valor decrescente dessa velocidade; sem elevação de bilirrubina direta e, finalmente, bom entendimento, por parte do responsável pelo recém-nascido, de todas as orientações pertinentes à icterícia, até a revisão ambulatorial.

Por ocasião da *alta*, incluindo explicações a respeito de icterícia e de seus riscos aos responsáveis pelo RN, é imperativa a programação de revisão da criança. Para RN com alta antes de 48 horas, duas visitas são programadas: a primeira, 24 a 72 horas após, e a segunda entre 72 e 120 horas, dependendo dos fatores de risco. Se não for possível programar retorno de RN com fatores de risco, protelar a alta.

A observação de seguimento ambulatorial deve incluir peso ao nascer, porcentual de mudança desse peso, verificação da ingesta e presença ou ausência de icterícia. Deve ser feita dosagem de nova BT na dependência desses fatores e de dúvida referente à icterícia em peles mais pigmentadas.

Fototerapia (ver também Capítulo 67)

Procedimento amplamente utilizado, porém não isento de riscos (afastamento da mãe, desmame, hipertermia, desidratação, manobras dolorosas pela necessidade de grande número de punções, diminuição da fonte calórica por provocar diminuição dos ácidos graxos não-esterificados e alto custo hospitalar).

Todas as Unidades Neonatais devem dispor de equipamentos para fototerapia.

É recomendado manter aleitamento ao seio para RN sob fototerapia. Se BT não reduzir níveis e/ou ocorrer perda insensível acentuada pela exposição à luz, com sinais de desidratação, deve-se considerar administrar leite humano ordenhado, fórmula láctea ou hidratação venosa complementar.

Se BT estiver em nível de EST (Quadros 39-2 a 39-4), intensifica-se fototerapia e dosa-se BT novamente em duas horas. Se não declinar de 0,5 mg/dl/hora, indica-se EST.

Se BT continua a aumentar no neonato submetido à fototerapia, é provável que haja hemólise ou hiperbilirrubinemia direta. Fracionando a bilirrubina, se a bilirrubina direta estiver acima de 10% a 20% do valor total, caracterizando colestase, recomenda-se suspender a fototerapia.

Exsangüínotransfusão (EST)

É técnica em que se faz a troca de sangue tendo como finalidade remover parcialmente as hemácias hemolisadas, os anticorpos livres ou ligados às hemácias e a Bb plasmática, entretanto a Bb extravascular se desloca para o meio intravascular, ligando-se à albumina e novamente refazendo o equilíbrio entre os dois meios. A ET é a forma mais rápida de redução dos níveis plasmáticos da Bb, um procedimento que é capaz de reduzir em 80% e 50%, respectivamente, os níveis de anticorpos e Bb.

O procedimento de EST é invasivo e precisa ser realizado com técnica apropriada, por pessoal treinado em Unidade Neonatal de Cuidados Intensivos (ver Capítulo 66).

Em RN hospitalizado, é recomendada se BT aumentar apesar de fototerapia intensificada e/ou de acordo com critérios de riscos estabelecidos para cada RN (Quadros 39-2 a 39-5).

Hospitalizar para tratar icterícia, se o nível de BT do RN for de EST (Quadros 39-2 a 39-5), repetir em duas a três horas após fototerapia. Indicar EST se continuar a aumentar após fototerapia.

Se RN ictérico apresentar sinais de encefalopatia bilirrubínica aguda (com hipertonia, opistótono, febre, choro característico), iniciar imediatamente EST. Nível de BT como dado isolado, exceto quando extremamente elevado, não constitui indicador de encefalopatia.

Mensurar a albumina sérica: risco se < 3 g/dl. Nesse caso, verificar relação Bb/albumina. Risco de encefalopatia pode ser baseado no tempo prolongado de BT elevada e albumina reduzida (Quadro 39-5).

Tratamento medicamentoso

Em doença hemolítica isoimune Rh (também anti-C anti-E) e ABO, é recomendada administração de gamaglobulina Rh (0,5 a 1 g/kg em 2 horas). Se BT aumenta apesar da foto-

Quadro 39-5. Relação BT/albumina × risco de EST – Considera idade corrigida do RN, albumina sérica e cálculo da relação BT/albumina
Relação B/A com EST deve ser considerada

Categoria de risco	BT(mg/dl)/albumina (g/dl)	BT/albumina (µmol/l)
RNs ≥ 38 semanas sem risco	8,0	0,94
RNs > 35-37 sem e 7d ou ≥ 38 semanas se alto risco ou DHPN ou def G6PD	7,2	0,84
RNs < 38 semanas se alto risco ou DHPN ou def G6PD	6,8	0,80

terapia, ou se o nível estiver 2 a 3 mg/dl acima do nível de EST, repetir gamaglobulina em 12 horas.

A sn-protoporfirina e a Tin-mesoporfirina, drogas inibidoras da hemeoxigenase, enzima catalisadora da reação de degradação do heme à bilirrubina, vêm sendo utilizadas para redução de hiperbilirrubinemia, embora seu emprego mereça maiores estudos e observações.

COLESTASE NEONATAL

Colestase é a falha de drenagem do fluxo biliar para o duodeno, resultando na presença de secreção biliar nas células hepáticas e acúmulo de substâncias que normalmente são excretadas pela bile para o duodeno, nos tecidos extra-hepáticos (bilirrubina, ácidos biliares e colesterol).

Pode ser causada por agressão infecciosa, metabólica, tóxica, genética, por defeito anatômico, ou ainda por origem não definida.

A icterícia colestática pode manifestar-se precocemente no período neonatal ou no lactente até três meses de idade.

Hepatite neonatal idiopática é a causa mais freqüente de colestase, dentre as formas intra-hepáticas, e atresia de vias biliares extra-hepática, a principal apresentação extra-hepática.

As infecções adquiridas e as congênitas são as principais causas de hepatite neonatal. Prematuros, especialmente, adquirem colestase secundária à septicemia por bactérias gram-negativas, bem como por patógenos do grupo TORCH – toxoplasmose, sífilis, AIDS, rubéola, citomegalovirose, herpes –, pelas formas virais de hepatite ou ainda pela doença de Chagas. Nutrição parenteral total prolongada, e alguns medicamentos também podem estar envolvidos.

Atresia de vias biliares extra-hepática implica em diagnóstico etiológico precoce, considerando-se que os lactentes beneficiam-se com a restauração pós-operatória do fluxo biliar pela portoenterostomia, se operados antes de oito semanas de idade. Para este diagnóstico, além da avaliação clínica, bioquímica e sorológica, deve-se definir a existência ou não de permeabilidade biliar extra-hepática, através de métodos de imagem e biópsia hepática, entre outros.

Pode ser observada ainda colestase após quadros hemolíticos neonatais graves. Associa-se também a erros inatos de metabolismo, tais como galactosemia, tirosinemia e hemocromatose. Distúrbios genéticos incluem, principalmente, a deficiência de

α_1-antitripsina (manifestada por hepatite neonatal) e a síndrome de Allagille (escassez de ductos biliares).

Clinicamente colestase se traduz por icterícia, hepatomegalia e descoloração das fezes, com hipocolia ou acolia fecal.

Laboratorialmente, corresponde ao nível de bilirrubina conjugada no sangue acima de 1,5 a 2 mg/dl ou superior a 20% do valor total de bilirrubina, além do aumento dos níveis séricos de gama glutamil transpeptidase e ácidos biliares.

Para definição etiológica da hiperbilirrubinemia direta, alguns exames são solicitados rotineiramente:

- Preliminares: hemograma, bioquímica hepática, PT/PTT.
- Testes para causas infecciosas: culturas de sangue, urina e liquor (se indicada), títulos para TORCH, sorologia para hepatites.
- Investigação metabólica: substâncias redutoras na urina, nível de α_1-antitripsina, provas de função da tireóide, teste do suor, revisão de triagem metabólica neonatal.
- Exame oftalmológico.
- Métodos de imagem: ultra-sonografia abdominal, cintilografia hepatobiliar.
- Exames invasivos: biópsia de fígado percutânea e colangiografia.

BIBLIOGRAFIA

American Academy of Pediatrics, Provisional Committee on Quality Improvement: Practice Parameter Management of hyperbilirubinemia in the healthy term newborn. *Pediatrics* 1994; 94:558-65.

American Academy of Pediatrics. Clinical Practice Guideline. Subcommittee of hyperbilirubinemia. Management of hyperbilirubinemia in the newborn infant 35 or more weeks of gestation. *Pediatrics* 2004;1:29716.

Bhutani VK, Johnson LH. Jaundice Technologies: prediction of hyperbilirubinemia in term and near-term newborns. *J Perinatol* 2001;21:S76-82.

Castillo RV, Figueiredo Jr I, Barros FA, Barbosa ADM, Lima GM. Colestase neonatal: experiência e casuística. São Paulo. *Pediatria* 2001;98:27-32.

Chairperson BC, Baltz RD, Bhutani YK, Newman TB, Rosenfeld W, Stevenson DK et al. American Academy of Pediatrics. Neonatal jaundice and kernicterus. *Pediatrics* 2001:108.

Dennery PA, Seidman DS. Stevenson DK. Neonatal Hyperbilirubinemia. *The New England J Med* 2001;344:581-590.

Figueiredo Jr I, Barros FA, Barbosa ADM, Lima GM, Arruda ALM, Almeida FCP. Exsangüineotransfusão em icterícia neonatal: experiência em Hospital Universitário, 1993-1996. São Paulo. *Pediatria* 1999;21:302-7.

Gartner LM, Herschel M. Jaundice and breastfeeding. *Pediatr Clinics of North America* 2001:48.

Halamek LP, Steverson DK. Neonatal jaundice and liver disease. In: Fanaroff AA, Martin RJ. *Neonatal-Perinatal Medicine: diseases of the fetus and infant.* 6th ed. St Louis: Mosby-Year Book, 1997. p 1345-89.

Hinkes MT, Cloherty JP. Hiperbilirrubinemia Neonatal. In: Cloherty JP, Stark AR. *Manual de Neonatologia.* Rio de Janeiro: Medsi, 2000.

Koth MA, Kotb A, Sheba MF, Koofy NME, El-Karaksy HM, Abdel-Kahlik MK, *et al.* Evaluation of the triangular cord sign in the diagnosis of biliary atresia. *Pediatrics* 2001;108 .
Kramer LI. Advacement of dermal icterus in the jaundiced newborn. *Amer J Dis Child* 1969;118:454-8.
Maisels MJ. Jaundice. In: Avery GB (coord). *Neonatology, Pathophysiology and management of the newborn.* 4th ed, Philadelphia: JB. Lippincott, 1994. p 630.
Maisels MJ. Icterícia. In: Avery GB, Fletcher MA, Macdonald MG. *Neonatologia : Fisiopatologia e Tratamento do Recém-Nascido.* 4th ed. Rio de Janeiro: Medsi, 1999. p 630-726.
Odell GB, Poland RL, Nostrea Jr E. Hiperbilirrubinimia Neonatal. In: Klaus H, Fanaroff AA (eds). *Care of the High Risk Neonate.* Philadelphia: Saunders, 1973.
Oski FA. Differential diagnosis of jaundice. In: Taeusch HW, Ballard RA, Avery MA (eds). *Schaffer and Avery`s Diseases of the Newborn.* 6 ed. Philadelphia: WB Saunders, 1991.
Porter ML, Maj BLD. Hyperbilirubinemia in the term newborn. *Am Fam Physician* 2002;65:599-606.
Ramos JLA , Vaz FAC, Araujo MCK, Deutsch AA. Icterícia do recém-nascido. In: Marcondes E (coord). *Pediatria Básica.* 9 ed São Paulo: Sarvier, 2002. p 466-78.
Siafakas CG. Neonatal Hepatitis. In: Wyllie R, Hyams JS. *Pediatric Gastrointestinal Disease / Pathophysiology Diagnosis Management.* 2nd ed. Philadelphia: Pensylvania: WB Saunders Company; 1999. p 553-67.

DERMATOSES NEONATAIS

Maria Teresa Campos Vieira

INTRODUÇÃO

As dermatoses neonatais englobam as alterações cutâneas que se manifestam no período neonatal. Podem ter um caráter meramente transitório, restrito a esse período da vida, ou manifestar-se de forma permanente, associadas a outras malformações ou às síndromes genéticas complexas.

Ao neonatologista cabe o desafio da realização de um exame físico rigoroso, aliando a preocupação em detectar condições neonatais graves e urgentes ao lado de alterações que, embora não se mostrem tão graves ao nascimento, têm sua importância própria. Além disso, há necessidade do estabelecimento de um diagnóstico precoce para a definição da conduta mais adequada. No cerne da questão, está a dificuldade em se identificar a alteração cutânea apresentada pelo recém-nascido e a interpretação da sua importância clínica.

As dermatoses neonatais como um todo são muito freqüentes, afetando a maioria dos recém-nascidos.

A diferenciação entre uma alteração fisiológica benigna e uma condição potencialmente grave é de suma importância. Objetivamos com este capítulo "traduzir" para o neonatologista as principais manifestações cutâneas dessa fase da vida, suas implicações clínicas e associações com outras manifestações sistêmicas.

A PELE DO RECÉM-NASCIDO: EMBRIOGÊNESE E ASPECTOS FISIOLÓGICOS

A epiderme se origina do folheto do ectoderma superficial e a derme do mesênquima subjacente. O processo da formação da pele ocorre em dois períodos distintos: o período embrionário (até 60 dias de gestação) e o período fetal.

No período embrionário, a pele é constituída apenas pela epiderme. No período de transição embrionário-fetal, por volta de 60 dias de gestação, a epiderme começa a se estratificar, dando origem às camadas intermediárias. Tanto as células de Langerhans como os melanócitos migram para a epiderme em torno de 40 a 50 dias de idade gestacional. A síntese de melanina se inicia já no final do primeiro trimestre, porém é pequena no recém-nascido, em comparação com crianças mais velhas.

No terceiro trimestre de gestação, o estrato córneo, a camada mais externa da epiderme, começa a se espessar progressivamente, à medida que aumenta a idade gestacional. Sua principal função é atuar como uma barreira de proteção ao meio externo. Ao nascimento, a permeabilidade da pele do prematuro é bem maior que a do recém-nascido a termo, aumentando a perda transepidérmica de água e calor, tornando-o mais vulnerável a infecções e à absorção de substâncias tóxicas pela pele.

Os apêndices cutâneos (pêlos, glândulas sebáceas, glândulas sudoríparas apócrinas e écrinas e unhas) derivam das invaginações da epiderme germinativa dentro da derme. Ao nascimento, um pêlo fino e imaturo, chamado lanugo, recobre a cabeça e a face do recém-nascido prematuro. As glândulas sudoríparas écrinas se formam durante o primeiro trimestre. Nenhuma glândula se forma após o nascimento. Durante as primeiras 24 horas de vida, os recém-nascidos a termo habitualmente não suam. Em torno do terceiro dia de vida, a sudorese se inicia na face. As glândulas sudoríparas apócrinas se desenvolvem depois das écrinas. As glândulas sebáceas se originam da porção epitelial do folículo piloso, entre a 13ª e a 15ª semana de gestação. O desenvolvimento rápido dessas glândulas e a produção imediata de sebo em todas as áreas pilosas decorrem da ação de andrógenos maternos e, provavelmente, de esteróides fetais.

A espessura da pele ao nascimento está diretamente relacionada à idade gestacional.

A pele do recém-nascido a termo é sedosa, aveludada, observando-se sulcos e rugas na sua superfície, sendo recoberta por verniz caseoso. Seu pH varia de 6,7 a 7,4. A pele do prematuro apresenta um aspecto gelatinoso, transparente e praticamente não se evidenciam rugas ou sulcos. O prematuro pode estar recoberto por um fino lanugo, ao contrário do neonato a termo, no qual predomina o pêlo *vellus*. Os mamilos, as auréolas mamárias e a bolsa escrotal são menos pigmentados.

CLASSIFICAÇÃO

Com o intuito de facilitar a correlação entre o aspecto macroscópico das lesões e o seu significado clínico, apresentaremos de forma esquemática uma classificação morfológica das alterações cutâneas (Fig. 40-1).

LESÕES CUTÂNEAS TRANSITÓRIAS BENIGNAS

Englobam as lesões que não requerem tratamento específico e têm resolução espontânea.

Mílios (cistos epidérmicos)

São pequenos cistos foliculares, de 1 a 2 mm, resultantes da retenção de queratina e material sebáceo. O aspecto macroscópico é de múltiplas pápulas esbranquiçadas, puntiformes, localizadas na região frontal, malar, nasal e mentoniana. Ocorre em 40% dos recém-nascidos. Normalmente desaparece no primeiro mês de vida, espontaneamente. A disseminação e persistência dessas lesões são observadas na síndrome orofacial, na tricodisplasia hereditária e na síndrome de Nicolau e Balus. A presença de mílios na cavidade oral, na junção do palato mole com o palato duro, é denominada pérola de Ebstein ou nódulo de Bohn. Acomete 85% dos recém-nascidos.

Miliária

Múltiplas vesículas puntiformes, de 1 a 2 mm de diâmetro, são localizadas na região cervical, no dorso e nas nádegas. São mais frequentemente observadas na segunda e terceira semanas de vida. Resultam da obstrução da porção epidérmica dos ductos excretores das glândulas sudoríparas écrinas, com conseqüente retenção de suor. No período neo-

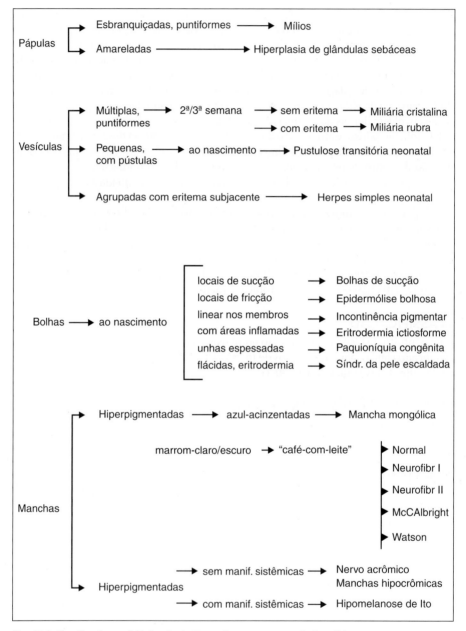

Fig. 40-1. Classificação morfológica das lesões cutâneas e suas correlações clínicas.

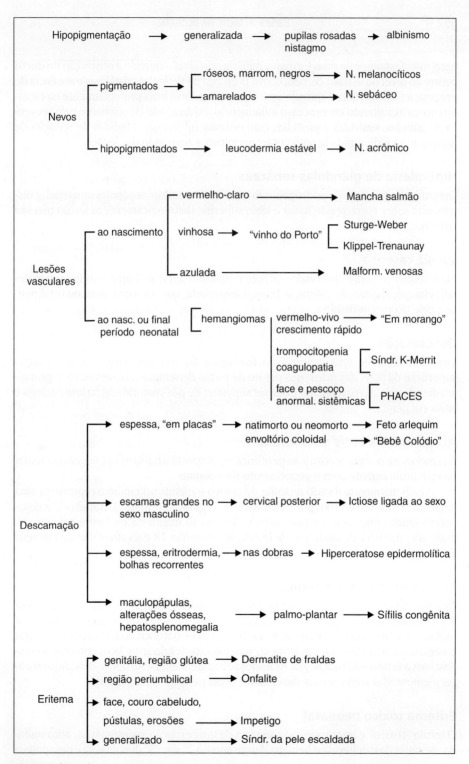

Fig. 40-1. (Cont.)

natal manifestam-se de duas formas: a miliária cristalina – quando a obstrução do ducto ocorre ao nível do estrato córneo, com a presença de vesículas cristalinas e ausência de eritema; a miliária rubra – quando essa obstrução ocorre mais profundamente na camada córnea, resultando em processo inflamatório, evidenciado clinicamente pela presença de pápulas, vesículas e pústulas, com eritema subjacente. Medidas de redução de temperatura e de umidade ambientais permitem a regressão das lesões.

Hiperplasia de glândulas sebáceas
Determinada por ação de andrógenos maternos. São múltiplas pápulas amareladas distribuídas sobre nariz, região malar e lábio superior. Histologicamente as lesões não são císticas.

Verniz caseoso
Mais freqüentemente observado nos recém-nascidos a termo. Corresponde a um material sebáceo, viscoso, de coloração branco-amarelada, que recobre parcial ou totalmente a pele do recém-nascido.

Descamação
Considerada como uma descamação fisiológica do recém-nascido é a descamação superficial da pele, das mãos, dos pés ou de forma disseminada observada nos primeiros dias de vida. Ao nascimento pode ser sugestiva de pós-maturidade, ictiose cutânea e sífilis congênita.

Acrocianose e *cutis marmorata*
A acrocianose por vacoconstrição periférica em resposta a baixa temperatura ambiental reverte prontamente com o aquecimento do neonato.

A *cutis marmorata* (livedo reticular de tronco e membros) também representa uma resposta fisiológica ao frio, por dificuldade de regulação térmica. É transitória e desaparece igualmente com o aquecimento. Quando se manifesta de forma persistente, pode ser sugestiva de síndrome de Down, de trissomia 18 e da síndrome de Cornélia De Lange.

Pustulose transitória neonatal
Descrita inicialmente como melanose pustular transitória neonatal, em 1976, sua etiologia permanece desconhecida. Caracteriza-se pela presença de pequenas vesículas e pústulas sem halo de eritema na face, nos membros e no tronco. A cultura para bactérias é negativa. Costuma estar presente ao nascimento, sendo mais freqüente em recém-nascidos a termo e da raça negra. As lesões se rompem em 24-48 horas, deixando máculas pigmentadas com colarete descamativo, que persiste alguns meses.

Eritema tóxico neonatal
O termo "tóxico" é impróprio, pois se trata de uma erupção assintomática, autolimitada, de causa desconhecida e benigna. Surge entre o 2º e o 15º dias de vida e desaparece

espontaneamente em poucos dias. São lesões eritematosas, maculopapulosas ou pustulosas, medindo de 5 a 15 mm de diâmetro, semelhantes a lesões por picada de inseto. Preferencialmente, as lesões se localizam no tronco e na região glútea, poupando palma e planta dos pés. Acomete quase que exclusivamente recém-nascidos a termo, sendo rara em prematuros. Histologicamente observa-se uma bolha subcórnea ou intra-epidérmica, rica em eosinófilos. Os principais diagnósticos diferenciais são: impetigo (comprometimento do estado geral e pústulas não-estéreis), pustulose neonatal transitória (geralmente presente desde o nascimento), miliária (surge mais tardiamente, entre a segunda e terceira semanas de vida).

Bolhas de sucção

São lesões bolhosas íntegras ou rotas, localizadas nos lábios, na face medial dos antebraços, nos polegares e indicadores. Resultam da sucção do feto intra-útero.

Hipertricose lanuginosa

Recém-nascidos prematuros com idade gestacional acima de 26 semanas costumam apresentar lanugo extensamente distribuído na face, nos membros e no tronco, que irá desaparecer nos primeiros meses de vida.

Mancha mongólica

Mancha de coloração azul-acinzentada ou preta, única ou múltipla, localizada preferencialmente na região sacra. Histologicamente observa-se a persistência de melanócitos na derme, distribuídos entre feixes de colágeno. Regride espontaneamente durante a infância.

Caput succedaneum e cefaloematoma

O termo *caput succedaneum* refere-se ao edema do couro cabeludo (na apresentação cefálica), formando uma bossa sangüínea, observado ao nascimento. É uma condição benigna que regride espontaneamente. Diferencia-se do cefaloematoma, no qual ocorre hematoma subperiostal algumas vezes associado à fratura. O volume do sangramento pode ser grande, levando a anemia e icterícia.

NEVOS CONGÊNITOS

Nevos pigmentados (melanocíticos)

Apenas 1% a 3% dos recém-nascidos apresentam nevos melanocíticos ao nascimento. Histologicamente encontra-se um número aumentado de melanócitos na camada basal da epiderme e na derme. Em função do tamanho são classificados em:

- *Pequenos*: menos de 1,5 cm de diâmetro.
- *Médios*: 1,5 a 20 cm de diâmetro.
- *Gigantes*: mais de 20 cm de diâmetro. Pela sua importância, são considerados também nevos melanocíticos congênitos gigantes aqueles que não podem ser removidos em um único procedimento cirúrgico.

Diferenciam-se de outras lesões pigmentadas por apresentarem nevos-satélites periféricos ao redor da lesão original.

A maioria dos nevos melanocíticos congênitos é de tamanho pequeno, são planos, de coloração rósea ou marrom-claro. Com o desenvolvimento da criança, tornam-se espessados, escurecidos e podem apresentar pêlos terminais. Na puberdade essas mudanças são mais rápidas. Os nevos melanocíticos congênitos gigantes "em calção de banho" são extremamente raros, ocorrendo em 1:20.000 nascimentos. Sua coloração varia do marrom ao negro, e sua superfície mostra-se irregular, verrucosa ou lobulada. Em 95% dos casos são pilosos. Preferencialmente, acometem a região dorsal inferior e as coxas. É freqüente a presença de lesões névicas-satélites periféricas. A presença de nevo melanocítico gigante no couro cabeludo e pescoço associada à melanocitose leptomeníngea caracteriza a melanose neurocutânea. Essa síndrome pode ser assintomática ou resultar no aparecimento de hipertensão intracraniana, hidrocefalia, convulsão e no desenvolvimento de melanoma leptomeníngeo. A realização de ressonância magnética em 20 crianças assintomáticas com nevos melanocíticos gigantes no couro cabeludo evidenciou alterações radiológicas em nove, mostrando que a melanose neurocutânea frequentemente permanece assintomática.

O potencial de malignização para melanoma é diretamente proporcional ao tamanho da lesão. Quaba *et al.* analisaram prospectivamente 39 casos de nevos melanocíticos gigantes que acometiam em média 17% da superfície corporal. Observaram um risco de 8,5% de transformação maligna para melanoma nos primeiros 15 anos de vida. Em 50% desses casos, essa transformação ocorreu antes da puberdade. Ao contrário, o risco de malignização de nevos melanocíticos pequenos é maior após a puberdade.

O tratamento dos nevos melanocíticos congênitos gigantes é complexo e difícil. A excisão cirúrgica deve ser realizada o mais precocemente possível. Normalmente são necessárias várias intervenções cirúrgicas, pela extensão da lesão. Algumas técnicas novas menos invasivas têm sido propostas: a dermoabrasão e a curetagem.

O risco de transformação maligna diminui, mas não desaparece, com a redução do tamanho da lesão, uma vez que ninhos de células melanocíticas névicas podem persistir nas camadas mais profundas da pele. Além disso, melanomas novos da leptomeninge podem se desenvolver em áreas anteriormente não comprometidas do sistema nervoso central. Portanto, essas crianças devem ser rigorosamente monitorizadas para a detecção precoce de melanomas.

Nevo sebáceo (Fig. 40-2)

Presente ao nascimento, como uma placa amarelada, rugosa, localizada principalmente no couro cabeludo e na face. Sobre a lesão observa-se diminuição ou ausência de pêlos. Em 10% a 40% dos casos, ocorre transformação para epitelioma basocelular. Menos frequentemente, pode evoluir para epitelioma espinocelular, ceratoacantoma e para tumores benignos de anexos. Pelo seu potencial de transformação maligna, é recomendada a excisão cirúrgica.

Nevo acrômico

Apresenta-se ao nascimento, ou precocemente na infância, como uma mancha hipocrômica única ou múltipla e estável em relação ao tamanho e à localização. Trata-se de uma

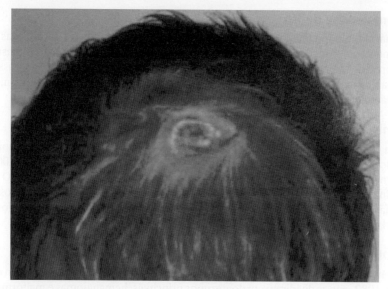
Fig. 40-2. Nevo sebáceo.

leucodermia congênita estável. Mais freqüentemente, ocorre como lesão solitária no tronco ou nas extremidades. A forma segmentar diferencia-se do vitiligo, por não apresentar hipercromia periférica, e da hipomelanose de Ito, por não estar associada a manifestações sistêmicas. Histologicamente observa-se diminuição do número de melanossomas no interior dos ceratinócitos, determinando a alteração de pigmentação da pele.

ALTERAÇÕES DE PIGMENTAÇÃO

Manchas "café-com-leite"

São manchas de coloração variando do marrom-claro ao escuro, com limites bem definidos, e assintomáticas. Podem ser vistas em recém-nascidos saudáveis sem maior significação clínica. Quando apresentam um diâmetro maior do que 0,5 cm levam à suspeita de neurofibromatose do tipo I. A presença de seis ou mais delas é um dos critérios diagnósticos para a neurofibromatose do tipo I. Na histopatologia, encontra-se aumento de melanina tanto nos melanócitos como nos ceratinócitos da camada basal. Manchas "café-com-leite" únicas ou isoladas também podem ser encontradas em neurofibromatose do tipo II, na síndrome de McCune-Albright e na síndrome de Watson.

Manchas hipocrômicas

Em torno de 0,2%-0,3% dos recém-nascidos apresentam manchas brancas ou hipopigmentadas. A maioria não tem nenhuma importância clínica e desaparece com o tempo. Porém, grande parte dos recém-nascidos com esclerose tuberosa apresenta, como sinal mais precoce dessa patologia, manchas hipocrômicas.

Hipomelanose de Ito

São máculas hipopigmentadas "em faixa" ou "em espiral", irregulares, localizadas principalmente no tronco e nos membros, seguindo a distribuição das linhas de Blaschko. Está presente ao nascimento ou surge precocemente na infância. Podem estar associadas manifestações sistêmicas como retardo mental, convulsão, déficit motor, dismorfismo craniofacial, hipertelorismo, estrabismo e miopia.

Albinismo oculocutâneo

É uma condição hereditária caracterizada pela deficiência de produção de melanina. A definição clínica de albinismo ao nascimento geralmente é difícil. Ocorre em 4:100.000 nascimentos. A presença de pupilas rosadas e nistagmo confirma o diagnóstico. O tipo I (tirosinase negativo) é de herança autossômico-recessiva. No tipo II (tirosinase positivo) não há ausência total de melanina, apenas diminuição, e os olhos são de coloração azul-claro.

LESÕES VASCULARES

Existem várias classificações para as lesões vasculares. Optamos pela de Mulliken e Glowaski, 1982, que as dividiram em dois grupos principais: hemangiomas e malformações vasculares. Abordaremos as alterações encontradas mais freqüentemente nos recém-nascidos e as suas associações com algumas síndromes.

Malformações capilares

Mancha salmão

Ocorre em cerca de 50% dos recém-nascidos. Localiza-se principalmente na nuca, glabela e nas pálpebras superiores. Apresenta coloração rósea ou vermelho-pálida, são planas e desaparecem à compressão digital. Na histopatologia, observam-se capilares dérmicos ectasiados. Costuma desaparecer completamente até os seis anos de idade, porém as lesões da nuca podem persistir ao longo da vida. Não requer tratamento.

Mancha em "vinho do Porto" (naevus flammeus)

É uma anormalidade capilar, sem tendência à involução, de coloração rósea inicialmente, aspecto macular e superfície lisa. Na idade adulta, adquire coloração vinhosa, aspecto nodular e superfície irregular. Preferencialmente, localiza-se na face com uma distribuição segmentar, restrita a um dermátomo corporal. Acomete 0,3% dos recém-nascidos. Aumenta de tamanho com o desenvolvimento da criança. No exame histopatológico são evidenciados capilares dérmicos maduros dilatados. Parece haver redução do controle neural sobre o tônus vascular, ocasionando dilatação capilar persistente. Apresenta boa resposta terapêutica ao *laser* (*dye laser*).

Pode estar associada à síndrome de Sturge-Weber e à síndrome de Klippel-Trenaunay. A síndrome de Sturge-Weber caracteriza-se pela presença de "mancha em vinho do Porto" facial envolvendo pelo menos uma parte da região inervada pelo ramo oftálmico do nervo trigêmeo (fronte e pálpebra superior) e angiomatose leptomeníngea. Alterações oculares, tais como glaucoma e anormalidades vasculares, ocorrem em 30% dos casos. A angiomatose leptomeníngea é unilateral em 85% dos casos e pode determinar epilepsia, hemiplegia contralateral, retardo mental e atrofia cerebral. Os sintomas neurológicos surgem nos primeiros dois anos de vida. Todos os pacientes com mancha em "vinho do Porto" envolvendo a pálpebra e a fronte deveriam realizar, o mais precocemente possível, uma ressonância magnética ampliada com gadolínio e acompanhamento oftalmológico.

A síndrome de Klippel-Trenaunay é definida pela tríade: mancha em "vinho do Porto" localizada geralmente no membro inferior, varizes, hipertrofia óssea e de partes moles, com aumento do volume da região comprometida. O tratamento é preferencialmente conservador no controle do edema, mas a cirurgia pode ser considerada em alguns pacientes.

Malformações venosas

Estão presentes ao nascimento, embora nem sempre sejam aparentes. Podem apresentar-se como uma mancha azulada ou como uma verdadeira "massa deformante". A coloração azulada é característica. Tendem a piorar ao longo da vida e crescem durante a infância e a puberdade. Lesões craniofaciais podem apresentar complicações estéticas e funcionais importantes, tais como trombose, flebite, obstrução da visão, das vias aéreas e má-oclusão dentária. As lesões assintomáticas não requerem tratamento. Se ocorrerem complicações funcionais ou estéticas, deve ser realizado um estudo com ressonância magnética para a determinação da extensão da lesão. A injeção de substâncias esclerosantes induz a formação de trombos, reduz o tamanho da lesão e permite a excisão cirúrgica seqüencial. Deste modo, o tratamento exige uma equipe multidisciplinar. O acometimento dos membros costuma ser mais profundo com envolvimento de tecidos muscular, articular e ósseo. A dor e o edema locais são mais pronunciados. Pode evoluir com artropatia erosiva.

Hemangiomas (Fig. 40-3)

Os hemangiomas infantis habitualmente não são vistos imediatamente ao nascimento, mas em 90% dos casos tornam-se evidentes no final do período neonatal. São três vezes mais freqüentes nas meninas. Algumas alterações podem preceder um hemangioma, tais como uma mácula esbranquiçada e telangiectasias circundadas por um halo pálido. Os hemangiomas superficiais de coloração vermelho-vivo "em morango" são os mais freqüentes. Apresentam uma fase proliferativa inicial rápida, nos primeiros 18 meses, seguida de uma fase involutiva lenta. Cinqüenta por cento dos hemangiomas regridem até os cinco anos de idade, deixando uma área de atrofia residual, telangiectasia e hipopigmentação. São sujeitos à ulceração, infecção secundária, hemorragias e a deixar cicatrizes. Hemangiomas na face podem causar obstrução respiratória, visual, com ambliopia e astigmatismo, e deformidades faciais. Pequeno porcentual dessas lesões é considerado "hemangioma alarmante", por exibir um crescimento extremamente rápido e um risco elevado de complicações obstrutivas e hemorrágicas, que põe em risco a vida do paciente. Exigem intervenção imediata.

Em 1940, Kasabach e Merrit descreveram a síndrome caracterizada pela presença de hemangiomas de crescimento rápido, trombocitopenia por aprisionamento de plaquetas dentro da lesão vascular, anemia hemolítica microangiopática e coagulopatia de consumo. Acredita-se que não esteja associada a hemangiomas clássicos, mas sim a hemangioendotelioma kaposiforme e hemangioma "em tufos". A taxa de mortalidade

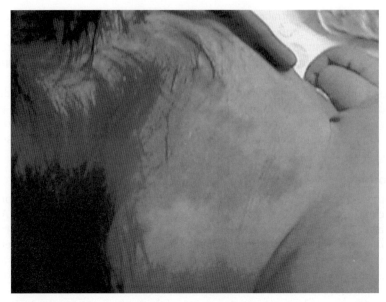

Fig. 40-3. Hemangioma em prematuro.

é elevada, e a terapia inclui o uso de corticosteróides, interferon, aspirina e a transfusão de hemoderivados.

Hemangiomas extensos da face e do pescoço podem estar vinculados a múltiplas anormalidades, agrupadas sob a denominação de síndrome PHACES, incluindo: malformações da fossa posterior, hemangiomas da região cervicofacial, anomalias arteriais, cardíacas, oculares e do esterno. Hemangiomas localizados na "região da barba" (queixo, lábios, mandíbula e pescoço) têm 60% de possibilidade de estar associados a hemangiomas nas vias aéreas.

A presença de múltiplos hemangiomas cutâneos sem envolvimento visceral é denominada hemangiomatose neonatal benigna. A associação com hemangiomas viscerais, localizados principalmente no fígado e no sistema nervoso central, caracteriza a hemangiomatose neonatal disseminada. Portanto, recém-nascidos com múltiplos hemangiomas cutâneos ou hemangiomas na região craniana devem ser investigados através de ultra-sonografia transfontanela, abdominal, avaliação oftalmológica e neurológica.

Como a maioria dos hemangiomas involui espontaneamente, adota-se uma conduta apenas expectante. Nas lesões superficiais persistentes pode ser utilizado o *laser (dye laser)*. As lesões proliferativas (crescimento rápido nas primeiras semanas), os hemangiomas "alarmantes", hemangiomas deformantes de face, com risco elevado de obstrução respiratória ou visual, que determinam plaquetopenia acentuada ou com elevado risco de deformidades cicatriciais, devem ser tratados com corticosteróides. Nas lesões corticosteróides-resistentes, emprega-se o interferon-alfa (inibidor da angiogênese). Está em estudos o uso da interleucina-12.

GENODERMATOSES

Sob a denominação de genodermatoses são agrupadas anomalias e doenças cutâneas de caráter hereditário. Destacamos as mais freqüentes.

Aplasia cutânea congênita

É determinada pela ausência localizada da epiderme, da derme ou do tecido subcutâneo e, algumas vezes, do tecido ósseo. Está presente ao nascimento, preferencialmente no couro cabeludo, mas pode acometer outras regiões. Clinicamente, observa-se uma área de depressão oval bem delimitada ou uma lesão ulcerada, com tecido de granulação róseo e friável na base, recoberta por uma fina membrana. Após o nascimento forma-se uma crosta. Pode involuir deixando cicatriz. Há ausência de pêlos no local. É uma doença congênita que se apresenta de forma isolada (herança autossômica dominante) ou associada a outras alterações sistêmicas, como sindactilia e cardiopatias congênitas. É observada em algumas síndromes, tais como a trissomia 13 (autossômica dominante) e a síndrome de Carmi (autossômica recessiva). Deve ser diferenciada de lesões obstétricas traumáticas.

Hipoplasia da derme

Manifesta-se como uma simples depressão à palpação da pele. A lesão pode apresentar-se de coloração normal, rósea ou amarelada. É um dos constituintes da síndrome de Goltz (hipoplasia dérmica focal – herança ligada ao X) com anormalidades esqueléticas e oculares associadas (coloboma).

Buloses

Sob esta denominação são agrupadas várias patologias que se manifestam ao nascimento como bolhas íntegras ou erosadas. Resultam de defeitos na capacidade de adesão cutânea. A localização das bolhas é essencial para o diagnóstico: nos locais de fricção, indicando fragilidade cutânea generalizada, sugerem o diagnóstico de epidermólise bolhosa; se tem disposição linear nos membros, em meninas é característica de incontinência pigmentar; se ocorrem em áreas inflamadas ou ictiósicas fazem pensar em eritroderma ictiosiforme bolhoso; em localização acral associada a unhas espessadas, são sugestivas de paquioníquia congênita. Comentaremos as duas mais freqüentes.

Epidermólise bolhosa (Fig. 40-4)

Pode-se manifestar ao nascimento, precipitada por trauma obstétrico ou por fricção da pele, no manuseio do neonato. Em função do nível da clivagem, isto é, do local de formação da bolha, é classificada em: simples (superficial) – na camada basal (bolha intra-epidérmica), juncional – formação de bolha na junção da epiderme com a derme, e distrófica (ou dermolítica) com a presença de bolha na derme. São também várias as formas de herança genética e de gravidade da doença. Nas formas graves há comprometimento da mucosa respiratória e do tubo gastrintestinal, ocasionando distúrbios respiratórios recorrentes e desnutrição. As formas mais comuns, porém, são as superficiais, com a presença de bolhas de conteúdo seroso ou hemorrágico localizadas nas mãos e

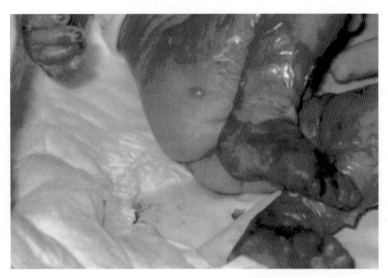
Fig. 40-4. Epidermólise bolhosa.

nos pés (doença de Weber-Cockayne) ou disseminadas. A epidermólise juncional generalizada, cuja herança é autossômico-recessiva, é evidenciada clinicamente pela presença de bolhas difusamente distribuídas e pelo comprometimento de mucosas. Tem mau prognóstico com óbito precoce. A forma distrófica (autossômica recessiva) é também grave e mutilante, com a ruptura de bolhas grandes, formação de retrações cicatriciais com conseqüente fusão de dedos e limitação de movimentos das mãos e dos pés.

Incontinência pigmentar
As lesões bolhosas iniciais, agrupadas ou com distribuição linear, nas áreas flexoras e regiões laterais do tronco tornam-se verrucosas e pigmentadas. É observada em meninas (herança ligada ao X), uma vez que é letal em meninos. Outras anomalias, tais como microcefalia, convulsão, alterações oculares, cardíacas e dentárias, podem ser encontradas.

ICTIOSES
Sob essa denominação de origem grega (*ichthys* = peixe) estão agrupadas várias doenças, de origem genética, com a característica comum de apresentarem excesso de descamação da região mais superficial da pele – o estrato córneo. Três de suas várias formas de apresentação clínica podem ser vistas ao nascimento.

Ictiose lamelar (eritrodermia ictisioforme congênita)
A ictiose lamelar de origem autossômica recessiva apresenta duas formas graves: o "feto arlequim", com a presença de placas de descamação córnea espessa e fissuras. Incompatível com a vida, geralmente são natimortos ou neomortos; e o "bebê colódio", no qual os recém-nascidos apresentam um envoltório coloidal, que, ao se desprender,

revela uma enorme área desnuda de eritema e descamação generalizadas. A seguir, o eritema é substituído por xerodermia e descamação. Pode haver ectrópio e eclábio.

Ictiose ligada ao sexo

Embora possa ser vista ao nascimento, manifesta-se mais tardiamente na infância, com a presença de escamas grandes, amareladas ou escuras, na região cervical posterior, parte superior do tronco e superfície extensora dos membros. A herança é recessiva, ligada ao X, atingindo predominantemente o sexo masculino.

Associa-se a opacidade da córnea, alterações ósseas, retardo mental e hipogonadismo hipofisário.

Hiperceratose epidermolítica

É uma condição clínica caracterizada pela presença, ao nascimento, de escamas espessas e verrucosas principalmente nas áreas de dobras, eritrodermia e episódios recorrentes de formação de bolhas. Pode ser localizada ou generalizada, e sua herança é autossômica dominante.

DOENÇAS INFECCIOSAS

São as doenças de etiologia viral ou bacteriana mais freqüentemente observadas no período neonatal e suas manifestações cutâneas.

Impetigo

É uma infecção bacteriana superficial da pele. Clinicamente, observamos bolhas flácidas e pústulas, transitórias, que se rompem formando erosões recobertas por crostas. Ocorrem em qualquer local, mas principalmente na face, no couro cabeludo e na área da fralda. O principal agente etiológico é o *Staphylococcus aureus*. Ocasionalmente, *Streptococcus* do grupo A e bactérias gram-negativas. O tratamento é feito com antibióticos sistêmicos e anti-sépticos locais.

Síndrome da pele escaldada (doença de Ritter)

É uma infecção bacteriana aguda determinada por toxinas bacterianas, caracterizada por eritema inicial difuso. A seguir, a pele vai se tornando dolorosa, enrugada, podendo ser descolada com facilidade. Em alguns pacientes, surgem bolhas flácidas. Evolui para eritrodermia. Acomete preferencialmente regiões periorificiais, axilas e virilhas. Em 24-48 horas, generaliza-se. O *Staphylococcus* do grupo II, principalmente o tipo 71, capaz de produzir endotoxinas epidermolíticas e esfoliativas A e B, é o seu agente etiológico. O tratamento é semelhante ao do impetigo, acrescido de medidas de suporte hidroeletrolítico.

Onfalite

Infecção bacteriana, predominantemente estafilocócica *(Staphylococcus aureus)* da região umbilical. Está indicado o uso de antibióticos sistêmicos.

Herpes simples neonatal

Infecção viral causada pelo herpesvírus humano; clinicamente são observadas vesículas agrupadas e confluentes com eritema e edema subjacente, localizadas ou generalizadas. Os recém-nascidos podem ser infectados intra-útero (via hematogênica) ou, mais freqüentemente, no momento do parto. Desse modo, grávidas com crises recorrentes de herpes genital têm indicação absoluta de parto cesariano. De um modo geral, o herpes neonatal é um quadro grave, com manifestações sistêmicas (hepatite e encefalite) e lesões necróticas de mucosas. A taxa de mortalidade é de 70%. O tratamento é feito com aciclovir venoso.

Sífilis congênita

O quadro clínico, determinado pelo *Treponema pallidum,* é polimorfo, com lesões maculopapulosas, eritema, descamação palmoplantar, erosões na região perianal, alterações ungueais. É característica a presença de coriza hemorrágica e choro afônico. Podem haver lesões osteoarticulares, hepatosplenomegalia e comprometimento do sistema nervoso central. A medicação de escolha é a penicilina.

Síndrome da imunodeficiência adquirida

Recém-nascidos infectados pelo vírus da imunodeficiência humana são, usualmente, assintomáticos durante os primeiros meses de vida. A transmissão pode ocorrer intra-útero, no momento do nascimento ou na fase pós-natal, através da amamentação.

Miscelânea

Dermatite de fraldas

É uma dermatite de caráter irritativo, bastante comum, provocada pelo contato com a urina e as fezes. Caracteriza-se pela presença de eritema, edema, erosões e exsudação na região genital, perianal e glútea. É pruriginosa. As medidas terapêuticas incluem a retirada das fraldas por alguns dias e o uso tópico de nistatina. O uso de corticóides tópicos, se necessário, deverá ser feito por um curto período de tempo, pelo risco de absorção cutânea.

Lúpus neonatal

Descrito pela primeira vez em 1954, o lúpus eritematoso neonatal constitui uma síndrome que, na sua apresentação clínica completa, se caracteriza pela presença de lesões cutâneas maculopapulosas, eritematosas, com área de atrofia central descamativa, localizadas principalmente na face e no pescoço; alterações cardíacas, especialmente bloqueio atrioventricular e anormalidades hematológicas (anemia, trombocitopenia e leucopenia). A mortalidade chega a 30%, quando ocorre bloqueio atrioventricular completo.

BIBLIOGRAFIA

Batta K. Management of large birthmarks. *Semin Neonatol* 2000;5:325-332.

Fitzpatrick TB, Johnson RA, Wolff K. *Dermatologia-Atlas e Texto,* 3 ed. Rio de Janeiro: McGraw-Hill Companies, 1997. p 798-799.

Lawrence CM. Treatment options for giant congenital naevi. *Clin Exp Dermatol* 2000;25:7-11.

Quaba AA, Wallace AF. Incidence of malignant melanoma in a large congenital naevocellular naevus. *Plast Recontr Surg* 1986;78:174-187.

Seidenari S, Pellacani G. Surface microscopy features of congenital nevi. *Clin Dermatol* 2002;20:263-7.

Verbov J. Common skin conditions in the newborn. *Semin Neonatol* 2000;5:303-310.

41 O Recém-Nascido Sindrômico

Evelyn Kahn

INTRODUÇÃO

Uma vez que a etiologia das doenças adquiridas está sendo cada vez mais bem compreendida e sua prevenção bem como seu tratamento caminham continuamente para uma maior eficácia, a atenção tende a dirigir-se um pouco mais para as afecções menos acessíveis aos métodos profiláticos e terapêuticos atuais. Torna-se, assim, inevitável que se venha a considerar, entre essas doenças, as que são determinadas antes do nascimento, e que sejam levados a estudo os fatores que contribuem para a sua etiologia.

Mesmo reconhecendo o desejo de se evitar as malformações congênitas, a sociedade deve se conscientizar de que as doenças malformativas e hereditárias são um risco inerente à concepção, um risco que deve ser reduzido cada vez mais, mas que não pode ser eliminado, ainda, por muitas gerações vindouras.

Crianças malformadas sempre foram uma das maiores preocupações da humanidade e estão testemunhadas em textos, desenhos e esculturas desde as épocas mais remotas. Estatísticas mostram que, anualmente, ocorrem decréscimos do óbito neonatal por doenças infecto-contagiosas, em virtude dos constantes avanços tecnológicos e terapêuticos. Isso, porém, não ocorre na mesma proporção em relação às malformações congênitas. Por conseguinte, do ponto de vista etiológico, as malformações congênitas são tão importantes quanto as doenças infecciosas.

O nascimento de um bebê malformado ou sindrômico é um momento extremamente delicado e, às vezes, emergencial, exigindo profundos conhecimentos não apenas do pediatra, mas de toda a equipe médica e de enfermagem.

DIAGNÓSTICO PRÉ-NATAL

A Medicina Fetal, aliada aos métodos diagnósticos pré-natais, tem aumentado as possibilidades de diagnósticos antecipados de um número crescente de doenças fetais. No entanto, os métodos sofisticados ainda são de pequeno alcance para a população em geral, inclusive sob o ponto de vista econômico.

O diagnóstico pré-natal consiste de dois grandes grupos de exames e métodos:

- Métodos diagnósticos não-invasivos.
- Métodos diagnósticos invasivos.

Métodos diagnósticos não-invasivos

1. Ultra-sonografia:
   - *Convencional*: primeiro, segundo e terceiro trimestres gestacionais (1. morfológica; 2. como auxiliar de métodos invasivos).
   - *Alta resolução*: primeiro, segundo e terceiro trimestres gestacionais.
   - *Tridimensional*: final do segundo e terceiro trimestres gestacionais.
2. Ressonância magnética fetal (primeiro, segundo e terceiro trimestres gestacionais).
3. Ecocardiografia fetal (segundo e terceiro trimestres gestacionais).
4. Análise por Doppler (primeiro, segundo e terceiro trimestres gestacionais).
5. Rastreamento biofísico:
   - Medição da translucência nucal (TN) (11ª a 13ª semanas gestacionais).
   - Diâmetro biparietal.
   - Comprimento femoral.
   - Outros.
6. Rastreamento bioquímico (por amostra em sangue materno) (14ª a 22ª semanas gestacionais).
   - Teste triplo (TT):
     – Dosagem de alfafetoproteína.
     – Gonadotrofina coriônica.
     – Estriol livre.
   - Teste associando dosagem de gonadotrofina coriônica livre (BhCG livre + proteína plasmática associada à gravidez [PAPP-A]).
   - Associação do teste triplo a outros marcadores, mais recentemente disponíveis.

Métodos diagnósticos invasivos

Exames utilizados para aplicação dos testes citogenéticos moleculares, bioquímicos, dosagens metabólicas e de atividade enzimática, hematológicos, imunológicos.

1. Amniocentese:
   - Convencional (15ª a 18ª semanas gestacionais):
     – Risco para a gestação: 0,5%.
   - Precoce (11ª a 14ª semanas gestacionais):
     – Risco para a gestação: $\geq 0,5\%$
2. Biópsia de vilo corial:
   - Convencional (9ª a 12ª semanas gestacionais):
     – Risco para a gestação: $\cong 1\%$.
   - Precoce (a partir da 7ª semana gestacional):
     – Risco para a gestação: $\geq 1,5\%$.

Observamos neste grupo maiores riscos fetais, bem como chance de ocorrência de erros do resultado citogenético, em razão de mosaicismo confinado à placenta.

3. Cordocentese (a partir da 18ª semana gestacional):
   - Risco para a gestação: 2%.
4. Fetoscopia (17ª a 20ª semanas gestacionais):
   - Alto risco de complicações e abortamento: 5%-10%.

O exame do RN na sala de parto será muito mais objetivo e abrangente quanto maiores informações se obtiverem do período gestacional, incluindo a fase pré-concepcional, período em torno de um a três meses anteriores à concepção. Em ambas as fases, pré e pós-concepcionais, há interação constante de fatores genéticos e ambientais.

A fase pré-concepcional costuma ser pouco investigada, deixando muitas vezes de se obter informações valiosas ao se estudar a etiologia das malformações congênitas. Na anamnese materna deve-se inquirir sobre as histórias obstétrica e médica anteriores, doenças genéticas presentes (paterna, materna e de familiares), hábitos alimentares, vícios, características ambientais (doméstica e do trabalho). A história prévia de exposição a irradiações de uso terapêutico ou se utilizado de forma repetitiva, bem como o uso de substâncias com potencial teratogênico para gônadas (feminino ou masculino), infecções adquiridas em período próximo à concepção podem adquirir maior significado diante do nascimento do bebê malformado.

O uso profilático de ácido fólico durante a gestação, visando à prevenção de malformações devidas ao não fechamento do tubo neural (anencefalia, hidrocefalia, mielocele e meningomieloceles), deve ter início um a três meses antes da concepção para que se estabeleça o efeito protetor do medicamento.

Durante o pré-natal, inúmeros indicadores costumam atestar a boa progressão da gravidez. Várias informações podem ser obtidas através do exame ultra-sonográfico (Quadro 41-1) e que serão importantes para a avaliação dos riscos e para eventuais decisões quanto ao uso de exames mais específicos.

Quadro 41-1. Sinais de alerta detectáveis pela ultra-sonografia

Alteração de volume do líquido amniótico oligo/poliidrâmnio
Retardo do crescimento intra-uterino
Macrossomias
Vitalidade fetal intra-uterina diminuída
Alteração da posição fetal
Higroma cístico
Aumento da placenta
• Hidropisia (fetal)
• Triploidia
• Diabetes
• Nefrose fetal congênita
• Hemoglobinopatia (talassemia)
Diminuição da placenta
• Diabetes materno avançado
• Hipertensão arterial
• Síndromes polimalformativas
Alterações dos batimentos cardiofetais
Onfalocele/gastrosquise

Ultra-sonografia

A ultra-sonografia há muito foi incorporada como um método de investigação da higidez materno-fetal na rotina do pré-natal. Os avanços tecnológicos registrados nas últimas décadas, introduzindo métodos de alta resolução e amplificação de imagens através da utilização de *scanners* de alta resolução com transdutor endovaginais, possibilitaram a identificação precoce de inúmeras alterações, entre elas as malformações estruturais fetais, já no primeiro trimestre gestacional. Evidentemente, quanto mais graves forem as malformações, mais precocemente serão detectadas, restando para o segundo trimestre gestacional, fase de eleição para a pesquisa ultra-sonográfica convencional e morfológica, a detecção de malformações menos agressivas.

A partir da nona semana gestacional, torna-se possível a detecção de anencefalia, iniencefalia, acrania e malformações faciais graves (fendas, ciclopia etc.), malformações da parede abdominal anterior (rupturas, onfalocele), alterações do aparelho genitourinário, em especial os que cursam com obstrução do fluxo urinário (megabexiga). A partir da nona semana gestacional, também podem ser detectados os primeiros sinais de higroma cístico da nuca fetal.

Um dos diagnósticos de rastreamento biofísico mais freqüentemente utilizado é a determinação da translucência nucal (TN) (11ª a 13ª semanas gestacionais). A TN origina-se de um processo similar, mas não idêntico, ao do higroma cístico. Trata-se da identificação da presença de fluido dentro da pele em torno da região posterior da nuca fetal (área ecopênica), podendo se estender desde o dorso da nuca até o sacro, tendendo a regredir espontaneamente a partir da 14ª semana, desaparecendo a partir da 18ª semana gestacional (cuidado com os resultados falsos-negativos). Sua mensuração exige padronização e experiência profissional. A medida é considerada normal quando tiver ≤ 2,5 mm, e o risco gestacional é calculado pelo algoritmo que avalia o conjunto:

TN + Tamanho fetal (comprimento cabeça-nádega) + idade materna

Calcula-se que 1:7 dos fetos com TN ≥ 6 mm são portadores de síndrome de Down. O higroma cístico pode coexistir com o espaçamento da prega nucal.

Higroma cístico

O higroma cístico caracteriza-se pela presença de cistos congênitos únicos ou múltiplos do sistema linfático, encontrado mais comumente dentro dos tecidos do pescoço. É causado pela falha ou retardo da comunicação linfático-venosa-jugular. Pode ser bilateral, uni ou multilocular ou assimétrico. Estende-se desde a região occipital até o nível da sétima vértebra cervical e área escapular. Mais raramente alastra-se infiltrando o músculo esternocleidomastóideo, chegando às axilas e à parede torácica anterior.

É freqüente sua associação com malformações de troncos e canais linfáticos maiores, levando a edemas periféricos, efusões pleurais, pericárdicas ou mesmo peritoneais. Associa-se com freqüência à hidropisia fetal, retardo do crescimento intra-uterino, oligo/poliidrâmnio e aberrações cromossômicas (Quadro 41-2).

Quadro 41-2. Algumas síndromes que cursam com higroma cístico

Aberrações cromossômicas
- S. Turner (45, X)
- S. Down (Trissomia 21)
- S. Klinefelter (47, XXY)
- S. Edwards (Trissomia 18)
- S. Pattau (Trissomia 13)
- S. Trissomia 22 — mosaico
- Tetraploidia

Síndromes genéticas (heranças mendelianas)
- Acondrogênese Tipo II (her. AR)
- Síndrome de Noonan (her. AD)
- Síndrome dos Múltiplos Pterígios Letal (her. AR)
- Síndrome dos Múltiplos Pterígios ligados ao X (her. XLR)
- Síndrome Distiquiase – Linfedema (her. AD)

Exposição a teratogênicos
- Álcool
- Aminopterina
- Trimetadiona

Oligoidrâmnio

O oligoidrâmnio refere-se à diminuição do volume de líquido amniótico em determinada fase gestacional. É um achado preocupante quando ocorre durante o primeiro e segundo trimestres gestacionais, sendo de bom prognóstico como achado isolado no terceiro trimestre com o crescimento fetal normal. Devem ser pesquisadas alterações renais-fetais, cardiopatias congênitas, diabetes, bem como inúmeras síndromes cromossômicas e gênicas (Quadro 41-3). Comumente, associa-se ao retardo de crescimento intra-uterino fetal.

Quadro 41-3. Oligoidrâmnio

Síndromes com malformações renais
- Displasia renal bilateral
- Agenesia renal
- Obstrução ureteral
- Rim policístico tipo infantil
- Válvula da uretra posterior

Síndrome de Potter

Síndrome de regressão caudal (diabetes avançado)

Infecções congênitas

Síndromes gênicas

Defeito do fechamento do tubo neural

Triploidia (aberração cromossômica)

Poliidrâmnio

O poliidrâmnio refere-se ao achado de excesso de líquido amniótico para determinada fase gestacional. É encontrado comumente em gestantes obesas ou com diabetes melito. Associa-se freqüentemente a anormalidades obstrutivas do aparelho gastrenterológico fetal, síndromes que cursam com dificuldades da deglutição fetal (malformações intracranianas), fenda palatina, hérnia diafragmática e outras discriminadas no Quadro 41-4. Comumente está associada à hidropisia fetal.

Hidropisia fetal (não-imune)

Trata-se do achado de acúmulo líquido em cavidades serosas e/ou edemas de tecidos moles fetais. Sua etiologia é extremamente heterogênea, incluindo causas maternas, fetais e placentárias, envolvendo qualquer tipo de herança: cromossômica, gênica, infecciosa ou esporádica. É comum a ocorrência concomitante de polidrâmnio e higroma cístico fetal. Seu achado exige uma investigação minuciosa, iniciando-se por afastar a incompatibilidade Rh, malformações cardíacas e possíveis massas tumorais fetais, além de infecções congênitas (TORCHS) (Quadro 41-5).

A movimentação do feto é considerada desde tempos remotos como sinal de bem-estar do mesmo. É um sinal relativo, mas que deve ser levado em consideração. A diminuição de movimentos que anteriormente eram mais intensos é um sinal de alerta

Quadro 41-4. Poliidrâmnio

Aberrações cromossômicas
• Trissomias 13 e 18
• Triploidia
Atresia duodenal
Fístula traqueoesofágica — atresia esofágica
Fendas palatinas
Hérnia diafragmática
Síndromes macrossômicas fetais
Displasias ósseas
• Displasia tanatofórica
• Acondroplasia
• Acondrogênese
Embriopatia diabética
Anormalidades intracranianas
Osteogênese *imperfecta*
Síndrome nefrótica congênita
Malformação cística do pulmão
Hidropisia fetal
• S. Turner, sind. trissomia 13
• Infecções congênitas
S. Pena-Shokeir
S. dos múltiplos pterígios

Quadro 41-5. Algumas condições associadas à hidropisia fetal não-imune

Cromossomopatias
- S. Down
- S. Turner
- Outras trissomias
- Triploidia

Síndromes malformativas
- Malformações esqueléticas variadas
  - Nanismo tanatofórico
  - Acondrogênese

Osteogênese *Imperfecta*
Artrogripose múltipla
Síndrome de Neu-Laxova

Alterações cardiovasculares
- Cardiopatias congênitas
- Miocardites (CMV, coxsackie)
- Cardiomiopatia

Alterações respiratórias
- Teratoma mediastínico
- Hérnia diafragmática
- Adenoma cístico do pulmão
- Efusão pleural
- Atresia biliar

Alterações do aparelho gastrenterológico
- Malformações vasculares hepáticas
- Atresia do jejuno
- Vólvulo
- Peritonite meconial

Materna
- Diabetes melito grave
- Hipoproteinemia
- Anemia aguda

Placenta-cordão umbilical
- Corioangioma
- Transfusão fetomaterna

Infecção
- TORCHS
- Hepatite congênita

Gemelaridade: síndrome da transfusão intergemelar
- Linfedema congênito

Outros
- Hidrotórax, quilotórax
- Teratoma sacrococcígeo

agudo (hipóxia, sofrimento fetal); no entanto, "fetos preguiçosos", que durante toda a gestação pouco se manifestam, devem ser mais bem avaliados, seja pela ultra-sonografia, seja por outro método diagnóstico complementar. Muitas vezes, há um componente neurogênico, muscular ou esquelético interferindo nesta fase precoce de gravidez. Por exemplo, distrofias musculares, síndrome dos múltiplos pterígios, síndrome de bandas amnióticas, aberrações cromossômicas etc.

A apresentação fetal que não a cefálica pode estar associada a transtornos do desenvolvimento e malformações congênitas. A apresentação pélvica ocorre em 3% das gestações normais a termo. No entanto, sem que haja história obstétrica que justifique, a alteração da posição fetal (pelvipodálica, córmica, transversa etc.) costuma cursar com maior concomitância de malformações maiores, anomalias neurológicas e natimortalidade.

EXAME DO RECÉM-NASCIDO

Na sala de parto

O exame do RN na sala de parto deve ser abrangente e rápido, avaliando os sinais vitais, Apgar e medidas antropométricas (comprimento, peso, perímetro cefálico), mas visando também detectar a existência de possíveis malformações maiores e/ou menores (Quadro 41-6), cirúrgicas ou não (Quadro 41-7), e que põem em risco a vida do bebê. As informações obtidas na ficha obstétrica gestacional são de grande importância pois orientarão o exame de forma mais segura e objetiva. Cabe também ao pediatra solicitar informações e, se necessário, exames da placenta, o que com freqüência é omitido. Mesmo diante de um RN aparentemente normal, devemos ser sistemáticos no exame, avaliando cada detalhe com a máxima atenção, como se estivéssemos diante de um RN de alto risco. Para um exame ser bem-sucedido, é necessário que o médico tenha boas noções de semiologia e, em especial, esteja um pouco familiarizado com dismorfologia,

Quadro 41-6. Malformações cirúrgicas detectáveis em sala de parto

Fenda palatina
Atresia de coanas: desconforto respiratório persistente
Estenose de laringe: desconforto respiratório persistente
Atresia do esôfago
Micrognatia/glossoptose
Malformações torácicas: desvios, abaulamentos: descartar cardiopatias congênitas e malformações de costelas
Hérnia diafragmática
Massas abdominais: causas variadas • Renais • Intestinais • Neoplasias
Anomalias anorretais
Genitália ambígua
Outras: onfalocele/gastrosquise; malformações do tubo neural etc.

sabendo identificar, de forma clara, sintomas e sinais maiores e/ou menores, presentes, sem subestimá-los ou superestimá-los, pois em muitas circunstâncias tais anotações serão as únicas informações que se disporão para uma futura pesquisa diagnóstica, visando ao aconselhamento genético-familiar, em especial no caso de o RN vir a falecer e não se ter realizado a necropsia, ocorrência bastante freqüente.

Estatísticas mundiais comprovam que 3% dos RNs vivos nascem com uma anormalidade estrutural grave, que pode interferir na sua função corporal ou mesmo provocar o óbito precoce. O reconhecimento da existência destas e de outras anomalias menos graves, mas nem por isso menos relevantes, é de grande importância. Um neonatologista bem orientado é a garantia para a sobrevida do recém-nascido.

As anomalias congênitas são distinguidas de acordo com seu mecanismo etiológico e o momento de sua incidência. Serão genéticos, ambientais ou uma combinação de ambos.

Denomina-se malformação a alteração estrutural que ocorre em fase pré-organogênese. Sua etiologia é essencialmente genética, menos freqüentemente ambiental ou combinada. Exemplos: cardiopatia congênita, fenda palatina coloboma de íris. Denomina-se como ruptura as anomalias que se originam de processos destrutivos que alteram estruturas inicialmente normais. O órgão ou a região afetados sofrem mudanças acentuadas tanto em sua forma quanto configuração, ocorrendo perda de segmentos previamente existentes, fusões, divisões anormais etc. Suas causas são extrínsecas, não genéticas em sua maioria. É freqüente a gênese por alteração vascular (hemorragia, trombose, embolia) ou causas mecânicas compressivas. Exemplo: síndrome de bandas amniótica, focomelias. Denomina-se como deformação as anomalias que se originam de forças mecânicas não disruptivas, em fase pós-organogênese. São essencialmente de origem não genética. As estruturas sofrem alteração de formato e simetria. Freqüentemente, porém, são malformações reversíveis. Exemplo: alteração da conformação craniana (plagiocefalia), pé torto congênito (unilateral mais acentuado). Denomina-se como displasia as alterações que ocorrem por desorganização da histogênese em determinado tecido. As alterações podem ser localizadas ou generalizadas de acordo com o tipo de tecido envolvido. Exemplo: displasias esqueléticas variadas: acondroplasia, hipocondroplasia, nanismo diastrófico etc. Displasias ectodérmicas: tipo hipoidrótico, tipo hidrótico etc.

As anomalias estruturais também são classificadas de acordo com sua gravidade clínica em anomalias maiores e menores.

Anomalias maiores: são malformações estruturais, que cursam com conseqüências clínico-cirúrgicas e sociais. Com freqüência, prejudicam a função orgânica ou reduzem a expectativa de vida de seu portador (Quadro 41-7).

Anomalias menores: são malformações estruturais que não põem em risco a vida de seu portador. Têm significado predominantemente estético, sendo de grande utilidade na investigação diagnóstica. São relativamente freqüentes (15% em RNs vivos) (Quadro 41-8).

Quanto maior o número de anomalias menores presentes em um mesmo indivíduo, maiores as chances de ocorrerem malformações maiores, concomitantes (Quadro 41-9).

Quadro 41-7. Exemplos de malformações maiores

Categoria
Região craniofacial
• Fenda palatina e/ou lábio leporino
• Escafocefalia grave
• Atresia de coanas
• Anencefalia
Olhos
• Catarata
• Anoftalmia
• Esclerocórnea
• Ptose palpebral
Orelhas
• Pavilhões auriculares rudimentares
Pele
• Excesso de pele em nuca (pescoço alado)
• Hemangiomas múltiplos
• Aplasias cútis
Extremidades (mãos/pés)
• Polidactilia
• Ausência de polegares
• Sindactilia cutânea completa
• Ausência de unhas
• Pé torto equinovaro
Esqueleto
• Caixa torácica curta
• Ausência do rádio
• Focomelias
Miscelânea
• Tetralogia de Fallot (e outras cardiopatias congênitas)
• Agenesia da tireóide
• Onfalocele
• Extrofia de bexiga
• Defeitos do tubo neural
• Hipospádias

Quadro 41-8. Exemplos de malformações menores

Categoria
Região craniofacial
• Região occipital achatada
• Micrognatia leve
• Fontanela posterior aumentada
• Microstomia/macrostomia
• Narinas antevertidas
• Filtro longo/curto
Olhos
• Pregas epicânticas internas
• Microftalmia
• Inclinação de fenda palpebral (para cima ou para baixo)
• Hipertelorismo ocular
Orelhas
• *Sinus* pré ou retroauriculares
• Rotação posterior da orelha
• Implantação baixa da orelha
• Orelhas pequenas
• Estreitamento do meato auditivo externo
Pele
• Manchas café-com-leite
• Mamilos extranumerários
• Hemangioma plano
• Reentrâncias em região sacral ou omoplata
Extremidades (mãos/pés)
• Prega "simiesca" (mãos) palmar
• Clinodactilia (encurvamento) dos cinco dígitos
• Sindactilia cutânea parcial
• Unhas hipoplásicas ou hiperconvexas
Esqueleto
• Cúbito valgo
• Tórax escavado *(pectus excavatum)*
• Tórax em quilha
Miscelânea
• Diastase dos músculos retoabdominais
• Artéria umbilical única

Quadro 41-9.

Ausência de anomalia menor	1% de risco de haver malformação maior
1 anomalia menor	3% de risco de haver malformação maior
2 anomalias menores	10% de risco de haver malformação maior
3 ou mais anomalias menores	20% de risco de haver malformação maior

O Quadro 41-10 assinala algumas malformações que isoladamente ocorrem mais freqüentemente de acordo com as regras que seguem as heranças poligênicas ou multifatoriais (riscos em média de 2% a 5%). Tais malformações também podem fazer parte de síndromes polimalformativas de origem cromossômica ou gênica, nas quais os riscos de incidência são regidos de acordo com sua etiologia genética básica.

No berçário

No exame rotineiro do RN, utilizamos as técnicas semiológicas convencionais: inspeção, palpação, percussão e ausculta. É importante que o RN esteja totalmente despido, em ambiente claro e aquecido. Pela observação geral de sua aparência, postura e movimentos, inúmeras informações e malformações poderão ser detectadas. Iniciamos observando o bebê como um todo e logo em seguida regionalizamos nossa investigação. Cada profissional terá sua sistemática de exame, de acordo com sua experiência clínica; muitos, no entanto, obedecem a uma ordem de acordo com roteiros fixos. Ambas as formas estão corretas, desde que todos os detalhes sejam observados como um "quebra-cabeça"; assim, devemos detectar possíveis anomalias maiores ou menores presentes e determinar se realmente estamos diante de uma síndrome ou se as alterações encontradas são simples variações de características normais.

Os principais pontos cardinais que norteiam este exame são:

- *Medidas antropométricas (peso, comprimento, perímetro cefálico)*: devemos colocar essas medidas nos gráficos e avaliar os pecentis de acordo com a idade gestacional.
- *Palpação das fontanelas e suturas cranianas*: identificação se existirem alterações que necessitem de complementação ultra-sonográfica ou mesmo TCC, como no caso de encontrarmos hidrocefalias, hipertensão intracraniana etc.
- *Fácies*: um dos elementos mais importantes e estrategicamente relevante, mas que deve ser avaliado com muita calma e ponderação antes de se afirmar se o RN é ou não "SINDRÔMICO".
- *Icterícia*: identificar o momento de sua incidência. Se está ou não presente já ao nascimento, sua intensidade e posteriormente duração, comunicando à mãe ou aos familiares.

Quadro 41-10. Anomalias congênitas isoladas de maior incidência

Criptorquidia	1:30
Cardiopatia congênita	1:150
Pé torto congênito	1:300
Estenose hipertrófica do piloro	1:300
Defeitos do tubo neural	1:500
Hérnia umbilical	1:500
Lábio leporino/fenda palatina	1:1.000
Hipospádia	1:1.000
Luxação congênita do quadril	1:1.500
Polidactilia	1:1.500
Fenda palatina	1:2.000
Craniossinostose	1:2.000
Sindactilia	1:2.000

- *Olhos*: detectar a presença de cataratas e glaucoma congênitos ou quaisquer outras anomalias.
- *Orelhas*: avaliar dismorfias dos pavilhões auriculares externos, presença de *sinus*, apêndices pré ou retroauriculares. Avaliação auditiva (facultativa, dependendo da circunstância, porém é uma conduta recomendável).
- *Palato*: examinar minuciosamente afastando inclusive presença de fendas palatinas posteriores ou submucosas.
- *Pescoço*: detectar presença de excesso de pele (pescoço alado), torcicolo congênito, fístulas, cistos branquiais ou outras anomalias.
- *Tórax*: observar os movimentos respiratórios, a presença de qualquer alteração no ritmo e freqüência, ruídos etc., bem como avaliar a caixa torácica e observar se há abaulamento e retrações ou outras malformações torácicas.
- *Ausculta cardiorrespiratória*: variados sinais e sintomas.
- *Abdome e cicatriz umbilical*: afastar visceromegalias, hérnias, tumorações, diastase de músculos retoabdominais.
- *Genitália externa e ânus*: anomalias nessa área podem determinar urgências diagnósticas e de tratamento, inclusive do ponto de vista cirúrgico (Capítulo 49).
- *Extremidades superiores e inferiores*: detectar simetrias/assimetrias, malformações, como ausência (focomelias), sindactilias, clinodactilias, ectrodactilias, edemas localizados e/ou generalizados etc.
- *Pulsos*: avaliação dos pulsos é fundamental, em especial o pulso femoral, afastando-se a coarctação da aorta.
- *Quadris*: detectar ou afastar a luxação congênita dos quadris ou outra anormalidade (Capítulo 52).
- *Dorso e coluna vertebral*: identificar a presença de defeitos do fechamento do tubo neural ou outras anomalias da linha média.
- *Pele*: detectar alterações em textura cutânea, descamações anormais, manchas hiper ou hipocrômicas, hemangiomas, nódulos etc.
- *Choro*: o choro normalmente é sonoro e de timbre variado. Um choro fraco, rouco ou extremamente agudo pode alertar para a presença de anomalias cerebrais, metabólicas ou síndromes variadas. É conhecido o choro fraco que simula o miado de um gato e que pode significar a presença de uma aberração cromossômica com deleção parcial do braço curto do cromossoma 0 5, também chamado de síndrome do miado do gato ("sind. do *cri du chat*").

Avaliação antropométrica

As medidas básicas – peso, comprimento e perímetro cefálico – devem ser checadas e avaliadas seus percentis, de acordo com a idade gestacional. A finalidade é diagnosticar desvios dos padrões de normalidade dessas medidas. É necessário detectar os RNs pequenos para a idade gestacional (PIG) e os grandes para a idade gestacional (GIG). A incidência de problemas neonatais, malformações e síndromes é mais freqüente nestes grupos com desvios da normalidade. O peso ao nascimento pode ser baixo devido à prematuridade ou ainda pode haver concomitância de prematuridade e PIG.

Pequenos para a idade gestacional (PIG)

O retardo do crescimento fetal pode ser classificado em simétrico e assimétrico. No tipo assimétrico, o peso (em percentis) é menor que o perímetro cefálico. Sua etiologia está associada a alterações placentárias, pré-eclâmpsia, doenças maternas (cardíaca, renal, metabólica), gestação múltipla. O crescimento cerebral é poupado, e a recuperação costuma ser boa (bom prognóstico). No tipo simétrico, o perímetro cefálico é tão afetado quanto o peso e comprimento, sugerindo deficiência de crescimento intra-uterino de longa data. O feto pode ser normal, mas as chances de presença de doenças genéticas, teratogênicas ou infecciosas são maiores. Costumam manter o déficit de crescimento em fase pós-natal.

O Quadro 41-11 aponta algumas etiologias mais freqüentes, responsáveis pela ocorrência de retardo do crescimento intra-uterino.

Quadro 41-11. Distúrbios que provocam retardo do crescimento pré-natal

Origem genética
Aberrações cromossômicas
- S. trissomia 18
- S. trissomia 13
- Síndrome de Turner (45, X)
- Triploidia
- S. 4P$^{(-)}$
- S. 5P$^{(-)}$
- S. 13 q$^{(-)}$
- S. 18 q$^{(-)}$
- S. 18 P$^{(-)}$

Síndromes gênicas
- S. Noonan
- S. Cornelia de Lange
- S. Silver-Russel
- S. Rubinstein-Taybi
- S. Williams
- S. Aarskog

Distúrbios esqueléticos
- Acondrogênese
- S. Ellis-VanCreveld
- Displasia diastrófica
- Acondroplasia
- Displasia tanatofórica
- Displasia espondilo-epifisária congênita
- Condrodisplasia rizomélica *punctata*

Origem teratogênica

S. Álcool-fetal
S. Hidantoína-fetal
S. Trimetadiona-fetal
S. Warfatina-fetal
S. PKU materno

Por infecção
Rubéola
Varicela

Grandes para a idade gestacional (GIG)

Os RNs grandes para a idade gestacional (acima do percentil), em grande parte, são filhos de mães obesas ou diabéticas, ou ainda têm tendência familiar. No entanto, várias síndromes genéticas provocam o nascimento de fetos macrossômicos de forma global (Quadro 41-12).

Alterações do perímetro cefálico

A medida do perímetro cefálico, freqüentemente, deixa de ser anotada na ficha de alta hospitalar do RN, sendo uma falha grave, pois se perde uma informação de imenso valor semiológico, em especial para os casos que necessitarão de investigação diagnóstica posterior. O mesmo ocorre em relação à omissão do Apgar.

Microcefalia

A microcefalia pode ser detectada durante o exame ultra-sonográfico do pré-natal ou logo após o nascimento. No entanto, em várias circunstâncias passa despercebida, sendo diagnosticada em fase tardia, associada a outros sinais e sintomas, como o retardo do desenvolvimento neuropsicomotor e/ou atraso da linguagem, bem como fazendo parte de inúmeras síndromes malformativas de etiologias genéticas ou não (Quadro 41-13).

A **microcefalia isolada** é denominada **primária** ou **verdadeira**. Sua etiologia é heterogênea, e seu diagnóstico é um dos grandes desafios da genética pediátrica. Pode cursar sem ou com retardo mental de graus variáveis. Seu diagnóstico precoce é de grande importância, pois muitos exames laboratoriais de pesquisa só terão valor se aplicados precocemente. A investigação do perímetro cefálico em familiares de primeiro e segundo graus (progenitores, irmãos, avós, tios, primos) traz informações quanto à presença de tal característica na família, podendo sua herança ser autossômica dominante ou autossômica recessiva.

Quadro 41-12. Síndromes macrossomiais de origem pré-natal

	Achados clínicos
S. Beckwith-Wiedeman	Macroglossia, defeitos do fechamento da parede abdominal (onfalocele), linhas em região posterior ao lobo auricular, visceromegalia, hipoglicemia, hemi-hipertrofia
S. Sotos	Macrocefalia, dolicocefalia, prognatismo, inclinação inferior das fendas palpebrais, mãos e pés grandes, hipertelorismo ocular
S. Weaver	Macrocefalia, choro rouco, hipertonia, hipertelorismo ocular, orelhas grandes, micrognatia, filtro alongado
S. Simpson-Golabi	Macrocefalia, hipertelorismo ocular, macroglossia, macrostomia, polidactilia, criptorquidia, malformações renais, cardíacas e gastrintestinais possíveis

Outras síndromes macrossomais: S. Bannayan-Riley-Ruvalcaba; Marshall-Smith-Proteus

Quadro 41-13. Fatores maternos e substâncias que causam microcefalia adquirida (secundária)

Álcool	Monóxido de carbono	PKU materno
Tolueno	Intoxicação por metilmercúrio	TORCH
Hidantoína	Hipertemia materna (1º, 2º trim. gestacionais)	Hipertensão da artéria materna
Ácido retinóico		

Macrocefalia

A macrocefalia deve ser distinguida da hidrocefalia logo quando detectada ao nascimento. Pode ocorrer isoladamente ou como parte de síndromes variadas ou pós-infecções congênitas (Quadro 41-14).

Cranioestenose (craniossinostose)

O fechamento prematuro de uma ou mais suturas cranianas ocasiona alterações do formato do crânio, podendo inclusive acarretar complicações como hipertensão intracraniana, hidrocefalia e deformidade craniofaciais variadas. O diagnóstico pode ser suspeitado ao nascimento. O diagnóstico diferencial com o cefaloematoma costuma ser feito com facilidade. A nomenclatura e a classificação são extensas, fugindo ao escopo deste capítulo. Independente do critério de classificação adotado, o pronto reconhecimento de qual ou quais suturas envolvidas, a extensão ou gravidade de cada caso e se há envolvimento de outras regiões do organismo, certamente, mudarão o prognóstico e também o aconselhamento familiar futuro.

Diferentes terminologias são usadas para se descrever as alterações dos formatos causados pela craniossinostose:

- *Dolicocefalia ou escafocefalia*: crânio estreito e longo com proeminência da região frontal e occipital, onde a sutura envolvida é a sagital.
- *Braquicefalia*: crânio "achatado" na região occipital com diminuição no sentido ântero-posterior e crescimento compensado para cima. As suturas envolvidas são as coronais e/ou lambdóides.
- *Turricefalia*: ocasiona um crânio alto (em "torre"), com envolvimento das suturas coronal e sagital.
- *Plagiocefalia*: o crânio adquire um aspecto assimétrico quando nas suturas coronal ou lambdóide o envolvido é unilateral.

Quadro 41-14. Macrocefalia – Classificação

Macrocefalia familiar benigna	Crianças normais
	Herança AD
Macrocefalia familiar sintomática	Necessário afastar defeitos cerebrais estruturais
	Herança AD, AR, XR
Macrocefalia sindrômica	Exs.: acondroplasia, S. Sotos, NF1, 47, XXY (S. Klinefelter), trissomia 8, S. Proteus, S. Bannayan-Zonana, X frágil
Macrocefalia c/defeitos	S. Klipel-Trenaunay-Weber
Estruturais cerebrais (agenesia do corpo caloso, tumores, cistos, megalencefalia etc.)	S. Proteus, S. Sturge-Weber etc.
Macrocefalia metabólica	Macrocefalia progressiva, megalencefalia com desmielinização, doença de Canavan, GM1, acidúria glutárica I etc.

AD = austossômica dominante; AR = autossômica recessiva; XR = ligada ao X recessivo; GM1 = gangliosidose tipo 1 generalizada; NF1 = neurofibromatose tipo 1.

- *Trigonocefalia*: crânio em aspecto triangular em razão do envolvimento da sutura metópica.

A craniossinostose pode ocorrer secundariamente à microcefalia, quando o formato em geral é normal e menor do que o esperado para idade e o sexo.

A craniossinostose pode ser causada ainda por processo deformativo (presença de miomas, fibromas uterinos ou no canal de parto, pela descida prematura na pelve materna, ocorrência de torcicolo congênito etc.).

O diagnóstico deve ser feito o mais rápido possível, por meio de exame físico e por imagens, ainda se possível no Berçário hospitalar, pedindo-se raios X do crânio AP e perfil e, se possível, TCC. Havendo disponibilidade, a TCC helicoidal proporciona a reconstrução tridimensional do crânio, possibilitando a visualização completa das suturas e suas patências em tempo real. Alguns exemplos de cranioestenoses associadas a outras malformações do tipo sindactilias, alterações oculares, são a S.Crouzon, S. Apert, S. Carpenter, S. Trigonocefalia C. de Opitz, entre tantas outras.

Fácies

Determinar se uma face é "anormal" ou "sindrômica" exige uma análise cuidadosa de várias particularidades em separado e da fisionomia como um todo. Varias síndromes genéticas possuem características clínicas faciais distintas que, em seu conjunto, costumam induzir ao diagnóstico com grande índice de acerto, e que recebem umas mais (+/–) outras menos a influência da fisionomia familiar.

Alguns exemplos onde a influência da síndrome genética se sobrepõe às influências da genética fisionômica familiar: S. Down (triss. 21) S. Cornelia de Lange, S. Pattau (triss. 13), S. Edwards (triss. 18), S. Turner (45, X), várias disostoses craniofaciais: S. Apert, S. Crouzon, S. Carpenter, alterações metabólicas como mucopolissacaridoses, mucolipidoses, S. Freeman-Sheldon (face do "assobiador").

Devemos ter muito cuidado e não nos apressar em nomear a síndrome que nos passa pela cabeça. Em caso de haver dúvida, devemos apenas sugerir a presença de alguns sinais menores presentes, indicando aos progenitores, após a alta hospitalar, alguns nomes de profissionais gabaritados e/ou serviços de genética que possam complementar a pesquisa diagnóstica, posteriormente. O neonatologista deverá escolher o momento adequado para falar com os pais, levando em conta as condições emocionais familiares e as necessidades atuais do RN, visando a futuras repercussões em relação à aceitação da criança e à formação de vínculos afetivos. A avaliação bem orientada da área craniofacial pode fornecer inúmeras pistas da existência de outras dismorfias ou anomalias menores, que serão "chaves" para o diagnóstico sindrômico. Como já foi referido anteriormente, a presença de três ou mais anomalias menores pode implicar na presença de outras alterações, inclusive do tipo maior ou mais graves, ainda não detectadas no momento.

Olhos

Identificar anomalias isoladas, que cursam em conjunto com outras alterações sistêmicas de origem genética, ambiental ou infecciosa. As malformações maiores são rapidamente detectadas. Dentre estas estão a catarata e o glaucoma congênitos, que são abordados nos Capítulos 53 e 54.

A antropometria dessa região identificará a presença do hipertelorismo ocular (sinal comum), hipotelorismo ocular (mais raro), telecanto, epicanto interno, blefarofimose, ptose palpebral etc. Sinais como estrabismo, nistagmo, coloboma de pálpebra ou íris, dermóides oculares, microftalmia, mesmo se isolados, devem ser encaminhados para posterior investigação, após a alta hospitalar (Quadro 41-15).

Orelhas

O exame deve avaliar a presença de malformações dos pavilhões externos (orelhas rudimentares), implantação (normal ou baixa), com ou sem rotação externa do pavilhão, presença de fístulas, apêndices, cistos branquiais, bem como avaliar a permeabilidade

Quadro 41-15. Diagnóstico diferencial entre S. Turner e S. Noonan

	S. Turner	S. Noonan
Etiologia	45, X	Cardiotipo normal (46, XX ou 46 XY)
Crescimento	Baixa estatura pré-natal	Baixa estatura pós-natal
Performance	Inteligência normal	Inteligência normal
	Raro; dificuldades isoladas	RM raramente (leve a moderado)
	Desajustes sociais	
	RM esporádico	
Gônadas	Disgenesia ovariana primária	Normais
Genitália	Ausência de características sexuais secundárias	Criptorquidia
Fertilidade	Infertilidade	Normal
Circulação linfática	Linfedema congênito (pés e mãos)	Linfedema congênito (pés e mãos); displasia linfática; quilotórax
Tórax	Tórax alargado – hipertelorismo mamário; hipoplasia mamária; pectus excavatum leve	Tórax alargado; hipertelorismo mamário; mamilos invertidos; pectus excavatum ou carinatum
Aparelho cardiovascular	Aorta bicúspide; coarctação da aorta; aneurisma dissecante da aorta; prolapso mitral; hipertensão arterial; outras cardiopatias congênitas	Estenose pulmonar; defeitos septais; ducto arterioso patente
Esqueleto e extremidades	Cúbito valgo; anomalias em joelhos; 4º metacarpo/metatarso curto	Cúbito valgo; anomalias em coluna vertebral
Pescoço	Curto; alado; pterígio colli; implantação baixa de cabelos (região posterior do pescoço)	Curto; alado; implantação baixa de cabelos (região posterior do pescoço)
Face	Maxilar e mandíbula estreitados; pregas epicânticas; hipertelorismo ocular; ptose palpebral; fendas palpebrais inclinadas para baixo; orelhas proeminentes, estrabismo	Pregas epicânticas; hipertelorismo ocular; ptose palpebral; fenda palpebral inclinada para baixo; displasia de pavilhão auricular; estrabismo
Diátese hemorrágica	(–)	(+)

do conduto auditivo externo. A medida antropométrica do pavilhão auricular nos informará se há presença de microtia ou macrotia. Em qualquer dessas eventualidades está indicada uma investigação audiométrica (BERA) para afastar a presença de disacusias variadas, sindrômicas ou não. Inúmeros efeitos teratogênicos afetam o aparelho auditivo externa ou internamente. Exemplo: ácido retinóico, álcool, talidomida, diabetes materno, rubéola congênita, entre outros. Existe também a associação entre alterações dos pavilhões auriculares (aparelho auditivo) e malformações no aparelho urinário, sendo conveniente uma ultra-sonografia abdominal e avaliação renal na presença das malformações citadas. Exemplo: síndrome brânquio-oto-renal (BOR), que se caracteriza pela perda da audição com componente neurossensorial, alterações estruturais das orelhas externa, média e interna, consistindo por atresia dos canais, pinas invertidas e, às vezes, hipoplasia da orelha externa. São encontrados cistos branquiais e depressões pré-auriculares. No aparelho urinário podem ocorrer malformações variáveis: megaureter, refluxo vesicoureteral, com ou sem hipoplasia renal unilateral.

Inúmeras síndromes genéticas, detectáveis ao exame do RN, apresentam anomalias em pavilhões auriculares associadas a outras malformações sistêmicas variadas, acompanhadas de disacusias de transmissão e/ou neurossensorial de graus variados, conforme aparece no Quadro 41-16.

Quadro 41-16. Síndromes genéticas que apresentam malformações auriculares e sistêmicas

Síndrome Goldenhar (S. oculoauriculovertebral)
Alteração da morfogênese dos 1º e 2º arcos branquiais, hipoplasia malar, microssomia hemifacial (assimetria facial), macrostomia unilateral, malformações dos pavilhões auriculares externos, da orelha média, da orelha interna (variáveis), com ou sem surdez, malformações vertebrais (cervicais), dermóide epibulbar (olhos), cardiopatia congênita, rins ectópicos, fenda palatina/lábio leporino, malformações do SNC (raras), (herança: esporádica)

Síndrome Wilderwank (S. cervicooculoacústica)
Assimetria facial, pescoço curto, fusões de vértebras cervicais (variável), alterações oculares variadas (mais freqüente: paralisia do músculo *abducens* com retração do globo ocular), dermóide epibulbar, surdez mista (neurossensorial e de condução), torcicolo congênito, defeitos do tubo neural esporádico (herança: esporádicos)

Síndrome de Treacher-Collins (disostose mandibulofacial, síndrome Franceschetti-Klein)
Hipoplasia malar e mandibular, fenda palpebral com inclinação para baixo, coloboma de pálpebra inferior, ausência total ou parcial de cílios inferiores, malformação de pavilhões auriculares, defeito do canal auditivo externo, surdez de condução, fenda palatina, projeção de cabelos na região lateral da face (bochecha), herança autossômica dominante

Síndrome Miller (disostose acrofacial pós-axial)
Hipoplasia malar, malformação em pavilhão auricular, fenda palatina, lábio leporino, coloboma de pálpebras, surdez de condução, hipoplasia de polegares, defeitos vertebrais e/ou costais
Anomalias renais (herança autossômica recessiva)

Síndrome Nager (disostose acrofacial de Nager)
Hipoplasia malar, micrognatia, ausência de cílios inferiores, implantação baixa das orelhas, surdez de condução, atresia do canal auditivo externo, hipoplasia dos polegares, sinostose radioulnar (herança: esporádica)

Síndrome Townes-Brocks
Anomalias do pavilhão auricular, microssomia hemofacial (assimetria facial), anomalias de polegares, polidactilia, variadas anomalias ósseas em pés e mãos, surdez variada, anomalias renais, imperfuração anal, cardiopatia congênita (herança autossômica dominante)

Pescoço

Observamos sua simetria, mobilidade, detecção de massas anormais, presença de remanescentes dos arcos branquiais (*sinus*, fístulas, apêndices) e a presença de excesso de pele (em região posterior da nuca), o pescoço alado – pterígio *colli*. Este excesso de pele é variável em sua intensidade e é comumente associado à síndrome de Turner (45, X). Seu principal diagnóstico diferencial é a síndrome de Noonan (Quadro 41-15).

Anomalia de Klippel-Feil

Alteração com presença de pescoço curto (às vezes, alado), presença de fusões em vértebras cervicais e de dificuldades da mobilização do mesmo, com ou sem torcicolo congênito, hemivértebras e assimetria facial. Várias síndromes podem apresentar a anomalia de Klippel-Feil, inclusive os defeitos do tubo neural.

Pterígio

Uma forma mais rara é a presença de uma membrana de tecido inelástico, o pterígio, que geralmente encobre regiões articulares, dobras de pele, inviabilizando-as em sua função de extensão e/ou flexão, induzindo a modificações esqueléticas e posturais. Sua localização em pescoço e queixo confere também o aspecto de pescoço alado. Exemplo: síndrome de Escobar ou dos múltiplos pterígios (herança autossômica recessiva).

Tórax

Pectus carinatum (peito de pombo) e *pectus excavatum* (peito afunilado) freqüentemente estão presentes no RN, apesar de grande parte ser mais bem diagnosticada mais tardiamente (Quadro 41-17). Podem ocorrer isoladamente, com herança autossômica dominante, ou como parte de síndromes malformativas.

Outras alterações freqüentes que devemos detectar: hipertelorismo mamilar (aumento da distância intramamilar), hipotelorismo mamilar (diminuição da distância intramamilar), mamilos extranumerários, esterno curto, malformações da cintura escapuloumeral com ou sem envolvimento da musculatura local, uni ou bilateral, com ou sem cardiopatia congênita associada.

Quadro 41-17.

Pectus excavatum	Pectus carinatum
S. Aarskog	S. Coffin Lowry
S. Alport	S. homocistinúria
S. cútis *laxa*	S. Jeune (distrofia torácica asfixiante)
S. Ehlers-Danlos	S. hiperfosfatemia tardia
S. homocistinúria	S. Marfan
S. Marfan	Mucopolissacaridoses
S. Osteogênese *imperfecta*	S. Noonan
S. Robinow	

Abdome

A maioria das anomalias dismorfológicas abdominais, que ocasionam defeitos do fechamento da parede abdominal anterior, ocorre por efeito disruptivo (p. ex., síndrome Prune-Belly) ou por displasia, afetando predominantemente vísceras (ectasias, erros metabólicos, neoplasias etc.).

Onfalocele

Lesão onde o conteúdo abdominal (vísceras, intestinos) projeta-se pelo anel umbilical. Tem tamanho variável e encontra-se coberto por um saco transparente formado por membrana amniótica e peritônio preso ao cordão umbilical. Com freqüência associa-se a malformações congênitas múltiplas, síndromes genéticas: S. de Beckwith, Wiedeman, Síndrome de Marshal-Smith, pentalogia de Cantrell, displasias esqueléticas e aberrações cromossômicas. É detectável (a partir da 10ª semana gestacional pela ultra-sonografia).

Gastrosquise

Herniação intestinal que se projeta através de um defeito na parede abdominal anterior, à direita e adjacente ao umbigo. Não há saco de cobertura, nem se acompanha de outras malformações congênitas. Sua correção cirúrgica deve ser imediata. Seu diagnóstico é igualmente feito por ultra-sonografia a partir da 10ª semana gestacional.

Agenesia da musculatura abdominal: síndrome de Prune-Belly

Anomalia congênita caracterizada pela ausência ou deficiência de formação da musculatura abdominal. O abdome encontra-se aumentado de volume com pele enrugada, disforme, onde a palpação de vísceras e intestinos não encontra resistência, e estes são facilmente reconhecíveis à inspeção. Associa-se a malformações do trato urinário e genitália externa. Ocorre com freqüência pela obstrução da uretra distal. Mais comum em sexo masculino. Outras malformações costumam estar associadas: má rotação intestinal, atresia anal, defeitos do tubo neural etc.

Genitália e ânus

Duas informações são preciosas para os pais, desde o momento em que a gravidez lhes é confirmada: 1) *Meu filho será sadio? Qual será o seu sexo?*

Atualmente, o pré-natal fornece cada vez mais precocemente tais informações. Felizmente, na maioria das vezes, as notícias obtidas são boas. No entanto, eventualmente, e em especial quanto à definição do sexo, algumas surpresas inesperadas podem ocorrer no momento do nascimento e que não foram detectadas previamente durante os exames do pré-natal.

A genitália ambígua é um estado emergencial, onde muitas vezes há o risco de vida. Foi abordada no Capítulo 32, também em relação à conduta necessária ao manejo dessa ocorrência.

Anomalias anorretais

As anomalias anorretais são, em sua maioria, detectáveis no exame ectoscópico do RN. Podem ou não vir associadas a fístulas ou aberturas visíveis com saída de material meconial. Podem estar ou não associadas a malformações genitais.

A imperfuração anal é um defeito grave e deve ser sempre investigado, inclusive quanto à presença de outras malformações e/ou síndromes (Quadro 41-18).

Quadro 41-18. Síndromes que incluem imperfuração anal

Síndromes	Manifestações clínicas	Etiologias
Síndrome de imperfuração anal isolada	Nenhuma	Heterogêneo: AR, AD, XLR
Síndrome de regressão caudal	Disgenesia da porção inferior da coluna vertebral, disfunção vesical, intestinal e dos MI	Heterogêneo: diabetes materno (melito)
Diabetes materno	Macrossomia, defeito do tubo neural, anomalias cardíacas, defeitos renais, disgenesia caudal	Diabetes materno (aumento da glicemia gestacional)
Associação ASP	Anomalia anal, defeito sacral, massa pré-sacral (teratoma, cisto ou meningocele)	Autossômica dominante (AD)
Síndrome "olho de gato"	Coloboma ocular, anomalias em orelhas, coração e rins; RM variável (leve em geral)	Alteração no cromossoma 22 (rearranjo metacêntrico)
Síndrome criptoftálmica	Malformação em olhos, orelhas, palato, genital, dígitos, rins	AR
Síndrome Opitz G	Hipertelorismo ocular, hipospádia, dificuldades na deglutição.	AD
OEIS	Onfalocele, extrofia de bexiga, imperfuração anal, defeitos da espinha (espinhal)	Indeterminado – causa vascular possível
VACTERL	Vértebra, ânus, cardíaco, traqueoesofágica, renal, limb. (membros) defeitos	Esporádico
Síndrome Meckel	Encefalocele, polidactilia, rins policísticos	AR

RM = retardo mental; AR = autossômica recessiva; AD = autossômica dominante; XLR = ligado ao X recessivo.

Coluna

Avaliar toda a extensão da coluna vertebral procurando anomalias da linha média: escoliose, lordose/cifose, fístulas, tumorações ou alterações cutâneas variadas.

Devemos estar atentos à presença de certos marcadores cutâneos, em especial quando localizados em região lombar (L_2-L_3) e região sacrococcígea. Depressões, lipomas, manchas hipercrômicas, hemangiomas planos, hipertricoses em forma de pequenos tufos ou, mais raramente, aplasia da cútis congênita.

Devemos solicitar exames complementares de imagem para identificar malformações ósseas (agenesia parcial ou total do sacrocóccix, malformações dos quadris, disrafismo espinhal etc.) que, em geral, cursarão com sintomas neurológicos, renais e ortopédicos variados, posteriormente.

Extremidades

De grande riqueza semiológica, o exame das extremidades pode detectar inúmeras alterações localizadas ou que são parte de síndromes de etiologias diversas. Atenção para: hemi-hipertrofias, luxação congênita do quadril (ver Capítulo 25), nanismos (proporcionais ou desproporcionais), pé torto congênito, artrogripose congênita, hipoplasias ou aplasias ósseas (focomelias), hiperflexibilidade articular com ou sem hiperextensibilidade cutânea, fraturas ósseas. Atenção para o diagnóstico de osteogênese *imperfecta*.

Na avaliação de mãos e pés, identificar a presença de polidactilias, oligodactilias, sindactilias parcial ou total, ectrodactilia etc.

A prega palmar única ou prega simiesca (uni ou bilateral), com freqüência, pode estar associada a outros sinais menores ou maiores, sendo parte de síndromes genéticas variadas. No entanto, isoladamente, ocorre em cerca de 5% da população geral normal. A prega única do 5º dígito (uni ou bilateral) ocorre mais raramente em população normal (< 2%), tendo seu achado um significado mais importante sob o ponto de vista sindrômico.

Pele

Lesões cutâneas são comuns no período neonatal, embora a maioria seja transitória e tratável (ver Capítulo 40). Várias doenças genéticas acompanham-se de alterações cutâneas presentes ao nascimento ou em período neonatal.

Ictiose congênita
Herança autossômica recessiva.

Bebê colódio
Sua herança é autossômica recessiva.

Epidermólise bolhosa
Grupo de alterações onde ocorre grande fragilidade cutaneomucosa, com formação de bolhas e escaras ao menor toque ou trauma. As variedades com herança autossômica dominante costumam ser mais leves, ao contrário das que têm herança autossômica recessiva, que são em geral mais graves e muitas vezes fatais. A forma presente ao nascimento é a epidermólise bolhosa juncional generalizada ou EB *letalis* ou *gravis*. A formação de bolhas é generalizada e intensa e, na maioria, estão presentes ao nascimento ou iniciam-se minutos após o mesmo, ao simples toque ou manuseio do bebê. Todas as superfícies e mucosas podem se tornar afetadas (oral, gastrintestinal, genitourinária). O falecimento é extremamente freqüente, tendo a sepse como a principal causa.

Incontinentia pigmenti (síndrome Bloch-Sulzberger)
As alterações normalmente já se encontram presentes ao nascimento ou surgem no período neonatal precoce. Há formação de pequenas bolhas ou vesículas, que se agrupam sob uma base eritematosa e se distribuem em áreas do corpo e sob várias formas de desenho: espiraladas, lineares, irregulares, ao longo das linhas de Blashko, podendo envolver inclusive o couro cabeludo e ocasionar áreas de alopecia. Tais lesões regridem e, numa segunda fase, retornam sob forma verrucosa e hiperqueratótica, com a mesma distribuição anterior. Na terceira fase, apresentam-se como manchas hiperpigmentadas, sob várias padronagens (lineares, redondas, espiraladas etc.), sempre ao longo das

linhas de Blashko. Podem ocorrer malformações associadas: anomalias dentárias, oculares, vasculares, neurológicas. Sua herança é dominante ligada ao cromossomo X, sendo letal no sexo masculino.

Hemangiomas

Hemangiomas cutâneo ou subcutâneo são de ocorrência muito comum. São diagnosticados ao nascimento, apresentando-se sob forma plana, cavernosa ou capilar. A forma subcutânea e os hemangiomas profundos podem provocar sinais e sintomas variados e às vezes de detecção difícil. Devemos avaliar sua extensão, número, forma, localização. É importante analisar sua progressão. Devemos afastar, dentre outras, a síndrome de Sturge-Weber, síndrome de Klippel-Trenaunay-Weber (associada à hemi-hipertrofia corporal), síndrome de Maffuci etc.

Nevo melanocítico gigante

Nevos pigmentados congênitos em geral são extensos e raros, porém, pelo risco de malignização, exigem avaliação constante e encaminhamento ao especialista após o nascimento para sua remoção. Localizam-se mais freqüentemente na região lombossacra, podendo ser único ou múltiplo, com ou sem pêlos. Podem ocorrer alterações neurológicas, tais como: tumores cerebrais benignos ou malignos em leptomeninges, melanose neurocutânea, paralisia de nervos cranianos, malformação de Dandy-Walker, alterações cognitivas e convulsões.

"Mancha mongólica"

Lesão pigmentar congênita benigna de ocorrência freqüente. Sua localização preferencial é na região lombar e/ou lombrossacra, podendo também se localizar em quaisquer outras áreas do corpo. Costumam esmaecer ou mesmo desaparecer com o tempo.

NASCIMENTO DE UM BEBÊ SINDRÔMICO

> "Qualquer um pode ter um filho excepcional, até mesmo você!"
> (Desabafo de uma mãe de um bebê com síndrome de Down)

As reações físicas e emocionais causadas na família diante do nascimento de uma criança sindrômica, e em particular nos casos onde existe pouca ou nenhuma chance de correção ou tratamento, são muito violentas. A percepção da existência da síndrome leva a uma evolução conturbada de sentimentos em relação ao filho afetado. A intensidade do vínculo afetivo criado e os efeitos que essa situação provoca na saúde física e mental do casal e familiares são muito contraditórios, afetando inclusive a equipe médica assistente.

O pediatra da sala de parto e/ou UTI Neonatal costuma ser o elemento de união e integração entre a realidade do ocorrido e os conhecimentos científicos mais recentemente disponíveis. É responsabilidade da equipe médica, e em especial do pediatra, a descrição detalhada e fidedigna das malformações presentes no concepto, no prontuário hospitalar, para que sirvam de guia na avaliação evolutiva e investigação diagnóstica futura. Ocorrendo nati ou neomortalidade, tal descrição torna-se ainda mais imprescindível, já que, com freqüência, deixa-se de realizar a necropsia comumente por impedimentos familiares. Devem constar, também, no relatório, informações sobre características do líquido amniótico (poli/oligoidrâmnio, mecônio), placenta e cordão umbilical. Havendo possibilidade, devemos solicitar o maior número de exames complementares possíveis: ECG, ecocardiograma, USTF/TCC, US abdominal e, em presença de malformações ósseas, um raios X do esqueleto. Tais exames devem ser realizados em vida ou imediatamente após o óbito da criança. Igualmente, havendo possibilidade, solicitar e colher material para a realização do cariótipo ou testes moleculares de DNA. Em caso de suspeita de erros metabólicos, colher plasma e urina e mantê-los congelados para posterior pesquisa de cromatografia de aminoácidos e rastreamento metabólicos.

Todas essas informações obtidas devem ser fornecidas aos pais ou responsáveis do RN, encaminhando-os a um Serviço de Genética, onde obterão maiores esclarecimentos e aconselhamento genético familiar.

REGRAS PARA SOLICITAÇÃO DE EXAMES LABORATORIAIS

O estudo citogenético exige coleta estéril do material para evitar a contaminação bacteriana ou por fungos que, praticamente, inviabiliza a cultura de linfócitos. Devemos sempre usar seringa estéril descartável, contendo uma gota de heparina líquida, para evitar a coagulação, podendo o sangue coletado ser enviado ao laboratório na própria seringa ou, de forma alternativa, usando tubos que contenham heparina. Para coletar material para análise molecular, utiliza-se tubo que contenha EDTA como anticoagulante. Em caso de nati ou neomorto, no período das primeiras 24 horas após o parto ou óbito, coleta-se sangue não coagulado presente nas câmaras cardíacas, por uma seringa estéril descartável, contendo uma gota de heparina líquida, para evitar a coagulação. Outra alternativa seria utilizar sangue do cordão umbilical. Em caso de a coleta ser realizada em seringa seca, o material deve ser transferido imediatamente para um tubo heparinizado, do tipo "vacutainer", agitando-o levemente. Esse material deve ser encaminhado imediatamente, em temperatura ambiente, ao laboratório onde será realizado o exame.

CONSIDERAÇÕES FINAIS

A importância do diagnóstico etiológico de uma criança sindrômica não deve ser subestimada, mesmo nos casos em que aparentemente exista mau prognóstico e poucos recursos de tratamento. Ao contrário do que muitos colegas possam julgar, o conhecimento correto da etiologia genética e seu mecanismo de transmissão não é academicista e pode modificar, na maioria das ocorrências, as perspectivas de cada caso e suas condutas a curto, médio e longo prazos. Na atualidade, os recursos de pesquisa e a possibilidade de obtenção de informações via internet em outros centros de pesquisa avançada abrem um leque inimaginável de novas condutas para casos que, há pouco, quase nada se conhecia. Terapias genéticas por transplante, reposições enzimáticas, dietas específicas estão sendo lançadas. Muitos casos, no entanto, continuarão ainda sem diagnóstico, aguardando avanços futuros do conhecimento, em especial no campo do desenvolvimento embrionário e em sua aplicação na prática clínica.

Neste início do milênio e do século, estamos ainda em uma fase em que os maiores avanços se restringem à área do rastreamento das doenças genéticas e aos métodos diagnósticos, com pouco ainda a oferecer quanto ao tratamento efetivo. No entanto, com total certeza, essa realidade será em breve revertida, para o fato de os avanços se concentrarem, em especial para as terapias genéticas, e que serão fornecidas ao grande público e não apenas a uma pequena elite privilegiada.

"É preciso a angústia de ser um caos para se gerar uma estrela."

Nietsche

BIBLIOGRAFIA

Cassidy SB, Allanson JE. *Management of genetic syndromes.* Wiley John & Sons Inc. 2nd Edition. 2005. p 695.

Khan, E. Semiologia Genética. In: Barbosa ADM. *Semiologia pediátrica.* São Paulo: Byk Procienx, 1995. p 71-105.

Smith DW. *Recogonizable patterns of human malformation.* 2nd ed. Philadelphia: Wb Saunders Co 1976. p 504p.

Suri M, Young ID, Hatchwell E. Genetics for pediatricians. *Remedica Publishing* 2005:308.

42 Cardiopatias Congênitas no Recém-Nascido

Gesmar Volga Haddad Herdy

INTRODUÇÃO

É importante que o pediatra no Berçário, ao receber um bebê cardiopata, saiba formular hipóteses diagnósticas e realizar as condutas imediatas, antes da chegada do cardiopediatra. Desse modo, certamente poderá manter a vida ou melhorar o prognóstico de muitos recém-nascidos em vários casos.

INSPEÇÃO

Deve começar pela fácies. Há aquelas típicas de anormalidades cromossomiais, como as da síndrome de Down, trissomia do par 13 ou 18 (Fig. 42-1). Mais de 50% desses casos apresentam defeitos septais (CIA, CIV, canal atrioventricular). Por isso devem ser observados sinais como microcefalia, epicanto, implantação baixa de orelhas, retro ou micrognatismo, epicanto, fendas palatolabiais, dedos sobremontados, polidactilias.

Além das anormalidades cromossômicas, há, por exemplo, a *fácies de elfo* (pálpebra superior proeminente, epicanto interno, base do nariz achatada com ponta para cima, lábio superior grosso e testa alargada), que ocorre na síndrome de Williams, associada à estenose aórtica supravalvar. Bebês com síndrome da rubéola congênita podem nascer com petéquias e equimoses, e nesses casos deve-se pensar em persistência do canal arterial ou estenose de ramo da artéria pulmonar.

Cianose

Devem ser afastadas as causas pulmonares, metabólicas e neurológicas. Rapidamente pode ser feito o teste da hiperoxia medindo-se a PO_2 arterial antes e depois da inalação de oxigênio a 100%. Nas cardiopatias cianóticas não há aumento significativo e nas outras causas aumenta

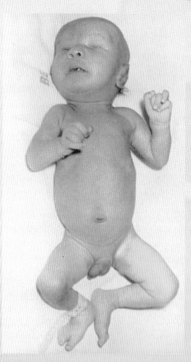

Fig. 42-1. Bebê com síndrome de Edwards (trissomia 18).

entre 30-40 mmHg. Bebês pletóricos com elevação da hemoglobina e hematócrito (p. ex., mãe diabética) podem apresentar também taquipnéia, hepatomegalia, mas com PO_2 arterial normal. Causas de cianose que não as cardíacas precisam ser lembradas: as de origem pulmonar, como pneumonias e doença de membrana hialina, malformações (p. ex., hérnia diafragmática) ou doenças extrapulmonares que comprometem a ventilação, como hemorragia intracraniana. A hipoglicemia e a hipocalcemia também devem ser afastadas. A cianose diferencial (aquela que é diferente em alguns segmentos do corpo) pode ocorrer em persistência do canal arterial com *shunt* invertido, ou seja, da artéria pulmonar para a aorta. Nesses casos os membros superiores são rosados (fluxo da aorta para tronco braquiocefálico), e os inferiores são cianóticos (fluxo da artéria pulmonar para aorta). Isso pode ocorrer quando há hipertensão pulmonar acentuada ou interrupção do arco aórtico. A cianose ocorre quando o sangue arterial contém mais de 5 g% de hemoglobina insaturada ou desoxigenada. Quando a saturação de O_2 for de 70% ou menor, ocorre cianose.

Dispnéia

Aumento da freqüência respiratória (acima de 48 no RN a termo e 60 no prematuro) associado a batimento de asas de nariz, fácies de ansiedade, sudorese, contrações intercostais e subcostais. Podem ser sinais de insuficiência cardíaca que ocorre nos casos de asfixia perinatal, coarctação da aorta, interrupção do arco aórtico, hiperplasia do coração esquerdo.

EXAME DOS PULSOS PERIFÉRICOS

Para se observar a freqüência e amplitude devem ser palpados simultaneamente em um braço e uma perna, pois têm que ser sincrônicos e de mesma intensidade. Na coarctação da aorta os pulsos femorais são fracos, indetectáveis, e os radiais são fortes. A amplitude dos pulsos é aumentada com fuga, como martelo d'água nos casos de PCA, fístulas arteriovenosas. Os pulsos podem ser fracos no choque cardiogênico e na insuficiência cardíaca congestiva.

MEDIDA DA PRESSÃO ARTERIAL

Deve ser usado manguito de 4-5 cm de largura e medido no braço e na perna, de preferência com ajuda de estetoscópio ultra-sônico com Doppler. No bebê, a pressão arterial do braço pode ser igual à da perna.

EXAME DO TÓRAX

Raramente há abaulamento precordial no recém-nascido. Pode ocorrer abaulamento na parte superior da borda external esquerda, quando há hipertensão pulmonar acentuada.

O ápex cardíaco normal é difícil de palpar; localiza-se no quarto intercostal e na linha hemiclavicular esquerda, exceto quando há dextrocardia.

A fúrcula e o pescoço devem ser palpados para se perceber frêmitos (podem ocorrer em fístulas arteriovenosas, insuficiência das válvulas atrioventriculares, PCA e CIV).

Na ausculta deve-se observar a intensidade das bulhas. A primeira bulha (B1) é hiperfonética nos casos de aumento de fluxo pelas válvulas atrioventriculares (PCA e CIV) ou de aumento do débito cardíaco (febre, anemia, fístula arteriovenosa); é hipofonética, principalmente, quando houver derrame pericárdico ou doença miocárdica. A segunda bulha (B2) é desdobrada amplamente nas cardiopatias com *shunt* esquerda-direita, que promovem atraso no fechamento da válvula pulmonar (CIA, canal AV, CIV), ou quando há obstrução ao fluxo (estenose pulmonar, tetralogia de Fallot). Após os 2-3 primeiros dias de vida já é possível ouvir o desdobramento da segunda bulha (B2). Esta é hiperfonética, quando há hipertensão pulmonar, e hipofonética nas mesmas condições explicadas para B1. A terceira bulha pode ser audível na insuficiência cardíaca, e por causa da taquicardia houve-se o ritmo de galope. A quarta bulha raramente é ouvida no recém-nascido. No recém-nascido normal podem ser ouvidos sopros de ejeção ou contínuos que desapareçam até o final da primeira semana. Os sopros patológicos podem ser ouvidos já ao nascimento. O pansistólico indica insuficiência da válvula atrioventricular, por exemplo, em casos de asfixia perinatal e hipertensão pulmonar. O sopro sistólico da CIV só aparece após a segunda semana, por causa da elevada resistência vascular pulmonar. Por esse motivo também o sopro contínuo característico do PCA ou da janela aortopulmonar só se manifesta com o componente diastólico após alguns dias de vida. Também nas fístulas arteriovenosas pode-se ouvir sopro contínuo. Em bebês cianóticos o sopro contínuo pode indicar atresia da válvula pulmonar proveniente de artérias brônquicas, ramos da aorta. No prematuro o sopro do PCA pode manter-se por alguns meses em conseqüência do fechamento tardio.

DIAGNÓSTICO E CONDUTA

Após a inspeção do bebê cianótico, afastadas as outras causas, devem ser feitos: radiografia de tórax (PA e perfil), eletrocardiograma e, se possível, ecocardiograma e cateterismo cardíaco. Através da radiografia de tórax podem-se dividir as cardiopatias cianogênicas em dois grandes grupos: fluxo pulmonar diminuído e fluxo pulmonar aumentado. Com o ECG fica evidenciado se há predominância de VD, que é o normal para este grupo etário, ou de VE, que ocorre quando há atresia da válvula tricúspide, ou da pulmonar. Mostra também os distúrbios de condução e ritmo. O ecocardiograma é indispensável para a maioria dos diagnósticos e muitas vezes para condutas paliativas, como por exemplo a atriosseptostomia com balão em casos de transposição dos grandes vasos da base. O cateterismo cardíaco, embora invasivo, é o método mais sensível para muitos diagnósticos e intervenções, como nas estenoses valvares críticas e na coarctação da aorta com ICC no recém-nascido.

CARDIOPATIAS NÃO-CIANOGÊNICAS COM FLUXO PULMONAR AUMENTADO

As mais freqüentes são:

- Persistência do canal arterial (PCA).
- Comunicação interventricular (CIV).
- Coarctação da aorta grave no RN.
- Canal atrioventricular.

Persistência do canal arterial (PCA)

Representa 9%-12% das cardiopatias congênitas. É 30 vezes mais freqüente em grandes altitudes. É a cardiopatia congênita mais freqüente no Berçário de alto risco. A persistência do canal arterial ocorre em 45% dos bebês que pesam menos de 1.750 g e em 80% daqueles com menos de 1.200 g.

No feto o canal arterial mantém o fluxo da artéria pulmonar para a aorta, pois a resistência vascular na pequena circulação é maior que na sistêmica (ver fisiopatologia na CIV). O ducto arterioso tem uma estrutura histológica diferente da aorta e da artéria pulmonar, pois a camada íntima é espessa, a média tem lâmina elástica única, com material mucóide abundante, e as células musculares são elicoidais e imbricadas. Normalmente logo após o nascimento, com a respiração e o aumento da pO_2 arterial, ocorrem contrações vigorosas na parede do canal; no primeiro dia o fluxo é bidirecional ou esquerda-direita, depois há o fechamento fisiológico, ocorrendo fibrose com oclusão anatômica após alguns dias.

Alguns fatores podem ser responsáveis pelo não-fechamento do ducto:

1. Infecção pelo vírus da rubéola.
2. Prematuridade: vários são os fatores que prejudicam o fechamento do canal do prematuro. Há menor sensibilidade ao efeito do oxigênio, o mecanismo relaxante das prostaglandinas E2 e G12 (produzidas localmente) é mais ativo no ducto imaturo, necessidade de suporte ventilatório e de infusão de líquidos, e imaturidade renal. Ocorre também queda da resistência vascular pulmonar e vasoconstrição sistêmica favorecendo o *shunt* esquerda-direita. O miocárdio do prematuro tem menor reserva, e os ventrículos são menos distensíveis. Portanto, a sobrecarga de volume leva ao aumento da pressão diastólica e conseqüente aumento da pressão venosa pulmonar.

Quadro clínico

Nos casos de grandes *shunts* os sinais e sintomas são de insuficiência cardíaca: cansaço às mamadas, taquipnéia, taquicardia, sudorese, tosse, dificuldade de alimentação e ganho de peso insuficiente. Os pulsos periféricos são amplos, o íctus *cordis* é propulsivo, frêmito palpável na porção superior da borda external esquerda, sopro típico, em maquinaria ou em locomotiva sistólico e diastólico (geralmente ouve-se após as primeiras semanas de vida, quando a pressão arterial pulmonar cai). Nos primeiros dias logo após o nascimento e principalmente em prematuros, é mais freqüente ouvir-se apenas o sopro sistólico.

Em prematuros, em razão da grande incidência, deve-se manter alto índice de suspeição, principalmente quando ocorre piora do quadro respiratório e sinais de ICC em bebês com doença da membrana hialina.

- O *eletrocardiograma* no primeiro mês de vida costuma ser normal ou com tendência à sobrecarga de cavidades esquerdas.
- A *radiografia de tórax* mostra cardiomegalia e aumento da trama vascular pulmonar (Fig. 42-2).
- O *ecocardiograma* é o método de escolha, pois revela o tamanho do átrio esquerdo, o fluxo através do canal e o grau de hipertrofia ventricular. Como medida indireta sabe-se que, em grandes canais, o diâmetro da aorta é menor que o do átrio esquerdo.

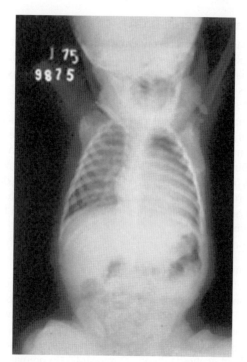

Fig. 42-2. Radiografia de tórax em neonato com PCA, mostrando aumento da área cardíaca e hiperfluxo pulmonar.

Tratamento

Deve-se manter o suporte ventilatório, controlar aos sinais da ICC, reduzir o aporte líquido e, em alguns casos, pode-se usar furosemida e inotrópicos positivos. Quando não houver contra-indicação formal (p. ex., insuficiência renal ou infecção grave), pode ser usada a indometacina venosa na dose de 0,2 mg/kg/dose de 8/8 horas até três doses, podendo-se usar também via oral ou retal. A indometacina inibe a ciclo-oxigenase, enzima que converte o ácido araquidônico em prostaglandinas. Quando essa droga falha, pode-se fechar o canal através de dispositivos intraluminais que penetram através de cateterismo cardíaco pela veia femoral e são disparados dentro do lúmen do canal. Há vários tipos: prótese de duplo disco *umbrella*, espiras embolizantes como as molas (*coils*) de Gianturco ou de Cook, rolhas de Amplatz. Entretanto, o preço dessas próteses é elevado e, por isso, a cirurgia de laqueadura é, muitas vezes, preferida.

Comunicação interventricular (CIV)

A CIV isolada é a cardiopatia mais prevalente de todas em serviços de pediatria geral. Pode causar grandes *shunts* esquerda-direita e provocar uma evolução tumultuada do bebê. O defeito pode estar em várias áreas do septo interventricular, mas o mais freqüente é na porção membranosa.

Fisiopatologia

Dependendo do tamanho do defeito e das variações nas pressões da pequena e grande circulação, em geral, as manifestações clínicas não ocorrem nos primeiros dias de vida. Na circulação fetal as pressões na artéria pulmonar e nas cavidades direitas são elevadas, pois a resistência vascular pulmonar é em torno de 40.000 dinas/s/cm^{-5}, em conseqüência da relativa desproporção entre a camada média das arteríolas (muito mais espessas) e seu lúmen. Por outro lado, a resistência sistêmica é baixa, em torno de 10.000 dinas/s/cm^{-5} e, por conseguinte, as pressões nas cavidades esquerdas são mais baixas que nas direitas. Por isso, o fluxo do sangue arterializado pela placenta e que vem pela veia cava inferior chega ao átrio direito e, através do forame oval, passa preferencialmente para o esquerdo. A pressão média na artéria pulmonar é também maior que na aorta e por isso o fluxo do sangue é da primeira para a segunda. Ao se ligar o cordão umbilical, a resistência sistêmica se eleva imediatamente, enquanto que a pulmonar cai gradativamente durante as primeiras semanas de vida, em conseqüência do aumento progressivo do lúmen das arteríolas mais periféricas. Assim é que após as primeiras semanas de vida a relação entre as resistências sistêmica e pulmonar é 3/1.

Na presença de um defeito septal o fluxo esquerda-direita começa a ocorrer após os primeiros dias, quando há gradiente de pressão entre os ventrículos. Com o fluxo pulmonar aumentado, começam a aparecer os sinais e sintomas da CIV.

Quadro clínico

Os sinais e os sintomas dependem do tamanho da comunicação, do gradiente de pressão e do aumento do fluxo para o VD e os pulmões.

Em geral as queixas são relacionadas à ICC: taquipnéia, taquicardia, sudorese, tosse, dificuldade de alimentação e ganho de peso insuficiente, infecções de vias aéreas de repetição. Os pulsos periféricos são normais ou de amplitude diminuída, se houver baixo débito sistêmico significativo. A inspeção do pescoço geralmente é normal, e no precórdio pode haver abaulamento do lado esquerdo, quando há dilatação e hipertrofia do VD. A palpação do precórdio mostra impulsão do VD e íctus propulsivo quando há aumento do VE. O frêmito geralmente é percebido nos 3º e 4º espaços intercostais esquerdos. Na ausculta as bulhas podem ser normais ou com hiperfonese da segunda, se houver hipertensão pulmonar (padrão fetal persistente). O sopro é holossistólico, rude, mais audível nos 3º e 4º EIE, com irradiação para a borda intercostal direita e o dorso. Pode haver sinais de hipertensão venosa sistêmica, com hepatomegalia.

- A *radiografia de tórax* mostra aumento do diâmetro cardiotorácico, da trama vascular pulmonar e do tronco da artéria pulmonar.
- O *eletrocardiograma* geralmente não é de grande valia no recém-nascido, que mantém predominância do VD. No final do primeiro mês, pode haver rotação do eixo do QRS para a esquerda.
- O *ecocardiograma* é o exame que dá informações sobre o tamanho da comunicação, da relação entre o fluxo pulmonar e sistêmico, da pressão na artéria pulmonar. Quando a relação QP/QS está entre 1,5 e 2 a CIV é considerada moderada e, se acima de 2, é hemodinamicamente importante.

Tratamento

Baseia-se no controle das infecções respiratórias e da ICC. Preconiza-se o uso de diuréticos como furosemida, espirolactona e vasodilatadores. Pode ser empregada a digitalização, quando a freqüência cardíaca se mantiver elevada. Raramente é necessária intervenção cirúrgica neste grupo etário. Pode ser feita a bandagem da artéria pulmonar como medida paliativa, mas hoje prefere-se o fechamento do defeito em qualquer idade, quando a ICC não for controlada clinicamente. Os dispositivos metálicos para fechamento da CIV também podem ser utilizados através de cateterismo cardíaco, mas são de preço muito elevado.

Coarctação da aorta grave no RN

Na maioria o estreitamento é logo abaixo da origem da artéria subclávia esquerda, a qual geralmente é dilatada. Pode ser justaductal (aorta estreitada na direção do canal arterial) ou pré-ductal. No recém-nascido, quando muito grave, o forame oval permanece aberto e há desvio do sangue do átrio esquerdo para o átrio direito. Por isso há hiperfluxo na circulação pulmonar.

Fisiopatologia

Em conseqüência da obstrução ao fluxo, o ventrículo esquerdo se hipertrofia (hipertrofia concêntrica da parede e do septo, reduzindo a complacência ventricular e levando a ICC). O fluxo aos membros inferiores pode permanecer suficiente até o fechamento do canal arterial. Quando esse fechamento progride (da extremidade da artéria pulmonar para aorta) e o orifício da aorta oclui, a coarctação torna-se mais sintomática, pois diminui o fluxo para os membros inferiores.

Quadro clínico

Na idade neonatal é comum a apresentação com ICC. Os pulsos femorais tornam-se impalpáveis e a pressão arterial no membro superior geralmente é 20 mmHg maior do que no membro inferior. Na ausculta ouve-se um sopro sistólico nos segundo e terceiro espaços intercostais. O componente aórtico da segunda bulha pode estar aumentado.

- O *eletrocardiograma* pode mostrar aumento biventricular ou de VE, com ondas S profundas em V1 e V2 e altas em V5 e V6.
- A *radiografia de tórax* geralmente mostra aumento biventricular. Pode ser evidenciada a dilatação da artéria subclávia esquerda na posição PA e OAE, através de um contorno proeminente acima do botão aórtico.
- O *ecocardiograma* dá a posição da coarctação, o comprimento do segmento estreitado. Com a dopplermetria pode-se avaliar o gradiente pré e pós-coarctação, e se for maior de 30 mmHg, é considerado significativo.
- O *cateterismo com aortografia* mostra o grau de hipertrofia do VE, a anatomia da região estreitada e o gradiente sistólico.

Tratamento

O tratamento visa manter o canal arterial aberto através da prostaglandina em infusão contínua intra-arterial. Se há ICC, deve ser providenciado cateterismo intervencionista, procedimento de angioplastia com balão ou encaminhamento para cirurgia.

Defeito do septo atrioventricular

É comum ocorrer este defeito em crianças com síndrome de Down. Pode ser parcial ou total e ocorre por falha na evolução embriológica do coxim endocárdico, que normalmente forma o septo entre o átrio direito e ventrículo esquerdo. No defeito de forma total há uma série de modificações provocadas pelo mau desenvolvimento septal. Isso leva a um desarranjo da anatomia normal, originando um orifício atrioventricular único, com ampla comunicação entre átrios e ventrículos, mau posicionamento da aorta e distorção da via de saída do VE, que se torna longa e sinuosa. O anel atrioventricular tem cinco folhetos. O folheto anterior tem um músculo papilar que se prende na extremidade do VD e outro que atinge o VE. O folheto lateral esquerdo deixa uma fenda comunicando o AE e VE. Na forma parcial as extremidades opostas dos folhetos em ponte anterior e posterior se fundem entre si, dando origem a dois orifícios, um relacionado ao VE e outro ao VD. Geralmente ocorre CIA baixa importante, e a CIV geralmente é pequena na forma parcial.

Fisiopatologia e quadro clínico

A presença dos defeitos septais e de insuficiência da válvula atrioventricular leva à insuficiência cardíaca precoce por hiperfluxo pulmonar. Os sinais e sintomas são os mesmos da CIV, com grande dificuldade nas mamadas e no ganho de peso. Ocorrem infecções respiratórias de repetição e necessidade de várias internações.

- Na *radiografia de tórax* é evidente o aumento da área cardíaca e circulação pulmonar, o tronco da pulmonar é proeminente.
- O *eletrocardiograma* mostra desvio anti-horário do eixo de QRS, no plano frontal, e sobrecarga ventricular e atrial direitas.
- O *ecocardiograma* dá o diagnóstico definitivo e a classificação de acordo com as posições e inserções dos folhetos, e o grau de hipertensão pulmonar.

Tratamento

Baseia-se no controle clínico da ICC e das infecções broncopulmonares. A indicação de cirurgia não deve ser retardada para o RN não evoluir com hipertensão pulmonar grave.

CARDIOPATIAS NÃO-CIANOGÊNICAS COM FLUXO PULMONAR DIMINUÍDO

Estenose pulmonar

Aparece em 10% das cardiopatias congênitas. Geralmente é uma cardiopatia benigna e não apresenta sintomas no neonato, exceto na estenose pulmonar crítica. Esta, na primeira semana de vida, pode provocar insuficiência cardíaca direita. A cianose pode ocorrer em virtude de *shunts* direita-esquerda através do forame oval. O sopro de ejeção pode ser ouvido ou fica encoberto quando há regurgitação tricúspide. A segunda bulha é única. Pode estar associada aos defeitos faciais que caracterizam a síndrome de Noonan.

- Na *radiografia de tórax* o fluxo pulmonar é muito diminuído, há aumento de VD e AD.
- O *eletrocardiograma* mostra eixo elétrico para a direita e sobrecarga de VD.
- O *ecocardiograma* vai mostrar o gradiente entre VD e artéria pulmonar.

O tratamento visa manter o canal arterial aberto através da prostaglandina ou cateterismo com valvuloplastia pulmonar com balão.

CARDIOPATIAS CIANOGÊNICAS COM FLUXO PULMONAR DIMINUÍDO

As principais são:

- Tetralogia de Fallot.
- Atresia de válvula pulmonar sem CIV.
- Atresia de válvula com CIV.
- Atresia de válvula tricúspide.
- Anomalia de Ebstein.

A mais freqüente é a tetralogia da Fallot.

Tetralogia de Fallot

Constitui um conjunto de defeitos que ocorrem em conseqüência da anteriorização do septo conal durante o desenvolvimento embriológico do complexo aortopulmonar. Com isso há septação desigual entre a aorta e pulmonar, ficando a primeira com diâmetro maior do que a segunda. Em consequência, ocorre estreitamento da via de saída do VD, desde o infundíbulo até o tronco da artéria pulmonar. A falta de alinhamento entre o septo conal e o interventricular deixa uma comunicação interventricular. Portanto, as características anatômicas da doença são: anteriorização da aorta que acavalga o septo interventricular, estenose infundibulovalvar pulmonar, comunicação interventricular e hipertrofia de VD, maior ou menor, dependendo do grau da estenose pulmonar (ou da desigualdade entre as duas artérias).

Quando se manifesta no recém-nascido, costuma ser grave por causa da acentuada estenose valvar e do tronco da pulmonar, necessitando de tratamento imediato.

- *A radiografia de tórax mostra*: na tetralogia de Fallot, o fluxo pulmonar reduzido, tronco da pulmonar escavado, VD com a ponta levantada, em virtude de hipertrofia, dando aspecto de "bota ou tamanco holandês" (Figs. 42-3 e 42-4).
Na atresia tricúspide, além da diminuição do fluxo pulmonar, observa-se no perfil um espaço entre o esterno e a silhueta cardíaca por causa da hipoplasia do VD. Na atresia pulmonar sem CIV, além do hipofluxo, pode haver cardiomegalia pelo aumento do AD. Na anomalia de Ebstein as imagens são semelhantes às de atresia pulmonar.
- *O eletrocardiograma*: na tetralogia de Fallot há predominância de potenciais de VD com ondas "R" em V1, V2, "S" em V5-V6 e eixo do QRS para a direita (+ 120°) den-

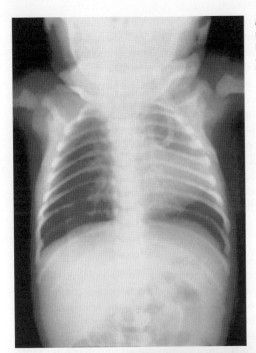

Fig. 42-3. Radiografia de tórax de recém-nascido com tetralogia de Fallot, mostrando fluxo pulmonar diminuído, aumento de VD com a ponta levantada, lembrando "tamanco holandês".

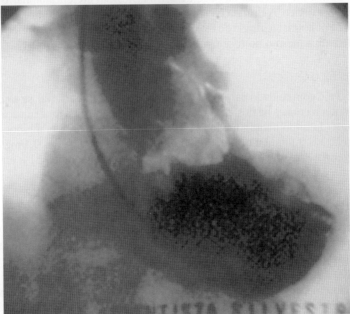

Fig. 42-4. Cateterismo cardíaco na tetralogia de Fallot, mostrando contraste em VD sendo ejetado para a pulmonar através de infundíbulo estreito. O diâmetro da artéria pulmonar é muito menor que o da aorta.

tro do aspecto esperado para um recém-nascido. Na atresia tricúspide o VD é hipoplásico e há hiperplasia de VE com ondas "R" em D1, V5, V6, "S" em V1 e eixo para a esquerda (entre 0° e + 90°), parecendo ECG de adulto. Neste grupo de cardiopatias a onda "P" geralmente é apiculada devido ao aumento de AD.

- *O ecocardiograma com dopplermetria*, na tetralogia de Fallot, vai mostrar: a) descontinuidade anatômica entre o septo conal (que separa a aorta da pulmonar) e o septo interventricular; b) o grau de dextroposição da aorta, ou seja, acavalgamento; c) o grau de estenose da válvula pulmonar, tronco e ramos; d) comprova a CIV e a hipertrofia de VD. Na atresia tricúspide mostra a ausência dessa válvula, o tamanho do fluxo pela CIV e se o canal arterial está patente. Na atresia pulmonar mostra a ausência dessa válvula, o diâmetro do tronco e dos ramos pulmonares. Na anomalia de Ebstein mostra a gravidade do defeito da tricúspide, que é deslocada para baixo deixando a cavidade de VD diminuída, AD aumentada, CIA com fluxo direita-esquerda.

Conduta

Na prática quando um recém-nascido **cianótico** apresenta uma radiografia com **hipofluxo pulmonar**, o eletrocardiograma dá a pista para o diagnóstico: se houver predominância de VD, provavelmente, a cardiopatia é do grupo Fallot; entretanto, se houver predominância de VE, trata-se de atresia tricúspide. De qualquer maneira, mesmo antes do ecocardiograma, deve-se manter o canal arterial pérvio dando prostaglandina E1 em infusão contínua intra-arterial na dose de 0,1 mcg/kg/min até encaminhar o paciente para o grupo cirúrgico. A cirurgia paliativa é a anastomose entre artéria subclávia e um dos ramos da pulmonar (cirurgia de Blalock-Taussig). Em alguns casos é preferível fazer a cirurgia definitiva mesmo no recém-nascido.

Crises hipoxêmicas

Usa-se oxigênio com cuidado para evitar o fechamento do canal arterial, se ainda estiver aberto. Manter a criança na posição genopeitoral. Usa-se morfina (por sua ação no SNC e é relaxante do infundíbulo), na dose de 0,1-0,2 mg/kg/dose, e betabloqueador, que também relaxa o infundíbulo, por exemplo, propanolol na dose de 0,1/mg/dia. Se o canal estiver patente, deve-se manter a infusão com prostaglandina E1 e encaminhar para cirurgia. Manter o paciente hidratado. Não dar diuréticos.

Atresia de válvula pulmonar com CIV

É também chamada "Fallot extremo". Caracteriza-se pela presença de CIV, dois ventrículos e uma via de saída única para a aorta, com ausência de fluxo do VD para as artérias pulmonares. O tronco da artéria pulmonar está ausente ou hipoplásico e termina em fundo cego.

Freqüentemente os ramos das artérias pulmonares são hipoplásicos, não suprindo os 20 segmentos pulmonares. A circulação pulmonar depende da patência do canal arterial. Em muitos casos a suplência da circulação pulmonar se faz através de colaterais, mais freqüentemente aortopulmonares, ou seja, originam-se da aorta torácica e se conectam com as artérias inter ou intralobulares, podendo até dar hiperfluxo pulmonar. Muitos pacientes têm a suplência arterial pulmonar proveniente das artérias brônquicas.

Há mistura de sangue arterial com venoso na aorta, e o paciente é cianótico. Quando a circulação pulmonar não é suficientemente suprida, os sintomas ocorrem no recém-nascido.

Se o fluxo pulmonar depende somente do canal arterial, os bebês são hipóxicos e, portanto, canal-dependentes. Quando a suplência pulmonar é feita por grandes artérias colaterais, há retardo nos sintomas, podendo até haver sinais de hiperfluxo.

Além da cianose, pode não haver sopro, pois as pressões ventriculares são semelhantes, já que há resistência pulmonar, quando os ramos pulmonares são hipoplásicos. Pode-se ouvir sopro contínuo, quando o ducto arterioso está patente ou quando houver circulação através das colaterais.

- A *radiografia de tórax* mostra coração em forma de bota, com a ponta do VD levantada e ausência do tronco da pulmonar, hipofluxo (quando não houver colaterais importantes).
- O *eletrocardiograma* mostra ondas P apiculadas, predominância do VD, com eixo de QRS em 120°.
- O *ecocardiograma* define o diagnóstico e, se houver confluência das artérias pulmonares, a presença do canal arterial, o tamanho do CIV.
- A *investigação angiográfica e hemodinâmica* é fundamental para o estudo da circulação pulmonar e das colaterais.

Tratamento

Nos neonatos é necessário manter o canal arterial pérvio usando a prostaglandina E, contínua, intra-arterial. A cirurgia paliativa é a do *shunt* de Blalock-Taussig. O tratamento cirúrgico definitivo pode ser feito após dilatação dos ramos pulmonares com *coils*. Pode ser feita a unifocalização dos ramos, conectando as principais colaterais à verdadeira árvore pulmonar. Posteriormente a CIV é fechada e há interposição de um conduto valvado entre o VD e o tronco da pulmonar.

Atresia pulmonar com septo íntegro

Caracteriza-se pela ausência de conexão entre o VD e o tronco da pulmonar, ausência de comunicação interventricular, válvula tricúspide normal ou hipoplásica e dois ventrículos bem diferenciados. O coração geralmente é aumentado à custa do AD, e a cavidade ventricular direita varia desde hipoplásica até aumentada de volume. O sangue não pode fluir do VD para a circulação pulmonar, portanto reflui para o AD através da válvula tricúspide insuficiente e através da CIA para as cavidades esquerdas. São comuns as anormalidades das artérias coronárias nesta malformação. A anomalia mais freqüente consiste em comunicações fistulosas (sinusóides) entre o VD e o sistema arterial coronário, principalmente quando o VD é muito pequeno. Por isso a mortalidade nesses casos é elevada. Geralmente há lesão nas camadas das artérias, podendo ocorrer obliteração. Quando a válvula tricúspide é insuficiente, a pressão no VD não é elevada, e o número de sinusóides é pequeno ou ausente.

Geralmente não há comprometimento do crescimento na vida fetal. Após o nascimento, a saturação arterial sistêmica depende do fluxo pulmonar e, portanto, da patência do canal arterial. A cianose pode aparecer horas após e assim é cardiopatia canal-dependente. Pode haver sopro pela regurgitação tricúspide, e a segunda bulha é única.

- A *radiografia de tórax* mostra cardiomegalia à custa do AD, hipofluxo pulmonar e arco aórtico à esquerda.
- No *eletrocardiograma*, em geral, o padrão é de hipertrofia de VE, ondas P apiculadas.
- O *ecocardiograma* dá o diagnóstico, o tamanho das cavidades ventriculares e a existência do canal arterial.
- *Estudos hemodinâmico e angiográfico* são essenciais para o estudo das conexões coronário-cavitárias, das pressões intracavitárias e para verificar se a válvula tricúspide é incompetente.

Tratamento

Deve-se manter o canal arterial pérvio com uso da prostaglandina E1, intra-arterial, fluxo contínuo, até ser realizado o *shunt* sistêmico-pulmonar. A cirurgia definitiva é a reconstrução da via de saída de VD. O prognóstico é reservado, com taxa elevada de mortalidade, mesmo com a correção cirúrgica, e depende da ausência ou existência dos sinusóides, do tamanho do VD e da tricúspide.

Atresia da válvula tricúspide

É a segunda ou terceira em freqüência das cardiopatias cianogênicas com fluxo pulmonar diminuído.

Como não há válvula tricúspide, o sangue venoso que chega ao AD ganha a circulação sistêmica através do forame oval. O átrio direito é aumentado, e as cavidades esquerdas estão sobrecarregadas. O sangue arterializado que chega ao AE se mistura com o venoso, portanto a grande circulação recebe sangue com saturação de oxigênio menor.

Geralmente há comunicação interventricular, que, quando ampla, mantém o fluxo do VE para VD, e a circulação pulmonar não é muito prejudicada. Quando a CIV é muito pequeno, o bebê geralmente é sintomático ao nascimento, o VD é pequeno e a circulação pulmonar depende do fluxo através da persistência do canal arterial.

- Na *radiografia de tórax* de bebê sintomático ao nascimento, a circulação pulmonar é pobre, e o pedículo vascular é estreito. No perfil observa-se que o VD está afastado do esterno, pois a cavidade ventricular é pequena (Fig. 42-5).
- O *eletrocardiograma* dá a pista do diagnóstico, pois mostra onda apiculada, sinais de sobrecarga de VE (Fig. 42-6), com eixo de QRS em 60°.
- O *ecocardiograma* é um método que mostra o defeito, ou seja, a ausência de fluxo pela tricúspide e o tamanho da CIV e da CIA.

Tratamento

No recém-nascido é necessário manter o canal arterial aberto, usando a prostaglandina E1, intra-arterial, em fluxo contínuo. Encaminhar o paciente para a cirurgia paliativa

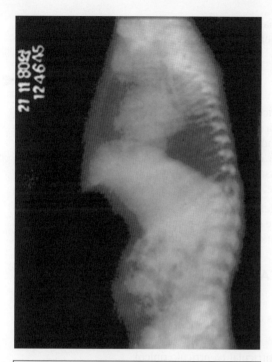

Fig. 42-5. Radiografia de tórax (perfil) de bebê com atresia da válvula tricúspide, mostrando fluxo pulmonar diminuído e VD pequeno: no perfil observa-se que a distância entre VD e esterno é aumentada.

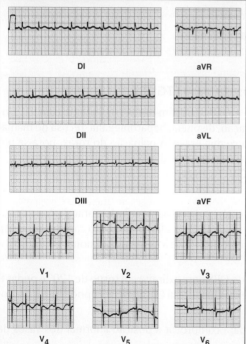

Fig. 42-6. ECG de recém-nascido com atresia tricúspide mostrando sinais de aumento de VE.

(*shunt* sistêmico-pulmonar, ou cirurgia de Blalock–Taussig). A cirurgia de Glenn bidirecional (anastomose das veias cavas superiores direita ou esquerda às artérias pulmonares) não é feita neste grupo etário.

Anomalia de Ebstein

É um defeito anatômico da válvula tricúspide que varia de leve a grave e, portanto, também a apresentação clínica é distinta de acordo com a deformidade. Geralmente ela é implantada em posição inferior, ficando uma parte do VD "atrializada". Ocorre regurgitação tricúspide da parte ventricular do VD para a parte atrializada, e a comunicação interatrial (geralmente defeito da fossa oval) é responsável pelo *shunt* de sangue venoso do AD para AE, explicando a cianose.

No recém-nascido, quando o defeito anatômico é importante, além da cianose, ocorre cardiomegalia à custa do AD e do hipofluxo pulmonar. Pode ocorrer arritmia ou bloqueio AV. A síndrome de Wolf-Parkinson-White ocorre em 20% dos casos.

CARDIOPATIAS CIANOGÊNICAS COM FLUXO PULMONAR AUMENTADO

- Transposição dos grandes vasos da base (TGVB).
- Tronco arterioso comum.
- Conexão atrioventricular univentricular (ventrículo único).
- Drenagem anômala de veias pulmonares.
- Dupla via de saída de VD (tipo Taussig-Bing).
- Hipoplasia de coração esquerdo.

Transposição dos grandes vasos da base (TGVB)

A mais freqüente é a TGVB. Suspeita-se quando o recém-nascido apresenta cianose progressiva horas após o nascimento, agitação, dispnéia, hepatomegalia, recusa de mamadas. O quadro clínico é de ICC com anoxemia grave. À palpação do tórax, nota-se um impulso do VD, e em geral não há sopro nos primeiros dias. Quando há sopro sistólico, é provável que haja associação com CIV. Aparece acidose metabólica secundária à hipoxemia.

- A *radiografia de tórax* mostra congestão pulmonar, coração lembrando "ovo deitado". Há estreitamento do hilo na posição PA e alargamento do mesmo no perfil (porque aorta é mal posicionada e está à direita e à frente da pulmonar) (Figs. 42-7 a 42-9).
- O *eletrocardiograma* mostra o eixo do QRS para a direita em torno de 120° e ondas R dominantes nas derivações da direita. Quando há CIV associada, pode haver predominância das forças de VE
- O *ecocardiograma* é fundamental para comprovar a posição anormal dos vasos da base e se há ou não CIV.

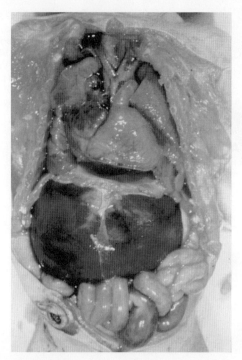

Fig. 42-7. Caso de transposição dos grandes vasos da base (TGVB) mostrando a aorta à frente da pulmonar.

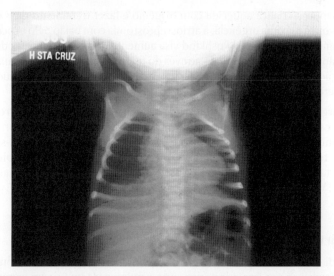

Fig. 42-8. Radiografia de tórax de bebê com transposição dos grandes vasos da base (TGVB) mostrando coração aumentado de volume, em forma de ovo deitado, congestão pulmonar e hilo estreito (porque a aorta está à frente da pulmonar).

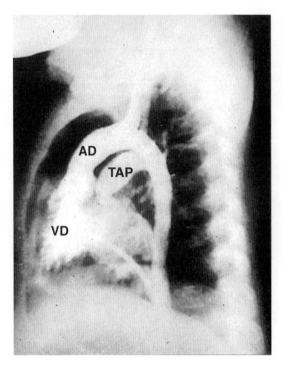

Fig. 42-9. Cateterismo cardíaco na TGVB, mostrando que a aorta sai do VD e a pulmonar sai do VE. TAP = Tronco artéria pulmonar; AD = átrio direito; VD = ventrículo direito.

Conduta

Deve-se manter a criança aquecida com oxigênio e fazer tratamento da ICC. Deve ser realizada, com a máxima urgência, a atriosseptostomia com balão pelo ecocardiografista. Esta manobra descrita por Rushkind visa aumentar a mistura entre as duas circulações, passando-se o balão insuflado através do forame oval várias vezes, aumentando a comunicação entre os dois átrios e facilitando a passagem do sangue, que chega em átrio esquerdo para o AD, VD e aorta.

A cirurgia corretiva pode ser feita nos primeiros dias de vida: 1. correção anatômica visa estabelecer a circulação normal (cirurgia de Jatene); 2. correção fisiológica: mantém-se a aorta conectada ao VD, a pulmonar ao VE e desvia-se o sangue através de túneis de pericárdio bovino, respectivamente para a tricúspide e para a mitral. Portanto o sangue que vem pelas veias pulmonares é dirigido para a válvula tricúspide, VE, aorta e o que vem pelas cavas vai para válvula mitral e VE (cirurgia de Mustard).

Trunco arterioso comum

É uma cardiopatia rara, cujo defeito é conseqüente à não septação do tronco-cone na vida embrionária, e por isso as artérias aorta e pulmonar têm origem comum. Há uma comunicação interventricular ampla, e a válvula truncal costuma ser tricúspide. O tipo mais comum é aquele em que a artéria pulmonar se origina do tronco comum que se bifurca dando os ramos direito e esquerdo. O diagnóstico clínico se baseia na presença de cianose, hiperfluxo pulmonar e sinais de ICC nos primeiros meses de vida.

Ventrículo único ou conexão atrioventricular univentricular

Os dois átrios se conectam a uma câmara ventricular principal, portanto há duas vias de entrada. O ventrículo principal, geralmente de morfologia esquerda, tem uma via de saída e há um ventrículo rudimentar sem via de entrada e com uma via de saída. O quadro clínico, geralmente, é conseqüência da hipoxemia e da ICC.

Drenagem anômala total de veias pulmonares

Nesta cardiopatia a conexão das veias pulmonares não se faz pelo átrio esquerdo. O tipo mais comum é a conexão supracardíaca, em que as veias pulmonares drenam em uma veia inominada e esta na cava superior direita, formando uma ferradura venosa. O sangue oxigenado que chega pelas veias pulmonares no AD, se misturando com o venoso que drena pelas cavas, uma parte chega em átrio esquerdo através de uma CIA e outra parte vai para o VD e a artéria pulmonar. Por esses motivos haverá hiperfluxo pulmonar e cianose (geralmente leve). O quadro clínico será o de hiperfluxo (dispnéia, cansaço às mamadas e infecções pulmonares). Na radiografia de tórax, além do hiperfluxo e da cardiomegalia à custa de cavidades esquerdas, há o aspecto de "boneco de neve" devido à ferradura venosa.

Tratamento

O tratamento clínico visa ao controle da ICC e das infecções respiratórias. A cirurgia corretiva deve ser feita em dois tempos, sendo que no primeiro é feita a translocação de duas artérias para o AE e no segundo tempo, as outras duas. Esse fato é importante para que o AE seja adaptado com o volume e desenvolva capacidade e complacência.

Dupla via de saída de VD

As características mais comuns são: CIV subaórtica, aorta à direita do tronco da pulmonar e estenose pulmonar tipo "Fallot".

Hipoplasia de coração esquerdo

É uma cardiopatia muito grave e a quarta em freqüência, no período neonatal (7%). A sobrevida depende do grau de hipoplasia. Nos casos extremos, há atresia da válvula mitral, a cavidade do VE ausente com a aorta hipoplásica. O sangue arterializado que chega ao AE passa através do forame oval para o AD e depois para VD e artéria pulmonar. A grande circulação é dependente do canal arterial que drena da pulmonar para a aorta. Ocorre o óbito nas primeiras horas de vida, principalmente, com o fechamento de canal arterial. Nos casos menos graves, a mitral não é atrésica, e a cavidade de VE é pequena, a aorta é hipoplásica, e a sobrevida pode ser maior (Fig. 42-10).

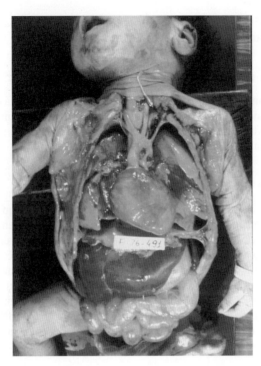

Fig. 42-10. Cavidade toracoabdominal de RN com hipoplasia de aorta (aorta com diâmetro menor que a pulmonar).

Tratamento

O canal arterial deve ser mantido aberto, usando a prostaglandina E1. A cirurgia preconizada é de reconstrução tipo Norwood e depois Fontan. A primeira etapa é a cirurgia de Norwood, que é: 1. conexão da aorta ao VD, para permitir o fluxo sistêmico; 2. restrição do fluxo pulmonar, com bandagem da artéria pulmonar; 3. ampliar a comunicação interatrial. Aos 4-6 meses é realizada a cirurgia de HemiFontan, que consiste em ligar o AD à artéria pulmonar.

Várias tentativas de transplante cardíaco no recém-nascido não tiveram sucesso.

ICC NO RECÉM-NASCIDO

Causas

As causas mais freqüentes são:

- Anormalidades ductal-dependentes.
- Coração esquerdo hipoplásico.
- Estenose crítica da válvula aórtica.
- Coarctação grave da aorta.
- Arco aórtico interrompido.
- Anormalidades não ductal-dependentes.

- Asfixia perinatal com disfunção miocárdica.
- Distúrbios metabólicos.
- Sepse.
- Taquicardias supraventricular e ventricular.

No primeiro grupo é essencial manter o canal patente através da:

1. Prostaglandina E1: 0,05-0,1 mcg/kg/min em infusão contínua.
2. Manter a saturação de O_2 entre 80%-85% com pO_2 arterial entre 35-45 mmHg e pCO_2 entre 30-40 mmHg. É preciso evitar a hiperventilação, pois a diminuição da pCO_2 e alta concentração de O_2 inspirado provocam vasodilatação com aumento do fluxo pulmonar, diminuição do fluxo sistêmico e das coronárias, levando à acidose metabólica e isquemia miocárdica.

No segundo grupo a conduta depende da causa. O tratamento medicamentoso da ICC baseia-se em:

1. Drogas que aumentam o inotropismo:
   - *Digitálicos*: 0,01 mg/kg/dia. Em neonatos o uso é discutido pela limitação da capacidade de contração miocárdica.
   - *Catecolaminas*: dopamina (2-10 mcg/kg/min) que atua em receptores β_1 miocárdicos aumentando a contratilidade e o fluxo coronariano. Aumenta a liberação de noradrenalina endógena e por isso aumenta a freqüência cardíaca e a pré-carga. Dobutamina (2-10 mcg/kg/min) também é β_1 agonista, aumentando o débito cardíaco e reduzindo a resistência vascular periférica. Inibidores da fosfodiesterase – Exemplo: amrinona na dose de 3-4 mg/kg para ataque e 5-15 ug/kg/min, que aumenta o AMPc do miocárdio, portanto aumenta o débito quando há disfunção e eleva a resistência vascular sistêmica.
2. Drogas que diminuem a pós-carga ou a resistência periférica:
   - *Vasodilatadores*: nitroprussiato de sódio na dose de 0,5-8 ug/kg/min, que atua no relaxamento vascular através da GMPc com vasodilatação arterial e venosa.
3. Drogas que diminuem a pré-carga:
   - *Diuréticos*: furosemida na dose de 0,5-6 mg/kg/dia, EV ou oral.

Nas taquicardias supraventriculares geralmente o bebê se beneficia com uso do digital isolado ou associado ao propanolol ou amiodarona. A propafenona (100 mg/m² oral) interrompe e previne a taquicardia supraventricular de reentrada. Quando o tratamento farmacológico falha, pode ser tentada a cardioversão (choques sincronizados de 0,25 watt/kg).

Nas taquicardias ventriculares é necessário afastar cardiopatias com defeito estrutural ou tumores cardíacos, intoxicações por drogas (cocaína, heroína). Usa-se amiodarona, procainamida ou verapamil. Quando o tratamento farmacológico falha, é indicada a cirurgia para extração do foco arritmogênico.

ARRITMIAS NO RECÉM-NASCIDO

São distúrbios pouco comuns em crianças. Logo após o nascimento as arritmias mais comuns são as relacionadas ao nódulo sinusal, como as arritmias sinusais fásicas, pausas sinusais seguidas de escape juncional.

A resposta ventricular à taquicardia atrial costuma ser bastante elevada em crianças abaixo de um ano, devido à imaturidade do nódulo atrioventricular. Por isso as taquicardias em neonato podem desenvolver ICC precocemente.

Taquicardia supraventricular

A taquicardia sinusal pode cursar com freqüências muito altas, como 200 por minuto.

- *Taquicardia atrial*: o foco atrial ectópico é o mecanismo mais comum de arritmia supraventricular em crianças (em torno de 20%). Pode estar associada à cardiopatia congênita ou após cirurgias cardíacas (provocadas por área de fibrose). Pode ser secundária à area de reentrada nos átrios.

A mãe ou o pediatra nota freqüência cardíaca elevada e geralmente há cansaço e sudorese às mamadas. A ICC ocorre na maioria dos casos, se não tratada.

O tratamento não deve ser retardado. Geralmente não está indicada a cardioversão elétrica. As drogas mais empregadas são: digital isoladamente ou associado à amiodarona ou propanolol. Quando não há resposta, pode ser tentada a propafenona. No caso de falha com tratamento medicamentoso, faz-se a ablação do foco ectópico com radiofreqüência ou bloqueio atrioventricular total.

Taquicardia supraventricular envolvendo via acessória

É a causa mais comum de taquicardia em crianças e envolve uma via acessória. Foi encontrada em 73% dos casos de taquicardia em neonatos. Pode estar associada à cardiopatia congênita (doença de Ebstein, transposição dos grandes vasos da base, CIV) ou miocardiopatia. A síndrome de pré-excitação se caracteriza por espaço PR do ECG curto e onda delta no início da onda R. O espaço PR é curto, significando que a condução do impulso dos átrios aos ventrículos ocorre quase que exclusivamente pela via acessória, não passando pela via normal (nódulo atrioventricular, feixe de His e seus ramos). Os ventrículos são ativados por duas frentes de ondas, provenientes da via acessória e do sistema normal, que se fundem no miocárdio. Quanto maior for a ativação muscular dependente da via anômala, mais lento será o início do complexo QRS, formando a onda delta; a onda T apresenta polaridade oposta a do QRS. O ECG de superfície mostra as características da síndrome de Wolff-Parkinson-White (onda delta e PR curto). A taquicardia paroxística pode ocorrer entre 50%-70% dos casos de síndrome de pré-excitação. Nesses casos a condução do impulso pela via acessória não se faz no sentido anterógrado e sim no retrógrado, permitindo o circuito para reentrada, e a onda delta deixa de aparecer.

O tratamento da crise no recém-nascido pode ser aplicação de bolsa de gelo na face por 20 segundos para interromper a arritmia, que intensifica atividade vagal. Quando não reverte, pode ser tentada a estimulação atrial esofágica. Dos medicamentos, a amiodarona endovenosa é eficiente, na dose de 5-10 mg/dose. Podem ser tentados medicamentos como digitalização endovenosa, adenosina, propafenona.

Quando há via anômala, com característica da síndrome de WPW e onda delta, o tratamento de escolha é a ablação da mesma por cateter.

Extra-sistolia

As extra-sístoles esparsas são freqüentes (33%) e geralmente não têm repercussão clínica. As extra-sístoles ventriculares podem ocorrer na presença de cardiopatias estruturais ou fatores predisponentes como: hipóxia, distúrbio hidroeletrolítico, síndrome do QT longo, doenças do SNC, alguns medicamentos, drogas ilícitas pela mãe como cocaína, síndrome adrenogenital, ou qualquer causa de hiperpotassemia. Em geral são benignas, desaparecem em torno do sexto mês de vida. Quando há miocardite, podem ser duradouras.

Tratamento

Em geral não é necessário tratamento medicamentoso. Quando forem muito freqüentes, recomenda-se o propanolol.

BIBLIOGRAFIA

Anderson RH, Shinebourne EA, Macartney FJ, Tynan M. *Paediatric cardiology* London: Churchill Livingstone, 1987.

Case C. Diagnóstico e tratamento das arritmias pediátricas. *Clínicas Pediátricas da América do Norte* 1999;46:347-52.

Curtis AR. Arritmias cardíacas. *ACCSAP* Vol 5. American College of Cardiology e Sociedade Brasileira de Cardiologia, 2001.

Driscoll D. Lesões com shunt esquerda-direita.Cardiologia pediátrica. *Clínicas Pediátricas da América do Norte* 1999;46:355-67.

Friedman WF, Talner NS. Atualização em cardiologia pediátrica In: *Clínicas cardiológicas*. Rio de Janeiro: Interlivros, 1989.

Gersony W. Natural history and making decision in ventricular septal defect. *Progress in Pediatric Cardiology* 2001;14:125-32.

Gessen IH, Victorica BE. *Cardiologia pediátrica: Abordagem clínica.* Rio de Janeiro: Revinter, 1996.

Grifka RG. *Cardiopatias congênitas com hiperfluxo sanguíneo pulmonar.* Rio de Janeiro: RA, 1999. p 405-25.

Herdy GVH. *Cardiopatias congênitas cianóticas.* Niterói: Eduff, 1985.

Herdy GVH. Semiologia cardiovascular. In: Barbosa ADM. *Semiologia pediátrica.* São Paulo: Fundo Editorial BYK, 1995. p 122-34.

Keith JD, Rowe RD, Vlad P. *Heart disease in infancy and childhood.* N. York: Macmillan Pub Co, 1992.

Moak JP. Supraventricular tachycardia in the neonate and infant. *Progress in Pediatric Cardiology* 2000;11:25-38.

Moller JH, Neal WA. *Heart disease in infancy.* N. York: Appleton-Century-Crofts, 1981.

Moreira D. Arritmias cardíacas em neonatos. In: Santana MVT. *Cardiopatias congênitas no recém-nascido.* São Paulo: Atheneu, 2000.

Pedra CAC, Sousa LNL, Pedra SRF *et al.* Novas técnicas percutâneas para perfuração da valva pulmonar na atresia pulmonar com septo íntegro. *Arq Bras Cardiol* 2001;77:471-8.

Santana MVT. *Cardiopatias no recém-nascido.* São Paulo: Atheneu, 2000.
Talner N. Large ventricular septal defect. *Progress in Pediatric Cardiology* 2001;14:153-62.
Waldman JD, Wernly JA. Cardiopatias congênitas cianóticas com hipofluxo.
In: Cardiologia pediátrica: clínicas pediátricas da América do Norte". Rio de Janeiro: RA, 1999. p 385-403.
Young J. Insuficiência cardíaca. In: ACCSAP, Vol 4. American College of Cardiology e Sociedade Brasileira de Cardiologia, 2001.

Convulsões no Período Neonatal

Silvia Bento de Mello Miranda • Laís de Carvalho Pires

INTRODUÇÃO

A convulsão no período neonatal é uma emergência, significando alteração cerebral primária ou sistêmica. Seu diagnóstico e a instituição de tratamento adequado devem ser estabelecidos o mais rapidamente possível. A persistência das convulsões interfere nas medidas de suporte do recém-nascido, alterando funções vitais, e acabam, direta ou indiretamente, causando lesão cerebral.

EPIDEMIOLOGIA

A freqüência real das convulsões no período neonatal varia nos diversos estudos de 2,5 a 3,5/1.000 RNs vivos, com uma incidência muito maior em RN com peso inferior a 1.500 g, onde essa freqüência chega a 57,5/1.000 nascidos vivos, principalmente naqueles que sofreram desnutrição intra-uterina.

FISIOPATOLOGIA

A crise convulsiva decorre de uma descarga elétrica excessivamente sincrônica, ou seja, de uma despolarização dos neurônios. As bases neuroanatômicas e neuroquímicas que explicam a maior excitabilidade do SNC nesse período da vida vêm sendo mais bem elucidadas nas duas últimas décadas, podendo ser resumidas da seguinte forma:

1. Aumento de mecanismos excitatórios (excitação):
   - Elevada voltagem de *input* da membrana neuronal; pequenas correntes implicam em grandes flutuações do potencial da transmembrana.
   - Glia imatura levando ao estado de hiperexcitação por maior acúmulo de potássio extracelular decorrente de lentidão nos sistemas enzimáticos da membrana glial, com conseqüente menor depuração de neurotransmissores excitatórios do meio extracelular.
   - Maior proporção de sinapses excitatórias que inibitórias.
   - Maior desenvolvimento de receptores sinápticos para neurotransmissores excitatórios.
   - Substância *nigra* que funciona, nessa fase, como propagadora de descargas para a periferia em vez de modular (inibir).
2. Redução dos mecanismos inibitórios (desinibição):
   - Menor proporção de sinapses inibitórias.

- Menor desenvolvimento de receptores sinápticos para neurotransmissores inibitórios.
- Neurotransmissores inibitórios com papel excitatório em certas áreas do encéfalo (p. ex., substância *nigra*) durante o período neonatal.

Como conseqüência, os mecanismos geradores de crise epiléptica no recém-nascido provavelmente são os que se seguem:

A) Falência da bomba de sódio e potássio, decorrente da diminuição de ATP, o que ocorre na hipóxia, isquemia e hipoglicemia.
B) Excesso de neurotransmissores excitatórios, mecanismo presente nos distúrbios hipóxicos isquêmicos como também na hipoglicemia.
C) Deficiência de neurotransmissores inibitórios (ou seja, excesso relativo do excitatório) – que tem como exemplo dependência de piridoxina.
D) Alteração na membrana neuronal com aumento da permeabilidade ao sódio – nos casos de hipocalcemia e na hipomagnesemia.

PADRÃO CLÍNICO

A variação de termos usados na literatura, quando em referência aos eventos paroxísticos que ocorrem no período neonatal, traduz a dificuldade em reconhecer e interpretar os fenômenos motores e sinais autonômicos que ocorrem nesta fase. A relativa imaturidade do sistema nervoso, própria do período neonatal, faz com que seja raro encontrar crises tônico-clônicas verdadeiras neste grupo etário.

A dificuldade no reconhecimento preciso das convulsões neonatais pode gerar um atraso no seu diagnóstico com interpretações indevidas, já que nem todos os eventos paroxísticos nesta fase são epilépticos. A variação das manifestações clínicas e dos achados eletroencefalográficos resulta de o fato do balanceamento entre excitação e inibição ser idade-dependente.

TIPOS DE CONVULSÃO – MANIFESTAÇÕES CLÍNICAS

Sutil

É a forma de manifestação mais comum das convulsões tanto no recém-nascido prematuro como no a termo. É também a forma mais difícil de ser caracterizada, com certeza, como sendo de natureza epiléptica. As manifestações comportamentais de movimentos orobucolinguais (mastigar, deglutir, sugar, fazer caretas, protusão de língua, bocejos), oculares e movimentos perioculares (abertura exagerada de olhos, fixação ocular, piscar repetitivos), movimentos de progressão ("pedalar", "nadar") e movimentos complexos sem objetivo foram classificados como automatismos motores de natureza não-epiléptica. Embora isso seja verdade, em um grande número de casos, o uso da video-eletroencefalografia sugere cuidado na interpretação de tais fenômenos. Manifestações como as descritas podem ter origem epilética, apresentando-se como convulsões, do tipo parcial, reduzindo lesões focais (p. ex., displasias). Quando as manifestações clínicas persistirem, não cessando com estímulos sensitivos externos, é recomendada a videoeletroencefalografia ou traçado polissonográfico e estudos de imagem. Fenômenos autonômicos como alterações vasomotoras, salivação ou modificações na freqüência cardíaca também podem ser observados isoladamente e, na maior parte das vezes, associam-se a automatismos motores sem tradução epiléptica.

Convulsões tônicas – Generalizadas ou focais
Generalizadas
Manifesta-se com extensão tônica de todos os membros, mimetizando descerebração. Elas podem ser provocadas ou intensificadas por estímulos sensoriais. Sua ocorrência é predominante nos recém-nascidos prematuros e de baixo peso. Usualmente não estão associadas a descargas ictais eletroencefalográficas e são freqüentemente consideradas um fenômeno de liberação do tronco cerebral de origem não-epiléptica.

Focais
Caracteriza-se por posturas mantidas de membro, tronco ou desvio ocular; são epilépticas por natureza.

Convulsões clônicas – Focais ou multifocais
Focais
Podem iniciar em uma área, migrar rapidamente para outra área do corpo ou manter-se fixas no mesmo segmento sem que traduzam, obrigatoriamente, uma lesão focal; podem ainda ser traduções de alterações metabólicas.

Multifocais
São contrações rítmicas repetitivas de grupos musculares dos membros, da face ou do tronco, de forma desordenada e simultânea, traduzindo-se no eletroencefalograma por múltiplos focos excitatórios.

Convulsões mioclônicas
São contrações musculares breves, erráticas e não repetitivas, de face, tronco ou membros. Elas podem ser provocadas por estímulo sensorial e, do ponto de vista fisiopatológico, podem ser ou não de origem epiléptica.

PADRÕES ELETROENCEFALOGRÁFICOS NAS CONVULSÕES NEONATAIS
O eletroencefalograma é um recurso importante não só no reconhecimento das crises convulsivas, como no acompanhamento e estabelecimento de prognóstico.
De forma ideal, o registro deve permitir a avaliação de outros parâmetros fisiológicos, como movimentos oculares, respiração e eletrocardiograma. Estudos de videopolissonografia constataram que manifestações convulsivas críticas podem ou não estar associadas a alterações eletroencefalográficas.

São quatro os padrões eletroencefalográficos observados:

1. **Crises eletroclínicas**: as manifestações clínicas são acompanhadas por descargas epilépticas no eletroencefalograma.
2. **Crises clínicas sem correlação eletrocortical consistente**: as manifestações clínicas não são acompanhadas de descargas no eletroencefalograma. Esta situação é mais freqüente em crianças comatosas, em que a atividade elétrica cortical encontra-se deprimida (na encefalopatia hipóxico-isquêmica, por exemplo).
3. **Crises eletrográficas**: descargas epilépticas no EEG, mas sem manifestações clínicas visíveis.
4. **Espasmos infantis**: tipo peculiar de crise que pode ocorrer no período neonatal, com implicações diagnósticas e evolutivas. Têm as mesmas características clínicas da síndrome de West.

Com relação ao prognóstico, os traçados que apresentam o padrão surto-supressão estão relacionados a seqüelas neurológicas graves. Este padrão é freqüente nas crianças com erro inato do metabolismo, como na hiperglicemia não-cetótica.

CLASSIFICAÇÃO DAS SÍNDROMES EPILÉPTICAS NO PERÍODO NEONATAL

São quatro as síndromes epilépticas do período neonatal incluídas na classificação internacional das epilepsias (ILAE – International League Anti-Epilepsy). Duas delas são de evolução benigna:

- *Convulsão neonatal benigna idiopática*: as crises são do tipo clônico, com ou sem apnéia. Duram de um a três minutos e repetem-se seguidamente. A idade de início é de um a sete dias de vida, com maior incidência por volta do quinto dia, por isso também chamada de convulsão do quinto dia. Só raramente (0,2%) apresenta história familiar associada.
- *Convulsão neonatal benigna familiar:* estas crises iniciam-se usualmente entre o segundo e terceiro dias de vida, mas podem surgir até o terceiro mês. São crises clônicas, geralmente repetitivas e com herança autossômica dominante. Foram identificados dois *loci* (EBN1, EBN2), encontrados no cromossomo 20q (1989) e no cromossomo 8q (1993). Essas crises são de bom prognóstico por serem autolimitadas, desaparecendo entre o primeiro e o sexto mês de vida.

As outras duas síndromes epilépticas neonatais são de evolução catastrófica e muito semelhantes em suas características, de tal forma que alguns autores questionam se elas não fariam parte de uma mesma entidade.

- *Encefalopatia mioclônica precoce:* as crises são mioclônicas, fragmentadas ou seriadas, ou clônicas. Geralmente associada a erros inatos do metabolismo (p. ex. hiperglicinemia não-cetótica).
- *Encefalopatia epiléptica infantil precoce*: apresenta um quadro precoce de convulsões de difícil controle e padrão eletroencefalográfico muito alterado (p. ex., surto supressão).

Com todas essas formas de classificar as convulsões neonatais, e mesmo usando os critérios da ILAE para definição das síndromes, ainda se tem certa dificuldade em distinguir essas crises com clareza e assim conseguir uma boa correlação prognóstica.

Uma maneira prática que pode trazer ajuda é dividir esses recém-nascidos em aqueles gravemente enfermos e aqueles relativamente saudáveis.

RECÉM-NASCIDOS GRAVEMENTE ENFERMOS E COM CONVULSÃO DE INÍCIO PRECOCE

Neste grupo, há sinais de envolvimento neurológico grave com alteração do sensório. Os reflexos primitivos encontram-se ausentes ou muito deprimidos, com dificuldades na sucção e deglutição, hipotonia e ausência de reatividade adequada.

As convulsões que surgem durante os primeiros três dias de vida geralmente são decorrentes de encefalopatia hipóxico-isquêmica, ou de erros inatos do metabolismo, e são freqüentemente fragmentadas ou sutis, com tendência a ocorrer em longas séries ou seqüências. Convulsões sutis, abalos mioclônicos e espasmos tônicos são as mais freqüentes. O padrão interictal do eletroencefalograma é bastante anormal.

Quadro eletroclínico semelhante pode ser observado na hemorragia intraventricular grave do prematuro. Ainda dentro dessa categoria estão a epilepsia mioclônica precoce e a encefalopatia epiléptica infantil precoce. O quadro neurológico dos recém-nascidos com encefalopatia epiléptica infantil precoce é sempre precário com hipotonia importante e deterioração progressiva. Mais da metade dessas crianças vai a óbito antes do primeiro ano de vida e apresenta um padrão de surto-supressão no eletroencefalograma, sem atividade de base normal e com descargas complexas de pontas e de ondas agudas que duram de 1-5 segundos, alternando-se com períodos de baixa voltagem ou isoeletricidade de 1-3 segundos. Nas crianças com diagnóstico de hiperglicinemia não cetótica, acidemia D-glicérica e acidemia propiônica, encontramos algumas vezes casos semelhantes nas famílias.

No caso da encefalopatia mioclônica precoce (EMP), as principais causas parecem ser os defeitos de migração neuronal, ou seja, malformações do SNC, porém recentemente foram descritas causas metabólicas. O padrão eletrográfico é semelhante, porém as descargas paroxísticas parecem ser maiores na EMP. Esta síndrome costuma evoluir para síndrome de West e pode ser considerada como uma forma precoce da mesma.

A encefalopatia epiléptica precoce (síndrome de Othahara) é caracterizada por mioclonias erráticas e crises parciais, podendo também envolver espasmos infantis. O diagnóstico diferencial entre as duas síndromes pode ser muito difícil de se estabelecer.

RECÉM-NASCIDOS RELATIVAMENTE SAUDÁVEIS

As crises convulsivas podem ser sintomáticas ou idiopáticas. Dentre aquelas, o infarto isquêmico e a hemorragia subaracnóide primária são comumente observados no segundo dia de vida. Tanto o exame neurológico-clínico como o eletroencefalograma podem ser normais no período interictal. Apesar de relativa facilidade no controle medicamentoso da convulsão, importantes seqüelas neurológicas podem suceder uma lesão focal mais grave, como a hemorragia intraparenquimatosa.

No grupo idiopático, a ILAE identifica duas síndromes (familiar e não-familiar – convulsão neonatal benigna). A principal diferença entre as duas é a presença ou a ausência de história familiar de convulsão de etiologia desconhecida. Ambas têm boa evolução, como citado anteriormente.

ETIOLOGIA

Os fenômenos que levam a convulsões no período neonatal são diversos. Muitas vezes há uma associação de vários fatores, como, por exemplo: agressão hipóxico-isquêmica, distúrbio metabólico e hemorragia intracraniana, principalmente nos prematuros. Felizmente com o progresso experimentado nas últimas décadas, a melhoria da assistência ao recém-nascido nas Unidades de Tratamento Intensivo Neonatal tem modificado não somente a prevalência, como também a incidência de determinados fatores causais. Os distúrbios metabólicos são mais bem prevenidos e rapidamente reconhecidos e tratados, existe melhor controle hemodinâmico, minimizando a participação de hipo-hiperglicemia, hipo-hipernatremia, hipocalcemia e hemorragias, na deflagração das crises convulsivas.

O progresso no diagnóstico por imagem nos permite, atualmente, detectar algumas alterações na estrutura do sistema nervoso central, que antes passavam despercebidas.

A resolução dos aparelhos de ultra-sonografia já permite focar uma boa triagem, onde se pode ver edema, hemorragias, malformações mais grosseiras, com a vantagem de ser um exame realizado à beira do leito.

A ressonância magnética do encéfalo permite o reconhecimento precoce de infartos cerebrais, defeitos de migração neuronal e alterações anatômicas mínimas.

Causas principais de convulsão neonatal:

Asfixia

Continua sendo, no nosso meio, a causa líder de convulsões entre recém-nascidos e permanecerá como tal enquanto a excelência dos cuidados perinatais não for estendida a todas as gestantes. O acompanhamento faltoso da gestação e parto coloca o feto em risco não só para eventos asfixicos intra-útero, como para nascimento prematuro, infecções, exposição à doença hipertensiva específica da gravidez e, até mesmo, malformações do sistema nervoso central.

Muitas das vezes, ao nascer, o feto já se compensou, pelo menos em parte, de agressões asfixicas ocorridas *in utero*, exibindo porém sinais indiretos de comprometimento ("pegadas") hipóxico-isquêmico, como distúrbios do equilíbrio ácido-básico, aumento de creatinofosfoquinase e frações, palidez cutânea, síndrome de hipertensão pulmonar persistente, isquemia miocárdica, insuficiência renal aguda e dificuldade na progressão da dieta ("intestino sofrido"). Dá-se o nome de encefalopatia hipóxico-isquêmica ao quadro clínico decorrente do comprometimento asfixico do sistema nervoso central, com irritabilidade, choro agudo, alteração do tônus e reflexos, distúrbios autonômicos e hormonais, dificuldades de sucção, edema cerebral, convulsões e coma. Pode associar-se à hipoglicemia, hipocalcemia ou lesões cerebrovasculares.

Hemorragias intracranianas (ver Capítulo 45)

São classificadas pela localização do sangramento:

- *Periintraventriculares*: são características dos prematuros e tão mais freqüentes quanto menor a idade gestacional. O não emprego de medidas que possibilitem a prevenção da prematuridade ou o amadurecimento pulmonar fetal resulta no nascimento de uma criança mais vulnerável a estas lesões hemorrágicas que, quando mais graves, costumam associar-se a convulsões. Seu diagnóstico é primariamente pela ultra-sonografia que, além de ser um método não-invasivo, é bastante sensível e de baixo custo.

- *Subaracnóidea primária*: é mais comum no recém-nascido a termo e ocorre mais freqüentemente no segundo dia de vida. Exceto em hemorragias de grande monta, o exame neurológico costuma ser normal no período interictal. A tomografia computadorizada de crânio é o exame de escolha para sua detecção.
- *Subdural*: está geralmente associada a situações traumáticas.

Lesões isquêmicas e trombóticas

Podem ocorrer *in utero*, durante a gestação, ou no período perinatal. A ultra-sonografia transfontanela, associada à dopplerfluxometria, tem permitido o diagnóstico precoce de trombose de seios venosos confirmados posteriormente pela ressonância magnética. O emprego da técnica de difusão na ressonância magnética de crânio tem permitido o diagnóstico precoce de infartos isquêmicos, que podem ser secundários a coagulopatias, demandando uma investigação hematológica mais sofisticada.

Distúrbios metabólicos

Há mais risco de hipoglicemia nos recém-nascidos prematuros e de baixo peso para a idade gestacional que têm baixa reserva no fígado para gliconeogênese. Recém-nascidos policitêmicos ou filhos de diabéticas estão também em risco para hipoglicemia, devendo ser monitorizados. Devemos nos lembrar que a hipoglicemia neonatal pode ser assintomática ou não. Quando ocorrem sintomas neurológicos, como apnéia, hipotonia, hiporreflexia, abalos, tremores, chegando a convulsões, aumentam de forma significativa os riscos de seqüelas neurológicas motoras cognitivas e sensoriais. Por ser de identificação e correção habitualmente rápidas, sua investigação imediata é mandatória diante de um recém-nascido com convulsão.

- *Hipocalcemia precoce* a vigilância e o controle mais rigorosos da homeostase do cálcio tornaram rara a ocorrência de convulsões neonatais secundárias à hipocalcemia precoce.
- *Hipocalcemia tardia* esta é uma causa de convulsão neonatal que quase desapareceu com o melhor balanço no aporte nutritivo de cálcio e fósforo das atuais fórmulas lácteas.
- *Hipomagnesemia* pode estar associada ou não à hipocalcemia, só raramente causa convulsão no período neonatal.
- *Hiponatremia* é causa incomum de convulsões no período neonatal, mas pode ocorrer associada à secreção inapropriada de hormônio antidiurético, tanto na meningite bacteriana, como na hemorragia intracraniana ou na encefalopatia hipóxico-isquêmica. Pode ocorrer também secundária à administração excessiva de líquidos hiponatrêmicos.
- *Hipernatremia* também é causa pouco freqüente de convulsões neonatais, estando usualmente associada a anormalidades adrenais congênitas e administração intravenosa de líquidos com concentração alta de sódio.

- *Erros inatos do metabolismo:* deve-se suspeitar que as convulsões neonatais possam ser decorrentes de erros inatos do metabolismo (ver Capítulo 30), quando história de gestação exposta seja de certa forma irrelevante e quando haja casos familiares sugestivos ou confirmados anteriores. A história clínica se associa usualmente a crianças que parecem bem inicialmente e, quando têm sua alimentação iniciada, deterioram, podendo tornar-se letárgicas ou comatosas. Esse quadro, ocasionalmente associado à sepse, decorre de uma deficiência enzimática total ou parcial. A interrupção da cadeia metabólica gera acúmulo de substâncias lesivas ao sistema nervoso central, gerando sintomas clínicos. As convulsões podem tornar-se intratáveis com níveis de piruvato e lactato aumentado no sangue e liquor, com ou sem aumento da amônia (p. ex., que varia com o tipo de erro inato do metabolismo (p. ex., defeitos no ciclo da uréia). A neuroimagem consegue documentar lesões displásicas do cérebro que podem estar associadas a alguns desses defeitos enzimáticos específicos, como hiperglicinemia ou aminoacidopatias de cadeia ramificada. Ainda entre os erros inatos, encontra-se a dependência à piridoxina, ou vitamina B_6, como uma causa rara de convulsões no período neonatal. A piridoxina age como um co-fator na síntese do ácido gama-aminobutírico e a sua ausência, ou diminuição, gera convulsões. Apesar de pouco freqüente, devemos ter em mente essa possibilidade sempre que não encontrarmos uma causa bem definida para as convulsões de um recém-nascido, uma vez que seu tratamento é simples e evita maiores problemas para crianças no futuro. As convulsões pela deficiência de piridoxina, quando não tratadas, podem se associar a deficiências cognitivas na infância. Há relatos de mães que sentiram movimentos fetais paroxísticos que sugerem convulsões ainda *in utero*, atualmente já confirmadas clinicamente pela ultra-sonografia durante a gestação. O recém-nascido com deficiência de piridoxina geralmente não responde às medicações antiepilépticas usuais. Deve-se, então, se possível com acompanhamento eletroencefalográfico simultâneo, fazer uso de injeção intravenosa de piridoxina, iniciando-se com dose de 50 mg e podendo chegar a 500 mg (doses altas de piridoxina podem gerar hipotonia). O cessar das convulsões com resolução das alterações eletroencefalográficas pode durar de minutos a horas. Doses profiláticas de 50 a 100 mg/dia podem ser necessárias para atingir manutenção do controle das convulsões.

Deficiência de biotinidase, ainda que rara, também deve ser mantida em mente no diagnóstico diferencial das convulsões neonatais por ser passível de tratamento com maior aporte de biotina via oral.

Infecções

Quando antenatais, comumente referidas sob o acrônimo TORCHS (toxoplasmose, rubéola, citomegalia, herpes e sífilis, adiante expandido com a adição do HIV), estão associadas a lesões no sistema nervoso central que podem traduzir-se por convulsões. Outras infecções congênitas causadoras de encefalite e convulsões incluem as enteroviroses e parvoviroses. A etiologia das infecções adquiridas após o nascimento vai depender tanto da flora vaginal materna (p. ex., estreptococo beta-hemolítico do grupo B) quanto da epidemiologia local.

Malformações do sistema nervoso central

Transtornos na indução, segmentação, proliferação ou migração neuronal são causas de encefalopatias associadas a convulsões. Dentre essas lesões, encontram-se as polimicrogirias, heterotopias, holoprosenfalia, hidranencefalia, lisencefalia, paquigiria etc. Na investigação das malformações cerebrais se fazem essenciais a ressonância magnética, com todos os seus recursos, e o eletroencefalograma. Seu diagnóstico diferencial inclui a possibilidade de erros inatos de metabolismo, infecções congênitas e alterações genéticas que podem estar associadas a malformações do sistema nervoso central.

Convulsões associadas a drogas

Intoxicação por anestésico local secundária a injeção inadvertida no couro cabeludo fetal no momento do bloqueio pudendo, paracervical ou, até mesmo, sua transmissão placentária pode gerar convulsões. Seu quadro clínico confunde-se com o da asfixia perinatal aguda, com hipotonia, bradicardia, apnéia e hipoventilação. De um modo geral, essa forma de convulsão neonatal tem bom prognóstico e responde bem a medidas de suporte. Síndrome de abstinência é observada em crianças com exposição intra-uterina a drogas que geram dependência, com risco de convulsões neonatais. O consumo materno de álcool, heroína, methadona, barbitúricos e cocaína pode gerar sintomas de abstinência no recém-nascido, traduzidos, entre outros, por tremores grosseiros, irritabilidade incontida e convulsões que podem se manifestar até tardiamente, de quatro a seis semanas após o nascimento, dependendo da substância. A exposição fetal à cocaína pode estar associada a infartos cerebrais. Outra causa incomum de convulsões neonatais é a intoxicação por teofilina, usada regularmente no tratamento da apnéia da prematuridade.

Policitemia

Costuma ocorrer em filhos de diabéticas e em recém-nascidos pequenos para a idade gestacional e pode estar associada a microtromboses, quadro de hipotonia, letargia e convulsões.

TRATAMENTO

A abordagem terapêutica das convulsões deve seguir uma rotina lógica, no sentido de proteger o sistema nervoso central de danos adicionais. É fundamental o suporte das funções vitais, com manutenção de ventilação e perfusão adequadas, reconhecimento e correção de desvios metabólicos.

A hipoglicemia deve ser afastada imediatamente com uso de fitas reagentes (p. ex., Dextrostix®). Deve-se colher amostra de sangue para avaliação bioquímica: glicemia, sódio, potássio, cálcio, fósforo e dosagens específicas de acordo com a suspeita diagnóstica.

Quando houver indício de hipoglicemia através de fita reagente, deve-se iniciar infusão venosa rápida de glicose a 10% (200-300 mg/kg/dose), seguida de manutenção de 6 a 8 mg de glicose/kg/min em solução a 10%. Ajustar velocidade de infusão de acordo com acompanhamento periódico da glicemia. As convulsões secundárias á hipocalcemia são raras nos dias de hoje. São tratadas com infusão venosa cuidadosa de gluconato de cálcio a 10%, na dose de 500 a 1.000 mg/kg, sob monitorização cardíaca contínua por risco de arritmia grave. A hipomagnesemia é corrigida com administração de sulfato de magnésio a 50%, na dose de 0,2 mg/kg IM, ou com 2 ml/kg de sulfato de magnésio a 3%, via intravenosa lentamente (em 15-20 min), para evitar possível hipotensão arterial ou bloqueio de condução sinoatrial ou atrioventricular. Se as crises convulsivas persistirem, após correção das alterações metabólicas existentes, devem-se fazer testes terapêuticos com piridoxina, iniciando-se com dose de 50 mg, podendo chegar a 500 mg.

Com relação às drogas antiepiléticas propriamente ditas, a de primeira escolha no recém-nascido é o fenobarbital, usado na dose de 15-20 mg/kg, como dose de ataque, via intravenosa (IV), seguido de uma dose de manutenção de 3,5-5,0 mg/kg/dia. O fenobarbital tem uma boa absorção gástrica, portanto pode ser feito via oral (VO) logo que as condições do paciente permitirem. Se não for possível o controle das crises apenas com o fenobarbital, deve-se associar a difenilidantoína na dose de 15-20 mg/kg IV, lentamente, como dose de ataque, seguida de manutenção de 4-8 mg/kg/dia IV, já que sua absorção VO é errática assim como a absorção IM. No caso das crises convulsivas serem refratárias às drogas descritas, podemos associar um dos medicamentos que seguem:

- *Midazolam:* ataque de 0,02-0,1 mg/kg – IV, seguido por uma infusão venosa contínua de 0,06-0,4 mg/kg/h. Essa droga tem trazido grande auxílio no controle das convulsões refratárias às drogas de primeira linha. Sua eliminação é rápida, o que permite entropia e desaparecimento de efeitos sedativos a curto prazo. Normalmente o midazolam é mantido por um período médio de 3-4 dias. Em seguida deve-se tentar suspender a difenilidantoína, optando-se por deixar o fenobarbital como monoterapia.
- *Diazepam:* dose de 0,25 mg/kg IV ou 0,5 mg/kg por via retal. Tem eliminação mais lenta que o midazolam, deixando o RN sedado por mais tempo.
- *Lorazepam:* dose 0,05-0,10 mg/kg dose IV, em infusão de dois a cinco minutos, não disponível no nosso meio, porém descrito como muito útil, por vários autores.
- *Lidocaína:* 4-6 mg/kg/h em infusão IV, pouco utilizado.
- *Tiopental:* 10 mg/kg/2 min é opção pouco utilizada após o advento do midazolam.
- *Clonazepam:* 0,1-0,2 mg/kg em infusão IV, muito utilizado anteriormente, atualmente não mais disponível no mercado.
- *Valproato de sódio:* 15-25 mg/kg IV. Ainda não disponível na apresentação para uso intravenoso em nosso mercado. Pode também ser utilizado via retal, na dose média de 30-40 mg/kg. Não deve ser utilizado na suspeita de erro inato do metabolismo, principalmente se houver evidência de doença do ciclo da uréia.
- *Carbamazepina:* pode ser utilizada em RN excepcionalmente, VO, na dose de 10-20 mg/kg.
- *Primidona:* pode ser utilizada como substituto do fenobarbital. Existe apenas com apresentação para uso VO.

Existem drogas mais recentemente descobertas, como vigabatina, lamotrigina e topiramato, que foram usadas esporadicamente em RN, porém com segurança questionável, já que a farmacocinética é desconhecida, nessa faixa etária.

Após o controle das crises convulsivas neonatais, a retirada das drogas antiepiléticas deverá ser feita o mais precocemente possível. Cada paciente deverá ser analisado individualmente, com relação à etiologia das crises, resposta ao tratamento, presença de alterações eletroencefalográficas e achados de neuroimagens.

CURSO E PROGNÓSTICO

O principal fator determinante do prognóstico das convulsões neonatais acaba sendo sua própria causa. O grau de comprometimento cerebral e a natureza da lesão que gera as convulsões são os que influenciam sua evolução.

O progresso das práticas obstétricas e as maiores facilidades de tratamento intensivo neonatal trouxeram uma diminuição na taxa de mortalidade de recém-nascidos gravemente enfermos. Há, no entanto, maior incidência de seqüelas neurológicas nos sobreviventes desse grupo.

Outros fatores prognósticos, como idade de início das convulsões e tipo, padrão de repetição e duração das crises, são determinados pela natureza e extensão do comprometimento cerebral. O eletroencefalograma interictal reflete a extensão e gravidade da lesão cerebral. Atividade de base normal, com estágios de sono bem estabelecidos, está associada a 75% ou mais de chance de uma criança não exibir seqüelas aos cinco anos de idade.

Embora seja escassa a correlação, na literatura, de convulsões neonatais com epilepsia tardia, esta parece ocorrer em 10%-26% dos pacientes, podendo chegar a 80% se a causa for uma malformação cerebral. A presença de coma no período neonatal, associada ou não à duração das crises de mais de dez horas e alteração da atividade de base no eletroencefalograma, é fator preditivo de epilepsia tardia em 68% dos casos. Apesar de extensamente investigados, o escore de Apgar ao nascimento e a idade gestacional não demonstraram correlação direta com risco aumentado para epilepsia tardia.

Além do valor diagnóstico, o eletroencefalograma também tem valor prognóstico para as convulsões do período neonatal. Um traçado com atividade de base normal, e adequado para a idade gestacional, é fator decisivo de bom prognóstico. Alterações discretas na atividade de base, principalmente as que desaparecem duas semanas após a fase aguda, também estão relacionadas a bom prognóstico. Ao contrário, atividade de base muito lenta, com baixa amplitude de ondas, relaciona-se a um prognóstico mais reservado. As principais alterações eletroencefalográficas nas convulsões neonatais são as descargas focais de ondas agudas ou pontas, repetitivas e localizadas. O padrão surto-supressão é grave e característico da criança com encefalopatia (Figs. 43-1 a 43-3).

CONCLUSÕES

- Tratamento adequado das convulsões neonatais exige diagnóstico precoce, que pode ser suspeitado por características clínicas ou necessitar, em grande parte das vezes, de confirmação neurofisiológica.
- A busca da causa e a avaliação neurológica do paciente são de grande importância na determinação do diagnóstico e tratamento das convulsões neonatais.

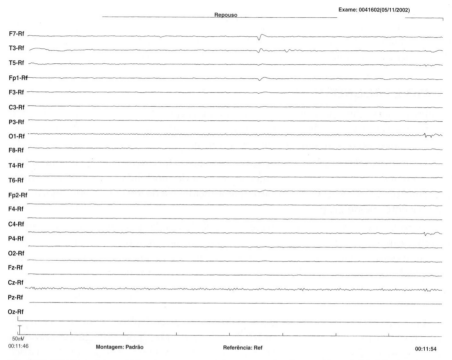

Fig. 43-1. EEG de recém-nascido a termo que evoluiu com quadro de encefalopatia hipóxico-isquêmica grave (Sarnat III) e apresentou um apagamento quase que completo da atividade de base (mau prognóstico), já nos primeiros dias; com menos de três meses já apresenta espasmos infantis com deterioração importante do EEG.

- O eletroencefalograma interictal reflete a gravidade da lesão e serve de valor prognóstico.
- A presença de sinais clínicos estereotipados, associados à ausência de sensibilidade a estímulos, ou sua não-cessação à contenção, sugere fenômeno epiléptico. A documentação com videoeletroencefalograma ajuda o examinador experiente.
- Convulsões tônicas podem ser generalizadas ou focais (maior significado epiléptico).
- Convulsões clônicas podem ser multifocais ou focais (que, mesmo quando mantidas, não são obrigatoriamente tradução de lesão focal).
- Movimentos mioclônicos podem ser provocados por estímulos e podem ser ou não epilépticos.
- Nas convulsões chamadas sutis, os vários fenômenos comportamentais podem ser ou não de natureza epiléptica.
- Em prematuros, os achados tendem a ser mais estereotipados, com descargas eletroencefalográficas puras mais comuns e ondas *sharp*, raras.

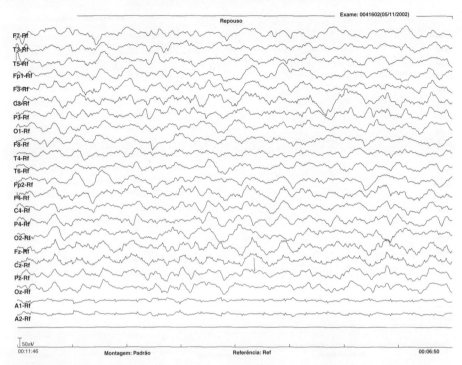

Fig. 43-2. Recém-nascido a termo que apresentou convulsões no período neonatal associadas à hipoglicemia; seu EEG interictal tem atividade de base normal.

- Com o advento da monitorização eletroencefalográfica de longa duração no período neonatal, têm sido observadas descargas elétricas convulsivas de duração variável, sem manifestações clínicas detectáveis.
- O critério da liga de epilepsia para definição de características eletroencefalográficas não é facilmente aplicável a todos os casos. Pode ser necessário considerar as características clínicas dentro do contexto neurológico. Dois grupos devem ser distinguidos nas convulsões de início precoce: as crianças gravemente enfermas e as crianças que, apesar de terem convulsões, encontram-se relativamente bem. Isso ajuda na condução do caso e fala diretamente do prognóstico.
- Segue controversa a hipótese de as convulsões neonatais, por si só, causarem dano cerebral.
- Os objetivos no tratamento das convulsões neonatais são:
  - Suporte para evitar alterações nas funções vitais.
  - Tratamento direcionado para etiologia no sentido de impedir, à medida do possível, que a lesão aumente.
  - Controle das convulsões com medicações específicas, se as convulsões forem de origem epiléptica.

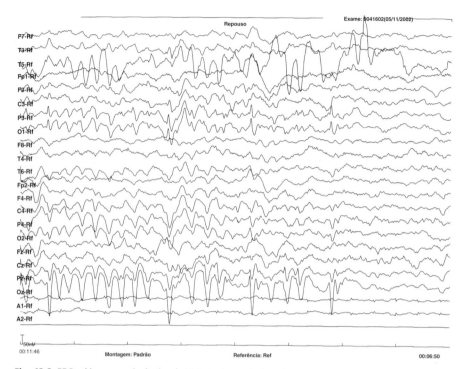

Fig. 43-3. EEG crítico com mioclonias de MIE. Está associado à descarga epileptogênica centro-parietal direita.

BIBLIOGRAFIA

Aicardi J. Neonatal seizures. In: Aicardi J, editor. *Epilepsy in children.* 1st ed. New York: Raven Press, 1986. p 183-204.

Arzimanoglou A, Aicardi J. Seizure disorder of the neonate and infant. In: Levene MI, Chervenak FA, Whittle M, editors. *Fetal and neonatal neurology and neurosurgery.* 3rd ed. London: Churchill Livingstone, 2001. p 647-56.

Clancy RR, Legido A. The exact ictal and interictal duration of electroencephalographic neonatal seizures. *Epilepsia* 1987;28(5):537-41.

Collins RC, Olney JW, Lothman EW. Metabolic and pathological consequences of focal seizures. In: Ward AA Jr, Penry JK, Purpura D, editors. *Epilepsy.* 1st ed. New York: Raven Press, 1983.

Comission on classification and terminology of the International League Against Epilepsy. Proposal for revised classification of epilepsies and epileptic syndromes. *Epilepsia* 1989;30(4):389-99.

Danner R, Shewmon A, Sherman P. Seizures in an atelencefalic infant. *Arch Neurol* 1985;42:1014-16.

Delorenzo RJ. Ion channels, membranes and molecules in understanding epilepsy and neuronal excitability. In: Dodson WE, Pellock JM, editors. *Pediatric Epilepsy: Diagnosis and therapy.* 1st ed. New York: Demos Publications, 1993.

Freeman JM, Lietman PS. A basic approach to the understanding of seizures and the mechanism of action and metabolism of anticonvulsants. *Adv Pediatr* 1973;20:291-321.

Lanska MJ, Lanska DJ, Baumann RJ et al. A population-based study of neonatal seizures in Fayette County, Kentucky. *Neurology* 1995;45:724-32.

Legido A, Clancy RR, Berman PH. Neurologic outcome after electroencephalographically proven neonatal seizures. *Pediatrics* 1991;88:583-96.

Lombroso CT. Prognosis in neonatal seizures. In: Delgado-Escueta AV, Wasterlain CG, Treiman DM et al, editors. *Advances in neurology*, vol 34, Status epilepticus. 1st ed New York: Raven Press, 1983.

Lothman EW. Pathophysiology of seizures and epilepsy in the mature and immature brain: Cells, synapses and circuits. In: Dodson WE, Pellock JM, editors. *Pediatric Epilepsy: Diagnosis and therapy.* 1st ed. New York: Demos Publications, 1993.

Mizrahi EM, Kellaway P. Pathophysiology. In: *Diagnosis and management of neonatal seizures.* 1st ed. New York: Lippincott-Raven, 1998. p 35-46.

Mizrahi EM, Kellaway P. Therapy. In: *Diagnosis and management of neonatal seizures.* 1st ed. New York: Lippincott-Raven, 1998. p 61-85.

Moshé SL. Epileptogenesis and the immature brain. *Epilepsia* 1987;28(Suppl 15):53.

Oliveira AJ, Nunes ML, da Costa JC. Polysonnography in neonatal seizures. *Clin Neurophysiol* 2000;(suppl 2):74-80.

Rose AL, Lombroso CT. A study of clinical pathological and electroencephalographic features in 137 full-term babies with a long term follow-up. *Pediatrics* 1970;45:404-25.

Scher MS, Aso K, Beggarly M, Hamid MY, Steppe DA, Painter MJ. Electrographic seizures in pre-term and full-term neonates: clinical correlates, associated brain lesions, and risk for neurologic sequelae. *Pediatrics* 1993;91:128-34.

Schewmoon A. Dissociation between cortical discharges and ictal movements in neonatal seizures. *Ann Neurol* 1983;3(14):368.

Volpe JJ. Neonatal seizures. In: *Neurology of Newborn.* 3rd ed. Philadelphia: WB Saunders Company, 1995. p 172-207.

Volpe JJ. Neonatal seizures. In: *Neurology of Newborn.* 3rd ed. Philadelphia:WB Saunders Company, 1995. p 811-50.

Meningite Neonatal

Maria Christina Lins de Almeida
Rosana Maria Rangel dos Santos

INTRODUÇÃO

A meningite neonatal é responsável por altas taxas de mortalidade e morbidade. Ocorre em 0,25:1.000 recém-nascidos (RNs) em países industrializados, podendo atingir 2,66:1.000 em países em desenvolvimento.

A persistência da meningite neonatal está relacionada à sobrevida maior de recém-nascidos prematuros. A ocorrência nessa população pode aumentar em até 10 vezes.

Nos países em desenvolvimento, houve uma queda na mortalidade de 50% para 10% nos últimos anos.

Apesar da evolução nos métodos de rápida identificação dos patógenos e do surgimento de potentes drogas antimicrobianas, a meningite neonatal contribui substancialmente para seqüelas neurológicas no mundo inteiro. Em análise prospectiva de amostra de 172 recém-nascidos que sobreviveram no período de 1985-1987, a prevalência da paralisia cerebral foi de 8,7%, dificuldade na leitura foi de 8%, epilepsia de 7% e perda auditiva sensorial de 2,9% aos cinco anos de idade.

FISIOPATOLOGIA

A maioria dos casos de meningite resulta de bacteremia.

As meninges também podem ser invadidas diretamente por uma lesão de pele infectada com disseminação para os tecidos moles e estruturas cranianas. Recém-nascidos com defeitos de linha média (p. ex., mielomeningoceles) são particularmente suscetíveis.

Na gênese da meningite estão a suscetibilidade do hospedeiro, fatores socioeconômicos, práticas hospitalares e condições relacionadas à saúde e à nutrição materna.

Na infecção precoce são importantes os fatores de risco associados à gestação e ao parto. Entre esses, podemos citar parto prematuro, baixo peso ao nascer, ruptura prematura e prolongada de membranas, infecções periparto, parto séptico ou traumático e hipóxia fetal.

No curso da meningite pode-se encontrar inflamação e edema cerebral, ventriculite, vasculite e infarto.

A vasculite aumenta a permeabilidade dos vasos, ocasionando o edema cerebral. O infarto está relacionado à oclusão venosa e é freqüentemente hemorrágico.

A hidrocefalia resulta da oclusão do aqueduto ou do forame do 4º ventrículo pelo exsudato purulento. Ela complica cerca de 50% dos casos de meningite.

Ventriculite tem sido descrita em 20%-90% dos casos e é a razão da persistência da bactéria no SNC e pela recuperação clínica lenta. Outras complicações incluem leucomalacia multicística e atrofia cerebral.

Abscessos cerebrais resultam da disseminação hematogênica de microrganismos (êmbolos sépticos) e proliferação no tecido desvitalizado resultante da anoxia e vasculite com hemorragia e infarto. Alguns microrganismos são mais propensos à invasão do sistema nervoso central e ocasionam necrose. Meningites ocasionadas por *Citrobacter diversus* e *Enterobacter sakazakki* estão associadas à formação de cistos e abscessos.

ETIOLOGIA

A etiologia bacteriana da meningite neonatal está relacionada à etiologia da sepse neonatal. O predomínio do agente etiológico sofre influências geográficas. Contribuem características da população, o comportamento cultural, as práticas obstétricas e neonatais e o padrão no uso de agentes antimicrobianos. São similares os agentes etiológicos nos Estados Unidos, no Oeste europeu e na Jamaica. Nessas regiões existe predomínio do *Streptococcus* do grupo B e *E. coli*.

Nas áreas tropicais a diferença dos patógenos é bastante evidente.

Em Rujadh, Arábia Saudita, *E. coli*, *Klebsiella* e *Serratia* foram causas dominantes em sepse neonatal. Na Universidade de Benin (Nigéria), entre 1974 e 1982, foram acompanhados 55 casos de meningite neonatal. A maioria foi causada por microrganismos gram-negativos, incluindo *E. coli* e *Klebsiella*. Em Ibadan (Nigéria) o agente freqüentemente responsável foi a *Salmonella*, seguida por outras enterobactérias e *S. pneumoniae*.

Doença causada pelo *Strepococcus B* é incomum em RNs mexicanos. Mulheres mexicanas apresentam baixo índice de colonização cervical.

Staphylococcus aureus e *Staphylococcus coagulase*-negativo desempenham papel importante na meningite tardia, particularmente em associação com derivações e procedimentos neurocirúrgicos.

MANIFESTAÇÕES CLÍNICAS

As manifestações clínicas de recém-nascidos com meningite na maioria das vezes são inespecíficas. Os sintomas relacionados ao SNC podem estar presentes em apenas um porcentual desses RNs. O Quadro 44-1 relaciona os sinais clínicos de 255 RNs com meningites estudados em seis centros médicos.

A concomitância de meningite relacionada à sepse, compilada em algumas referências em cerca de 25% dos casos, impõe a pesquisa da infecção no SNC em todos os neonatos com suspeita ou no curso de septicemia.

Quadro 44-1. Sinais clínicos de meningite bacteriana em 255 recém-nascidos

Sinais clínicos	% de RN com sinais
Hipertemia	61
Letargia	50
Anorexia ou vômitos	49
Desconforto respiratório	47
Apnéia	07
Convulsões	40
Irritabilidade	32
Icterícia	28
Fontanela abaulada	28
Diarréia	17
Rigidez de nuca	15

DIAGNÓSTICO

O diagnóstico de meningite é feito através da análise do liquor após realização da punção lombar. O diagnóstico de certeza é dado pela identificação do agente etiológico através da bacterioscopia e cultura do liquor (Quadro 44-2).

A PCR (*polymerase chain reaction*) apresenta uma ferramenta diagnóstica com excelente sensibilidade e especificidade. Permite a identificação do antígeno para GBS (*Strepto* do grupo B) na urina ou no liquor podem ser realizados. Testes com aglutinação da partícula de látex (LGA) na urina para GBS, *E. coli* e *Streptococcus pneumoniae*.

O rápido processamento na análise desses dados é importante no direcionamento da terapia antimicrobiana. A introdução precoce da terapêutica influencia no curso da doença e na ocorrência de complicações.

A punção lombar deve ser realizada imediatamente após a suspeita antes da introdução de antimicrobianos. Alguns trabalhos demonstram que, muitas vezes, apenas uma dose de antimicrobiano pode acarretar negativação na cultura do liquor.

Quadro 44-2. Identificação dos microrganismos através da bacterioscopia pelo gram

Bacterioscopia pelo gram	Microrganismos
Bastonetes gram-negativos	Enterobactérias: *E.coli*, *Klebsiella* spp., *Enterobacter* spp., *Citrobacter* spp., *Salmonella* spp., *Shigella* spp. etc.
	Não-fermentadores: *Stenotrophomonas maltophilia*, *Pseudomonas aeruginosa*, *Acinetobacter* spp., *Chryseobacterium meningosepticum*
	Haemophilus influenzae
Cocos gram-positivos	*Streptococcus* do grupo B, *Streptococcus pneumoniae*, *Staphylococcus aureus*, *Staphylococcus* coagulase negativo (p. ex., *epidermidis*), *Enterococcus faecalis*
Bastonetes gram-positivos	*Listeria monocytogenes*
Cocos gram-negativos	*Neisseria meningitidis*

A bacterioscopia do liquor é um exame de fácil realização e pode orientar rapidamente a terapêutica.

A interpretação da celularidade e bioquímica do liquor do RN é diferente dos casos de crianças maiores e de adultos.

Os valores de normalidade variam de acordo com a idade gestacional e o peso dos recém-nascidos. Em neonatos de baixo peso existem variações também com a idade pós-concepcional (Quadros 44-3 e 44-4).

Diante da interpretação das tabelas, o diagnóstico de suspeita laboratorial de meningite pode ser dado pelo aumento da celularidade e dos valores de proteína com níveis de glicose baixos. A confiabilidade nos valores da glicose do liquor está na dependência dos valores da glicose sangüínea. Assim, em todo RN com suspeita de meningite a glicemia deve ser realizada imediatamente antes do procedimento.

O valor normal da glicose no liquor é 2/3 do valor da glicose sérica.

Técnica de punção lombar

A punção lombar deve ser realizada com o RN em flexão lateral ou sentado. Na posição lateral, pode-se promover ligeira extensão do pescoço.

Oxigenação durante o procedimento pode evitar hipóxia.

Punção lombar deve ser evitada na presença de infecção no local da punção. Torna-se impossível na presença de anomalias baixas da linha média.

Quadro 44-3. Valores no liquor de RN de alto risco sem meningite bacteriana*

Liquor		Termo	Prematuro
Leucócitos (células/mm³)	Média	8	9
	Variação	0-32	0-29
Proteínas (mg/dl)	Média	90	115
	Variação	20-170	65-150
Glicose (mg/dl)	Média	52	50
	Variação	34-119	24-63
Glicose liquor/sangue (%)	Média	81	74
	Variação	44-248	55-115

*Extraído de Sarff et al. – 95% dos RNs examinados na 1ª semana de vida.

Quadro 44-4. Valores no liquor de RN < 1.500 g em função da idade pós-concepcional*

Idade pós-concepcional (semanas)	Valores no liquor		
	Células/mm³	Glicose (mg/dl)	Proteína (mg/dl)
26-28 (n = 17)	10 ± 6	85 ± 39	117 ± 60
29-31 (n = 23)	5 ± 4	54 ± 18	144 ± 40
32-34 (n = 18)	4 ± 3	55 ± 21	142 ± 49
35-37 (n = 8)	9 ± 7	56 ± 21	109 ± 53
38-40 (n = 5)	9 ± 9	44 ± 10	117 ± 33

*Adaptado de Rodriguez et al. – 80% examinados após 1ª semana de vida.

Quando houver comprometimento cardiorrespiratório, o RN deve ser estabilizado. Em caso de distúrbios hemorrágicos, promover a melhora do quadro antes da realização do procedimento.

Punção lombar traumática

A presença de sangue em uma punção lombar traumática pode alterar os valores na bioquímica e celularidade. No caso de a punção ser traumática, comparar o número de hemácias e leucócitos no liquor e no sangue. No hemograma normal, para cada leucócito, existem 700 hemácias. Essas correções não devem ser interpretadas de maneira rigorosa.

A presença de sangue também pode elevar a concentração de proteínas. Aumento de 1 mg/dl ocorre para cada 1.000 hemácias por litro.

As concentrações de glicose não parecem ser alteradas na punção traumática. Concentração baixa de glicose no liquor é um resultado importante para diagnóstico de meningite, mesmo em uma punção traumática.

Essas dificuldades na interpretação de um liquor com sangue sugerem que esse liquor deva ser repetido 24 a 72 horas após. O resultado dessa segunda punção lombar, mesmo realizada sem trauma, pode também ser ambíguo, induzido pela inflamação criada pelo efeito irritante do sangue.

Controvérsias quanto à realização da punção lombar

Realizar ou não punção lombar na admissão em RN a termo, assintomático, com fatores de risco materno?

Fielkow *et al.* não encontraram casos de meningite entre 284 recém-nascidos assintomáticos, sem sinais clínicos de sepse, nos quais foi realizada punção lombar por causa de riscos maternos, enquanto 2,5% de 799 apresentaram meningite quando sinais clínicos estavam presentes com ou sem fatores de risco.

Concluindo, a realização da punção lombar em RN a termo com fatores de risco materno e sem sinais clínicos pode ser dispensada.

Realizar ou não punção lombar em prematuros com SDR (síndrome de desconforto respiratório)?

Em 1.700 recém-nascidos com SDR avaliados para meningite, foi identificado patógeno bacteriano no liquor de somente quatro com meningite. Três desses recém-nascidos estavam bacterêmicos com o mesmo patógeno. Outro estudo retrospectivo de grande número de recém-nascidos avaliou o valor da punção lombar na ocorrência de suspeita de sepse na primeira semana de vida e posteriormente.

Bactéria foi isolada em nove de 728 amostras de liquor obtidas na primeira semana de vida, mas apenas em uma foi confirmada meningite bacteriana.

Concluindo, a história materna deve ser avaliada, assim como outros sinais clínicos, na decisão de realizar punção lombar em RN com SDR (síndrome de desconforto respiratório).

O liquor obtido precocemente no curso da doença, antes da instalação do processo inflamatório, pode ser absolutamente normal, não excluindo o diagnóstico de meningite. Vísser e Hall relataram liquor com valores dentro da faixa de normalidade (células < 25 mm^3; proteína < 200 mg/dl) em seis de 39 RNs (29%) que tinham meningite confirmada por culturas. O exame subseqüente identificou aumento no número de células e proteínas. Recomenda-se que, com forte suspeita clínica de meningite, deva ser repetido o liquor, quando não conclusivo, em 24-48 horas após.

Alterações sutis ou grosseiras na citologia e bioquímica do liquor podem estar correlacionadas com o agente etiológico. Nas infecções por *Staphylococcus* coagulase negativa e *Streptococcus* do grupo B as alterações podem ser mínimas, sendo mais acentuadas nas infecções por gram-negativo.

O liquor alterado deve ser repetido em 48 horas após o início da terapêutica. Não havendo negativação das culturas, deve ser repetido cada dois a três dias. A repetição do liquor no final do curso da terapia é opcional.

VENTRICULITE/PUNÇÃO VENTRICULAR

Ventriculite deve ser suspeitada em um neonato que, durante o curso da meningite, apresenta deterioração do quadro clínico, persistência de febre com celularidade crescente, a despeito de terapêutica específica. Nesses casos está indicada uma punção ventricular.

O diagnóstico de ventriculite é dado pela celularidade aumentada (> 100 células/mm^3), bacterioscopia ou cultura positiva, ou presença de antígeno bacteriano no material da punção ventricular.

No caso de ventriculite, deve-se considerar a terapêutica com antibióticos intraventriculares.

TERAPÊUTICA

Terapia de suporte

Recém-nascidos com meningite bacteriana geralmente estão em situação grave, com comprometimento sistêmico importante. Atenção especial deve ser dada no manuseio do equilíbrio hidroeletrolítico para não agravar o edema cerebral.

Monitorização da diurese, densidade, de peso e dos eletrólitos são fundamentais. A diminuição do débito urinário com urina concentrada, hiponatremia com hiposmolaridade sérica e aumento do peso sugerem SIHAD (secreção inapropriada do hormônio antidiurético). A abordagem terapêutica consiste na restrição hídrica e monitorização da diurese e eletrólitos. Suporte respiratório e correção dos distúrbios de coagulação podem ser necessários.

Costumam ocorrer convulsões em 40% dos casos. Além do adequado manuseio dos líquidos, utilizam-se os anticonvulsivantes. No recém-nascido, o fenobarbital pode ser prescrito em uma dose de ataque de 30 mg/kg intravenoso seguida de manutenção de 3 mg/kg dia 12/12 horas EV e manutenção de 5-10 mg/kg/dia. Nos casos de convulsões de difícil controle, pode ser necessária a introdução de outros anticonvulsivantes.

Terapia antimicrobiana

A primeira linha de escolha dos antimicrobianos na meningite neonatal deve levar em consideração a área geográfica, o início da infecção, se precoce ou tardia, e o predomínio de germes da Unidade de ocorrência.

Nas infecções precoces a ampicilina associada a aminoglicosídeo foi utilizada por mais de 20 anos com resultados satisfatórios, embora com níveis bactericidas freqüentemente baixos. Esse esquema contempla a cobertura para gram-positivos como *Streptococcus* do grupo B e *Listeria monocytogenes* e bacilos entéricos gram-negativos. Os aminoglicosídeos, embora eficazes contra organismos gram-negativos, geralmente não atingem níveis adequados no líquido cefalorraquidiano.

Áreas tropicais como a nossa devem promover cobertura contundente para bacilos entéricos gram-negativos, não podendo deixar descobertas as ocorrências mais esporádicas de *Streptococcus* B e *Listeria*. Uma abordagem atual como terapia empírica na infecção precoce é feita utilizando-se ampicilina e cefotaxima.

Em recém-nascidos hospitalizados, com infecção tardia, a escolha inicial deve priorizar cobertura para os germes predominantes na Unidade. Na suspeita de gram-negativo hospitalar, pode ser utilizada uma cefalosporina de 3ª ou 4ª geração (cefepima) associada ou não a um aminoglicosídeo (amicacina). A vancomicina deve ser introduzida em pacientes com anomalias do sistema nervoso, como mielomeningocele, ou colocações de prótese (derivação ventrículo-peritoneal).

Após identificação do agente pode tornar-se necessária a troca para cobertura específica. O tratamento de meningite neonatal foi revisado por Feigen *et al*. Ampicilina ou penicilina G representam a escolha para infecções por *Streptococcus* do grupo B. Ampicilina associada a aminoglicosídeo é indicada após isolamento de *Listeria* ou *Enterococcus*.

Para *Staphylococcus* coagulase negativo e MRSA (*methicillin resistant Staphylococcus aureus*), utilizar a vancomicina.

A meningite pneumocócica deve ser abordada dependendo da sensibilidade. A escolha pode ser de penicilina ou ampicilina nos germes sensíveis. Caso haja sensibilidade intermediária à penicilina, utilizar a cefotaxima. Na ocorrência de pneumococo altamente resistente, lançar mão da associação de vancomicina e rifampicina.

A terapêutica inicial para *Klebsiella* spp. e *E. coli* pode ser feita com cefotaxima. A emergência de multirresistência (produção de betalactamases de espectro ampliado – ESBL) implica no uso de ciprofloxacina ou meropenem, utilizando-se o teste de sensibilidade. Nos casos graves, utilizar a associação dos dois antimicrobianos. A preferência pelo meropenem se deve ao fato do imipenem causar convulsões em pacientes com meningite.

Citrobacter, Enterobacter, Serratia e Proteus pertencem às bactérias do grupo CESP e podem induzir a produção de betalactamase cromossomial (Amp C) durante a terapia com cefalosporinas de 3ª geração. Nesses casos deve-se utilizar cefalosporina de 4ª geração (cefepima).

Nas infecções por *Pseudomonas* spp. devemos levar em conta o espectro de sensibilidade. Cefepima, ciprofloxacina ou meropenem associados a aminoglicosídeo representam o esquema de escolha.

Sulfametoxazol/trimetoprim excepcionalmente podem ser necessários, sendo a droga de escolha nas infecções por *Stenotrophomonas maltophilia*, associados ou não a ticarcilina com clavulanato. Diante de infecções por *Salmonella* pode-se utilizar a ampicilina ou, em algumas ocasiões, a ciprofloxacina, em decorrência de resistência antimicrobiana.

A duração da terapêutica vai depender da resposta clínica e do agente etiológico.

Para germes gram-positivos recomenda-se um curso mínimo de 14 dias. Esse tempo deve ser maior, atingindo o mínimo de 21 dias, em infecções por gram-negativos. A boa prática recomenda que o antibiótico deva ser mantido por, pelo menos, duas semanas após esterilização do liquor.

As doses recomendadas dos antimicrobianos para meningite encontram-se listadas no Quadro 44-5 (a, b, c).

Quadro 44-5a. Doses de antimicrobianos recomendadas para tratamento de meningite neonatal

Antimicrobiano	Dose	Idade pós-menstrual (semanas)	Idade pós-natal (dias)	Intervalo (horas)
Ampicilina	100 mg/kg/dose	< ou = 29	0 a 28	12
			> 28	8
		30 a 36	0 a 14	12
			> 14	8
		37 a 44	0 a 7	12
			> 7	8
		> ou = 45	Todos	6
Penicilina cristalina	75.000 a 100.000 UI/kg/dose	< ou = 29	0 a 28	12
			> 28	8
		30 a 36	0 a 14	12
			> 14	8
		37 a 44	0 a 7	12
			> 7	8
		> ou = 45	Todos	6
Cefotaxima	50 mg/kg/dose	< ou = 29	0 a 28	12
			> 28	8
		30 a 36	0 a 14	12
			> 14	8
		37 a 44	0 a 7	12
			> 7	8
		> ou = 45	Todos	6
Vancomicina	15 mg/kg/dose	< ou = 29	0 a 14	18
			> 14	12
		30 a 36	0 a 14	12
			> 14	8
		37 a 44	0 a 7	12
			> 7	8
		> ou = 45	Todos	6

Quadro 44-5b. Doses de antimicrobianos recomendadas para tratamento de meningite neonatal

Antimicrobiano	Dose (mg/kg/dose)	Idade gestacional (semanas)	Intervalo (horas)
Gentamicina	5	< ou = 29*	48
	4,5	30 a 33	48
	4	34 a 37	36
	4	> ou = 38	24
Amicacina	18	< ou = 27*	48
	18	28 a 30	36
	16	31 a 33	36
	15	> ou = 34	24

*Ou asfixia significativa, persistência do canal arterial ou tratamento com indometacina.

Quadro 44-5c. Doses de antimicrobianos recomendadas para tratamento de meningite neonatal

Antimicrobiano	Dose	Intervalo (horas)
Meropenem	40 mg/kg/dose	8
Cefepima	50 mg/kg/dose	8
Ciprofloxacina	20 mg/kg/dose	12

OBS.: as doses e os intervalos independem da idade pós-menstrual e pós-natal.

Tratamento da ventriculite

Diante de recém-nascido com ventriculite confirmada, torna-se necessária a terapia com antibióticos intraventriculares. Os antibióticos devem ser administrados de forma intermitente, através de ventriculostomia, em doses que geralmente excedem as concentrações séricas, propiciando níveis 20 vezes maiores do que as concentrações bactericidas mínimas.

Existe relativa segurança com a utilização de vancomicina e gentamicina. Outros antibióticos ou aminoglicosídeos necessitam de maiores avaliações clínicas. As doses disponíveis encontram-se listadas no Quadro 44-6.

O curso da terapêutica vai depender da resposta clínica e das análises de celularidade e bioquímica assim como da esterilização do liquor. Pode variar de poucos dias a quase um mês.

COMPLICAÇÕES

As complicações agudas incluem hidrocefalia, ventriculite, efusão subdural e abscessos cerebrais.

Determinados agentes propiciam a formação de abscessos cerebrais. São eles gram-negativos bastante patogênicos (*Citrobacter, Proteus, Pseudomonas* e *Serratia*).

Quadro 44-6. Doses de antibióticos intraventriculares*

Antibiótico	Dose (mg/dia)	Pico de concentração no líquor (mg/dl)
Amicacina	30	–
Gentamicina	1-5	80-120
Vancomicina	4-5	80-100
Teicoplanina	5-10	–
Polimixina	1-2	–
Cefalotina	25	–
Cefotaxima	5	–

*Adaptado de Volpe e Wen.

A análise do liquor pode demonstrar uma pleocitose (100 células) com predomínio de mononucleares e elevados níveis de proteína. Pode haver sinais focais no exame físico. O diagnóstico é feito com ultra-sonografia de crânio ou tomografia. A abordagem pode variar desde a necessidade de drenagem cirúrgica, aspiração por agulha até terapêutica sistêmica agressiva.

Complicações da meningite a longo prazo incluem atrofia cerebral e leucomalacia multicística com seqüelas neurológicas variáveis.

MENINGITE COM COMPORTAMENTO E ABORDAGEM DIFERENCIADA

Meningite por *Citrobacter koseri* (*Diversus*)

O *Citrobacter* pode ser responsável por meningite neonatal esporádica ou epidêmica. O *Citrobacter* pertence ao gênero das enterobactérias e é um habitante normal do trato gastrintestinal. Freqüentemente existe complicação com formação de abscessos cerebrais e convulsões, com seqüelas em 50% dos casos. A terapêutica deve ser feita com cefepima ou meropenem com drenagem cirúrgica nos casos refratários.

Meningite por *Chryseobacterium* (*Flavobacterium*) *meningossepticum*

Chryseobacterium meningossepticum é um *bastonete* gram-negativo pouco comum, altamente resistente, associado à meningite neonatal, principalmente em prematuros e usualmente de origem nosocomial. Habita o solo e a água. As fontes mais comuns de contaminação são as soluções utilizadas na Unidade. Apresenta grande resistência. A terapêutica inclui vancomicina associada à rifampicina ou tancomicina com ciprofloxacina. Está relacionado à alta morbidade e mortalidade, com ocorrência de ventriculite e hidrocefalia.

Meningite por *Candida*

Recém-nascidos de muito baixo peso internados em UTI Neonatal são propensos a infecções sistêmicas por fungos, principalmente após a segunda semana de vida. Além do baixo peso, a utilização de procedimentos invasivos, o uso de cateteres profundos, a alimentação parenteral prolongada e a terapia antimicrobiana de amplo espectro são fatores de risco. Cerca de 64% dos RNs com candidose invasiva apresentam envolvimento do sistema nervoso central e mais de 2/3 desses pacientes apresentam cultura de liquor positiva no curso da doença.

A meningite por *Candida* geralmente se apresenta como uma síndrome sistêmica, com apnéia, distúrbio respiratório, instabilidade térmica, distensão abdominal e intolerância a carboidratos.

As manifestações neurológicas são pobres e estão relacionadas ao aumento da pressão intracraniana (fontanela abaulada e diastase de suturas). Na suspeita de infecção sistêmica, deve ser realizada punção lombar para isolamento de fungo.

Pode haver complicação com abscessos cerebrais múltiplos e sistêmicos nos hemisférios cerebrais ou cerebelo.

O tratamento de escolha é a anfotericina B associada ou não à 5-fluorocetosina. A dose é de 1 mg/kg/dia a partir do primeiro dia. O tempo de permanência do antifúngico pode ser de várias semanas com base na melhora clínica e esterilização das culturas por, pelo menos, uma a duas semanas. A mortalidade é elevada, e as seqüelas são graves.

PROGNÓSTICO

Nos sobreviventes de meningite por GBS 20% apresentaram déficits neurológicos graves, e 30% terão déficits leves a moderados. Os mesmos índices são observados nas infecções por gram-negativos.

Os indicadores de prognóstico ruim incluem baixo peso, leucopenia ou neutropenia significativas, altas concentrações de proteína no liquor e coma. A maioria dos RNs de risco para prognóstico pior após meningite bacteriana pode ser identificada nas primeiras 12 horas de admissão. Convulsões que persistem por mais de 72 horas e a necessidade de inotrópicos prediz seqüelas moderadas ou graves ou óbito.

As complicações resultantes incluem epilepsia residual, inabilidade cognitiva, perda auditiva, alterações visuais, paresias espásticas e, ocasionalmente, microcefalia.

A detecção dessas seqüelas requer o seguimento dessas crianças durante vários anos.

BIBLIOGRAFIA

Alansa KO, Nontefiore D, Sogbectun AO *et al.* Septicaemia in the tropics, a prospective epidemiological study of 146 patients with a high case fatality rate. *Scand J Infect Dis* 1977;181.

Barclay N. High frequency of *Salmonella* species as a cause of neonatal meningitis in Ibadan, Nigeria. A review of thirty-eight cases. *Acta Paediatr Scand* 1971;60:540.

Bonadio WA, Smith DS, Goddard S *et al.* Distinguishing CSF abnormalities in children with bacterial meningitis and traumatic lumbar puncture. *J Infect Dis* 1990;162:251.

Faix RG. Systemic *Candida* infections in infants in intensive care nurseries: High incidence of central nervous system involvement. *J Pediatr* 1984;105:616-622.

Feigin RD, McCracken GH, and Klein JO. Diagnosis and management of meningitis. *Pediatr Infect Dis J* 1992;11:785-814.

Fielkow S, Reuter S, Gotoff S P. Clinical and laboratory observations. Cerebrospinal fluid examination in symptom-free infants with risk factors for infection. *J Pediatr* 1991;119:971.

Gleason C A, Martin F J, Anderson J F *et al*.Optimal position for a spinal tap in preterm infants. *Pediatrics* 1983;71:31.

Gruskay J, Harris MC, Costarino AT. Neonatal *Staphylococcus epidemidis* meningits with unremarkable CSF examination results. *Am J Dis Child* 1989;143:580.

Hurst M, Lamb HM. Meropenem: a review of its use in patients in intensive care. *Drugs* 2000;59:653-680.

Kimberlin DW. Meningitis in the neonate. *Curr Treat Option Neurol* 2002 May;4(3):239.

Klein JO, Marcy SM. Bacterial sepsis and meningitis. In: Remington JS, Klein JO. *Infectious Diseases of the Fetus and Infant*. 5th ed. Philadelphia: WB Saunders CO 2001. p 943-984.

Langhendries JP, Battisti O, Bertrand JM. Adaptation in neonatology of the once-daily concept of aminoglycoside adminstration. Evaluation of a dosing chart for amikacin in an intensive care unit. *Biol Neonate* 1998;74:351-362.

Liu CE, Wong WW, Yang SP, Wang FD, Fung CP, You KW *et al. Flavobacterium meningosepticum* bacteremia: an analysis of 16 cases. *Zhonghua Yi Xue Za Zhi* 1999;62(3):125-32.

McCracken GR Jr, Ginsburg C, Chrane DF. Clinical pharmacology of penicilin in newborn infants. *J Pediatr* 1973;82:692.

Paterson DL. Recommendation for treatment of severe infections caused by *Enterobacteriaceae* producing extended-spectrum beta-lactamases (ESBLs). *Clin Microbiol Infect* 2000 Sep;6(9):460-463.

Perlman JM, Rollins N, Sanchez PJ. Late-onset meningitis in sick, very-low-birth-weight Infants. Clinical and sonographic observations. *Am J Dis Child* 1992;146:1297.

Rodriguez AF, Kaplan SL, Mason EO Jr. Cerebro-spinal fluid values in the very low birth weight infant. *J Pediatr* 1990;116:971.

Sanders WE, Tenney JH, Kessler RE. Efficacy of cefepime in the treatment of infections due to multiply resistant *Enterobacter* species. *Clin Infect Dis* 1996;23:454-461.

Schwersendki J, McIntyre L, Bauer C R. Lumbar puncture frequency and CSF analysis in the neonate. *Am J Dis Child* 1991;145:54.

Visser VE, Hall RJ. Lumbar puncture in the evaluation of suspected neonatal sepsis. *J Pediatr* 1980;96:1063.

Wolf H, Hoepffner L. The CSF in immature infants. *World Neurol* 1961;2:871.

45 HEMORRAGIA INTRACRANIANA NO NEONATO

Maria Regina Augusto de Andrade
Silvia Bento de Mello Miranda

INTRODUÇÃO

A hemorragia intracraniana é uma das mais freqüentes intercorrências neurológicas do período neonatal, com diferentes etiologias, evoluções e prognósticos.

Atualmente a mais comum é a hemorragia da matriz germinal – hemorragia intraventricular associada a maior sobrevivência dos prematuros extremos.

Ao contrário, a hemorragia subdural nos recém-nascidos a termo vem caindo em número de ocorrências, por causa do maior cuidado obstétrico no período perinatal e durante o trabalho de parto.

HEMORRAGIA INTRAVENTRICULAR (HIVe)

Etiologia

A etiologia é multifatorial, não existindo uma causa única estabelecida.

Quanto mais baixa idade gestacional, maior a incidência de HIVe. Nos RNs, com menos de 1.500 g com 30 semanas de gestação a porcentagem já chegou a 30%-90%. Atualmente acredita-se que esse número esteja entre 15% e 20%.

Na nossa experiência tivemos a oportunidade de acompanhar dois bebês que apresentaram sofrimento intra-uterino seguido de hemorragia intraventricular, visualizada na ultra-sonografia antes do nascimento.

Patologia

Ruckesteinen e Zollner (1929) foram os primeiros a reconhecer que a HIVe nos prematuros ocorre na matriz germinal subependimária. Essa matriz, estrutura transitória com intensa atividade mitótica de neuroblastos e glioblastos, tende a diminuir, porém uma "massa" de células persiste na cabeça do núcleo caudado, adjacente ao forame de Monro até a 33ª-34ª semanas de gestação. Noventa por cento das hemorragias têm predileção por essa localização pela própria estrutura do sistema venoso profundo do cérebro.

Hambleton e Wigglesworth (1976) usaram estudos *post-mortem* com técnicas de injeção de contraste, concluindo que, quando há aumento do fluxo sangüíneo cerebral por hipóxia ou hipercapnia, ocorre ruptura capilar. A imaturidade do leito vascular da matriz germinal também é fator que contribui para essa maior fragilidade.

Em 80% dos casos a hemorragia se estende para o epêndima dentro dos ventrículos laterais, caracterizando a hemorragia intraventricular.

Donn e Bowerman (1985) concluíram que em 50% dos casos a lesão é bilateral, com uma discreta preponderância pelo lado esquerdo.

A hemorragia parenquimatosa ocorre em 15% dos casos de hemorragia da matriz germinal/intraventricular e geralmente é unilateral. Essa evolução não é devida a uma extensão direta do fenômeno hemorrágico e sim por obstrução das veias terminais da matriz germinal, causando redução da perfusão cerebral; logo, um infarto venoso.

A presença de sangue pode levar à aracnoidite, originando obstrução à circulação do liquor. A presença de coágulos sangüíneos pode obliterar o aqueduto de Silvius e vilosidades aracnóideas, levando à alteração da dinâmica de circulação liquórica e ocasionando hidrocefalia.

Fatores de risco

Fatores pré-natais (quando a hemorragia ocorre com menos de 12 horas de vida)

- Uso de β2-simpaticomiméticos.
- Tabagismo.
- Infecção amniótica.

Fatores intraparto (não há evidência que o parto cesariana proteja o prematuro do risco de HIVe)

- Condições de nascimento.
- Rapidez de transferência para UTI.
- Doença respiratória (maior fator de risco).
- Hipóxia.
- Hipercapnia.
- Ventilação mecânica (alta freqüência).
- Flutuação de pressão sangüínea sistêmica (queda de PA diastólica e sangramento na reperfusão).
- Pneumotórax.
- Fatores cardiovasculares.
- Mudança na pressão sangüínea, principalmente hipotensão.
- Flutuação do fluxo sangüíneo cerebral (p. ex., abertura de canal arterial).
- Defeitos de coagulação.
- Convulsões.

Diagnóstico clínico

O paciente mais suscetível é o prematuro com *distress* respiratório grave o suficiente para o uso de ventilação mecânica. As hemorragias ocorrem 50% no primeiro dia de vida e 90% até 72 horas de vida.

Síndromes básicas

A clínica é dividida em três síndromes básicas:

Deterioração catastrófica

De evolução rápida, minutos a horas. Apresenta manifestações respiratórias como hipoventilação e apnéia, convulsões, pupilas fixas, quadriplegia flácida e postura de descerebração.

Paralelamente, queda do hematócrito, abaulamento da fontanela anterior, hipotensão, bradicardia, descontrole térmico, acidose e outros distúrbios neurológicos.

Essa síndrome neurológica está relacionada ao sangramento através do sistema ventricular, afetando seqüencialmente o diencéfalo, mesencéfalo, ponte e medula. O aumento da pressão intracraniana indica hidrocefalia aguda.

O prognóstico geralmente é reservado, dependendo da gravidade da hemorragia e, particularmente, do posterior envolvimento do parênquima (Fig. 45-1).

Deterioração saltatória

De evolução mais lenta e sutil, de algumas horas. A deterioração pode ceder e reiniciar horas depois, podendo continuar assim por dias.

Os sinais presentes mais comuns são: alteração do nível de consciência, diminuição da movimentação espontânea, hipotonia e posições aberrantes dos olhos.

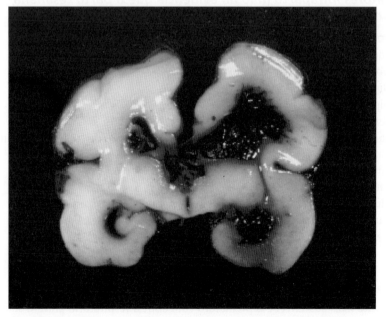

Fig. 45-1. Prematuro extremo com 27 semanas; necessitou de ressuscitação e assistência ventilatória; evolução catastrófica indo a óbito no terceiro dia.

Síndrome clínica silenciosa

Sem sinais neurológicos francos. O sinal que mais chama a atenção é a queda do hematócrito sem motivo aparente. Segundo um estudo seriado de Dubowitz *et al.*, 75% dos casos apresentam pelo menos três sinais neurológicos, ainda que sutis, da síndrome saltatória.

Diagnóstico por imagem

Ultra-sonografia transfontanela

É o procedimento de escolha para o diagnóstico da hemorragia intraventricular, inclusive para graduar e acompanhar, ao longo do tempo, a hemorragia (US seriadas).

Classificação de Volpe *et al.*

- *Grau I*: hemorragia apenas na matriz germinal (ou com hemorragia intraventricular mínima) < 10% da área ventricular na vista parassagital.
- *Grau II*: hemorragia intraventricular entre 10% a 50% da área ventricular na vista parassagital.
- *Grau III*: hemorragia intraventricular > 50% da área ventricular na vista parassagital, geralmente com dilatação ventricular e envolvimento do parênquima.

Aproximadamente 15% de todos os bebês com hemorragia têm, adicionalmente, infarto hemorrágico periventricular.

- *Leucomalacia periventricular*: imagem decorrente de infarto isquêmico, não-hemorrágico, que pode existir concomitante à hemorragia (Figs. 45-2 e 45-3).

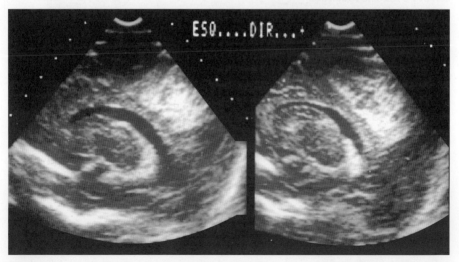

Fig. 45-2. Prematuro com 30 semanas de gestação; hemorragia subependimária e intraventricular GI/II com leucomalacia periventricular já com formação de pequenos cistos.

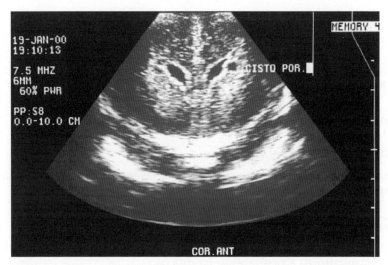

Fig. 45-3. Prematura extrema de 27 semanas de gestação. Evoluiu com hemorragia G III e infarto isquêmico periventricular; houve resolução da hidrocefalia com formação de cisto porencefálico.

Tomografia computadorizada

Imagem de boa resolução determina efetivamente o local e a extensão da hemorragia. Apresenta como desvantagens a necessidade de transporte do RN e a exposição do cérebro e olhos à radiação.

Ressonância magnética

Imagem de ótima resolução, porém com a desvantagem da necessidade de transporte do RN. Muito importante para determinação do prognóstico.

Tomografia por emissão de pósitron (pet scan)

Não é procedimento diagnóstico. Fornece imagens importantes para determinação do prognóstico, no acometimento do parênquima e no infarto periventricular hemorrágico que, geralmente, acompanha as HIVe mais graves. Não é utilizado rotineiramente.

Tratamento

O tratamento mais adequado ainda é o preventivo. Com o objetivo de evitar, ao máximo, o parto prematuro, já se está realizando a prevenção possível ao se fazer um pré-natal adequado, referência de gestantes de alto risco para centros especializados e assistência adequada no trabalho de parto e no nascimento.

Prevenção farmacológica da HIVe

- *Glicocorticóide:* uma revisão sistemática de Crowley, em 1999, de vários trabalhos sobre esse tema associou a administração de corticóides a gestantes em trabalho de parto prematuro a uma diminuição significativa do risco de HIVe. É provável que essa diminuição esteja relacionada à redução da gravidade das intercorrências respiratórias e à estabilização da pressão sangüínea.
- *Fenobarbital*: alguns estudos mostraram diminuição na gravidade e não na incidência, porém não foram muito convincentes, ao longo do tempo. Não existe ainda uma prova de que o uso de fenobarbital na gestante possa fazer algum efeito.
- *Vitamina K*: para prevenção de coagulopatias.

Prevenção farmacológica pós-natal

- *Fenobarbital*: após vários estudos, não há evidência que o fenobarbital tenha alguma ação preventiva na HIVe.
- *Indometacina*: como estabilizador da pressão sangüínea. Alguns estudos sugerem que o uso nas primeiras horas de vida no prematuro extremo reduz o risco de HIV, mas não há comprovação efetiva.
- *Vitaminas A e E*: como estabilizadores do endotélio vascular cerebral. Há dúvidas quanto à eficácia, não se usa de rotina.
- *Pancurônio*: como bloqueador neuromuscular agindo no binômio RN X ventilação mecânica, prevenindo flutuações pressóricas. Ainda não há comprovação para uso de rotina.
- *Plasma fresco*: como estabilizador do fluxo sangüíneo cerebral por mecanismo não totalmente conhecido. Não apresentou diferença no prognóstico dos bebês de acordo com dados de *follow-up*.
- *Surfactante exógeno*: uma revisão feita por Soll e Morley, em 1999, mostra uma tendência à diminuição do risco de HIV com o uso de surfactante profilático.
- *Outros*: concentrado de fator XIII, ácido tranexâmico (ação fibrinolítica na matriz germinal).

Tratamento agudo

Objetivos

- Manutenção da perfusão cerebral.
- Evitar flutuações da pressão arterial.
- Tratar convulsões.
- USTF seriadas.
- Prevenção de hidrocefalia.

Caso haja sinais de aumento da pressão intracraniana, deverá ser realizada punção lombar de alívio com o auxílio da ultra-sonografia; quando detectamos aumento do volume dos ventrículos, muitas vezes é necessário o uso do recurso de punções lombares seriadas. Esse quadro pode evoluir para estabilização, necessidade de derivação ventricular externa e posteriormente até derivação ventrículo-peritoneal.

Prognóstico

O prognóstico é dividido de imediato (sobrevida e desenvolvimento ou não de hidrocefalia) e a longo prazo (relacionado às seqüelas neurológicas) (Quadro 45-1).

O de imediato está relacionado à seriedade da hemorragia e, a longo prazo, ao grau de comprometimento parenquimatoso associado.

O pior prognóstico foi relacionado à HIVe grau III com hidrocefalia e necessidade de derivação ventrículo-peritoneal.

Quadro 45-1. Graus de HIVe e seqüelas neurológicas

Grau de hemorragia (HIVe)	Seqüelas neurológicas (%)
G I	5
G II	15
G III	35
G III + infarto periventricular	90

Volpe, 1995.

Atualmente, sabe-se que as seqüelas definitivas estão relacionadas ao grau de comprometimento parenquimatoso periventricular. É comum o envolvimento dos membros inferiores, principalmente, podendo também atingir os membros superiores (seqüelas motoras).

A progressão da lesão chegando a afetar a substância branca posterior pode ocasionar também "déficits" cognitivos (pela presença de fibras importantes para funções associativas) e de integração visual, auditiva e somestésica.

OUTRAS HEMORRAGIAS

Hemorragia subdural

Atualmente mais rara. A causa mais comum é o trauma obstétrico, efeito compressivo no canal de parto. A US não detecta adequadamente. Tomografia computadorizada (TC) e ressonância magnética (RM) são técnicas mais sensíveis, principalmente para lesões pequenas.

Hemorragia subaracnóidea (HSA)

Não há causa específica esclarecida. Pode ser assintomática, se for pequena, ou apresentar sinais focais como convulsões.

Um liquor sanguinolento, que não clareia em sucessivos tubos, sugere o diagnóstico de HSA.

As melhores imagens para diagnóstico são a tomografia computadorizada e a ressonância magnética.

Hemorragia do plexo coróide

Ocorre mais em bebês a termo, que sofreram algum grau de asfixia. É detectada nas imagens de US, TC ou RM.

Hemorragia intracerebelar

Ocorre em 2,5% dos prematuros de alto risco. Pode apresentar sinais como apnéia, bradicardia, convulsões, nistagmo e opistótono.

Diagnóstico possível com TC ou RM.

Hemorragia talâmica

Pode ser primária ou por extensão de uma hemorragia de matriz germinal. Em bebês que no 7º ao 14º dias de vida apresentam, subitamente, convulsões, fontanela anterior abaulada, movimentos oculares anárquicos em todas as direções, suspeitar de hemorragia talâmica. Essa clínica ocular deve-se à proximidade da conexão mesencefálica do trato óptico. Não confundir com a imagem chamada de "tálamo brilhante", comum em RN agudamente asfixiados (necrose hemorrágica).

Hemorragia parenquimatosa

Não é aquela associada à hemorragia intraventricular. A hemorragia parenquimatosa primária tem sido associada a coagulopatias, por exemplo, deficiência da vitamina K, daí a importância de sua aplicação preventiva.

Hemorragia extradural

Muito rara; praticamente, só devida a trauma.

Cefaloematoma

Sangramento entre o periósteo e os ossos do crânio. Pode evoluir lentamente e demorar algumas semanas para resolver. É mais comum afetar os parietais. Geralmente, é traumático.

Trombose venosa ou dos seios cerebrais

Geralmente associada a fator infeccioso (sepse), traumas ou desordens na coagulação (deficiência de fator U de Leiden ou da proteína C). Pode ser confundida com infarto hemorrágico ou deixar o RN predisposto a um infarto. A melhor imagem para diagnóstico é a ressonância magnética.

BIBLIOGRAFIA

Koppe JG. *Prevention of brain haemorrhage and injury in premature babies* 1996;348(9022):208-9.

Kuban K, Volpe JJ. *Intraventricular haemorrage na update intensive caremeo* 1993;8:157-76.

Levene MI, Che Venak FA. *Whittle m fetal and neonatal neurology and neurosurgery.* Churchill Livingstone, 2001. Section IV, 339-72.

Volpe JJ. *Intraventricular haemorrhage and brain injury in the premature infant clinics in perionatology* 1989;16(2):387-411.

Volpe JJ. Neurology of newborn. *3 CD W.B* 1995;11:903-53.

INSUFICIÊNCIA RENAL AGUDA NO PERÍODO NEONATAL

Altivar Bittencourt Pires ♦ Henrique José C. Laia Franco

INTRODUÇÃO

Na época do nascimento, o rim deve assumir a tarefa da regulação primária da composição eletrolítica e do líquido do organismo, além da excreção de uma variada quantidade de substâncias potencialmente tóxicas. No recém-nascido a termo, o rim geralmente está apto o suficiente para desempenhar tais funções; entretanto, limitações da função renal, algumas vezes, conduzem a um quadro de franca insuficiência renal. Isso ocorre em situações como um episódio grave de asfixia neonatal, uma anormalidade intrínseca do rim (displasia renal) ou uma obstrução do fluxo urinário. Insuficiência renal aguda (IRA) também é comum no pré-termo, mas, nesse grupo, a variação nas condições ambientais e/ou no volume e composição do líquido corporal, que possa exceder as limitações funcionais do rim em desenvolvimento, é mais freqüente como causa.

O propósito desta discussão é fornecer uma contribuição prática e a atualização clínica da função renal e da IRA, com a qual o pediatra que atende ao recém-nascido possa ter ajuda. Fazendo parte do conteúdo deste tema, abordaremos alguns tópicos como: 1. diagnóstico pré-natal e conduta na insuficiência renal; 2. avaliação da função renal no pré-termo e no recém-nascido a termo; 3. diagnóstico e conduta na IRA pré-renal, renal e pós-renal.

DIAGNÓSTICO PRÉ-NATAL E CONDUTA NA INSUFICIÊNCIA RENAL

Desde que os exames ultra-sonográficos tornaram-se rotineiros durante a gestação, são cada vez mais reconhecidas anomalias fetais. O pediatra geralmente está envolvido nessas situações como um consultor, cuja opinião é solicitada pelo obstetra no que diz respeito à conveniência de intervenção intra-uterina, principalmente nos casos de obstrução do trato urinário. Em uma outra situação, o pediatra pode ser avisado que, infelizmente, está para ocorrer um parto no qual o recém-nascido tem suspeita de anomalia renal ou do trato urinário. Na primeira circunstância, vários aspectos médicos e éticos devem ser cogitados e representam um terreno no qual ainda não existe uma diretriz segura. Na segunda situação, é imperiosa a necessidade de pronta avaliação pós-natal e tratamento, a fim de preservar a função renal e prevenir graves complicações, tais como a sepse.

Nas situações apontadas, podemos lembrar a possibilidade de patologias tais como: útero pequeno para a idade gestacional secundário a oligoidrâmnios, sendo que a observação dos fetos mostra que a maneira mais útil de avaliar a função renal é o estudo do volume do líquido amniótico e o volume de urina na bexiga fetal. Os fetos que mostram volume de líquido amniótico normal e bexiga também normal apresentam lesão unilateral e produção adequada de urina pelo rim contralateral. Os fetos que não apresentam bexiga normal possuem displasia renal multicística ou policística, com pequena ou mesmo falta de função renal. Quando diagnosticamos bexiga muito distendida, devemos pensar em hidronefrose bilateral e comprometimento da função renal, secundária à obstrução uretral. Outra patologia passível de suspeita é a síndrome de *prune-belly,* na qual pode ocorrer hidronefrose bilateral com obstrução uretral, além da característica ausência ou hipoplasia da musculatura abdominal.

Em algumas das situações mencionadas, é possível a consideração da indicação de cirurgia fetal com a intenção de drenagem do trato urinário dilatado. Entretanto, tal procedimento não garante a normalização da função renal. Temos ainda que considerar que tais fetos apresentam grande risco de hipoplasia pulmonar grave, além de anomalias do aparelho cardiovascular e do sistema nervoso central. Estudos experimentais em animais de laboratório, nos quais se criaram situações de obstrução do trato urinário, mostraram que a cirurgia intra-uterina para aliviar tal obstrução teve, como complicação, alta incidência de mortes fetal e neonatal desses animais. Por tudo isso parece que, no momento, o papel da cirurgia fetal para o trato urinário dilatado é limitado, e novos estudos nessa área necessitam ser realizados.

DETERMINAÇÃO DA FUNÇÃO RENAL NO RECÉM-NASCIDO A TERMO E NO PRÉ-TERMO

O recém-nascido em geral e o pré-termo em particular são considerados como tendo limitações importantes da função renal, quando são usados padrões de adulto como ponto de referência. Embora as diferenças entre a função renal do adulto e a do recém-nascido tenham recebido uma grande atenção, deveríamos notar que o rim do recém-nascido é muito bem-sucedido no desempenho de várias tarefas, tais como assegurar um balanço positivo de água e eletrólitos, que são absolutamente vitais para o crescimento de novos tecidos no desenvolvimento da criança. O propósito deste tópico é rever os aspectos das funções glomerular e tubular que podem ser prontamente determinadas no recém-nascido.

Índice de filtração glomerular

O índice de filtração glomerular (IFG) no recém-nascido (RN) tem sido medido por diversos métodos. A estimativa do IFG pela determinação da creatinina plasmática e o comprimento do corpo foi descrita por Schwartz e colaboradores. Este método tem se mostrado muito simples e útil para avaliação do IFG (depuração da creatinina), apresentando uma correlação muito boa com a técnica clássica do cálculo da depuração da creatinina. Pode ser aplicado a recém-nascidos a termo e pré-termo. A fórmula proposta por Schwartz é a seguinte: IFG (GFR ou depuração) = KL/Pcr em ml/min/m² 1,73, onde o K é uma constante, cujos valores são: K = 0,33 em recém-nascidos de baixo peso, K = 0,45 em recém-nascidos a termo e K = 0,55 em crianças acima de dois anos; o L representa o comprimento da criança em centímetros, enquanto o Pcr é o valor da creatinina plasmática. Este é o método mais prático, confiável e, atualmente, de escolha pelos clínicos, na determinação do IFG em recém-nascidos e crianças.

Devemos, entretanto, ter em mente que os valores da creatinina plasmática no recém-nascido, logo após o nascimento, refletem os níveis da creatinina plasmática da mãe. A creatinina plasmática do recém-nascido diminui em cerca de 50% dos valores iniciais, durante a primeira semana de vida.

Os valores médios da creatinina plasmática em recém-nascidos com idade gestacional entre 26 e 36 semanas, e sem doença renal, é de 1,3 ± 0,7 mg/dl (variando de 0,8 a 1,8 mg/dl), durante os primeiros dez dias de vida. Todos os valores obtidos de um a três meses de idade são menores do que 1 mg/dl. Os valores seriados informam melhor e, geralmente, irão mostrar uma tendência a aumentar, quando existe impedimento importante da filtração glomerular.

Uma outra técnica possível, para se avaliar o IFG no neonato, é o efeito do renograma com DTPA marcado com o Tc (tecnécio). Os valores do IFG são menores no recém-nascido, comparados com os dos adultos. Somente ficam semelhantes aos dos adultos entre um a dois anos de idade.

Os recém-nascidos pré-termos apresentam um IFG menor que os a termo. Por causa de um IFG menor nos pré-termos, quando usarmos aminoglicosídeos neste grupo etário, devemos espaçar mais as doses desses antibióticos.

A filtração glomerular também é influenciada por outros fatores, além da idade gestacional. Recém-nascidos com síndrome de angústia respiratória têm diminuição da função renal, que normaliza com a melhora da oxigenação.

Função tubular

Esta breve revisão irá pôr em foco a função tubular no pré-termo e no neonato a termo, no que diz respeito a duas áreas críticas: balanço de água e de eletrólitos.

Equilíbrio eletrolítico

Sódio

A responsabilidade primária do rim do recém-nascido, em termos do equilíbrio eletrolítico, e, talvez, o traço que o distingue melhor do rim do indivíduo maduro, é a garantia de um balanço positivo de sódio, potássio e cloro, necessário para um organismo em crescimento. Anormalidades na reabsorção de sódio são freqüentemente observadas com a insuficiência renal. No recém-nascido sem uma história sugestiva de doença renal e com um volume normal de urina, a questão do manuseio inapropriado do sódio pelo rim é, geralmente, posto em relevo pela observação de um valor anormal do sódio sérico. Nesses casos, é útil a excreção fracionada do sódio (FeNa) e deve ser calculada como se segue:

$$FeNa = \frac{Na\ urinário}{Na\ sérico} \times \frac{Cr\ sérico}{Cr\ urinária} \times 100$$

A reabsorção tubular de sódio (TNa) é então calculada como 100% menos FeNa. Recém-nascidos com idade gestacional entre 30 e 32 semanas têm TNa de valores acima de 98%, enquanto recém-nascidos menos maduros apresentam um TNa entre 90% e 98%. Uma excreção fracionada de sódio elevada é esperada no recém-nascido que recebe grande quantidade deste íon na dieta.

O recém-nascido pré-termo tem sido caracterizado como "perdedor renal de sal". Por isso, devemos considerar como medida importante fornecer uma dieta bem suplementada de sódio, especialmente naqueles que estão doentes. Vários fatores explicam o manuseio renal do sódio no recém-nascido prematuro. Primeiro, o recém-nascido com baixo peso tem um relativo aumento no volume extracelular, que diminui em seguida ao nascimento. Desse modo, o aumento da excreção urinária de sódio é, provavelmente, fisiológica no período neonatal precoce. Segundo, o recém-nascido prematuro tem aumento na perda insensível de água, quando comparado com recém-nascido a termo. No esforço de compensarmos essas perdas, podemos fornecer um grande volume de líquido, que pode resultar no aumento das perdas urinárias de sódio. Isso é observado através da dosagem dos níveis séricos de sódio (baixos), nos pré-termos recebendo grandes volumes de líquidos.

Potássio

O manejo renal do potássio é um problema, principalmente quando existe uma limitação significativa na função renal, e a hipercalemia se desenvolve. O balanço negativo do potássio, que se segue ao nascimento, provavelmente é fisiológico; entretanto, em recém-nascidos muito doentes, esse estado pode ser exagerado, e pode ser excretada uma quantidade importante do potássio corporal. O uso de diuréticos potentes poderá, ainda, aumentar essa perda de potássio.

Observações de pré-termos em crescimento, por volta de três semanas de vida, mostram um balanço positivo do potássio, a despeito do significativo aumento da aldosterona urinária e da diminuição da relação urinária sódio: potássio.

Cloro

O manuseio renal do cloro parece ser satisfatório no recém-nascido pré-termo e a termo. A situação de maior preocupação para o clínico é quando se usa diurético, pois, nesse caso, as perdas de cloro podem ser excessivas. Se a perda de cloro foi crônica, podem ser previstas alcalose metabólica e/ou outras complicações, tais como um desenvolvimento retardado.

Equilíbrio hídrico

A contribuição renal para o equilíbrio hídrico, no recém-nascido, pode ser considerada sob dois aspectos. Primeiro: qual é a habilidade do recém-nascido em excretar excesso de água? Segundo: qual é a capacidade do rim neonatal em conservar a água, concentrando a urina? No que diz respeito a isso, a sobrecarga de líquido tem sido associada ao desenvolvimento de ducto arterioso patente, displasia broncopulmonar e enterocolite necrosante. Restrição de líquido pode levar à desidratação, hipotensão e anormalidades eletrolíticas.

É bem conhecido o fato de o recém-nascido ser capaz de produzir uma urina muito diluída, com osmolalidade variando entre 30 e 50 mOsm/l. O alcance deste grau de diluição urinária indica uma ávida reabsorção de sódio no néfron distal, e esse fato não prova, por si só, que exista um aumento absoluto na excreção de água. Contudo, na maioria das experiências em que se forneceu grande quantidade de água aos recém-nascidos pré-termos ou a termo, a excreção de água aumentou de forma apropriada.

O principal local de concentração urinária é o ducto coletor, onde a ação do hormônio antidiurético aumenta a permeabilidade à água. O recém-nascido tem capacidade de secretar grande quantidade deste hormônio, existindo evidências de que o hormônio antidiurético esteja aumentado em situações tais como asfixia neonatal e hemorragia.

Em resumo, a importância do hormônio antidiurético (HAD) no recém-nascido é assunto ainda a ser mais bem investigado, porém ele parece ter um papel como hormônio de estresse (para manter a pressão arterial, redistribuir o fluxo sangüíneo), e é importante por sua capacidade em modular o aumento da reabsorção de água no ducto coletor renal. Uma vez que a secreção aumentada do HAD pode ser considerada como "apropriada", em pelo menos alguns desses recém-nascidos, fica aparente que o diagnóstico de síndrome de secreção inapropriada de HAD (SIHAD) seja difícil de ser firmado. Embora a resposta renal ao HAD seja variável, alguns neonatos manifestam um quadro clínico típico de hiponatremia, ganho de peso e aumento da osmolalidade urinária. Entretanto, o recém-nascido no qual esse diagnóstico é considerado não necessita ter uma osmolalidade urinária muito alta, porém, antes, uma urina na qual a diluição máxima (30 a 50 mOsm/l) não tenha ocorrido. Nesses casos, devemos instituir a restrição de líquidos, como nos bebês maiores e nas crianças com SIHAD.

DIAGNÓSTICO E MANEJO DA INSUFICIÊNCIA RENAL AGUDA

Embora a insuficiência renal possa cursar com uma produção normal de urina, ou mesmo elevada, o recém-nascido com IRA quase sempre se apresenta com oligúria ou anúria. A insuficiência renal pode ser suspeitada quando o fluxo urinário cai a menos de 1 ml/kg/h. Entretanto, devemos considerar sobre o padrão de ingesta de líquido e o ambiente no qual o recém-nascido está internado (p. ex., em berço com calor radiante etc.), antes de decidir que o baixo volume urinário corresponda a problema renal. Devemos ter em mente, também, que a produção de urina durante os dois primeiros dias de vida é muito variável. Cerca de 7% dos recém-nascidos normais podem não urinar nas primeiras 24 horas após o nascimento. Devemos adotar, com relação aos recém-nascidos bem hidratados e sem história perinatal de complicações, uma conduta expectante, mesmo quando não urinam nestas primeiras 24 horas. Entretanto, quando encontramos história ou achados no exame físico que sugiram problema renal, é melhor assumir que o recém-nascido não apresente meramente uma demora fisiológica em iniciar a diurese.

No recém-nascido, como na criança maior e no adulto, a IRA é geralmente dividida em três categorias: insuficiência pré-renal, insuficiência renal intrínseca e insuficiência pós-renal. Uma diferença importante é que os rins estão basicamente normais na insuficiência pré e pós-renal, embora em ambas as categorias os danos posteriores causados sobre os rins possam resultar em permanente insuficiência da função renal. As causas mais freqüentes de IRA, em cada uma dessas categorias, estão no Quadro 46-1.

Insuficiência renal aguda pré-renal

Existe consenso de que a causa mais comum de oligúria ou anúria no período neonatal esteja relacionada à diminuição da perfusão de rins previamente normais. A maioria dos recém-nascidos (cerca de 80%), nos quais suspeitamos de IRA, responde prontamente à expansão de volume, apresentando aumento imediato da diurese, mantendo bom volume de urina e queda da retenção nitrogenada. Entretanto, esses recém-nascidos eram considerados como tendo IRA pré-renal (também chamada oligúria funcional). Como ilustrado no Quadro 46-1, a IRA pré-renal pode ser um processo autolimitado, que responde bem ao restabelecimento do fluxo sangüíneo renal, ou, se a condição anormal persistir, pode transformar-se em insuficiência renal intrínseca (com dano parenquimatoso). Existem numerosas causas de perda de volume efetivo no recém-nascido: a perda sangüínea pode ser extrínseca, como na transfusão gêmeo para gêmeo ou hemorragia fetomaterna, ou pode, ainda, ser intrínseca, como no caso de traumatismo craniano ou abdominal. A permeabilidade vascular pode estar aumentada na sepse ou na asfixia, e o fluxo renal pode estar seriamente comprometido nos recém-nascidos com insuficiência cardíaca

Quadro 46-1. Causas mais freqüentes de insuficiência renal aguda no período neonatal

Pré-renal	Pós-renal (obstrução)	Insuficiência renal intrínseca
Hipotensão causada por • Choque séptico • Hemorragia materna pré-parto • Transfusão gêmeo para gêmeo • Hemorragia neonatal	Obstrução uretral • Válvula de uretra posterior • Prepúcio imperfurado • Constrição uretral • Divertículo de uretra • Megauretra • Ureterocele • Obstrução ureteropélvica ou ureterovesical	Anormalidades congênitas • Displasia cística • Hipoplasia • Agenesia • Rins policísticos
Insuficiência cardíaca congestiva	Tumores extrínsecos comprimindo a saída da bexiga	Inflamatória • Sífilis congênita • Toxoplasmose congênita • Pielonefrite
Asfixia neonatal	Bexiga neurogênica	Vascular • Trombose venosa • Necrose cortical • Trombose arterial • Coagulação intravascular disseminada
Desidratação		Necrose tubular aguda • Asfixia perinatal • Desidratação • Choque • Nefrotoxinas

congestiva ou na derivação de sangue que ocorre no ducto arterioso patente. Em tais situações, o volume vascular total pode estar normal ou aumentado, porém o fluxo sangüíneo renal pode estar seriamente comprometido. O uso de respiradores pode, também, diminuir a perfusão renal. Em muitos recém-nascidos graves o uso de aminas vasoativas pode mascarar a pressão arterial. Portanto, a pressão arterial normal não deve ser o único parâmetro para avaliarmos o volume sangüíneo circulante. Nesses casos, devemos avaliar outros dados, como tempo de enchimento capilar, temperatura, pO_2 arterial, pH e outras variáveis que, também, podem ser úteis.

Insuficiência renal aguda intrínseca (com dano parenquimatoso)

O dano renal grave é, com freqüência, secundário à asfixia perinatal e afeta o recém-nascido com lesões de outros órgãos e sistemas (geralmente sistema nervoso central, pulmões e aparelho cardiovascular). Como, geralmente, pode estar presente edema cerebral, esses recém-nascidos apresentam dificuldade diagnóstica e de manejo, uma vez que o aumento da administração de líquidos pode piorar o estado neurológico desses recém-nascidos.

Anomalias congênitas constituem outra causa comum de insuficiência renal intrínseca. Recém-nascidos cujas anomalias causam dificuldade no período neonatal geralmente apresentam outros achados sugestivos de um problema renal, tais como orelhas malformadas, pé torto ou insuficiência pulmonar. O diagnóstico e o manejo da doença cística renal no período neonatal têm sido revisados na literatura.

Complicações vasculares também são uma importante causa de disfunção renal no neonato. Trombose no lado arterial mais freqüentemente está relacionada a fenômeno embólico associado a cateterismo da artéria umbilical. Nesse caso podemos observar hematúria e/ou hipertensão arterial sistêmica. Trombose da veia renal está mais relacionada a quadro de desidratação grave ou coagulação intravascular disseminada. Existe uma relação maior entre trombose de veia renal e recém-nascidos filhos de mães diabéticas. Recém-nascidos que sofrem cirurgia cardíaca também apresentam risco maior de desenvolver IRA.

Antibióticos do grupo aminoglicosídeos e outras drogas que podem causar dano renal são usados freqüentemente no período neonatal. É sabido que a distribuição do fluxo sangüíneo renal na cortical profunda do rim, observada no recém-nascido, pode contribuir para a diminuição da nefrotoxicidade dos aminoglicosídeos no neonato; porém essa nefrotoxicidade pode ocorrer, e é prudente avaliar a função renal dos recém-nascidos, quando se usa essas drogas por mais de 48 a 72 horas. Indometacina é uma droga comumente usada para abreviar o fechamento do ducto arterioso patente e seu maior efeito tóxico parece ser causar disfunção renal. O uso da furosemida após o emprego da indometacina previne os efeitos renais desta última, sem diminuir os efeitos dessa droga. Geralmente, as complicações renais associadas à indometacina são transitórias. É bom observar que o uso dessa droga é perigoso em um recém-nascido no qual já se observa disfunção renal de outra causa.

Insuficiência renal aguda pós-renal

Já discutimos previamente a obstrução do fluxo urinário neste artigo, e as causas mais comuns estão listadas no Quadro 46-1. Esta categoria está intimamente relacionada à insuficiência renal intrínseca, porque a obstrução do fluxo urinário pode estar associada à displasia renal.

FISIOPATOLOGIA

De acordo com o conceito tradicional, existe uma lesão tubular primária (daí o termo "necrose tubular aguda" – NTA) com retrodifusão do filtrado. Em seguida, a atenção foi mais dirigida para o importante papel desempenhado pela vasoconstrição renal e a observação da importante diminuição do fluxo sangüíneo na cortical. Isso parece contribuir para a instalação da coagulação intravascular, talvez secundária ao estado de baixo fluxo da circulação. Alterações no metabolismo energético intracelular (principalmente relacionado ao sistema adenina nucleotídeo) podem ser de importância primordial no início e na manutenção da IRA. Com a isquemia tecidual, existe a cessação da respiração celular e de processos oxidativos e, conseqüentemente, os níveis de ATP, ADP e AMP são depletados. Como conseqüência, a produção de energia celular diminui até níveis críticos, ocorrendo dano celular e podendo ocorrer morte (necrose) celular. Ocorrem, também, alterações na função da membrana celular e na integridade da mesma, acarretando diminuição do transporte de sódio e potássio e o intumescimento da célula.

DIAGNÓSTICO

Existem dois desafios principais para o clínico tentar fazer o diagnóstico de IRA. A primeira dificuldade é distinguir entre insuficiência renal pré-renal e intrínseca e, assim, evitar a conseqüência indesejável de uma sobrecarga de líquido em um paciente cujo débito urinário não aumentaria de modo nenhum, apesar de oferta maior. É bom lembrar que, no recém-nascido com IRA pré-renal, a resposta positiva com a administração de líquido é tanto diagnóstica como terapêutica. O segundo desafio é identificar recém-nascidos com obstrução do trato urinário, nos quais o prognóstico a curto e longo prazos pode ser consideravelmente melhorado com o diagnóstico e o tratamento precoces.

O Quadro 46-2 relaciona várias abordagens para o diagnóstico de recém-nascidos suspeitos de possível doença renal. Dados obtidos na história, tais como doença renal familiar, oligoidrâmnios, asfixia perinatal e diminuição aparente do débito urinário, são úteis. O exame físico deve ser dirigido, principalmente, ao abdome, anotando o tamanho dos rins, a presença de massas abdominais etc. Outros achados devem ser observados, tais como dificuldade respiratória, palidez, convulsões e sinais de síndrome de Potter ou outras anomalias. Devemos solicitar um estudo ultra-sonográfico do abdome, e se existe evidência de obstrução do trato urinário com bexiga dilatada, devemos passar um cateter vesical, com os devidos cuidados de assepsia. Devemos pedir um parecer urológico para qualquer tipo de processo obstrutivo e, se necessário, o recém-nascido deve ser transferido para um serviço especializado.

Geralmente, não deve ser indicada uma urografia excretora porque a injeção de material de contraste hipertônico pode causar mais dano, e a informação adicional a ser obtida é limitada. Entretanto, uma uretrocistografia miccional pode, mais adiante, delinear uma patologia específica. Uma cintilografia renal pode ser útil, mas não deve contribuir para a demora da investigação.

Se não houver obstrução, os exames laboratoriais que se seguem devem ser solicitados: hemograma completo, plaquetometria, tempo de protrombina, tempo de trom-

Quadro 46-2. Abordagem do recém-nascido com suspeita de doença renal

1. História: familiar, oligoidrâmnios, asfixia
2. Exame físico: massas abdominais, anomalias congênitas, síndrome de angústia respiratória, instabilidade cardiovascular, convulsões
3. Ultra-sonografia renal, talvez uretrocistografia e cintilografia renal; se houver obstrução do trato urinário, cateterização asséptica da bexiga
4. Colher sangue para: hemograma completo, eletrólitos, uréia, creatinina etc. (ver texto anterior)
5. EAS, sódio, creatinina e osmolalidade urinários
6. Se não houver obstrução ou sobrecarga de volume: 20 ml/kg de NaCl a 0,9%, em 60 a 90 minutos
7. Furosemida: 1 mg/kg EV
8. Se IFR* e FeNa, e V/P osmolalidade sugerir oligúria pré-renal, repetir a prova de infusão de líquido, se o débito urinário não tiver aumentado
9. Se os estudos diagnósticos sugerirem IRA intrínseca, reduzir a oferta de líquido, monitorizar o peso, eletrólitos, uréia, creatinina, cálcio, fósforo (ver o texto)

*Índice de falência renal (UNa)/(U/Pcr).

boplastina parcial, perfil eletrolítico, uréia, creatinina, cálcio, fósforo, glicose, proteínas totais e frações, osmolalidade, pH, pCO_2 e pO_2. Se dispusermos de urina, devemos solicitar um EAS, urinocultura, sódio e creatinina urinários e osmolalidade da urina. Se não houver evidência de sobrecarga de volume hídrico, o recém-nascido deve receber, então, 20 ml/kg de peso de soro fisiológico (0,9%), durante 60 a 90 minutos, seguidos de furosemida na dose de 1 mg/kg de peso. Na ausência de sinais de desidratação, esse regime não deve ser repetido, uma vez que deve ser evitada sobrecarga de volume na minoria dos pacientes que, de fato, tenham IRA intrínseca.

Recém-nascidos com oligúria pré-renal são definidos como aqueles que respondem ao manitol (1 g/kg) ou à infusão de líquidos, nas doses acima recomendadas, com aumento do débito urinário maior que 12 ml/m^2/hora; os que não respondem, ou cuja resposta é apenas transitória, são considerados como tendo IRA. O "índice de falência renal" (IFR: (UNa)/Ucr/Scr) e a excreção fracionada de sódio FeNa separam claramente o grupo de oligúria funcional do grupo de IRA. Quando o IFR ou a FeNa é maior que 2,5, existe alta probabilidade de que o recém-nascido apresente IRA.

Outros critérios diagnósticos também podem ser utilizados, para pensarmos em IRA. Por exemplo, quando, no exame de urina, encontramos sempre hematúria, quase sempre proteinúria qualitativa pelo teste da fita reagente (1+ ou mais) e a presença de cilindros granulosos, geralmente, estamos frente a um caso de IRA intrínseca.

Finalizando, existem muitos sinais clínicos e testes laboratoriais que podem ajudar no diagnóstico da IRA. Como enfatizado anteriormente, o objetivo principal do clínico, nesse ponto, é evitar sobrecarga hídrica no recém-nascido com IRA intrínseca e identificar o neonato com obstrução do trato urinário. Os índices para avaliar a categoria da IRA estão sumarizados no Quadro 46-3.

CONDUTA E TRATAMENTO DA IRA NO RECÉM-NASCIDO

Para um recém-nascido que não responda a um teste com reposição hídrica e é considerado como tendo IRA, o primeiro objetivo do clínico é fornecer cuidados de suporte, até que a

Quadro 46-3. Índices para o diagnóstico da oligúria no recém-nascido

Índices diagnósticos	IRA	Oligúria pré-renal
U Na (Meq/l)	63,41 ± 34,7	31,41 ± 19,5
U/S sódio	0,45 ± 0,22	0,23 ± 0,14
U/S uréia	5,78 ± 2,89	29,64 ± 17,90
U/S creatinina	9,67 ± 3,57	29,24 ± 15,60
IFR	11,62 ± 9,61	1,29 ± 0,82
FeNa uréia	12,11 ± 11,50	1,01 ± 0,63
FeNa creatinina	4,25 ± 2,18	0,95 ± 0,55

U = urina; S = soro; IRF = índice de falência renal; FeNa = excreção fracionada de sódio; Na = sódio.

função renal melhore. Um importante aspecto desse suporte é a prevenção, o reconhecimento precoce e o manejo das complicações freqüentemente associadas à IRA.

Sobrecarga hídrica

Hipervolemia é observada com freqüência em recém-nascidos com IRA, seja por causa do líquido que normalmente seria excretado pelo rim e está retido, seja como o resultado de exagerada tentativa de fornecer mais líquido para um recém-nascido com presumida IRA pré-renal. Além disso, recém-nascidos podem desenvolver IRA secundária à sepse, coagulação intravascular disseminada e/ou enterocolite necrosante. Esses neonatos com freqüência necessitam de aumento na administração de líquidos, para manter a estabilidade cardiovascular e perfusão tecidual adequadas.

Super-hidratação pode resultar em edema, insuficiência cardíaca congestiva, hipertensão, hiponatremia, encefalopatia e convulsões. Portanto, devemos redobrar atenção com o balanço hídrico (entrada e saída de líquidos) e efetuar avaliação freqüente do peso corporal (pelo menos duas vezes por dia). O objetivo, na manutenção hídrica, é ajudar o paciente a perder peso lentamente, aproximadamente 0,5% a 1,0%, por dia. Reposição de perdas insensíveis de água e perdas urinárias irá ajudar nesse particular; entretanto, no paciente que já apresenta sobrecarga hídrica, deve ser administrado muito pouco líquido adicional. Perdas insensíveis devem ser repostas com solução de dextrose a 10% em água. Por outro lado, as perdas renais e extra-renais (por exemplo, gastrintestinais) devem ser repostas com líquido, tendo uma concentração de sódio similar àquela do líquido perdido. Se o paciente apresentar instabilidade secundária à sobrecarga de volume, devemos avaliar indicação de diálise.

Hiponatremia

Como observado anteriormente, a hiponatremia pode ser o resultado de sobrecarga de líquido, com diluição do sódio extracelular. Quando o recém-nascido está assintomático, a restrição de líquido sem o fornecimento de sódio adicional pode ser o suficiente para o tratamento adequado. Entretanto, se o recém-nascido apresenta sintomas, uma solução hipertônica de cloreto de sódio (a 3%) deve ser administrada em uma dose de aproximadamente 6 ml/kg, por um período de uma a duas horas. Essa quantidade de sódio deve elevar a concentração do sódio sérico em cerca de 5 mEq/l. Tratamento subseqüente deve ser orientado pela persistência dos sintomas e por determinações repetidas de sódio sérico.

Hipertensão

Como no caso da hiponatremia, o controle da hipertensão arterial pode ser obtido com a restrição de líquido. Existe consenso de que a hidralazina (0,15 a 0,50 mg IM ou IV a cada quatro a oito horas) é útil como uma droga de primeira linha para tratar a hipertensão arterial. Para elevações extremas da pressão sangüínea, nitroprussiato (0,5 micrograma/kg/min) ou diazóxido (2 a 3 mg/kg, administrado em 30 minutos) podem ser úteis. Para hipertensão crônica, hidralazina, propanolol e alfametildopa têm sido usados.

Hipercalemia

Hipercalemia pode ser grave em recém-nascidos com IRA, e estão indicadas algumas medidas para tentar baixar o potássio. Em primeiro lugar, precisamos ter certeza de que a amostra de sangue enviada para o laboratório não estava hemolisada e nem foi obtida através de um cateter usado por uma solução contendo potássio. Hipercalemia moderada (potássio sérico com nível de 7 mEq/l ou menos) pode ser manejada com restrição de potássio e com a administração de uma resina de troca iônica (Sorcal ou Kayexalate), que troca 1 mEq de potássio por 2 a 3 mEq de sódio (Kayexalate) ou de cálcio (Sorcal). No caso de usarmos o Kayexalate, isso representa um problema óbvio no recém-nascido que tenha desenvolvido IRA secundária ao aumento de perdas insensíveis e tenha desidratação hipertônica. A dose do Kayexalate ou Sorcal é de 1 g/kg, dissolvido em 4 ml/kg de solução de dextrose a 10% dissolvida em água, devendo ser administrada sob a forma de enema de retenção. Essa dose pode ser repetida a cada quatro a seis horas.

Quando a hipercalemia é grave (mais de 7 mEq/l) e/ou o eletrocardiograma indica alterações importantes, estão indicadas outras medicações. Estas incluem: 1. gluconato de cálcio a 10%, 0,5 ml/kg IV com monitorização contínua de ECG; 2. glicose, 2 mg/kg (administrada com glicose a 25%) mais insulina, 0,5U/kg e 3. bicarbonato de sódio, 2 a 3 mEq/kg. Se não houver queda nos níveis do potássio sérico, devemos então indicar diálise peritoneal.

Hiperfosfatemia e hipocalcemia

A elevação do fósforo sérico, comumente vista na disfunção renal, pode ser manejada com o uso de fórmulas lácteas com baixo teor de fósforo. A administração de hidróxido de alumínio na dose de 20 mg/kg, três vezes por dia, também pode ser útil para manter o nível normal de fósforo (5 a 6 mg/dl). Embora tenhamos conhecimento da toxicidade do alumínio em recém-nascidos que recebem nutrição parenteral prolongada, não se sabe ainda se a terapia oral a longo prazo com medicação contendo alumínio pode ser perigosa. Se, a despeito dessas medidas, a hipocalcemia se desenvolver, deve ser oferecida suplementação de cálcio. Diidrotaquisterol (0,1 m g/dia) é uma preparação de vitamina D que promove a absorção intestinal de cálcio e mobiliza o cálcio do osso, sem necessitar de metabolismo renal para tal; e ainda tem o benefício adicional de promover excreção renal de fósforo.

Acidose

Uma vez que o rim desempenha papel preponderante no equilíbrio ácido-básico, o desenvolvimento de uma acidose metabólica é conseqüência freqüente da IRA grave. Embora uma acidose leve não necessite de tratamento específico, a acidose mais grave pode estar associada à hipercalemia e/ou excessivo consumo de calorias por hiperventilação, na tentativa de compensação pelo baixo pH. Devemos, então, administrar cuidadosamente bicarbonato de sódio, 1 a 3 mEq/kg, com controle seriado do pH.

Deficiência nutricional

A melhora do estado nutricional do recém-nascido com IRA pode ter um efeito benéfico nas complicações. Nos recém-nascidos que não estão aptos a tolerar alimentação enteral, está indicada nutrição parenteral (periférica ou central), usando aminoácidos essenciais. Perdas protéicas que podem ocorrer durante a diálise necessitam de reposição adicional. Quando o recém-nascido tolera a alimentação enteral, o leite de peito ou fórmulas lácteas apropriadas são indicados. Devemos considerar, também, a suplementação alimentar com carboidratos e gordura (triglicerídeos de cadeia média).

Sepse

O risco de sepse em recém-nascidos com insuficiência renal aguda está muito aumentado, por causa da necessidade de internação prolongada e dos múltiplos procedimentos invasivos. Devem ser feitas modificações apropriadas na dosagem de antimicrobianos, quando a função renal está significativamente comprometida.

Uremia

À medida que a uremia piora, o recém-nascido está sujeito a disfunções cardíacas, gastrintestinais, endócrinas e hematológicas. Tem sido sugerida a indicação da diálise peritoneal relativamente precoce, no curso da IRA, como meio de evitar esses problemas.

PROGNÓSTICO

O resultado que se segue à instalação da IRA no recém-nascido é muito variável. Em muitos neonatos ocorre a recuperação completa e não fica nenhum comprometimento detectável na função renal. Por outro lado, alguns recém-nascidos ficam com insuficiência renal permanente, necessitando da diálise para sobreviver. Um grupo intermediário continua a manifestar sinais de disfunção renal e pode apresentar hipertensão persistente, ou de aparecimento mais tardio.

Dois aspectos são importantes para avaliarmos um bom prognóstico para a IRA. O primeiro diz respeito ao débito urinário, ou seja, quando a IRA não causa oligúria importante, o prognóstico é sempre melhor. O segundo indicador de boa evolução é o estudo de cintilografia renal: quando o estudo cintilográfico mostra que o rim capta e excreta o radiofármaco para a bexiga, o prognóstico da IRA é bom. Quando a anúria persiste por quatro dias ou mais e falta a visualização pela cintilografia, esses sinais indicam um prognóstico reservado.

Quando existe necessidade de continuarmos a diálise peritoneal, porque o rim não recupera a função, isso constitui um problema difícil. Após um mês, devemos considerar a indicação de biópsia renal e, se a histologia mostrar dano renal irreversível, devemos encaminhar o recém-nascido para centro especializado, onde a possibilidade de um transplante renal será avaliada.

BIBLIOGRAFIA

Abel RM. Nutritional support in the patient with acute renal failure. *J Am Coll Nutr* 1983;2:33-44.

Aperia A, Broberger O, Broberger U et al. Glomerular tubular balance in preterm and full-term infants. *Acta Paediatr Scand (Suppl.)* 1983;305:70-76.

Arrand SK. Acute renal failure in the neonate. *Pediatr Clin North Am* 1982;29:791-800.

Bellinger, MF. Hydronephrosis. In: Nelson NM. *Current therapy in neonatal-perinatal medicine,* 1985-1986. Toronto: BC Decker, 1985.

Cole BR. Renal cystic disease. In: Nelson NM. *Current therapy in neonatal-perinatal medicine,* 1985-1986. Toronto: BC Decker, 1985.

Gaudio KM, Siegel NJ. Pathogenesis and treatment of acute renal failure. *Ped Clin North Am* 1987;34(3):771-787.

Grupe WE. The kidney. In: Klauss MH, Fanaroff AA. *Care of the high risk neonate.* Philadelphia: WB Saunders, 1986. p 314-335.

Hellstron WJG, Hogan BA, Jeffrey RB. The natural history of prenatal hydronephrosis with normal amounts of amniotic fluid. *J Urol* 1984;132:947-950.

Laouari D, Kleinknecht C. The role of nutritional factors in the course of experimental renal failure. *Am J Kidney Dis* 1985;5:147-156.

Schwartz GI, Feld LG, Langford DJ. A simple estimate of glomerular filtration rate in full-term infants during the first year of life. *J Pediatr* 1984;104:849-854.

Siegel JN, Van Why NS, Boydstun II et al. In: Hollyday AM, Barrat MT, Avner DE. *Acute renal failure in pediatric nephrology,* 3rd ed. Baltimore: Williams & Wilkins, USA: Maryland, 1994. p 1176-1203.

47 Patologias Cirúrgicas do Tórax

Carlos Murilo Guedes de Mello ◆ Maria do Carmo Freitas Briggs ◆
João Baptista Correia Ormonde Filho

HÉRNIA DIAFRAGMÁTICA CONGÊNITA

Introdução

A hérnia diafragmática congênita pode ser definida como a passagem de vísceras abdominais para o tórax, através de orifício póstero-lateral no diafragma, originário de falha no desenvolvimento embriológico. Outros defeitos herniários diafragmáticos congênitos são a hérnia do hiato esofágico, a hérnia paraesternal de Morgagni, a hérnia pericárdica, a agenesia e a eventração diafragmáticas. O termo hérnia diafragmática congênita refere-se especificamente ao defeito na porção póstero-lateral do músculo e traz implícito o conceito de grande acometimento pulmonar por hipoplasia e hipertensão vascular.

A hérnia diafragmática congênita ou hérnia de Bochdalek foi relatada primeiramente em necropsia de recém-nascido em 1754, mas foi somente em 1848 que Vincent Alexander Bochdalek a descreveu em detalhes e postulou que resultasse de ruptura intra-uterina de membrana no triângulo lombocostal.

A hérnia de Bochdalek ocorre entre 1:2.000 a 1:5.000 nascimentos e não tem preferência por sexo ou raça. Na maioria das vezes é de ocorrência esporádica, embora existam casos familiares bem identificados. Sua etiologia ainda é desconhecida.

Em 80% dos casos o defeito póstero-lateral do diafragma é à esquerda; 20% são à direita e a ocorrência de bilateralidade é raríssima. O defeito é usualmente triangular, de tamanho variável, e só em 15% dos casos existe um saco herniário. Do lado esquerdo, o intestino delgado e o estômago são o conteúdo mais freqüente, podendo o cólon e o baço esta também no tórax. À direita, parte do fígado está quase sempre herniada. Pâncreas, rim, ureter e adrenal podem, mais raramente, fazer parte da herniação.

As malformações mais comumente associadas à hérnia diafragmática congênita são as cardíacas (sendo a hipoplasia do coração esquerdo a mais freqüente), seguidas das genitourinárias, gastrintestinais, do sistema nervoso central e outras. Em muitas crianças há mais de uma anomalia presente. A associação com outras malformações piora em muito o prognóstico de crianças com hérnia diafragmática congênita.

Embriologia

O diafragma tem origem mesodérmica, inicia seu desenvolvimento na terceira semana de vida intra-uterina e por volta da 12ª semana está completo. Quatro componentes entram em sua formação: a) septo transverso – localizado ventralmente, separa o coração das vísceras abdominais; b) mesentério dorsal do esôfago – constitui-se na porção mediana posterior do diafragma e se une ao septo transverso; c) membranas pleuroperitoneais – de cada lado do mesentério dorsal do esôfago estão os canais pleuroperitoneais, que irão se estreitar e se fechar posteriormente; d) musculatura da parede torácica – a migração de miótomos da parede torácica é responsável pela muscularização final do futuro diafragma.

Os pulmões, por sua vez, também atravessam vários estágios de desenvolvimento embrionário, a saber: a) embrionário – terceira a sexta semanas – em que se formam traquéia, brônquios principais e estruturas lobares; b) pseudoglandular – sétima a 16ª semanas – envolve a diferenciação de toda a árvore respiratória; c) canalicular – 16ª a 24ª semanas – há desenvolvimento dos espaços aéreos e sacos alveolares rudimentares, pneumócitos tipo I e precursores do tipo II; d) sacular – 24ª semana até o termo – em que há maturação dos espaços aéreos e síntese de surfactante; e) alveolar – do nascimento até os oito anos de idade.

Ainda durante o desenvolvimento embrionário do diafragma e dos pulmões, o intestino médio, que está localizado dentro do saco amniótico, deverá iniciar seu retorno à cavidade abdominal para completar sua rotação e fixação ao abdome. Se, por qualquer falha na embriogênese, o canal pleuroperitoneal não se fecha, o defeito no diafragma propiciará a passagem de alças intestinais para o interior da cavidade torácica. As vísceras podem entrar e sair com freqüência ou permanecer lá por longo tempo, ocupando o espaço que deveria ser conquistado pelo pulmão e, determinando, assim, maior ou menor lesão ao órgão em crescimento.

Patologia

Como resultado da herniação de vísceras abdominais para o tórax ainda na vida intra-uterina, há desvio do mediastino para o lado oposto ao da hérnia, e ambos os pulmões, mas principalmente o ipsilateral, têm volume e peso reduzidos. O prejuízo para o desenvolvimento pulmonar corre por conta de diminuição do número de gerações de brônquios menores e bronquíolos e conseqüentemente alvéolos, caracterizando a hipoplasia pulmonar. Há também menor número de ramos arteriais e, primordialmente, o diâmetro dos mesmos estão muito diminuídos por hipertrofia de sua camada muscular. Quanto mais hipoplásico for o pulmão, mais intensa é essa muscularização arterial excessiva, responsável pela hipertensão vascular.

Outras anormalidades acompanham a hérnia diafragmática congênita como conseqüência direta da presença de alças intestinais no tórax e da hipoplasia pulmonar. As mais freqüentes são a persistência do ducto arterioso e do forame oval e a má rotação intestinal, bem como a redução do tamanho e da capacidade da cavidade abdominal (Fig. 47-1).

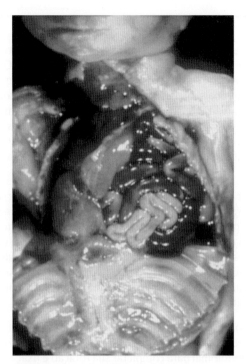

Fig. 47-1. Necropsia em RN com hérnia diafragmática congênita à esquerda. Observa-se conteúdo herniário na cavidade pleural esquerda, rechaçando o pulmão e o mediastino para a direita.

Fisiopatologia

Os aspectos principais envolvendo a fisiopatologia da hérnia diafragmática congênita são a hipertensão pulmonar, com manutenção do padrão fetal de circulação, e a redução do volume corrente e complacência pulmonares. Essas alterações podem ser mínimas e pouco interferir com a respiração e hemodinâmica do recém-nascido, ou ser tão intensas que não permitam a sobrevida.

A redução do número absoluto de ramos arteriais pulmonares (notadamente artérias menores, arteríolas e capilares), bem como a diminuição de seus diâmetros, leva ao aumento da resistência vascular pulmonar, a qual é muito responsiva a estímulos como hipóxia, hipercapnia, acidose, hipotermia e até mesmo a simples manipulação da criança. O aumento desta resistência vascular pulmonar leva à hipertensão pulmonar, acarretando aumento da pressão diastólica final no ventrículo direito, com *shunt* direita-esquerda através do ducto arterioso e forame oval, configurando assim um padrão circulatório idêntico ao observado intra-útero. Esse ciclo perpetua a hipoxemia, hipercapnia e acidose, que por sua vez são estímulos à vasoconstrição pulmonar.

Por vezes, seja no pré ou no pós-operatório, crianças que parecem estáveis podem, por qualquer sorte de estímulo, retornar ao padrão de circulação fetal. Esse período temporário de estabilidade é conhecido como "período de lua-de-mel". Alguns recém-nascidos, contudo, jamais chegam a atravessar esse período e geralmente é muito grave, com hipoplasia pulmonar e alterações da vasculatura pulmonar graves.

A ventilação de crianças com hérnia diafragmática congênita é difícil, principalmente por causa da menor complacência e do menor volume corrente pulmonar. Exames microscópicos após insuflação mostram que alguns espaços aéreos abrem com pressões de 15 a 20 cmH$_2$O, enquanto outros estão ainda fechados com 30-35 cm H$_2$O. Essa é a razão para uma incidência maior de pneumotórax nesses pacientes.

Quadro clínico

Noventa por cento dos pacientes apresentam insuficiência respiratória nas primeiras 24 horas de vida e, destes, 88% nas primeiras seis horas. Quanto mais cedo surgirem os sintomas, maior deve ser o comprometimento pulmonar. Taquipnéia, retração intercostal e supra-esternal são observados ao lado de cianose e/ou palidez. O tórax pode mostrar abaulamento e assimetria, ao mesmo tempo em que se observa o abdome escavado por estarem as vísceras abdominais no interior da cavidade torácica. Por vezes o *ictus cordis* pode ser observado na linha axilar do hemitórax contralateral. As bulhas cardíacas estarão audíveis para onde o coração estiver deslocado. A dispnéia tende a piorar com o passar do tempo porque o estômago e os intestinos intratorácicos se distenderão com o ar deglutido e também por causa da hipoxemia, hipercapnia e acidose progressivas, conseqüentes à hipertensão pulmonar. O murmúrio vesicular pode estar muito diminuído ou ausente no hemitórax ipsilateral, onde podem ainda ser ouvidos ruídos do peristaltismo intestinal. Pode haver instabilidade hemodinâmica com tendência à hipotensão arterial por diminuição do retorno venoso ao coração ou por sobrecarga do coração direito pela hipertensão pulmonar.

Pequeno porcentual de pacientes pode se apresentar com manifestações gastrintestinais de obstrução ou perfuração, mas isso é raro no período neonatal. As manifestações para o lado do aparelho digestório são mais encontradas quando a hérnia diafragmática congênita se manifesta pela primeira vez na criança mais velha, período em que também as infecções respiratórias de repetição passam a ter valor de destaque como sintoma principal para o diagnóstico.

Diagnóstico

A ultra-sonografia pré-natal pode detectar a presença de estômago e alças intestinais no tórax fetal. Quando o defeito é à direita, o fígado pode tamponá-lo e ocultar o diagnóstico. O poliidrâmnio costuma ocorrer sempre nos casos de hérnia diafragmática congênita e se constitui em uma das indicações para o exame no período pré-natal.

Após o nascimento, a radiografia simples toracoabdominal demonstra presença de imagens aéreas de alças intestinais dentro de um hemitórax, com desvio do mediastino para o lado oposto e diminuição ou ausência de imagens aéreas no abdome, como pode ser visto na Figura 47-2.

A passagem de cateter gástrico ajuda a localizar o estômago intratorácico. Em raras ocasiões precisamos complementar os raios X simples com a infusão de contraste no cateter gástrico para a confirmação diagnóstica da hérnia diafragmática congênita.

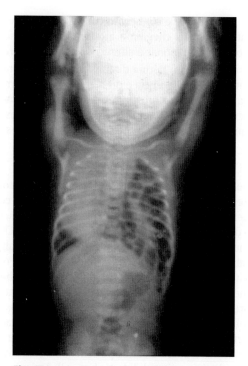

Fig. 47-2. Raios X simples toracoabdominal. Hérnia diafragmática esquerda.

Embora a maioria dos pacientes com hérnia diafragmática congênita apresente sintomatologia nas primeiras 24 horas de vida, alguns com apresentação tardia e sintomas de doença respiratória crônica ou gastrintestinal obstrutiva poderão necessitar de enema opaco ou trânsito gastrintestinal para o diagnóstico.

Exames radiológicos adicionais, bem como as ultra-sonografias renal e de crânio e ecocardiografia, devem ser realizados para a detecção de malformações associadas.

Várias são as entidades nosológicas que fazem diagnóstico diferencial com a hérnia diafragmática congênita, como, por exemplo: eventração diafragmática, malformação adenomatóide cística do pulmão, pneumonia, cisto congênito de pulmão, hérnia do hiato esofágico e hérnia de Morgagni.

Conduta

Historicamente a hérnia diafragmática congênita era considerada uma emergência cirúrgica, em que os recém-nascidos eram imediatamente levados à sala de cirurgia, na esperança de que a retirada do conteúdo abdominal do tórax pudesse aliviar a compressão dos pulmões. Hoje se sabe que ela é uma emergência fisiológica e que não existem terapias que promovam o crescimento pulmonar. Deve-se estabilizar o sistema cardiovascular do paciente para só depois operá-lo.

Uma minoria de portadores de hérnia diafragmática congênita apresenta os primeiros sintomas após 24 horas de vida, o que denota mínima hipoplasia pulmonar. Estes podem ser submetidos, de imediato, ao tratamento operatório, esperando-se sobrevida muito próxima de 100%.

O tratamento descrito a seguir destina-se ao grande porcentual de pacientes que se apresentam com insuficiência respiratória logo após o nascimento e visa reverter as alterações decorrentes da hiper-reatividade vascular pulmonar, de modo a permitir a correção cirúrgica e a maior sobrevida dos mesmos. Não há um período de tempo preestabelecido para a estabilização pré-operatória, que pode variar de 12 horas a vários dias.

O manuseio da criança começa pela descompressão do tubo digestivo através da introdução de cateter gástrico. A insuficiência respiratória é tratada de acordo com as necessidades, mas são contra-indicados ventilação sob máscara ou ambu. Intubação orotraqueal e ventilação mecânica habitualmente são requeridas. Acesso venoso e arterial, que por cateterização umbilical é rápido e eficiente, permite infusão de líquidos e drogas e colheitas para gasometrias. Monitores transcutâneos de oximetria de pulso são colocados em territórios pré e pós-ductal, isto é, antes e depois do *shunt* que ocorre pelo ducto arterioso. Um sensor posicionado no membro superior direito mostrará saturações de O_2 pré-ductais, maiores do que as obtidas por sensor colocado em membros inferiores ou membro superior esquerdo (posição pós-ductal). A oximetria de pulso, tomada concomitantemente pré e pós-ductal, permite avaliar indiretamente a intensidade do *shunt* e o efeito imediato de drogas ou mudanças nos parâmetros da ventilação instituída.

Um recém-nascido incapaz de saturar completamente o sangue pré-ductal e ter PCO_2 menor que 50 torr (1 torr = 1 mmHg) diante do máximo de terapia ventilatória deve ter hipoplasia pulmonar grave incompatível com a vida.

Regulação de temperatura, glicemia e volume circulante de líquidos são importantes para o aporte adequado de oxigênio. É utilizada sedação com drogas como midazolam, fentanil ou morfina. O uso de relaxantes musculares (pancurônio) também é recomendado. Drogas cardiotônicas como dopamina e dobutamina são largamente empregadas. Distúrbios do equilíbrio ácido-básico estão relacionados à hipoperfusão e devem ser corrigidos criteriosamente com líquidos e bicarbonato. Hipercapnia grave ($PCO_2 > 70$ torr) deve ser tratada mudando-se a estratégia ventilatória.

O objetivo da ventilação mecânica é obter oxigenação adequada e alcalose respiratória, tentando reverter os fatores que mantêm a vasoconstrição pulmonar. Habitualmente emprega-se alta freqüência, altas pressões inspiratórias e frações elevadas de oxigênio, mas sabe-se que essa forma de ventilação é lesiva aos pulmões. Outras formas de ventilação têm sido empregadas para minimizar o barotrauma, como ventilação suave, com sedação mínima, sem curarização, com freqüência ajustada à freqüência do próprio paciente, procurando manter PO_2 de 50 a 60 mmHg e PCO_2 toleratentemente mais elevada. A ventilação por oscilação de alta freqüência, que é uma forma de respiração artificial que mobiliza volumes de ar menores que o espaço morto anatômico e utiliza freqüências de até 2.400 ciclos por minuto, vem sendo descrita com ótimos resultados.

Alguns serviços têm utilizado o óxido nítrico na ventilação de pacientes com hérnia diafragmática congênita. Sabe-se que ele é potente vasodilatador pulmonar, mas tem efeito fugaz por ligar-se rapidamente à hemoglobina e ser inativado. Ainda não está claro o seu papel no tratamento da hérnia diafragmática congênita.

Diversas drogas vasodilatadoras pulmonares têm sido sistematicamente empregadas na tentativa de se diminuir a hipertensão pulmonar. A mais efetiva delas é o bloqueador α-adrenérgico tolazolina, e quando o paciente responde bem à sua administração, o faz dentro de quatro horas após injeção em *bolus* de 1 a 2 mg/kg, seguida de infusão contínua de 1 mg/kg/hora, aumentando a PO_2 pós-ductal.

Dada a possível deficiência do sistema surfactante em crianças com hérnia diafragmática congênita, a instilação do surfactante exógeno via traqueal vem sendo empregada com resultados ainda duvidosos em casos nos quais não há prematuridade.

Apenas em centros especializados tem-se utilizado a circulação extracorpórea como parte do tratamento da hérnia diafragmática congênita. O ECMO (*extracorporeal membrane oxigenation*) é uma técnica que permite o repouso pulmonar enquanto a oxigenação e a circulação sangüíneas são realizadas pela máquina. Discute-se se ela deve ser empregada antes, após ou na vigência do procedimento operatório, parecendo ser esta última opção o mais preconizado pelos serviços que dela dispõem. Existem indicações precisas para sua utilização, e os relatos demonstram que ela efetivamente tem contribuído para a maior sobrevida de pacientes extremamente graves.

Cirurgia

A anestesia é geral, porém a colocação de cateter para a anestesia peridural contínua tem facilitado a descurarização precoce no pós-operatório.

A abordagem abdominal deve ser a escolha. Uma incisão subcostal permite boa visualização do defeito e redução do conteúdo herniário. O pulmão ispsilateral deve ser visualizado, e as bordas do defeito diafragmático, inspecionadas quanto à presença de saco herniário, que deve ser removido. O defeito é fechado primariamente sempre que possível, utilizando-se fio inabsorvível. Se a sutura ficar submetida à tensão, ou se o defeito for muito grande, preferimos a utilização de telas sintéticas como prótese, ou ainda a confecção de retalhos musculares de parede abdominal ou do músculo grande dorsal para corrigir o orifício herniário. Um dreno torácico é introduzido por contra-incisão e mantido em selo d'água, embora alguns autores não o utilizem mais.

Não raramente a capacidade volumétrica da cavidade abdominal está muito diminuída e são necessárias manobras de distensão digital da parede muscular para aumentar o continente. Quando o fechamento completo da parede abdominal não for possível por acarretar compressão da veia cava inferior, diminuição do retorno venoso ao coração e redução da expansibilidade torácica, pode-se recorrer ao fechamento apenas da pele e manter-se uma hérnia incisional propositadamente, ou preferencialmente, colocar-se tela sintética à maneira do "silo" utilizado nas onfaloceles e gastrosquises.

Quaisquer que sejam os sinais e sintomas da hérnia diafragmática congênita de apresentação tardia, deve-se indicar a cirurgia logo que possível, pelo risco de encarceramento e estrangulamento das vísceras herniadas. Geralmente também se utiliza a via de acesso abdominal, mas muitas vezes a via torácica pode ser a melhor opção, ficando essa decisão a cargo do cirurgião.

Manuseio pós-operatório

O paciente é mantido com os mesmos cuidados do pré-operatório, com PO_2 pré-ductal acima de 80 torr e PCO_2 menor que 30-35 torr. Ecocardiogramas devem ser feitos rotineiramente para verificação de hipertensão pulmonar, fluxo pelo *shunt* e *performance* ventricular. A administração de líquidos deve ser cuidadosa já que no pós-operatório há certa tendência à retenção hídrica. O desmame do suporte ventilatório deve ser lento e bem tolerado pela criança.

Mortalidade

Os índices mostram grande variabilidade, dependendo da disponibilidade terapêutica nos diversos serviços de cirurgia e neonatologia. Quando se trata de crianças de alto risco, mas com hérnia diafragmática congênita isolada, 65% de sobrevida tem sido relatada, contra 50% quando são considerados casos com malformações associadas.

Seguimento tardio

Complicações relacionadas ao emprego de próteses diafragmáticas levando a recidivas herniárias podem levar à reintervenção cirúrgica.

O refluxo gastresofágico tem sido relatado na quase totalidade dos casos. Apenas 18% dessas crianças necessitam ser operadas.

A displasia broncopulmonar acompanha 33% a 62% dos pacientes. Por vezes, terapia com oxigênio com cateter nasal pode ser requerida por meses após a alta. Mapeamento pulmonar com radioisótopos mostra diminuição da ventilação e da perfusão pulmonar no pós-operatório. Com o passar dos anos, há perspectiva de vida normal para essas crianças.

Com a sobrevida de pacientes muito graves, especialmente daqueles que passaram por ECMO, alguns evoluem com distúrbios neurológicos, déficit de audição e visão, convulsões etc. Provavelmente essas anormalidades são resultados do esforço terapêutico para a sobrevivência, assim como a displasia pulmonar, e não estão especificamente relacionadas à hérnia diafragmática congênita.

Perspectivas futuras

Como os índices de mortalidade na hérnia diafragmática congênita ainda são elevados, a busca de soluções tem ensejado diversas pesquisas, tanto no campo experimental quanto na clínica.

Na década de 1980, cirurgiões liderados por Michael Harrison realizaram várias intervenções intra-uterinas em fetos de ovelhas, demonstrando que a lesão de espaço ocupante intratorácica levava à hipoplasia pulmonar, que sua cura intra-útero era factível e que a remoção do conteúdo tornava a permitir o crescimento do pulmão sem prejuízo pós-natal. O mesmo grupo vem realizando intervenções em humanos, mas os resultados são pouco animadores não só pelo desencadeamento do trabalho de parto prematuro, como pelo prejuízo ao fluxo sangüíneo nos vasos umbilicais.

O transplante de pulmão, tanto experimental quanto clínico, tem obtido sucesso, mas as dificuldades inerentes à técnica no recém-nascido tornam essa opção pouco provável como solução definitiva.

DiFiore, Fauza, Slavin e colaboradores, em trabalho experimental, promoveram a ligadura traqueal fetal no intuito de que o líquido pulmonar, secretado nos pulmões e que normalmente flui em direção à cavidade amniótica, provocasse distensão contínua dos alvéolos e impedisse a hipoplasia pulmonar, o que foi obtido. O primeiro caso de aplicação clínica, não da ligadura, mas da colocação de um molde traqueal como uma rolha, foi descrito em 1994 com sucesso. Talvez o desenvolvimento de técnicas de cirurgia endoscópica fetal, já iniciado experimentalmente, venha a ser a melhor alternativa.

Partindo do princípio que a distensão contínua dos alvéolos, sob pressão, seja o principal estímulo para a proliferação alveolar e vascular, nova linha de pesquisa vem surgindo através da manutenção de pressão positiva contínua nas vias aéreas e alvéolos em meio líquido de perfluorocarbono (PFC). A ventilação líquida híbrida (PFC + ar) aumenta a complacência pulmonar e melhora as trocas gasosas, principalmente a oxigenação, já tendo sido utilizada em humanos.

Experimentalmente, a administração pré-natal de corticosteróides e do fator liberador de tirotropina (TRH) melhora a maturação e função pulmonares na hérnia diafragmática congênita, embora não se conheça ainda sua atuação em seres humanos.

PNEUMOTÓRAX

Introdução

Pneumotórax é o extravasamento de ar para a cavidade pleural. Pode ser de pequena monta e estima-se que 1% a 2% dos recém-nascidos desenvolvam um pneumotórax assintomático. A incidência é maior entre recém-nascidos com afecções pulmonares, como aspiração de mecônio e membrana hialina, e naqueles que necessitam de manobras de ressuscitação ou nos que estão recebendo assistência ventilatória com pressão positiva alveolar contínua (CPAP), especialmente se associada à pressão positiva expiratória final (PEEP). Causas traumáticas de lesão pleural direta levando ao pneumotórax, como perfuração brônquica e esofágica por cateter ou endoscopia, e acidente na punção da veia subclávia são pouco freqüentes.

O pneumotórax ocorre com igual freqüência à direita e à esquerda e pode ser bilateral em 10% dos casos.

Etiopatogenia

O pneumotórax ocorre por hiperinsuflação e superdistensão dos espaços aéreos terminais, resultando em ruptura alveolar. Se a ruptura alveolar se acompanha de concomitante rompimento da pleura visceral, ocorre o pneumotórax. Se esta permanece íntegra, o ar extravasado disseca os espaços intersticiais peribrônquicos e perivasculares, caracterizando o enfisema intersticial. Essa dissecção do ar caminha em direção ao hilo pulmonar e mediastino, dando origem ao enfisema mediastinal ou pneumomediastino. Nesse momento pode haver também ruptura pleural e conseqüente pneumotórax. Do mediastino, o ar pode prosseguir sua dissecção se exteriorizando na forma de enfisema subcutâneo no pescoço, na face ou no tronco, como também pode descer e ganhar o retroperitônio e a cavidade abdominal (retropneumoperitônio e pneumoperitônio).

Quadro clínico e diagnóstico

O início do quadro pode ser súbito ou gradual. Não é incomum que os sintomas surjam logo após a toalete traqueobrônquica em crianças que estão com tubo endotraqueal. Coleções pleurais pequenas podem ser oligo ou assintomáticas. Pode-se notar ligeiro desconforto, taquicardia e leve taquipnéia, ou o quadro pode, de início, se apresentar com dispnéia grave, cianose, irritabilidade e nítida alteração dos sinais vitais. O pneumotórax hipertensivo ocorre se houver ar suficiente no espaço pleural para elevar a pressão intrapleural acima da pressão atmosférica. Nesses casos pode haver desvio do mediastino com *ictus cordis* deslocado para o lado oposto da lesão, diminuição acentuada ou ausência do murmúrio vesicular e hipertimpanismo no hemitórax comprometido.

O pneumotórax hipertensivo que leva ao colapso pulmonar não depende somente da quantidade de ar no espaço pleural, mas também da complacência pulmonar. Um pulmão duro, não complacente, não colapsa, enquanto que um pulmão normal pode ser comprimido até seu colapso total. Pulmões que são mais maduros rompem com pressões mais baixas do que os mais imaturos.

O diagnóstico é confirmado pela radiografia simples do tórax, pela identificação da linha da pleura visceral e presença de ar entre ela e o gradil costal. Pode haver desvio do mediastino e retificação da cúpula frênica correspondente.

A transiluminação do hemitórax com fibra óptica é sempre valiosa no diagnóstico de emergência, enquanto se aguarda a chegada do raios X. O hemitórax afetado transmite excessivamente a luz, ao contrário do hemitórax, onde o pulmão está normalmente expandido.

Conduta

As coleções pleurais de pequeno porte, que não dão sintomas, podem ser apenas acompanhadas. O tratamento do pneumotórax sintomático nos recém-nascidos é a drenagem da cavidade pleural com dreno tubular número 10 ou 12 Fr, inserido pelo quarto ou quinto espaço intercostal na linha axilar média e colocado em selo d'água. Uma medida simples, que salva pacientes com grave insuficiência respiratória, é a introdução de agulha no segundo ou terceiro espaço intercostal anterior, na linha hemiclavicular, com subseqüente aspiração do pneumotórax ou conexão a um tubo mergulhado em água. O mesmo tipo de agulha usada para venopunção, que dispõe de mandril metálico interno e capa plástica externa, é utilizado no tórax. Após punção, o mandril é retirado, e o ar pode ser aspirado. O dispositivo é fixado à pele do tórax com fita adesiva até que a drenagem definitiva esteja terminada.

Uma radiografia de controle é realizada logo após a drenagem para avaliar se a expansão pulmonar foi total. Raramente é necessária a instalação de aspiração contínua no frasco de drenagem. A permanência do dreno depende do débito da fístula aérea.

Pacientes em assistência ventilatória costumam levar tempo maior até a retirada do dreno.

ENFISEMA LOBAR CONGÊNITO

Introdução

É uma anomalia pulmonar pouco freqüente caracterizada por hiperinsuflação de um segmento ou lobo pulmonar, que pode causar grave insuficiência respiratória ao recém-nascido e necessitar de tratamento cirúrgico em caráter de urgência. O ar fica retido na região afetada do pulmão em virtude da presença de um mecanismo valvular que permite maior facilidade de entrada do ar na inspiração (fase de maior pressão) do que a saída na expiração (fase de menor pressão). Dessa forma, o pulmão anormalmente distendido e hipertenso comprimirá os outros segmentos pulmonares normais, causando desvio do mediastino para o lado oposto, podendo levar à dificuldade respiratória já nas primeiras horas de vida. O reconhecimento correto desta patologia é importante, pois o diagnóstico diferencial com pneumotórax hipertenso pode ser difícil, e as condutas terapêuticas são absolutamente distintas.

Etiopatogenia

O fator desencadeador do enfisema lobar congênito é a obstrução brônquica parcial, segmentar ou lobar, que determina colapso do brônquio seguido de aprisionamento do ar nos alvéolos, impedindo que as trocas gasosas se processem de forma adequada. Em casos de obstrução completa do brônquio (atresia), o enfisema é resultante da insuflação aérea daquele segmento a partir dos poros de Kohn do pulmão normal. A hiperplasia alveolar, o aumento do número de alvéolos em cada ácino (lobo polialveolar), também pode ser causa de enfisema lobar congênito. A causa da obstrução brônquica pode ser de origem intrínseca ou extrínseca e nem sempre ela será identificada, mesmo ao exame histopatológico.

Entre as causas intrínsecas, as mais freqüentes são os defeitos da estrutura cartilaginosa brônquica (broncomalacia). A presença de angulações brônquicas, "rolha" de muco espesso intraluminal e mucosa brônquica redundante também pode causar enfisema lobar congênito. Como causas de origem extrínsecas são citadas: hipertrofia ganglionar linfática mediastínica, compressão por vasos anômalos, aumento da área cardíaca por doenças congênitas e cistos broncogênicos.

Quadro clínico

O enfisema lobar congênito é mais freqüente no sexo masculino, e alguns autores citam uma incidência de 3:1. O lobo superior esquerdo é o mais freqüentemente acometido, seguido do lobo superior direito e do lobo médio. O envolvimento dos lobos basais assim como a ocorrência de doença bilateral são raros.

Alguns pacientes podem apresentar sintomas já nas primeiras horas de vida e outros só os manifestam após alguns meses. A insuficiência respiratória e a cianose, quando presentes ao nascimento, representam risco de vida e determinam a necessidade de tratamento cirúrgico imediato. Cerca de 1/3 dos portadores de enfisema lobar congênito apresenta sintomas no período neonatal e estes podem variar desde dispnéia aguda com cianose a um discreto desconforto respiratório. Já nos lactentes e crianças mais velhas, a sintomatologia decorrente de infecção respiratória de repetição é o que chama atenção para o diagnóstico desta patologia.

Segundo Thakral, Maji e Sajwani, a sintomatologia tende a ser mais precoce e grave quando um dos lobos superiores está comprometido do que quando o lobo médio é envolvido. Doenças cardíacas congênitas, como defeitos do septo ventricular, tetralogia de Fallot e persistência do ducto arterioso, podem estar associadas ao enfisema lobar congênito.

Diagnóstico

Angústia respiratória, cianose, abaulamento de um hemitórax com hipertimpanismo à percussão e murmúrio vesicular diminuído são sinais que estão presentes em um paciente com enfisema lobar congênito, mas que também podem caracterizar clinicamente um pneumotórax hipertenso em um recém-nascido. Como diferenciá-los? A radiografia simples de tórax, de boa qualidade, em posição ântero-posterior e perfil, na maioria das vezes, será suficiente para se estabelecer o diagnóstico diferencial. No enfisema lobar congênito nota-se um segmento pulmonar hipertransparente, com pulmão expandido até o gradil costal, onde se pode identificar a discreta trama broncovascular do lobo enfisematoso, sendo este o principal sinal radiológico para excluir o diagnóstico de pneumotórax hipertenso. Retificação do diafragma ipsilateral, desvio do mediastino para o lado oposto ao da lesão e atelectasia de um ou mais segmentos pulmonares vizinhos ao lobo hipertenso também podem ser identificados.

A tomografia computadorizada e a cintigrafia pulmonar têm sido utilizadas como ferramentas diagnósticas em alguns pacientes, assim como a broncoscopia.

O diagnóstico ultra-sonográfico pré-natal de doenças císticas pulmonares pode ser realizado por examinadores experientes, e um número crescente de casos vem sendo relatado nos últimos anos. Os achados mostram que algumas lesões sofrem regressão durante a gestação e necessitam de confirmação diagnóstica pós-natal. Esses dados devem ser considerados no acompanhamento pós-natal desses pacientes.

O diagnóstico diferencial com outras patologias císticas pulmonares não representará um dilema tão importante quando comparado ao diagnóstico errôneo de pneumotórax hipertenso, pois o tratamento das lesões císticas será o mesmo do enfisema lobar, enquanto o pneumotórax exigirá apenas uma drenagem torácica de emergência.

Conduta

Nos casos em que há franca insuficiência respiratória, o tratamento é a toracotomia com ressecção do lobo pulmonar comprometido em caráter de emergência. Deve ser voltada atenção especial para a assistência ventilatória durante o procedimento anestésico, pois a ventilação com pressão positiva poderá aumentar a distensão do lobo enfisematoso, agravando a angústia respiratória, podendo chegar à parada cardíaca. A ventilação de alta freqüência deve ser considerada como uma alternativa para esses pacientes.

Durante a cirurgia, quando é possível identificar o fator etiológico, como nos casos de anomalias vasculares, cistos broncogênicos e adenopatias linfáticas mediastínicas, o tratamento deverá ser direcionado à causa da obstrução brônquica, evitando-se assim a ressecção do lobo envolvido.

Nos casos em que a sintomatologia respiratória é discreta e não representa risco de vida e naqueles onde prevalecem os sintomas de infecção pulmonar de repetição, o tratamento conservador poderá ser tentado. O acompanhamento clínico e a broncoscopia são fundamentais no seguimento desses pacientes, pois ao longo de seu desenvolvimento eles poderão necessitar de tratamento cirúrgico.

A lobectomia em geral é bem tolerada pelo paciente pediátrico e não parece haver grandes alterações da função pulmonar a longo prazo. Até o presente momento este é o tratamento de escolha para os pacientes com enfisema lobar congênito em que não se consegue identificar o fator etiológico.

MALFORMAÇÃO ADENOMATÓIDE CÍSTICA CONGÊNITA

Introdução

É uma malformação pulmonar rara, caracterizada pela substituição do parênquima normal por uma massa de tecido sólido e cístico que usualmente acomete um único lobo do pulmão. O envolvimento de todo o pulmão assim como a ocorrência de doença bilateral são raríssimos. A sintomatologia, quando presente no período neonatal, é decorrente de insuficiência respiratória devida à compressão do pulmão normal adjacente e das estruturas mediastínicas e necessita de tratamento cirúrgico de urgência.

Essas massas podem atingir um grande volume ainda durante a gestação, comprimindo o pulmão, o esôfago e o coração, o que poderá causar hipoplasia pulmonar, poliidrâmnio e hidropisia fetal, resultando em morte intra-útero. As áreas císticas, que contêm muco, tendem a se infectar, predominando então um quadro de infecção respiratória de repetição, que pode evoluir para a abscedação pulmonar, com manifestação clínica iniciando-se após o período neonatal.

Etiopatogenia

Embriologicamente ela é uma anomalia do broto pulmonar, com crescimento desordenado dos bronquíolos terminais e supressão do desenvolvimento alveolar, que ocorre antes da diferenciação da cartilagem. A massa tumoral contém elementos sólidos e císticos de tamanhos variáveis, que podem estar inicialmente preenchidos por muco e posteriormente conter ar. Os cistos são revestidos por epitélio cúbico ciliado ou colunar pseudo-estratificado. Stocker, Madewell e Drake descreveram três tipos anatomopatológicos distintos. Tipo I (macrocístico) é caracterizado pela presença de cisto único ou múltiplos, grandes e de paredes espessas, circundados por pequenos cistos, contendo ar, muco ou ambos e que podem se comunicar com a árvore brônquica normal. A presença de grandes cistos, normalmente, resulta em desvio do mediastino. Tipo II é caracterizado pela presença de numerosos cistos pequenos, normalmente menores de 1 cm no maior diâmetro, que se comunicam com a árvore brônquica. Este tipo está freqüentemente associado a outras anomalias congênitas e natimortos. Tipo III (microcístico) é caracterizado pela presença de uma massa volumosa de tecido pulmonar anormal, com lesões císticas menores que 0,5 cm de diâmetro, que envolvem praticamente todo o lobo, não se observando tecido pulmonar normal no segmento afetado. Os dados histológicos distintos, encontrados nos três tipos, sugerem que a agressão embriológica ocorreu em fases diferentes da embriogênese.

Quadro clínico

Em estudo multicêntrico, a incidência de malformação adenomatóide cística ocorreu entre 1:25.000 e 1:35.000 gestações. A associação com outras anomalias congênitas como atresias intestinais, malformações renais, hérnia diafragmática e cardiopatias estão em torno de 20% dos casos, e a presença de natimortos hidrópicos pode ter incidências que variam de 30% a 45%. Não há predominância de sexo e normalmente um único lobo é afetado. O tipo I acometeu mais freqüentemente o lado direito e teve a melhor taxa de sobrevida na casuística de Stocker, Madewell e Drake; ainda no mesmo estudo, o tipo II foi o que mais se associou a malformações congênitas e natimortos. O tipo III, pelo grande volume da lesão, costuma causar sintomas muito precocemente. Sintomas de grave insuficiência respiratória, como dispnéia, cianose, gemidos e retração intercostal, podem estar presentes nas primeiras horas de vida nos pacientes que apresentam massas que comprimem o pulmão e desviam o mediastino. Existe a possibilidade de ocorrência de pneumotórax espontâneo. Nesses casos a necessidade de intervenção cirúrgica é imediata.

Alguns pacientes podem ser assintomáticos ao nascimento ou vir a apresentar sintomatologia tardia, decorrente de quadro infeccioso pulmonar de repetição. A associação dessa malformação com a presença de carcinomas bronquioloalveolares e rabdomiossarcoma tem sido relatada.

Diagnóstico

A utilização rotineira de ultra-sonografia aumentou a freqüência do diagnóstico pré-natal de várias patologias, entre elas as doenças císticas pulmonares congênitas. Dessa forma, é desejável que o diagnóstico pré-natal esteja estabelecido durante a gravidez, para que possam ser tomadas as medidas necessárias para a assistência adequada a estes bebês no momento do nascimento. Em países onde o aborto é prática legal, a interrupção voluntária da gravidez chega a 15% dos casos diagnosticados de malformação adenomatóide cística, alguns deles associados a outras malformações congênitas e/ou hidropisia fetal. Quando a gestação é levada a termo, a ultra-sonografia tem mostrado que essas lesões variam de volume e que em até metade dos casos sofre regressão espontânea.

Ao nascimento, a radiografia simples de tórax será conclusiva para o diagnóstico nos pacientes que manifestam insuficiência respiratória precoce. O padrão radiológico varia de uma massa pulmonar homogênea a lesões multicísticas aeradas de diferentes tamanhos, comprimindo o pulmão adjacente (com ou sem desvio do mediastino), que podem conter ar e muco, o que dará o aspecto característico de imagem de "queijo suíço". A ultra-sonografia pós-natal e a tomografia computadorizada poderão facilitar o diagnóstico assim como auxiliar na diferenciação com outras anomalias císticas congênitas, supurações pulmonares crônicas, seqüestro pulmonar e hérnia diafragmática. Onde está disponível, a ressonância magnética ultra-rápida, realizada durante a gravidez, tem sido útil no diagnóstico diferencial e no planejamento da cirurgia fetal, quando esta é indicada.

Conduta

O procedimento terapêutico que se impõe é a lobectomia da área afetada. Procedimentos menores, como a ressecção segmentar, não são indicados, pois pequenos cistos ainda não aerados podem ser deixados na periferia da lesão. A cirurgia é bem tolerada e relativamente simples no recém-nascido; já na criança maior, com quadros infecciosos crônicos, a morbidade cirúrgica é mais elevada. Atenção especial deverá ser voltada para a dinâmica respiratória no pré e peroperatório. Mesmo nos doentes assintomáticos, tendo-se firmado o diagnóstico, está indicado o tratamento cirúrgico eletivo.

A cirurgia fetal aberta, punção torácica intra-útero e instalação de cisto amniótico só são indicadas em casos bem selecionados, nos quais a condição de viabilidade do feto é considerada de alto risco e de prognóstico ruim.

O prognóstico em geral é bom, mesmo nos casos submetidos às ressecções pulmonares. São fatores prognósticos negativos a hidropisia fetal, a ocorrência de doença bilateral e as lesões microcísticas; já o desvio do mediastino e o poliidrâmnio não são considerados fatores de mau prognóstico.

BIBLIOGRAFIA

Coran AG, Dronzowski R. Congenital cystic disease of the tracheobronchial tree in infants and children. Experience with 44 consecutives cases. *Arch Surg* 1994;129:521-5.

Cremin BJ, Movsowitz H. Lobar emphysema in infants. *Br J Radiol* 1971;44:692-4.

Difiore JW, Fauza DO, Slavin R, Peters CA, Fackler JC, Wilson JM *et al*. Experimental fetal tracheal ligation reverses the structural and physiological effects of pulmonary hypoplasia in congenital diaphragmatic hernia. *J Pediatr Surg* 1994;29(2):248-57.

Fauza DO, Hirschl RB, Wilson JM. Continuous intrapulmonary distension with perfluorocarbon accelerates lung growth in infants with congenital diaphragmatic hernia: initial experience. *J Pediatric Surg* 2001;36(8):1237-40.

Laberge JM, Flageole H, Pugash D, Khalife S, Blair G, Filiatrault D *et al*. Outcome of prenatally diagnosed congenital cystic adenomatoid lung malformation: a Canadian experience. *Fetal Diag Ther* 2001;16(3):178-86.

Stocker JT, Madewell JE, Drake RM. Congenital cystic adenomatoid malformation of the lung. *Human Pathol* 1977;8(2):155-71.

Thakral CL, Maji DC, Sajwani MJ. Congenital lobar emphysema: experience with 21 cases. *Pediatr Surg Int* 2001;17(2-3):88-91.

48 PATOLOGIAS CIRÚRGICAS DA PAREDE ABDOMINAL

Carlos Murilo Guedes de Mello ◆ Maria do Carmo Freitas Briggs
João Baptista Correia Ormonde Filho

ONFALOCELE e GASTROSQUISE

Introdução

Ambas são patologias congênitas que se caracterizam pela presença de um defeito herniário na parede abdominal anterior, através do qual há exteriorização de segmentos do intestino e outras vísceras que, normalmente, se encontram dentro da cavidade peritoneal. São malformações semelhantes, porém com características embriológicas, anatômicas e clínicas distintas.

Embriologia e Etiopatogenia

A formação da parede abdominal do embrião se inicia por volta da quarta semana de gestação. Permanece, porém, uma comunicação do que será futuramente a cavidade abdominal com o celoma extra-embrionário através do cordão umbilical. Concomitantemente está havendo um crescimento e alongamento rápido do intestino médio, que se exterioriza através do orifício umbilical, inicia sua rotação e retorna à cavidade abdominal por volta da 10ª semana de vida gestacional. A rotação completa e a fixação do intestino já dentro da cavidade abdominal se prolongam por mais tempo.

A embriogênese destas patologias dá margem a discussões e ainda não se definiu um fator etiológico para elas. Segundo alguns pesquisadores elas não são hereditárias, apesar da ocorrência em membros de uma mesma família. A onfalocele (amniocele ou exonfalia) seria decorrente do não retorno ou do retorno incompleto das vísceras à cavidade abdominal através do sítio de implantação do cordão umbilical. Nesse caso, as disgenesias envolvidas na malformação da parede abdominal e do cordão umbilical teriam ocorrido na fase final do período embrionário ou precocemente, na fase fetal do desenvolvimento do indivíduo. A gastrosquise (laparosquise) seria conseqüente ao aparecimento de um ponto de fraqueza na parede abdominal, normalmente à direita do local de implantação do cordão umbilical, através do qual se exteriorizam as alças de intestino. Esse sítio surgiria em virtude de alterações vasculares locais, relacionadas à involução da veia umbilical direita. Estas são apenas algumas das hipóteses que tentam esclarecer a etiologia desses defeitos. A conseqüência natural dessas malformações é que as vísceras perderam direito ao seu domicílio anatômico (cavidade abdominal), e quanto maior a desproporção entre o volume do conteúdo herniado e o tamanho da cavidade abdominal, pior será o prognóstico do tratamento desses pacientes.

Quadro clínico

Nos Estados Unidos a incidência de onfalocele e gastrosquise até 1989 era de 1:2.000 nascidos vivos e não há predominância significativa de raça ou sexo. Atualmente a incidência de gastrosquise vem aumentando em vários países, chegando à proporção de 1:4.000 nascidos vivos, segundo dados de 1999 do The Children's Mercy Hospital de Kansas City.

As diferenças morfológicas entre onfalocele e gastrosquise nos permitem, na maioria das vezes, estabelecer um diagnóstico diferencial de pronto (Quadro 48-1).

As membranas que recobrem as vísceras nas onfaloceles são externamente o âmnio e internamente o peritônio parietal e entre elas se encontra uma pequena quantidade de geléia de Wharton (Fig. 48-1). Mesmo nos casos de onfaloceles rotas, a identificação de restos das membranas geralmente é possível ser vista nas bordas do defeito (Fig. 48-1), o que contrasta com a ausência de membranas nas gastrosquises. O diâmetro do defeito na parede abdominal pode variar muito nas onfaloceles, assim como a quantidade de vísceras herniadas. Já nas gastrosquises o defeito costuma ser pequeno e a cavidade abdominal proporcionalmente mais desenvolvida do que nas onfaloceles. Como na gastrosquise não há membranas recobrindo as alças intestinais, estas estão em contato direto com o líquido amniótico durante a vida intra-uterina e após o nascimento com o ar ambiente (Fig. 48-2). Isso determina uma serosite na superfície peritoneal dessas vísceras, o que as torna espessadas e muitas vezes recobertas por uma espécie de película fibrosa, dando assim um aspecto de encurtamento do intestino.

A prematuridade é mais freqüente nos casos de gastrosquise. Os recém-nascidos portadores de defeitos congênitos da parede abdominal, apesar de nascerem com uma média de peso mais baixa do que aqueles em mesma idade gestacional sem anomalias, vêm apresentando aumento da taxa de sobrevida nas últimas duas décadas em conseqüência dos avanços técnicos nos métodos de investigação diagnóstica pré-natal e aos cuidados de suporte de vida em Unidades de Tratamento Intensivo Neonatais. Outro dado que vem alterando essas estatísticas em alguns países é a interrupção precoce da

Quadro 48-1. Diferenças morfológicas entre onfalocele e gastrosquise

Onfalocele	Gastrosquise
Defeito no sítio de implantação do cordão umbilical	Defeito lateral ao sítio de implantação do cordão umbilical
O cordão umbilical está sobre o defeito	O cordão umbilical geralmente está à esquerda do defeito herniário e pode haver uma ponte de pele normal entre o cordão e o defeito herniário
Presença de membrana recobrindo as vísceras herniadas	Nunca tem membrana recobrindo as vísceras
O intestino herniado tem aspecto normal	O intestino herniado freqüentemente é edemaciado, com aspecto encurtado, e pode apresentar um exsudato que lembra uma película fibrosa
A herniação do fígado é comum	A herniação do fígado é rara
A cavidade abdominal é pequena	A cavidade abdominal é maior – às vezes quase de tamanho normal
Atresias intestinais são raras	Atresias intestinais são comuns

48 ◆ Patologias Cirúrgicas da Parede Abdominal | 679

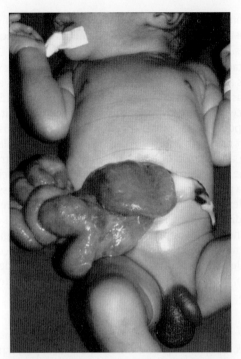

Fig. 48-1. Recém-nascido portador de onfalocele rôta.

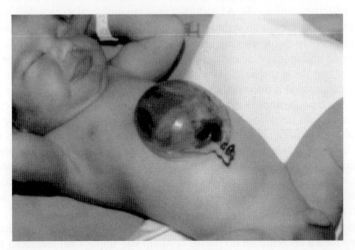

Fig. 48-2. Recém-nascido portador de gastrosquise.

gravidez quando confirmada a associação dessas malformações com alterações cromossômicas diagnosticadas através do exame do líquido amniótico, notadamente nos casos de onfaloceles.

Defeitos de rotação e de fixação dos intestinos estão quase que universalmente presentes em ambas as patologias. As atresias intestinais são mais encontradas nas gastrosquises, porém as anomalias cromossômicas (trissomias 13-15, 18 e 21) são mais comuns em onfaloceles, assim como outras anomalias congênitas. Segundo alguns pesquisadores elas podem estar presentes em 55% a 69% dos casos de onfalocele, contra apenas 21% a 28% nas gastrosquises. As alterações cardiovasculares mais freqüentes nas onfaloceles são a tetralogia de Fallot e defeitos do septo atrial. A pentalogia de Cantrell e a síndrome de Beckwith-Widemann também estão associadas à onfalocele. A última se caracteriza pelo defeito da parede abdominal, macroglossia e gigantismo, e o médico assistente deverá estar atento para a possibilidade de o recém-nascido desenvolver graves episódios de hipoglicemia, que tem como provável causa hipertrofia de células insulares pancreáticas. A presença de refluxo gastresofágico complicada com esofagite pode ocorrer nos primeiros anos de vida, em pacientes com grandes defeitos congênitos da parede abdominal. Por essa razão alguns serviços de pediatria passaram a estabelecer como rotina a pesquisa desta patologia em lactentes nascidos com grandes onfaloceles.

Diagnóstico

O diagnóstico clínico de gastrosquise e onfalocele é fácil, pois a presença de vísceras herniadas através da parede abdominal é evidente. Para um examinador menos experiente, diferenciar uma onfalocele rota de gastrosquise, à primeira vista, pode ser difícil, porém o exame cuidadoso mostrará restos de membrana amniótica nos casos de onfalocele, e na gastrosquise a implantação do cordão umbilical ao lado do orifício herniário facilitará o diagnóstico diferencial.

O médico que assiste a criança ao nascer tem que estar atento à possibilidade de haver uma pequena onfalocele. A ligadura do cordão umbilical a cerca de 5 cm da pele evitará uma possível lesão do segmento de intestino herniado na base do umbigo.

Com o advento da ultra-sonografia, o diagnóstico pré-natal dos defeitos congênitos da parede abdominal e de outras malformações associadas pode ser feito no primeiro trimestre de gestação. São relatados diagnósticos corretos em até 91% dos casos, sendo possível a diferenciação entre gastrosquise e onfalocele. Nos casos de gastrosquises o porcentual de acerto diagnóstico é maior do que nas onfaloceles. Atualmente, aparelhos de ultra-sonografia que utilizam técnicas de escaneamento tridimensional podem fornecer informações adicionais, que serão importantes no prognóstico cirúrgico desses pacientes. A amniocentese para análise do cariótipo fetal, quando do diagnóstico pré-natal de onfalocele, tem sido rotina em alguns países. Ainda assim, muitos pacientes nascem sem diagnóstico pré-natal pela falta de assistência médica adequada à gestante, o que agrava em muito o prognóstico de sobrevida dessas crianças.

O diagnóstico pré-natal de defeitos congênitos da parede abdominal não é, por si só, motivo para a antecipação do parto. Também não implica em indicação ou preferência por parto cesáreo em detrimento ao parto normal. Alguns autores acreditam que a indicação de cesariana deverá ser baseada em motivos obstétricos, pois, segundo eles, essas crianças podem nascer de forma segura, tanto por via vaginal quanto por cesariana. Nossa opinião é de que, confirmado o diagnóstico pré-natal de onfalocele ou gastrosquise, a gestação deverá evoluir normalmente e, uma vez iniciados os pródromos do trabalho de parto, será indicada a cesariana. Com isso poderemos minimizar o risco de traumatismo sobre o conteúdo herniado, especialmente nos casos de gastrosquises e nas onfaloceles gigantes.

Uma vez feito o diagnóstico pré-natal, essa gestante deverá ser acompanhada por uma equipe multidisciplinar, incluindo um cirurgião pediátrico, e ter o seu parto realizado em local onde o recém-nascido possa receber todo o suporte necessário ao pré, per e pós-operatório. Assim, complicações como hipotermia, desidratação e alterações isquêmicas das vísceras herniadas poderão ser evitadas. Devemos nos conscientizar que o melhor meio de transportar um bebê com malformação congênita e que poderá precisar de cuidados intensivos é o próprio útero materno e não a mais equipada das ambulâncias.

Conduta

No primeiro atendimento, ainda na sala de parto, o neonatologista deverá tomar algumas atitudes que diminuirão as chances de complicações pertinentes à condição patológica do bebê com onfalocele ou gastrosquise.

A necessidade de intubação orotraqueal é avaliada de imediato. A colocação cuidadosa de uma sonda nasogástrica para aspiração e drenagem contínua do estômago minimizará a distensão intestinal pela deglutição de ar, facilitando a redução cirúrgica das alças herniadas. Impossibilitado de se alimentar por via oral e tendo uma grande superfície de perda hídrica, faz-se mandatória a instalação de uma via venosa para hidratação e antibioticoterapia de largo espectro. Em caso de síndrome de Beckwith-Widemann, a monitorização periódica da glicemia não pode ser esquecida.

A proteção mecânica do conteúdo herniado é fundamental e deve ser realizada de imediato tanto na gastrosquise quanto na onfalocele.

Nas gastrosquises, a prevenção da hipotermia e da perda hídrica pela grande superfície serosa exposta ao ambiente é importante, especialmente quando for necessária a transferência do recém-nascido para outro hospital. Deve ser evitada a colocação de compressas úmidas sobre as alças, pois elas esfriam rapidamente, favorecendo a perda de calor. Manter as vísceras cobertas com material impermeável, estéril e transparente (plástico) diminui a perda de líquidos e permite a observação da coloração das alças. É recomendado que o bebê seja colocado em decúbito lateral com o intestino herniado pendendo para o mesmo lado, evitando que ocorram angulações do pedículo vascular mesentérico e isquemia intestinal.

Ao final desses procedimentos, a atenção do médico deverá ser voltada para o restante do exame físico, na expectativa de avaliar a presença de outras anomalias congênitas associadas.

O tratamento da onfalocele e gastrosquise é sempre cirúrgico, e todo esforço deverá ser no sentido de se obter a redução das vísceras e o fechamento do defeito em um só tempo cirúrgico (tratamento primário), o que contribuirá para menor incidência de complicações infecciosas e menor tempo de internação hospitalar.

Com raras exceções, em casos de onfaloceles gigantes íntegras acompanhadas de anomalias graves que determinam risco de vida, pode-se instituir o tratamento clínico utilizando-se substâncias que têm por finalidade proporcionar a epitelização da área recoberta por membrana amniótica a partir das bordas do defeito. Foram empregados o mercurocromo, o álcool 70% e sulfadiazina de prata. Como atualmente se dispõe de recursos de assistência ventilatória e tratamento intensivo adequado aos recém-nascido graves, essas medidas são exceção absoluta, uma vez que aumentam o risco de infecção e prolongam ainda mais a permanência hospitalar.

O problema técnico para a correção dos grandes defeitos da parede abdominal é a desproporção entre o conteúdo herniado e o continente a recebê-lo (cavidade abdominal). Nesses casos, a tentativa de correção cirúrgica em um só tempo pode determinar diminuição do retorno venoso por compressão ou angulação da veia cava inferior, compressão diafragmática com restrição respiratória e algumas vezes sofrimento vascular do próprio intestino. Nessa situação, a opção é o tratamento estagiado. A experiência do cirurgião e os recursos de que ele dispõe no pós-operatório também são importantes para essa tomada de decisão.

No tratamento estagiado a redução do conteúdo herniado é feita de forma progressiva. Constrói-se um silo de material sintético – atualmente emprega-se uma bainha de silicone reforçada – e as vísceras vão sendo reduzidas dia-a-dia. Normalmente, a redução completa é obtida ao final de quatro a cinco dias, quando o recém-nascido é levado novamente à sala de cirurgia, o silo é retirado, e a parede abdominal, fechada. Um dos parâmetros clínicos que nos permite evoluir com a redução do conteúdo herniado é a medida da pressão intravesical, que deverá ser mantida abaixo de 20 mmHg. Os pacientes submetidos a fechamentos primários têm taxas de sobrevida maiores do que os tratados de maneira estagiada.

Os pacientes com gastrosquise têm uma recuperação da motilidade intestinal normal mais lenta do que os portadores de onfalocele assim como estão mais sujeitos ao desenvolvimento de enterocolite necrosante. Isso determina um maior tempo em nutrição parenteral total e aumenta a incidência de complicações sépticas. Apesar disso, nos últimos 20 anos, a taxa de sobrevida para ambas as patologias aumentou significativamente, quando não há associação com outras anomalias graves.

HÉRNIA INGUINAL

Introdução

A cirurgia da hérnia inguinal é o procedimento mais comumente realizado por cirurgiões pediátricos. Embora possa se manifestar em qualquer idade, sua incidência é maior no primeiro ano de vida, especialmente nos primeiros meses e também em recém-nascidos prematuros. É mais frequente no sexo masculino e em 10% dos casos há relato de história familiar. O lado direito é o mais acometido, e a bilateralidade ocorre em 15% das vezes. Convém ainda assinalar que 60% dos episódios de encarceramento herniário ocorrem durante o primeiro ano, sendo 30% desses nos primeiros três meses de vida.

Etiopatogenia

Durante o terceiro mês do desenvolvimento intra-uterino, surge um prolongamento do peritônio ao nível do anel inguinal interno em direção à bolsa escrotal, fazendo parte integrante da descida testicular. Esse prolongamento, também chamado processo vaginal, oblitera-se espontaneamente no sentido craniocaudal, permanecendo a sua porção mais distal como a túnica vaginal testicular nos meninos. Se esse conduto não se fecha, o paciente poderá desenvolver uma hérnia inguinal ou uma hidrocele, na dependência de seu calibre e conteúdo (víscera intra-abdominal ou apenas líquido peritoneal). Em meninas, a presença de um ovário no interior do saco herniário pode estar mimetizando a descida testicular, sendo o ligamento redondo um homólogo do gubernáculo. Outros fatores como aumento da pressão intraperitoneal, alterações do tecido conjuntivo e malformações urogenitais podem contribuir para a patogênese da hérnia inguinal.

Quadro clínico

A hérnia apresenta-se clinicamente como um abaulamento da região inguinal, o qual pode estender-se à hemibolsa escrotal ou ao grande lábio. Uma massa lisa e firme que surge através do anel inguinal externo, lateralmente ao tubérculo púbico, cresce com o aumento da pressão intra-abdominal (como, por exemplo, no choro ou outro tipo de esforço) e é reduzida ou desaparece espontaneamente quando o recém-nascido encontra-se relaxado. O momento exato do seu aparecimento é variável, podendo estar presente já ao nascimento ou surgir a qualquer tempo no período neonatal. Se a tumoração for dolorosa e irredutível, estamos diante de uma hérnia inguinal estrangulada que, de fato, poderá ser a manifestação clínica inicial. Se não tratada, evoluirá rapidamente com sofrimento vascular, gangrena e até perfuração intestinal. Haverá deterioração clínica com piora da dor, edema e hiperemia da pele, febre, presença de sangue nas fezes ou sinais de obstrução intestinal. O testículo também pode vir a sofrer lesão isquêmica por compressão do cordão espermático. Na menina um ovário herniado estará sujeito ao mesmo tipo de sofrimento ou, ainda, à torção.

Diagnóstico

A confirmação diagnóstica é dada simplesmente pelo exame físico, observando-se os achados descritos anteriormente (Fig. 48-3). Uma história típica, o relato do neonatologista e sinais clínicos, como o espessamento do cordão ou "o sinal da seda" (sensação do roçar do saco herniário nos elementos do cordão), podem ser úteis, mas caberá ao cirurgião o diagnóstico final, mesmo que para isso seja necessário o retorno da criança ao seu consultório para uma reavaliação.

Vale ressaltar que no momento da consulta os testículos devem ser sempre examinados. Gônada retrátil pode confundir um examinador menos experiente. Da mesma forma, ectopia testicular pode estar associada a uma hérnia, e estas deverão ser corrigidas em um só tempo cirúrgico.

A hérnia inguinal é facilmente diferenciada da típica hidrocele que, ao contrário da primeira, não terá indicação cirúrgica imediata. A hidrocele geralmente está presente desde o nascimento, é habitualmente bilateral e percebida como uma massa cística,

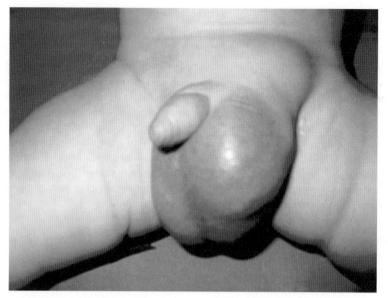
Fig. 48-3. Hérnia inguinal à esquerda.

macia, transiluminável, que envolve o testículo e alterna o seu volume em função do repouso. Algumas vezes, entretanto, a hidrocele apresenta-se como uma tumoração arredondada, tensa e indolor, nitidamente separada do testículo (cisto do cordão) e em outras ocasiões é volumosa, estendendo-se da cavidade peritoneal à gônada masculina (forma abdominoescrotal), podendo, então, dificultar o diagnóstico diferencial com hérnia.

Conduta

O tratamento das hérnias inguinais é sempre cirúrgico, através da ligadura alta do saco herniário, do eventual reparo de um anel inguinal interno alargado ou de uma frágil parede posterior do canal inguinal. Pelo risco de encarcerar, a indicação da cirurgia deve ser feita imediatamente após o diagnóstico, excetuando-se obviamente aqueles casos em que as condições clínicas do recém-nascido não sejam as ideais para a anestesia geral.

A exploração cirúrgica do lado assintomático após a correção de uma hérnia unilateral é motivo de controvérsia entre os cirurgiões pediátricos. Um processo vaginal patente, encontrado em mais de 60% dos neonatos a termo e em um porcentual ainda maior de prematuros, não necessariamente tornar-se-á uma hérnia clinicamente aparente, embora haja indícios de uma incidência maior dessa evolução em se tratando de um pré-termo. Em questionário distribuído entre especialistas em 1996, 65% dos cirurgiões afirmaram explorar o lado contralateral em meninos com idade igual ou inferior a dois anos e 84% tinham a mesma conduta em meninas, mesmo após o seu quarto aniversário. Mais recentemente a ultra-sonografia e a videolaparoscopia têm sido utilizadas na investigação de uma hérnia potencial ou oculta.

Por último, a maioria das hérnias encarceradas e estranguladas pode e deve ser reduzida manualmente, com o seu reparo adiado por 48 horas para que haja a diminuição do edema que, habitualmente, dificulta a cirurgia. O uso de gelo local, a elevação dos membros inferiores e a sedação também poderão ajudar na redução. Quando, entretanto, ocorrer estrangulamento com evidências de obstrução intestinal ou não se conseguir reduzir uma massa cujo diagnóstico de hérnia não pode ser excluído, a exploração cirúrgica de urgência deve ser sempre indicada.

EXTROFIAS VESICAL E CLOACAL

Introdução

Durante muitos anos as extrofias foram vistas de forma pessimista e a sua abordagem visava basicamente prolongar a sobrevida do doente. Passado esse período, os esforços hoje concentram-se em garantir melhor qualidade de vida para estes pequenos pacientes, que assim poderão, de maneira útil, exercer sua cidadania.

As extrofias vesical e cloacal correspondem a formas anatômicas de um espectro de variantes, o qual se convencionou chamar complexo extrófico e que inclui desde o tipo mais simples de epispádia até a mais complexa extrofia cloacal. Ambas são anomalias raras, com incidência oscilando entre 1:30.000 nascimentos, quando vesical, e 1:300.000, quando cloacal. De uma maneira geral, há predomínio do sexo masculino, e embora possa ocorrer história familiar, não foi determinado até a presente data um caráter hereditário.

Etiopatogenia

No início do desenvolvimento intra-uterino uma membrana ocupa a parede abdominal inferior e separa a cloaca da cavidade amniótica. Constituída inicialmente por ecto e endoderma, deverá haver crescimento de mesênquima entre estes dois folhetos para que sejam formados o osso púbis e os músculos da parede abdominal inferior. A descida do septo urorretal, simultaneamente, dividirá a cloaca em bexiga anterior e reto posterior, devendo ocorrer a fusão dos tubérculos genitais na linha média antes da ruptura daquela membrana.

A verdadeira etiologia é desconhecida. A teoria mais aceita, entretanto, relaciona essas anomalias à ruptura prematura da membrana cloacal. Se tal fato ocorrer previamente à quinta semana, antes da divisão da cloaca pelo septo urorretal, surgirá como conseqüência a extrofia cloacal. No entanto, se o mesmo ocorrer entre a quinta e a sétima semanas, o resultado será a extrofia vesical.

Outras teorias sugerem que essas anomalias não representam uma parada no desenvolvimento, mas sim embriogênese anormal.

Quadro clínico

Extrofia vesical

Na extrofia vesical a distância entre o coto umbilical e o ânus é encurtada e o períneo alargado. A bexiga e a uretra encontram-se abertas anteriormente e são identificadas como uma placa de mucosa elevada no abdome inferior, abaixo do cordão umbilical, que pode apresentar pequena hérnia. A mucosa pode ser normal, apresentar alguns pólipos, ou encontrar-se edemaciada. A exposição prolongada tornará progressiva as alterações da mucosa e da parede muscular, podendo haver dificuldade na identificação dos óstios ureterais, normalmente representados por duas pequenas elevações papilomatosas que deixam vazar urina. Observa-se, ainda, extensão cutânea fina e brilhante, ladeando inferiormente a placa vesical – a pele paraextrófica. O tamanho e a função vesical podem apresentar variações, observando-se refluxo vesicoureteral em quase todos os casos tratados.

Em meninos o pênis é curto, inclinado para cima, com a glande larga, fendida e a uretra representada por uma faixa de mucosa. Habitualmente o corpo cavernoso apresenta diâmetro e fixação normais, a bolsa escrotal é larga e os testículos retráteis (Fig. 48-4).

No sexo feminino o clítoris é bífido, os grandes lábios e o monte do púbis divergentes e a uretra curta. A vagina, assim como o ânus, encontra-se deslocada anteriormente, é curta e com seu intróito freqüentemente estenótico. Embora possam ocorrer alterações da vagina, útero e ovários, a genitália interna geralmente é normal.

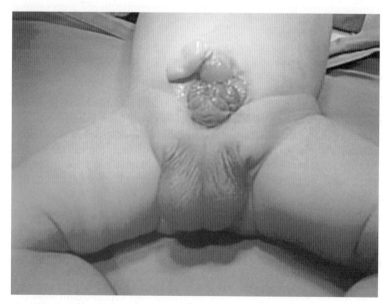

Fig. 48-4. Extrofia vesical no sexo masculino.

Extrofia cloacal

A extrofia cloacal é representada por uma placa vesical dividida por um intestino central, também extrófico. Neste, pelo menos três orifícios deverão ser identificados: um proximal correspondendo ao íleo terminal, freqüentemente prolapsado e com o aspecto clássico de uma "tromba de elefante" (Fig. 48-5); um orifício distal que conduz a um segmento colônico curto, atrésico (o ânus é imperfurado); e um terceiro orifício que leva ao apêndice íleo-cecal, o qual poderá, também, encontrar-se prolapsado. As hemibexigas são freqüentemente assimétricas, com seus respectivos óstios ureterais, e podem confluir distal ou proximalmente em relação ao intestino. Na maioria dos casos está presente uma onfalocele.

Em meninos o pênis pode ser totalmente formado, epispádico, pequeno, rudimentar ou ausente. A bolsa escrotal é bífida ou ausente, e a criptorquidia é a regra. Nas meninas o clítoris é ausente, bífido ou mesmo normal. As duplicações uterinas e as vaginais ocorrem freqüentemente.

As extrofias ocorrem através de um defeito fascial triangular limitado lateralmente pelos músculos retos abdominais divergentes e inferiormente pelo diafragma urogenital aberto entre os ramos púbicos. As hérnias inguinais habitualmente estão presentes em ambas as formas de extrofia, da mesma maneira que em todos os casos existe diástase da sínfise púbica por rotação externa dos ossos ilíacos e inominados. O púbis apresenta-se rodado para baixo, e na extrofia cloacal há, também, uma separação lateral da porção inferior do osso inominado.

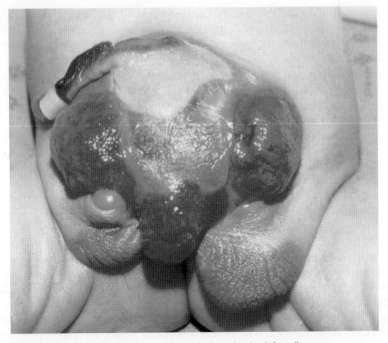

Fig. 48-5. Extrofia cloacal. Aspecto clássico de "tromba de elefante".

Embora a associação com outras anomalias congênitas possa ocorrer nestas duas variantes de extrofia, elas são mais freqüentes na cloacal. São comumente observadas anormalidades dos tratos urinário superior e intestinal, deformidades esqueléticas e mielomeningocele. Ao contrário da extrofia vesical que geralmente acomete recém-nascido a termo, na extrofia cloacal a incidência de prematuridade está particularmente aumentada.

Diagnóstico

Nas extrofias clássicas o defeito é óbvio e diagnosticado simplesmente pela ectoscopia. Entretanto, torna-se importante salientar que podem ocorrer variações do padrão clássico vesical ou cloacal. O diagnóstico pela ultra-sonografia pré-natal, embora possível a partir da 15ª semana, é obtido mais comumente nos casos de extrofia cloacal usando-se como critérios a não visualização da bexiga, o grande defeito da parede abdominal inferior, a onfalocele e as anomalias lombossacrais. Após o nascimento, uma nova ultra-sonografia deverá ser realizada para a avaliação de anomalias do trato urinário superior e quadril.

Deverão ser solicitados, ainda, uma radiografia da coluna sacral e ressonância magnética para afastar disrafismos, fazendo parte da rotina cariótipo, hemograma, coagulograma, eletrólitos, glicemia, uréia, creatinina e avaliação pulmonar.

Nas extrofias cloacais, poderão ser necessários estudos contrastados para definição do segmento intestinal envolvido.

Conduta

O tratamento deve ser iniciado já na sala de parto pelo neonatologista. Após a ligadura do cordão umbilical, a placa deverá ser protegida de traumas e dará início à antibioticoterapia profilática, diminuindo, assim, a possibilidade de uma infecção do trato urinário por refluxo vesicoureteral.

O reparo cirúrgico no período neonatal deve ser considerado como uma emergência, já que, se realizado nas primeiras 72 horas de vida e preferencialmente nas 24 horas iniciais, evitará a osteotomia pélvica. O objetivo principal é o fechamento da bexiga e da uretra posterior, com aproximação dos ramos púbicos e a garantia de um livre fluxo de urina. Se a placa for menor que três centímetros, múltiplos pólipos estiverem presentes ou houver inelasticidade da mesma, será aconselhável aguardar o crescimento, adiando o fechamento para seis meses a um ano de idade, quando o reparo da epispádia poderá ser realizado ao mesmo tempo. Durante esse período a família deverá realizar lavagens freqüentes da placa vesical com soro fisiológico e utilizar uma cobertura plástica para sua proteção.

Na extrofia cloacal soma-se a este procedimento a correção da onfalocele, o fechamento intestinal com confecção de uma colostomia (a ileostomia deve ser evitada pela grande perda hidroeletrolítica) e a preservação do apêndice ileocecal, que poderá ser utilizado na reconstrução do trato urinário. Além disso, à exceção das extrofias cloacais que apresentam pênis de bom tamanho, todos os outros casos cujos tecidos fálicos impeçam a construção de um pênis satisfatório deverão ter o sexo convertido nas primeiras 48 horas de vida, com a orquiectomia realizada ainda no período neonatal. Fatores como prematuridade e anomalias associadas graves deverão nortear o tratamento, indicando se o mesmo deverá ocorrer em um ou dois estágios. Os exames clínico e ultra-sonográfico semestrais, bem como culturas de urina freqüentes, são aconselháveis.

Mais do que garantir a sobrevida dessas crianças, nos meses e anos que se seguem o tratamento é continuado com o intuito de melhorar sua qualidade de vida. Deverão ser prioritários a manutenção da função renal, a obtenção da continência urinária (entendendo-se como tal um período seco de três horas durante o dia e ocasionais acidentes noturnos), uma estética abdominal satisfatória, uma genitália com bom resultado cosmético e funcional e um indivíduo integrado à sociedade. Na extrofia cloacal soma-se a esses objetivos o de promover continência fecal, fato este menos freqüentemente obtido.

Para atingir tais resultados, torna-se essencial a atuação de uma equipe multidisciplinar em que não apenas os médicos, mas enfermeiros, fisioterapeutas, psicólogos e assistentes sociais terão um papel importante na conscientização dos pais quanto à complexidade desta anomalia e da necessidade de múltiplas cirurgias. Uma família forte, bem estruturada e um menor cooperante são essenciais na obtenção da continência urinária.

BIBLIOGRAFIA

Axt R, Quijano F, Boos R, Hendrik HJ, Jessberger HJ, Schwaiger C, et al. Omphalocele and gastrosquisis: prenatal diagnosis and peripartal management. A case analysis of the year 1989-1997 at the department of obstetrics and gynecology, University of Homburg/Saar. *Eur J Obstet Gynecol Reprod Biol* 1999;87(1):47-54.

Bappal B, Ghani AS, Chaudhary R, Sajvani MJ. Congenital lobar emphysema: a review of 10 cases. *Indian J Pediatr* 1996;63(6):801-8.

Cay A, Sarihan H. Congenital malformation of the lung. *J Cardiovasc Surg (Torino)* 2000;41(3):507-10.

Lloyd DA, Rintala RJ. Inguinal hernia and hydrocele. In: *Pediatric Surgery*, 5th ed. St. Louis: Mosby-Year Book, 1998. p 1071-86.

Lottman HB, Melin Y, Cendron M, Lombrail P, Beze-Beyrie P, Cendron J. Bladder exstrophy: evaluation of factors leading to continence with spontaneous voiding after staged reconstruction. *J Urol* 1997;1041-4.

Lund DP, Hendren WH. Cloacal exstrophy: A 25 – year experience with 50 cases. *J Pediatr Surg* 2001;68-75.

Snyder CL. Outcome analysis for gastroschisis. *J Pediatr Surg* 1999;34 (8):1253-6.

Suita S, Okamatsu T, Yamamoto T, Handa N, Nirasawa Y, Watanabe Y et al. Changing profile of abdominal walll defects in Japan: results of a national survey. *J Pediatr Surg* 2000;35(1):66-71.

Wiener ES, Touloukian RJ, Rodgers BM, Grosfeld JL, Smith EI, Ziegler MM et al. Hernia survey of the section on surgery of the American Academy of Pediatrics. *J Pediatr Surg* 1996:1166-9.

Patologias Cirúrgicas do Aparelho Digestório

Carlos Murilo Guedes de Mello ♦ Maria do Carmo Freitas Briggs
João Baptista Correia Ormonde Filho

A capacidade de reconhecer precocemente uma condição patológica é a chave para que o tratamento possa ser instituído o mais cedo possível, oferecendo assim maior chance de sobrevida e menor morbidade para o doente. Essa tarefa é apanágio do médico que primeiro presta atendimento ao paciente. Na maioria das vezes, o mérito do sucesso no tratamento de um recém-nascido portador de uma patologia cirúrgica deverá ser creditado ao neonatologista, que foi capaz de identificar tal condição e dessa forma encaminhá-lo ao tratamento adequado.

ATRESIA DO ESÔFAGO

Introdução

A atresia do esôfago é uma malformação congênita caracterizada pela completa interrupção do lúmen da porção torácica do esôfago. Decorre de falha do desenvolvimento embrionário na terceira, quarta e quinta semanas de vida fetal, resultando em alguns tipos anatômicos de atresia. A atresia com fístula traqueoesofágica distal é a mais comum delas.

A afecção ocorre em 1:3.000 a 1:4.500 nascimentos, tem leve prevalência pelo sexo masculino, incide mais em prematuros e na raça branca e, embora tenham sido descritos mais de um caso numa mesma família, não se conhece determinante genético para ela.

Malformações congênitas associadas estão presentes em 50% dos casos. As mais freqüentes são as cardíacas (CIV, PCA, CIA e outras mais complexas), seguidas pelas musculoesqueléticas, intestinais e genitourinárias. A sigla VACTERL traduz pelas suas iniciais em inglês a associação de anomalias que, separadamente ou em conjunto, mais comumente acompanham a atresia esofágica: V = vertebral; A = anorretal; C = cardíaca; TE = traqueoesofágica; R = renal; L = membro.

A gestação de um concepto com atresia do esôfago costuma acompanhar-se de poliidrâmnio, o que aliás ocorre em quase todas as malformações do tubo digestivo. O diagnóstico pré-natal deve sempre ser suspeitado quando a ultra-sonografia identificar um estômago muito pequeno ou ausente e um coto esofágico proximal, repleto de líquido, aparecendo no pescoço ou no terço superior do tórax.

Tipos anatômicos mais comuns

O tipo A corresponde à maioria absoluta dos casos (86%). O coto esofágico proximal termina em fundo cego, e o distal se une à traquéia por uma fístula. Os cotos esofágicos têm uma distância variável entre eles, mas, na maioria das vezes, permitem uma aproximação para anastomose cirúrgica com alguma facilidade.

Quando a fístula não existe, como ilustrado no tipo B, o espaço entre os cotos é habitualmente grande, o que irá determinar uma correção cirúrgica escalonada para duas ou mais etapas. Os tipos C e D são muito raros. O tipo E não corresponde à atresia do esôfago e sim a uma fístula traqueoesofágica em "H" que, por permitir que a criança se alimente, tem seu diagnóstico postergado para alguns dias ou meses, havendo sempre nesse intervalo o relato de tosse, engasgo e cianose intermitentes durante a alimentação e, ainda, pneumonias de repetição (Fig. 49-1).

Quadro clínico – Diagnóstico – Conduta inicial

Por não haver continuidade esofágica na atresia, a saliva deglutida vai se acumulando no coto esofágico e preenche a oro e até a rinofaringe, saindo pela boca e pelo nariz, provocando por vezes aspirações para a árvore respiratória. Diante desse quadro, é mandatória a passagem de cateter plástico naso ou oroesofágico, que não progredirá pela obstrução congênita do esôfago torácico. O quadro poderá ser observado nas primeiras horas de vida, antes que tenha sido tentada qualquer alimentação oral. O diagnóstico deverá ser feito na própria sala de parto, quando o pediatra aspira secreções oronasais e procura esvaziar o conteúdo gástrico do recém-nascido.

Por vezes o raios X simples de tórax demonstra o coto esofágico superior distendido por gás. Preferimos confirmar o diagnóstico injetando 1 a 1,3 ml de contraste (baritado diluído ou iodado) em cateter plástico nº 8 Fr previamente colocado no fundo-de-saco esofágico (1 ml habitualmente preenche o trajeto do cateter). Só administramos o contraste quando está tudo pronto para se fazer uma radiografia toracoabdominal, e imediatamente após o disparo da irradiação, aspiramos o contraste injetado para evitar que haja regurgitação para a árvore respiratória. O contraste irá se depositar no fundo-de-saco do esôfago proximal, permitindo a análise do seu comprimento. A presença de condensações pneumônicas e de anomalias vertebrais pode também ser evidenciada. A presença de ar no estômago e intestinos confirma a fístula traqueal para o

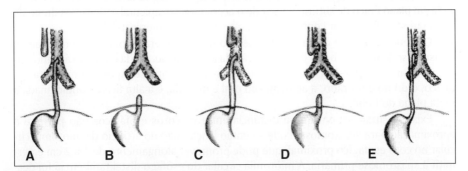

Fig. 49-1. Representação esquemática dos principais tipos de atresia do esôfago (vista posterior).

coto esofágico distal. A ausência do mesmo implicará em mudanças na programação e abordagem cirúrgicas, já que é um indicativo de que a distância entre os cotos esofágicos deve ser grande.

Feito o diagnóstico, cuidamos de manter o coto proximal sempre aspirado. Para tal, confeccionamos, com dois cateteres plásticos, um grosso (calibre 12 Fr ou 14 Fr) e outro fino (nº 6 Fr) colocado no interior do primeiro, um mecanismo de aspiração contínua que não produza traumatismos na mucosa esofágica. O conjunto é colocado pela boca indo até o fundo-de-saco esofágico, e a aspiração a vácuo é conectada apenas ao cateter interior. Esse conjunto de cateteres deve ser trocado diariamente, pois a saliva vai ressecando e obstruindo suas luzes.

A aspiração do suco gástrico para a traquéia através da fístula esôfago-traqueal determina pneumonite a princípio e posterior infecção respiratória. O sítio mais freqüente da pneumonia é o lobo superior direito. O paciente deve receber antibioticoterapia quando do diagnóstico da atresia.

O paciente deve estar em ambiente de UTI Neonatal, com hidratação venosa, nutrição parenteral e permanecer em decúbito dorsal ou ventral com o leito elevado em proclive de 30º. Mantido com aspiração do coto proximal e em antibioticoterapia, o paciente poderá ficar vários dias até que esteja em condições ideais para cirurgia e tenham sido realizados os exames complementares que, porventura, sejam necessários para esclarecer malformações associadas, como ultra-sonografias e ecocardiogramas.

O ecocardiograma é imprescindível para a avaliação de malformações cardíacas, bem como para determinação da real posição da aorta torácica que, se dextroposta, implicará em via de acesso pelo hemitórax esquerdo para abordagem esofágica.

Tratamento

Atresia do esôfago com fístula traqueoesofágica

A via de acesso preferencial é uma toracotomia posterior direita, acompanhando a margem medial da escápula, afastando os músculos trapézio, grande dorsal e rombóide pelo triângulo auscultatório, como proposto por Marchese, Costa, Villari e colaboradores. O gradil costal é exposto e aberto no quarto espaço intercostal direito, com descolamento extrapleural para ligadura da veia ázigos e acesso à fístula traqueoesofágica e aos cotos esofágicos. A fístula é ligada, e a anastomose esôfago-esofágica término-terminal é realizada em plano único de sutura. Apesar de o acesso ser extrapleural, colocamos dreno de tórax em selo d'água por contra-incisão no sexto espaço intercostal direito.

O dreno torácico é deixado até o sétimo dia pós-operatório, quando realizamos trânsito esofágico com bário para avaliação da anastomose. Até lá ele servirá como orientador para uma possível fístula ou deiscência da anastomose. Após o controle radiológico, o dreno é retirado, a alimentação oral é iniciada, e a alta ficará condicionada à dieta plena do bebê.

Existem situações em que a distância entre os cotos esofágicos não permite a aproximação para anastomose. Pode-se então lançar mão do artifício da miotomia circular no coto esofágico proximal, que pode promover alongamento de 1 a 2 cm e permitir a anastomose primária. A miotomia circular do esôfago distal também já foi descrita e realizada em cinco casos sem complicações.

A dissecção para mobilização do coto distal do esôfago, proscrita por desvascularizar o segmento que recebe ramos retos da aorta, vem sendo descrita e encorajada por alguns autores, que têm relatado ganho relevante na extensão do esôfago distal sem complicações circulatórias para o órgão, permitindo assim a anastomose primária entre os cotos esofágicos muito distantes um do outro.

Pacientes operados com anastomose esofágica sob alguma tensão podem ser mantidos no pós-operatório com ventilação mecânica, curarizados e com flexão forçada do pescoço para impedir o estiramento da anastomose e prevenir deiscência da mesma.

Um pequeno porcentual de pacientes deixa a sala de cirurgia com intubação traqueal. Nestes é extremamente importante e delicado o manuseio do tubo para aspirações de secreções. A reintubação traqueal pode lesar a anastomose, seja por hipertensão do pescoço, seja por trajeto errôneo do tubo para o interior do esôfago.

Quando, após ligadura da fístula traqueoesofágica, todas as possibilidades de aproximação primária dos cotos esofágicos tiverem sido esgotadas sem se conseguir a anastomose, deve-se optar por fechamento do coto distal do esôfago e gastrostomia alimentar. O coto esofágico proximal pode ser mantido intratorácico para tratamento, como nos casos em que não há fístula traqueoesofágica, ou ainda ser levado ao pescoço em uma esofagostomia cervical. Esta permite a livre saída da saliva deglutida, e a alimentação será provida pela gastrostomia, até que o recém-nascido cresça e tenha peso e condições satisfatórias para uma cirurgia de substituição esofágica. Existem várias técnicas propostas para essa substituição, podendo ser utilizados todo o estômago ou partes dele, vários segmentos do cólon e até mesmo o intestino delgado.

Atresia do esôfago sem fístula

Crianças que nascem com atresia do esôfago isolada têm quase nenhum esôfago no tórax e por isso não devem ser levadas à toracotomia enquanto recém-nascidas. Uma gastrostomia alimentar é feita nas primeiras 24-48 horas de vida, e o paciente é mantido com aspiração do coto esofágico proximal por algum tempo até que se proceda à anastomose primária retardada, pelos mesmos métodos já descritos, ou se decida pela substituição esofágica.

É sabido que o coto esofágico proximal intacto continua seu crescimento em direção caudal, seja espontaneamente pelo reflexo da deglutição salivar, seja pelo estímulo de ação de sondas dilatadoras (processo conhecido como *bouginage*). É necessário esperar 12 semanas ou um pouco mais para que esse crescimento ocorra, diminuindo assim a distância entre os cotos esofágicos de modo a possibilitar a anastomose primária retardada.

Durante esse período de espera, algumas avaliações radiológicas são realizadas para verificação do crescimento esofágico proximal e conseqüente diminuição do espaço entre os cotos, através da introdução de sondas radiopacas no esôfago proximal e distal. O que torna complicado o manuseio desses bebês é a manutenção de aspiração contínua do coto esofágico proximal por tempo tão prolongado. Essa opção de tratamento necessita de enfermagem especializada e longo período de internação, mas cada vez mais vem merecendo destaque na literatura à medida que os resultados das substituições esofágicas estão longe de ser integralmente satisfatórios.

A esofagostomia cervical lateral com dreno tubular, deixando intacto o fundo-desaco esofágico proximal, também foi relatada e utilizada com sucesso. O procedimento permitiu que uma criança fosse mantida fora do ambiente hospitalar até a idade de 18 meses, quando a anastomose esofágica primária pôde ser realizada com sucesso.

Complicações

Deiscência da anastomose e fístulas

A deiscência é uma complicação grave que costuma ocorrer no segundo ou terceiro dias de pós-operatório, caracterizando-se pela saída de muita saliva ou secreção aerada pelo dreno de tórax. A deiscência da anastomose pode ser confirmada prontamente pela instilação de azul de metileno na boca do recém-nascido e observação de sua saída pelo dreno torácico. Compromete o estado geral do paciente e requer, quase que invariavelmente, reoperação imediata com fechamento do esôfago distal e esofagostomia cervical, determinando assim substituição esofágica futura. Ocorre em 3% a 5% dos pacientes.

As fístulas pós-operatórias ocorrem a partir do quinto ou sexto dias, têm débitos bem menores, não comprometem o estado geral do recém-nascido e quase sempre curam-se espontaneamente, desde que bem drenadas.

Estenose da anastomose

É complicação freqüente, decorrente de anastomoses sob tensão ou isquêmicas e observada também após a cura de fístula esofágica. Podem, mais comumente, ser assintomáticas ou provocar disfagia, engasgos e pneumonias por aspiração. Quase sempre cedem a dilatações instrumentais, e naquelas resistentes ou recidivantes é imperativo excluir-se a concomitância de refluxo gastresofágico perpetuando a estenose.

Refluxo gastresofágico

Ocorre em 40% a 70% dos pacientes operados, parecendo estar provavelmente relacionado ao encurtamento do esôfago abdominal, pela tração exercida pela anastomose esofágica torácica, assim como também relacionado a uma disfunção motora intrínseca do esôfago, congênita ou adquirida pela excessiva manipulação e dissecção do mesmo durante a cirurgia.

Episódios de apnéia, pneumonias de repetição, estenoses anastomóticas renitentes, choro à alimentação e vômitos podem demonstrar a presença de refluxo gastresofágico, que vai requerer tratamento cirúrgico na maioria dos casos.

Recidiva de fístula traqueoesofágica

Dados da literatura mostram que ela ocorre em 3% a 14% dos casos e é cada vez menos freqüente. Embora decorra de pequena fístula da anastomose esofágica com posterior inflamação e erosão no local da ligadura da fístula traqueal, sua sintomatologia pode aparecer tardiamente após meses ou anos. Tosse, engasgos, cianose durante as alimentações e pneumonias de repetição são os sintomas mais observados. O diagnóstico pode ser confirmado através de broncoscopia e esofagoscopia. O tratamento pode ser realizado endoscopicamente através de injeções locais de cola de fibrina, outros materiais químicos ou por diatermia. A reoperação estará indicada na falha desses procedimentos.

Traqueomalacia

É definida como uma fraqueza generalizada ou localizada da estrutura cartilaginosa da traquéia, que permite que suas paredes anterior e posterior se colabem na expiração ou na tosse. Clinicamente, sua sintomatologia varia desde leve tosse até apnéia que pode levar à morte. Dez a 20% dos pacientes com atresia do esôfago têm traqueomalacia e metade deles necessitará de correção cirúrgica. A aortopexia promove o alívio dos sintomas na maioria dos casos.

Mortalidade

Atualmente a mortalidade na atresia do esôfago está praticamente limitada aos casos em que existem malformações graves associadas ou complicações respiratórias graves. Spitz, Kiely e Brereton em 1993, revendo um total de 303 crianças tratadas por atresia de esôfago e fístula traqueoesofágica, observaram 86,5% de sobrevida, e que as malformações cardíacas associadas tinham sido responsáveis pela maioria das mortes. Rokitansky, Kolankaya, Bichler e colaboradores, analisando 309 crianças em 1994, descreveram 63% de sobrevida naquelas que apresentavam malformações contra 100% do grupo portador somente de atresia esofágica e fístula traqueal.

OBSTRUÇÕES CONGÊNITAS DO INTESTINO DELGADO

Introdução

As obstruções congênitas do tubo digestivo podem ser totais (atresias) ou parciais (estenoses) e ser causadas por compressão extrínseca, processos intrínsecos do lúmen do órgão ou acidentes vasculares. Elas representam a segunda causa mais freqüente de obstrução intestinal neonatal no Brasil, perdendo apenas para a doença de Hirschsprung. Podem ocorrer como defeitos congênitos isolados, em associação a outras malformações ou ainda como parte de síndromes.

Apesar de haver uma semelhança do quadro clínico entre as obstruções duodenais e as dos demais segmentos do intestino delgado, elas diferem em alguns aspectos. As obstruções duodenais estão mais freqüentemente associadas a outras malformações, especialmente à síndrome de Down, sugerindo que esse defeito tenha ocorrido em fase mais precoce da gestação, enquanto as atresias do intestino delgado são decorrentes, na maioria dos casos, de acidentes vasculares ocorridos em fase mais tardia do desenvolvimento, sendo pouco usual a associação com outras anomalias congênitas.

As obstruções duodenais são mais freqüentes do que as ileais, que por sua vez ocorrem com maior freqüência que as jejunais.

Etiopatogenia e classificação

Não existe uma causa definida que explique todos os tipos de atresias. A falha na recanalização de um segmento do tubo digestivo, que na vida embrionária era sólido e sem lúmen, e persistência de uma prega mucosa explicaria as obstruções por diafragma intraluminal (teoria de Tandler). Acidentes vasculares mesentéricos durante o desenvolvimento do feto explicariam outros tipos morfológicos de atresias e estenoses do delgado.

Obstrução duodenal

Elas ocorrem normalmente na segunda porção do órgão, distal ao sítio de implantação da ampola de Vater, e podem ser causadas por defeitos embriológicos (p. ex., pâncreas anular), falhas na fase de recanalização do intestino (p. ex., diafragma duodenal), defeitos de rotação do tubo digestivo (p. ex., banda de Ladd) e por anomalia de posição da veia porta (veia porta pré-duodenal). As obstruções duodenais são classificadas como de origem intrínseca ou extrínseca, com igual distribuição por sexo e com incidências que variam muito de acordo com a área estudada. Gray e Skandalakis classificaram as atresias duodenais intrínsecas em três tipos. Tipo I: obstrução produzida por um diafragma ou membrana formada por mucosa e submucosa; a muscular não é interrompida (tipo mais comum). Tipo II: os dois fundos cegos do duodeno estão conectados por um cordão fibroso, e o mesentério está intacto. Tipo III: o intestino termina em fundo cego proximal e distalmente, como no tipo II, porém não há conexão entre eles, e existe uma falha no mesentério (Fig. 49-2).

As obstruções de origem extrínseca mais freqüentes são causadas por defeitos de rotação e fixação do intestino (bandas de Ladd), pâncreas anular, duplicação duodenal e veia porta pré-duodenal. Elas normalmente determinam uma obstrução parcial do duodeno, podem não apresentar sintomas no período neonatal, vindo a ser, em alguns casos, achado cirúrgico acidental (Fig. 49-3).

Obstrução do jejuno e íleo

Atresias do delgado são mais freqüentes do que estenoses, têm maior incidência em recém-nascidos de baixo peso e, ao contrário das obstruções duodenais, raramente

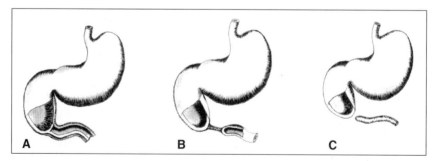

Fig. 49-2. Tipos de obstruções duodenais intrínsecas segundo Gray e Skandalakis. (**A**) Tipo I: diafragma intraluminal. (**B**) Tipo II: duodeno atrésico proximal unido à porção distal por um cordão fibroso. (**C**) Tipo III: duodeno atrésico proximal separado da porção distal.

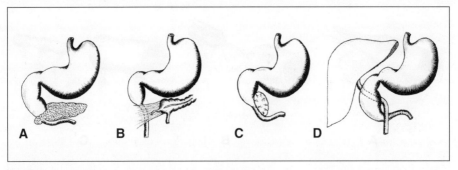

Fig. 49-3. Patologias que causam obstrução duodenal extrínseca. (**A**) Pâncreas anular. (**B**) Banda de Ladd. (**C**) Duplicação duodenal. (**D**) Veia porta pré-duodenal.

estão associadas a outras anomalias congênitas, com exceção dos defeitos da parede abdominal, especialmente de gastrosquises. A sobrevida destes pacientes aumentou muito com o advento da nutrição parenteral total e dos cuidados de terapia intensiva neonatal.

Martin e Zerella propuseram uma classificação dos tipos mais freqüentes de atresias do delgado baseados em achados cirúrgicos. Tipo I: obstrução devida a um diafragma ou membrana mucosa, sem interrupção da parede muscular e do mesentério do intestino. Tipo II: os dois fundos cegos são unidos por um cordão fibroso sem falha no mesentério. Tipo IIIa: os dois fundos cegos estão separados, sem qualquer conexão, e há também uma falha em "V" no mesentério. Tipo IIIb: atresia jejunal proximal, com íleo terminal em forma de espiral, tendo sua vascularização anômala originada da artéria ileocólica – conhecida como *apple peel* (casca de maçã). Tipo IV: atresias múltiplas com ou sem falha do mesentério (Fig. 49-4).

Nas obstruções causadas por um diafragma intraluminal, estes septos podem conter um orifício excêntrico e apresentarem-se clinicamente como uma estenose.

Quadro clínico

Considerando as atresias e estenoses do duodeno, jejuno e íleo como um todo, denominando-as de atresias do intestino delgado, Martinez-Frias, Castilla, Bermejo et al. relatam uma incidência de 1,32:10.000 nascidos vivos na Espanha e 1,29:10.000 na América Latina. Em uma revisão da ocorrência de atresias jejunoileais, em um período de 27 anos na área metropolitana de Atlanta (América do Norte), foram registrados índices de 1,8:10.000 nascidos vivos.

Os principais sinais clínicos de obstrução congênita do intestino delgado são a presença de vômitos, quase sempre biliosos, e distensão abdominal. Uma história gestacional de poliidrâmnio e a presença desses achados clínicos são suficientes para que o pediatra inicie a investigação diagnóstica. Os vômitos biliosos precoces e a distensão abdominal epigástrica são características das atresias duodenais; nas obstruções jejunais distais e ileais, a distensão se torna evidente após 12 a 24 horas do nascimento e pode ser volumosa o bastante a ponto de causar restrição respiratória nos casos de diagnósticos tardios. O examinador poderá notar, à ectoscopia do abdome, o contorno

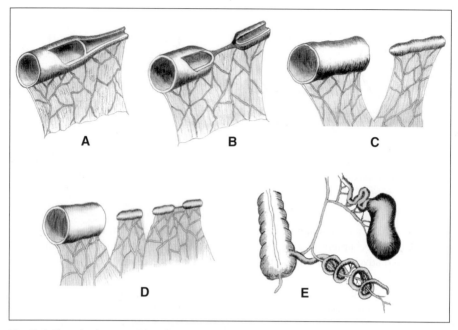

Fig. 49-4. Tipos de obstruções jejunoileais. (**A**) Tipo I: diafragma intraluminal. (**B**) Tipo II: presença de um cordão fibroso unindo os dois segmentos. (**C**) Tipo IIIa: atresia com falha em "V" no mesentério. (**D**) Tipo IIIb: atresia associada à malformação tipo *apple peel*. (**E**) Tipo IV: atresias múltiplas.

de alças intestinais distendidas. Se ainda não ocorreram vômitos, a introdução de uma sonda gástrica drenará secreção biliosa em grande quantidade, aliviando a distensão. A presença de distensão abdominal significativa já ao nascimento sugere complicação ocorrida intra-útero, como perfuração intestinal, íleo meconial e peritonite meconial. Desidratação, distúrbios metabólicos importantes e perda de peso não são freqüentes em casos de diagnóstico precoce. O fato de o recém-nascido ter eliminado mecônio pelo ânus não afasta a possibilidade diagnóstica de obstrução do intestino delgado.

Hiperbilirrubinemia indireta com icterícia clínica pode estar presente em casos de atresias do delgado. Esta é tanto mais freqüente quanto mais alta for a obstrução, podendo chegar a 50% dos casos de atresias jejunais. Duas são as explicações para o aparecimento de icterícia: deficiência na conjugação da bilirrubina indireta por falta da enzima glicuroniltransferase, em conseqüência da imaturidade hepática e do jejum, além da presença no intestino do recém-nascido da enzima betaglucoronidase, que tem a capacidade de desconjugar a bilirruna direta, levando ao aumento do *pool* da bilirrubina seguido de elevação dos níveis séricos de bilirrubina indireta.

Outro dado que vem chamando a atenção de pesquisadores é a incidência elevada da associação de casos de fibrose cística e atresias jejunoileais. Parece haver um risco aumentado em mais de 210 vezes da ocorrência de fibrose cística nos pacientes acometidos de atresias jejunoileais do que na população de recém-nascidos normais.

Diagnóstico

Atualmente é desejável que os recém-nascidos, portadores de obstrução intestinal, assim como de algumas outras malformações congênitas, tenham seu diagnóstico suspeitado durante a gravidez. Isso vem se tornando freqüente em virtude da ampla utilização da ultra-sonografia no pré-natal. A presença de poliidrâmnio materno é sugestiva de obstrução do tubo digestivo. Além deste, outro dado ultra-sonográfico que pode ser encontrado são as "lesões císticas" no abdome do feto, expressão ecográfica da distensão das alças obstruídas.

A radiografia simples toracoabdominal, em posição ortostática e decúbito dorsal, é o exame complementar necessário para o diagnóstico das obstruções do intestino delgado no recém-nascido. O achado radiológico de dois grandes níveis hidroaéreos no abdome superior é conclusivo de obstrução duodenal – "sinal da dupla bolha" (Fig. 49-5). Ainda no mesmo exame, a ausência absoluta de ar no resto do tubo digestivo significa atresia do duodeno; caso estejam presentes algumas imagens gasosas esparsas, o diagnóstico é de obstrução duodenal parcial.

Nos casos de obstrução do jejuno ou íleo, na radiografia simples do abdome em posição ortostática, estarão presentes não apenas dois níveis, mas vários níveis hidroa-

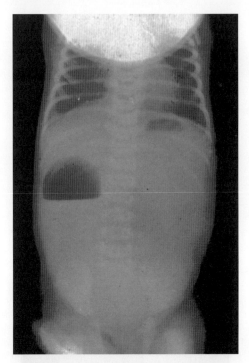

Fig. 49-5. Raios X simples toracoabdominal em posição ortostática de um paciente com atresia do duodeno. Os dois níveis hidroaéreos correspondem a distensão gástrica e duodenal (nota-se a ausência de ar no restante do abdome).

éreos; tantos mais quanto mais distal for a obstrução (Fig. 49-6). A presença de finas calcificações peritoneais ocorre em casos de peritonite meconial.

Outro exame radiológico que pode prover informações adicionais é o clister opaco. Pode-se identificar um defeito de rotação do cólon, com este situado totalmente à esquerda do abdome, o que sugere a hipótese de volvo do intestino como causa da obstrução, ou ainda localizar um ceco em posição alta, o que fala a favor de obstrução extrínseca do duodeno por banda peritoneal (banda de Ladd). A diminuição acentuada do calibre do cólon (microcólon de desuso) é achado característico do clister opaco nos casos de atresias do delgado. Por fim, este exame poderá auxiliar ainda no diagnóstico diferencial com megacólon congênito. A utilização de meio radiológico de contraste por via oral não é necessária e pode determinar risco desnecessário de aspiração deste material para a árvore respiratória.

A ultra-sonografia, apesar de ser um método não-invasivo, é de pouca utilidade nas obstruções congênitas do intestino. A presença de obstrução duodenal por pâncreas anular poderá ser confirmada pré-operatoriamente pela ultra-sonografia, mas sua utilidade prática é questionável.

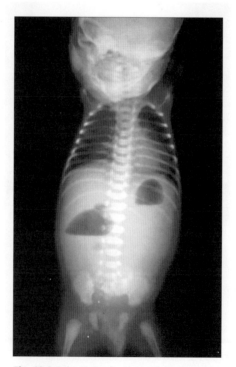

Fig. 49-6. Raios X simples toracoabdominal em posição ortostática de um paciente com atresia do jejuno. Nota-se a presença de vários níveis hidroaéreos.

Conduta

O tratamento das obstruções congênitas do intestino delgado, quando sintomáticas, é sempre cirúrgico. Estando o paciente clinicamente bem, nutrido, hidratado e sem outra patologia que contra-indique a cirurgia naquele momento, esta deverá ser realizada em caráter eletivo, precedida de um breve preparo pré-operatório, que consiste de descompressão do tubo digestivo por tubo orogástrico, hidratação venosa ou nutrição parenteral e antibioticoterapia de acordo com a rotina de cada serviço, além dos demais cuidados gerais que todo recém-nascido deve receber. A reposição do conteúdo drenado pelo tubo gástrico deverá ser feita volume a volume, com ringer lactato ou solução glicofisiológica. Nos casos em que há suspeita de complicações que possam determinar peritonite, como no volvo intestinal, a cirurgia deverá ser feita de urgência.

A tática cirúrgica a ser adotada irá variar de acordo com o tipo de obstrução encontrada. A via de acesso é a laparotomia transversa supra-umbilical. Nos casos de obstruções duodenais, damos preferência para as duodeno-duodenostomias, e nas atresias ou estenoses do jejuno e íleo, sempre que possível, fazemos a ressecção da área atrésica e do segmento dilatado do intestino proximal à obstrução ou diminuição do seu calibre por plicatura *(tailoring)*, seguida de anastomose término-terminal, pois o segmento dilatado pode apresentar alterações neuronais que interferem no restabelecimento do trânsito intestinal normal. Um tubo para descompressão gástrica e duodenal é posicionado de rotina nos casos de obstruções altas. A utilização de gastrostomia tem sido reservada para pacientes com complicações como necrose e peritonite, mas admitimos que a realização deste procedimento é uma opção pessoal do cirurgião. A comprovação da permeabilidade do intestino distal à anastomose tem que ser verificada obrigatoriamente durante o ato cirúrgico; isso é feito passando-se soro fisiológico ou conteúdo intestinal por todo o segmento intestinal além da anastomose, evitando-se com isso que outra possível área atrésica passe despercebida.

A videolaparoscopia pode ser uma opção de tratamento nos casos de obstruções congênitas causadas por bridas peritoneais (banda de Ladd), quando este diagnóstico é feito no pré-operatório.

A drenagem gástrica e a nutrição parenteral total deverão ser mantidas até que seja restabelecido o trânsito intestinal efetivo no pós-operatório. Poderá haver um íleo paralítico prolongado nos casos de obstruções altas, onde o segmento desfuncionalizado é longo, havendo assim necessidade de nutrição parenteral total por mais tempo.

O prognóstico final desses pacientes, não havendo anomalias associadas ou necessidade de ressecção intestinal extensa, é uniformemente bom (Fig. 49-7).

MEGACÓLON CONGÊNITO

Introdução

Megacólon congênito ou doença de Hirschsprung foi descrito pela primeira vez em 1886, mas só 15 anos mais tarde teria uma relação causal estabelecida com as células ganglionares dos plexos de Auerbach e Meissner. Ao contrário do que a princípio possa parecer é o intestino distal, aparentemente normal, que se apresenta aganglônico, sendo a dilatação e a hipertrofia do cólon proximal apenas conseqüências da obstrução funcional.

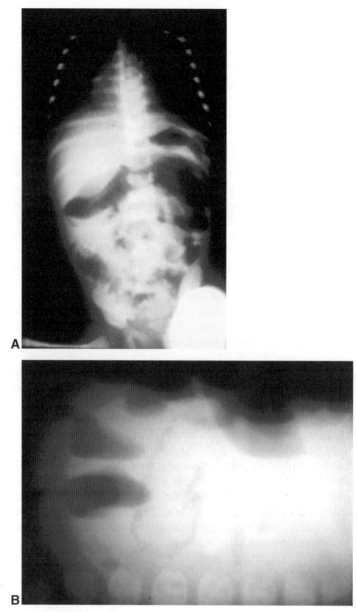

Fig. 49-7. (**A**) Pneumatose intestinal no hipocôndrio direito. (**B**) Pneumatose intestinal linear e líquido livre peritoneal em radiografia com raios horizontais.

Embora possa estar associada à síndrome de Down, a atresias intestinais e a neurocristopatias, a aganglionose do cólon é habitualmente uma doença isolada que pode apresentar história familiar e caráter hereditário. Sua incidência gira em torno de 1:5.000 nascimentos e, exceto nos casos de segmento longo, apresenta nítido predomínio do sexo masculino.

Etiopatogenia

Em condições normais a inervação do cólon ocorre a partir da migração de células provenientes da crista neural. Estas se distribuem no intestino a partir da quinta semana, sempre no sentido craniocaudal, até atingir a sua porção mais distal na 12ª semana. Uma falha na migração dos neuroblastos determinaria, então, o desenvolvimento de uma aganglionose colônica distal, estendendo-se proximalmente a distâncias variáveis. O músculo liso desnervado é, de forma anormal, sensível a estímulos e tende a contrair permanentemente, alterando a motilidade colônica e acarretando uma obstrução intestinal funcional que resulta no megacólon.

Outras teorias sustentam uma diminuição na capacidade de adesão das células ganglionares ao músculo liso ou uma resposta imunológica fetal contrária ao neuroblasto.

Quadro clínico

O retardo na eliminação do mecônio em um recém-nascido aparentemente saudável, de bom peso e oriundo de uma gestação a termo é um sinal característico da doença de Hirschsprung. Outro sinal importante que sugere o diagnóstico é a eliminação explosiva de gases e mecônio imediatamente após o toque retal. Os vômitos biliosos, a recusa alimentar, a distensão abdominal e a constipação intestinal subsequente são, ainda, manifestações clínicas comuns no período neonatal.

A diarréia pode surgir abrindo o quadro clínico, mas freqüentemente é de aparecimento tardio como resultado de uma enterocolite. Esta última constitui-se na complicação mais temida, podendo ocorrer antes do diagnóstico ou mesmo após a cirurgia definitiva, e representa a maior causa de morbidade e mortalidade desta doença. A gravidade de seus sintomas é variável, estando sempre presentes a distensão abdominal e a diarréia explosiva, mas podendo advir vômitos, febre, letargia, sangramento retal e o choque. O comprimento do segmento aganglônico parece ser diretamente proporcional ao aparecimento desta complicação, da mesma forma que constituem fatores de risco o retardo no diagnóstico e a trissomia 21.

O pneumoperitônio por perfuração do ceco ou apêndice poderá, também, apresentar-se como o primeiro sinal clínico desta entidade, sobretudo nos casos que apresentam um segmento aganglônico longo.

Diagnóstico

O clister opaco no período neonatal pode revelar um cólon de calibre aparentemente normal, especialmente na aganglionose colônica total. A zona ou cone de transição (Fig. 49-8) entre o intestino normalmente inervado e o aganglônico, caracteristicamente afunilada, demanda tempo para seu reconhecimento, e o "sinal do ponto de interrogação", observado no megacólon total e que resulta do arredondamento das flexuras esplênica e

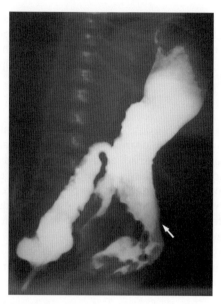

Fig. 49-8. Clister opaco evidenciando o cone de transição.

hepática e de um cólon encurtado, não é comumente encontrado. Nesses momentos, deverá ser valorizada a radiografia simples do abdome, evidenciando distensão generalizada, com pobreza gasosa na área correspondente ao reto, e a retenção do contraste utilizado no enema após 24 horas. A doença de Hirschsprung que acomete todo o intestino grosso e a sua forma ultracurta são, de fato, as variantes de mais difícil diagnóstico.

Na enterocolite o cone de transição pode encontrar-se obscurecido, e a radiografia simples do abdome evidenciará distensão do intestino delgado, níveis hidroaéreos e um cólon proximal distendido com amputação ao nível da região retossigmóidea.

A manometria retal, utilizada como método de exclusão da doença, estará invalidada em neonatos prematuros ou a termo com até 12 dias de vida, já que nestes o reflexo anorretal não se encontra completamente desenvolvido.

A biópsia retal por sucção é, então, o único meio diagnóstico com alto índice de precisão. O procedimento pode ser realizado no leito, retirando-se o fragmento que deverá incluir a submucosa a cerca de 2 cm das válvulas anais. A ausência de células ganglionares, associada ao aumento de fibras nervosas, fecha o diagnóstico, sendo a região retossigmóidea a mais freqüentemente comprometida. Cabe, entretanto, assinalar que biópsias repetidas ou mesmo uma biópsia convencional total poderão ser necessárias já que em recém-nascidos as células ganglionares imaturas do plexo submucoso são menos diferenciadas do que nas crianças maiores e que o aumento da acetilcolinesterase na lâmina própria e muscular da mucosa, tido como um achado patognomônico, pode estar ausente nas oito semanas iniciais de vida.

Marcadores neuronais têm sido utilizados na identificação das alterações de inervação observadas na doença de Hirschsprung.

Conduta

Confirmado o diagnóstico e definido o nível da aganglionose, caberá ao cirurgião indicar o tipo de tratamento a ser utilizado. Duas possibilidades são aceitas hoje: o tratamento estagiado e as técnicas que viabilizam o abaixamento colônico em um único tempo. Na técnica clássica o recém-nascido é submetido inicialmente a uma laparotomia exploradora, por vezes com biópsias escalonadas, para confirmar o nível da aganglionose e confecção de uma colostomia acima da zona de transição. Meses mais tarde o menor retornará para a cirurgia definitiva e a devida reconstrução do trânsito intestinal. Nesses casos temos utilizado a técnica de Duhamel, descendo o cólon normalmente inervado por trás do reto e realizando a anastomose próximo à margem anal. O tratamento em um só tempo cirúrgico, somente pela via perineal ou auxiliado por laparoscopia, apresenta vantagens econômicas, temporais e estéticas. É fundamental, entretanto, cautela na sua indicação, posto que um tempo maior de seguimento dos pacientes se faz necessário para uma avaliação mais precisa dos resultados obtidos.

Na vigência de enterocolite, devem ser utilizadas lavagens intestinais e antibioticoterapia como primeiro tratamento, podendo ser necessária uma colostomia de urgência nos casos em que houver deterioração clínica.

ANOMALIAS ANORRETAIS

Introdução

Ao longo das duas últimas décadas o progresso observado nos meios diagnósticos, na terapia de apoio e no tratamento específico destas anomalias, sistematizado a partir de um detalhado conhecimento anatômico de suas variantes, tem sido responsável por melhores taxas de morbidade e mortalidade. Dentro desse contexto, a anorretoplastia sagital posterior, descrita em 1982 por De Vries e Peña, deve ser reverenciada como um importante marco na cirurgia dessas malformações.

Em quase todo o mundo, o diagnóstico de uma anomalia anorretal é feito, em média, a cada 5.000 nascimentos, observando-se predomínio do sexo masculino e predisposição genética em algumas famílias, sugerindo assim uma herança ligada ao sexo. Anomalias genitourinárias, cardiovasculares, vertebrais e gastrintestinais estão presentes em um alto porcentual dos casos, podendo o ânus imperfurado ser parte ou estar associado a uma síndrome, como o que ocorre na trissomia 21. Essas associações são tão mais frequentes quanto mais alto o defeito.

Etiopatogenia

No desenvolvimento humano a cloaca é formada por volta do 21º dia de gestação, encontrando-se o alantóide em posição anterior e o intestino em localização posterior. O crescimento em direção caudal de um septo central (septo urorretal), que se funde às pregas laterais e se une à membrana cloacal, dividirá aquela cavidade em duas, dando origem então ao seio urogenital e ao canal anorretal. Todo esse processo deverá estar completo na sexta semana, ocorrendo a ruptura da membrana na sétima semana de gestação.

Nem esta nem outra teoria surgida mais recentemente conseguem explicar todas as formas desta anormalidade cuja causa permanece desconhecida.

Quadro clínico

As anomalias anorretais podem ser classificadas como altas (quando localizadas acima do músculo elevador do ânus) ou baixas (quando abaixo deste). Um outro grupo chamado intermediário terá seu tratamento traçado como o da forma alta, não merecendo, em termos práticos, distinção. Outras classificações mais complexas não obtiveram uma aceitação internacional e, assim, por sua praticidade, adotamos a proposta por Kiely e Peña, que alia aspectos puramente descritivos à conduta a ser tomada (Quadro 49-1).

Todo recém-nascido deve ser submetido a um exame físico sistemático, possibilitando, dessa forma, o diagnóstico precoce de uma malformação anorretal. A ectoscopia inicial poderá sugerir, na maioria dos casos, o tipo do defeito. Uma fístula, um ânus anteriorizado, um períneo totalmente liso (Fig. 49-9) ou com um único orifício são facilmente detectáveis. A saída de gás ou mecônio por uma abertura localizada no vestíbulo (Fig. 49-10) ou na pele (Fig. 49-11) sugere uma forma baixa, enquanto que a presença de mecônio na urina (em meninos) ou na vagina é sugestiva de uma anomalia alta. Em ambos os sexos um períneo achatado, com o osso sacro curto e pouca resposta contrátil muscular é indicativo de uma provável lesão do supra-elevador; já em meninas, um orifício perineal único indica a presença de uma cloaca. São as estenoses e as atresias retais, com ânus de aparência externamente normal (Fig.49-12), que apresentam maior dificuldade na sua identificação e que, por isso mesmo, poderão ter seu diagnóstico retardado. A fissura vesicointestinal, a duplicação anal e, no sexo feminino, a fenda e o canal perineal constituem ainda formas raras dessa malformação.

Quadro 49-1. Classificação de anomalias anorretais

	Colostomia
Sexo masculino	
Fístula perineal	Não
Fístula retouretral	
• Bulbar	
• Prostática	
Fístula retovesical	Sim
Ânus imperfurado sem fístula	
Atresia retal	
Sexo feminino	
Fístula perineal	Não
Fístula vestibular	
Persistência de cloaca	
• Canal comum < 3 cm	
• Canal comum > 3 cm	Sim
Ânus imperfurado sem fístula	
Atresia retal	
Defeitos complexos	Geralmente

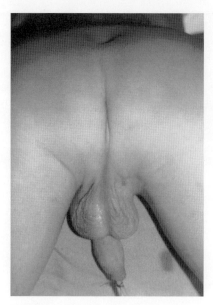

Fig. 49-9. Períneo liso, sem fístula.

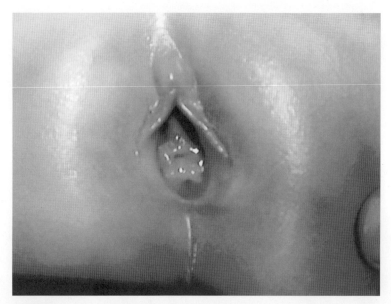

Fig. 49-10. Fístula anovestibular.

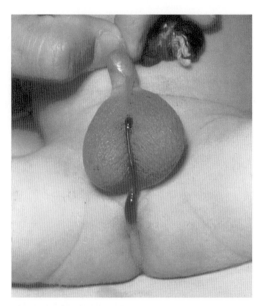

Fig. 49-11. Fístula anocutânea.

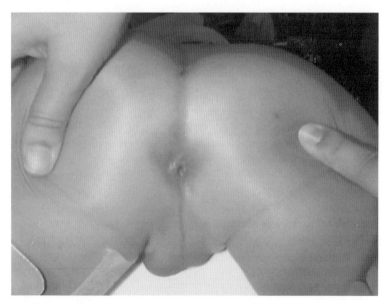

Fig. 49-12. Atresia retal com ânus aparentemente normal.

Diagnóstico

A observação por 24 horas é fundamental para o diagnóstico e a conseqüente escolha da conduta a ser tomada. Esse tempo permitirá a chegada do gás ou mecônio ao períneo e a caracterização da anomalia. Se, entretanto, alguma dúvida persistir após esse período, deverá ser obtida uma ultra-sonografia ou uma radiografia lateral da pelve elevada com o neonato em decúbito ventral. A distância de 1 cm ou mais entre a pele e a imagem gasosa determinará uma anomalia alta, enquanto que, na baixa, menos de 5 mm de distância serão observados. O estado de contração ou relaxamento do assoalho pélvico poderá, no entanto, interferir nesses resultados.

Definida a altura do defeito, o exame físico é voltado para a pesquisa de anomalias associadas. Os rins devem ser palpados com a finalidade de detectar sua ausência ou aumento; a impossibilidade na passagem de um cateter para o estômago, bem como um resíduo gástrico importante, pode levantar uma suspeita com relação a outras alterações do tubo digestivo. Um minucioso exame cardiovascular deverá ser realizado. Nos casos de cloaca, o diagnóstico de hidrocolpos tem que ser afastado.

A avaliação radiológica toracoabdominal, uma ultra-sonografia do abdome e uma ecocardiografia devem ser realizadas nas primeiras 24 horas de vida, reservando-se a uretrocistografia e a análise da coluna vertebral por ultra-sonografia e ressonância magnética para o período pós-operatório.

Conduta

Durante a investigação diagnóstica o recém-nascido é mantido em dieta zero, hidratação venosa e com uma sonda nasogástrica aberta em sifonagem para a descompressão. Antibioticoterapia de amplo espectro será iniciada no centro cirúrgico e mantida por 48 a 72 horas, período após o qual será administrado um antibiótico via oral até que uma anormalidade urológica associada possa ser afastada por ultra-sonografia renal e uretrocistografia miccional.

A opção entre uma anoplastia imediata ou uma colostomia estará reservada ao cirurgião, de acordo com o tipo da malformação. À exceção da fístula vestibular, todas as outras anomalias caracterizadas como baixas deverão ser tratadas já no segundo dia de vida através de uma anoplastia sagital posterior mínima. As formas altas, as que se abrem para o vestíbulo, e aquelas que deixam dúvida quanto à altura, mesmo após 24 horas, deverão ser submetidas a uma colostomia protetora, prévia à cirurgia definitiva, e que definirá melhor o tipo de defeito. Mais recentemente foi proposto para os casos altos, em meninos, o reparo em um só estágio dentro das primeiras 48 horas de vida, sob a crença de que um treinamento perineal precoce, melhoraria a continência fecal. Vários anos de acompanhamento serão necessários, entretanto, para a avaliação das reais vantagens desta abordagem.

Em todos os casos a cirurgia perineal deverá ser realizada com o auxílio de um estimulador elétrico, visando ao posicionamento do reto e do neo-ânus dentro dos limites do mecanismo esfincteriano. No pós-operatório, deverão ser iniciadas dilatações diárias logo após os primeiros 15 dias e mantidas até que o calibre retal e anal seja próprio para a idade e a colostomia possa ser fechada.

Apesar dos esforços da equipe cirúrgica, freqüentemente nos deparamos com pacientes, já operados, sofrendo em virtude da incontinência fecal. Essas crianças deverão ser incluídas em um programa ambulatorial de manejo intestinal que indicará a melhor conduta a ser tomada.

BIBLIOGRAFIA

Bell MJ, Ternberg JL, Feigin RD, Keating JP, Marshall R, Barton L et al. Neonatal necrotizing enterocolitis: therapeutic decisions based upon clinical staging. Ann Surg 1978;187(1):1-7.
De Vries PA, Peña A. Posterior sagittal anorectoplasty. J Pediatr Surg 1982;638-43.
Gray SW, Skandalakis JE. The small intestines. In: Embryology for Surgeons. London: W.B. Saunders Co, 1972. p 147-56.
Kiely EM, Peña A. Anorectal malformations. In: Pediatric Surgery. 5th ed. St. Louis: Mosby-Year Book, 1998. p 1425-48.
Kliegman RM. Neonatal necrotizing enterocolitis: bridging the basic science with the clinical disease. J Pediatr 1990;117(5):833-5.
Kosloske AM. Indications for operation in necrotizing enterocolitis revisited. J Pediatr Surg 1994;29(5):663-6.
Marchese LT, Costa F, Villari FS, Komatsu ES, Pietrobon LH. Toracotomia posterior no acesso cirúrgico ao esôfago atrésico: uma via simplificada. Rev Col Bras Cir 1985;12(4):105-10.
Martin LW, Zerella JT. Jejunoileal atresia: a proposed classification. J Pediatr Surg 1976;11:399.
Martinez-Frias ML, Castilla EE, Bermejo E, Prieto L, Orioli IM. Isolated small intestinal atresia in Latin America and Spain: epidemiological analysis. Am J Med Genet 2000;93(5):355-9.
Nakao M, Suita S, Taguchi T, Hirose R, Shima R. Fourteen – year experience of acetylcholinesterase staining for rectal mucosal biopsy in neonatal Hirschsprung's disease. J Pediatr Surg 2001;1357-63.
Roberts H, Cragan JD, Cono J, Khoury MJ, Weatherly MR, Moore CA. Increased frequence of cystic fibrosis among infants with jejunoileal atresia. Am J Med Genet 1998;78(5):446-9.
Rokitansky A, Kolankaya A, Bichler B, Mayr J, Menardi G. Analysis of 309 cases of esophageal atresia for associated congenital malformations. Am J Perinatol 1994;11(2):123-8.
Spitz L, Kiely E, Brereton RJ. Management of esophageal atresia. World J Surg 1993;17(3):296-300.
Teitelbaum DH, Coran AG, Weitzman JJ, Ziegler MM, Kane T. Hirschsprung's Disease and Related Neuromuscular Disorders of the Intestine. In: Pediatric Surgery. 5th ed. St Louis: Mosby-Year Book, 1998. p 1381-424.

50 Fraturas e Luxações mais Frequentes no Recém-Nascido por Tocotraumatismo

Paulo César M. Schott ◆ Ronaldo O. Lomelino

INTRODUÇÃO

Durante o parto, o feto pode sofrer lesões mecânicas, iatrogênicas ou não, causando-lhe danos, que vão desde pequenas escoriações a graves fraturas e/ou lesões viscerais.

Greshan *et al.* apontam o trauma de parto como responsável por 2% dos óbitos até o sétimo dia após o nascimento, estando em oitavo lugar entre as causas de óbito neonatal.

Caetano encontrou um índice quatro vezes maior de tocotraumatismo quando o parto era realizado por não especialistas do que quando realizado por obstetras.

Os fatores predisponentes ao trauma de parto são: prematuridade, macrossomia, hipóxia, vício pélvico, manobra de Kristeller, vácuo extração, hipercinesias, analgotocia, parto a fórceps, parto pélvico, versão interna, extração pélvica, encravamento de ombro e parto cesáreo.

Diversas classificações podem ser usadas para os tocotraumatismos, uma das mais usadas divide os traumas em três tipos de acordo com a gravidade das lesões (Quadro 50-1). Neste capítulo trataremos das fraturas e luxações no RN.

FRATURAS E LUXAÇÕES MAIS FREQUENTES NO RN

O diagnóstico das fraturas e luxações no RN continua sendo um dilema na prática médica. A raridade dessas lesões aliada a nem sempre fácil visualização dessas fraturas pela radiografia, em função da não ossificação da extremidade dos ossos, fazem com que os profissionais de saúde envolvidos com o parto não tenham muita facilidade em diagnosticar e tratar essas lesões.

Em 1955 Madsen realizou estudo em 105.199 nascidos vivos e encontrou 786 casos de fratura (0,75% dos nascidos vivos); 92% dessas fraturas eram de clavícula. A maioria dessas fraturas ocorre em partos normais de primíparas com apresentação pélvica. Podem ocorrer lesões tanto em ossos longos, de fácil diagnóstico ao exame físico e raios X, quanto fraturas e luxações das extremidades dos ossos, que são de difícil reconhecimento ao raios X e de fácil confusão com outras patologias do RN.

Os locais mais frequentes das lesões epifisárias são, em ordem de frequência decrescente: úmero proximal, fêmur distal, úmero distal, fêmur proximal e tíbia distal.

Quadro 50-1. Classificação das lesões no RN usada no HSPE e na MEVNC

Leves – Tipo 1	• Lesões de pele • Ferimentos corto-contusos de partes moles • Adiponecrose • *Caput sucedaneum* • Fratura de clavícula • Hemorragia subconjuntival
Moderadas – Tipo 2	• Paresia braquial ou facial • Cefaloematoma • Hematoma subgalial • Estrabismo • Hemorragia macular • Trauma de esternocleidomastóide • Paralisia unilateral de cordas vocais
Graves – Tipo 3	• Hemorragia intracraniana • Rupturas viscerais • Fraturas da face • Fraturas do crânio • Fraturas dos ossos longos • Paralisia diafragmática • Paralisia facial • Paralisia braquial • Paralisia bilateral das cordas vocais • Traumas da coluna vertebral e medula

DIAGNÓSTICO DIFERENCIAL

É muito importante, embora nem sempre fácil, diferenciar as lesões próximas às articulações dos processos infecciosos como artrite séptica e osteomielite. Afecções como: paralisia obstétrica, lesões de medula, lesões de partes moles e trauma abdominal são também diagnósticos diferenciais desta patologia (Quadro 50-2).

FRATURAS DA CLAVÍCULA

Oppenheim *et al.* encontraram uma taxa de 0,27% de fraturas de clavícula em RNs vivos, sendo mais freqüentes em crianças de peso elevado, parto de fórceps e distocia de ombro (0,15% dos partos a termo), porém também foram encontradas estas lesões em partos não complicados e cesarianas.

Clínica

Edema, pseudoparalisia das extremidades e crepitação ao nível da fratura são encontrados nesta lesão. As fraturas ocorrem freqüentemente no terço médio da clavícula, e o calo ósseo pode ser visto em três semanas (Fig. 50-1), em média. Em 5,2% dessas fraturas existe associação com lesões do plexo braquial.

50 ♦ Fraturas e Luxações Mais Freqüentes no Recém-Nascido por Tocotraumatismo | 713

Quadro 50-2. Diagnósticos diferenciais

Afecção	Semelhanças	Diferenças
Artrite/osteomielite	• Sinais flogísticos • Pseudoparalisia da articulação	• Nem sempre há história de parto complicado • Rubor e calor locais mais acentuados do que na fratura • Laboratório pode estar alterado • Criança não ganha peso • Raios X normal • US diferencia
Lesões do plexo braquial	• Paralisia da articulação afetada • Dor à manipulação nos primeiros dias	• A paralisia pode ser de todo o membro • Não há sinal flogístico e nem dor à palpação do membro
Medula	• Paralisia e dor à mobilização do RN	• Paralisia generalizada de ambos os membros inferiores ou dos quatro membros • Não há dor localizada nos membros à palpação
Lesões de partes moles	• Dor à palpação local • Pseudoparalisia • História de parto complicado	• À palpação a dor parece mais superficial do que na fratura • Raios X normal • US diferencia
Trauma abdominal	• RN irritadiço com dor à mobilização no berço • História de parto complicado	• Não há dor localizada nas articulações • Quadro clínico de pneumo ou hemoperitônio

Diagnóstico diferencial

As lesões mais freqüentemente confundidas com estas fraturas são: fraturas do úmero proximal, luxação do ombro e lesões do plexo braquial.

Tratamento

Estas fraturas geralmente não necessitam de tratamento específico, a não ser cuidados ao manipular o RN e, caso julgue necessário, o médico pode recomendar uma bandagem mantendo o membro superior junto ao corpo da criança por duas semanas.

FRATURAS DO ÚMERO

Úmero proximal

As fraturas ou lesões epifisárias do úmero proximal são de difícil diagnóstico, pois o núcleo de crescimento proximal ainda não se ossificou, estando assim inacessível às

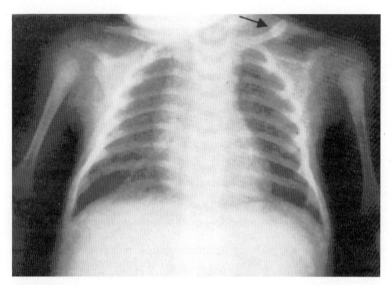

Fig. 50-1. Fratura de clavícula em consolidação.

radiografias simples. Freqüentemente esta fratura vem acompanhada de lesão do plexo braquial.

Clínica

São achados desta lesão pseudoparalisia do membro, dor à movimentação passiva e edema próximo à articulação do ombro.

Radiologia

Não é fácil identificar a fratura. Fazer radiografias nas incidências em ântero-posterior e axilar notando o aumento das partes moles. Observar também o aumento da distância entre o úmero proximal e a escápula.

Ao se realizar radiografias abduzindo o braço, nota-se que a metáfise proximal se desloca caudalmente.

A US demonstra a solução de continuidade entre epífise e diáfise.

Em torno dos 15 dias pode-se ver o calo ósseo.

Tratamento

O tratamento de escolha é a colocação de bandagem mantendo o membro superior junto ao corpo por duas semanas.

Os desvios que vierem a ocorrer serão corrigidos com o crescimento.

Diáfise do úmero

As fraturas do terço médio do úmero são de fácil diagnóstico, tanto no exame físico, quanto nas radiografias simples. As fraturas geralmente são completas. Podem estar associadas às lesões do nervo radial.

Como na fratura do úmero proximal, o tratamento consiste apenas em imobilizar o membro junto ao corpo com uma bandagem por duas semanas. As deformidades ósseas que permaneçam serão corrigidas com o crescimento (Fig. 50-2).

Luxação do ombro

Muito rara em neonato, está geralmente associada à lesão do plexo braquial e ao seu tratamento com órtese.

Devem-se realizar radiografias em AP e axilar e realizar exame de ultra-sonografia, se houver dúvidas.

Tratamento

Redução incruenta da luxação e enfaixamento do membro superior junto ao corpo.

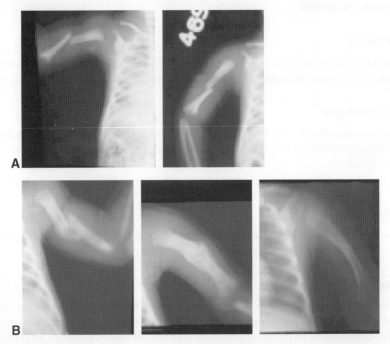

Fig. 50-2. (**A**) Fratura aguda do úmero. (**B**) Evolução favorável da fratura.

Fraturas da epífise distal do úmero

Clínica

São lesões raras que se apresentam com edema, crepitação e pseudoparalisia do membro. Lesão de difícil diagnóstico por não permitir uma boa visualização aos raios X. Freqüentemente sugere luxação do cotovelo.

Radiologia

Realizar sempre radiografias comparativas de ambos os cotovelos. Em caso de dúvidas pode ser necessário recorrer à ultra-sonografia ou à artrografia.

Tratamento

Redução incruenta da fratura e da luxação e colocação de tala gessada na posição de melhor estabilidade. As deformidades restantes tendem a corrigir com o crescimento.

FRATURAS DO FÊMUR

Fêmur proximal

O descolamento epifisário proximal do fêmur é uma lesão rara e de difícil diagnóstico, sendo particularmente difícil de diferenciar das luxações congênitas e dos processos infecciosos do quadril.

Clínica

Dor à mobilização do quadril, edema periarticular, pseudoparalisia com a extremidade afetada mantida em abdução, encurtamento e rotação externa.

Radiologia

Nas radiografias simples há muita semelhança com a luxação congênita do quadril, com a metáfise proximal do fêmur deslocado proximalmente em comparação com o lado contralateral.

Ultra-sonografia e artrografias são bons métodos auxiliares nesta afecção.

Tratamento

Vários métodos podem ser usados para o tratamento, tanto com aparelhos gessados, quanto com tração no leito (Fig. 50-3).

Diáfise do fêmur

É de fácil diagnóstico ao exame físico, com angulação ao nível da coxa afetada, crepitação, dor e edema local. As radiografias não deixam dúvidas quanto à fratura, e seu tratamento é semelhante ao do fêmur proximal, com imobilizações gessadas ou com tração cutânea.

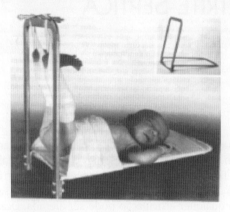
Fig. 50-3. Tração cutânea.

LESÃO DA MEDULA

Esta é, felizmente, uma lesão muito rara, porém de reconhecimento muito difícil. Pode ser facilmente confundida com afecções neuromusculares. A sua principal causa é a extração da criança com a cabeça hiperestendida.

Clínica

O RN está hipotônico, com dificuldades para respirar, e a síndrome de Horner pode estar presente.

Tratamento

É bastante reservado nesses casos e, sendo necessário, pode ser colocada uma calha de apoio dorsal no RN.

BIBLIOGRAFIA

Caetano DF. The relationship of medical especialization to complications in pregnancy and delivery, birth injury and malformation. *Am J Obstet Gynecol* 1975;123:221.
Charles A, Rockwood Jr. *Fractures in Children*, 4 th ed. USA: JB Lippincott Co. Vol1.
Greshan EL. Birth trauma. *Pediat Clin North Am* 1975;22:317.
Madsen ET. Fractures of the Extremites in the Newborn. *Acta Obstet Gynecolog Scand* 1955;34:41-74.
Segre CAM. O RN, 4th ed. São Paulo: Sarvier 1995. p 150-152.

51 ARTRITE SÉPTICA

Paulo César M. Schott ♦ Ronaldo O. Lomelino

INTRODUÇÃO

A artrite séptica é uma inflamação da articulação causada por organismos produtores de pus. Pode ocorrer em todas as faixas etárias, mas é vista principalmente em neonatos, lactentes e crianças entre dois e três anos de idade. É de duas a três vezes mais comum no sexo masculino. A articulação do quadril é a mais envolvida, seguida da do joelho e cotovelo, entretanto qualquer articulação pode ser afetada. Ocasionalmente mais de uma pode ser afetada.

É muito importante lembrar que, diante de um recém-nascido séptico, deve-se sempre pensar na possibilidade de artrite séptica.

PATOGÊNESE

As bactérias entram na articulação por três vias: hematogênica, na qual os organismos instalam-se na sinovial via corrente sangüínea, vindos de um foco distante da infecção, como um abscesso da pele, infecção respiratória alta e otites; extensão direta de um foco de infecção adjacente, como osteomielite; e inoculação direta de organismos patogênicos durante aspiração articular ou por um ferimento acidental durante arteriopunção femoral. A penetração acidental da articulação pela agulha é um exemplo de possibilidade de infecção por inoculação direta.

O tipo de organismo etiológico depende de alguns fatores como: idade do paciente, infecção domiciliar ou hospitalar e doenças preexistentes da mãe. No neonato o agente mais freqüente é o *S. aureus (36%)*, seguido de estreptococo do grupo B (21%) e uma variedade de organismos gram-negativos (28%). Organismos raros e incomuns tornam-se o agente etiológico, quando há imunodeficiência por doença ou tratamento imunossupressor. Algumas vezes o agente etiológico não pode ser identificado.

PATOLOGIA

Na evolução da doença a membrana sinovial torna-se edemaciada, aumentando a produção de líquido sinovial que distende a articulação. O líquido sinovial geralmente é turvo, contendo leucócitos do tipo polimorfonucleares, com a contagem acima de 50.000 por milímetro cúbico. A bactéria responsável pode ser demonstrada por esfregaço e método de Gram. O açúcar no líquido sinovial está diminuído, mas as proteínas estão elevadas.

Em poucos dias acumula-se pus na cavidade articular e ocorrem alterações nessa cartilagem por falta de nutrição. Formam-se aderências dentro da articulação, limitando os movimentos. Com a evolução da doença, não tratada a tempo, podem ocorrer subluxações e luxações dessas articulações. O aumento da pressão dentro de uma articulação como o quadril prejudicará a nutrição da cabeça do fêmur, podendo levar à necrose avascular da cabeça do fêmur. Na progressão, a infecção poderá se propagar para os ossos subjacentes e até outras articulações por via hematogênica.

QUADRO CLÍNICO

O quadro clínico da artrite séptica no recém-nascido não permite um diagnóstico fácil. A criança apresenta basicamente sinais de infecção como: falta de ganho de peso, irritação e pode apresentar algum foco de infecção na pele. Como em outras infecções no recém-nascido, não se pode esperar febre ou alterações de laboratório como em crianças maiores. Examinar bem os membros à procura de posições antálgicas e dor à mobilização passiva de alguma articulação. No quadril podemos encontrar a posição antálgica característica com abdução e semiflexão da articulação coxofemoral. O quadril será muito doloroso, principalmente à rotação interna e à abdução forçada.

ACHADOS DE IMAGEM

Nas radiografias simples podemos, algumas vezes, identificar distensão da cápsula com opacidade em seu interior. As sombras da gordura periarticular estão deslocadas pela distensão da cápsula. Em casos mais avançados, pode-se ver subluxação ou luxação da cabeça femoral e lesões metafisárias de osteomielite. É sempre bom comparar os achados radiológicos com o lado contralateral.

A ultra-sonografia é um ótimo método de auxílio ao diagnóstico, localizando o derrame e identificando-o como purulento ou não. Esse exame apresenta vantagens como: não ser invasivo, não necessitar de anestesia e ser relativamente barato. Como desvantagem podemos citar a necessidade de radiologista bem treinado em ultra-sonografia de aparelho locomotor.

A cintilografia óssea é um bom método de varredura do esqueleto à procura de possíveis locais de processos inflamatórios. Possui alta sensibilidade, fácil avaliação e custo não muito alto, quando comparado a outros métodos diagnósticos. Imagens com o difosfanato tecnécio-99 m apresentam aumento da captação periarticular em razão de hiperemia local e aumento do fluxo sangüíneo. Pode-se usar o gálio-67 nos casos de dúvida, pois essa substância tende a se fixar nos leucócitos da região inflamada. O gálio apresenta a desvantagem de emitir altas doses de radioatividade, não devendo ser usado rotineiramente. Em casos muito complexos, a cintilografia com leucócito marcado também pode ser usada. Deve-se ficar muito atento, pois, em função de sua alta sensibilidade, a cintilografia óssea apresenta alta incidência de exames falsos-positivos.

A ressonância magnética possui altíssimas sensibilidade e especificidade, porém apresenta as desvantagens do alto custo e da necessidade de sedação da criança. A sedação dificulta muito o uso da RM, pois geralmente, diante da suspeita de artrite séptica em um recém-nascido, temos uma criança séptica, em estado grave.

PUNÇÃO ARTICULAR

Diante da suspeita de artrite séptica, a punção articular realizada por especialista confirmará o diagnóstico em caso de positividade (pus na punção). A punção negativa não descarta a infecção. A secreção pode estar tão espessa a ponto de obstruir a agulha, ou de o cirurgião não conseguir penetrar na articulação.

TRATAMENTO

A artrite séptica é uma doença extremamente séria e de evolução rápida, destruindo a cartilagem articular e causando deformidades. Quanto antes a articulação for drenada, menos seqüelas ocorrerão.

Os objetivos do tratamento são: primeiramente o controle da sepse com o uso de antibióticos adequados; em seguida, a drenagem articular e imobilização adequada da articulação para diminuir a dor e evitar deformidades; por último dar suporte nutricional e medicamentoso para ajudar na recuperação pós-operatória.

Antibioticoterapia

Os antibióticos usados devem ser eficazes no tipo, na dose e no tempo de administração. Não se deve esperar pela identificação do agente etiológico em função da demora na identificação desses agentes. Deve-se escolher o antibiótico pelos agentes predominantes nos recém-nascidos. Após o isolamento da bactéria, podemos realizar os devidos ajustes dos antibióticos. Devemos usar sempre a via endovenosa por duas a três semanas. Após a drenagem e em caso de melhora clínica, podemos passar para o uso oral por mais duas ou três semanas, caso seja possível usar a via oral.

Drenagem da articulação

A articulação deve ser drenada o quanto antes, para retirada do material patogênico da articulação, com lavagem exaustiva com soro fisiológico. Em seguida coloca-se um dreno por 24-48 horas para que a secreção não se acumule outra vez na articulação. Alguns autores recomendam o uso de drenagem contínua com soro fisiológico. Esse mecanismo de drenagem deve ser retirado com 24 horas, para que a cartilagem articular possa ser nutrida pelo líquido sinovial.

Imobilização articular

Manter a articulação em sua posição de repouso para melhorar a dor e evitar contraturas musculares e conseqüentes deformidades. Podem ser usados aparelhos gessados, talas e tração no caso do quadril.

Suporte pós-operatório

Quanto mais bem nutrido o recém-nascido, mais rápido ele se recuperará da infecção. Todos os métodos possíveis para melhorar o estado geral da criança deverão ser usados.

A artrite séptica é uma doença grave, e o médico não deve ficar de espectador aguardando a sua evolução. Diante da suspeita de infecção articular, iniciar imediatamente o tratamento, tentar confirmar o diagnóstico e drenar a articulação o mais rápido possível.

BIBLIOGRAFIA

Clawson DK, Dunn AW. Management of common bacterial infections of bone and joint. *JBJS* 1967;49-A:164.

Jackson M, Nelson, JD. Etiology and Medical management of acute supurative bone and joint infections in pediatric pacients. *J PO* 1982;2:313.

Lisbona R, Rosental L. Radionuclide imagining of septic joints and their differentiation from periarticular osteomyelitis and cellulitis in pediatrics. *Clin Nucl Med* 1977;2:337.

Lovell, Winter´s. *Pediatric orthopaedics*. Fourth Edition. USA: Lippincott-Raven: 1996;579-624.

Mihran O, Tachdjian MS MD. *Ortopedia Pediátrica*. 2ª ed. Brasil: Manole. 1995;2:1417-1442.

52 Displasia do Desenvolvimento do Quadril

Paulo César M. Schott • Ronaldo O. Lomelino

INTRODUÇÃO

A expressão displasia do desenvolvimento do quadril (DDQ) substitui a luxação congênita do quadril (LCQ) porque alguns quadris, aparentemente normais ao nascimento, tornam-se progressivamente subluxados ou luxados tardiamente.

O relato de Ilfeld *et al.*, de pacientes recém-nascidos (examinados por eminentes professores de ortopedia pediátrica), cujos quadris foram considerados como normais ao nascimento e que mais tarde vieram a apresentar os quadris luxados, reforça a importância de se usar a expressão displasia do desenvolvimento do quadril (DDQ).

Por outro lado, quando a criança apresentar, em qualquer idade, o quadril francamente luxado, como conseqüência de displasia dessa articulação, melhor seria denominar a condição de luxação displásica do quadril (LDQ), que define a condição anatômica do quadril com mais precisão e evita o uso da palavra "incriminativa" congênita. Para casos teratológicos, em que o quadril é francamente luxado, deve ser mantido o termo luxação congênita do quadril.

INCIDÊNCIA

Em diferentes relatos da literatura, a incidência de DDQ tem variado de 2 a 17 por 1.000 nascimentos, e tem sido demonstrado grande variação racial. Volpon e Carvalho encontraram, no Brasil, uma incidência de 2,31 por 1.000 nascimentos.

ETIOLOGIA

A etiologia da DDQ permanece desconhecida. Fatores etiológicos e congênitos são importantes. Os fatores genéticos podem determinar a displasia acetabular e a frouxidão ligamentar ou ambas, conforme relatado por Wynne-Daves. Fatores mecânicos, como posições fetais intra-uterinas e hábitos pós-natais, como envolver o recém-nascido em panos com os quadris totalmente aduzidos e estendidos, vêm somar-se aos fatores preexistentes.

DIAGNÓSTICO

O diagnóstico precoce da DDQ é de capital importância, pois permite o tratamento adequado antes que tenham ocorrido alterações secundárias anatômicas. É baseado na avaliação dos fatores de risco, no exame físico e nos métodos de imagem. Recém-nascidos do sexo feminino, filhas de primíparas, com história familiar de DDQ e apresentação pélvica, têm maior incidência de LDQ. Na apresentação pélvica, usualmente, o quadril esquerdo está comprimido contra o sacro da mãe, levando a maior adução, o que favoreceria, logo após o parto, o aumento da instabilidade do quadril. Tal fato poderia explicar a maior incidência de DDQ no quadril esquerdo, como relatado por Dunn (Figs. 52-1 e 52-2).

A incidência de outras anomalias congênitas está fortemente associada à DDQ. Recém-nascidos com torcicolo congênito, metatarso aducto, ou pé torto congênito têm incidência muito maior de DDQ.

Como regra, crianças que apresentem dois ou mais achados mencionados são consideradas do grupo de risco. Nesses casos, as crianças devem ser submetidas à avaliação inicial detalhada, incluindo ultra-sonografia, se o exame físico for duvidoso, além de acompanhamento, até que haja evidências clínicas e radiológicas de que o quadril é normal.

O exame físico para identificar os casos de DDQ deve ser feito rotineiramente em todos os recém-nascidos. A manobra de Ortolani tem sido utilizada por neonatologistas, pediatras e ortopedistas. Essa manobra consiste basicamente em reduzir o quadril luxado. Para executá-la, coloque a criança na mesa de exame examinando um quadril de cada vez. Com uma das mãos estabilize a pelve e com a outra mão dobre o joelho do lado a ser testado e flexione o quadril a 90 graus. As pontas dos dedos indicador e médio são colocadas sobre o grande trocânter. À medida que o quadril é gentilmente abduzido, pode-se perceber e muitas vezes até ouvir um ruído *(clunk)* da redução do quadril. Em seguida se inverte a manobra, tendo-se de novo a mesma sensação, quando o quadril retorna à posição luxada. Atenção! Não se deve confundir o som com um leve clique que se sente ao nível do joelho e que não é patológico. Quando a manobra é positiva, permite o diagnóstico, porém a negatividade não afasta o diagnóstico.

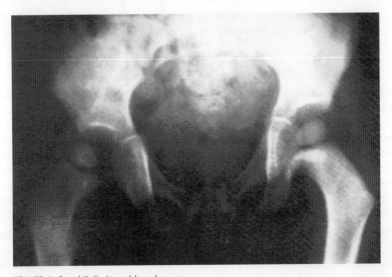

Fig. 52-1. Quadril direito subluxado.

Fig. 52-2. Posição antálgica do quadril.

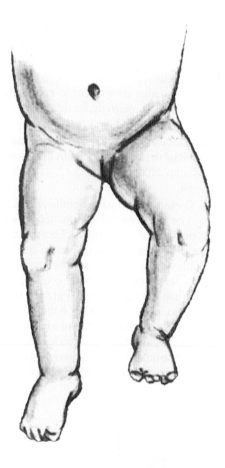

A manobra positiva de Barlow permite o diagnóstico de instabilidade do quadril. Essa manobra consiste na luxação do quadril reduzido, porém luxável. Para realizá-la coloca-se a criança em uma mesa de exames. Esse teste deve ser realizado gentilmente e cada quadril deve ser examinado separadamente. Ambos os quadris são fletidos; o quadril não testado é colocado em adução média e em 90 graus de flexão e o quadril testado em discreta adução e somente em 45 a 60 graus de flexão. Com as pontas dos dedos indicador e médio sobre o grande trocânter e com o polegar sobre a face medial da porção inferior da coxa, o examinador tenta deslocar a cabeça do fêmur posteriormente. Se positivo, o examinador sentirá o mesmo *clunk*, como descrito na manobra anterior.

Acredita-se que 85% das crianças com manobra de Barlow positiva evoluam favoravelmente, sem desenvolver LCQ. A manobra de Barlow positiva demonstra que o quadril está reduzido, mas é deslocável; enquanto a manobra de Ortolani positiva demonstra que o quadril está deslocado, mas é redutível.

MÉTODOS DE IMAGEM

As radiografias simples são, nessa idade, de difícil interpretação, em função da não ossificação da cabeça do fêmur e grande parte do acetábulo. Dependem então de métodos indiretos de medição. Como exemplo, temos a linha de Hilgenreiner, que é uma linha horizontal desenhada através do topo das áreas claras no acetábulo. A linha vertical de Perkins é desenhada verticalmente, tomando-se como base a parte ossificada mais a lateral do acetábulo. Formam-se então quatro quadrantes. A projeção da cabeça do fêmur deverá estar no quadrante inferior interno, quando normal, e no quadrante superior lateral, quando luxada (Fig. 52-3). Existem vários outros métodos para avaliar as radiografias com suspeita de DDQ, que são de difícil interpretação para o não especialista.

Como descrito por Graf em 1980, o exame de ultra-sonografia dos quadris é, certamente, a grande arma no diagnóstico precoce desta doença. As indicações para o diagnóstico e acompanhamento da DDQ pela ultra-sonografia não estão universalmente estabelecidas. O método não deve ser usado de rotina na avaliação dos quadris de recém-nascidos, pois poderiam aparecer muitos exames falsos-positivos. Existem duas indicações inquestionáveis da ultra-sonografia em recém-nascidos: primeiro nas crianças que estão em grupo de risco, nas quais o exame físico não é conclusivo; segundo, em recém-nascidos que estão em tratamento, necessitando confirmar a redução do quadril. Portanto, a ultra-sonografia tem real valor no diagnóstico da DDQ, porém deve ser utilizada com critérios clínicos bem estabelecidos.

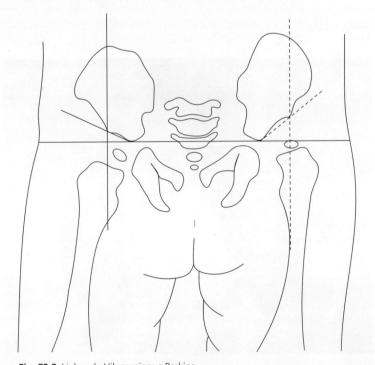

Fig. 52-3. Linhas de Hilgenreiner e Perkins.

A ressonância magnética pode ser usada como método diagnóstico da DDQ e LDQ, porém seu alto custo e a necessidade de anestesia para o recém-nascido limitam sua utilização.

TRATAMENTO

O tratamento da DDQ está diretamente ligado à idade da criança no momento do diagnóstico. Quanto mais cedo o diagnóstico, mais fácil o tratamento e maiores as chances de sucesso.

No recém-nascido com DDQ ou LDQ o tratamento deve ser iniciado o quanto antes utilizando o aparelho de Pavlik (Fig. 52-4), que deverá ser usado até que se obtenha um quadril estável clínica e radiologicamente. Estudos demonstram não haver benefícios para o recém-nascido no uso de fraldas duplas ou até triplas nos Berçários.

Os demais tipos de tratamento ortopédico devem ser usados para casos de falha do tratamento inicial, crianças que apresentam DDQ ou LDQ mais tarde, ou aquelas que não tenham sido diagnosticadas dentro dos três primeiros meses de vida. A descrição desses tratamentos foge dos objetivos deste livro.

Mais uma vez enfatizamos a importância do diagnóstico precoce desta doença, de tão simples tratamento com o diagnóstico precoce e de extrema dificuldade para o tratamento, quando diagnosticada tardiamente (Fig. 52-5).

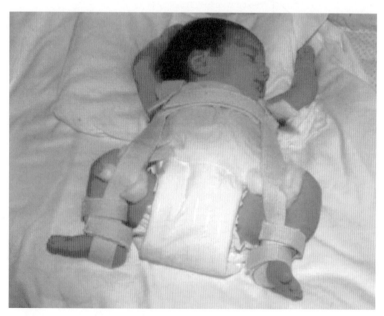

Fig. 52-4. RN com aparelho de Pavlik.

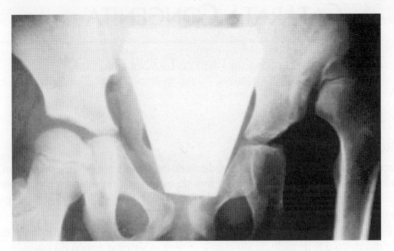

Fig. 52-5. Seqüela de DDQ.

BIBLIOGRAFIA

Barlow TG. Early diagnostic and treatment of congenital dislocation of the hip. *J Bone Joint Surgery Br* 1962;44: 292.

Dunn PM. Prenatal observation of the etiology of congenital dislocation of the hip. *Clin Orthop* 1976:6.

Graf R. The diagnosis of congenital dislocation of the hip by the ultra-sonic compound treatment. *Ach Ort Trauma Surg* 1980;97:117.

Ilfeld FW. Missed or developmental dislocation of the hip. *Cli Orthop* 1986;203:276-281.

Milani C, Laredo FJ, Ishida A, Ascendio BJ, Nakagawa MJ. A ultra-sonografia do quadril do recém-nascido pelo método de Graf. *Rer Brasil Ortop* 1993;28:25-32.

Pavlik. Stirrups as an aid in the treatment of congenital dysplasias of the hip in children. *J Pediat Orthop* 1989;9:157.

Schot PCM. Displasia do desenvolvimento do quadril e luxação displásica do quadril. *Rev Brasil Ortop* 2000;35:1-6.

Volpon JB, Cravalho FG. Luxação congênita do quadril no recém-nascido. *Rer Brasil Ortop* 1985;20:317-320.

Wynne-Davis R. Acetabular dysplasia and familial joint laxity: two aetiological factors in congenital dislocation of the hip. A review of 589 patients and their families. *J Bone Joint Surg Br* 1970;52;704.

53 CATARATA CONGÊNITA

Carolina Lemos Curi ◆ Renato Luiz Nahoum Curi

INTRODUÇÃO

O cristalino é uma estrutura biconvexa, derivada do ectoderma de superfície, com aproximadamente 10 mm de diâmetro e 4 mm de espessura, normalmente transparente, localizada atrás da íris e pupila e na frente do vítreo. É mantido na sua posição por um ligamento suspensor, a zônula.

É composto basicamente de água e proteínas, servindo como uma lente de alto poder dióptrico e formando, junto com a córnea, o sistema óptico do olho.

O cristalino é formado de três partes principais: uma cápsula que envolve toda a lente e divide-se em cápsulas anterior e posterior; o estroma; e o núcleo, que é a parte central da lente, dividido em núcleos embrionário e fetal. O núcleo embrionário é a área central, formada do primeiro ao terceiro mês de vida intra-uterina, e o núcleo fetal envolve o núcleo embrionário e é formado do terceiro ao oitavo mês de vida. O estroma e o núcleo são formados por fibras cristalinianas, que se arranjam como camadas de uma cebola.

Ao nascimento, os núcleos fetal e embrionário preenchem a maioria do volume cristaliniano, mas novas fibras formam-se através dos anos no equador da lente, sendo as fibras mais antigas comprimidas centralmente, formando um núcleo cada vez mais espesso e endurecido.

Qualquer perda de transparência do cristalino é chamada de catarata, e na criança ela pode ter conseqüências muito graves e irreversíveis, com risco de desenvolvimento de ambliopia, que é a baixa da acuidade visual, uni ou bilateral, causada pela privação visual parcial ou completa durante o período crítico de desenvolvimento da visão, que termina por volta dos sete anos.

A ambliopia mais grave é a associada à catarata congênita unilateral. Esses olhos devem ser tratados nas primeiras semanas de vida.

ETIOLOGIA

A catarata congênita idiopática é o tipo mais comum, seguida por aquelas com caráter hereditário, podendo resultar de uma herança autossômica dominante, recessiva ou ligada ao sexo.

Podem ainda vir associadas à prematuridade (cataratas transitórias); infecções intra-uterinas, principalmente toxoplasmose, rubéola, citomegalovírus, herpes e sífilis; desordens cromossômicas (como síndrome de Down) e doenças metabólicas (galactosemia, diabetes melito).

CLASSIFICAÇÃO MORFOLÓGICA

A localização e as características morfológicas da catarata congênita dão informações sobre a época de início, a causa e o prognóstico visual.

1. **Cataratas anteriores**: acometem a região subcapsular e o córtex anterior. Por exemplo: catarata polar anterior, de caráter esporádico, geralmente sem comprometimento visual importante.
2. **Cataratas centrais**: acometem o núcleo e córtex adjacente. Por exemplo: catarata nuclear bilateral de caráter autossômico dominante.
3. **Cataratas posteriores**: acometem a região subcapsular e o córtex posterior. Por exemplo: catarata associada à persistência do vítreo primário hiperplásico.
3. **Cataratas difusas**: acometem o cristalino difusamente ou totalmente. Por exemplo: cataratas totais, associadas a doenças metabólicas, síndrome de Down, herança autossômica dominante, sempre com comprometimento visual importante.

DIAGNÓSTICO

A detecção da catarata congênita é feita principalmente pelo pediatra, que percebe a opacificação do cristalino examinando o reflexo vermelho na pupila, com a ajuda de um oftalmoscópio direto. O exame revelará uma mancha escura contra uma coloração laranja-avermelhada normal do reflexo. A opacidade pode variar de leve até a opacidade total do cristalino. Trata-se de um exame de fácil execução, que idealmente deve ser feito nos primeiros dias de vida, já que o diagnóstico precoce da catarata é fundamental. Crianças com cataratas totais podem apresentar leucocoria, que é a pupila branca, facilmente detectada a olho nu ou através do uso de uma lanterna.

É importante lembrar que nem toda catarata congênita está presente ao nascimento; algumas se desenvolvem nos primeiros meses de vida.

Feito o diagnóstico inicial da catarata, pediatra e oftalmologista devem trabalhar em conjunto, realizando uma propedêutica adequada para avaliação da catarata, com exame oftalmológico completo e minucioso e pesquisa de possíveis etiologias ou doenças sistêmicas associadas.

Do ponto de vista oftalmológico, devem-se avaliar a extensão da catarata e a presença de outras alterações oculares, como nistagmo, estrabismo, microftalmia, alterações retinianas e outras. Caso a catarata impeça um exame apropriado do fundo-de-olho, está indicado o exame de ultra-sonografia ocular.

Em casos de catarata total, a acuidade visual está obviamente comprometida. Nas cataratas parciais o exame da acuidade visual pode ser extremamente difícil, podendo-se utilizar recursos como o teste de visão preferencial, nistagmo optocinético e potencial occipital evocado.

A presença de nistagmo e estrabismo é mais comum em casos bilaterais e indica comprometimento visual grave. Eles aparecem depois do segundo mês de vida.

TRATAMENTO

O tratamento da catarata congênita consiste em três etapas principais: a cirurgia da catarata, o tratamento da afacia e o tratamento ou combate à ambliopia. As etapas se complementam e representam um desafio para médicos, pediatras e pais, exigindo um tratamento prolongado e difícil.

A cirurgia da catarata deve ser realizada sempre que houver risco de comprometimento da acuidade visual. Na catarata congênita unilateral total a ambliopia que se instala é sempre grave, e a cirurgia deve ser realizada o mais precocemente possível, de preferência nos primeiros dias de vida.

A catarata congênita bilateral total tem melhor prognóstico visual que a unilateral, pois a ambliopia desenvolvida é binocular e de melhor recuperação com o tratamento. Essas cataratas devem ser operadas precocemente, porém sem a urgência requerida nas monoculares. É fundamental que ambos os olhos sejam operados com pequeno espaço de tempo entre um e outro.

Cataratas parciais, que não bloqueiam totalmente o eixo visual, podem ser acompanhadas e a cirurgia adiada até que se defina com mais precisão o comprometimento da acuidade visual.

A correção da afacia pode ser feita através de óculos, lentes de contato ou implante de lente intra-ocular (LIO) durante a cirurgia.

Os óculos são úteis para afacia bilateral, mas não são apropriados para pacientes com afacia unilateral por causa da anisometropia (diferença grande entre os erros refracionais dos dois olhos) e aniseiconia. São pesados, produzem distorção prismática e redução do campo visual.

As lentes de contato são consideradas, por alguns, como a melhor solução óptica em casos unilaterais ou bilaterais, não produzem aniseiconia e geralmente são bem toleradas pelas crianças.

O implante da lente intra-ocular na cirurgia da catarata congênita está sendo feito com mais freqüência e cada vez mais precocemente, mas ainda enfrenta problemas como a dificuldade na obtenção de parâmetros adequados para o cálculo da LIO e o aumento na incidência de complicações pós-operatórias e reoperações.

O pós-operatório é de extrema importância quanto ao tratamento da ambliopia, que tem sua base na terapia oclusiva (uso de tampões) do olho de melhor visão. A terapia com oclusão do olho normal deve ser feita o mais precocemente possível no caso das cataratas unilaterais, tão logo a criança tenha sido submetida à cirurgia e tenha o seu erro refracional corrigido. Mesmo assim, muitas vezes o resultado está longe do desejado. O tempo necessário para desenvolver a acuidade visual desejada é variável e muitas vezes as crianças precisam usar esse tipo de tratamento durante todo o período de desenvolvimento da visão.

DIAGNÓSTICO DIFERENCIAL DAS LEUCOCORIAS (PUPILA BRANCA)

Outras doenças oculares podem cursar com leucocoria e devem ser consideradas no diagnóstico diferencial:

- *Retinopatia da prematuridade*: geralmente em prematuros com peso abaixo de 1.500 g ao nascimento. Essas crianças podem apresentar alterações vasculares na retina que, em estágios avançados, podem cursar com descolamento total da retina e uma pupila branca. A leucocoria não está presente ao nascimento.
- *Persistência do vítreo primário hiperplásico*: causada pela falência na regressão do vítreo primário, que geralmente se apresenta como uma massa retrocristaliniana,

que pode se estender como uma trave até o disco óptico. Pode evoluir com a opacificação do cristalino. A maioria dos casos é unilateral, e freqüentemente são associados à microftalmia.
- *Retinoblastoma*: tumor intra-ocular primário mais comum em crianças. Pode ser uni ou bilateral, e a leucocoria é o modo de apresentação mais comum, ocorrendo em 60% dos casos.
- *Doença de Coats*: forma mais grave de telangiectasia retiniana. É sempre unilateral e mais comum no sexo masculino. A leucocoria aparece em uma fase mais tardia, na primeira década de vida, não estando presente ao nascimento.

BIBLIOGRAFIA
Diamond GR. Cataracts in children. In: Diamond GR, Eggers HM. *Strabismus and pediatric ophthalmology*. London: Mosby, 1993;17:1-10.
McDonald PR. Disorders of the lens. In: Harley RD. *Pediatric ophthalmology*. Philadelphia: Saunders, 1975. p 370-89.
Newell FW. Anatomy and embryology. In: Newell FW. *Ophthalmology principles and concepts*. St. Louis: Mosby, 1992. p 3-70.
Robb RM. Congenital and childhood cataracts. In: Albert DA, Jakobiec FA. *Principles and practice of ophthalmology*. Philadelphia: Saunders, 1994. p 2761-67.
Wright KW, Kolin T, Matsumoto E. Lens abnormalities. In: Wright KW. *Pediatric ophthalmology and strabismus*. St. Louis: Mosby, 1995. p 367-89.

54 GLAUCOMAS DA INFÂNCIA

Marcelo Palis Ventura

INTRODUÇÃO

Os glaucomas da infância podem ser classificados em três grupos: a) glaucoma congênito primário, no qual a anormalidade no ângulo da câmara anterior dificulta a drenagem do humor aquoso, não apresentando associação com outras anomalias do desenvolvimento oculares ou sistêmicas: b) glaucomas do desenvolvimento com anomalias associadas, nos quais a anormalidade do desenvolvimento é responsável pelo glaucoma e as alterações oculares e sistêmicas tipicamente estão presentes e c) glaucomas secundários da infância, que ocorrem em razão de outros eventos oculares, tais como neoplasias, uso de colírios com cortisona, uveítes, traumas oculares, entre outros. Independentemente da causa desencadeante do glaucoma, os pediatras têm papel fundamental no diagnóstico precoce desta doença, encaminhando para o tratamento com o oftalmologista ao observarem os sinais característicos desses tipos de glaucoma, os quais serão aqui discutidos.

GLAUCOMA CONGÊNITO PRIMÁRIO

Conceito

O glaucoma congênito primário (GCP) caracteriza-se pela anomalia do desenvolvimento na qual a malformação da malha trabecular leva à diminuição da drenagem do humor aquoso e conseqüentemente ao aumento da pressão ocular; nesse caso, não está acompanhada de outras anomalias do desenvolvimento, tanto sistêmicas quanto oculares.

Incidência e hereditariedade

O glaucoma congênito é uma doença rara, ocorrendo em aproximadamente 1/12.500 nascidos vivos; entretanto, incidências mais altas são encontradas no contexto da consangüinidade. Dois terços dos pacientes são do sexo masculino, com doença bilateral em aproximadamente 75%.

Estima-se que, no consultório de um oftalmologista geral, apareça um caso novo a cada cinco anos, e que um pediatra observa um caso novo de glaucoma congênito primário a cada 10 anos.

Embora o glaucoma congênito tenha base genética, estudos sobre a doença apresentam resultados diversos com relação ao modo de herança. Herança autossômica recessiva com penetrância incompleta ou herança multifatorial têm sido sugeridas como possibilidades para transmissão genética.

Quadro clínico e propedêutica

A tríade clássica do GCP é composta das seguintes manifestações: epífora (lacrimejamento excessivo), fotofobia (hipersensibilidade à luz), a qual ocorre em virtude de edema de córnea e blefaroespasmo (contração acentuada das pálpebras); todas essas manifestações são exacerbadas quando da exposição da criança à luz de forte intensidade. Entretanto esses sinais são inespecíficos e o quadro muito variável, dependendo fundamentalmente da fase em que a doença se encontra; assim, nas fases mais avançadas, o aumento do globo ocular (buftalmos) pode ser o sinal mais evidente da doença.

Quando o processo glaucomatoso se instala nos primeiros três anos de vida, pela maior elasticidade das fibras colágenas nessa fase, a presença do glaucoma leva ao aumento das dimensões das estruturas do globo ocular. Assim, a medida do diâmetro horizontal da córnea e a constatação do seu aumento podem ser os principais métodos para o diagnóstico do GCP. O diâmetro horizontal da córnea de um recém-nascido varia entre 10 e 10,5 mm e alcança valores entre 11 e 12 mm com um ano de vida; medidas acima de 12 mm são consideradas suspeitas. O edema da córnea, quando muito intenso, leva à perda da sua transparência, constituindo um sinal diagnóstico que demonstra gravidade do quadro.

Do mesmo modo, as medidas do comprimento axial do olho obtidas através de ultra-sonografia são importantes para o diagnóstico e acompanhamento desses pacientes.

É importante salientar que, em alguns casos, o aumento do globo ocular, quando não acompanhado de fotofobia, pode ser motivo de admiração pelos pais que, por desinformação, acreditam ter uma criança com olhos grandes e bonitos, dificultando dessa maneira o diagnóstico precoce.

A pior conseqüência do GCP é a perda de células ganglionares da retina e do nervo óptico. Como essas células não se regeneram, o diagnóstico precoce é fundamental para se evitar a cegueira. O aspecto característico do nervo óptico glaucomatoso é o aumento da escavação fisiológica, ou seja, da relação escavação *versus* diâmetro total do disco óptico, a qual é maior quanto mais avançada a doença.

Outro ponto a ser considerado no diagnóstico do GCP é a medida da pressão ocular, entretanto este é, sem dúvida, o exame que sofre maior influência de fatores que podem alterar os resultados das medidas. Devem ser considerados como esses fatores: rigidez escleral, agentes anestésicos, profundidade do plano da anestesia, edema da córnea entre outros.

Diagnóstico diferencial

Devem ser consideradas para diagnóstico diferencial as seguintes doenças: outros glaucomas da infância, ceratopatias com alterações da transparência e/ou das dimensões oculares (megalocórnea, rubéola congênita), causas de epífora e/ou fotofobia (obstruções nasolacrimais, conjuntivites, ceratites) e anomalias do nervo óptico que simulam glaucoma (coloboma, fosseta congênita de papila, papila inclinada).

Tratamento

O tratamento do GCP é essencialmente cirúrgico (trabeculotomia, goniotomia ou trabeculectomia). O uso de medicações antiglaucomatosas fica restrito à preparação pré-operatória e terapia complementar pós-operatória, quando a cirurgia não foi suficiente para o controle da doença. As medicações mais utilizadas são os betabloqueadores adrenérgicos de uso tópico (maleato de timolol 0,25%). Estudos demonstram que essas drogas podem ser utilizadas, desde que as crianças sejam avaliadas pelo pediatra quanto ao risco dos possíveis efeitos colaterais (crise asmática, bradicardia). A mais efetiva medicação para a redução da pressão ocular em crianças é a acetazolamida, usada na dose de 5 a 15 mg por quilo por dia. Embora essa medicação possa ser utilizada por períodos longos, os pacientes devem ser acompanhados pelo pediatra, pois há relatos de anemia aplástica em adultos usuários crônicos dessa droga.

GLAUCOMAS DO DESENVOLVIMENTO COM ANOMALIAS ASSOCIADAS

Conceito

Os glaucomas considerados neste grupo têm anormalidades do desenvolvimento do ângulo da câmara anterior como mecanismo de obstrução à drenagem do humor aquoso. Ao contrário do glaucoma congênito primário, este grupo está consistentemente associado a outras anomalias oculares e/ou sistêmicas, o que ajuda a caracterizar cada entidade clínica.

Síndrome de Axenfeld-Rieger

Todos os pacientes com a síndrome de Axenfeld-Rieger (A-R), independentemente das manifestações oculares, compartilham as mesmas características gerais: alterações do desenvolvimento ocular em ambos os olhos, herança autossômica dominante sem predileção por sexo, defeitos freqüentes do desenvolvimento sistêmico e alta incidência de glaucoma.

As principais anomalias sistêmicas incluem defeitos do desenvolvimento dos dentes (microdontia, hipodontia e oligodontia) e ossos faciais (hipoplasia maxilar, hipertelorismo, telecanto e micrognatia). Outras alterações menos freqüentes são: anomalias da glândula pituitária, deficiência do hormônio do crescimento, hipospádia, defeitos cardíacos, surdez, deficiência mental e desordens esqueléticas.

Os defeitos oculares são tipicamente bilaterais, e as estruturas mais acometidas são a periferia da córnea, o ângulo da câmara anterior e a íris. Pouco mais da metade dos pacientes desenvolve glaucoma, que se manifesta mais comumente na infância ou em adulto jovem.

Diagnóstico diferencial

Entre os principais diagnósticos diferenciais estão: síndrome endotelial iridocorneana, distrofia polimorfa posterior, anomalia de Peters, aniridia, hipoplasia congênita da íris e displasia oculodentodigital.

Tratamento

O principal objetivo no acompanhamento dos pacientes com defeitos oculares é detectar e controlar o glaucoma. A elevação da pressão ocular ocorre mais freqüentemente na infância ou em adulto jovem, porém pode aparecer em qualquer época, por isso os pacientes devem ser acompanhados por suspeita de glaucoma durante toda a vida. Geralmente o tratamento clínico deve ser tentado antes da cirurgia, utilizando-se drogas que diminuem a produção de humor aquoso, como betabloqueadores adrenérgicos, inibidores da anidrase carbônica e agonistas α2-adrenérgicos. As opções cirúrgicas incluem: goniotomia, trabeculotomia e trabeculectomia, sendo a última o procedimento de escolha na maioria dos casos.

Anomalia de Peters

Caracteriza-se por um quadro congênito, geralmente bilateral, que ocorre tipicamente sem associação com outras anomalias, entretanto há descrição na literatura de alguns casos associados a alterações oculares ou sistêmicas, incluindo defeitos auriculares e de audição, defeitos orofaciais, cardíacos, genitourinários e musculoesqueléticos.

Aproximadamente metade dos pacientes com anomalia de Peters irá desenvolver glaucoma, o qual é freqüentemente presente ao nascimento.

Diagnóstico diferencial

Os principais diagnósticos diferenciais são: outras causas de opacidade central da córnea (glaucoma congênito primário, trauma de parto, mucopolissacaridose, distrofia endotelial hereditária congênita), ceratocone posterior e leucomas corneanos congênitos.

Tratamento

O glaucoma geralmente requer tratamento cirúrgico, sendo a trabeculotomia ou a trabeculectomia os procedimentos de escolha. Nos casos refratários podem ser utilizadas as técnicas de implante de drenagem ou cirurgia ciclodestrutiva. Transplante de córnea também é freqüentemente necessário, embora os resultados sejam tipicamente ruins, provavelmente pela associação com glaucoma.

ANIRIDIA

Aniridia é uma anomalia do desenvolvimento bilateral, caracterizada pela ausência congênita da íris normal. O termo aniridia é parcialmente incorreto, uma vez que somente parte da íris está comprometida, sendo observados cotos na periferia que podem variar de tamanho e forma.

Aniridia está associada a múltiplos defeitos oculares, alguns destes presentes ao nascimento, enquanto outros podem se manifestar anos mais tarde. Além disso, algumas formas podem estar associadas a doenças sistêmicas.

Quatro fenótipos de aniridia foram identificados em associação com doenças oculares e sistêmicas: associado à hipoplasia foveal, nistagmo, *pannus*, glaucoma e baixa visual; predominância de alterações da íris e acuidade visual normal; associado a tumor de Wilms ou outras anomalias genitourinárias; e associado a retardo mental.

A maioria dos casos tem herança autossômica dominante, mas casos esporádicos têm associação com tumor de Wilms.

O glaucoma ocorre em 50% a 75% dos pacientes com aniridia, geralmente manifestando-se na infância tardia ou adolescência.

Diagnóstico diferencial

São consideradas para o diagnóstico diferencial as seguintes doenças: Axenfeld-Rieger e hipoplasia congênita da íris.

Tratamento

O tratamento clínico convencional, especialmente com inibidores da produção do humor aquoso (maleato de timolol, acetazolamida), pode controlar a pressão ocular, entretanto alguns casos necessitam de tratamento cirúrgico.

Outras síndromes associadas ao glaucoma

Devem ser lembradas como anomalias do desenvolvimento que podem estar associadas ao glaucoma as facomatoses (síndrome de Sturge-Weber, doença de von Hippel-Lindau, neurofibromatose, nevo de Ota, esclerose tuberosa), a síndrome endotelial iridocorneana, trissomia do cromossomo 13 (síndrome de Patau), sindrome de Wolf, síndrome de Grouchy, trissomia do cromossomo 18 (síndrome de Edward), trissomia do cromossomo 21 (síndrome de Down), síndrome de Turner, síndrome de Prader-Willi, síndrome de Lowe, síndrome de Stickler, síndrome de Zellweger, síndrome de Waardenburg, síndrome de Michel, síndrome de Rubinstein-Taubi, mucopolissacaridoses, cistinoses e sindrome álcool-fetal.

Glaucomas secundários da infância

Dos glaucomas secundários da infância, o glaucoma cortisônico deve ser considerado com especial atenção, uma vez que a prescrição dessa droga é feita geralmente pelos médicos ou mesmo por atendentes de farmácia. A utilização dessa droga por tempo prolongado, principalmente através da via tópica, para crianças abaixo dos três anos de idade, pode originar o glaucoma cortisônico pseudocongênito, no qual o quadro clínico é similar ao glaucoma congênito primário, descrito no início deste capítulo. Nas crianças acima dessa idade o quadro clínico é similar ao do glaucoma primário do adulto.

É importante salientar que, caso o pediatra decida tratar seus pacientes com conjuntivite bacteriana, o mesmo utilize colírios contendo apenas antibióticos e não associações com cortisona, pois muitas vezes o quadro pode ser de conjuntivite alérgica, e o uso de colírio com cortisona pode aliviar os sintomas, e a mãe, inadvertidamente, pode utilizar o colírio na criança de modo crônico, uma vez que os sintomas da alergia tendem a diminuir com o uso da droga, e assim o glaucoma cortisônico pode iatrogenicamente ser desencadeado. O tratamento é feito com a suspensão do colírio de cortisona e o uso de hipotensores oculares; caso a pressão ocular não se normalize, o tratamento cirúrgico deve ser instituído.

BIBLIOGRAFIA

Cohen R, Almeida GV, Mandia Jr C, Borges MJH. Glaucoma congênito primário.
  In: *Glaucoma*. Rio de Janeiro: Cultura Médica, 1988. p 167-178.
Dickens CJ, Hoskins Jr HD. Epidemiology and pathophisiology of congenital glaucoma.
  In: *The glaucomas*. St. Louis: C V Mosby. 1996. p 729-738.
Kass MA, Kolker AE, Becker B. Chronic topical corticosteroid use simulating congenital glaucoma. *J Pediatr* 1972;81:1175-1178.
Shaffer RN, Weiss DI. Infantile glaucoma: diagnosis and diferential diagnosis. In: *Congenital and pediatric glaucomas*. St. Louis: C.V Mosby, 1970. p 37-59.
Shields MB. *Textbook of glaucoma*. 4th ed, Baltimore: Williams & Wilkins, 1998. p 195-225.
Shields MB, Buckley E, Klintworth GK, Thresher R. Axenfeld-Rieger syndrome.
  A spectrum of developmental disorders. *Surv Ophthatlmol* 1985;29:387-391.
Ventura MP, Pinheiro Dias JF, Albuquerque M. Tratamento clínico. In: *Glaucoma*. Rio de Janeiro: Cultura Médica, 1988. p 319-334.
Waring GO, Rodrigues MM, Laibson PR. Anterior chamber cleavage syndrome.
  A stepladder classification. *Surv Ophthalmol* 1975;20:3-7.

55 RETINOPATIA DA PREMATURIDADE

Raul N. G. Vianna

INTRODUÇÃO

A retinopatia da prematuridade (conhecida como ROP, de *retinopathy of prematurity*) é uma retinopatia proliferativa, isto é, uma doença que evolui com a formação de neovascularização retiniana e que afeta prematuros expostos a altas concentrações ambientais de oxigênio. Nos EUA, estima-se que a ROP cause perda visual em 1.300 crianças e cegueira fetal em 500 crianças nascidas a cada ano.

A retina é o único dos tecidos que não tem vasos sangüíneos até o quarto mês da embriogênese. Por volta dessa época, complexos vasculares oriundos dos vasos hialóideos surgem do disco óptico e avançam até a periferia da retina. Em condições normais, esses complexos vasculares alcançam a periferia nasal da retina após oito meses de gestação, embora só alcancem a periferia temporal um mês após o nascimento. No caso dos prematuros, a retina temporal que se encontra vascularizada de forma incompleta é particularmente suscetível ao dano causado pelo oxigênio, especialmente em crianças nascidas com peso inferior a 1.250 g e com idade gestacional inferior a 28 semanas. De fato, o Cryotherapy for Retinopathy of Prematurity Trial detalhou a história natural em um estudo prospectivo envolvendo 4.009 crianças com peso ao nascimento menor que 1.251 g. Essas crianças foram submetidas a exame oftalmoscópico após 49 dias de nascimento e, então, a cada duas semanas até a vascularização alcançar a retina nasal, ao nível da *ora serrata*. Esse estudo demonstrou claramente que a incidência e a gravidade da ROP estavam relacionadas diretamente ao baixo peso ao nascimento. A ROP ocorreu em 47% das crianças com peso entre 1.000-1.251 g, em 78% dos nascidos com peso entre 750-999 g e em 90% dos que pesavam menos 750 g. Um perfil similar foi encontrado quando a incidência de ROP foi comparada à idade gestacional ao nascimento. Mais de 80% das crianças nascidas com menos de 28 semanas desenvolveram ROP, ao passo que, das nascidas entre 28-31 semanas, 60% desenvolveram alguma forma de ROP. No Reino Unido, um estudo prospectivo que acompanhou 572 crianças com peso ao nascimento de 1.700 g ou menos revelou que a ROP se desenvolveu em cerca de 50% dos casos.

É importante salientar que o uso de surfactante no tratamento da síndrome do desconforto respiratório do recém-nascido, que reduz o tempo de exposição e/ou a concentração de oxigênio, parece não interferir na ocorrência da ROP. O uso de antioxidantes, como a vitamina E, também não se mostrou eficaz na redução do risco da ROP.

FISIOPATOLOGIA

Com relação à fisiopatologia da ROP, sugere-se que a hiperoxia produza vasoconstrição em grandes vasos e vaso-obliteração em capilares, o que é inibitório para o desenvolvimento da retina. A gravidade da obliteração vascular é inversamente proporcional à maturidade dos vasos e nunca ocorre em vasos totalmente desenvolvidos. Ademais, há grave vasoconstrição pós-hiperoxia e, quando em ar ambiente, algumas crianças podem progredir para neovascularização retiniana, pois em nível molecular a hipóxia da camada interna da retina induz a síntese do VEGF (*vascular endothelial growth factor*), que é uma importante substância angiogênica.

MANIFESTAÇÕES OCULARES

As manifestações oculares são variadas e podem ser divididas em dois grupos: as observadas na ROP ativa e aquelas encontradas na ROP cicatricial.

Na ROP ativa há diversos estágios de progressão da doença:

- Na fase inicial (estágio 1) há uma linha cinzenta (linha de demarcação) que limita a retina vascularizada da retina isquêmica e que segue quase que paralela ao limite anterior da retina (*ora serrata*).
- Com a progressão da ROP, essa linha cinzenta se espessa ("crista") e avança para o plano vítreo (estágio 2). A "crista" representa a fusão de células mesenquimais que se associam a tecido vascular.
- Em estágios mais avançados da ROP, onde já há necessidade de tratamento cirúrgico, há proliferação fibrovascular ao nível da "crista" (estágio 3), que pode ter como conseqüências hemorragias retinianas e vítreas e, finalmente, descolamento total da retina (estágios 4 e 5).

TRATAMENTO

O tratamento cirúrgico é indicado quando o paciente apresenta o estágio 3 associado à tortuosidade e dilatação dos vasos retinianos. A ablação da retina não-vascularizada é o objetivo do tratamento e pode ser realizada por meio da crioterapia ou do *laser*. Nos casos de descolamento de retina, há necessidade da utilização de técnicas mais sofisticadas (vitrectomia), porém os resultados são bastante desalentadores.

PROGNÓSTICO

Felizmente, aproximadamente 85% das crianças que desenvolvem alguma forma de ROP ativa não progridem para perda visual, porém podem apresentar seqüelas. De fato, a chamada ROP cicatricial acomete aproximadamente 20% dos pacientes que apresentaram ROP ativa. Nessa forma cicatricial, há também um grande espectro de alterações oculares, desde alterações discretas, tais como miopia, pigmentação da coriorretina e pregas retinianas, até formas mais graves, como glaucoma e descolamento de retina.

O quadro final mais grave e dramático da ROP é a chamada *fibroplasia retrolental*, que é um anel de tecido fibrovascular localizado atrás do cristalino, associado ao descolamento total da retina. Nesses casos, o paciente apresenta cegueira total e irreversível. A criança apresenta um quadro bilateral de leucocoria (pupila branca), e o diagnóstico diferencial com outras causas de leucocoria, tais como retinoblastoma e catarata congênita, se faz necessário.

Deve-se ressaltar que o acompanhamento oftalmológico de pacientes que tiveram ROP, independente da gravidade do quadro, deve ser permanente, pois algumas complicações podem ocorrer anos após o quadro estabilizado da doença.

Pela magnitude do problema e das catastróficas conseqüências visuais decorrentes da ROP, recomenda-se que os olhos de todas as crianças nascidas com menos de 36 semanas ou pesando menos de 1.700 g, que receberam oxigenoterapia suplementar, sejam rastreados para ROP, por oftalmologista especializado em retina e vítreo.

BIBLIOGRAFIA

Alon T, Hemo I, Itin A, Peter J, Stone J, Keshet E. Vascular endothelial growth factor as a survival factor for newly reformed retinal vessels and has implications for retinopathy of prematurity. *Nature Med* 1995;10:1025-1028.

Chan-Ling T, Gock B, Stone J. *The effect of oxigen on vasoformative cell division.* 1995;36:1201-1213.

Fielder AR, Shaw DE, Robinson J, Ng YK. Natural history of retinopathy of prematurity: a prospective study. *Eye* 1992;6:233-242.

Palmer EA, Flynn JT, Hardy RJ, *et al.* Incidence and early course of retinopathy of prematurity. *Ophthalmology* 1991;98:1628-1640.

Phelps DL. Retinopathy of prematurity. *N Engl J Med* 1995;326:1078-1080.

Schaffer DB, Palmer EA, Plotsky DF, *et al.* The Cryotherapy for Retinopathy of Prematurity Cooperative Group: prognostic factors in the natural course of retinopathy of prematurity. *Ophthalmology* 1993;100:230-237.

56 EXAMES POR IMAGENS ESSENCIAIS EM NEONATOLOGIA

José Ricardo Duarte Alves ♦ Telmo Pimentel do Vabo

TÓRAX E ABDOME

O neonatologista conta atualmente com vários métodos de imagem que podem ajudá-lo muito no seu dia-a-dia. No entanto, como usar o método adequado nas diversas situações e como interpretá-lo corretamente é mais uma tarefa diante das muitas que o neonatologista, clínico por excelência, tem em sua rotina diária. Desse modo, pretendemos neste capítulo tentar auxiliá-lo nessa função.

Tórax

A avaliação das doenças torácicas do recém-nascido é feita, principalmente, com radiografias de tórax e, por vezes, complementada com ultra-sonografia (US). Raramente utilizamos tomografia computadorizada (TC).

Com relação às radiografias feitas rotineiramente no Berçário e, principalmente, na UTI Neonatal, é importante que o neonatologista tenha conhecimento de alguns dados técnicos, e que a equipe da Unidade participe, para que sejam realizados bons exames, permitindo o diagnóstico preciso para a conduta adequada, que freqüentemente tem de ser imediata.

Listamos algumas recomendações:

- A mesma técnica utilizada em uma primeira radiografia de boa qualidade deve ser mantida para o acompanhamento deste paciente, bem como servir de referência para outros pacientes com peso semelhante.
- Feixe de raios X (RX) deve incidir somente sobre a área de interesse, evitando a irradiação desnecessária do recém-nascido (RN).
- No RN a termo, quando se quer radiografias de tórax e de abdome, é conveniente que sejam realizadas duas radiografias, uma de tórax e uma de abdome, pois na radiografia toracoabdominal o raio central, situado entre o tórax e o abdome, projeta o tubo orotraqueal alto e o cateter umbilical baixo.
- Em radiografia de tórax de RN pré-termo ou a termo, a extremidade distal do tubo orotraqueal deve ser vista ao nível de T2 e a do cateter umbilical ao nível de T8-T9. Um cateter venoso introduzido em membro superior, com a extremidade distal na veia cava acima da reflexão do pericárdio, é visto na radiografia ao nível de T2. Todas as radiografias para verificar sua localização devem ser feitas com o braço na mesma posição, de preferência em adução. Quando a visualização é difícil, pode-se introduzir contraste iodado venoso diluído no lúmen do cateter.

- No pré-termo é recomendável colocar um rolo de compressa ou campo cirúrgico sob o pescoço, para retificá-lo e para que não apareça a mandíbula projetada na radiografia. Não adianta girar a cabeça para o lado, pois desse modo o tubo orotraqueal também será projetado em topografia errada.
- RN não pode estar "rodado", e o feixe de raios X tem que ser perpendicular a ele e ao filme, para evitar falsos aumentos de volume cardíaco, hiperinsuflações pulmonares unilaterais etc. Assim, em uma radiografia não "rodada", deveremos ter a traquéia centrada e as clavículas e os ramos anteriores dos arcos costais simétricos.
- O chassi (onde fica o filme) colocado sob a criança deve ser aquecido e protegido com compressa estéril.
- O profissional que auxilia segurando o recém-nascido deve proteger-se com avental de chumbo, e os raios X não devem incidir diretamente sobre suas mãos. Procedendo-se, assim, a irradiação secundária incidente será desprezível.
- Em virtude do aparato eletro-eletrônico de suporte a uma Unidade com um RN grave, deve-se auxiliar o técnico de raios X para que ele posicione e retire o seu aparelho sem que haja nenhum acidente eventual com fios, tomadas, sustentação de tubo orotraqueal etc.

Para avaliar pequenos derrames pleurais ou pneumotórax, se possível, podemos realizar radiografias com a criança em decúbito lateral e incidir raios horizontais. É bom lembrar que a ultra-sonografia é definitiva para o derrame (Fig. 56-1).

No momento de disparar os raios X, a criança deve estar em distensão abdominal máxima, pois sendo sua respiração principalmente diafragmática, esse momento signi-

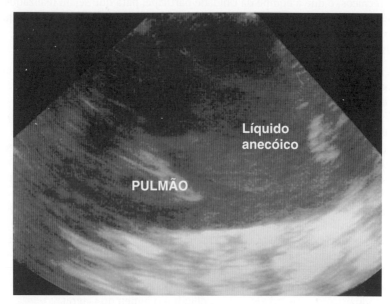

Fig. 56-1. Derrame pleural. US em corte longitudinal mostrando o líquido anecóico e o pulmão parcialmente colabado.

fica inspiração máxima. Deve-se evitar, no entanto, radiografar o recém-nascido chorando, para não mimetizar doenças que cursem com pulmões hiperinsuflados.

Um dado que nos ajuda na avaliação de se a inspiração foi adequada é a radiografia de tórax exibir aproximadamente nove arcos costais posteriores acima da hemicúpula frênica direita.

Para nos orientar se a penetração dos RX foi adequada, devemos ver a silhueta da coluna dorsal na radiografia.

Finalmente, na radiografia deve constar o nome do paciente, a data e a hora em que o exame foi realizado e, de preferência, também a técnica que foi utilizada para servir de parâmetro às próximas radiografias.

Seguindo essas orientações, evitaremos também a exposição excessiva do RN à irradiação.

Tórax normal

Respeitados os preceitos técnicos, devemos ter em uma radiografia normal os seguintes achados radiológicos, com algumas variações de acordo com o grau de prematuridade (Fig. 56-2):

- Boa visualização dos pulmões, com definição da trama broncovascular.
- Mediastino centrado, de contornos nítidos e traquéia bem definida.
- Trama vascular na topografia hilar e peri-hilar.
- Contornos diafragmáticos evidentes e seios costofrênicos laterais livres.

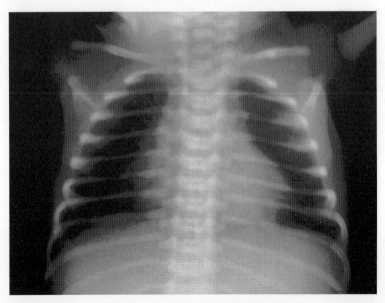

Fig. 56-2. Tórax normal. Radiografia mostrando pulmões transparentes, mediastino centrado, coração normal e seios costofrênicos permeáveis.

Na interpretação da radiografia devemos estar atentos para a imagem do timo, com densidade de partes moles, visualizada nos mediastinos superior e anterior. Ela pode aparecer alargando o mediastino, como imagem em "vela de barco", geralmente à direita, ou de contornos ondulados à esquerda (sinal do "timo ondulado").

Outro fato importante é que a trama vascular hilar e peri-hilar é mais visível à direita, pela posição do coração. Não podemos confundi-la com infiltrado.

Tórax patológico

Com relação às patologias respiratórias, estudadas no capítulo específico, algumas observações merecem destaque.

O infiltrado reticulonodular, comum na doença da membrana hialina (Fig. 56-3), também pode ocorrer na pneumonia por estreptococos do grupo B. Esse padrão de infiltrado pode ser mimetizado na congestão vascular observada na drenagem venosa pulmonar anômala e na linfangiectasia pulmonar congênita.

Com relação às pneumonias bacterianas, as condensações tendem a ser em mais de um lobo. Freqüentemente iniciam-se nas bases pulmonares e assumem características de infiltrado grosseiro, mas podem apresentar-se como infiltrado reticulonodular.

Outros fatos importantes decorrem do uso da ventilação assistida com pressão positiva, que freqüentemente é a causa de enfisema intersticial, pneumotórax (Fig. 56-4) e pneumomediastino.

No RN os poros interalveolares (de Kohn) são em número e tamanho reduzidos. Isso faz com que a pressão positiva seja transmitida aos alvéolos de forma não uniforme. Quando existe mecônio ou sangue nas vias respiratórias, isso é agravado ainda mais.

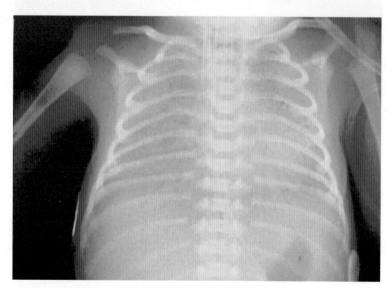

Fig. 56-3. Doença da membrana hialina com infiltrado difuso, redução da transparência pulmonar e broncogramas aéreos. (Cortesia: Dra. Miriam Perez.)

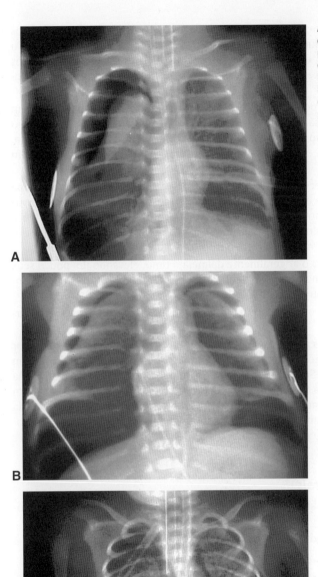

Fig. 56-4. Pneumotórax.
(**A**) Direito: notar pulmão parcialmente colabado.
(**B**) Bilateral: notar linha pleural bilateral e ausência de trama broncovascular periférica a ela.
(**C**) Bilateral drenado em paciente com enfisema intersticial pulmonar.
(Cortesia: Dra. Miriam Perez.)

Na ventilação com pressão positiva ocorre distensão excessiva de alguns alvéolos ou vias aéreas terminais, que podem romper-se, permitindo a passagem do ar para o interstício adjacente. O ar, então, disseca as bainhas vasculares, fazendo verdadeiros "corredores aéreos", caracterizando o enfisema intersticial, aumentando a transparência pulmonar.

Nesse momento é importante não achar que, em razão de os pulmões estarem mais transparentes, a pressão usada no ventilador está correta. Ao contrário, a pressão está alta e, se for mantida, o ar continuará dissecando o interstício até atingir a pleura, o mediastino ou o abdome, levando a um pneumotórax, pneumomediastino ou a um pneumoperitônio.

No pneumotórax observamos à radiografia uma linha pleural e ausência de trama broncovascular periférica a ela. No pneumotórax hipertensivo, nota-se também desvio contralateral do mediastino. Um pneumotórax grande, hipertensivo, pode emergencialmente ser diagnosticado até por transiluminação, enquanto um pequeno, anterior, por vezes necessita de radiografia em decúbito dorsal, com raios horizontais.

No pneumomediastino o ar geralmente delineia o timo, elevando um pouco seus lobos. Quando o pneumomediastino é grande, os lobos do timo, de tão elevados, podem simular atelectasias ou consolidações lobares.

No pneumopericárdio o ar circunda o coração e pode elevar o timo, mas não o circunda.

Devemos estar atentos para o pseudopneumotórax, geralmente determinado por uma dobra de pele e, às vezes, pela roupa do recém-nascido, que na radiografia podem parecer uma linha pleural. Se analisarmos bem, entretanto, veremos que existe trama broncovascular periférica à falsa linha. Além disso, freqüentemente a falsa linha tem trajeto diferente do esperado para uma linha pleural. Na dúvida, deve ser realizada uma nova radiografia, tomando-se o cuidado de reposicionar o recém-nascido bem como arrumar ou trocar as roupas de uso e as que forram o colchão da incubadora.

Abdome

Considerações gerais

A avaliação por imagem do abdome é feita, principalmente, com radiografias e ultra-sonografias (US).

Uma radiografia de abdome normal deve mostrar (Fig. 56-5):

- Fígado à direita e estômago à esquerda.
- Gás disperso em bolhas nos intestinos delgado e grosso, sem nenhuma área de distensão.
- Ausência de calcificações patológicas.

As vísceras ocas são mais bem avaliadas com radiografias, e para isso devemos estar atentos para a evolução esperada do gás no tubo digestivo após o nascimento. Um RN a termo deve ter gás no duodeno em 30-60 minutos, no jejuno em 2-4 horas, no íleo em 4-6 horas, no cólon em 12-18 horas e no reto em aproximadamente 24 horas, quando geralmente ocorre a eliminação de mecônio. Esses dados são úteis para podermos avaliar com mais segurança os casos suspeitos de obstrução intestinal. Para o cólon, o

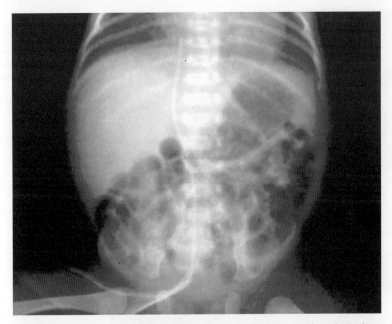

Fig. 56-5. Abdome normal. Radiografia mostrando meteorismo normal, ausência de visceromegalias ou calcificações patológicas. Nota-se cateter umbilical ao nível de T10 (ideal em T8-T9).

estudo contrastado pelo clister opaco geralmente define o diagnóstico como, por exemplo, no megacólon congênito aganglônico.

Na suspeita de pneumoperitônio, além da radiografia convencional em decúbito dorsal com raios verticais, podemos lançar mão de radiografias com raios horizontais, posicionando o RN em decúbito dorsal ou lateral esquerdo (Figs. 56-6 e 56-7).

Com relação às vísceras maciças, estas são mais bem avaliadas com ultra-sonografia (US) e, se necessário, também com tomografia computadorizada (TC) ou ressonância magnética (RM). Para as vias urinárias, usando-se contraste iodado, a uretrocistografia miccional estuda bem a anatomia da bexiga e da uretra, bem como de qualquer refluxo vesicoureteral existente. Já a urografia excretora, realizada somente a partir da terceira semana de vida, estuda bem a topografia e a função renais, o fluxo ureteral e faz um ótimo estudo anatômico dos rins, ureteres e da bexiga.

No estudo das vias biliares a US é essencial e geralmente definitiva (Fig. 56-8). Em alguns casos específicos do tubo digestivo, como pesquisa de estenose hipertrófica do piloro (EHP) e de refluxo gastresofágico (RGE), a ultra-sonografia geralmente faz o diagnóstico, não sendo necessário recorrer ao estudo contrastado por seriografia esôfago-estômago e duodeno (SEED).

Na ultra-sonografia, em corte transversal, o músculo antral espessado aparece como uma "rosca hipoecóica", envolvendo a mucosa ecogênica central. No corte longitudinal, vê-se o canal pilórico alongado, limitado pelo músculo espessado (Fig. 56-9).

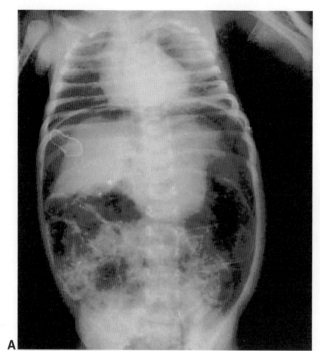
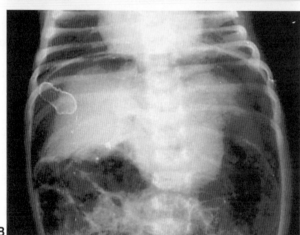

Fig. 56-6.
(**A**) Pneumoperitônio volumoso com gás subfrênico bilateral e entre alças. (**B**) Mesmo caso anterior, mostrando detalhes do gás livre.
(Cortesia: Dra. Miriam Perez.)

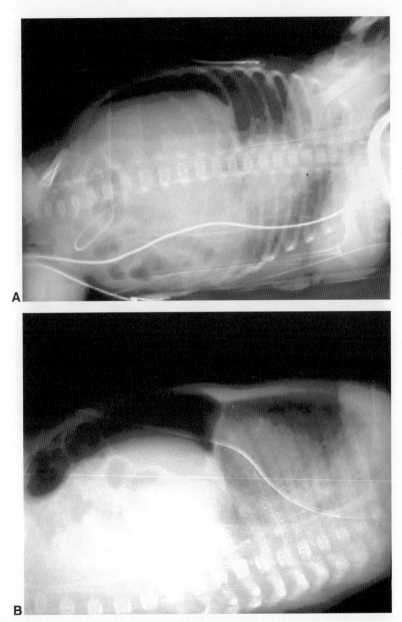

Fig. 56-7. Outro caso de pneumoperitônio. (**A**) Evidenciado na incidência em decúbito lateral esquerdo com raios horizontais. (**B**) Evidenciado na incidência em decúbito dorsal com raios horizontais. (Cortesia: Dra. Miriam Perez.)

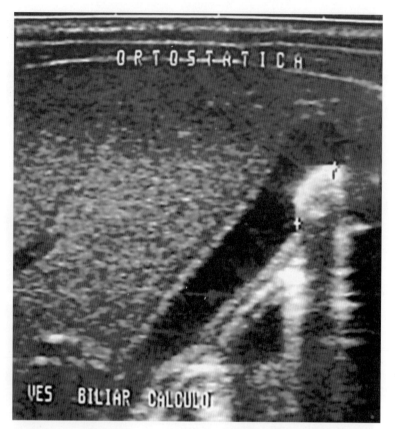

Fig. 56-8. Cálculo na vesícula biliar. US em corte longitudinal evidenciando cálculo ecogênico com sombra acústica posterior.

Assim, temos na EHP:
- Espessura do músculo ≥ 3 mm.
- Comprimento do canal pilórico ≥12 mm.
- Pouco ou nenhum líquido fluindo através do piloro.
Pode-se observar também peristalse acentuada no estômago.

No caso de RGE, a US estuda bem o cárdia, bem como sua abertura durante os episódios de refluxo, que são facilmente visíveis (Fig. 56-10). Para o estudo da deglutição, do grau de refluxo e do seu padrão de esvaziamento, a SEED é fundamental.

Visando maior domínio do neonatologista, listamos algumas vantagens e desvantagens dos métodos de imagem usados no abdome do RN.

Raios X
- *Vantagens*: exame rápido, de baixo custo e feito à beira do leito do paciente. Estuda bem as vísceras ocas, dando uma visão panorâmica da sua distribuição e do seu grau de distensão. Visualiza bem as calcificações patológicas porventura existentes

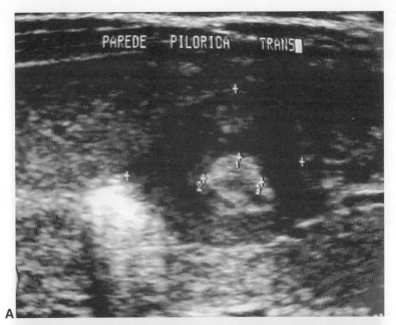
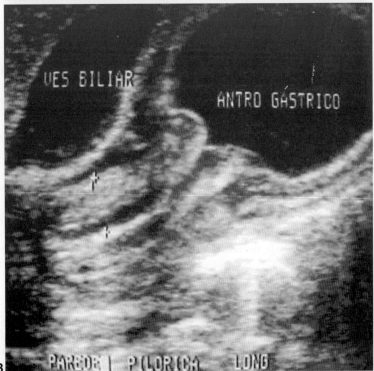

Fig. 56-9. EPH. (**A**) US em corte transversal mostrando o músculo antral espessado, como "rosca" hipoecóica, mucosa ecogênica central e o canal pilórico vazio. (**B**) US em corte longitudinal mostrando o músculo antral espessado. Nota-se o antro cheio de líquido e praticamente nenhum conteúdo no canal pilórico.

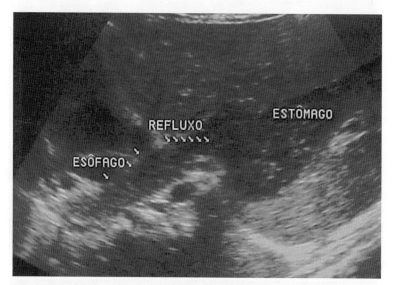

Fig. 56-10. RGE. US em corte longitudinal evidenciando bem o estômago, a abertura do cárdia e o refluxo para o interior do esôfago.

e, razoavelmente, gás em parede de alça intestinal e no sistema porta, observados na enterocolite necrosante (Fig. 56-11).

- *Desvantagens*: irradiação para paciente e é limitado para a avaliação das vísceras maciças.

Ultra-sonografia

- *Vantagens*: exame inócuo, de baixo custo e feito à beira do leito do paciente. Estuda muito bem vias biliares e vísceras maciças, bem como a presença de líquido livre intraperitoneal. Pode também diagnosticar gás no sistema porta.
- *Desvantagens*: não "enxerga" através de gás, sendo de pouca utilidade para o paciente com intensa distensão gasosa. É também operador e equipamento-dependentes. Transdutores de baixa freqüência (2,5 ou 3,5 MHz), mais comuns em nosso meio e usados para exames de adultos e crianças maiores, não fazem um estudo satisfatório.

Tomografia computadorizada

- *Vantagens*: estuda muito bem calcificações, tecidos com densidade de partes moles, as vísceras maciças e suas relações anatômicas. Com a utilização de contraste iodado venoso, pode-se estudar o padrão de impregnação de um tecido, aprimorando o diagnóstico. Com relação às vísceras ocas, diagnostica gás em parede de alças no sistema porta e livre no peritônio, observado na enterocolite necrosante grave, com maior precocidade e precisão que as radiografias convencionais (Fig. 56-12). A TC na sua versão helicoidal é muito rápida e faz um estudo do abdome em apenas alguns segundos.

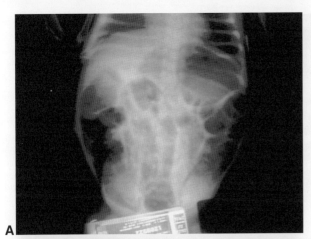
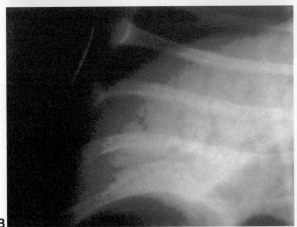
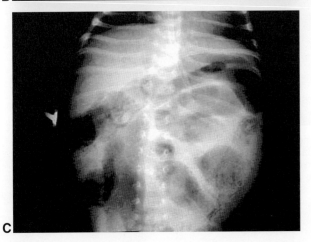

Fig. 56-11. Enterocolite necrosante. (**A**) Radiografia mostrando distensão de alças, sem evidência de pneumatose intestinal. Nota-se que já se observa gás no sistema porta. (**B**) Mesmo caso anterior mostrando detalhe do gás no sistema porta. (**C**) Mesmo caso anterior, 12 horas após, já evidencia gás em parede de alças. Persiste gás no sistema porta. (Cortesia: Dra. Miriam Perez.)

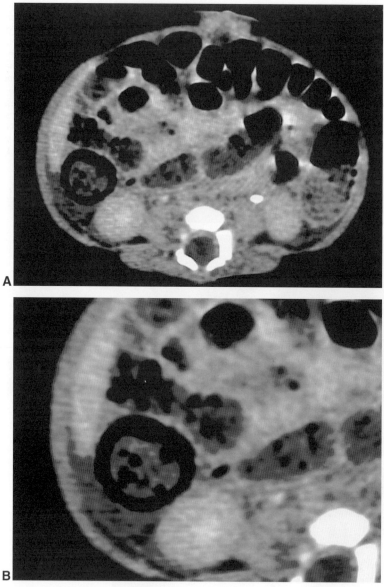

Fig. 56-12. Enterocolite necrosante com pneumatose intestinal. (**A**) Corte axial de TC mostrando, com absoluta nitidez, gás nas paredes do cólon, principalmente no segmento ascendente, circundando o conteúdo fecal. (**B**) Mesmo caso anterior. Corte axial de TC mostrando um "anel" de gás na parede do cólon.

- *Desvantagens*: exame de alto custo, expõe à irradiação, exige o transporte do RN para o centro de imagem, onde a temperatura é baixa. Movimentos, inclusive respiratórios, podem prejudicar o estudo. A tomografia computadorizada convencional, de cortes seqüenciais e, portanto, estudo lento, freqüentemente, exige que o RN seja sedado para o exame, aumentando sua morbidade. Quando a tomografia é helicoidal, em virtude da aquisição rápida das imagens, geralmente consegue-se um estudo satisfatório, apesar dos movimentos.

Ressonância magnética

- *Vantagens*: para as vísceras maciças, tem as mesmas vantagens da TC, mas dá melhor definição de imagem e tem maior sensibilidade às variações da intimidade tecidual. O uso do contraste paramagnético venoso otimiza ainda mais o estudo dos tecidos.
- *Desvantagens*: mais cara que a TC, também necessita de transporte do RN para o centro de imagens, com temperatura ambiente baixa, e pelo fato de a aquisição das imagens ser lenta, mesmo nos aparelhos de alto campo magnético, o RN tem que ser sedado. É um método de má definição para calcificações e vísceras ocas. Para doenças abdominais é, portanto, reservado aos casos de insucesso diagnóstico com outros métodos.

MANIFESTAÇÕES RADIOLÓGICAS DE DOENÇAS RENAIS E DE SUPRA-RENAIS NO PERÍODO NEONATAL

Avaliaremos algumas doenças congênitas e adquiridas do aparelho urinário que determinam riscos imediatos no período neonatal, como também as em que, embora de manifestação tardia, o diagnóstico precoce nesse período evitará danos no futuro.

A ultra-sonografia, por sua natureza não-invasiva, constitui o melhor exame para a avaliação de anomalias tanto no período pré como no pós-natal. Existem anomalias renais pobres de sintomas no período pós-natal precoce, que teriam um diagnóstico tardio, não fosse a rotina atual da US pré-natal.

Ultra-sonografia pré-natal

Alterações do aparelho urinário do feto podem ser detectadas em torno de 20 semanas de gestação. As anomalias urológicas mais freqüentemente identificadas pela US pré-natal são aquelas que determinam alterações renais, principalmente dilatação do sistema coletor, como: estenose da junção ureteropélvica (JUP); duplicidade do sistema coletor com dilatação; obstrução ureteral baixa; rim multicístico displásico (RMD) e o refluxo vesicoureteral (Fig. 56-13).

A identificação do local e a causa da obstrução são, com freqüência, muito difíceis no exame pré-natal. A diferença entre refluxo e obstrução é impossível e entre RMD e estenose da JUP pode ser extremamente difícil. Além disso, dilatação antenatal do trato urinário, de caráter transitório, é comum durante o segundo e terceiro trimestre de gestação e pode ser causada por compressão ou por refluxo ocasional.

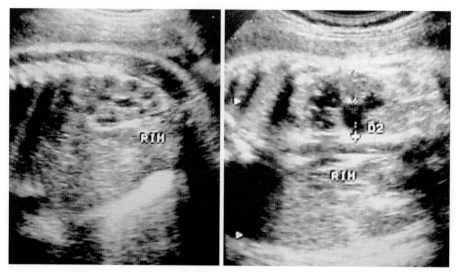

Fig. 56-13. Refluxo vesicoureteral.

O grande benefício da US pré-natal é a identificação das anomalias, permitindo avaliar o potencial risco ao RN, oferecendo oportunidade de diminuí-lo, com vigilância pós-natal imediata ou com adequados recursos cirúrgicos ainda intra-útero.

Estudo por imagens pós-natal

As anomalias urológicas podem ser adequadamente expostas no pós-natal pela combinação da US, urografia excretora (UEx) e cistouretrografia miccional (CUM).

Nas primeiras 24 horas após o parto, pode não ser observada pequena hidronefrose na US, assim como grandes dilatações podem parecer pequenas nos primeiros três a cinco dias, em decorrência da conhecida desidratação fisiológica do RN. Portanto, exame normal ou com pequena dilatação, nos primeiros dias pós-parto, deverão ser reavaliados cinco a sete dias após o nascimento.

Se a dilatação persistir, o exame seguinte é a cistouretrografia miccional (CUM) para confirmar ou excluir o refluxo como a causa da dilatação anormal. Diagnosticado o refluxo, deve-se mensurar o grau, avaliar se é primário ou secundário e se passivo ou ativo, visando à conduta terapêutica. Afastando o refluxo, a UEx deverá ser realizada, sempre após a segunda semana de vida, quando o rim estará com filtração mais adequada, proporcionando um exame com melhor resolução e facilitando a identificação da causa obstrutiva, se funcional ou mecânica.

Estenose de junção ureteropélvica (JUP)

É a causa mais comum de hidronefrose no período neonatal.

A obstrução ocorre na junção ureteropélvica, determinando dilatação proximal do sistema coletor. Pode ser uni ou bilateral.

Na ultra-sonografia o aspecto típico é de uma massa cística na loja renal, com o rim mantendo o seu formato riniforme. O grande cisto medial corresponde à pelve dilatada, e as outras formações císticas menores, periféricas, em comunicação com a pelve são identificadas como os cálices. Pode ser visualizada quantidade variável de tecido parenquimatoso (Fig. 56-14A).

A UEx demonstra o rim com dilatação do sistema pielocalicial, com enorme pelve. Os ureteres, quando evidenciados, mostram-se com redução variável de calibre, em função do grau de estenose (Fig. 56-14B).

Rim multicístico displásico RMD

Provavelmente, é a massa renal mais comum na primeira semana de vida. O acometimento costuma ser de uma massa unilateral. Pode ocorrer doença bilateral com sobrevida curta. Em alguns casos há envolvimento segmentar de um rim apenas, geralmente do pólo superior. Pode haver associação com malformações do rim contralateral, sendo mais freqüente a estenose de JUP.

A US mostrará cistos de tamanhos variados, distribuídos como cacho de uvas. Os cistos não se comunicam, e a pelve não é identificável (Fig. 56-15), ao contrário da estenose de JUP, onde se observam os cálices com a pelve volumosa.

A US com Doppler poderá auxiliar em alguns casos não identificando os vasos renais principais, assim como a cintilografia renal, não demonstrando fixações do radioisótopo no parênquima renal.

Exame ultra-sonográfico periódico está indicado para o acompanhamento da evolução desta doença. Geralmente os cistos involuem à medida que a produção de urina se interrompe, a ponto de os cistos não serem mais vistos, não havendo necessidade de qualquer tipo de tratamento. Há, entretanto, casos da forma hidronefrótica do RMD, onde a cirurgia poderá ser necessária.

Obstrução ureteral baixa

Pode ocorrer obstrução ao fluxo urinário na junção ureterovesical em virtude de megaureter primário, atresia ou implantação ectópica do ureter (Fig. 56-16).

Megaureter primário

No megaureter primário, o segmento ureteral justavesical está estreitado por aumento de tecido fibroso, ou por tecido cicatricial. A US mostrará grau variável de dilatação do sistema coletor à montante do segmento estreitado no ureter distal. A ultra-sonografia Doppler com freqüência mostra um jato ureteral anormal ou reduzido no lado da obstrução.

A CUM não evidencia refluxo. A UEx mostra, com ótima resolução, a dilatação característica do sistema coletor com o segmento estreitado do ureter distal atrás da bexiga. A prova diurética com furosemida na UEx demonstrará a lavagem do contraste no sistema coletor, caracterizando o megaureter primário, sem refluxo ou obstrução anatômica (Fig. 56-17).

Implantação ectópica do ureter

Pode ocorrer com ou sem ureterocele.

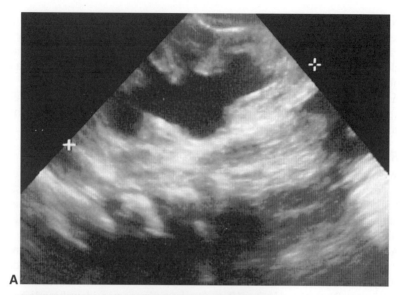
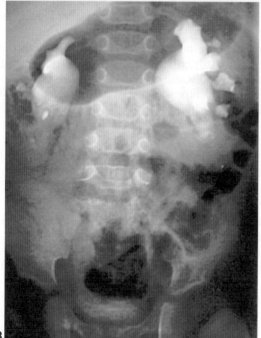

Fig. 56-14. (**A**) Estenose da junção ureteropélvica. (**B**) Dilatação do sistema pielocalicial, em função do grau de estenose.

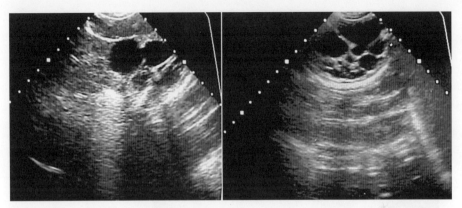

Fig. 56-15. Rim multicístico displásico.

Em geral cursa com duplicação completa do sistema coletor, tendo o ureter do pólo superior implantações ectópicas, baixas e mediais na bexiga. Com o seu orifício obstruído, ocorrerá abaulamento da porção submucosa, provocando a ureterocele. A obstrução pode determinar dilatação do grupo caliciano superior e de todo o ureter. Este sistema coletor dilatado com ureterocele será mostrado à US como uma imagem cística no interior da bexiga. Na UEx, havendo função neste segmento do rim, a ureterocele aparecerá como imagem de adição. Já na ausência de função, como imagem de falha de enchimento na bexiga.

A CUM evidenciará ureterocele como falha de enchimento e, algumas vezes, refluxo vesicoureteral para o sistema coletor inferior (Fig. 56-18).

Refluxo vesicoureteral (RVU)

Entidade freqüente e de muita importância em crianças. Aproximadamente 28% dos pacientes com infecção do trato urinário apresentam refluxo. Pode ocorrer na vida intra-uterina e, na dependência do grau, ser demonstrado na US pré-natal como hidronefrose.

Pode ser primário ou secundário.

O refluxo primário ocorre quando a porção intramural do ureter distal na parede vesical é um segmento curto. Normalmente, um longo túnel submerso do ureter está presente e funciona como uma válvula para evitar o refluxo de urina da bexiga para o ureter.

O refluxo secundário ocorre quando há o aumento da pressão hidráulica no interior da bexiga em virtude de um obstáculo distal, como na válvula de uretra posterior (VUP), ou quando o segmento ureteral intramural encontra-se deformado por divertículo vesical adjacente, ou ureter distal dilatado.

O refluxo de urina infectada no sistema coletor pode associar-se a refluxo intra-renal, que pode causar nefrite focal e evoluir para cicatriz e, eventualmente, ocasionar nefropatia de refluxo, importante fator determinante da hipertensão arterial e de insuficiência renal.

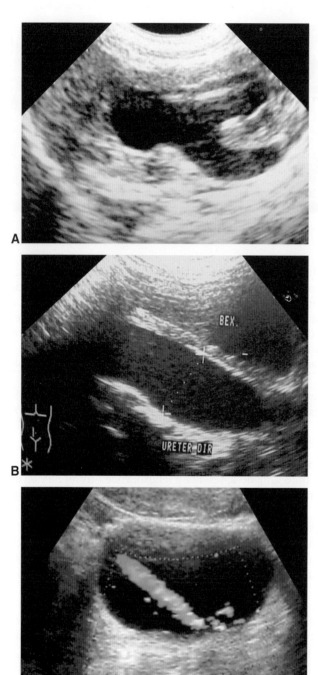

Fig. 56-16. (**A** a **C**) Obstrução ureteral baixa.

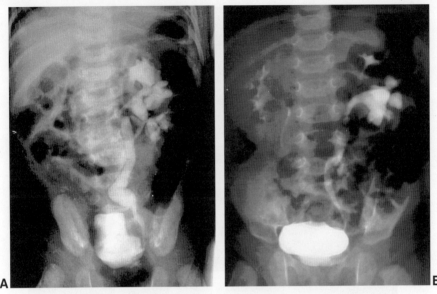

Fig. 56-17. (**A** e **B**) Megaureter primário.

Estudos mais recentes demonstram que a US com Doppler pode evidenciar refluxo e avaliar o grau, porém a CUM continua sendo o melhor método para detectar e classificar o grau do refluxo, além de estudar a bexiga e a uretra (Fig. 56-19).

O grau de refluxo de I a V na CUM tem sido padronizado pelo Comitê Internacional de RVU para avaliar o prognóstico e a conduta terapêutica, se clínica ou cirúrgica.

A cistografia radioisotópica é outro método útil para mostrar o refluxo, em que se utiliza menor dose de radiação, porém não evidencia as características anatômicas demonstradas pela CUM convencional. É uma ferramenta utilizada para acompanhamento dos casos que estão sendo tratados clinicamente.

Válvula de uretra posterior (VUP)

Incomum, porém importante. Ocorre quase exclusivamente no sexo masculino. O diagnóstico precoce propicia melhor prognóstico.

Pode-se apresentar na US pré-natal como hidronefrose e, em função da gravidade, com uma variável ascite urinária, em razão de perfuração na bexiga ou no sistema coletor. A bexiga mostra-se aumentada, de parede espessada e sempre repleta de urina em exames seriados, tendo em alguns casos a uretra prostática dilatada, a menos que já haja comprometimento da função renal (Fig. 56-20A).

Pode ocorrer RVU, com hidronefrose e ureteres dilatados e tortuosos. O refluxo pode ser bilateral em 15% dos casos, unilateral em 35%, como também não ocorrer, em 50% dos casos.

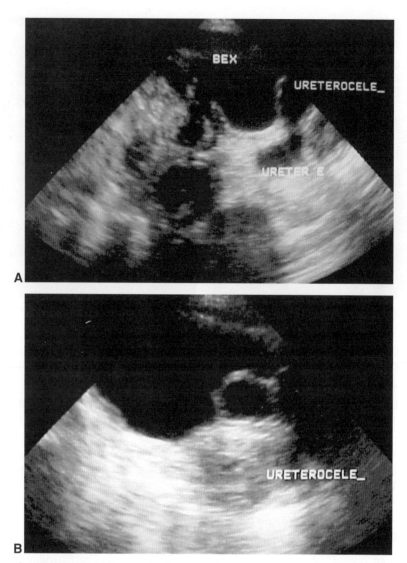

Fig. 56-18. (**A** e **B**) CUM evidenciando ureterocele.

A US pós-natal mostrará com mais facilidade a bexiga distendida, com ou sem parede espessada e trabeculada, e às vezes com a uretra prostática dilatada. A hidroureteronefrose e o refluxo poderão ser evidenciados pelo método.

A CUM é o método mais eficaz, mostrando as mesmas características com melhor resolução. O aspecto em "pêra" da bexiga e a uretra proximal confirmam o diagnóstico (Fig. 56-20B). Bexiga neurogênica, por anomalia congênita da coluna e retenção vesical não obstrutiva, deverá ser considerada no diagnóstico diferencial. Esta se trata de um

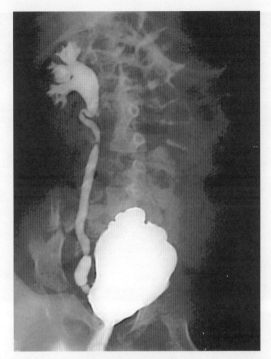

Fig. 56-19. Refluxo detectado por CUM.

fato bem conhecido no RN, com importante dilatação vesical, porém sem fator obstrutivo mecânico que pode ocorrer em partos cesáreos, abnoxia perinatal ou em malformações do sistema nervoso.

Trombose de veia renal (TVR)

É a anormalidade vascular mais comum do RN. Está relacionada à hemoconcentração secundária à desidratação, hipovolemia (hemorragia e diarréia), infecção e sepse. Filhos de mães diabéticas e crianças com síndrome nefrótica estão mais suscetíveis à TVR. Em geral, o comprometimento é unilateral, podendo ser bilateral.

O RN apresenta distensão abdominal, aumento rápido do rim, febre e vômitos. Pode ocorrer hematúria micro ou macroscópica.

A US é o principal exame, mostrando o rim aumentado, hipo ou às vezes hiperecogênico, em conseqüência de edema ou hemorragia, com desorganização da ecotextura renal, desaparecendo a definição corticomedular. O sistema coletor estará comprimido. O trombo na veia renal poderá ser evidenciado. O Doppler poderá mostrar diminuição ou ausência do fluxo nas veias, bem como índice de resistência aumentado.

Pode ocorrer hipoplasia renal com calcificações em fase tardia.

Hemorragia de supra-renal pode acompanhar a TVR.

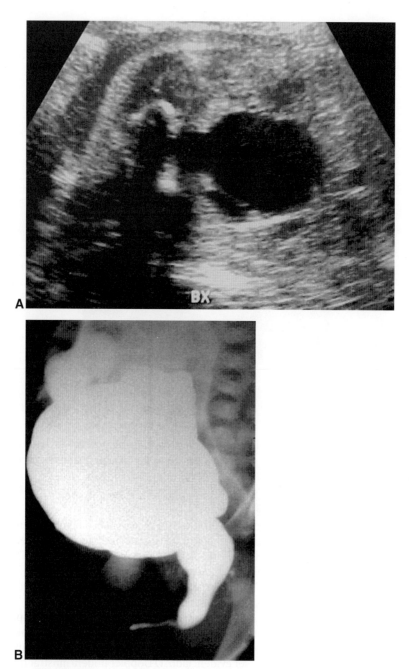

Fig. 56-20. (**A**) Bexiga dilatada por VUP. (**B**) Hidrouretronefrose diagnosticada por CUM – aspecto "em pêra" da bexiga.

TC e RM são exames com boas resoluções, porém raramente necessários para o diagnóstico.

Candidíase neonatal

Em geral, é infecção sistêmica de imunodeprimidos, em especial neonatos em uso de antibióticos de amplo espectro, com cateteres permanentes. Provoca infecção de múltiplos órgãos incluindo os rins, manifestando-se com anúria, oligúria, massa no flanco ou hipertensão arterial.

A US pode mostrar aumento difuso do rim com perda da arquitetura normal e ecogenicidade parenquimatosa anormal. Pode ocorrer aglutinação de micélios (formação de bola de fungos) no sistema coletor causando hidronefrose e falhas de enchimento nos cálices e pelve. A hidronefrose resultante poderá exigir drenagem, por nefrostomia.

Hemorragia supra-renal (HSR)

A HSR no RN está relacionada a partos traumáticos, fetos grandes, como nos filhos de mãe diabética, prematuros que sofreram anoxia ou sepse e com distúrbios da coagulação.

Pode ser totalmente assintomática, sendo eventualmente encontrada em necropsias ou diagnosticada posteriormente, pela presença de calcificações em radiografia ou na US do abdome realizado por outras causas.

Quando a hemorragia é volumosa, o quadro clínico mais comum é o RN apresentar massa abdominal, icterícia e anemia. Ocorrem perda de sangue e reabsorção da hemoglobina, determinando queda do hematócrito e aumento da bilirrubina indireta.

A US revela a natureza hemorrágica da lesão, sendo, na fase inicial, sólida, ecogênica e heterogênea (primeiro ou segundo dia), fazendo diagnóstico diferencial com neuroblastoma. A evolução ultra-sonográfica é importante. Logo depois ocorre lise gradativa do hematoma, tomando um aspecto cístico heterogêneo, seguido da completa degradação, tornando-se anecóico. Na maioria dos casos observa-se regressão rápida, total e/ou com calcificações residuais, em algumas semanas ou meses. Estas, quase sempre compactas e com o formato da glândula, são identificáveis na radiografia ou na TC (Fig. 56-21).

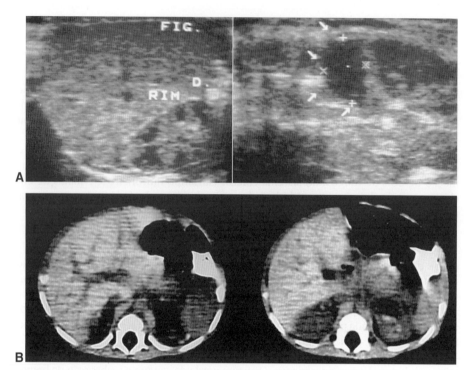

Fig. 56-21. (**A** e **B**) TC – calcificações residuais pós-hemorragia supra-renal.

BIBLIOGRAFIA

Bancalari E, Bidegain M. Respiratory disorders of the newborn. In: Taussig LM, Landau LI, eds. *Pediatric respiratory medicine*. 1st ed. St. Louis: Mosby, 1999. p 478-483.

Daneman A, Alton DA. Radiographic manifestations of renal anomalies. *Radiol Clin of North Am* 1991;29(2):351-364.

Hayden CK, Swischuk LE. *Ultra-sonografia pediátrica*, 1ª ed. Rio de Janeiro: Revinter, 1990. p 259-339.

Herman TE, Mc Alister WH. Radiographic manifestations of congenital anomalies of the lower urinary tract. *Radiol Clin North Am* 1991;29(2):365-383.

John S, Swischuk LE. The gastrointestinal tract. In: Rumack CM, Wilson SR, Charboneau JW, eds. *Diagnostic ultrasound*. 2nd ed. St. Louis: Mosby, 1998. 1717-1744.

Meerstadt PWD, Gyll C. The chest. In: Meerstadt PWD, Gyll C, eds. *Manual of neonatal emergency X ray interpretation*. 2nd ed. London: WB Saunders, 1996. p 7-237.

Rumack CM, Wilson SR, Charbonean JW. *Tratado de Ultra-sonografia Diagnóstica*. Rio de Janeiro: Guanabara Koogan, 1999. p 1439-1468.

Swischuk LE. *Imaging of the newborn, infant and young child*. 4th ed. Baltimore: Williams & Wilkins, 1997. p 565-677.

Swischuk, LE. Respiratory sistem. In: Swischuk, LE, ed. *Imaging of the newborn, infant, and young child*. 4th ed. Baltimore: William & Wilkins, 1997. p 1-152.

Willich E, Richter E. The thorax (upper respiratory tract, lungs, hilum, pleura, chest wall, diaphragm. In: Eibel KD, Blickman H, Willich E, Richter E, eds. *Differential diagnosis in pediatric radiology*. 1st ed. Stuttgart: Thieme, 1999. p 3-151.

57 Estudo por Imagem do Sistema Nervoso Central do Recém-Nascido

Telmo Pimentel do Vabo • José Ricardo Duarte Alves

INTRODUÇÃO

Vários métodos têm sido usados para correlacionar achados clínico-neurológicos com lesões estruturais do sistema nervoso central (SNC).

Métodos como a tomografia computadorizada (TC), a medicina nuclear (MN), a angiografia e as radiografias usam radiações, já a ultra-sonografia (US) e a ressonância magnética (RM) são exames que não as usam. O recém-nascido (RN), e principalmente o pré-termo, por estar na maior fase de desenvolvimento do cérebro, tem o maior risco de dano pela radiação.

Com o crescente avanço tecnológico da US, esta passou a ser o método de escolha para avaliação inicial das lesões do SNC no RN, sendo a radiografia de crânio usada somente quando há suspeita de anormalidade na estrutura óssea, como craniossinostose, por exemplo. A TC, e principalmente os aparelhos helicoidais, é uma modalidade diagnóstica excelente que permite, entre outras coisas, reconstruções multiplanares e fica reservada para os casos que necessitam de melhor avaliação, principalmente aqueles com probabilidade de alterações ósseas, calcificações ou hemorragia aguda. A ressonância magnética (RM), também pela obtenção de imagens multiplanares, com maior definição anatômica, constitui o método de terceira opção, para casos especiais, tendo como inconveniente a necessidade de sedação/anestesia.

Hemorragia intracraniana (HIC)

A HIC é a causa mais freqüente de morbidade neurológica e de mortalidade do RN, principalmente nos prematuros. A ultra-sonografia transfontanela (USTF) é o método inicial de investigação.

A freqüência de HIC no RN a termo é de 2% a 4%, comparada com 25% a 44% naqueles com menos de 32 semanas de gestação e peso de nascimento inferior a 1.500 g, sendo relatado em até 70% quando se utiliza ventilação assistida.

Os tipos mais freqüentes de HIC no RN pré-termo são as hemorragias subependimárias (HSE); intraventriculares (HIVe); intraparenquimatosas (HIP); e a cerebelar, mais rara. Nos RNs a termo são mais comuns as hemorragias: subdural (HSD): subaracnóide (HSA); cortical e do plexo coróide.

HSE/HIVe/HIP são termos freqüentemente utilizados como denominador comum, já que a hemorragia que se inicia na região subependimária pode evoluir para HIVe, associada ou não à HIP. A HSE parece se relacionar à presença da matriz germinativa, uma fina faixa de células primitivas na região subependimária, com localizações principais junto ao núcleo caudado e no assoalho do ventrículo lateral. A patogênese dessa hemorragia relaciona-se a fatores maternos, fetais e do RN. Flutuações no fluxo sangüíneo cerebral, em decorrência de isquemia com reperfusão inadequada, associadas a distúrbios respiratórios, circulatórios e hidroeletroliticos e a baixa capacidade de auto-regulação da pressão sistólica, que ocorrem na prematuridade, constituem os principais fatores responsáveis por essa hemorragia.

Hemorragia subependimária

É o tipo mais comum no pré-termo.

A USTF demonstra área ecogênica na cissura caudotalâmica, que deverá ser observada em dois planos perpendiculares (coronal e sagital), para a confirmação diagnóstica (Fig. 57-1). Pode ser uni ou bilateral, com grau variado de extensão. À medida que envelhece, o hematoma retrai-se, fica heterogêneo, involuindo ou formando um cisto subependimário, observado por semanas na US (Fig. 57-2).

Na TC, as lesões são inicialmente muito densas. Com o tempo, tornam-se progressivamente menos densas, sendo de difícil identificação após uma semana.

Hemorragia intraventricular

Em mais de 80% dos casos, a HSE rompe para o interior dos ventrículos laterais. Na USTF a HIVe aguda é fortemente ecogênica, podendo ser uni ou bilateral, às vezes preenchendo todo o ventrículo, tornando sua detecção difícil (Fig. 57-3). Quando associada à dilatação ventricular, tem mais fácil identificação (Fig. 57-4).

Em algumas ocasiões, o hematoma fica aderido ao plexo coróide. A comparação com o plexo coróide contralateral ou a mudança de decúbito facilitam a identificação da HIVe.

Irregularidade com aumento da ecogenicidade na parede ventricular sugere ventriculite. A história e a avaliação clínica orientam a diferenciação entre ventriculite química pela hemorragia e ventriculite infecciosa (Fig. 57-5).

A TC demonstra com facilidade a HIVe mesmo pequena e na ausência de dilatação ventricular. Nota-se nível liquor-sangue nas porções dependentes dos ventrículos ou o próprio coágulo. Este torna-se isodenso na TC por volta de 10 dias, mas pode ser visível na US em até três semanas.

A ventriculite pode ser vista na TC por aumento da densidade das paredes ventriculares.

Hemorragia intraparenquimatosa

Conceitos modernos consideram a HIP uma entidade isolada ou concomitante com a HSE e/ou HIVe. Inicialmente achava-se que era uma extensão destas. Trata-se de um

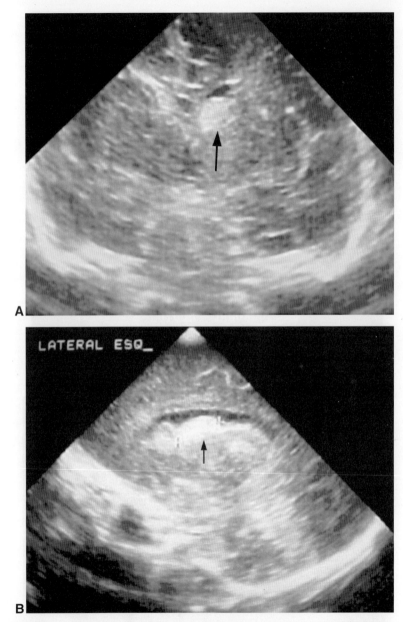

Fig. 57-1. US coronal e sagital. HSE – lesão hiperecóica na substância subependimária em topografia do sulco talâmico-caudado.

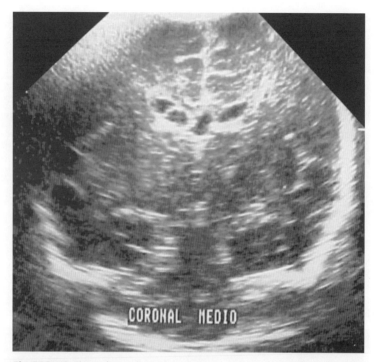

Fig. 57-2. US. Cisto subependimário no núcleo caudado.

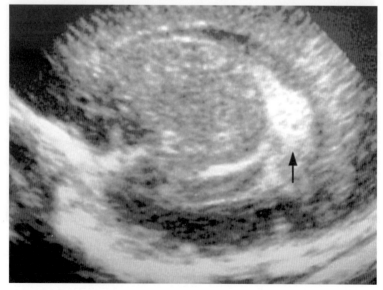

Fig. 57-3. US sagital paraláteral. HSE/HIVe sem dilatação ventricular – lesão hiperecóica intraventricular.

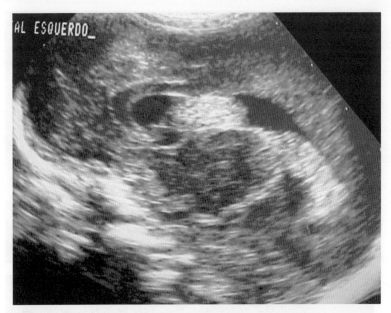

Fig. 57-4. US. HSE/HIVe com dilatação ventricular – volumosa lesão hiperecóica subependimária e intraventricular com dilatação do sistema ventricular.

infarto venoso hemorrágico periventricular localizado mais comumente em lobos frontais e parietais (Fig. 57-6).

São descritos quatro estágios na HIP. Na fase aguda (1º estágio), a US mostra uma área fortemente ecogênica, uniforme e de margens irregulares. Quando grande, há efeito de massa. No 2º estágio, em resolução, surge um anel ecogênico com o centro anecóico por liquefação (uma a duas semanas). Por volta de três a quatro semanas (3º estágio), há retração do coágulo, com localização nas partes pendentes. No 4º estágio, em torno de 8 a 10 semanas, a resolução está completa, com formação de áreas anecóicas de porencefalia. Este pode diminuir ou não de tamanho ao longo dos dois primeiros anos de vida, à medida que o cérebro cresce, às vezes ficando apenas uma fenda anecóica. Pode haver comunicação com o ventrículo lateral.

Foram criados numerosos sistemas de graduação para definir a localização e a magnitude. O mais usado foi criado por Benstein e Papile com algumas modificações (Quadro 57-1).

Seqüelas anatômicas da HSE/HIVe/HIP

Hidrocefalia obstrutiva pós-hemorragia surge em cerca de 30% a 70% dos RNs com HIVe 5. Ocorre pela oclusão dos forames do quarto ventrículo ou pela obstrução da reabsorção do LCR nas granulações aracnóides. Inicia-se por volta do 14º dia após o evento hemorrágico, época em que a US é novamente indicada. Aproximadamente 1/3 dessas hidrocefalias resolve-se sem seqüela, 1/3 permanece estável e 1/3 progride e requer

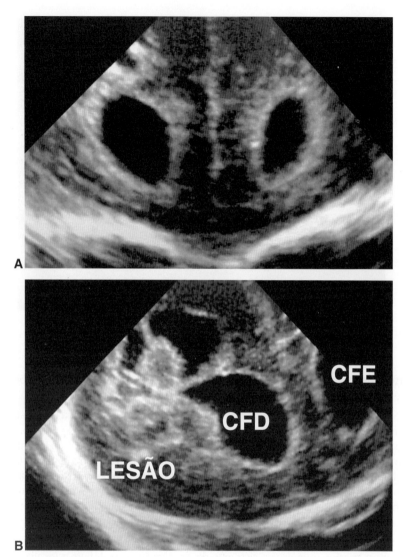

Fig. 57-5. US coronal anterior e oblíqua. Hidrocefalia, cisto porencefálico e ventriculite – cornos frontais dilatados de contornos hiperecóicos e lesão anecóica de formato irregular com margens espessas e hiperecóica paraventricular direita. CFD = corno frontal direito; CFE = corno frontal esquerdo.

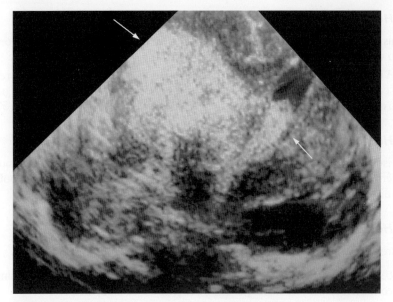

Fig. 57-6. US. HSE/HIVe/HIP – lesão hiperecóica periventricular, expansiva, frontal direita apagando o corno frontal. Hematoma intraventricular no corno frontal esquerdo.

derivação ventricular. Hidrocefalia importante já existe antes do início clínico de aumento do perímetro cefálico.

Devem ser feitos exames de controle em todos os RNs de alto risco, principalmente naqueles com HIC. Tanto a US com a TC são úteis no acompanhamento desses pacientes, sendo a USTF eficaz e o exame de primeira escolha, dando informações fundamentais para o aconselhamento dos pais quanto ao prognóstico do paciente.

Hemorragia cerebelar

São raras e estão associadas a altas taxas de mortalidade.

No pré-termo, a etiologia é a mesma da HSE, se originando na matriz germinativa do quarto ventrículo. No RN a termo, o trauma pelo uso de fórceps é a causa mais comum. Na US chama atenção a assimetria da ecogenicidade na fossa posterior. TC ou RM deverá ser usada para confirmar a suspeita diagnóstica.

Quadro 57-1. Graus de hemorragia

Grau I	HSE isolada (Fig. 57-2)
Grau II	HSE com HIVe sem aumento ventricular (Fig. 57-3)
Grau III	HSE e HIVe com aumento ventricular (Fig. 57-4)
Grau IV	HSE e HIVe com HIP sem ou com aumento ventricular (Fig. 57-6)

Hemorragia do plexo coróide (HPC)

É mais comum no RN a termo, sendo o diagnóstico difícil, pois tanto o plexo coróide, como o sangue são ambos ecogênicos.

A US na HPC mostra o plexo coróide aumentado, ecogênico, de margens irregulares e com extensão da hemorragia até os cornos occipitais, onde normalmente não há plexo coróide. A comparação com o lado contralateral auxilia o diagnóstico (Fig. 57-7).

Hemorragia parenquimatosa (HP)

A HP isolada, sem HSE/HIVe/HIP, ocorre mais freqüentemente em RN a termo, como conseqüência de tocotraumatismo, MAV, hipertensão arterial, embolia, hipóxia, policitemia, distúrbio da coagulação (Fig. 57-8).

Hemorragia subdural

Ocorre em RN a termo com tocotraumatismo e asfixia.

- *US*: líquido de aspecto linear ou elíptico entre a calota e o cérebro, ocasionalmente com deslocamento e distorção dos ventrículos e da linha média.
- *TC*: melhor método para confirmação diagnóstica e para avaliar a fase evolutiva, mostrando-se hiperdensa na fase aguda, isodensa na subaguda e hipodensa na fase crônica, com aspecto de higroma subdural (Fig. 57-9).

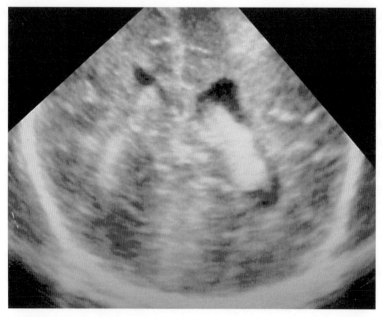

Fig. 57-7. US. HPC – assimetria dos plexos coróides, com o esquerdo maior e mais hiperecóico em relação ao direito.

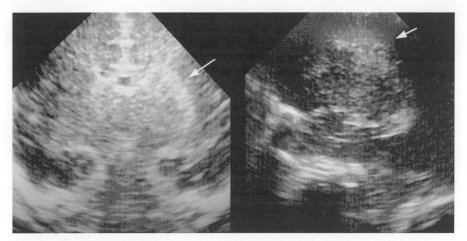

Fig. 57-8. US. HP – (**A**) Lesão hiperecóica mal definida paraventricular no lobo parietal esquerdo. (**B**) Aspecto da fase aguda do infarto venoso hemorrágico isolado.

Hemorragia subaracnóidea (HSA)

Pode ocorrer em RNs que sofreram asfixia, traumatismo ou coagulação intravascular disseminada. A US pode mostrar as fissuras inter-hemisférica e silvianas aumentadas e mais ecogênicas, sulcos corticais espessados e ecogênicos, sugerindo o diagnóstico (Fig. 57-10). A RM e a TC demonstram com mais facilidade, sendo a TC o melhor exame, evidenciando o sangue denso nas cisternas, fissuras e sulcos cerebrais e no tentório cerebelar (Fig. 57-11).

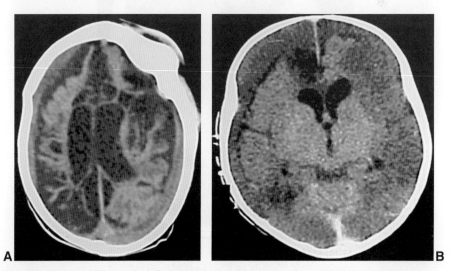

Fig. 57-9. TC. HSD – (**A**) Seqüela de lesão hipóxico-isquêmica com coleção subdural mista, iso e hipodensa. (**B**) Lesão isodensa expansiva subdural frontotemporal bilateral, apagando os sulcos cerebrais, maior à direita com compressão do corno frontal.

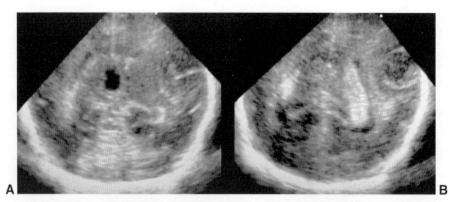

Fig. 57-10. US. HSA – fissuras silvianas aumentadas e mais ecogênicas. Sulcos cerebrais espessados e ecogênicos. Hemorragia intraventricular.

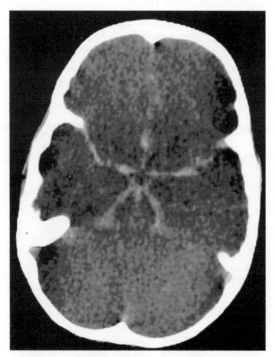

57-11. TC. Lesão hipóxico-isquêmica com HSA – hipodensidade difusa do parênquima cerebral, com perda da diferenciação cortical-subcortical. Apagamento dos sulcos e ventrículos. Sangue hiperdenso nos sulcos, fissuras e cisterna.

Afecções hipóxico-isquêmicas

Leucomalacia periventricular (LPV)

LVP denota necrose da substância branca periventricular, decorrente de lesão isquêmica no RN prematuro. É considerada a segunda lesão adquirida mais comum no SNC do pré-termo sujeito à agressão hipóxica, superada apenas pela HSE. Ocorre mais freqüentemente nas áreas fronteiriças de irrigação do cérebro.

Condições hipoxêmicas levam à isquemia, infarto e necrose desta substância branca. A fagocitose do tecido necrótico inicia-se em cinco a sete dias após, levando a cavitações em cerca de duas semanas depois. Tem prognóstico reservado, pois envolve o parênquima e os tratos corticoespinhais.

- *US*: em geral duas semanas após a agressão isquêmica surgem áreas de aumento da ecogenicidade na substância branca, de difícil avaliação. Após duas a três semanas, surgem cistos multisseptados adjacentes aos ventrículos, permitindo o diagnóstico. Raramente comunica-se com os ventrículos.

A US ou a TC normal no lactente não afasta a LPV anterior. A RM no lactante e no pré-escolar oferece informações secundárias da presença de LPV, demonstrando ventriculomegalia e o alargamento do espaço meníngeo e dos sulcos cerebrais, decorrentes da atrofia cerebral, assim como os cistos periventriculares (Fig. 57-12).

Necrose neuronal seletiva com lesão difusa (NNSD)

Ocorre principalmente em RN a termo, pela perfusão inadequada, envolvendo o córtex cerebral e cerebelar e os tálamos.

Hipóxia prolongada, cardiopatia congênita, policitemia, traumatismo, meningite e embolias podem determinar necrose seletiva e gliose.

A US, na fase aguda, mostra aumento difuso da ecotextura, perda da definição dos sulcos e giros, com ventrículos pequenos, pelo edema cerebral. Mais tarde, há atrofia, alargamento dos ventrículos, calcificações do parênquima e encefalomalacia cística (Fig. 57-13A).

A TC define bem as lesões, principalmente as calcificadas (Fig. 57-13B e C).

A RM é mais sensível às lesões, avaliando melhor toda a extensão, inclusive junto à superfície cerebral.

Hidrocefalia

É uma anormalidade dinâmica, com aumento ativo e progressivo do volume ventricular.

São classificadas em:

- *Intraventricular ou não comunicante*: obstrução ao fluxo liquórico se faz dentro do sistema ventricular.
- *Extraventricular ou comunicante*: com a obstrução fora do sistema ventricular.

A US pré-natal identifica a hidrocefalia em torno de 15 semanas de gestação. Tanto a US como a TC e a RM são úteis, no período pós-natal, na identificação da hidrocefalia e de sua causa. No período neonatal a USTF constitui o exame de escolha, sendo um método rápido, simples e de fácil realização em qualquer setor da Unidade Neonatal. A

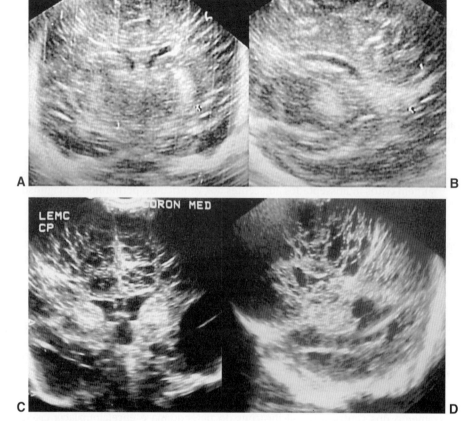

Fig. 57-12. US. LPV – (**A**) Fase aguda – lesão hiperecóica de limites mal definidos periventriculares bifrontal e bioccipital. (**B**) Fase crônica – cistos multisseptados adjacentes aos ventrículos laterais.

TC e a RM possuem boa resolução, mas necessitam de sedação e transporte ao serviço de imagens.

Na avaliação do tamanho ventricular, os parâmetros usados são semelhantes para qualquer método, sendo o índice ventricular útil e realizável pela US. No plano coronal, corresponde à relação entre a medida da distância entre as paredes externas dos ventrículos e a distância entre as tábuas internas da calota craniana no mesmo nível, em geral na altura da cabeça do núcleo caudado (Fig. 57-14).

$$IV = \frac{\text{Distância entre as paredes externas dos ventrículos laterais}}{\text{Distância entre as tábuas internas da calota}}$$

(Normal variando entre 0,34 e 0,36).

Exames seriados são importantes quando há dilatação leve. A causa mais comum é a hemorragia intraventricular.

57 ♦ ESTUDO POR IMAGEM DO SISTEMA NERVOSO CENTRAL DO RECÉM-NASCIDO

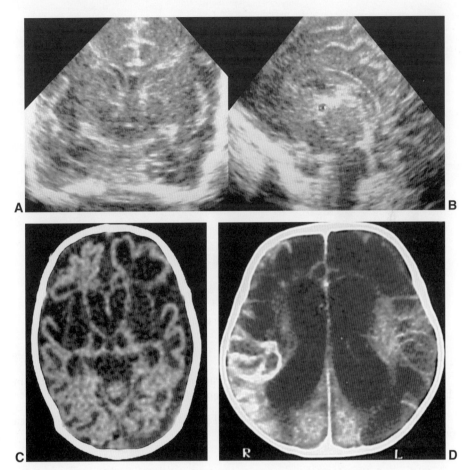

Fig. 57-13. Afecção hipóxico-isquêmica. (**A**) US fase aguda – aumento difuso da ecotextura parenquimatosa. Sulcos e giros mal definidos e ventrículos pequenos. (**B**) TC fase subaguda – hipodensidade do parênquima cerebral com formações císticas e focos hiperdensos de hemorragia giral. (**C**) TC fase crônica – atrofia giral e formações císticas difusas, calcificações parenquimatosas e aumento dos espaços liquóricos.

A hidrocefalia neonatal poderá também ser avaliada pelo Doppler, calculando indiretamente a pressão intracraniana e ajudando a determinar a necessidade de uma derivação.

Hidrocefalia obstrutiva intraventricular ou não comunicante

A obstrução no aqueduto de Sylvius é o local mais comum, podendo ocorrer por causas congênitas de anomalias do desenvolvimento decorrentes de lesão vascular, infecção, hipóxia intra-uterina, ou em outras malformações como Arnold-Chiari II e cisto aracnóide. Os métodos de imagens demonstram dilatação ventricular supratentorial com quarto ventrículo pequeno e eventualmente não identificado (Fig. 57-15).

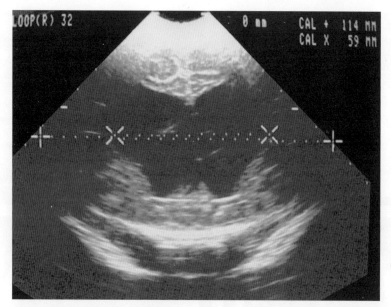

Fig. 57-14. US. IV – medida do índice ventricular para avaliação de evolução da hidrocefalia.

A obstrução do quarto ventrículo é observada na síndrome de Dandy-Walker, com dilatação do aqueduto, terceiro ventrículo e ventrículos laterais.

A dilatação unilateral do ventrículo lateral pode ocorrer por ventriculite química ou infecciosa.

Hidrocefalia obstrutiva extraventricular ou comunicante

Em geral resulta de obliteração no espaço subaracnóideo, em virtude de aderências, seguindo hemorragias ou infecções.

Todo sistema ventricular apresenta-se dilatado (Fig. 57-16).

Malformações congênitas do cérebro

As malformações do SNC podem se apresentar no recém-nascido por manifestações neurológicas, macrocefalia, pelo aspecto sindrômico, ou ainda ser detectada pela US de rotina realizada no pré-termo.

Tanto a US como a TC ou a RM são úteis, sendo também, nesses casos, a USTF o método de primeira escolha pelo seu caráter não-invasivo e de fácil realização. A TC e a RM são usadas com mais freqüência nesses casos em razão da alta complexidade dessas entidades.

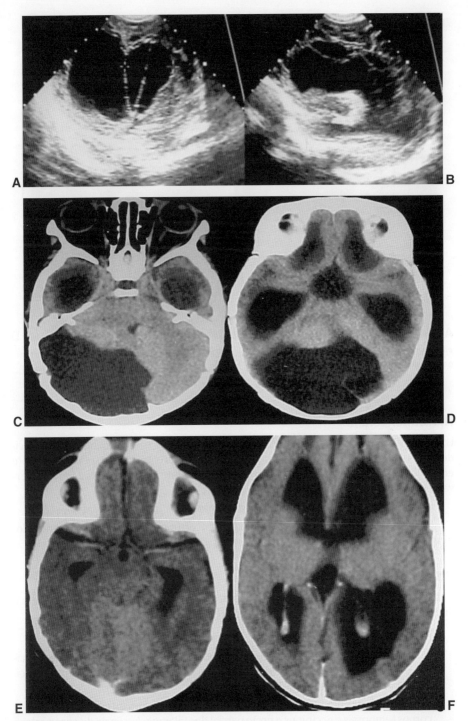

Fig. 57-15. Hidrocefalia não comunicante. (**A**) US – aumento supratentorial do sistema ventricular e cistos porencefálicos ocasionando desvio da linha média. (**B**) TC – compressão do quarto ventrículo por cisto aracnóide determinando dilatação supratentorial. (**C**) TC – estenose do aqueduto cerebral. Dilatação supratentorial do sistema ventricular. Aqueduto e quarto ventrículo não identificados.

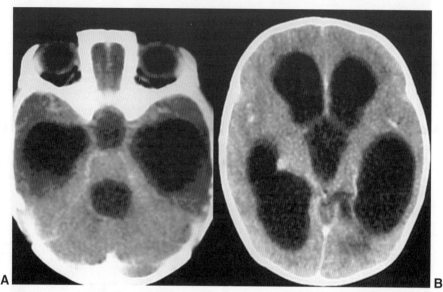

Fig. 57-16. Hidrocefalia comunicante. TC – hidrocefalia tetraventricular e hematoma cortical-subcortical parietal posterior esquerdo.

Hidroanencefalia

US, TC ou RM demonstram o grande conteúdo líquido, com variável quantidade de tecido cerebral posteriormente, os tálamos e conteúdo infratentorial de aspecto altamente ecogênico. O septo visível no conteúdo cístico supratentorial representa a foice preservada total ou parcialmente (Fig. 57-17).

O estudo das carótidas demonstra grau variado de hipoplasia ou até ausência.

A destruição do parênquima também pode ocorrer por lesão vascular ou infecciosa intra-uterina.

Holoprosencefalia

Desordem na diverticulação, caracterizada por defeito total ou parcial na clivagem e diferenciação da embriologia do prosencéfalo em hemisférios e lobos.

São descritos os seguintes tipos:

- *Alobar*: grande ventrículo único, com cisto posterior na linha média, falta de formação dos hemisférios cerebrais com ausência da foice, corpo caloso e septo pelúcido. Tálamos fusionados.
- *Semilobar*: ventrículo único com formação parcial da fissura inter-hemisférica, dos cornos temporais e occipitais e fusão parcial dos tálamos. Ausência do corpo caloso e do septo pelúcido. Pode estar associada a anomalias craniofaciais (Fig. 57-18A e 57-18B).

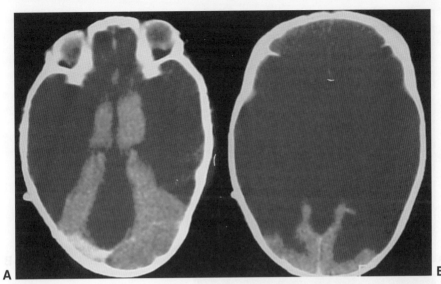

Fig. 57-17. TC. Hidroanencefalia – volumoso conteúdo líquido intracraniano com septo mediano (foice cerebral). Reduzido volume de tecido cerebral situado posteriormente, dos tálamos e na fossa posterior.

- *Lobar*: formação quase completa da fissura intra-hemisférica e dos ventrículos. Fusão das paredes inferiores dos lobos frontais, disgenesia do corpo caloso, ausência do septo pelúcido, tálamos separados e desordem de migração.

Desordens de migração neuronal

Lisencefalia

Ausência ou formação incompleta de giros, sulcos e cissuras silvianas. Grave retardo mental, convulsões e morte precoce. Outras anomalias associadas incluem disgenesia do corpo caloso, microcefalia, tálamos hipoplásicos, cefaloceles.

Cérebro liso com ausência ou formação incompleta dos giros e sulcos cerebrais, com fissuras silvianas rasas. A imagem axial com "aspecto em 8". Córtex anormalmente grosso, heterotopia da substância cinzenta e interface da substância cinzenta/branca suave e plana (Fig. 57-19).

Heterotopia

Presença de focos de substância cinzenta na topografia da substância branca cerebral. Pode ser laminar ou nodular, uni ou bilateral. Associada a convulsões.

Esquizencefalia

Fenda no cérebro comunicando o ventrículo com a superfície cortical, lineada por substância cinzenta. Pode ser de lábio fechado ou aberto (Fig. 57-20).

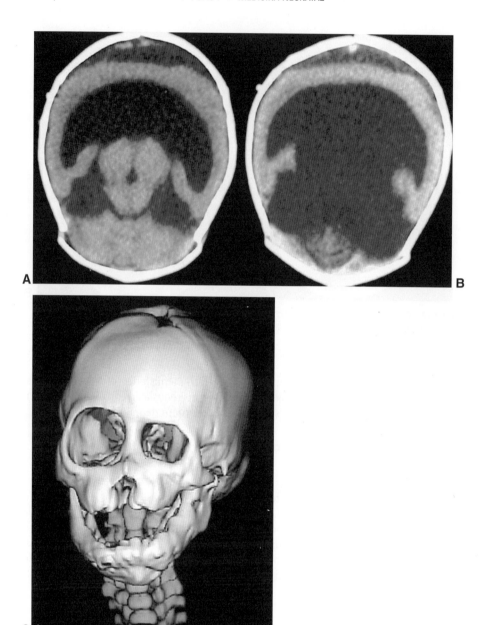

Fig. 57-18. (**A** e **B**) TC. Holoprosencefalia semilobar – ventrículo único com formação parcial da fissura inter-hemisférica. Fusão parcial dos tálamos. Ausência do corpo caloso e do septo pelúcido. (**C**) TC helicoidal – reconstrução 3D – malformações craniofaciais.

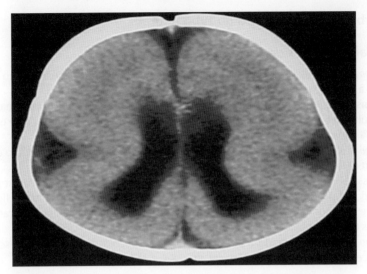

Fig. 57-19. TC. Lisencefalia – ausência dos giros cerebrais. Cissuras silvianas horizontais e rasas. Imagem axial com aspecto em "8". Córtex cerebral de grossa espessura. Interface da substância branca/cinzenta pouco evidente.

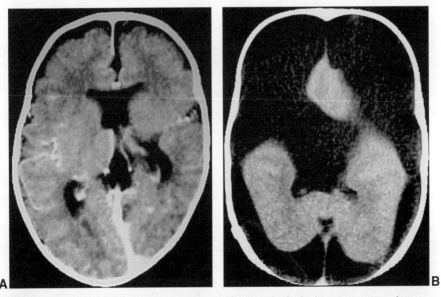

Fig. 57-20. TC. Esquizencefalia – fenda cerebral revestida com substância cinzenta que comunica o ventrículo lateral com a superfície do córtex cerebral. (**A**) Lábios fechados – fenda pouco evidente. (**B**) Lábios abertos – fenda ampla.

Distúrbios de fechamento do tubo neural

Malformações de Chiari

- *Tipo I*: ectopia das tonsilas cerebelares. Mais comum anomalia do SNC. Não associada à meningocele.
  Tonsilas cerebelares estendem-se mais que 5 mm abaixo do forame magno em adultos e 6 mm em crianças com menos de 10 anos. Seringomelia ocorre em 20% a 40%, hidrocefalia em 25% e impressão basilar em 25% dos casos.
- *Tipo II*: síndrome de Arnold-Chiari. Complexo de alterações envolvendo o cérebro, cerebelo, tronco cerebral, medula, ventrículos, crânio e dura-máter.
  Fossa posterior pequena, com forame magno amplo e o vérmis cerebelar posicionado inferiormente. Meningocele ocorre em quase todos os pacientes. Hidrocefalia e seringomielias são comuns. Cornos posteriores dos ventrículos laterais dilatados (colpocefalia). Fendas na foice cerebral (Fig. 57-21).
- *Tipo III*: raro, associado à alta mortalidade. Aspectos do Chiari II, acrescidos de encefalocele occipital ou cervical alta.

Disgenesia do corpo caloso

Ausência ou formação incompleta do corpo caloso.

Ventrículos laterais separados e paralelos, com alta posição do terceiro ventrículo em relação à fissura inter-hemisférica e situado entre os ventrículos laterais. Colpocefalia. Associado, entre outras alterações congênitas, a cistos inter-hemisféricos, lipomas, heterotopias, malformações de Dandy-Walker, de Chiari e holoprosencefalia.

Complexo de Dandy-Walker

Aplasia ou grave hipoplasia do *vermis* cerebelar, comunicação do quarto ventrículo com cisto retrocerebelar, fossa posterior ampla, alta posição do tentório e dos seios venosos transversos. Hidrocefalia é comum. Associado à disgenesia do corpo caloso, heterotopia, esquizencefalia, holoprosencefalia e cefaloceles (Fig. 57-22).

- *Outras anomalias associadas*: malformações gastrintestinais, genitourinárias, cardíacas, pulmonares e musculoesqueléticas.

Variante de Dandy-Walker

Hipoplasia vermiana e comunicação da porção posterior do quarto ventrículo com a cisterna magna – "aspecto de fechadura". Não associada a alargamento da fossa posterior.

Aneurisma da veia de Galeno

É uma MAV da linha média, com pronunciada dilatação da veia de Galeno, que recebe suprimento sangüíneo de vasos anômalos da circulação carotídea ou basilar.

Insuficiência cardíaca hipercinética é a primeira manifestação que se apresenta logo após o nascimento. Um grupo menor de crianças manifesta até o início da infância hidrocefalia por compressão do quarto ventrículo ou do aqueduto em decorrência da dilatação da veia de Galeno.

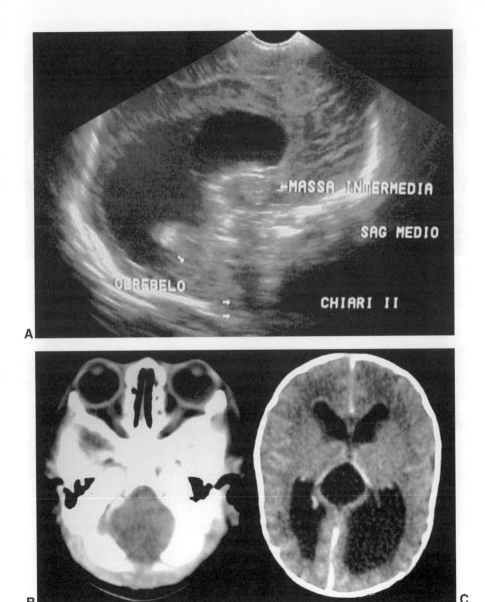

Fig. 57-21. (**A** e **B**) TC. Síndrome de Chiari – hidrocefalia. Fossa posterior pequena. Aqueduto e quarto ventrículo reduzidos. Forame magno amplo.

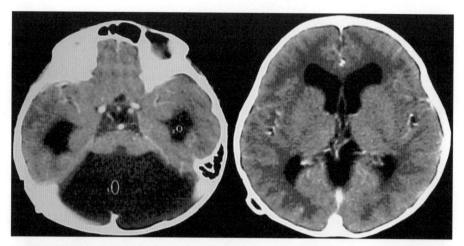

Fig. 57-22. (**A** e **B**) TC. Complexo de Dandy-Walker – fossa posterior ampla, com formação cística retrocerebelar comunicando-se com o quarto ventriculo. Alta posição do tentório. Aplasia do *vermis* cerebelar. Hipoplasia dos cerebelos. Hidrocefalia supra-tentorial.

A US e o Doppler são diagnósticos, mostrando uma massa ovóide anecóica, superior à placa quadrigêmina, algumas vezes com turbulência no interior, mais bem identificada ao Doppler, além da expansão pulsátil em conseqüência do fluxo.

A TC sem contraste mostra uma lesão cística na linha média, às vezes com trombo no interior. Após o contraste, evidencia-se a dilatação da veia de Galeno, do seio reto e da tórcula.

Na RM, há múltiplas imagens tubulares com ausência de sinal em T1 e T2 *flow voids*, que realçam após o gadolínio, correspondendo aos vasos dilatados, notadamente a veia de Galeno.

BIBLIOGRAFIA

Abraão N, Amaro Jr E, Cerri GG. *Ultra-sonografia intracraniana.* São Paulo: Savier, 1998. p 107-122.

Burgener FA, Zaunbauer W. *Differential diagnosis in magnetic resonance imaging,* 1st ed. New York: Thieure, 1985. p 148-168.

Fischer AQ, Anderson, JC, Shuman RM, Stinson W. *Pediatric neurosonography.* New York: Wilex Medical Publication, 1985.

Hayden CK, Swischuk LE. *Ultra-sonografia pediátrica.* 1 ed. Rio de Janeiro: Revinter, 1990. p 1-77.

Kaplan SB, Kemp SJ, Sang Oh K. Radiographic manifestations of congenital anomalies of the skull. *Radiol Clin North Am* 1991;29(2):195-218.

Rumack CM, Wilson SR, Charboneam JW. *Tratado de ultra-sonografia diagnóstica.* Rio de Janeiro: Guanabara Koogan, 1999. p 1234-1324.

Sato Y, Kao SCS, Smith WL. Radiographic manifestations of anomalies of the brain. *Radiol Clin North Am* 1991;29(2):179-194.

Swischuk L. *Imaging of the newborn, infant and young child.* 4th ed. Baltimore: Williams & Wilkins, 1997. p 893-1019.

58 AVALIAÇÃO AUDITIVA NEONATAL

Maria Elisa Vieira da Cunha Ramos

INTRODUÇÃO

Um dos elementos fundamentais para a comunicação humana é a audição. Para um indivíduo, a boa comunicação representa ferramenta relevante no processo de desenvolvimento global. O impacto de uma perda auditiva não detectada no desenvolvimento da linguagem, no progresso acadêmico e na socialização da criança traduz a necessidade de programas de triagem auditivos neonatais.

Cuidar para a preservação da audição é um dever de todos, não só dos profissionais da área de saúde, mas também da sociedade. A responsabilidade no diagnóstico dos distúrbios da audição cabe à comunidade médica, que, ao leve sinal de suspeita, deve realizar todos os esforços possíveis para a conclusão ou não de tal distúrbio. Não pode haver espera no processo investigativo, principalmente se tratando de uma criança ou de um recém-nascido, ou ainda de um recém-nascido de risco para perda auditiva. Qualquer tempo que transcorra sem um diagnóstico significa atraso irrecuperável no processo de maturidade auditiva desse bebê. Os distúrbios da audição levam conseqüentemente e paralelamente aos distúrbios da comunicação, que têm como uma das características as alterações na produção da linguagem. Sem linguagem adequada, não poderá haver comunicação satisfatória, o que poderá levar essa criança a ter dificuldade para se adequar ao mundo, podendo até sofrer preconceitos. Quanto mais cedo se obtiver um diagnóstico da perda auditiva, mais cedo poder-se-á intervir iniciando tratamento adequado e dando maiores chances a essa criança de se tornar um indivíduo inserido na sociedade.

O grupo dos recém-nascidos é o que oferece maior cuidado aos audiologistas. Por se encontrarem em um período frágil do desenvolvimento global, são eles os mais suscetíveis a desenvolver distúrbio da audição e, conseqüentemente, da comunicação. Bebês pré-termo sofrem freqüentemente de maior incapacidade funcional e de desenvolvimento do que a população em geral. O bebê de risco, pelas suas condições delicadas de saúde nas Unidades de Terapias Intensivas Neonatais, corre maior perigo de desenvolver uma alteração auditiva. Sob essas circunstâncias, são várias as causas que levam a distúrbios do desenvolvimento auditivo. Além da prematuridade, somam-se outras causas que levam à perda auditiva, tais como asfixia, hipóxia, isquemia, elevação das taxas de bilirrubina, infecções congênitas, septicemia e ototoxicidade.

Um dos indicadores importantes na avaliação das habilidades cognitivas na infância é o desenvolvimento da linguagem. Perdas auditivas de moderada a grave (40 dB) podem comprometer a percepção para a produção da fala, ou seja, a aquisição e a manutenção da linguagem. Se esse tipo de desordem auditiva permanecer silenciosa, sem que haja um diagnóstico durante o período crítico da aquisição da linguagem, será percebida uma profunda alteração nas respostas da recepção e expressão da fala e do desenvolvimento da linguagem.

Quanto mais cedo se estabelecer um diagnóstico na criança, no que se refere à sua audição, menos prejuízo acarretará para seu desenvolvimento geral. Um dos maiores desafios do audiologista é detectar uma perda auditiva na criança o mais cedo possível.

Para avaliar a audição, vários métodos vêm sendo cada vez mais desenvolvidos, proporcionando maior certeza e clareza nos diagnósticos dessas deficiências (DA), principalmente nos recém-nascidos. Esses métodos visam basicamente a quantificar o grau da perda e a qualificá-la. Mesmo consciente da necessidade de que as alterações na audição têm de ser diagnosticadas o mais precocemente possível, a confirmação de uma hipoacusia permanente, com uma "certeza audiológica", só deve ser conquistada na obtenção de testes seqüenciais no decorrer do processo de maturidade da criança. Os vários métodos existentes para se chegar a um diagnóstico devem ser usados conjuntamente para se ter a certeza da perda do seu limiar.

Historicamente, a utilização de *screening* auditivo em Unidades de Terapias Neonatais e em Berçários de alto risco data dos anos 1960, quando técnicas comportamentais eram aplicadas para avaliar a audição em crianças de risco para perdas auditivas. À época, houve muitas críticas quanto à utilização desse método, em razão de certo número de falsos-positivos que colocavam em dúvida o programa e também a técnica dos examinados. Problemas gerados por esse programa, envolvendo apenas testes comportamentais, levaram ao desenvolvimento do Joint Committee on Infant Hearing (JCOIH) em 1969, que é um comitê composto por organizações norte-americanas (American Speech Language Hearing Association – ASCHA; American of Otolaryngology; American Academy of Pediatrics). Inicialmente, o comitê permitia às enfermeiras que realizassem os testes comportamentais; no entanto, as críticas a esse método levaram-no a liberar declarações que encorajavam os investigadores a pesquisarem outros métodos mais objetivos e mais eficientes na pesquisa auditiva. Em 1973, o comitê emitiu a recomendação para o uso de um "registro de alto risco", que incluía cinco indicadores de risco associados à perda auditiva (hereditariedade, rubéola, anomalias craniofaciais, peso ao nascimento menor que 1.500 g e bilirrubina maior que 30 mg/100 ml). Em 1990, o comitê aumentou para sete os fatores de risco para perda auditiva, acrescentando entre outros o uso de medicação ototóxica e ventilação mecânica. Em 1994, o JCOIH passou a adotar dez fatores de risco para perda auditiva, ainda usados nos dias atuais.

Nos anos 1970, os potenciais evocados auditivos (PEA) foram introduzidos como uma ferramenta objetiva para o *screening* auditivo nas Unidades de Terapia Neonatais e nos Berçários de alto risco, como um método eficaz para avaliar a audição em crianças de alto risco. Em estudo recente, Mason & Hermann concluíram que todos os níveis de perda podem ser identificados em recém-nascidos por meio de testes utilizando o PEA. Esse tipo de teste eletrofisiológico mostrou-se mais eficaz para diagnosticar perda auditiva em crianças de risco com hiperbilirrubinemia do que as emissões otoacústicas (EOA), já que nesse tipo de alteração auditiva o sistema lesado seria aquele composto pelos núcleos e não pelo sistema coclear. As EOA seriam, nesse caso, suas limitações.

Outros estudos mostram que malformações craniofaciais, perdas auditivas de caráter familiar e infecções bacterianas neonatais são fatores significantes para perda auditiva e PEA alterados. Já o baixo peso ao nascer e as complicações pela prematuridade não são fatores de risco independentes que levam a resultados alterados no *screening*. Alguns autores mostram que a especificidade do PEA é alta para identificar alterações auditivas em crianças de alto risco, tornando-o uma ferramenta viável e efetiva para compor o *screening* auditivo neonatal.

A incidência de uma perda auditiva profunda ao nascimento é de 1 para 1.000, ao passo que a deficiência auditiva (DA) de qualquer tipo ao nascimento é de aproximadamente 5 a 10 neonatos por 1.000 nascidos vivos normais, segundo Martin Jan (1979) e Schein & Delk (1974). Esse fenômeno pode aumentar consideravelmente se considerarmos crianças nascidas com fatores de risco para DA. É importante fazer essa avaliação não apenas nos Berçários normais, mas com maior razão nos Berçários de risco, por se encontrar aí maior probabilidade de existir DA. É por isso que muitos centros já têm incluído na sua rotina uma triagem auditiva para avaliar crianças em Berçários normais e de risco.

O diagnóstico definitivo da perda auditiva não deve basear-se em uma única avaliação, nem mesmo por um único instrumento ou teste utilizado. A avaliação da audição requer análise de mais de um teste. Caso haja falha na primeira testagem, essa suspeita de hipoacusia deve sofrer simultaneamente uma investigação etiológica, tentando identificar o local da lesão, se há mais de uma causa para aquela hipoacusia e o limiar aproximado dessa possível perda. O recém-nascido deve, então, ser submetido a mais de uma avaliação, ao mesmo tempo em que estratégias terapêuticas devem ser iniciadas, como estimulação precoce, tratamento de comprometimento de orelha média e outras afecções possíveis de ocorrerem. O sistema auditivo, como qualquer outro em processo de maturação, necessita ser estimulado para que seu desenvolvimento normal não seja prejudicado. Quanto mais cedo se identificar a causa da perda auditiva e tratá-la, melhor para o desenvolvimento normal não ser prejudicado.

DESENVOLVIMENTO NORMAL DO COMPORTAMENTO AUDITIVO

Através de processo de maturação das vias auditivas, o desenvolvimento do comportamento auditivo evolui passo a passo à medida que o bebê vai crescendo. Uma vez compreendido o progresso da maturação da reação auditiva a estímulos sonoros, as técnicas de testes para avaliar a audição seguem naturalmente. A cada período de crescimento do recém-nascido, esperam-se encontrar respostas a estímulos sonoros correspondentes à sua idade.

Respostas esperadas a estímulos sonoros correspondentes à idade

- *Período neonatal e lactentes (0 a quatro meses)*: acorda com 90 dB NPS em ambiente ruidoso e 50 a 70 dB NPS em ambiente silencioso.
- *Quatro a sete meses*: vira a cabeça diretamente em plano lateral com 30 a 40 dB NPS.
- *Sete a nove meses*: localiza a fonte sonora diretamente para os lados e indiretamente para baixo, de 30 a 40 dB NPS.
- *Nove a 13 meses*: localiza lateralmente e abaixo diretamente um som de 25 a 30 dB NPS.

- *13 a 16 meses*: localiza diretamente estímulos sonoros de 25 a 30 dB NPS para o lado e para baixo, indiretamente para cima.
- *16 a 21 meses*: localiza diretamente para o lado, acima e abaixo uma fonte sonora de 25 a 30 dB NPS.
- *21 a 24 meses*: localiza todos os ângulos de uma fonte sonora de 25 a 30 dB NPS.

A suspeita de deficiência auditiva pode vir por parte da mãe ou de um responsável à medida que a expectativa de um comportamento esperado por parte da criança não ocorra satisfatoriamente. A alteração no comportamento do bebê, diante de situações sonoras do cotidiano, gera dúvida em relação à audição do recém-nascido. A incerteza dos pais, no que se refere à audição da criança, deve ser valorizada como queixa real e investigada como tal. Uma vez diagnosticada a deficiência auditiva, deve-se efetuar a intervenção o mais rápido possível, iniciando-se, o quanto antes, o tratamento adequado e correspondente ao tipo e ao grau da perda auditiva.

Queixas relacionadas à suspeita da deficiência auditiva nos recém-nascidos e na criança

- Não atende à voz materna.
- Não ri.
- Não movimenta a cabeça em direção à fonte sonora.
- Choro descontrolado.
- Parada do balbucio, quando há o aparecimento do *feedback* auditivo.
- Não acorda com sons intensos.
- Desinteresse por ruídos provocados pela movimentação do berço.
- Não se alegra nas horas das mamadas.
- Não adquire linguagem segundo os padrões esperados, dependendo do grau de perda auditiva; alteração do sistema fonêmico.
- Desatenção.
- Necessidade de aumentar o volume do rádio ou da televisão.

ESCALA DE PERDA AUDITIVA

De acordo com o Bureau International Dáudiophonologie (BIAP), classifica-se a perda auditiva em grau leve (20 a 40 dB), moderada (40 a 70 dB), grave (70 na 90 dB) e profunda (acima de 90 dB). É considerado normal o limiar de perda até 20 dB, embora outras instituições, como a Associação Americana de Otorrino e Oftalmologia (AAOO), considerem esse limiar até 25 dB.

ETIOLOGIA DA DEFICIÊNCIA AUDITIVA

O comprometimento auditivo na criança pode ser de origem hereditária, genética ou ainda adquirida nos períodos pré-natal, perinatal e pós-natal. A hereditariedade aparece na literatura como importante causa de surdez, que pode ser o único distúrbio herdado geneticamente ou fazer parte de um conjunto de outras anomalias que constituem as síndromes.

As infecções que atingem a mãe durante a gravidez (no período pré-natal, como rubéola, toxoplasmose, citomegalovírus, sífilis, parotidite), causando algum prejuízo ao feto, as causadas pelo herpes simples e também o uso de abortivos constituem causas de surdez infantil e não devem ser esquecidas na investigação da etiologia da deficiência auditiva na criança.

No período perinatal, que se estende do nascimento ao oitavo dia após o parto, vários fatores podem comprometer de modo permanente a audição da criança. São exemplos: hipoacusia neonatal, prematuridade, hipermaturidade, hiperbilirrubinemia, traumas de parto, uso de medicamentos ototóxicos e exposição ao ruído em incubadoras nas Unidades de Tratamento Intensivo. Estes, segundo alguns autores, respondem por 10% a 13/% da deficiência auditiva na infância.

No período pós-natal, ou seja, do oitavo dia após o parto em diante, as causas mais freqüentes são as otites médias e suas complicações, sarampo, caxumba, meningite bacteriana, encefalite, drogas ototóxicas, traumas cranioencefálicos, acústicos, diabetes *melito*, doenças auto-imunes, otosclerose e tumores do nervo auditivo. Nesse período, assumem fundamental importância o uso de drogas ototóxicas e a meningite bacteriana, cujos valores de incidência variam de 6% a 11,8%.

Várias possibilidades etiológicas podem ser sugeridas na criança com deficiência auditiva. No entanto, segundo Das (1988), cerca de 20% a 40% dos casos têm origem desconhecida. A avaliação auditiva na criança constitui um desafio, uma vez que nela se aplicam métodos especiais, diferentes dos utilizados em adultos, pela ausência ou pelo retardo na linguagem.

AUDIOMETRIA COMPORTAMENTAL

Desde 1962, quando Murphy elaborou uma escala de desenvolvimento auditivo, descrevendo as etapas que refletem o processo de maturação do sistema nervoso central, a partir de observação e registro das respostas comportamentais de crianças normais a estímulos sonoros durante o primeiro ano de vida, é que a audiometria de observação comportamental vem sendo utilizada como um método simples e barato para a avaliação da audição em Berçários e em centros audiológicos. Mais tarde, Northern & Downs (1991) legitimaram a audiometria comportamental, dando destaque e importância para a testagem auditiva, dentre os vários testes existentes. Apesar de algumas críticas por parte de poucos autores que não acreditam na eficiência do método, mesmo assim ele ainda é uma ferramenta bem utilizada por vários serviços, sempre em conjunto com outro teste auditivo.

A audiometria de observação das respostas comportamentais utiliza estímulos a partir de instrumentos sonoros, que podem ser musicais ou brinquedos que emitem sons. Os instrumentos estão agrupados de forma a compor um *kit* sonoro. O conjunto deles abrange um espectro de freqüência e intensidades variadas de modo que uma boa parte da audição possa ser testada. Os sons que os instrumentos emitem possuem uma faixa de freqüência e de intensidade medidas e registradas previamente. Os estímulos gerados por guizo, sino, agogô, tambor, chocalhos e outros são apresentados em ordem crescente de intensidade, no plano lateral, à distância de 20 cm do pavilhão auricular da criança, com dois segundos de duração, mantendo-se um intervalo de 30 segundos entre as estimulações. A estimulação sonora também é realizada com instrumentos a uma distância de 20 cm abaixo e 20 cm acima do nível do pavilhão auricular da criança, à direita e à esquerda, no plano lateral.

As respostas são avaliadas e classificadas segundo uma mudança de comportamento observada durante e após o estímulo sonoro ser dado. A classificação mais utilizada no Brasil é a proposta por Azevedo (1991), e são consideradas respostas positivas sempre que se observarem mudanças no comportamento, como as descritas a seguir.

Respostas reflexas e/ou automatismo inatos

- *Reflexo cocleopalpebral (RCP)*: contração do músculo orbicular do olho, que pode ser observada por meio da movimentação palpebral.
- *Reação de sobressalto (Startle)*: reação corporal global que pode aparecer como reação de Moro (completa ou incompleta) ou como um estremecimento corporal com movimentação súbita de membros.
- *Atenção ao som (A)*: respostas indicativas de atenção ao som, tais como parada de atividade ou de sucção, abrir a rima palpebral ou movimentos faciais, como o franzir da testa ou elevar das sobrancelhas.
- *Procura de fonte sonora (PF)*: considerada quando a criança busca a direção da fonte sonora, olhando ao redor sem, entretanto, localizá-la corretamente.
- *Localização lateral (LL)*: quando a criança volta a cabeça ou o olhar imediatamente na direção da fonte sonora.
- *Localização de sons para baixo (LB)*: quando a criança localiza a fonte sonora situada 20 cm abaixo do pavilhão auricular no plano lateral.
- *Localização de sons para cima (LC)*: quando a criança localiza a fonte sonora situada a 20 cm acima do pavilhão auricular no plano lateral.

A forma de localização da fonte sonora situada abaixo e acima do nível do pavilhão pode ser classificada em Indireta (I), quando a criança olha primeiramente para o lado e depois para a fonte sonora, e Direta (D), quando a criança olha diretamente para a fonte sonora.

MEDIDAS DE COMPLACÊNCIA DE ORELHA MÉDIA

A medida da complacência da orelha média compreende a imitanciometria e a medida dos reflexos estapedianos. Eles fornecem informações importantes sobre a integridade dos sistemas que compõem a orelha média e o neural do arco reflexo através da porção baixa das vias de tronco encefálico que carregam, por sua vez, informações sobre a contratilidade do músculo estapediano.

Testes para orelha média são testes efetivos para patologias de orelha média. Eles podem determinar a presença ou a ausência de reflexos estapedianos e alterações na função do nervo facial. Para se obter uma interpretação apropriada dos resultados, é essencial ter-se em mente exatamente o que se está medindo e entender, em ambos os testes (timpanometria e reflexos estapedianos), as vantagens e as desvantagens de cada componente.

Imitanciometria (timpanometria)

A imitanciometria é uma técnica que permite medir a complacência do tímpano e da cadeia ossicular. Uma sonda de ar comprimido é encaixada no conduto auditivo externo, vedando o sistema. Essa sonda emite um som que, refletido pela membrana timpânica, é então captado pela mesma sonda e medido pelo equipamento. Além disso, ela introduz uma variação de pressão dentro desse sistema, de modo que a membrana timpânica se movimenta de acordo com essas variações. A essa movimentação do tímpano chamamos de complacência, que é então medida e traduzida em quatro tipos de gráficos. Cada gráfico representa uma condição normal ou patológica da orelha média. É importante perceber que a imitanciometria apenas nos informa sobre as propriedades mecânicas da orelha média, que vai desde a via auditiva da orelha externa até a platina do estribo (Fig. 58-1).

Medida dos reflexos estapedianos

O reflexo estapediano é desencadeado em orelha normal quando um som excessivo, de aproximadamente 85 dB acima do limiar auditivo, por exemplo, entra na orelha para proteger a cóclea de uma estimulação acima do suportável; um pequeno músculo, o estapédio, que está preso à cabeça do estribo, se contrai, evitando, assim, lesões cocleares. O estímulo viaja pelas vias aferentes do nervo coclear para o núcleo coclear no tronco encefálico (cerebral), onde passa para fibras eferentes no nervo facial. O reflexo é cruzado, ou seja, a estimulação de uma orelha produz uma resposta bilateral. A contração do músculo estapédio é acompanhada pela diminuição transitória na complacência da orelha média. Com isso, podemos medir tanto os reflexos, para

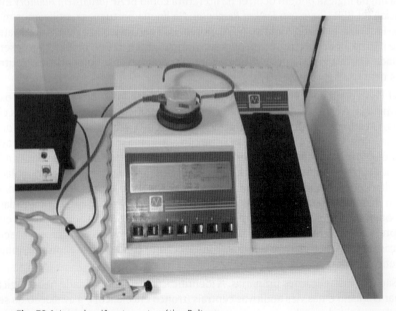

Fig. 58-1. Impedanciômetro automático Beltone.

saber se eles estão presentes ou não, como o limiar auditivo mínimo que provoca a contração do músculo. O estudo do reflexo pode, portanto, nos dar informações acerca do estado da orelha média, da cóclea, do nervo auditivo (coclear), do tronco encefálico e do nervo facial.

Em crianças, esses testes podem e devem ser usados, porém devem ter seus resultados interpretados com cautela. Timpanogramas normais, com presença de reflexo estapediano, podem sugerir ausência de patologias de orelha média e que o recémnascido não é portador de uma deficiência auditiva de grave a profunda. Em contraste, um timpanograma normal, com ausência de reflexos estapedianos, pode sugerir perda auditiva de grave a profunda, mas pode, também, ser uma interpretação falsa do equipamento, decorrente da geometria do canal auditivo externo, causada pela flexibilidade do conduto, comum nessa idade. Essa maior flexibilidade do conduto pode simular um timpanograma normal.

As medidas dos reflexos estapedianos não devem ser usadas para avaliar limiares auditivos, e muito menos como um teste de triagem auditiva. Perdas auditivas de leves a moderadas podem apresentar timpanogramas normais com reflexos estapedianos também normais. Testes de orelha média são mais bem utilizados quando em conjunto com teste de PEA e/ou outro tipo de teste auditivo.

POTENCIAL EVOCADO AUDITIVO DE TRONCO ENCEFÁLICO

As respostas de potenciais evocados auditivos de tronco encefálico são mais comumente conhecidas com a sua abreviatura da língua inglesa BERA (*Brainstem Evoked Response Auditory*), também abreviado como ABR (*Auditory Brainstem Response*). Outras abreviaturas da língua inglesa podem ocorrer na literatura como BEAP (*Brainstem Auditory Evoked Potencial*) ou BER (*Brainstem Evoked Response*). Na língua portuguesa, utilizamos mais o termo Potencial Evocado Auditivo (PEA), porém isso não inviabiliza outras abreviaturas, já que não há ainda uma proposta para sua normatização. O PEA ou BERA representa a atividade elétrica gerada pelo VIII par craniano, o nervo vestibulococlear e centros e tratos neurais (Figs. 58-2 e 58-3).

O PEA geralmente é registrado colocando-se eletrodos sobre a pele, em posição determinada, e estimulando as orelhas com sinais auditivos curtos e transitórios como pulsos. O estímulo de pulso mais utilizado é o "clique", o qual abrange a faixa de freqüência entre 1.500 e 4.000 Hz. Esse estímulo apresenta menos dificuldade na avaliação audiológica para detectar respostas em menor intensidade. A série de ondas adquiridas por aproximadamente dois a 12 milissegundos (ms ou msec) após a estimulação é o resultado de uma média do número de ondas que são captadas em determinado espaço de tempo, proveniente das respostas neurais armazenadas e digitalizadas em componentes, formando assim um único traçado visual. Esse traçado pode ser, então, interpretado. Podem-se registrar potenciais evocados auditivos em recém-nascidos, crianças de qualquer idade e adultos, com excelente confiabilidade, proporcionando uma eficaz ferramenta diagnóstica (Figs. 58-4 a 58-6).

São duas as aplicações primárias. A identificação de anormalidade neurológica no VIII par craniano e nas vias auditivas centrais (tronco encefálico) e a avaliação da sensibilidade auditiva baseada na presença de respostas a várias intensidades auditivas. A

58 ♦ Avaliação Auditiva Neonatal | 797

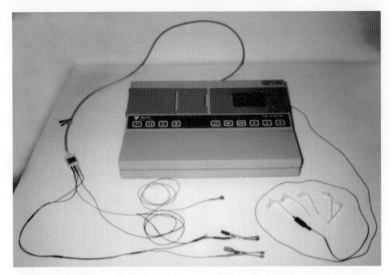

Fig. 58-2. Equipamento de potencial evocado auditivo para realizar exame de BERA.

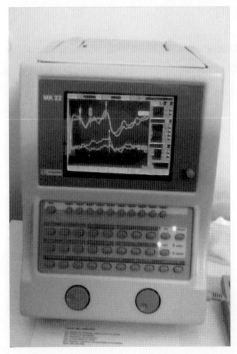

Fig. 58-3. Equipamento de potencial evocado auditivo com respostas de traçado normal.

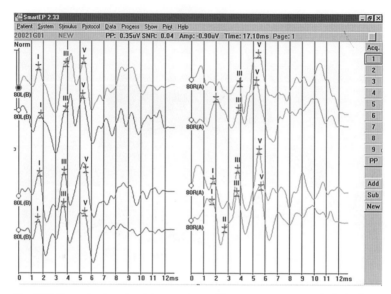

Fig. 58-4. Respostas de potenciais evocados auditivos com curvas normais das orelhas direita e esquerda.

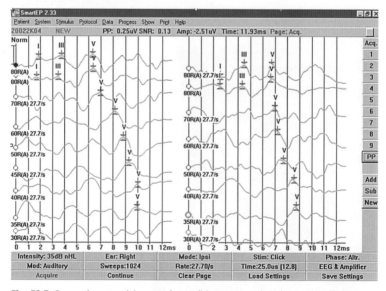

Fig. 58-5. Curvas de potenciais evocados auditivos com onda V (e pesquisa de limiar auditivo em orelhas direita e esquerda).

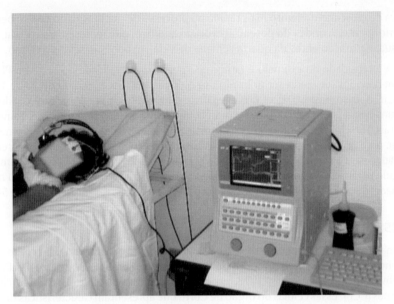

Fig. 58-6. Equipamento de potencial evocado auditivo com fones e criança.

interpretação do PEA, em indivíduos de sensibilidade auditiva normal e integridade neurológica, envolve a análise de algumas propriedades das suas ondas:

- Medida da latência do pico da onda absoluta, que é a duração em milissegundos entre a apresentação do sinal e a medida do pico da onda.
- Medida da latência relativa, que é o período relativo entre a latência de dois picos de ondas.

Amplitude da onda

Morfologia da onda

Segundo Galambos & Galambos (1975), na latência absoluta do recém-nascido o fator idade influencia nos dados coletados, ou seja, há um decréscimo na latência da resposta do tronco cerebral com o aumento da idade, o qual estaria relacionado a mudanças maturacionais ocorrentes no sistema auditivo periférico do nascimento até 18 a 24 meses. Quando o bebê tem 40 semanas de idade gestacional, já é possível registrar respostas estáveis com o estímulo de clique na intensidade de 30 dB NA. As respostas de recém-nascidos e bebês diferem das do adulto. As latências absolutas da PEA em recém-nascidos estão prolongadas. Estudos recentes mostram que as mudanças provocadas pelo processo de maturação, ocorridas no potencial evocado, são de maneira gradual e sistemática, além de seguir um crescimento no sentido caudal para rostral. As evidências afirmaram, posteriormente, o princípio de maturação progressiva no sentido caudal para rostral, mas sugerem que o sistema periférico (orelha média, cóclea e neurônio de primeira ordem do nervo auditivo) tem, no seu desenvolvimento, uma característica de crescimento muito mais rápida no processo de maturação do que se pensava anteriormente. A onda I do potencial evocado auditivo, que representa a coclear, assume sua maturação antes da quarta semana de vida em bebês nascidos a termo.

A intensidade do estímulo é fator importante para a validade do teste do PEA em recém-nascidos, devendo ser utilizado um estímulo inicial de 30 a 40 dB NA, a fim de reduzir o falso-positivo e o falso-negativo, provocados por alterações condutivas, comuns nessa população. Em um estudo comparativo de PEA com os testes comportamentais, Hirsch (1991) notou que esses testes não podem ser usados para determinar o limiar, por não serem específicos quanto à freqüência e não serem suficientes as reações avaliadas para estimar o limiar auditivo da criança. O PEA, por outro lado, é um bom método para a avaliação auditiva, principalmente em bebês com menos de cinco meses de idade, quando não é necessária a sedação para se realizar o exame (Figs. 58-7 e 58-8).

EMISSÕES OTOACÚSTICAS

No final dos anos 1980, as emissões otoacústicas (EOA) foram introduzidas como sendo uma nova ferramenta para ser utilizada como *screening* auditivo. O registro das EOA foi desenvolvido por Kemp, em 1978, e permite avaliar a atividade das células ciliadas externas (CCE). Essas células do órgão de Corti, que apresentam características de motilidade, geram energia mecânica que origina as otoemissões. A energia mecânica gerada dentro da cóclea se propaga em direção ao meio externo através do sistema ossicular e da membrana timpânica, dispersando-se no conduto auditivo externo. A vibração da membrana timpânica produziria, então, um sinal acústico, as otoemissões, que podem

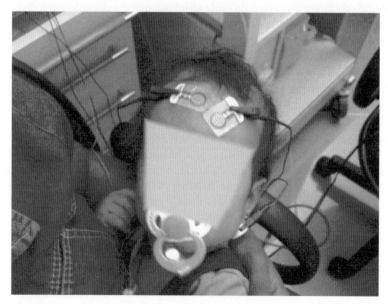

Fig. 58-7. Criança de risco para perda auditiva realizando exame de potencial evocado auditivo com eletrodos em região frontal e em mastóide esquerda.

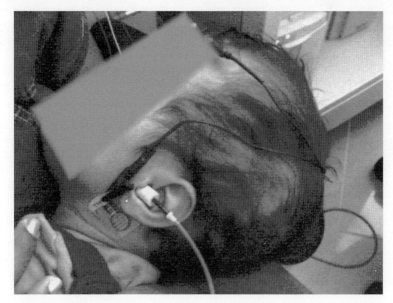

Fig. 58-8. Exame de potencial evocado auditivo com eletrodos de superfície e fone de ouvido em orelha esquerda tipo intracanal.

ser captadas por um microfone dentro de uma sonda, ao nível do meato acústico externo, e então registradas. A EOA é um método não-invasivo e objetivo de pesquisa da função coclear, principalmente no que se refere às CCE. É muito utilizado, principalmente, para *screenig* auditivo em recém-nascido, compondo um dos testes utilizados nas triagens auditivas (Fig. 58-9).

Tipos de otoemissões

Existem atualmente dois tipos de otoemissões: as espontâneas e as provocadas. As EOA espontâneas são obtidas na ausência de qualquer estimulação. As EOA provocadas podem ser obtidas por estímulos sonoros, que são introduzidos no conduto auditivo externo através de sondas. As otoemissões classificam-se em três tipos, porém só dois são rotineiramente utilizados para avaliação auditiva: EOA transientes (EOAT), que são provocadas por estímulos transitórios, e as EOAs por produto de distorção (EOAPD), que são obtidas por dois tons puros.

As EOATs avaliam a atividade das CCE ao longo de toda a membrana basilar. No registro, são considerados vários parâmetros para a sua interpretação. Os mais importantes são a magnitude de respostas e a sua capacidade de se reproduzir. Uma magnitude baixa de respostas, com baixa reprodutibilidade, pode sugerir falha na audição. As EOATs não podem quantificar o grau de perda auditiva de uma criança, mas podem indicar uma alteração na audição, devendo essa ser mais bem investigada. Em termos de triagem auditiva, podemos obter respostas presentes. Dizemos então que a criança

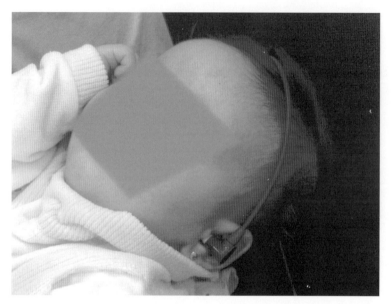

Fig. 58-9. Criança de risco para perda auditiva realizando exame de emissões otoacústicas.

passou no teste, ou ela pode ter um teste com respostas parciais (passou parcial) ou ainda respostas ausentes (falhou no teste).

Vários profissionais da área apóiam o uso de EOAT, principalmente para a utilização nos programas de testagem auditiva universal. Apesar de as EOATs, em um teste, que na maioria das vezes pode ser realizado em menor tempo que o PEA, poderem apresentar, altas falhas iniciais (7% a 40% de falha no teste). Essas falhas podem estar relacionadas à quantidade de verniz no canal auditivo externo tanto quanto à presença de líquido em orelha média, ambos passíveis de ocorrerem em recém-nascido. Em alguns casos, as EOATs estiveram presentes em orelhas com diagnóstico de hipoacusia neurossensorial profunda (II). Isso pode ocorrer, principalmente, em perdas relacionadas à hiperbilirrubinemia, onde os locais mais afetados do sistema auditivo são os núcleos do sistema auditivo. As EOATs não teriam condições de avaliar perdas auditivas retrocoleares, mas os PEAs seriam mais indicados. Esses achados sugerem que a combinação das EOATs com os PEAs pode contribuir para o diagnóstico de uma perda auditiva. As EOATs podem confirmar a presença de disfunção na cóclea ou na orelha média ou ainda nos dois, mas não é capaz de diferenciar uma da outra ou de avaliar a função retrococlear das vias auditivas (Figs. 58-10 e 58-11).

Os produtos de distorção são encontrados em 100% dos indivíduos normais e, em alguns casos, com perdas sensoriais de até 45 dB. Eles possuem uma resposta mais fidedigna e podem ser usados para monitorização coclear. As EOAPDs têm, entretanto, uma resposta menor que as EOATs e requerem equipamento mais complexo para a sua obtenção, sendo necessário o uso de um microcomputador. Elas possuem um valor clínico evidente como meio de *screening* auditivo e de categorização da sensibilidade

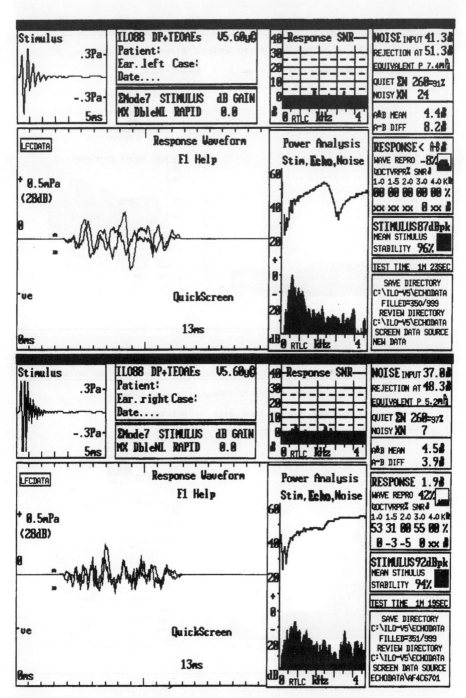

Fig. 58-10. Respostas obtidas pelas emissões otoacústicas transientes de orelhas direita e esquerda.

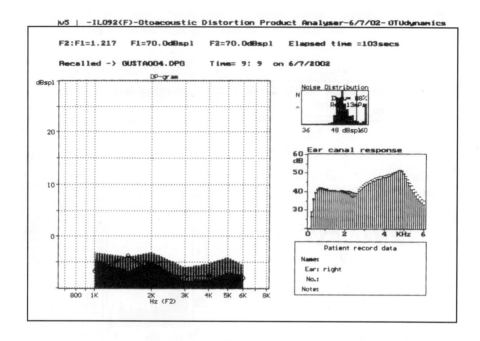
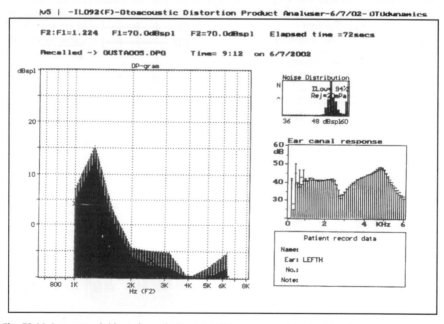

Fig. 58-11. Respostas obtidas pelas emissões otoacústicas com produto de distorção.

auditiva para tons puros dentro de um panorama geral, ou seja, normal, limítrofe, deficiência discreta (20 a 30 dB) ou moderadamente comprometida (até 45 dB) ou mais significativamente comprometida. O potencial de uso clínico é, portanto, grande, pois é rápido, não-invasivo e se trata de um exame objetivo.

A maioria dos autores concorda que a principal indicação das EOAs, tanto as transientes como os produtos de distorção, é a de promover avaliação auditiva em crianças, principalmente em triagens neonatais realizadas em Berçários. Não havendo processos obstrutivos ao nível dos condutos auditivos externo e médio, a pesquisa das EOAs pode ser realizada de maneira rápida e precisa. A avaliação deve ser feita por um profissional treinado e não deve exceder a cinco minutos, no caso das EOATs.

A EOA mais adequada para ser utilizada na identificação de perdas auditivas em neonatos, EOAT ou EOAPD, ainda não está bem estabelecida. As EOATs, no entanto, são as de aplicação mais rápida que as EOAPDs, permitindo assim avaliação de maior número de neonatos, já que tomam apenas ¼ do tempo do EOAPD.

Podem ocorrer falhas na obtenção das EOTs em crianças e recém-nascidos. Isso pode ser ocasionado pela configuração do conduto auditivo externo. Essas configurações anatômicas, normais nessa faixa de idade, podem proporcionar má fixação da sonda. Resíduos de fluidos na orelha média, massas no meato acústico externo ou simples, erro de técnica, levando a uma falha no teste, não significam evidências de comprometimento auditivo. É errado sugerir aos pais, nesses casos, que exista uma deficiência auditiva ou que haja possibilidade da sua existência. Essa falha significa, apenas, que não se deve protelar uma investigação mais ampla com a utilização de outros métodos como o PEA, imitanciometria e a audiometria comportamental. Lembrar que EOAs presentes em neonatos com hiperbilirrubinemia não traduzem necessariamente uma audição normal, já que a EOA não tem sensitividade para avaliar a função do tronco cerebral. Nesse caso, a avaliação conjunta com o PEA seria mais bem indicada, como já dito anteriormente.

As informações obtidas pelas EOAs até o momento nos sugerem que se trata de um teste para ajudar na investigação do diagnóstico dos quadros de comprometimento auditivo e na avaliação neonatal. Contudo, não pode ser substituído por testes comportamentais, impedanciométricos e eletrofisiológicos.

TRIAGEM AUDITIVA NEONATAL UNIVERSAL

Segundo Marion P. Downs (1989), a triagem é o processo de aplicar em grande número de indivíduos determinadas medidas rápidas e simples que identificarão alta probabilidade de doenças na função testada. Um ponto de medida-padrão está sempre envolvido, abaixo ou acima do qual os indivíduos são suspeitos. A triagem não tenciona ser um procedimento de diagnóstico; ela meramente examina grandes populações de indivíduos assintomáticos a fim de identificar aqueles que são suspeitos de terem a doença e que requerem procedimentos de diagnósticos mais elaborados.

Historicamente, a utilização de *screening* auditivo em Unidades de Terapia Neonatais e em Berçários de alto risco data dos anos 1960. Em 1969, quando a Joint Committee on Infant Hearing (JCOIH) foi criada, estabeleceu-se que testes para avaliação auditiva deveriam ser usados em Berçários de alto risco para tentar identificar, o mais precocemente possível, quadros de perdas auditivas. Mais tarde, em 1973, o comitê emitiu a recomendação para o uso de um "registro de alto risco", que incluía cinco indicadores de risco que estão associados à perda auditiva (hereditariedade, rubéola, anomalias craniofaciais, peso ao nascimento menor que 1.500 g e bilirrubina maior que 30 mg/100 ml). O *screening* auditivo amadureceu ao longo dos anos e evoluiu mais tarde para uma proposta mais abrangente e ampla. A triagem auditiva neonatal universal (TANU) envolveria testes auditivos não somente para aquelas crianças que apresentassem fatores de risco, mas para todas as crianças em Berçário.

A TANU consiste no rastreamento auditivo de todos os recém-nascidos antes da alta hospitalar. A justificativa para isso é que, se a triagem auditiva universal fosse realizada somente nos recém-nascidos que apresentassem os indicadores de risco, isso representaria uma perda de 50% dos indivíduos que apresentam perdas auditivas congênitas, ou seja, a metade da população infantil com surdez não seria diagnosticada precocemente. Apesar de a incidência de problemas auditivos ser maior nos recém-nascidos que ficam na UTI Neonatal, nem todos eles são de risco para surdez, e nem todos os recém-nascidos sem fatores de risco estão salvos de apresentarem comprometimento na audição.

Estudos realizados por Parving, em 1995, mostram que a prevalência geral da deficiência auditiva na infância é estimada em 1,5/1.000, com variação de 0,8 a 2/1.000 em diferentes áreas do mundo industrializado. Entre crianças com incapacidade auditiva permanente, 90% sofrem de deficiência auditiva do tipo neurossensorial; 5% do tipo condutiva e 5% do tipo mista. O número estimado de crianças com deficiência auditiva congênita (presente no nascimento ou adquirida no período neonatal) deve ser considerado no mínimo 1,3/1.000 por causa da identificação tardia, que pode afetar esses dados epidemiológicos.

Desde 1990 a triagem auditiva neonatal universal (TANU) vem sendo empregada nos Estados Unidos. Já no Brasil, algumas Maternidades realizam a triagem auditiva neonatal com as emissões otoacústicas ou BERA, priorizando-as nos recém-nascidos que possuem indicadores de risco para deficiência auditiva. Mas, em se tratando de avaliação auditiva, e não havendo no centro disponibilidade de equipamento mais sofisticado como as EOA e/ou PEA, os recém-nascidos devem ser testados com os testes disponíveis no local.

Segundo o INES (1990), a identificação e o diagnóstico das perdas auditivas ainda são feitos tardiamente no Brasil, por volta dos quatro anos de vida. Essa idade vem diminuindo gradativamente em alguns centros brasileiros, mas ações dos órgãos públicos devem ser empregadas para que a criança brasileira com deficiência auditiva tenha acesso ao diagnóstico e à intervenção o mais prontamente possível.

A conduta a ser empregada consiste em três fases coordenadas: a triagem auditiva, o diagnóstico e a intervenção. A triagem auditiva tenta diminuir a idade em que o diagnóstico da perda auditiva é feito. Deve-se tentar realizar um diagnóstico até os três meses de idade, para iniciar o mais rápido possível a intervenção, que consiste na protetização da criança com uso de aparelhos auditivos. Assim que possível, deve-se iniciar a terapia tipo estimulação precoce e/ou fonoaudiológica.

A eficácia de qualquer programa de triagem só poderá ser totalmente assegurada se seguida de um programa de acompanhamento subseqüente. Se os pais tiverem dificuldade de acesso à assistência audiológica, os bebês com danos auditivos podem não receber acompanhamento e intervenção adequados. A questão filosófica permanece: quem é o responsável pelo acompanhamento, os pais ou a instituição?

As pessoas envolvidas na triagem auditiva devem estar cientes da possibilidade sempre presente de uma perda auditiva neurossensorial progressiva. Quando os bebês de alto risco passam pela prova seletiva inicial e são mais tarde classificados como tendo perda auditiva, a questão sempre permanece: o teste seletivo não diagnosticou este bebê ou tal perda auditiva ocorreu após a triagem?

Já que a intenção de um programa de triagem auditiva infantil é a rápida intervenção, ou seja, identificar e aparelhar crianças surdas o mais cedo possível, ele deve ser baseado em tabelas rigorosas de tempo para ação, seguindo a identificação de uma criança suspeita de perda auditiva. Simmons recomenda que qualquer criança que falhe em uma triagem de audição seja retestada pelo menos uma vez a cada duas semanas. Uma criança suspeita de perda auditiva deveria ser conduzida a uma avaliação formal da audição não mais do que duas semanas após, e uma opinião final do estado da audição deve ficar disponível dentro de seis semanas da sua triagem inicial. Seria o ideal, mas nem sempre esses prazos são cumpridos.

Um exame otorrinolaringológico completo, imitanciometria, testes comportamentais EOAT e EOAPD, se ainda houver dúvidas, e uma avaliação com PEA se fazem necessários. Mesmo sob um rígido regime de tempo, a criança típica de suspeita de perda auditiva ao nascimento deve ser retestada aos sete meses, quando as respostas comportamentais são mais óbvias, porém talvez ainda precise de quatro meses adicionais antes que se dê o diagnóstico final. O profissional da área pode cometer dois erros ao dar o resultado final da avaliação auditiva de uma criança com suspeita de perda auditiva; entretanto, um dos erros tem conseqüências mais sérias do que o outro. O menor deles é quando se diagnostica uma criança como surda, quando em posteriores avaliações se verifica que a audição era normal. Um erro embaraçoso, porém, o resultado final da audição normal dá um grande alívio a todos os envolvidos com aquela criança. O erro mais sério para crianças com suspeitas de perda auditiva é quando o profissional informa aos pais que seu bebê tem audição normal quando, na verdade, a criança apresenta uma perda de grave a profunda. Nesse caso, os pais assumem com confiança que a criança ouve normalmente e, com o tempo, o erro é identificado. Tendo conhecimento do potencial negativo desses dois erros, o profissional deve agir com extrema cautela. Quando em dúvida, deve assumir que a criança tem algum problema auditivo, até que se prove o contrário.

BIBLIOGRAFIA

Azevedo MF, Vieira RM, Vilanova LCP. *Desenvolvimento auditivo de crianças normais e de alto risco.* 2 ed. São Paulo: Plexus, 1995. p 25-67.

Castagno LA, Carvalho ML. Childhood severe and profound sensorioneural deafness. *Folha Medica* 1986;93(5/6):359-366.

Castro Junior NP *et al.* Deficiência auditiva infantil: aspectos de incidência, etiologia e avaliação audiológica. *Revista Brasileira de Otorrinolaringologia* 1980;46:228-236.

Froding CA. Acustic investigation of newborn infants. *Acta Otolaryngol* 1960;52:31-41.

Joint Committee on Infant Hearing 1994 Position Statement. *Pediatrics* 1995;95:152-6.

Mason S, Davis A, Wood S, Famsworth A. Fiel sensitivity of targeted neonatal hearing screening using the Nottingham ABR Screener. *Ear Hear* 1998;19(2):91-102.

Mc Farlan WH, Simmons FB, Jones FR: Na autometed hearing screening technique for newborns. *J Speech Hearing Disord* 1980;45:4945:495.

Mencher GT, Jacobson JT, Seitz MR. Identifying deafness in the newborn. *J Otolaryngol* 1978;7:490-99.

Meyer C, Witte J, Hildmann A, Hennecke KH, Schunck KU, Maul K, et al. Neonatal screening for hearing disorders in infants at risk: incidence risk factors, and follow-up. *Pediatrics* 1999;101(1 Pt 1):900-1.

Rhee CK, Park HM, Jang YJ. Audiologic Evaluation of Neonates whit Severe Hyperbilirrubinemia using transiently evoked otoacoustic emissions and auditory brainstem responses. *Laryngoscope* 1999;109:2005-2008.

Schoonhoven R, Lamoré PJJ, Laat JAPM, Grote JJ, The prognostic Value of eletrocochleography in severely hearing-impaired infants. *Audiology* 1999;38:141-154.

Schulman-Galambos C, Galambos R. Brain stem auditory-evoked responses in premature infants. *J Speech Hear Res* 1975;18:456-65.

Simmons FB. Patterns of deafness in newborns. *Laryngoscope* 1980a;90:448.

Souza LCA. Diagnostico precoce da surdez infantil e estratégias terapêuticas. *Jornal de Pediatria* 1995;71(02):96-99

Vallejo JC, Oliveira JAA, Silva MN, Gonçalves AS, Andrade MH. Análise das Emissões Otoacústicas Transientes em Crianças Com e Sem Risco Auditivo. *Rev Bras de Otorinolaringologia* 1999;65(4):332-336.

Van Riper LA, Kileny PR. ABR Hearing screening for high-risk infants. *Am J Otology* 1999;20:516-521.

Watkiun PM, Baldwin M. Confirmation of deafness in infancy. *Arch Dis Child* 1999;81:380-389.

Aspectos Clínicos da Depressão no Pós-Parto

Regina Lucia Ribeiro Reis

INTRODUÇÃO

O período normal do pós-parto é caracterizado por mudanças nos níveis hormonais e no equilíbrio hidroeletrolítico, privação do sono e pela presença de estressores psicossociais. Os transtornos psiquiátricos, entretanto, podem ser provocados naquelas mulheres que apresentam predisposição genética e vulnerabilidade psicossocial.

A despeito da gravidade dos transtornos depressivos no pós-parto, freqüentemente não são reconhecidos, diagnosticados, nem tratados, embora tenham efeitos devastadores por interferirem na formação do vínculo afetivo entre mãe e filho, no relacionamento do casal e deste com os demais membros da família.

Objetiva-se neste capítulo, após examinar artigos referentes ao tema, rever as manifestações clínicas, os fatores de risco, o diagnóstico, a prevenção e o tratamento, visando auxiliar na identificação dos transtornos depressivos no pós-parto e conseqüentemente o uso de condutas clínicas que beneficiem as pacientes e suas famílias.

MANIFESTAÇÕES CLÍNICAS

São descritos três subtipos de transtornos depressivos no período puerperal: a) disforia pós-parto, também chamada de *post partum blues*; b) depressão pós-parto; c) depressão psicótica.

O Diagnostic and Statistical Manual of Mental Disorders IV-TR (DSM-IV-TR), conforme apresentado no Quadro 59-1, considera a presença do transtorno depressivo no pós-parto, porém julga o aparecimento dos sintomas nas primeiras quatro semanas do nascimento do bebê como um especificador dessa condição clínica (Quadro 59-2). Entretanto, episódios que ocorram até o primeiro ano de nascimento da criança também podem ser considerados como iniciados no pós-parto.

Disforia pós-parto

A disforia pós-parto ocorre entre 50% e 85% das mulheres. Freqüentemente ela é observada e considerada um distúrbio de humor menos grave, dentre os demais encontrados nessa fase.

Caracteriza-se por uma mudança súbita e inesperada do humor, que se inicia entre o terceiro e quarto dia após o parto e que regride espontaneamente por volta do 10º dia. Observa-se ainda a presença de irritabilidade e ansiedade. Embora os sintomas possam causar sofrimento, em geral, eles não indicam psicopatologia e não interferem na capacidade de a mãe cuidar do filho. Todavia, cerca de 20% das mulheres com disfo-

Quadro 59-1. Critérios diagnósticos para o transtorno do humor, segundo DSM-IV-TR

Transtorno depressivo maior (TDM)
A) Cinco (ou mais) dos seguintes sintomas estiveram presentes durante o mesmo período de duas semanas e representam uma alteração a partir do funcionamento anterior, pelo menos um dos sintomas é (1) humor deprimido ou (2) perda de interesse ou prazer
  1. Humor deprimido na maior parte do dia, quase todos os dias, indicado por relato subjetivo (p. ex., sente-se triste ou vazia) ou observação feita por outros (p. ex., chora muito)
  2. Interesse ou prazer acentuadamente diminuído por todas ou quase todas as atividades na maior parte do dia, quase todos os dias (indicado por relato subjetivo ou observação feita por outros)
  3. Perda ou ganho significativo de peso sem estar em dieta (p. ex., mais de 5% do peso corporal em um mês) ou diminuição ou aumento do apetite quase todos os dias
  4. Insônia ou hipersônia quase todos os dias
  5. Agitação ou retardo psicomotor quase todos os dias (observáveis por outros, não meramente sensações subjetivas de inquietação ou de estar mais lenta)
  6. Fadiga ou perda de energia quase todos os dias
  7. Sentimento de inutilidade ou culpa excessiva ou inadequada (que pode ser delirante), quase todos os dias (não meramente auto-recriminação ou culpa por estar doente)
  8. Capacidade diminuída de pensar ou concentrar-se, ou indecisão, quase todos os dias (por relato subjetivo ou observação feita por outros)
  9. Pensamento de morte recorrente (não apenas medo de morrer), ideação suicida recorrente sem um plano específico, tentativa de suicídio ou plano específico para cometer suicídio
B) Os sintomas não satisfazem os critérios para um episódio misto
C) Os sintomas causam sofrimento clinicamente significativo ou prejuízo no funcionamento social ou ocupacional, ou em outras áreas importantes da vida do indivíduo
D) Os sintomas não se devem aos efeitos fisiológicos diretos de uma substância (p.ex., drogas de abuso ou medicamento) ou de uma condição médica geral (p.ex., hipotireoidismo)
E) Os sintomas não são mais bem explicados por luto, ou seja, após a perda de um ente querido, os sintomas persistem por mais de dois meses ou são caracterizados por acentuado prejuízo funcional, preocupação mórbida com desvalia, ideação suicida, sintomas psicóticos ou retardo psicomotor

Quadro 59-2. Critérios para especificador com início no pós-parto (DSM-IV-TR)

Com início no pós-parto
- Pode ser aplicado ao episódio depressivo maior, maníaco ou misto atual ou mais recente no transtorno depressivo maior, transtorno bipolar I ou transtorno bipolar II, ou a um transtorno psicótico breve)
- O início do episódio ocorre dentro de quatro semanas do período pós-parto

ria pós-parto podem desenvolver um quadro de transtorno depressivo maior no primeiro ano do nascimento do bebê, especialmente nas com história de depressão durante a gravidez. A persistência dos sintomas por mais de duas semanas indica a necessidade de uma avaliação psiquiátrica visando à identificação precoce de sintomatologia mais grave.

Depressão pós-parto

Durante o primeiro ano do pós-parto, entre 10% e 15% das mulheres apresentam esse quadro clínico. Usualmente os sintomas se iniciam entre o terceiro e sexto meses após o nascimento da criança. Todavia, em algumas mulheres é a continuação da disforia pós-parto, que se torna mais intensa, em outras existe um período de bem-estar, seguido de um início gradual da sintomatologia depressiva.

Os sinais e os sintomas da depressão pós-parto geralmente são indistinguíveis daqueles que acometem mulheres em fase não-puerperal. Observa-se a presença de: humor deprimido, irritabilidade, choro, perda de interesse nas atividades habituais, dificuldade de concentração, memória, fadiga, perda do apetite e sentimentos de culpa. Freqüentemente são ainda relatadas preocupações ou dúvidas sobre a capacidade de cuidar da criança e ideação suicida. Na vigência da depressão pós-parto, com ideação suicida, as mães apresentam pensamentos recorrentes de matar o filho não por ódio da criança, mas pelo desejo de não deixá-lo abandonado após o suicídio materno.

Depressão psicótica pós-parto

A depressão psicótica pós-parto é uma condição clínica grave, sendo considerada, em muitos casos, como uma manifestação do transtorno bipolar, o qual acomete 1% a 2% das mulheres em idade fértil. Os estudiosos têm demonstrado que o período do pós-parto é de extrema vulnerabilidade para recaída do transtorno bipolar, cuja estimativa está entre 33% e 50%. As mulheres que apresentam um episódio de depressão psicótica pós-parto podem experimentar, entre 50% a 90% dos casos, um outro episódio em gravidez subseqüente.

Os sintomas da depressão psicótica pós-parto surgem durante as duas primeiras semanas do puerpério, podendo também iniciar-se entre 48 e 72 horas após o parto.

É um quadro clínico que principia com inquietação, irritabilidade, insônia seguida de mudança de humor: deprimido ou eufórico, acompanhado de alucinações visuais, olfativas ou táteis, desorganização do pensamento, com idéia delirante de matar o filho, comportamento bizarro e falta de habilidade para cuidar do recém-nascido.

FATORES DE RISCO

Encontram-se descritos na literatura diversos fatores de risco para o aparecimento do transtorno depressivo no pós-parto. Os que se destacam são: história anterior de transtorno depressivo ou transtorno bipolar, conflitos conjugais (incluindo situações de violência do companheiro), adversidades sociais, gestação não planejada, ausência de suporte social, separação precoce do recém-nascido, sexo da criança, mães solteiras e mães adolescentes.

DIAGNÓSTICO

A presença do transtorno depressivo no período do pós-parto freqüentemente é desconsiderada pelos profissionais e pelas mulheres.

Existem barreiras que interferem no reconhecimento e na indicação do tratamento apropriado pelos médicos: a) ausência de treinamento; b) pressa em avaliar muitas pacientes em curto espaço de tempo e c) falta de perguntas específicas sobre a sintomatologia depressiva. Por outro lado, poucas mulheres julgam ser importante mencionar os sintomas depressivos, pela falta de *insight* ou medo de serem estigmatizadas. Outras são relutantes porque a expectativa social é a de que devem sentir-se contentes e realizadas, e a presença de sintomas depressivos as leva ao sentimento de culpa de ser uma "mãe ruim", "mãe negligente".

Para a elaboração do diagnóstico talvez as maiores dificuldades sejam a ausência de familiaridade dos critérios diagnósticos (Quadro 59-1) e a ausência de perguntas específicas sobre os sintomas afetivos, uma conduta que dará à nova mãe oportunidade de falar de seus sentimentos e permitirá a coleta da história psiquiátrica e da presença de estressores psicossociais.

Tem-se utilizado a The Edinburg Postnatal Depression Scale (EPDS), que é uma escala de auto-avaliação através da qual se identifica antecipadamente aquelas mulheres que, por apresentarem uma pontuação elevada, irão necessitar de uma avaliação e de tratamento psiquiátrico. Tem-se aplicado essa escala na população brasileira como demonstraram Da Silva e Dos Santos.

PREVENÇÃO

As mulheres que apresentam transtorno depressivo durante a gestação e antecedente de depressão pós-parto têm risco aumentado para a exacerbação do quadro em nova gravidez. Recomenda-se o atendimento psicoterápico, já que tal procedimento tem-se mostrado efetivo na redução de uma recidiva.

TRATAMENTO

Farmacológico

As intervenções não-farmacológicas devem ser usadas nas mulheres com sintomas depressivos de leve a moderado, as que estão relutantes ou se recusam a tomar antidepressivos.

Para as mulheres com diagnóstico de transtorno depressivo maior com início no pós-parto, é apropriado o tratamento com antidepressivos. Os inibidores seletivos de recaptação da serotonina são a primeira indicação.

Para as que apresentam depressão psicótica, que é uma emergência psiquiátrica, a conduta inicial é a hospitalização. O tratamento farmacológico inclui o uso de estabilizadores do humor, antipsicóticos e benzodiazepínicos. Na ausência de resposta à medicação, está indicada a eletroconvulsoterapia.

Psicoterápico

O transtorno depressivo interfere na formação do vínculo afetivo com o filho e no relacionamento do casal. Deve-se, então, além do uso dos medicamentos, associar o tratamento psicoterápico, visando melhorar a qualidade da saúde mental do núcleo familiar.

Farmacológico e amamentação

A decisão de tratar mulheres, que estão amamentando, com medicação psiquiátrica deve ser tomada em conjunto com o pediatra e psiquiatra, após uma avaliação dos fatores de risco/benefício para cada caso individualmente, ouvindo-se ainda a opinião da mãe.

Todos os antidepressivos são excretados pelo leite materno. Entretanto, múltiplos estudos têm avaliado os níveis séricos dessas medicações, e os pesquisadores têm sugerido o uso de inibidores seletivos de recaptação da serotonina. Não há relato de efeitos adversos em crianças, cujas mães foram tratadas com sertralina, paroxetina, fluvoxamina.

Na vigência do uso de antidepressivos em mulheres que amamentam, Suri *et al.* apud Arras López, Pedalini recomendam:

- O pediatra deve examinar a criança visando à posterior reavaliação.
- Utilização de baixas doses e monoterapia diminuem a exposição da criança.
- A mãe deve ser orientada para amamentar antes e não depois de tomar o medicamento e pode estocar o leite nos períodos do dia em que não há pico plasmático, para utilizá-lo nos horários de nível plasmático aumentado.
- Mãe e filho devem ser monitorizados quanto às concentrações séricas do medicamento.
- Avaliar os fatores de risco de cada droga.

CONCLUSÕES E RECOMENDAÇÕES

Os transtornos depressivos no pós-parto acometem, principalmente, as mulheres com história anterior de depressão na gravidez e no pós-parto.

Entretanto, todas as mulheres devem ser indagadas quanto à presença de humor deprimido e outros sintomas associados, incluindo a intenção de suicidar-se ou de matar o filho. Tal conduta favorecerá o julgamento clínico quanto à necessidade, ou não, de se encaminhar com rapidez para uma avaliação psiquiátrica.

Às mulheres com fatores de risco, recomenda-se o tratamento profilático, visando à redução das taxas de recaída ou ao aparecimento do quadro depressivo. Aquelas, porém, com alto risco – episódio depressivo no pós-parto de gravidez anterior – devem receber atendimento psiquiátrico antes de outra gravidez, durante a gestação e no pós-parto.

O uso de psicofármacos está indicado no tratamento do transtorno depressivo no pós-parto, principalmente os inibidores seletivos de recaptação da serotonina, que não são impeditivos para a amamentação.

A avaliação da presença de sintomas depressivos e dos fatores de risco durante a gestação e no pós-parto deve ser incorporada à rotina das consultas no pré-natal e às consultas pediátricas.

BIBLIOGRAFIA

American Psychiatric Association. *Diagnostic and statistical manual of mental disorders.* Fourth Edition. Washington, American: Psychiatric Association, 1994.

Arras López RR, Pedalini R. Depressão pós-parto. Revisão epidemiológica, diagnóstica e terapêutica. *Inf psiquiátr* 1999;18:115-18.

Beck CT. A meta-analysis of predictors of postpartum depression. *Nursing Res* 1996;45:297-303.

Da Silva VA, Moraes Santos AR, Carvalho MS, Martins MLP, Teixeira NA. Prenatal and postnatal depression among low income brazilian women. *Braz J Med Biol Res* 1998;31:799-804.

Dos Santos MFS, Martins FC, Pasquali L. Escala de auto-registro de depressão pós-parto – estudo no Brasil. In: *Escalas de avaliação clínica em Psiquiatria e Psicofarmacologia.* São Paulo: Lemos, 2000. 97-103.

Georgiopoulos AM, Brian TL, Wollan P, Yawn BP. Routine screening for postpartum depression. *J Fam Pract* 2001;50:117-22.

Gold LH. Postpartum disorders in primary care. Diagnosis and treatment. *Prim Care* 2002;29:27-41.

Lane A, Keville R, Morris M, Kinsella A, Turner M, Barry S. Postnatal depression and elation among mothers and their paterners: prevalence and predictors. *Br J Psychiatry* 1997;171:550-55.

Miller LJ. Postpartum depression. *JAMA* 2002;287:762-65.

Nonacs R, Cohen LS. Postpartum mood disorders. *Prim Psychiatry* 1998;5:51-62.

O'Hara MV, Swain AM. Rates and risk of postpartum depression: a meta-analysis. *Int Rev Psychiatry* 1996;8:37-54.

Patel V, Rodrigues M, De Souza N. Gender, poverty and postnatal depression: a study of mothers in Goa, India. *Am J Psychiatry* 2002;159:43-47.

Righetti-Veltema M, Conne-Perréard E, Bousquet A, Manzano J. Risk factors and preditive signs of postpartum depression. *J Affect Disord* 1998;49:167-180.

Wisner KL, Parry BL, Piontek CM. Postpartum depression. *N Engl J Med* 2002;347:194-199.

60 Farmacologia Neonatal

Adauto Dutra

INTRODUÇÃO

Com a evolução da medicina perinatal, novos medicamentos foram incorporados à terapêutica das doenças originadas nesse período. Entretanto, algumas peculiaridades próprias ligadas às diferenças fisiológicas que podem influenciar na absorção, metabolização e no efeito da droga devem ser lembradas, tais como composição corporal, conteúdo protéico plasmático, características gastrintestinais e da pele, biotransformação e excreção renal.

Composição corporal

A composição corporal do recém-nascido (RN) varia de acordo com sua idade gestacional.

A água corporal total é inversamente proporcional à idade gestacional, que em uma criança a termo está por volta de 75% do peso corporal, e o seu conteúdo de gordura em um RN a termo é, em média, 20% do seu peso corporal, chegando a 3% em um pré-termo de 28 semanas de idade gestacional.

Nos recém-nascidos com retardo de crescimento intra-uterino, a gordura está diminuída, e está aumentada no filho de diabética em razão de hiperinsulinemia intra-útero.

Essas diferenças na composição corporal influenciam a disponibilidade de diversas drogas por aumento do volume de distribuição, como, por exemplo, furosemida, cafeína, teofilina, fenobarbital, fenitoína e aminoglicosídeos.

Proteínas plasmáticas

A união às proteínas plasmáticas é um fator determinante da distribuição das drogas, e existem múltiplos fatores que afetam essa união. A atividade de uma droga depende em parte da quantidade de droga não ligada àquelas proteínas.

A ligação da droga com proteínas plasmáticas, em especial a albumina, pode influenciar sua filtração renal.

Sabe-se que no prematuro ocorre saturação dos sítios de união das proteínas com baixa concentração da droga (p. ex., penicilina, fenobarbital, fenitoína e teofilina), que a acidose metabólica e o aumento dos ácidos graxos livres diminuem a ligação à proteína (fenitoína e diazepam), e que doenças hepáticas diminuem a síntese de proteínas.

Alguns substratos endógenos, como a bilirrubina, os ácidos graxos livres, os esteróides, ou exógenos, como algumas medicações, competem com os sítios de união com as proteínas (p. ex., sulfamidas, ceftriaxone e hidrato de cloral).

Pode ocorrer, também, competição entre diferentes drogas administradas simultaneamente.

Características gastrintestinais

O recém-nascido tem maior área de superfície de absorção no trato gastrintestinal, e o contato por um tempo maior de uma droga com a mucosa pode aumentar sua absorção.

Geralmente a difusão através da mucosa é lenta; as proteínas lipossolúveis e não-ionizadas são mais bem absorvidas.

A secreção ácida gástrica está diminuída, assim como seu esvaziamento e tempo de trânsito, diminuindo a absorção de drogas, principalmente nos pré-termos abaixo de 32 semanas e RN de baixo peso.

A motilidade gastrintestinal é influenciada pela idade pós-natal e gestacional.

A flora que habitualmente coloniza o trato gastrintestinal é de grande importância na absorção de drogas.

Características da pele

A pele do recém-nascido é fina e aumenta sua espessura no último trimestre da gravidez, ocorrendo maturação da epiderme entre a 24ª e 34ª semanas de gestação, sendo praticamente inexistente, no prematuro, o estrato córneo.

A pele do RN, além de permitir enormes perdas insensíveis de água, permite a absorção de grande quantidade de substâncias. Substâncias, tais como hexaclorofeno e ácido bórico, podem causar toxicidade ao SNC; soluções iodadas, além de produzirem queimaduras, aumentam o nível sérico de iodo e podem produzir hipotireoidismo entre outras.

Biotransformação

Fatores neonatais podem influenciar a biotransformação das drogas, tais como: velocidade de transformação, variabilidade individual de eliminação, variável maturação das vias enzimáticas, presença de vias alternativas, vulnerabilidade dos estados fisiopatológicos, influenciando a quantidade de droga disponível. A maior parte da biotransformação de drogas ocorre no fígado, através de um complexo grupo de enzimas microssomiais.

A biotransformação pode ocorrer por reações sintéticas (oxidação, redução e hidrólise) ou de conjugação.

Muitas das reações são inexistentes ou ocorrem por via metabólica diferente daquela do adulto (p. ex., metilação de teofilina à cafeína na criança, dimetilação de cafeína à teofilina no adulto).

Determinadas drogas podem induzir à maturação dos sistemas enzimáticos microssomiais, quando administradas de forma contínua ao final da gravidez ou no período neonatal (p. ex., fenobarbital na hiperbilirrubinemia).

O significado clínico das alterações de maturação, como ocorre com as metilxantinas e anticonvulsivantes, é a necessidade de se monitorizar níveis séricos durante várias semanas após o nascimento, que requerem diferentes posologias segundo a idade gestacional e pós-natal, pelas baixas taxas de biotransformação que ocorrem durante as primeiras semanas.

Excreção renal

Muitas drogas são metabolizadas com dificuldade pelo recém-nascido, recaindo sua eliminação, principalmente, por via renal.

A nefrogênese se completa por volta da 34ª semana gestacional, a taxa de filtração renal está diminuída, e a secreção tubular, imatura.

Em comparação com a criança maior e o adulto, o fluxo sangüíneo renal é baixo e pode atrasar a eliminação ou diminuir a quantidade total de droga que chega ao rim. No prematuro isso é mais acentuado, já que existem menos glomérulos.

Entre as drogas dependentes da filtração glomerular, incluem-se a digoxina e os aminoglicosídeos.

CLASSIFICAÇÃO DAS DROGAS USADAS DURANTE A GRAVIDEZ

Drogas e fatores de risco

As drogas são classificadas em cinco categorias quanto aos fatores de risco para uso na gestação (segundo FDA):

1. **Categoria A:** não existe fator de risco para o feto.
2. **Categoria B:** em animais, não há risco teratogênico, porém não existem estudos controlados em mulheres grávidas confirmando ausência de risco fetal.
3. **Categoria C:** em animais, efeitos adversos no feto, mas não existe estudo em gestantes. Podem ser prescritas desde que os benefícios obtidos justifiquem a exposição de risco fetal.
4. **Categoria D:** evidência positiva de risco teratogênico ou embriotóxico humano. Podem ser prescritas desde que sejam grandes os benefícios obtidos, justificando a exposição de risco fetal.
5. **Categoria X:** certeza de anomalias fetais ou evidência de risco fetal. Neste grupo estão aquelas drogas que estão contra-indicadas na gestação por algum tempo.

Drogas e sua classificação

- *Analgésicos*: paracetamol (B), fenilbutazona (D), aspirina e salicilatos (C; no 3º trimestre: D), diclofenaco e piroxicam (B; no 3º trimestre: D), morfina e derivados (B; D quando se usa por períodos prolongados ou altas doses no fim da gravidez).
- *Antibióticos*: penicilina e derivados (B), cefalosporinas (B), aminoglicosídeos: amicacina, gentamicina e neomicina (C), estreptomicina, kanamicina e tobramicina (D), tetraciclinas (D), eritromicina, lincomicina, clindamicina, espectomicina e polimixina B (B), cloranfenicol, vancomicina, oleandomicina e bacitracina (C).
- *Antieméticos*: doxilamina (B), dimenidrato B).
- *Antiparasitários*: metronidazol (B), tinidazol (B), porém contra-indicado no 1º trimestre; certificar sobre seus possíveis efeitos teratogênicos.
- *Corticosteróides*: prednisona e prednisolona (B), betametasona e dexametasona (C), cortisona (D).
- *Diuréticos*: todos diuréticos C/D.
- *Hipotensores*: hidralazina (C), alfametildopa (C), todos betabloqueadores (B/C).
- *Hormônios (outros)*: estrógenos (X), gestágenos (D), estrógenos + progesterona (X).

- *Sedativos e tranqüilizantes*: diazepam (D), clordiazepóxido (D), lorazepam (C), oxazepam (C), haloperidol (C).
- *Sulfamidas*: todas as substâncias deste grupo são de fator de risco B/D.
- *Uteroinibidores*: ritrodina (B), orciprenalina (C), isoxsuprina (C), indometacina (B; final da gravidez: D); etanol (D e em períodos prolongados ou doses altas: X), nifedipina (C).
- *Vitaminas*: fator de risco (A); exceto a vitamina A acima de 5.000 UI/dia, cujo risco se transforma em (X).

PRINCIPAIS DROGAS UTILIZADAS EM NEONATOLOGIA

Aciclovir

Droga antiviral. Incorpora-se ao ADN viral e detém a replicação viral.

Indicada para infecções por herpes simples e varicela zoster (Quadro 60-1).

No RN com infecção herpética documentada, a dose é de 20 mg/kg/dose a cada oito horas (independente do peso de nascimento). A duração da terapia endovenosa é de 14-21 dias (disseminada ou infecção do SNC).

No tratamento de varicela zoster, a dose é de 10 mg/kg/dose a cada oito horas.

- *Vias de administração*: IV, VO, tópica.
- *Estabilidade*: diluir em 10 ml de água destilada. A solução reconstituída é estável à temperatura ambiente por 12 horas. Não refrigerar.
- *Risco na gravidez:* C.
- *Compatibilidade*: glicose 5% e 10%, solução fisiológica. Pode ser administrada em paralelo com: amicacina, ampicilina, cefotaxime, ceftriaxone, dexametasona, gentamicina, heparina, imipenem, lorazepam, morfina, cloreto de potássio, ranitidina, bicarbonato de sódio, teofilina, vancomicina, zidovudina. Incompatibilidade: dopamina, dobutamina, aztreonam, emulsão de gordura.

Aminoglicosídeos

Antibiótico aminoglicosídeo. Inibe a síntese protéica ao se unir à subunidade ribossômica 30 S.

- *Risco na gravidez:* C.
- *Compatibilidades*: glicose 5% e 10%, solução fisiológica. Pode ser administrada em paralelo com: aciclovir, aminofilina, gluconato de cálcio, cimetidina, cloranfenicol, enalapril, fluconazol, metronidazol, morfina, ranitidina e zidovudina.
- *Incompatibilidades*: anfotericina B, ampicilina, emulsão lipídica, meticilina, ticarcilina-clavulanato.

Quadro 60-1. Doses de aciclovir

Peso (g)	Idade (dias)	Dose (mg/kg/dose)	Intervalo (horas)
< 1.200	0-28	Não-padronizada	–
1.200-2.000	0-7	10	12
	> 7	10	8
> 2.000	0-7	10	8
	> 7	10	8

Aminoglicosídeos – amicacina

- *Indicações*: microrganismos gram-negativos resistentes a outros aminoglicosídeos. Microrganismos sensíveis: *Proteus*, *Pseudomona*, *Serratia*. Não é ativo frente a agentes anaeróbicos.
- *Doses*: ver Quadros 60-2 e 60-3. Doses para meningite neonatal ver Quadros 44-5b e 44-6.
  A injeção IM tem uma absorção variável, especialmente nos neonatos muito pequenos. A concentração para administração deve ser de 5 mg/ml.
- *Vias de administração:* IM, IV.
- *Estabilidade*: conservar a ampola – 40°C, evitar congelação. A solução reconstituída é estável durante 24 horas à temperatura ambiente e em refrigeração durante dois dias.
- *Risco na gravidez:* C.
- *Compatibilidades*: aminofilina, bicarbonato de sódio, cloridrato de cálcio, cloridrato de potássio, cefazolina, cefotaxime, dexametasona, epinefrina, fenobarbital, furosemida, hialuronidase, magnésio, metronidazol, penicilina G, vancomicina, vitamina K1.
- *Incompatibilidades*: fenitoína, heparina, tiopental, emulsão de gordura, anfotericina B, ampicilina, oxacilina, penicilina G.

Aminofilina-teofilina

Metilxantina (estimulante do SNC) que atua por bloqueio de receptores para adenosina.

Indicada na apnéia do prematuro. Broncoconstrição. Em DBP melhora a complacência pulmonar.

- *Doses*:
  – Ataque: 4 a 6 mg/kg.
  – Manutenção: 1,1 a 3 mg/kg/dose oito a 12 horas logo a seguir da dose de ataque.

Quadro 60-2. Doses de amicacina

Peso (g)	Idade (dias)	Dose (mg/kg/dose)	Intervalo (horas)
< 1.200	0-28	7,5	18-24
1.200-2.000	0 a 7	7,5	18
	> 7	7,5	12
> 2.000	0-7	10	12
	> 7	10	8

Quadro 60-3. Dose única – amicacina

Idade Gestacional	Dose (mg/kg/dia)	Intervalo (horas)
≤ 29 (ou com asfixia ou *ductus* sintomático)	15	48
30-33	14	48
34-37	12	36
≥ 38	12	24

- *Via de administração*: IV (*push* lento), VO.
- *Estabilidade*: solução oral – conservar entre 15-30°C.
- *Ampolas*: conservar entre 15-39 °C, salvo indicação do fabricante, não congelar.
- *Efeitos adversos*: irritação gastrintestinal, hiperglicemia, irritabilidade SNC.
- *Risco na gravidez:* C.
- *Compatibilidade*: glicose 5% e 10%, nutrição parenteral, solução fisiológica e lipídeos.
- *Incompatibilidade*: cefotaxime, ceftriaxone, dobutamina, epinefrina, hidralazina, insulina, isoproterenol, metilprednisolona, penicilina G e morfina.
- *Advertência*: se a freqüência cardíaca for maior que 180, sugere-se não administrar a dose.

Ampicilina

Antibiótico bactericida β-lactâmico de amplo espectro, que inibe a síntese da parede bacteriana.

Está indicada na sepse com ou sem meningite por estreptococos do grupo B. Infecções por enterococo sensível à ampicilina (utilizar em combinação com aminoglicosídeo como gentamicina), estreptococo grupo *Viridans*, outros cocos gram-positivos.

- *Doses*:
  - 50 mg/kg/dose, IV lenta ou IM.
  - As doses mais elevadas (200-300 mg/kg/dia) são utilizadas em meningite e sepse por estreptococo do grupo B.
- *Vias de administração:* IV, IM, VO.
- *Estabilidade*: suspensão oral – conservar entre 15 e 30°C em recipientes fotorresistentes. Uma vez constituída a suspensão oral, é estável durante sete dias à temperatura ambiente e até 14 dias se conservado entre 2 e 8°C. Liofilizado frasco ampola: conservar entre 15 e 30°C, não congelar. Soluções IM ou IV direta: utilizar dentro da hora seguinte à reconstituição. Soluções para infusão IV: se inativa em solução com glicose. Se diluída em solução fisiológica, a solução é estável por oito horas à temperatura ambiente (25°C) e durante dois dias, se refrigerada (4°C).
- *Risco na gravidez:* B.
- *Interações*: as tetraciclinas, sulfas e cloranfenicol, por serem bacteriostáticos, podem antagonizar seu efeito.
- *Compatibilidades*: solução fisiológica. Pode ser administrada em paralelo com: aciclovir, gluconato de cálcio, cloranfenicol, dopamina, epinefrina, eritromicina, heparina, insulina, morfina, cloreto de potássio, bicarbonato de sódio.
- *Incompatibilidade*: emulsões lipídicas, NPT, antibióticos aminoglicosídeos, fluconazol, hidralazina, metoclopramida e midazolam.

Anfotericina B

Antibiótico poliênico com ação antimicótica sistêmica.

- *Doses*:
  - Inicial: 0,25-0,5 mg/kg em 2-6 horas.
  - Manutenção: 0,5-1 mg/kg cada 24-48 horas em 2-6 horas.
  - A duração do tratamento e o total de doses dependerão da localização e extensão da infecção e da persistência do germe no organismo.

- *Via de administração:* IV.
- *Estabilidade:* frasco-ampola – conservar em recipiente resistente à luz entre 2 e 8 °C. Proteger da umidade. Uma vez reconstituída a solução, convém protegê-la da luz; e se mantém estável 24 horas à temperatura ambiente, ou sete dias em refrigeração.
- *Fator de risco quando administrado na gravidez:* categoria B.
- *Compatibilidades:* compatível com glicose 5% e 10%. Pode ser administrado junto com heparina, hidrocortisona, bicarbonato de sódio, zidovudina.
- *Incompatibilidades:* solução salina, amicacina, gluconato de cálcio, cimetidina, dopamina, fluconazol, gentamicina, penicilina G, ranitidina.
- *Observação:* é recomendável descontinuar a medicação, se a uréia for maior que 40 mg/dl e a creatinina for maior que 3 mg/dl.

Anfotericina B lipossomal

Antifúngico para infecções micóticas sistêmicas, em pacientes com disfunção renal ou hepática.

- *Doses-estabilidade:*
  - 1-5 mg/kg/dia. Infusão contínua em 3 a 6 horas a cada 24 horas.
  - Reconstituir com 12 ml de água destilada, de modo que resultem em 4 mg/ml. Agitar durante 30 segundos. Esta solução é estável 24 horas na geladeira refrigerada. Não congelar. Pode ser diluída com glicose a 5% para obter uma concentração final menor de 2 mg/ml antes de sua administração.
- *Efeitos adversos:* anemia, trombocitopenia, hipocalemia, aumento de TGO e TGP, náusea, vômitos e febre.
- *Compatibilidades:* glicose 5%. Incompatível com NPT e solução fisiológica (a solução pode precipitar).
- *Interações:* com agentes antineoplásicos, corticosteróides e corticotrofina, digitálicos fluocitosina, relaxantes musculoesqueléticos, transfusões de leucócitos.

Aztreonam

É um antibiótico β-lactâmico monocíclico sinteticamente produzido, indicado no tratamento de sepse neonatal causada por gram-negativos (*E. coli, H. influenzae, Klebsiella, Pseudomonas* e *Serratia*). No tratamento empírico da sepse, geralmente é usado em combinação com ampicilina ou um aminoglicosídeo (para sinergismo contra *Pseudomonas* e enterobacteriáceas).

- *Dose:* 30 mg/kg/dose IV em infusão lenta (5 a 10 minutos) ou IM (Quadro 60-4).
- *Precaução:* aztreonam contém 780 mg de L-arginina por grama da droga. Quantidade adequada de glicose deverá ser oferecida para prevenir hipoglicemia.
- *Estabilidade:* estável por 48 horas à temperatura ambiente e 7 dias em refrigeração.
- *Compatibilidade:* glicose, aminoácido e emulsão de gordura, amicacina, aminofilina, ampicilina, gluconato de cálcio, ceftriaxone, cimetidina, dexametosona dobutamina, dopamina, gentamicina, fluconazol, furosemida, ranitidina, bicarbonato de sódio, vancomicina, zidovudina.
- *Incompatibilidade:* aciclovir, anfotericina B, metronidazol, lorazepan, nafcilina.

Quadro 60-4. Dose de aztreonam

Idade gestacional (semanas)	Idade pós-natal (dias)	Intervalo (horas)
≤ 29	0 a 28	12
	> 28	8
30 a 36	0 a 14	12
	> 14	8
37 a 44	0 a 7	12
	> 7	8
≥ 45	Todos	6

Cefotaxime

Cefalosporina de terceira geração para tratamento da meningite e sepse neonatal, causadas por gram-negativos *(E. Coli, Klebsiella; H. influenzae)*, e em infecções gonocócicas.

- *Doses:* ver Quadro 60-5.
- *Vias de administração*: IM, IV. Diluir em água destilada.
  A diluição é de 250 mg em 2 ml, 500 mg em 2 ml e 1.000 mg em 4 ml.
  A duração da infusão é de 15 minutos.
- *Estabilidade*: conservar em geladeira 10 dias e 24 h em temperatura ambiente.
- *Efeitos adversos*: rash, diarréia, leucopenia, eosinofilia e flebite.
- *Compatibilidades*: com soluções de glicose 5%, 10%, NTP, aciclovir, amicacina, clindamicina, heparina, lorazepam, metronidazol, midazolam, morfina, cloreto de potássio, tolazolina.
- *Incompatibilidades*: aminofilina, fluconazol, bicarbonato de sódio, vancomicina.

Ceftazidime

Cefalosporina de terceira geração para tratamento da meningite e sepse neonatal causada por germes gram-negativos, *E. Coli*, *H. influenzae*, *Klebsiella*, *Proteus*, *Neisseria*. Apresenta atividade contra *Pseudomona Aeruginosa*, útil no tratamento do paciente neutropênico.

- *Doses*: ver Quadro 60-6.
- *Vias de administração:* IV, IM.
  Diluir em água destilada. A diluição para frasco-ampola de 500 mg em 5 ml e para

Quadro 60-5. Doses de cefotaxime

Peso (g)	Idade (dias)	Dose (mg/kg/dose)	Intervalo (horas)
< 1.200	0 a 28	50	12
1.200-2.000	0 a 7	50	12
	> 7	50	8
> 2.000	0 a 7	50	12
	> 7	50	8

60 ♦ FARMACOLOGIA NEONATAL

Quadro 60-6. Doses de ceftazidime

Peso (g)	Idade (dias)	Dose (mg/kg/dose)	Intervalo (h)
1.200	0 a 28	50	12
1.200-2.000	0 a 7	50	12
	> 7	50	8
> 2.000	0 a 7	50	8
	> 7	50	8

frasco-ampola de 1 g em 10 ml.
A duração da infusão é de 15 minutos; a solução para a infusão pode ser glicose a 5% ou solução fisiológica.

- *Estabilidade*: conservar em geladeira 7 dias e 18 h em temperatura ambiente.
- *Efeitos adversos*: rash, diarréia, aumento das transaminases hepáticas, eosinofilia, teste de Coombs positivo.
- *Compatibilidades*: compatíveis com glicose 5% e 10%, solução fisiológica, aciclovir, aminofilina, cimetidina; clindamicina; heparina; metronidazol; morfina; cloreto de potássio; propofol; ranitidina; bicarbonato de sódio; vancomicina; zidovudina.
- *Incompatibilidades*: fluconazol, midazolam.

Ceftriaxona

Cefalosporina de terceira geração para tratamento de meningite e sepse neonatal causada por germes gram-negativos (*E. Coli*, *Klebsiella*; *H. influenzae*).

- *Doses*: ver Quadro 60-7.
- *Vias de administração*: IV, IM. Diluir em água destilada.
  A diluição é de 5 ml para frasco-ampola de 500 mg e de 10 ml para frasco-ampola de 1.000 mg.
  A duração da infusão é de 15 minutos.
- *Efeitos adversos*: principalmente em nível hepático – recomenda-se não utilizá-la em pacientes com hiperbilirrubinemia, já que desloca a bilirrubina de seu sítio de união com a albumina, ocasionando aumento da bilirrubina sérica.
  Outros efeitos: eosinofilia, trombocitose, leucopenia, diarréia, *rash* etc.

Quadro 60-7. Doses de ceftriaxona

Peso (g)	Idade (dias)	Dose (mg/kg/dose)	Intervalos (horas)
< 1.200	0 a 28	50	24
1.200-2.000	0 a 7	50	24
	> 7	50	24
> 2.000	0 a 7	50	24
	> 7	75	24

- *Compatibilidades*: glicose 5% e 10%, solução fisiológica, aciclovir, clindamicina, heparina, metronidazol, morfina, cloreto de potássio; propofol; bicarbonato de sódio, zidovudina.
- *Incompatibilidades*: aminofilina, aztreonam; fluconazol; vancomicina.

Cisaprida

Gastrocinético no tratamento do refluxo gastresofágico e esofagite por refluxo.

- *Doses*: pré-termo: 0,15 mg/kg/dose a cada 6 a 8 horas. Termo: 0,2 a 0,3 mg/kg/ dose a cada 6 a 8 horas.
- *Via de administração:* VO.
- *Efeitos adversos*: cólicas, diarréia, cefaléias, aumento da freqüência urinária, alteração da função hepática (reversível), ginecomastia e galactorréia.
- *Toxicidade*: pode produzir arritmias cardíacas com prolongamento do intervalo QT.
- *Risco na gravidez:* C.
- *Interações*: é contra-indicado o uso concomitante com antimicóticos azólicos ou antibióticos macrolídeos.
- *Advertências*: deve ser realizado um exame cardiológico prévio ao uso de cisaprida e evitá-lo se houver alguma causa que possa prolongar o intervalo QT.
Seu uso está limitado ao tratamento do refluxo gastresofágico que não responde a outras terapêuticas.

Dobutamina

Droga simpaticomimética (catecolamina) com efeito inotrópico em pacientes com choque e hipotensão. Na diminuição da contratibilidade cardíaca (demonstrada ou suspeita); freqüentemente usada com dopamina. O ecocardiograma é muito útil para avaliar a necessidade de uso da droga (contratibilidade, dilatação ventricular, fração de ejeção).

- *Doses*: 2 a 25 mcg/kg/min. Máxima: 40 mcg/kg/min.
- *Via de administração*: IV (infusão contínua).
- *Estabilidade*: frasco-ampola: conservar entre 15-30°C. As soluções reconstituídas duram 48 horas no refrigerador. As soluções diluídas para infusão são estáveis por 24 horas.
- *Efeitos adversos*: hipotensão se o paciente estiver hipovolêmico. Recomenda-se volemia adequada prévia no início com a droga. Taquicardia com altas doses. Arritmias, hipertensão e vasodilatação cutânea.
- *Risco na gravidez:* C.
- *Compatibilidade*: glicose 5%, solução fisiológica. Pode ser administrada junto com NPT, atropina, cloreto e gluconato de cálcio, dopamina, enalapril, epinefrina, fluconazol, heparina, hidralazina, insulina, isoproterenol, lidocaína, brometo de pancurônio, cloreto de potássio, propanolol, ranitidina e tolazolina.
- *Incompatibilidade*: aciclovir, aminofilina, diazepam, digoxina, furosemida, indometacina, midazolam, fenitoína e bicarbonato de sódio.
- *Advertências e precauções:* ver dopamina.

Dopamina
Amina simpaticomimética. Melhora o trabalho cardíaco, pressão arterial e diurese em pacientes criticamente enfermos com hipotensão.

- *Doses*:
  - 3 a 20 mcg/kg/min em infusão IV contínua. Começar com doses baixas e graduar a dose monitorizando os efeitos.
  - 3-5 mcg/kg/min, aumenta a perfusão periférica, diminui a pós-carga e incrementa a diurese, a fração de excreção de sódio e o *clearance* de creatinina.
  É utilizada quando está ocorrendo uma diminuição da diurese, da perfusão periférica e da temperatura periférica em pacientes em choque.
  - 5-7 mcg/kg/min, agrega-se efeito inotrópico sobre o miocárdio, com pouco ou nenhum efeito cronotrópico. Utilizado nesta dose quando se suspeita de choque cardiogênico.
  - 7-15 mcg/kg/min, efeito inotrópico mais efeito alfaestimulante (aumenta a pressão arterial sistólica e média com pouco efeito sobre a diastólica). Utiliza-se esta dose quando se deseja aumentar a pressão arterial sistêmica em pacientes com hipertensão pulmonar. Doses superiores a 15 mcg/kg/min não são aconselháveis, porque aumentam a pressão na artéria pulmonar.
- *Via de administração*: IV em infusão contínua.
- *Efeitos adversos*: taquicardia, extra-sístoles. Aumento da pressão na artéria pulmonar com doses = 20 mcg/kg/min.
- *Risco na gravidez:* C.
- *Compatibilidade*: glicose 5% e solução fisiológica. Pode ser administrada junto com: NPT, aminofilina, ampicilina, cloreto de cálcio, cloranfenicol, dobutamina, enalapril, fluconazol, gentamina, heparina, lidocaína, midazolam, morfina, nitroprussiato, pancurônio, cloreto de potássio, penicilina G, ranitidina, tolazolina.
- *Incompatibilidade*: aciclovir, anfotericina B, indometacina e bicarbonato de sódio.
- *Advertências e precauções*: o local de infusão deverá ser controlado, pois sua infiltração provoca escaras e, nesse caso, o tratamento sugerido é injetar 1 mg/1 ml de solução de fentolamina na área afetada, até 5 ml, dependendo do tamanho da infiltração.
Não diluir a droga em soluções alcalinas.
Evitar administrar a pacientes hipovolêmicos.

Espironolactona
Diurético. Em associação com outros diuréticos em hipertensão, edema, DBP. Hiperaldosteronismo primário ou secundário.

- *Dose*: 1 a 3 mg/kg/dose uma vez por día.
- *Via de administração:* oral.
- *Efeitos adversos*: hipercalemia, hiponatremia, efeitos androgênicos, alterações gastrintestinais, erupções cutâneas (*rash*) e agranulocitose.
- *Risco na gravidez:* D.
- *Incompatibilidades*: potássio, diuréticos perdedores de potássio, indometacina, inibidores da enzima de conversão de angiotensina.

Fenobarbital

Antiepiléptico. Barbitúrico. Tem ação anticonvulsivante.

- *Doses*:
  - Convulsões: ataque – 20 mg/kg, IV ou IM em 15-20 min.
  - Manutenção: 3-5 mg/kg/dia em uma dose a cada 12 horas.
  - Monitorizar e manter a concentração entre 15-35 mcg/ml.
  - Síndrome de supressão neonatal; ataque: 20 mg/kg; manutenção: 5 mg/kg/dia.
- *Vias de administração:* IV, IM, PO.
- *Estabilidade*: conservar a 15-30°C. Evitar congelar.
- *Efeitos adversos*: sedação. No local de aplicação IV observar sinais de flebite. Depressão do SNC. Depressão respiratória com níveis superiores a 60 mcg/ml.
- *Risco na gravidez:* D.
- *Compatibilidades*: glicose 5% e 10%, solução fisiológica. Pode ser administrado com aciclovir, amicacina, aminofilina, cloridrato de cálcio, gluconato de cálcio, enalapril, heparina, bicarbonato de sódio.
- *Incompatibilidades*: hidralazina, insulina, metadona, midazolam, morfina, ranitidina e vancomicina.

Fluconazol

Antimicótico derivado tiazólico. Seu espectro antimicótico é similar ao do cetoconazol. Indicado no tratamento de infecções sistêmicas, meningite, causadas por *Candida*.

- *Dose*: ver Quadro 60-8.
  - Infecção sistêmica, meningite: 12 mg/kg.
  - Manutenção: 6 mg/kg/dose IV em 30 minutos ou VO.
- *Vias de administração:* IV, VO.
- *Efeitos adversos:* elevação das transaminases, *rash*, alterações gastrintestinais.
- *Risco na gravidez:* C.
- *Compatibilidades*: glicose 5% e 10%.
- *Incompatibilidade*: anfotericina B, ampicilina, gluconato de cálcio, cefotaxime, ceftriaxona, cloranfenicol, digoxina, furosemida, imipenem.

Quadro 60-8. Doses de fluconazol

Idade gestacional (semanas)	Idade pós-natal (dias)	Intervalo (horas)
≤ 29	0-14	72
	> 14	48
30-36	0-14	48
	> 14	24
37-44	0-7	48
	> 7	24
≥ 45	Todos	24

Furosemida

Diurético de alça. Indicado em sobrecarga hídrica, edema pulmonar, insuficiência cardíaca congestiva, hipertensão arterial, oligúria não-secundária à hipovolemia, DBP, hipercalcemia sintomática (suplementar Na^+, K^+ e Cl^-).

- *Dose*:
  - 1-2 mg/kg/dose. Intervalo cada 24 horas em prematuros, cada 12 horas em RN a termo.
  - Infusão contínua: 0,1 mg/kg/hora, máximo de 0,4 mg/kg/hora.
- *Vias de administração:* VO, IM, IV.
- *Estabilidade*: conservar entre 15-30°C em recipientes resistentes à luz.
- *Efeitos adversos*: anemia, leucopenia, erupções cutâneas, hiperuricemia. Hiponatremia, hipocalemia, desidratação, alcalose metabólica (uso crônico). Hipercalciúria e desenvolvimento de nefrocalcinose e/ou cálculos renais com uso prolongado.
- *Risco na gravidez:* C.
- *Compatibilidades*: amicacina, aminofilina, ampicilina, cloreto de potássio, gluconato de cálcio, dexametasona, digoxina, heparina, indometacina, lidocaína, prostaglandina E1, ranitidina, bicarbonato de sódio, tolazolina.
- *Incompatibilidades*: dobutamina, fluconazol, gentamicina, hidralazina, isoproterenol, midazolam, morfina.

Gentamicina

Aminoglicosídeo para tratamento de infecções por microrganismos gram-negativos (*Pseudomona*, *Klebsiella*, *E. coli*). Possui atividade contra *Staphilococcus coagulase* positivo, porém não é efetivo contra anaeróbios e *Streptococcus*. Sinérgico *in vitro* contra *Streptococcus* grupo D (enterococo) quando combinado com penicilina. Uso tópico em infecções oftálmicas superficiais por bactérias suscetíveis.

- *Doses:* ver Quadros 60-9 e 60-10. Doses para meningite neonatal ver Quadros 44-5b e 44-6.
  A injeção IM tem uma absorção variável, especialmente nos neonatos muito pequenos.
  Em recém-nascidos, a concentração para administração deve ser de 2 mg/ml.
- *Vias de administração*: IM, IV, colírio.
- *Estabilidade*: soluções de infusão IV são estáveis durante 24 h à temperatura ambiente e refrigerada. Aquelas comercializadas em ampolas, uma vez abertas, não podem ser conservadas.

Quadro 60-9. Doses de gentamicina

Peso (g)	Idade (dias)	Dose (mg/kg/dose)	Intervalos (horas)
< 1.200	0-28	2,5	18-24
1.200-2.000	0-7	2,5	12
	>7	2,5	8
> 2.000	0-7	2,5	12
	>7	2,5	8

Quadro 60-10. Dose única de gentamicina

Idade (semanas)	Dose (mg/kg/dose)	Intervalo (horas)
≤ 29 ou com asfixia (ou *ductus* sintomático)	5	48
30-33	4,5	48
34 a 37	4	36
≥ 38	4	24

- *Efeitos adversos*: pode produzir disfunção tubular renal transitória e reversível, provocando um aumento da natriurese, proteinúria, uremia, oligúria. Rash macular. Ver Aminoglicosídeos.
- *Risco na gravidez:* C.
- *Compatibilidades*: dopamina, insulina, midazolam, pancurônio, vecurônio. Ver Aminoglicosídeos.
- *Incompatibilidades*: furosemida, heparina, indometacina, penicilina G. Ver Aminoglicosídeos.

Ganciclovir

Antiviral. Análogo do aciclovir, com maior atividade contra citomegalovírus (CMV) e herpes simples. A indicação de ganciclovir para o tratamento de CMV congênito é controversa.

- *Doses*:
  - 7,5 mg/kg/dose a cada 12 horas, durante duas semanas, e a seguir 10 mg/kg/dia, três vezes por semana, durante três meses.
  - 5 mg/kg/dose a cada 12 horas, durante duas semanas.
  - 8-12 mg/kg/dia, dividido em duas doses, durante seis semanas.
- *Via de administração:* IV.
- *Estabilidade*: uma vez diluído, é estável durante 12 horas. O medicamento, também, pode ser reconstituído com água destilada, em uma unidade preparada para tal fim (fluxo laminar), e dessa maneira se obtêm períodos de conservação mais prolongados, diminuindo os custos. A segunda diluição pode ser feita com glicose ou solução fisiológica.
- *Efeitos adversos*: a mielossupressão é o principal efeito tóxico que limita sua administração (neutropenia, trombocitopenia, anemia), hipersensibilidade, febre, flebite, vômitos.
- *Risco na gravidez:* C.
- *Compatibilidades*: glicose 5%, solução fisiológica.

Hidroclorotiazina

Diurético indicado em edema moderado, hipertensão leve ou moderada. DBP. Tratamento ou prevenção de nefrocalcinose em pacientes com hipercalciúria.

- *Dose*: 1 a 2 mg/kg/dose cada 12 horas.
- *Via de administração:* VO.

- *Estabilidade*: comprimidos – conservar a menos de 40°C, preferentemente a 15-30°C, em recipiente fechado.
- *Efeitos adversos*: hipocalemia, alcalose hipoclorêmica, hiperuricemia, hiperglicemia. Depleção de volume, hiponatremia. Aumento do cálcio sérico total e ionizado. Aumento de LDL e diminuição de HDL-colesterol.
- *Risco na gravidez:* C.

Imipenem

Pertence a uma nova classe de β-lactâmicos chamados carbapenêmicos. Atua diretamente sobre a síntese do glicopeptídeo da parede celular das bactérias. É muito estável à ação das β-lactamases.

- *Indicações*: bactericida β-lactâmico de amplo espectro. Efetivo contra a maioria dos germes gram-positivos e gram-negativos tanto aeróbicos como anaeróbicos, incluindo *Pseudomona aeruginosa*, *Bacteroides fragilis* e *Listeria*. Para outras espécies de *Pseudomona* deve-se investigar sua sensibilidade *in vitro*, e é conveniente associá-lo a um aminoglicosídeo.
  Deve ser reservado para uso contra microrganismos resistentes a aminoglicosídeos e cefalosporinas de terceira geração.
- *Doses*:
  – Em neonatos: ver Quadro 60-11.
- *Via de administração*: IV em infusão de 30 minutos.
- *Estabilidade*: reconstituído em solução fisiológica, permanece estável 10 horas à temperatura ambiente, e com outros diluentes, 4 horas, ou 24 horas em geladeira.
- *Efeitos adversos*: náuseas, vômitos, diarréia, *rash*, flebite, eosinofilia, elevação transitória das enzimas hepáticas e convulsões em pacientes com disfunção do SNC; por isso não se recomenda seu uso em pacientes com meningite.
- *Contra-indicação*: relativa em pacientes com insuficiência renal.
- *Considerações especiais*: tem sido demonstrado que induz produção de β-lactamase e poderia criar resistência a outros antibióticos β-lactâmicos.
  Existem poucos dados de seu uso em neonatos.
- *Compatibilidade*: glicose 5% e 10% e solução fisiológica.
- *Incompatibilidade*: fluconazol, bicarbonato de sódio, aciclovir e insulina.
- *Risco na gravidez:* C.

Quadro 60-11. Doses de imipenem

Peso (g)	Idade (dias)	Dose (mg/kg)	Intervalos (horas)
< 1.200	0-28	20	18-24
1.200-2.000	0-7	20	12
	> 7	20	12
> 2.000	0-7	20	12
	> 7	20	8

Nelson: Pocket Book of Pediatric Antimicrobial Therapy, 1996-97. p16.

Indometacina

Antiinflamatório não-esteróide. Inibe a síntese de prostaglandinas ao inibir a enzima ciclooxigenase. Tem como indicação o fechamento do canal arterial (*ductus arteriosus*).

- *Dose*: fechamento do CA. Sugere-se três doses por série e até duas séries por paciente.
- *Via de administração*: IV; administrar em infusão lenta em 30 minutos.
- *Estabilidade*: liofilizado, frasco-ampola: conservar em recipientes, protegido da luz, a uma temperatura menor de 30°C. Evitar a congelação.
- *Efeitos adversos*: oligúria (pela diminuição da função renal), aumento da creatinina sérica, hiponatremia, hipercalemia. Pode aumentar os níveis séricos de algumas drogas eliminadas pelo rim (p. ex., gentamina) quando administrada em conjunto. Diminuição da agregação plaquetária. A redução do fluxo sangüíneo de órgãos está associada a infusões rápidas (< 5 minutos).
Contra-indicada em sangramento ativo, trombocitopenia significativa ou defeitos de coagulação, NEC e deterioração significativa da função renal.
Monitorizar diurese, contagem de plaquetas, uremia e creatininemia.
- *Risco na gravidez*: B.
- *Compatibilidade*: nenhuma. É possível observar precipitação não visível em 24 horas com glicose 2,5% e 5%, solução fisiológica. Pode ser administrada em paralelo com furosemida, insulina, nitroprussiato, cloreto de potássio e bicarbonato de sódio.
- *Incompatibilidade*: glicose 7,5% e 10%, NPT, gluconato de cálcio, dopamina, dobutamina, gentamina, tolazolina.
- *Advertências*: a diurese diminui logo após a administração da droga, sugerindo-se adaptar o aporte hídrico a essas circunstâncias. A solução é compatível com solução fisiológica, mas é instável e deve ser administrada imediatamente após ser preparada.
A administração por via oral está contra-indicada.

Lorazepam

Benzodiazepínico de curta ação. Penetra a barreira hematoencefálica mais lentamente que o diazepam, porém a duração de sua ação é maior.

- *Indicações*: tratamento de convulsões em pacientes que não respondem à terapia convencional (p. ex., fenobarbital, fenitoína). Sedação.
- *Dose*:
  - Anticonvulsivante: dose de ataque: 0,05 mg/kg/dose em infusão IV lenta (em dois a cinco minutos). Caso não haja resposta, pode ser repetida a dose inicial a cada 15 minutos até controlar as convulsões ou até uma dose máxima de 2 mg. Pode ser diluída com volumes iguais de água destilada, soro fisiológico ou glicose 5% em água.
  - Sedação: 0,05-0,1 mg/kg/dose cada quatro a seis horas VO, IM o IV lento (2 min).
- *Vias de administração:* IV, IM, VO.
- *Estabilidade*: ampolas – conservar de 2-8°C. Não congelar. Proteger da luz.
- *Efeitos adversos*: sonolência, sedação, sintomas gastrintestinais, *rash*. Seu uso regular provoca dependência. Doses elevadas ou a administração parenteral podem produzir depressão respiratória, hipotensão, bradicardia e parada cardíaca, espe-

cialmente quando associadas a outros sedantes. O álcool benzílico contido na preparação pode ser tóxico nos neonatos em altas doses.
- *Risco na gravidez:* D.
- *Interações:* potencialização do efeito sedante com álcool e outros depressores do SNC (anti-histamínicos H1, barbitúricos, derivados morfínicos etc.).
- *Compatibilidades:* administração IV – imediatamente antes de usar, diluir com volumes iguais de soro fisiológico ou glicose 5%.
- *Advertências:* injeção IM administrar sem diluir.

Meperidina
Hipnoanalgésico, opióide exógeno.
- *Doses:* 0,5-2 mg/kg/dose (máxima: 7,5 mg/kg/dia), com um intervalo de 4 a 6 horas.
- *Vias de administração:* IV, SC, VO.
- *Estabilidade:* ampolas – conservar em temperatura inferior a 40°C, preferentemente entre 15-25°C; não congelar.
- *Considerações especiais:* o metabólito ativo da meperidina (normeperidina) tem efeito convulsivante que não é revertido com naloxone.
- *Risco na gravidez:* B.

Meropenem
Carbamapenêmico cuja ação é igual ao do imipenem, indicado por meningite por enterobactérias multirresistentes.
- *Dose:* 20 mg/kg cada oito horas. Em caso de meningite, 40 mg/kg cada 8 horas.
- *Via de administração:* IV lenta.
- *Estabilidade:* o frasco-ampola reconstituído é estável à temperatura ambiente por 8 horas e a 4°C durante 48 horas.
- *Risco na gravidez:* B.

Diazepam
Benzodiazepínico que apresenta as seguintes indicações: anticonvulsivante, *status epilepticus*, tétano neonatal, sedante.
- *Doses:*
  – Anticonvulsivante: dose de ataque – 0,1-0,3 mg/kg até um máximo de 1 mg/kg como dose inicial. Prefere-se a via IV porque permite obter um rápido e elevado nível sérico.
  – Infusão contínua: 0,3 mg/kg/h (alguns autores sugerem diluir com soro fisiológico na forma contínua a uma diluição de 0,1 mg/ml).
  Os barbitúricos são preferidos para manutenção.
- *Vias de administração:* IV, VO.
- *Estabilidade:* ampolas – conservar a temperatura inferior a 40°C, preferentemente entre 15 e 30°C. Não congelar. Proteger da luz.
- *Efeitos adversos:* sonolência, apnéia, vasodilatação, hipotermia, hipotensão, *rash*, hipotonia.

O benzoato de sódio contido no veículo desloca a bilirrubina da albumina e poderia aumentar o risco de *kernicterus*.
- *Risco na gravidez:* D.
- *Interações:* a depressão do SNC e a vasodilatação são potencializadas pelo uso de opióides, entre outros. O uso concomitante de cimetidina diminui sua eliminação. Seus efeitos são antagonizados pelo flumazenil (5-10 mcg/kg/dose IV). Sua administração em recipiente de plástico (PVC) diminui sua biodisponibilidade.
- *Incompatibilidades:* não misturar com outras drogas, soluções ou fluidos IV como glicose 5% ou solução fisiológica.
- *Advertência:* como a dose terapêutica é muito variável e em alguns casos não é menor do que a dose tóxica (doses de 0,30-0,36 mg/kg podem produzir parada respiratória), é necessário ter à disposição equipamento de ventilação mecânica.

Difenilidantoína
Antiepiléptico, barbitúrico.

Anticonvulsivante de segunda escolha, geralmente naquelas refratárias ao fenobarbital.
- *Dose:*
  - Ataque: 15-20 mg/kg IV (em 30 minutos).
  - Manutenção: 4-8 mg/kg/dia IV lento. Devido à grande variação individual, os níveis séricos devem ser controlados, mantendo-os em 10-20 mcg/ml.
- *Vias de administração:* IV, oral (contra-indicada via IM).
- *Estabilidade:* ampolas – conservar a 15-30°C. Evitar congelar. Uma vez diluída para infusão IV, é estável por quatro horas.
- *Efeitos adversos:* sonolência, reações de hipersensibilidade, arritmias cardíacas e alterações metabólicas (hiperglicemia, hipoinsulinemia). Altas concentrações séricas estão associadas a convulsões. Infusão IV rápida pode produzir hipotensão e bradicardia. O extravasamento pode produzir inflamação e necrose.
- *Risco na gravidez:* D.
- *Interações:* com a carbamazepina, ocorre redução recíproca de suas concentrações plasmáticas sem diminuição de sua eficácia. Diminui o efeito diurético da furosemida. O uso concomitante com fluconazol, miconazol pode aumentar os níveis plasmáticos destes, pela inibição de seu metabolismo.
- *Compatibilidades:* solução fisiológica ou água destilada. Pode ser administrado junto com: fluconazol, bicarbonato de sódio.
- *Incompatibilidades:* amicacina, clindamicina, dobutamina, heparina, insulina, lidocaína, morfina, cloreto de potássio e ranitidina, soluções de glicose 5%, 10%, NPT e solução lipídica.
- *Advertências:* contra-indicada por via IM porque cristaliza no músculo, provocando necrose. É altamente instável em qualquer solução intravenosa. Evitar usar em via central profunda pelo risco de precipitação.

Midazolam
Benzodiazepínico indicado para sedação e como medicação pré-anestésica e prévia a procedimentos. Convulsões refratárias.

- *Doses*:
  - IV: 0,05-0,15 mg/kg em 5 minutos a cada 2 a 4 horas.
  - Infusão IV contínua: 0,01-0,06 mg/kg/hora (10-60 mcg/kg/hora).
- *Vias de administração*: IV, IM, retal.
- *Estabilidade*: conservar em recipientes entre 15-30°C. Proteger da luz.
- *Efeitos adversos*: depressão respiratória, hipotensão, bradicardia (recomendado monitorização cardíaca).
- *Toxicidade*: antagonista: flumazenil. Diminuição da freqüência respiratória ou apnéia (particularmente em dose excessiva ou infusões IV rápidas), variações da pressão arterial e da freqüência cardíaca, hipotonia, náuseas e vômitos.
- *Risco na gravidez:* D.
- *Contra-indicação*: não utilizar em pacientes com glaucoma de ângulo fechado ou em choque.
- *Interações*: as concentrações séricas podem elevar-se com o uso de cimetidina, eritromicina ou fluconazol. Os efeitos sedantes do midazolam são antagonizados pela teofilina.
- *Compatibilidades*: glicose 5% e solução fisiológica. Pode ser administrado junto com atropina, gluconato de cálcio, cefazolina, cefotaxime, clindamicina, digoxina, dopamina, fentanil, fluconazol, gentamicina, metoclopramida, metronidazol, morfina, pancurônio, prostaglandina E1, nitroprussiato de sódio, tobramicina, vancomicina e vencurônio.
- *Incompatibilidades*: ampicilina, ceftazidime, cefuroxime, dexametasona, dobutamina, furosemida, ranitidina e bicarbonato de sódio.

Morfina

Hipnoanalgésico, opióide exógeno, indicado para analgesia, sedação, crise de cianose na tetralogia de Fallot.

- Doses:
  - 0,05-0,2 mg/kg/dose a cada 4 a 6 horas no recém-nascido a termo e a cada 6 a 8 horas no pré-termo, em um lapso compreendido entre 3 e 5 minutos.
  - Administrado por gotejamento contínuo na dose de 5-20 micrograma/kg/hora com bomba de infusão.
- *Via de administração*: IM, IV, SC, VO
- *Estabilidade*: decompõe-se com a luz, fotólise por ação ultravioleta. Descora-se e precipita-se transformando-se em pseudomorfina por ação da umidade. Conservar à temperatura ambiente.
- *Efeitos adversos*: depressão respiratória, íleo intestinal, retenção vesical, adição, tolerância com o uso prolongado.
- *Considerações especiais*: ter à disposição naloxone para reverter os efeitos adversos. É possível observar síndrome de abstinência depois de três a cinco dias de sua administração. Assim, se em infusão contínua, diminuir progressivamente a dose em 15% a 20% ao dia.
- *Risco na gravidez:* B.
- *Interações*: depressores do SNC (anestésicos gerais, barbitúricos etc.), indutores do metabolismo hepático (fenitoína, rifampicina).

- *Compatibilidade*: glicose a 5% e 10%, solução fisiológica, NPT. Pode ser administrado simultaneamente com: amicacina, aminofilina, ampicilina, cefotaxime, ceftazidime, ceftriaxona, cloranfenicol, dexametasona, digoxina, dobutamina, dopamina, fentanil, gentamicina, heparina, hidrocortisona, insulina, midazolam, pancurônio, ranitidina, bicarbonato de sódio, vancomicina, vencurônio, zidovudina.
- *Incompatibilidade*: furosemida, pentobarbital, fenobarbital, fenitoína.

Naloxone

Antagonista de receptores opióides.

Indicado na depressão respiratória produzida por opiáceos. Quando administrado a recém-nascidos de mães usuárias de opiáceos, pode produzir síndrome de abstinência.

- *Dose*:
  - 0,1- 0,2 mg/kg/dose, podendo ser repetida a dose se não for observada resposta na reanimação.
- *Vias de administração*: IV (começa ação em um a dois minutos), IM (começa ação em ± 15 minutos), SC, IT.
- *Estabilidade*: ampolas: conservar entre 15-30°C.
- *Risco na gravidez:* B.
- *Advertências*: não misturar com soluções alcalinas.

Nifedipina

No tratamento da hipertensão arterial, cardiomiopatia hipertrófica, terapia vasodilatadora na displasia broncopulmonar.

- *Dose*: 0,25 a 0,9 mg/k/dia a cada 6 a 8 horas.
- *Vias de administração*: VO, SL.
- *Efeitos adversos*: rubor, cefaléia, vertigem, náuseas, edema periférico, hipotensão, palpitações, síncope.
- *Risco na gravidez:* C.
- *Interações*: pode aumentar os níveis de digoxina e fenobarbital.

Nitroprussiato de sódio

Vasodilatador indicado na hipertensão grave e crise hipertensiva. Insuficiência cardíaca congestiva. Cardiopatias congênitas com hipertensão pulmonar.

- *Dose*: 0,2 a 6 mcg/kg/minuto.
- *Via de administração*: infusão endovenosa contínua.
- *Estabilidade*: frasco-ampola: conservar entre 15-30 °C em recipiente resistente à luz.
- *Efeitos adversos*: em geral relacionados à brusca hipotensão, náuseas, vômitos, fasciculações musculares, sudorese.
- *Risco na gravidez:* C.
- *Compatibilidades*: diluir somente com glicose 5%. Pode ser administrado em paralelo com: aminofilina, dobutamina, heparina, indometacina, morfina, nitroglicerina, pancurônio, cloreto de potássio, ranitidina, vencurônio.

Palivizumab

Palivizumab é um anticorpo monoclonal produzido mediante biotecnologia recombinante. Está dirigido contra a proteína F da superfície do VSR, que permite que o vírus se fusione com a célula hospedeira, promovendo a fusão das células infectadas que formam o sincício característico; assim impede que o vírus penetre uma célula hospedeira e também evita a formação de sincícios.

Indicações: para prevenção da enfermidade grave do trato respiratório inferior, causada pelo vírus sincicial respiratório (VSR). A profilaxia inclui lactentes prematuros com displasia broncopulmonar (DBP) que requerem tratamento médico durante os seis meses prévios. As crianças infectadas com VSR deverão receber doses mensais durante a estação do vírus.

- *Dose e freqüência:*
  - 15 mg/kg uma vez por mês via IM durante os períodos previstos de prevalência do VSR na comunidade. Deve ser administrado antes do início da estação do VSR e durante toda a estação (maio – setembro).
- *Administração*: reconstituir com 1 ml de água estéril para injeção. Não agitar para não formar espuma. Deixar em repouso à temperatura ambiente 20 minutos ou até que a solução fique límpida. Aplicar dentro de seis horas após ser reconstituído já que não contém conservantes. Deve ser conservada entre 2 e 8°C no frasco original. Não congelar.
- *Via de administração:* IM.
- *Efeitos adversos*: 1% infecção respiratória alta, otite média, faringite, *rash*, dor, aumento de TGO. Não interfere com as vacinas do calendário infantil.

Penicilina G

Antibiótico bactericida β-lactâmico (sensível à β-lactamase), que inibe a síntese da parede bacteriana.

Está indicado no tratamento de infecções causadas por organismos suscetíveis – sífilis congênita, gonococcia, estreptococcia. Útil para enterococo sensível.

- *Dose:*
  - Em infecções por estreptococos grupo B (SGB), devem ser utilizadas doses mais altas que as habituais (Quadro 60-12).
- Intervalos entre doses:
  - Administrado por via IV (penicilina G cristalina), IM (penicilina G benzatínica).
  - Conservar as ampolas abaixo de 40°C, preferencialmente entre 25 e 30°C.
  - Não se tem observado hipersensibilidade em neonatos.
- *Risco na gravidez:* B.
- *Interações*: as tetraciclinas e o cloranfenicol, por serem bacteriostáticos, podem antagonizar seu efeito.
- *Compatibilidades*: glicose 5% e 10%, solução fisiológica e NPT. Pode ser administrado com: aciclovir, aminofilina, gluconato de cálcio, cloridrato de cálcio, cloranfenicol, cimetidina, dopamina, eritromicina, fluconazol, furosemida, heparina, hidrocortisona, lidocaína, meticilina, metronidazol, morfina, cloridrato de potássio e ranitidina.
- *Incompatibilidades*: soluções lipídicas, aminoglicosídeos, anfotericina B, metoclopramida e bicarbonato de sódio.

Quadro 60-12. Doses do penicilina G

Idade	Peso	Dose (em UI/kg/dia)	Meningite (em UI/kg/dia)	Intervalos
≤ 7 dias	≤ 2.000	50.000	100.000	Cada 12 horas
	> 2.000	75.000	150.000	Cada 8 horas
	Sífilis congênita	100.000		Cada 12 horas
			250.000-450.000 (SGB)	Cada 8 horas
> 7 dias	< 1.200	50.000	100.000	Cada 12 horas
	1.200-2.000	75.000	150.000	Cada 8 horas
	> 2.000	100.000	200.000	Cada 6 horas
	Sífilis congênita	150.000		Cada 8 horas
			450.000 (SGB)	Cada 6 horas

Prostaglandina E1

Vasodilatador. Mantém o canal arterial permeável na cardiopatia ducto-dependente (atresia pulmonar, estenose pulmonar, atresia tricúspide, transposição dos grandes vasos, interrupção do arco aórtico, coartação da aorta e tetralogia de Fallot grave).

- *Dose*:
  - Inicial: 0,05 a 0,1 mcg/kg/min.
  - Manutenção: 0,01 mcg/kg/min.
- *Vias de administração*: IV, VO (prostaglandina E2).
- *Efeitos adversos*: vasodilatação cutânea, hipertermia, apnéia, bradicardia, proliferação cortical dos ossos longos (uso prolongado), convulsões, hipotensão, hiperplasia do antro gástrico, CIVD, hipocalcemia.
- *Compatibilidades*: glicose 5%, SF. Pode ser administrada juntamente com: aminofilina, atropina, dexametasona, digoxina, dobutamina, dopamina, adrenalina, furosemida, heparina, morfina, pancurônio, fenobarbital e ranitidina.

Surfactante

O surfactante pulmonar é uma mistura complexa, principalmente de fosfolipídeos e proteínas específicas, que reveste a camada interna dos alvéolos e com capacidade de diminuir a tensão superficial do pulmão. Esta atividade que diminui a tensão superficial é essencial para estabilizar os alvéolos e evitar o colabamento ao final da expiração de tal forma que é possível a manutenção adequada da troca gasosa durante o ciclo ventilatório.

A deficiência de surfactante pulmonar, seja qual for a causa, acarreta insuficiência respiratória grave em crianças pré-termo e é conhecida como síndrome do desconforto respiratório (*Respiratory Distress Syndrome* – SDR) ou doença da membrana hialina (*Hyalina Membrane Disease* – HMD). A SDR é a causa principal da mortalidade e morbidade aguda no recém-nascido pré-termo e pode ser responsável por seqüelas respiratórias e neurológicas a longo prazo.

Alveofact®

Surfactante pulmonar. Fração fosfolipídica de pulmões bovinos (natural, não modificado) – Bovactante.

- *Composição*: fosfolipídeos + colesterol + proteínas hidrofábicas (SP-B e SP-C) + ácidos graxos livres.
- *Apresentação*: frasco-ampola de 1,2 ml contendo 50 mg de fosfolípideos surfactantes.
- *Dose*: 50 mg/kg (1,2 ml) por via traqueal através de um cateter estéril e até três doses iguais adicionais a cada 12 horas.

Curosurf®
Surfactante pulmonar. Fração fosfolipídica de pulmão porcino – Alfa-poractante.

- *Apresentação*: frascos com 1,5 ml, contendo 120 mg da fração fosfolipídica de pulmão porcino. Frascos com 3 ml, contendo 240 mg da fração fosfolipídica de pulmão porcino.
- *Composição*: é um surfactante natural preparado a partir de pulmões porcinos, contendo quase que exclusivamente lipídeos polares, principalmente fosfatidilcolina (aproximadamente 70% do conteúdo total de fosfolípideos) e aproximadamente 1% de proteínas específicas hidrofóbicas de baixo peso molecular SP-B e SP-C.
- *Estabilidade*: o medicamento deve ser mantido sob refrigeração a 4°C ao abrigo da umidade.
- *Uso durante a gravidez e lactação*: o produto não está indicado.
- *Interações medicamentosas*: não são conhecidas.
- *Reações adversas*: até o momento não foram relatadas reações adversas.
- *Posologia e forma de administração*: preconiza-se, inicialmente, uma dose única de 100 ou 200 mg/kg de peso (1,25-2,5 mg/kg) pela via intratraqueal. Pode-se administrar uma ou duas doses suplementares de 100 mg/kg cada uma, em intervalos de ao menos 12 horas cada uma, em crianças que estão ainda intubadas e submetidas à ventilação ou que necessitam de oxigênio e nas quais se considera que a síndrome do desconforto respiratório (SDR) é responsável pela persistência ou piora do quadro clínico respiratório (dose máxima total de 300-400 mg/kg).
  É recomendável administrar Curosurf® tão precocemente quanto possível. No uso profilático para neonatos prematuros com peso corporal abaixo de 1.200 g (aproximadamente até 31 semanas de idade gestacional), administrar Curosurf® dentro de 15 minutos pós-parto.
- *Forma de administração*: disponível em frascos para uso extemporâneo que devem ser mantidos em refrigerador na temperatura de 2 a 8°C positivos. O frasco deve ser aquecido a 37°C antes do uso e agitado suavemente com a finalidade de se obter uma suspensão uniforme. A suspensão deverá ser retirada do frasco utilizando-se uma agulha fina e uma seringa estéril.

Desconectar momentaneamente a criança do ventilador e instilar o produto em dose única diretamente na porção baixa da traquéia na forma de *bolus* único, através do tubo endotraqueal.

Após a instilação é necessário que a criança seja ventilada manualmente durante um curto período (cerca de um minuto) com a mesma mistura de oxigênio usada antes do tratamento a fim de possibilitar uma distribuição uniforme. Em seguida a criança deverá ser conectada novamente ao ventilador e imediatamente após, o ritmo de ventilação deverá ser modificado de acordo com o quadro clínico, visto que a expansão torácica (*Compliance* pulmonar) melhora rapidamente, necessitando de rápido ajuste dos parâmetros ventilatórios.

A melhora das trocas gasosas alveolares ocasionando rápido aumento da concentração arterial de oxigênio recomenda, após a administração, a monitorização intensiva da gasometria arterial e o ajuste rápido da concentração de oxigênio inspirado visto que geralmente ocorre um aumento imediato da PaO_2 ou da saturação de oxigênio. É recomendável a monitorização contínua da PO_2 transcutânea ou de saturação de oxigênio a fim de prevenir uma hiper-oxigenação, bem como realizar gasometrias periódicas.

Exosurf®

Palmitato de colfoscerila. Fosfolipídeo constituinte de compostos surfactantes pulmonares endógenos (sintético).

- *Apresentação*: frasco com pó liofilizado contendo palmitato de colfoscerila 108 mg, álcool cetílico 12 mg e tiloxapol 8 mg. Conteúdo de sódio: 18,4 mg. Junto a outro frasco com 8 ml de água estéril para injeção, sem conservantes.
- *Dose*: 5 ml/kg mediante instilação endotraqueal dividindo a dose total em duas partes e cada metade instilada em um a dois minutos usando a entrada lateral do intermediário do TOT usado para tal fim e sem interromper a ventilação mecânica. Modificar os decúbitos durante a instilação.

Survanta®

Beractante. Extrato de pulmão bovino (natural modificado).

- *Composição*: fosfolipídeos + palmitato de colfoscerila + ácido palmítico + tripalmitina.
- *Apresentação*: frasco-ampola contendo 200 mg de fosfolípideos (Beractante) como uma dispersão de cor marrom-claro.
- *Dose*: 100 mg/kg (4 ml/kg) em quatro alíquotas por via endotraqueal e até três doses adicionais com pelo menos seis horas entre si. Pré-aquecer 20 minutos à temperatura ambiente ou oito minutos na mão. Aspirar o frasco-ampola com uma agulha 20 G e instilar com um cateter 5F com orifício terminal através do TOT. Evitar desconectar o paciente do respirador passando o cateter por um conector lateral no intermediário do TOT para tal fim. Não filtrar e nem agitar. Trocar de decúbitos entre as alíquotas.

Tolazolina

Derivado da imidazolina. Bloqueador competitivo dos receptores α1 e α2 com propriedades histaminérgicas. Indicado como vasodilatador que diminui a resistência vascular pulmonar. Útil na hipertensão pulmonar persistente.

- *Dose*:
    - Ataque: 1 a 2 mg/kg IV em 10 minutos.
    - Manutenção: 0,2 mg/kg/h, por cada 1 mg/kg de dose administrada previamente, (em infusão contínua).
- *Via de administração*: IV.
- *Efeitos adversos*: hipotensão, arritmias e taquicardia, trombocitopenia, sangramento gastrintestinal e hemorragia pulmonar, oligúria, hematúria, aumento de secreção gástrica e perfuração gastrintestinal.
- *Risco na gravidez*: C.

- *Compatibilidade*: glicose 5% e 10%, soro fisiológico. Pode ser usado com: NPT, aminofilina, ampicilina, gluconato de cálcio, cefotaxime, dobutamina, dopamina, furosemida, gentamina, bicarbonato de sódio, vancomicina.
- *Incompatibilidade*: indometacina.
- *Advertências*: administrar em via periférica ou via central que drene para veia cava superior.
  Previamente ao início da administração sugere-se dispor de soluções para repor volemia e agentes inotrópicos e corrigir acidose.
  Não usar em pacientes com hipotensão arterial.

Vancomicina

Atua inibindo a síntese da parede bacteriana.

- *Indicações*: infecções por gram-positivos, principalmente estafilococo *aureus* (coagulase negativo e meticilino-resistente). Apresenta atividade contra enterococo, *corinebacteria* e *clostridium*.
- *Doses*: ver Quadro 60-13.
  - Meningite: 15 mg/kg/dose.
  - Bacteremia: 10 mg/kg/dose.
- *Via de administração*: infusão IV por seringa de bomba por mais de 60 minutos.
- *Estabilidade*: o frasco-ampola liofilizado pode ser mantido à temperatura ambiente, preferencialmente entre 15 e 30°C. A solução reconstituída é estável por 96 horas, refrigerada.
- *Efeitos adversos*: alergia (febre, *rash*), ototoxicidade com níveis séricos > de 40 mcg/ml, tromboflebite. A infusão rápida pode causar apnéia e bradicardia, devendo ser administrado por um período maior que 60 minutos.
- *Risco na gravidez:* C.
- *Compatibilidades*: compatível com glicose 5% e 10%, solução fisiológica, NPT. Pode ser administrado com: aciclovir, amicacina, aminofilina, gluconato de cálcio, fluconazol, bicarbonato de sódio. Incompatível com cefotaxime, dexametasona, fenobarbital.

Zidovudina

Droga anti-retroviral, indicada para uso no neonato filho de mãe HIV-positiva.

- *Dose*:
  - Anteparto: iniciar entre a 14ª-34ª semanas de gestação e continuar durante toda a gravidez.

Quadro 60-13. Doses de vancomicina

Idade gestacional (semanas)	Idade pós-natal (dias)	Intervalo (horas)
≤ 29	0 a 14	18
	> 14	12
30 a 36	0 a 14	12
	> 14	8
37 a 44	0 a 7	12
	> 7	8
≥ 45	Todos	6

- Parto: durante o trabalho de parto 2 mg/kg IV em uma hora, seguido de infusão contínua de 1 mg/kg IV até o nascimento.
- Pós-parto: iniciar o tratamento no recém-nascido entre l8-12 horas de vida, durante as primeiras seis semanas de vida.
- Termo: 2 mg/kg a cada seis horas;
- Prematuros: < de duas semanas de vida:1,5 mg/kg a cada 12 horas;
- > de duas semanas de vida: 2 mg/kg a cada oito horas.
  Se a administração for por via IV a dose é de 1,5 mg/kg em uma hora.
- *Vias de administração:* VO, IV.
- *Estabilidade:* conservar em recipiente protegido da luz, entre 15-25 °C.
- *Efeitos adversos:* anemia, neutropenia, aumento de enzimas hepáticas (em neonatos).
- *Toxicidade:* neurotoxicidade que pode levar a convulsões.
- *Risco na gravidez:* C.
- *Interações:* a administração com outras drogas citotóxicas pode incrementar a toxicidade hematológica de zidovudina.
- *Compatibilidades:* glicose 5%, solução fisiológica. Incompatível com os produtos sangüíneos ou soluções protéicas.

DROGAS COM EFEITOS TERATOGÊNICOS PROVADOS EM HUMANOS

Metotrexato	Malformações de SNC e membros
Inibidores de enzima conversora de angiotensina	Insuficiência renal prolongada, diminuição da ossificação do crânio, disgenesia tubular renal
Drogas anticolinérgicas	Íleo meconial
Drogas antitireóides (propiltiouracil, metimazol)	Bócio fetal e neonatal e hipotireoidismo, aplasia *cutis* (com metimazol)
Carbamazepina	Defeitos do tubo neural
Ciclofosfamida	Malformações do SNC, câncer secundário
Danazol e outras drogas androgênicas	Masculinização de fetos femininos
Dietilestilbestol	Carcinoma de vagina e outros defeitos genitourinários
Drogas hipoglicêmicas	Hipoglicemia neonatal
Litium	Anomalia de Ebstein
Misoprostol	Seqüência de Moebius
Antiinflamatórios não-esteróides	Fechamento do *ductus arteriosus*, enterocolite necrosante
Parametadiona	Defeitos faciais e de SNC
Fenitoína	Retardo de crescimento, déficit neurológico
Retinóides sistêmicos	

DROGAS CONTRA-INDICADAS NA AMAMENTAÇÃO
Drogas cardiovasculares

- *Trinitrato de glicerina:* não há dados disponíveis.
- *Isorbide dinitrato:* não há dados disponíveis.
- *Verapanil:* compatível com amamentação.

- *Propanolol*: compatível com amamentação. Monitorizar o bebê para efeitos colaterais (bradicardia, hipoglicemia e cianose).
- *Atenolol*: evitar, se possível, especialmente se o bebê for prematuro ou tiver menos de um mês de vida. Monitorizar o bebê para efeitos colaterais (bradicardia, hipotensão e cianose).

Drogas antidisrítmicas
- *Lidocaína*: compatível com amamentação.
- *Propanolol*: compatível com amamentação. Monitorizar o bebê para efeitos colaterais (bradicardia, hipoglicemia e cianose).
- *Verapamil*: compatível com amamentação.
- *Atenolol*: evitar, se possível, especialmente se o bebê for prematuro ou tiver menos de um mês de vida. Monitorizar o bebê para efeitos colaterais (bradicardia, hipotensão e cianose).
- *Procainamida*: compatível com amamentação. Entretanto, os dados sobre efeito de uso prolongado são insuficientes.
- *Quinidina*: compatível com amamentação.
- *Isoprenalina*: não há dados compatíveis.

Drogas anti-hipertensivas
- *Hidralazina*: compatível com amamentação. Entretanto, os dados sobre efeito de uso prolongado são insuficientes.
- *Hidroclorotiazida*: compatível com amamentação.
- *Nifedipina*: compatível com amamentação. Entretanto, os dados sobre efeito de uso prolongado são insuficientes.
- *Propanolol*: compatível com amamentação. Monitorizar o bebê para efeitos colaterais (bradicardia, hipoglicemia e cianose).
- *Atenolol*: evitar, se possível, especialmente se o bebê for prematuro ou tiver menos de um mês de vida. Monitorizar o bebê para efeitos colaterais (bradicardia, hipotensão e cianose).
- *Captopril*: compatível com amamentação.
- *Metildopa*: compatível com amamentação.
- *Reserpina*: evitar.
- *Sódio nitroprusside*: não há dados disponíveis.

Glicosídeos cardíacos
- *Digoxina*: compatível com amamentação.
- *Digitoxina*: compatível com amamentação.

Drogas usadas em choque cardiovascular
- *Dopamina*: não há dados disponíveis.
- *Ácido acetilsalicílico*: compatível com amamentação em pequenas doses usadas para prevenir trombose. Evitar administração repetida em doses normais, se possível.

Monitorizar o bebê para efeitos colaterais (hemólise, tempo de sangramento prolongado e acidose metabólica).
- *Estreptoquinase*: não há dados disponíveis.

BIBLIOGRAFIA
Begg EJ, Duffull SB, Hackett LP, Ilett KF. Studying drugs in human milk: time to unify the approach. *Journal of Human Lactation* 2002;18:323-332.
Fanaroff & Martin. *Neonatal-Perinatal Medicine. Diseases of the Fetus and Infant.* volume I & II, 7th edition, St. Louis: Mosby, 2002.
Gamella TL. *Neonatology. Management, procedures, On-Call Problems.* 5th ed. Lange: diseases & Drugs, 2004. p 724.
Neonatal Network, Northern Neonatal Network. Neonatal Formulary. BMJ books, 1998. p 232.
Shepard TH. *Catalog of teratogenic agents.* 10th ed. Johns Hopkins University Press. 2001. p 680.
Sumner J. Yaffe SJ, Aranda JV. *Neonatal and Pediatric Pharmacology: Therapeutic Principles in Practice.* 3rd Edition. Lippincott Williams & Wilkins, 2005. p 938.
TaKetomo CK, Hodding JH, Kraus DM. Pediatric Dosage Handbook. 12th ed. Lexi-Comp's, 2005-2006. p 1842.
Vergara ER. *Developmental and Therapeutic Interventions in the NICU.* Brookes Publishing Company, 2003. p 352.

61 Transporte do Recém-Nascido Grave

Paulo César Santos Dias

INTRODUÇÃO

Pela experiência dos países que regionalizaram a assistência perinatal, ficou bem estabelecido que a maneira mais segura de transportar recém-nascido de alto risco é no útero materno. A mortalidade dessas crianças é substancialmente reduzida quando as mesmas nascem em centros bem equipados de materiais e recursos humanos, do que se transportadas após o nascimento. Porém 30% a 50% dos recém-nascidos com problemas sérios de saúde só são detectados minutos antes do parto, durante ou imediatamente após o mesmo.

Os objetivos da equipe de transporte neonatal são providenciar o transporte no menor espaço de tempo possível e manter as crianças em condições estáveis até o hospital de destino, para isso o sistema de transporte neonatal deve ser capaz de liberar imediatamente uma equipe bem treinada e equipada com aparelhagem de suporte de vida avançado.

HISTÓRICO

A Neonatologia tem sido acompanhada de controvérsias e afetada pela ética, cultura e valores políticos da sociedade onde é praticada. Nos últimos 150 anos têm sido produzidas alterações dramáticas na mortalidade e morbidades pediátrica e neonatal; e em particular, na última metade do século XX observamos uma explosão de novos conceitos e novas tecnologias nos atendimentos perinatal e neonatal.

Em 1857 Jean Louis Paul Denucé relatou pela primeira vez o uso de uma incubadora no cuidado de uma criança prematura.

Stéphane Tarnier, um obstetra parisiense, aperfeiçoou o sistema de aquecimento das incubadoras em 1878 que, junto com as primeiras técnicas de alimentação enteral, diminuiu a taxa de mortalidade neonatal de 68% para 38% em crianças com menos de 2.000 gramas. Seu discípulo, Pièrre Constant Budin, continuou o trabalho, desenvolvendo princípos e métodos que contribuíram na formação da base da neonatologia. Em maio de 1993, Thomas Morgan Rotch, publicou no "Archives of Pediatrics 10:661-665", uma nova incubadora para prematuros, que podia ser movida e permitia sua limpeza interna com maior facilidade (Fig. 61-1).

A primeira incubadora de transporte, no entanto, foi desenvolvida pelo Dr. Julius H. Hess, em 1923 (Fig. 61-2). Modernamente, diversos fabricantes têm desenvolvido incubadoras de transporte apropriadas para ambulâncias e aviões (Fig. 61-3).

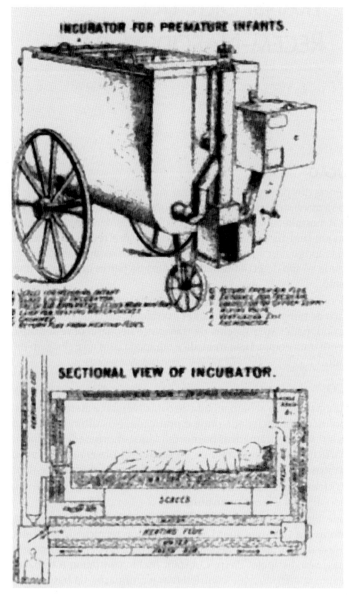

Fig. 61-1. Incubadora desenvolvida por Dr. Thomas Morgan Rotch (Site:http://neonatology.org/classics/rotch.html. Acessado em 10/11/2005).

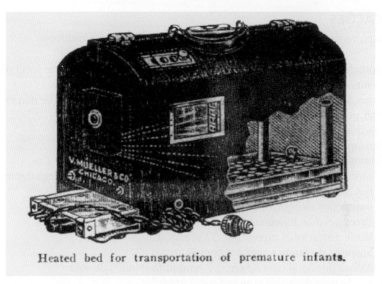

Fig. 61-2. Primeira incubadora de transporte, desenvolvida por Dr. Julius Heyes Hess. JAMA 80(18):1313,1923.

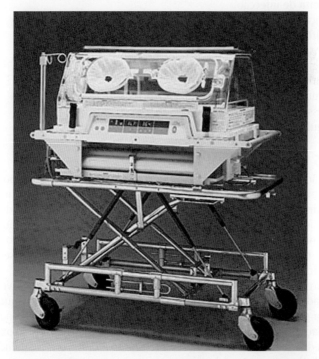

Fig. 61-3. Moderna incubadora de transporte "Air-Shields TI500 Isolette® Infant Transport" – Dräger Medical Co – USA.

INDICAÇÕES

O transporte do recém-nascido se faz, geralmente, por quatro motivos:

1. Remoção para outro centro por impossibilidade de tratamento no local primário de internação.
2. Remoção para outro centro para realização de exame especial, que não existe no local primário de internação.
3. Nascimento extra-hospitalar.
4. Transferência hospitalar por solicitação familiar.

   Geralmente os principais problemas observados nessas crianças são:
   - Desconforto respiratório (aspiração meconial, pneumonia, doença das membranas hialinas, pneumotórax, apnéia etc.).
   - Indicações cirúrgicas.
   - Baixo peso ao nascimento.
   - Idade gestacional menor que 32 semanas.
   - Suspeita de doença cardíaca congênita.
   - Asfixia perinatal com Apgar < 7 no quinto minuto de vida.
   - RN de mãe diabética com pré-natal irregular.
   - Convulsões neonatais.
   - Hipotonia.
   - Suspeita de infecção.
   - Doença hemolítica grave.
   - Distúrbio hemodinâmico.
   - Acidose persistente.
   - Hipoglicemia persistente ou recorrente.
   - Distúrbios metabólicos.
   - RN que "não está bem" sem diagnóstico claro.
   - Necessidade de nutrição parenteral.
   - Coagulopatias.

PREPAROS PARA O TRANSPORTE

A estabilização do recém-nascido é fundamental para o sucesso do transporte. Todos os pediatras que dão assistência ao RN em sala de partos ou Berçários devem estar aptos a prestar os primeiros cuidados, quando necessário, e devem ser capazes de prestar reanimação cardiopulmonar adequada. O tempo gasto na estabilização cardiorrespiratória e hemodinâmica justifica-se plenamente, evitando-se intercorrências no transporte e diminuindo a morbidade e a mortalidade. A seguir, faremos um roteiro a ser seguido em ordem de prioridade no atendimento do RN grave.

O suporte respiratório inicia-se mantendo pérvea as vias aéreas através de postura retificada e adequada, aspiração da boca, narinas e, se necessário, traquéia. Uma vez assegurada a permeabilidade das vias aéreas, a atenção deve voltar-se para uma adequada ventilação e oxigenação. Na maioria das vezes, não dispomos de oxímetros fora de Unidades de Cuidados Intensivos, devemos então monitorizar freqüência respiratória, amplitude de movimentos da caixa torácica e presença de cianose para avaliarmos a necessidade de oferta de oxigenoterapia. Em situações de necessidade de ventilação, a utilização de máscara e ambu pode ser mantida até a chegada da equipe de transporte, se o profissional que estiver prestando o atendimento não tiver treinamento e habilidade necessários para proceder à intubação orotraqueal. Especial atenção deve ser dada à possível existência de pneumotórax para imediata drenagem do mesmo. Preferencialmente, devemos garantir o acesso a duas linhas venosas antes da realização do transporte para administração de fluidos e drogas. Controlar crises convulsivas de origem neurológica e metabólica.

Estabilização térmica prévia é fundamental e deve ser feita desde o nascimento, assim como a secagem do RN. A passagem de cateter gástrico será importante para evitar distensão gástrica e vômitos no transporte. Monitorização da diurese é importante, mesmo que, para melhor controle, seja colocado cateter vesical. E, por fim, devemos anotar em formulário próprio todo o histórico do RN e os procedimentos necessários já realizados.

PROBLEMAS COMUNS DURANTE O TRANSPORTE

Durante o deslocamento, devemos ter sempre em mente as principais intercorrências que podem acontecer para providenciarmos de imediato sua correção. Os pacientes que se apresentam instáveis antes do transporte apresentam maior probabilidade de sofrerem deterioração durante o transporte, assim como também o grau de gravidade influencia nas condições do transporte.

A experiência da equipe e a manutenção dos equipamentos usados no transporte também são fundamentais na prevenção de eventos adversos.

É necessário calcular a quantidade de gases medicinais, medicamentos e materiais que serão utilizados no transporte e assegurar amplas reservas.

Dentre os problemas mais comuns durante o transporte, podemos citar:

- Apnéia.
- Hipoventilação.
- Fixação inadequada do TOT com conseqüente extubação.
- Obstrução de vias aéreas e do TOT por secreções.
- Bradicardia com hipotensão.
- Posicionamento inadequado do paciente durante o transporte.
- Controle inadequado da temperatura.
- Perda de acesso venoso.
- Administração inadequada de drogas ou líquidos.
- Hipo ou hiperglicemia.
- Convulsões.

ESTRESSE, ANGÚSTIA, SEDAÇÃO E DOR NA CRIANÇA DURANTE O TRANSPORTE

O RN que necessita de transporte, geralmente, encontra-se sob estresse excessivo, provocado por alguns fatores como: sofrimento gerado pela patologia de base, dor, presença de linhas de acesso vascular, tubos e drenos.

Desde a década de 1980 há uma preocupação cada vez maior entre os neonatologistas quanto ao controle da dor e da ansiedade desses pequenos pacientes, que até há pouco tempo pensava-se serem insensíveis à dor. Temos observado recentemente em nosso meio interesse pelo tema, manifestado em várias publicações.

É importante que o médico responsável pelo transporte tenha conhecimento adequado da farmacologia das drogas usadas no alívio da dor e da ansiedade, evitando utilização inadequada das mesmas com conseqüente sofrimento.

Dor leve a moderada pode ser aliviada com a administração de analgésicos, como a dipirona ou o acetaminofen.

Droga	Via	Dose
Acetaminofen	VO	12 mg/kg/dose

Os analgésicos opióides são os mais usados para o controle da dor.

Droga	Via	Administração	Dose
Morfina	IV	Intermitente	0,05 a 0,2 mg/kg/dose
	IV	Contínua	10 a 20 mcg/kg/hora
Fentanil	IV	Intermitente	1 a 4 mcg/kg/dose
	IV	Contínua	1 a 5 mcg/kg/hora

Os sedativos mais usados são os benzodiazepínicos.

Droga	Via	Administração	Dose
Midazolam	IV	Intermitente	0,05 a 0,15 mg/kg
	IV	Contínua	0,01 a 0,06 mg/kg/hora

QUALIFICAÇÃO DA EQUIPE DE TRANSPORTE

Os membros da equipe de transporte devem possuir treinamento formal e experiência em transporte neonatal terrestre e aéreo. Todos devem ser treinados e atualizados em reanimação neonatal.

Os médicos devem ser pediatras com Título de Especialista em Neonatologia (TEN) e treinados em medicina de transporte.

O diretor médico e o coordenador devem ser médicos com Título de Especialista em Pediatria (TEP) e Título de Especialista em Neonatologia (TEN), com experiência em terapia intensiva neonatal por, pelo menos, cinco anos e também treinados em medicina de transporte.

A equipe de transporte deve ser capaz de ministrar assistência intensiva à criança em um ambiente confinado e com recursos limitados, além de ser capaz de eliminar os problemas simples do equipamento utilizado.

Dados de literatura mostram que a mortalidade é 60% maior quando o paciente é transportado por uma equipe não treinada quando comparada com outra bem treinada.

EQUIPAMENTO MÉDICO NECESSÁRIO PARA O TRANSPORTE

O equipamento utilizado no transporte do RN deve ser selecionado levando em consideração as características a seguir:

- Ser leve e portátil.
- Fácil limpeza e manutenção.
- Bateria própria com tempo de autonomia duas vezes maior que o previsto para o transporte.
- Resistência mecânica a vibrações, grandes variações térmicas e barométricas.
- Visualização fácil dos parâmetros e ter alarmes sonoros.

ESCOLHA DA FORMA DE TRANSPORTE

A escolha da forma de transporte é determinada por:

- Tempo de transporte indicado pela natureza e necessidade da condição clínica do RN.
- Disponibilidade de equipe treinada e material necessário.
- Geografia da região a ser coberta.
- Condições metereológicas e de tráfego.
- Custos operacionais.

A decisão do meio de transporte a ser utilizado deve ser tomada pela equipe que vai realizar o transporte, após análise dos cinco fatores citados, sem interferência de pessoas ou fatores externos, levando em conta apenas as considerações técnicas de cada profissional envolvido no transporte.

Ambulância

Vantagens

- Disponibilidade de pronto uso.
- Normalmente cobre qualquer distância.
- Permite parada e desvios.
- Independe de outro veículo.

Desvantagens

- Tráfego.
- Tempo × distância.

Helicóptero

Vantagens

- Rápido.
- Fácil acesso.
- Terreno montanhoso.
- Não depende de aeroporto.
- Baixo custo até 150 km.
- Permite parada e desvios.

Desvantagens

- Uso noturno mais complicado.
- Depende do clima.
- Ruído excessivo.
- Não pressurizado.
- Trepidação.
- Espaço interno menor.
- Autonomia de até 400 km.
  Pode necessitar de outro veículo para completar o transporte.

Bimotor

Vantagens

- Vôo à baixa altitude.
- Pista curta.
- Pista não pavimentada.
- Maior espaço interno.
- Rapidez.

Desvantagens

- Depende do clima.
- Turbulências.
- Depende de outro veículo.

CONSENTIMENTO

O ideal é que todo RN, a ser transportado, tenha autorização por escrito do procedimento pelos pais e que o pai ou a mãe acompanhe seu filho. Em casos de emergência médica ou decisão médica apoiada em dados técnicos para fornecer melhora evidente de recursos humanos e materiais, essa autorização não se faz obrigatória, porém os responsáveis devem ser notificados o mais rápido possível, esclarecendo claramente o motivo do transporte em um período de tempo mais curto possível (Anexo 61-1).

Anexo 61-1
TRANSPORTE NEONATAL

DADOS DO CONTATO

DATA: _____ MÉDICO RESPONSÁVEL: _____
OPERADOR: _____ AMBULÂNCIA: _____
HORA CONTATO: _____ HORA RESPOSTA: _____
SAÍDA DA AMBULÂNCIA: _____ CHEGADA HOSP. ORIGEM: _____

DADOS DO TRANSPORTE

NOME PACIENTE :_____ DATA NASC.:_____ HORA: _____
IDADE:_____ CS: _____ CC:_____ ❏ AIG ❏ GIG ❏ PIG_____ SEXO: ❏ M ❏ F
COR: ❏ B _____ ❏ PD _____ ❏ PT
PARTO: ❏ N   ❏ C_____ INDICAÇÃO:_____ BR:_____
PESO NASCIMENTO: _____ PESO ATUAL: _____ APGAR: _____ 1 min _____ 5 min _____ 10 min
NOME MÃE: _____
IDADE MÃE: ____ GESTA:_____ PARA: _____ ABORTO: ____ GS:____ Rh:____ COOMBS: ❏ (+) ❏ (–)
NOME PAI: _____
ENDEREÇO: _____
TEL.: _____
PRÉ-NATAL: ❏ S ❏ N __ Nº CONSULTAS: ____ DIABETES: ❏ S ❏ N ___HA: ❏ S ❏ N INFECÇÃO: ❏S ❏ N
QUAL:
HOSPITAL ORIGEM: _____ DESTINO: _____
INDICAÇÃO: _____
MÉDICO RESPONSÁVEL:_____
CONTATO NO HOSPITAL DE ORIGEM: _____
CONTATO NO HOSPITAL DE DESTINO: _____

EXAME FÍSICO DO RN NO LOCAL DE ORIGEM

ATIVIDADE: ❏ NORMAL ❏HIPOATIVO_____ HIDRATAÇÃO: ❏ N ❏S
PERFUSÃO: ❏ < 3" ❏ > 3"

EXAMES/PRONTUÁRIO ENTREGUES AO MÉDICO DO TRANSPORTE

CONDIÇÕES DO PACIENTE NO TRANSPORTE

INTERCORRÊNCIAS NO TRANSPORTE

MÉDICO RESPONSÁVEL PELO TRANSPORTE:

ASSINATURA:

BIBLIOGRAFIA

American Academy of Pediatrics: Committee on Fetus and Newborn. Hospital Discharge of the High-Risk Neonate. Proposed Guidelines. *Pediatrics* 1998;102:411-417.

Avery ME. Neonatology. *Pediatrics* 1998;102:270-271.

Butterfield LJ. Historical perspectives of neonatal transport. Pediatr Clin North Am. 1993;40(2):221-39.

Hess JH. Heated Bed for Transportation of Premature Infants. *JAMA* 1923;80(18): 1313.

Jung AL, Bose CL. Back transport of neonates: improved efficiency of tertiary nursery bed utilization. *Pediatrics* 1983;71:918-922.

Lee SK, John AF, Zupancic JAF, Pendray M, Thiessen P, Schmidt B, et al. Transport risk index of physiologic stability: A practical system for assessing infant transport care. The Canadian Neonatal Network. *J Pediatr* 2001;139:220-6.

Pettett G, Merenstein GB,Battaglia FC,Butterfield LJ,Efird R. An analysis of air transport results in the sick newborn infant: Part I. The transport team. *Pediatrics* 1975;55:774-782.

Rotch TM. Description of a New Incubator. Archives of Pediatrics 10:661-665, 1893. Site: http://neonatology.org/classics/rotch.html. (Acessado em 10/11/2005).

Shenai JP, Johnson GE, VarneY RV . Mechanical vibration in neonatal transport. *Pediatrics* 1981;68:55-57.

Parte II

Procedimentos Especiais em Neonatologia e Terapia Intensiva Neonatal

62 Noções Gerais sobre Colheita e Transporte de Líquidos Biológicos

Salin Kanaan

INTRODUÇÃO

Este capítulo tem como finalidade reforçar ou tornar ciente que a colheita de material biológico representa uma importante etapa dos diversos exames que são solicitados. É importante saber que muitas alterações observadas como resultado final de uma amostra nem sempre são doenças. Existe uma variabilidade de causas que contribuem nos resultados que afetam a composição dos líquidos orgânicos, que são obtidos através da coleta do material desejado. O grande desafio é tornar clara a influência de diversos fatores e a possibilidade de interferências e de eventuais limitações nas diversas fases que compreendem o processo de análises para o apoio diagnóstico. A combinação de variações fisiológicas, de influências e interferências traz dificuldades à interpretação de exames, do mais simples ao mais complexo.

Em razão da participação do laboratório médico, cada vez mais abrangendo a sua atuação, foram implementadas novas tecnologias, utilizando aparelhos automatizados, robotizados, obtendo-se com tudo isso resultados com maior precisão e exatidão.

O resultado final de uma amostra está diretamente relacionado a três fases distintas deste processo de análise: a fase pré-analítica, a fase analítica e a fase pós-analítica.

Fase pré-analítica

A fase pré-analítica começa com o preenchimento correto das requisições, como, por exemplo: nome completo, sexo, idade, informações adequadas quanto à indicação e à suspeita diagnóstica.

Esta fase envolve o preparo do paciente e todo o procedimento de coleta e o do manuseio, conservação e transporte da amostra solicitada. Observe no Quadro 62-1 os fatores variáveis na fase pré-analítica.

A liberação final do laudo com qualidade leva o laboratório à necessidade cada vez maior de participação de programa de controle de qualidade e normatização de métodos e de aparelhos na determinação de amostras.

As grandes discrepâncias de resultados entre laboratórios ou no mesmo laboratório, mas com amostras diferentes do mesmo paciente, são devidas principalmente à preparação inadequada de um indivíduo antes da colheita da amostra, durante a coleta e no transporte e no armazenamento da amostra.

Quadro 62-1. Fase pré-analítica de análise – fatores variáveis

Variáveis do paciente	Variáveis da amostra	Variáveis no preparo da amostra
Dieta	Postura	Hemólise
Medicamentos	Hora da coleta	Centrifugação
Exercícios	Jejum	Tempo de processamento
Fumo	Garroteamento	Exposição à luz
Raça	Anticoagulantes	Evaporação
Sexo	Sangue venoso, capilar ou	Aliquotagem
Idade	arterial	Condições de transporte
Fase do ciclo menstrual	Velocidade de coleta	Preservativos inadequados
Menopausa	Tumoração/lipemia	Contaminação
Estresse	Bilirrubina	
	Contaminações bacteriológicas	
	Contaminantes físicos	

Existem fatores não controláveis, como no caso de determinações genéticas e seus possíveis efeitos, nos valores dos testes que devem ser reconhecidos e considerados na avaliação dos dados laboratoriais.

ALGUNS ASPECTOS A SEREM CONSIDERADOS ANTES DA COLHEITA

Embora não relacionados, na maioria das vezes, à colheita de sangue no recém-nascido, a dieta prévia e o jejum, assim como o exercício e a postura, podem influenciar os resultados de exames. Entretanto, o uso de medicamentos é um fator bastante importante a ser considerado nos resultados encontrados.

Uso de medicamentos

O uso de medicamentos pode modificar o verdadeiro resultado de um exame solicitado; essa interferência pode ser *in vivo* ou *in vitro*.

De modo ideal, os exames laboratoriais deveriam ser executados em indivíduos que não estivessem fazendo uso de qualquer medicação. Mas como na maioria das vezes isso não é viável, e é grande o número de medicamentos, cabe ao médico saber da possível interferência das farmácias por ele receitadas sobre os exames de laboratório e sua ordem de grandeza.

HEMÓLISE

Quando hemácias se rompem chamamos esse fato de hemólise, que pode ocorrer por um processo mecânico ou metabólico. Se o soro ou plasma apresentar uma hemólise que possa ser evidenciada sem uso do aparelho, isso quer dizer que temos uma concentração de hemoglobina que excede 20 mg/dl.

Tanto a hemólise mecânica como a metabólica podem interferir em alguns analitos analisados como, por exemplo, o aumento dessas substâncias, o lactato desidrogenase, bilirrubinas, potássio, magnésio.

A principal causa de hemólise por traumatismo por punção se observa mais freqüentemente em recém-nascidos e crianças, que pode invalidar alguns resultados de testes de coagulação.

Apesar de se poder medir a quantidade de hemoglobina livre e de se fazer um cálculo para corrigir os valores dos testes afetados pela hemoglobina, essa prática é indesejável porque fatores além da hemoglobina podem contribuir para valores alterados do teste, e seria impossível avaliar o seu impacto. A hemólise pode afetar muitos métodos analíticos em que o ensaio com o branco não é feito ou é feito inadequadamente.

TRANSPORTE E PREPARO DA AMOSTRA

Hoje podemos transportar o material a ser analisado para diversos lugares, a pequenas ou grandes distâncias, garantindo, com segurança, a estabilidade dos constituintes, obedecendo os procedimentos necessários de transporte e conservação, como os recipientes especiais, o uso do gelo seco para congelamento de alíquota, caixas específicas isolantes e mantendo a temperatura adequada para o devido fim.

NOÇÕES GERAIS DO MATERIAL UTILIZADO NA COLHEITA DE SANGUE

Agulha

As agulhas utilizadas devem ser sempre estéreis, novas e descartáveis. Ainda em algumas situações, a agulha metálica permanente, quando utilizada, deve estar rigorosamente afiada e esterilizada em autoclave por 30 minutos a 121°C.

Agulha *scalps*

Nos casos de colheita seriada, onde a agulha permanece no vaso sangüíneo, estas devem ser siliconizadas estéreis, contendo asas no mandril para fixar à pele.

O anticoagulante que se usa é a solução de heparina estéril, contendo 1 ml de heparina 1.000 UI/ml mais 9 ml de solução salina estéril. Após a retirada de sangue, injeta-se 1,5 ml de solução heparina estéril ligada à seringa. Se for preciso retirar sangue novamente, retira-se a seringa com 1,5 ml da solução de heparina estéril e coloca-se nova seringa para retirada do sangue.

Seringa

A seringa mais utilizada é a de plástico e descartável. Quando utilizar seringa de vidro, esta deve ser desmontada, lavada e esterilizada em autoclave durante 30 minutos a 121°C após a sua utilização.

Colheita de sangue a vácuo

Este tipo de colheita é atualmente o mais utilizado pela facilidade e comodidade para o colhedor. Os tubos a vácuo utilizam vidros neutros, com anticoagulante ou sem anticoagulante bem padronizado com a cor da tampa.

- O tubo de tampa vermelha ou de cor tijolo não tem anticoagulante.
- O tubo de tampa azul contém o anticoagulante de citrato de sódio 3,8%.
- O tubo de tampa lilás ou roxa contém o anticoagulante ETDA 1% de potássio ou sódio (ácido etilenodiaminotetra-acético).
- O tubo de tampa de cor verde contém heparina (1 gota na concentração de 5.000 UI/ml para cada 5 ml de sangue).
- O tubo de tampa cinza contém o fluoreto de sódio 2 mg/ml de sangue; este tubo é utilizado para analisar a glicemia, sendo que a conservação é de 8 a 12 horas na temperatura ambiente e de 48 horas na geladeira.

Colheitas de sangue

É bom procedimento, antes da colheita de sangue, conferir o nome completo do paciente e o número de identificação, logo em seguida rotular os frascos de amostra com o nome, número de identificação e a data, local e hora da colheita.

O flebotomista (pessoa que colhe o sangue) deve selecionar os tubos apropriados para os testes requisitados para sangue total ou soro. Também deve selecionar a agulha adequada para tal procedimento, com os tamanhos apropriados comumente usados. O sangue venoso é o material de preferência em adultos, mas em recém-nascidos e crianças a punção é freqüentemente utilizada para obter predominantemente sangue capilar. A punção arterial é usada para análises de gases do sangue.

A punção é facilitada por palpação na área do local a ser puncionado. Mas antes da punção desejada, devemos fazer uma assepsia com algodão e álcool, ou com uma gaze saturada com isopropanol a 70%. Depois da área estar preparada para punção, esta não deve ser tocada até que se complete a retirada do sangue venoso.

A aplicação de torniquete deve ser feita de 10 a 15 cm acima do local a ser puncionado. Com isso, diminuímos o retorno venoso ao coração, e a distensão das veias é melhor. Após a colheita de sangue, o garrote tem que ser solto, e a agulha, retirada. A hemostasia no local perfurado deve ser feita com o algodão ou uma gaze seca sobre o local puncionado, e o paciente ficará com o braço elevado para diminuir a probabilidade de sangramento no local. Hoje já se usa um curativo compressor no local, que deve permanecer no local em torno de 15 a 30 minutos; após esse tempo, poderá ser retirado.

A punção venosa no padrão H3-A3 foi aprovada pelo National Committee for Clinical Laboratory Standards CNCCLS – Comitê Nacional de Padrões para Laboratórios Clínicos.

O uso do torniquete no local é de, no máximo, um minuto, pois esta obstrução venosa aumenta a pressão de filtração nas paredes dos capilares e faz com que os líquidos e os compostos de baixo peso molecular passem pelo revestimento capilar. Essas alterações fazem com que determinados analitos aumentem ou diminuam sua concentração, aumentem as proteínas totais, colesterol, ferro, bilirrubina etc., e diminuam o potássio.

Sangue capilar

É utilizado para realizar exames em microtécnicas, em aparelhos automatizados, adaptados para Neonatologia ou para Pediatria. Neste tipo de colheita, o sangue capilar é obtido através da perfuração da pele do paciente, que acaba atingindo os capilares e as arteríolas. A amostra de sangue coletada é do tipo arterial, pois a pressão sangüínea das arteríolas e da pressão arteriolar dos capilares é muito maior que a pressão venosa, com isso facilita que o sangue seja arterial.

Como se deve colher este sangue?

- A região escolhida é a punção da pele na superfície póstero-lateral do calcanhar, em crianças de até um ano e, depois dessa idade, é na polpa do terceiro ou quarto dedo da mão ou do grande artelho. Na colheita de sangue na região do calcanhar existe uma contra-indicação em recém-nascidos, pelo risco de osteomielite; com isso se dá preferência ao grande artelho. Nos locais com edema, não se deve puncionar o sangue, pois este vem contaminado com o líquido aí existente, ficando a amostra diluída. Nunca devemos massagear previamente o local, principalmente se o exame for hematológico, pois esse procedimento faz com que o número de células sangüíneas aumente em torno de até 5%. Existe um péssimo hábito de se espremer o local de colheita, fazendo com que aumente a possibilidade de traumatizar as células, com isso causando hemólise e elevando em até 25% a contagem dos glóbulos.
- Quando for necessário melhorar o fluxo de sangue no local, usa-se um aquecimento com toalha úmida, aquecida em temperatura adequada, que não cause um incômodo no paciente. Deve-se aplicar no local entre três a cinco minutos antes da colheita.
- Fazer a assepsia sempre do centro para a periferia utilizando algodão com gaze estéril com álcool a 70%. Após esse procedimento, esperar que o álcool evapore completamente, para evitar hemólise. A primeira gota de sangue obtida após a punção deve ser sempre desprezada. Não se deve colher sangue para exames de hematologia no mesmo local que foi colhido para a determinação de tempo de sangramento ou coagulação, pois a menor quantidade de coágulo presente altera os resultados dos exames em hematologia. A colheita de sangue é sempre feita gota a gota, transferindo para o capilar, para o tubo de ensaio ou para o papel filtro. Se for necessário o uso de anticoagulante, o de preferência é a heparina.

Sangue venoso

- No caso de crianças maiores utiliza-se uma agulha de 25 × 6 ou 25 × 7 e as veias preferidas são: veia cubital, na dobra do antebraço, ou a veia jugular externa ou interna, ou seio longitudinal (fontanela bregmática). Procede-se à colheita da veia jugular externa com a imobilização da criança, enfaixando-a com lençol, e colocando-a em posição inclinada, com a cabeça em nível inferior ao tronco. Coloca-se a cabeça da criança para o lado oposto da punção, o que permite a visualização da veia.
- Se precisar, provoca-se o choro da criança para que aumente a estase venosa no local da colheita. A agulha deve penetrar diretamente sobre a veia, que nessa região é bem superficial.
- A colheita no seio longitudinal só é feita por pessoa bastamente treinada (médico); nesse caso só é realizada se a fontanela bregmática estiver aberta. Essa punção é feita colocando-se a agulha em um ângulo de 30° a 90°, sendo introduzida apenas cerca

de 3 mm, com o cuidado de não atingir o espaço subaracnóideo. Após a colheita, a compressão deve ser delicada, mas eficiente, até a parada do sangramento.

Colheita de sangue para hemocultura

- Há uma grande necessidade de assepsia do local bem rigorosa, pois o isolamento de um germe é, em geral, bastante significativo.
- Deve-se em primeiro lugar preparar a pinça de Kelly com a gaze esterilizada e lavar a região com sabão líquido de coco a 5%. Na região da colheita, a gaze é passada com o movimento sempre do centro para a periferia, em espiral, iniciando no ponto que vai penetrar a agulha, progredindo em sentido único e não voltando ao ponto inicial. Desprezar a gaze. Utilizando outra gaze montada, retirar o sabão com álcool a 70% utilizando a mesma técnica anterior, com movimentos centrífugos, e desprezar a gaze utilizada.
- Com outra gaze montada, utilizar a tintura de iodo a 1%, álcool a 70% e esperar um minuto. Retirar o iodo com uma ou duas gazes embebidas com álcool a 70%.
- Não tocar mais a área; só tocar com luvas cirúrgicas estéreis, se necessário. Deixar o álcool evaporar e introduzir a agulha. A proporção de sangue colhido nos meios de cultura deve ser sempre entre 1:10 e 1:20, tanto para adulto como para crianças e recém-nascido.
  - Para criança: frasco de 50 ml de meio; injetar 2,5 a 5 ml de sangue.
  - Para recém-nascidos: frasco com 20 ml de meio; injetar 1 a 2 ml de sangue.
- Os frascos para hemoculturas devem ser guardados à temperatura ambiente. Após a colheita, devem ser enviados ao laboratório e colocados em estufa de 35°C. Nunca devem ser colocados em geladeira.

Colheita de urina

Há três procedimentos de fundamental importância com a amostra de urina, que também têm aplicação em todas alíquotas recebidas nos laboratórios.

O recipiente utilizado para realização do exame de EAS (Elementos Anormais e Sedimentoscopia) deve ser limpo e seco. Não precisa ser esterilizado. A esterilização do recipiente é utilizada para materiais de culturas (urinocultura). Hoje, no mercado, os recipientes descartáveis estão se tornando cada vez mais populares, por serem padronizados, econômicos e por eliminarem a possibilidade de contaminação em razão de lavagem incorreta. Existem várias formas e tamanhos de recipientes que podemos utilizar, inclusive bolsas plásticas e recipientes grandes para amostras de 24 horas.

A identificação com o nome do paciente, data e hora da colheita deve ser etiquetada nos recipientes adequados. Colocar informações adicionais, tais como o hospital em que foi colhida a amostra e o nome do médico solicitante. Não podemos esquecer que as amostras não-etiquetadas colocadas sobre suas respectivas requisições podem ser removidas facilmente e trocadas.

A entrega imediata da amostra ao laboratório deve ser feita, no máximo, em uma hora. Quando não puder ser entregue ou analisada em uma hora, deve ser refrigerada ou receber conservantes químicos apropriados.

PREPARAÇÃO DO PACIENTE PARA A COLHEITA DE URINA

Higiene da genitália externa

A higiene é feita com água e sabão. Esta medida visa diminuir a passagem de bactérias para a urina. Em criança e em recém-nascido, a higiene deve ser muito bem feita em razão do uso de várias pomadas, cremes, talco etc. É muito importante lembrar que a higiene após a defecação, principalmente na menina ou no recém-nascido (do mesmo sexo), deve ser feita da genitália para o ânus e não no sentido contrário, que deixa restos de fezes aderidas aos grandes e pequenos lábios vaginais e, com isso, pode contaminar a urina recém-emitida com materiais fecais.

PRESERVAÇÃO DA AMOSTRA E TRANSPORTE

O ideal é realizar o exame imediatamente após a colheita. Quando isso não é possível, temos um tempo até a amostra chegar ao laboratório, sendo esse tempo de, no máximo, uma hora após emitida.

O método de conservação mais usado é a refrigeração, que é confiável na prevenção da decomposição bacteriana da urina pelo período de uma noite. O inconveniente é que a amostra refrigerada pode promover aumento na densidade e precipitar fosfatos e uratos amorfos, prejudicando a análise microscópica de sedimentos. Entretanto, se se deixar a amostra na temperatura ambiente (após ter sido refrigerada), a densidade será corrigida, e alguns uratos poderão dissolver. Se a amostra for transportada a grandes distâncias e a refrigeração não for possível, deve-se acrescentar conservantes químicos, que serão apresentados a seguir. O ideal para o uso de conservantes é que este seja bactericida, iniba a urease e conserve os elementos figurados do sedimento e, ao mesmo tempo, não interfira nos testes bioquímicos. Infelizmente o conservante ideal ainda não foi encontrado. A má conservação da urina, sem conservantes e mantida à temperatura ambiente, por mais de uma hora, deve provocar alteração nos seguintes itens:

- Alterações na coloração devidas à oxidação ou à redução de metabólicos.
- Aumento do pH a partir da degradação da uréia ou amônia por bactérias produtoras de urease.
- Diminuição das cetonas devida à volatização.
- Diminuição da bilirrubina decorrente de exposição à luz.
- Diminuição da glicose pela glicólise e utilização pelas bactérias.
- Aumento do nitrito pela redução do nitrato pelas bactérias.
- Aumento do número de bactérias.
- Aumento de turvação causada por proliferação de material amorfo.
- Desintegração das hemácias e dos cilindros, particularmente na urina alcalina diluída.
- Diminuição do urobilinogênio por oxidação em urobilina.

É importante saber que os resultados de uma uroanálise de rotina serão certamente afetados pela preservação e pelo transporte inadequados.

Aspiração suprapúbica

Em condições normais a bexiga é estéril, e esse método de colheita propicia amostras para cultura de bactérias completamente livre de contaminação externa. Esse tipo de amostra também pode ser usado para exame citológico.

Amostra pediátrica

Existem coletores de plásticos transparentes com adesivos para prender à área genital de meninas e meninos para a coleta de amostras de rotina. Quando necessárias, podem ser obtidas amostras por cateterização ou por punção suprapúbica.

Gasometria

Para se obter amostras de sangue arterial devemos seguir alguns critérios para escolher um local e uma técnica adequada de coleta.

Geralmente a coleta de sangue arterial resulta em obstrução transitória do fluxo sangüíneo secundário ao espasmo, que provoca a formação de coágulos intraluminal ou sangramento com formação de hematoma. Essa diminuição do fluxo sangüíneo aos tecidos distais ao sítio de punção normaliza-se se houver circulação colateral.

Preparo para obtenção das amostras

As amostras estão sujeitas a erros pré-analíticos por metodologia imprópria da coleta ou transporte para o laboratório.

Os materiais utilizados para coleta são: seringas, agulhas, anticoagulantes e álcool.

- Seringas: é muito discutida a utilização do uso de seringas de plástico, pois estas absorvem muito O_2, entretanto não há comprovação prática desse fato. Porém, PO_2 acima de 400 mmHg cai muito rápido, quando utilizado material plástico para coleta.
Seringas de vidro são de melhor qualidade na obtenção da amostra de sangue arterial, porém o grande inconveniente é a esterilização inadequada após o uso desse material.

Anticoagulante

A heparina é o anticoagulante de escolha. Recomenda-se que a seringa seja totalmente lavada com heparina (10 mg/ml) e então esvaziada. Isso permitirá anticoagulação adequada para 2-4 ml de sangue sem afetar os parâmetros de medida na gasometria, pois muita heparina pode afetar parâmetros, tais como pH, PCO_2, PO_2, e a determinação do valor correto da hemoglobina.

Transporte de material

A amostra deverá ser mantida e transportada no gelo à temperatura de 4°C, pois o atraso e a má conservação do material coletado, por ser o sangue um tecido vivo, ocasionará consumo de O_2 e produzirá CO_2 (leucócitos).

Técnica para coleta de artéria radial

1. Faça uma inspeção do local da coleta, examine a pele e pesquise se tem alguma lesão que possa invalidar a punção. Palpe a artéria radial e a ulnar, e faça o teste de Alen para ver se tem colateral.
2. Coloque um coxim abaixo do punho para auxiliar em sua hiperextensão. Faça limpeza com álcool a 70%.
3. Recomenda-se o emprego de agulha 20-21.
4. A seringa deverá penetrar a pele do paciente em um ângulo de 45°.
5. Após a coleta aplica-se compressão no local por, no mínimo, dois minutos ou até parar o sangramento.

Bilirrubina

É um pigmento amarelo proveniente das células vermelhas. Parte é biotransformado no fígado em bilirrubina conjugada e excretada na bile, nas fezes e na urina sob a forma de estercobilinogênio e urobilinogênio.

A formação da bilirrubina é proveniente da captação dos eritrócitos, que são fagocitados por células do sistema reticuloendotelial metabolizando a hemoglobina. A porção heme da hemoglobina é convertida em hemoglobina indireta ou não conjugada. É insolúvel em água e é transportada pela albumina, que a carreia até o fígado, onde sofre conjugação através da enzima glicorunil transferase em bilirrubina direta ou conjugada solúvel em água e excretada na bile. Através do ciclo enteroepático parte da B-6-D é transformada no interstício pelas bactérias aí existentes em urobilinogênio, que é excretado na urina, e estercobilinogênio excretado nas fezes.

Cuidados no transporte

Tomar muito cuidado no transporte e na conservação do material, pois a bilirrubina é extremamente fotossensível. Tem-se encontrado diminuição da concentração de bilirrubina em cerca de 50%, quando as amostras são expostas diretamente à luz solar durante uma hora. Os soros ou o plasma devem ser conservados em obscuridade e com baixa temperatura para que se possa obter estabilidade ótima.

BIBLIOGRAFIA

Henry JB. *Clinical Diagnosis and Management by Laboratory Methods*. 18th ed. W. Saunders Company, 1996.
Moura RAA. *Colheita de Material para Exames de Laboratório*. Atheneu.
Strasinger SK. *Urinalyis and Body Fluids*. Phiiladelphia: Davis Co, 1989.
Tietz N. *Textbook of Clinical Chemistry*, 1994.

Acesso Vascular

Carlos Murilo Guedes de Mello ◆ Edmo Dutra Franco
Maria do Carmo Freitas Briggs

ACESSO VENOSO

O acesso vascular é primordial no tratamento da quase totalidade das crianças hospitalizadas, seja para a infusão de drogas, seja para a reposição de sangue ou plasma e até mesmo para a administração de soluções nutrientes. A colocação e a possibilidade de manutenção a longo prazo de cateteres em veias centrais mudaram substancialmente o tratamento e o prognóstico de várias afecções clínicas e cirúrgicas da criança. No decorrer dos anos houve melhoria da qualidade dos materiais de que são confeccionados os cateteres, aperfeiçoamento da técnica e evolução dos métodos preventivos e terapêuticos das complicações. A partir desses fatos houve ampla utilização dos acessos vasculares venosos profundos, na terapia intensiva, radiologia intervencionista, cardiologia, cirurgia vascular, nefrologia, cirurgia dos transplantes, neurocirurgia e na cirurgia pediátrica.

Periférico

Através de uma punção percutânea, com visualização direta do vaso e utilizando-se uma agulha curta *(scalp)* ou cânula de teflon *(jelco®)*, pode-se ter acesso a uma veia subcutânea do dorso das mãos, dos pés, dos membros superiores e do pescoço. Nos recém-nascidos e lactentes, a punção das veias do couro cabeludo oferece uma alternativa de escolha. Usualmente, uma veia superficial poderá ser utilizada por períodos de 24 a 72 horas.

A principal vantagem das punções venosas periféricas é o baixo índice de complicações. Flebites superficiais e o extravasamento dos líquidos infundidos nas veias para os tecidos circunvizinhos à área da punção são as complicações mais freqüentes (p. ex., "soromas").

Nos casos de extrema urgência em que os pacientes estão em choque hipovolêmico, a infusão de líquidos, medicamentos e sangue poderá ser feita por via intra-óssea, através da punção da medula óssea da tíbia, do fêmur ou da crista ilíaca, especialmente quando não se consegue acesso vascular em um tempo de aproximadamente 90 segundos, como preconiza o PALS (Pediatric Advanced Life Support). O tempo decorrido entre o início da infusão intra-óssea e a chegada do fluido ao coração é de aproximadamente 20 segundos. Inicialmente utilizava-se a via intra-óssea apenas para crianças abaixo de 6 anos, mas na atualidade já existe o consenso de que esse procedimento pode ser adotado em todas as crianças, independente da faixa etária. No entanto, esse acesso deverá ser substituído tão logo uma via de infusão vascular segura esteja estabelecida. A punção poderá ser feita na superfície medial plana da tíbia (1 a 3 cm abaixo da tuberosidade), no fêmur distal (3 cm acima do côndilo medial) ou na face posterior da crista ilíaca. Celulites e osteomielites são complicações que podem advir desta técnica.

Profundo

Punção de veia profunda

Nos recém-nascidos este tipo de procedimento não é muito utilizado, pelo risco de iatrogenia. A punção é feita a partir de referências anatômicas preestabelecidas, sem a visualização direta do vaso a ser puncionado. Segundo Tannuri, esta punção deve ser evitada nas seguintes situações: peso inferior a 3 kg, hipotensão ou choque, coagulopatias (plaquetas < 5.000/mm^3), lesões infecciosas no local da punção, trombose venosa e tumores cervicais e torácicos que alterem a posição anatômica dos vasos. Tem a vantagem de não inutilizar a veia acessada, permitindo sua reutilização. As veias mais acessadas são: veia jugular interna, femoral e subclávia.

A veia jugular é a primeira escolha para a punção venosa profunda em crianças. A criança deverá ser posicionada com um coxim sob os ombros, estendendo-se a cabeça e rodando-se o rosto para o lado oposto ao que será utilizado para o procedimento. A preferência pela punção da veia jugular direita se deve ao fato de que o seu trajeto anatômico na junção com a subclávia direita é mais retilíneo do que à esquerda. A punção pode ser anterior, posterior ou através do músculo esternocleidomastóideo, sendo este o mais utilizado. A técnica se resume em introduzir uma agulha no vértice do triângulo formado pelos feixes esternal e clavicular deste músculo, em um ângulo de 45 graus com a superfície, direcionando a agulha para o mamilo do mesmo lado a ser puncionado. Uma vez dentro da veia, introduz-se o cateter com comprimento predeterminado até que se posicione em veia cava superior, próximo ao átrio direito. Procede-se então à fixação do cateter e ao curativo. Entre as complicações desta técnica estão o hemo e o pneumotórax.

A punção da veia femoral é feita abaixo do ligamento inguinal, medialmente ao sítio de palpação do pulso da artéria femoral. A técnica consiste em introduzir uma agulha a 45 graus em relação à pele, na direção da cicatriz umbilical, até que haja refluxo de sangue venoso, seguindo-se a inserção e a fixação do cateter. São descritas complicações infecciosas e trombose das veias ilíaca e cava inferior.

A punção da veia subclávia praticamente não é utilizada em recém-nascidos pelo alto índice de complicações como, por exemplo, o pneumotórax.

Os cateteres utilizados podem ser de PVC (cloreto de polivinil) (p. ex., *intracath*); os de silicone (p. ex., *L-cath*); e ainda de poliuretano. Os melhores são os de silicone, pois são flexíveis, pouco reativos e pouco trombogênicos, facilitando sua progressão e podendo permanecer por longo tempo no paciente. Os cateteres podem ter uma ou mais vias de infusão. Cateteres de longa permanência, do tipo Broviac, Hickman e Portocath, poderão ser utilizados em recém-nascidos que necessitam de nutrição parenteral prolongada, como nos pacientes submetidos a ressecções intestinais extensas que desenvolvem síndrome do intestino curto, bem como em pacientes que necessitam de quimioterapia.

Punção de veia superficial com inserção de cateter central (CIC – peripheral inserted central catheter)

Esta técnica de punção tem sido cada vez mais empregada nos dias de hoje. Em 75% dos casos é utilizada para antibioticoterapia prolongada. A técnica consiste em cateterização de uma veia periférica por punção percutânea (Fig. 63-1), que pode ser no couro cabeludo, na região cervical, nos membros superiores ou inferiores, e, a partir dessa punção, introdução de cateter e posicionamento em veia profunda. Em razão da flexibilidade do material siliconizado (Fig. 63-2), sua introdução requer apenas uma analgesia prévia, sendo dispensada na maioria das vezes a utilização de sedação ou anestesia geral. Apresenta também menor índice de complicações e tem custo menor. As complicações mais freqüentes são as tromboflebites superficiais e a obstrução do cateter.

Dissecção venosa

Atualmente, em virtude da evolução dos métodos de punção de veia periférica com inserção de cateter central (PICC), tem-se utilizado menos a dissecção venosa, pois essa técnica não permite a troca repetida do cateter, além de implicar na inutilização da veia, uma vez que o cirurgião procede à ligadura do vaso durante o procedimento. Esse fato é relevante, especialmente naqueles doentes com previsão de longo tempo de permanência hospitalar, que com certeza irão necessitar de repetidos acessos venosos.

As veias mais utilizadas para a dissecção em recém-nascidos são as tributárias do sistema cava superior. Em ordem de freqüência, temos preferido: veias facial, jugular externa, jugular interna, basílica e axilar. Quando não houver disponibilidade dessas veias, por trombose ou por dissecção prévia, poderemos utilizar a croça da veia safena magna ou este mesmo vaso ao nível do maléolo tibial.

As veias deverão ser acessadas após todos os cuidados de assepsia e anti-sepsia na UTI Neonatal ou no centro cirúrgico, com anestesia local. Os cateteres utilizados são os mesmos da punção central e deverão ser exteriorizados por contra-abertura, o que diminui substancialmente os índices de infecção.

A veia facial, ramo da veia jugular interna, é acessada através de incisão oblíqua na pele, ao nível do trígono carotídeo, logo abaixo do ângulo da mandíbula, anteriormente ao músculo esternocleidomastóideo (Fig. 63-3). A grande vantagem desta veia é a

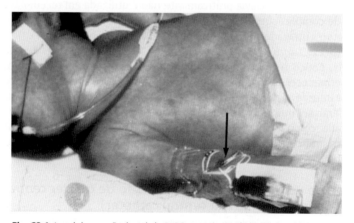

Fig. 63-1. Local de punção (seta) de PICC em veia periférica do membro superior direito.

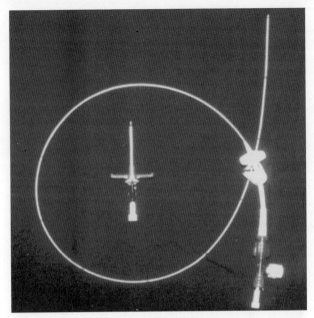

Fig. 63-2. Cateter siliconizado utilizado na PICC.

possibilidade de colocação de cateter calibroso para o recém-nascido e o fácil acesso central, evitando a ligadura da veia jugular.

A veia basílica localiza-se, em geral, mais superficialmente e medial ao feixe vasculonervoso do braço, acima da prega do cotovelo, e é uma veia de acesso relativamente fácil no recém-nascido a termo. A veia axilar é a mais profunda e se localiza na região axilar próxima à artéria.

A veia jugular externa é, na maioria das vezes, visível através da pele na face lateral do pescoço, superficialmente ao músculo esternocleidomastóideo.

Esporadicamente, a introdução do cateter é dificultada pelo ângulo que existe na junção com a subclávia, necessitando de rotação da cabeça para o mesmo lado da veia a fim de facilitar a progressão do tubo. A veia jugular interna é dissecada através de incisão no terço médio do pescoço, encontrando-se sob o músculo esternocleidomastóideo.

Após a dissecção venosa ou inserção de cateteres centrais (por qualquer técnica), é mandatório realizar o controle radiológico para avaliar o posicionamento final do mesmo. Caso o cateter não seja radiopaco, pode-se utilizar a injeção de pequena quantidade de contraste iodado para localizar a posição da ponta do tubo (pesquisar, previamente, história de sensibilidade familiar ao iodo). Os cateteres devem ser seguramente fixados com fio inabsorvível. O curativo deverá ser feito ao término do procedimento e trocado a cada dois ou três dias, ou em qualquer tempo, se houver necessidade. As complicações mais freqüentes são a colonização do cateter levando à infecção; falso

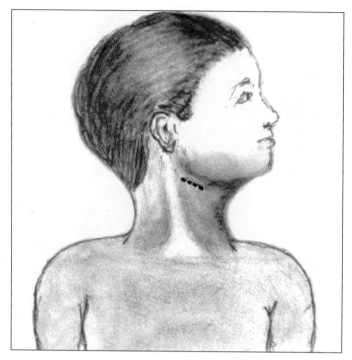

Fig. 63-3. Via de acesso para dissecção da veia facial (linha pontilhada).

trajeto do cateter, que pode levar à infiltração dos tecidos ao redor, gerando edemas localizados e derrame pleural; lesões arteriais e trombose.

A veia umbilical é acessada mais comumente pelo pediatra, através de cateterismo do coto umbilical. Lembrar que após o quinto dia de vida essa veia poderá ser dissecada através de pequena incisão transversa mediana, acima da cicatriz umbilical. O cateter deverá ser posicionado na veia cava inferior.

BIBLIOGRAFIA

Aberkk, Blum GT, Yamamoto LG. Intraosseous is fasterand easier than umbilical venous catheterization in newborn emergency vascular access models. *Am J Emerg Med* 2000;18(2):126-9.

American College of surgeous. Trauma Pediátrico. *Advanced Trauma Life Support* 1993;10:269-290.

Beanes SR, Keling KM, Surgical aspects of dialysis in newborns and infants weighing less than ten kilograms. *J Pediatrics Surg* 2000;35(11):1543-8.

Courloux MF, Jouvet P, Bonnet D, Iseria F, Bonhoeffer P. Intravascular rupture of a central venous catheter in a premature infant: retrieval by a nonsurgical technique. *Arch Pediatric* 2000;7(3):267-70.

Gauderer M. *Técnicas e dispositivos de acesso vascular no paciente pediátrico. Clínica Cirúrgica da América do Norte* 1992;6:1287-1306.

Guy J, Haley H, Zuspan SJ. Use of intraosseous infusión in the pediatric trauma patient. *J Pediatric Surg* 1993;28:158.

Horak M. Use of central venous catheters in children with hematologic neoplasms from the viewpoint of the pediatric surgeon. *ROZHI CHIR* 2001;86(12):636-9.

Horattas MC, Trupiano J, Hopkins S, Pasini P, Martino C, Murty A. Changing concepts in a long-term central venous access: catheter selection and cost savings. *Am J infect central* 2001;29:32-40.

Patel UD, Mottes TA. Delayed compared with immediate use of peritoneal catheter in pediatric peritoneal dialysis. *Adv Perit Dial* 2001;17:253-9.

Tannuri U: Vias de acesso vascular. In: *Cirurgia Pediátrica*. 1 ed. São Paulo: Revinter. 1998, p 674-82.

Cateterização de Vasos Umbilicais

Gláucia Macedo de Lima • Israel Figueiredo Júnior

CONCEITO

Trata-se de um procedimento invasivo cujo objetivo é o de estabelecer uma linha de acesso à corrente sangüínea, para as mais diversas finalidades: infusão de líquidos, monitorizações, intervenções cardíacas, infusão de drogas, trocas sangüíneas, entre outras. A utilização dessa via já foi uma norma de intervenção em décadas anteriores. Seu uso atual, porém, tem sido restrito a alguns procedimentos, em função dos riscos imediatos e tardios dessa intervenção, mas ainda é a principal via de escolha para acesso vascular na sala de parto e no período neonatal imediato.

CANULIZAÇÃO DA ARTÉRIA UMBILICAL

Trata-se de um sítio de inserção de cateter pouco usual e restrito ao período neonatal.

Indicações

- Colheitas freqüentes de amostras sangüíneas para exames gasométricos.
- Monitorização contínua da pressão sangüínea.
- Infusão de soluções.
- Exsangüinotransfusão.

Material necessário

Campos cirúrgicos; cateter arterial umbilical (3,5 French [F] para lactentes menores de 1.200 g e 5,0 F para RN > 1.200 g); gaze 4 × 4; solução anti-séptica; torneira de três vias *(tree-way)*, pinças hemostáticas, fitas adesivas para fixação umbilical, fios de sutura com agulha pequena curva, seringas, solução de heparina em soro fisiológico (1 U/1 ml), lidocaína 2% sem adrenalina, luvas estéreis, máscaras e capotes.

Técnica

1. Posição da criança: decúbito dorsal, devidamente imobilizada. Deve estar aquecida adequadamente, ou sob fonte de calor ou envolta em algodão ortopédico e crepom.
2. Mensurar devidamente a distância ombro/umbigo ou a medida corporal total, para o cálculo do tamanho do cateter a ser inserido; 2/3 da distância ombro/umbigo geralmente é apropriada.

3. Colocar capote, máscara e luvas, após escovação das mãos.
4. Checar todo o equipamento necessário. Colocar solução de heparina na seringa, obedecendo à proporção de 1U/1 ml de SF. Conectar a seringa com a solução ao *tree-way* e ao cateter e retirar todo o ar injetando a solução em seu interior.
5. Solicitar ao assistente que levante o coto umbilical e pratique uma boa assepsia com solução anti-séptica não só no umbigo, como na parede abdominal, com movimentos circulares.
6. Colocar os campos no umbigo. Amarrar a base do umbigo com um fio, dando um nó simples (previne o sangramento durante a passagem do cateter). O cordão é cortado horizontalmente 0,5 a 1 cm da base. Caso exista sangramento, o nó pode ser apertado.
7. Limpar com uma gaze o sangue proveniente do corte e identificar os vasos umbilicais: uma veia, com paredes finas e elípticas, e as artérias, com paredes grossas e arredondadas.
8. Segurar com uma das mãos ou com uma pinça hemostática o coto umbilical, fazendo leve eversão de sua face (Fig. 64-1). Evitar pinçar o vaso. Introduzir um estilete oftalmológico no lúmen da artéria, com leves movimentos circulares, até atingir uma distância de 0,5 cm. Manter o estilete na luz por 30 segundos e depois retirá-lo. Repetir esse movimento até que a artéria esteja suficientemente dilatada, o suficiente para aceitar o cateter.
9. Segurar o cateter a 1 cm da extremidade com uma pinça ou com polegar/indicador e inserir no lúmen da artéria. Aplicar delicada pressão, com movimentos rotatórios, para avançar o cateter pela distância necessária.
10. Aspirar sangue e introduzi-lo novamente para atestar a posição intraluminal do cateter.
11. A fixação do cateter deve ser realizada com a formação de uma "bolsa" ao redor da geléia. Também pode ser realizada uma fixação simples. De preferência, antes da fixação, a posição do cateter deve ser checada com raios X (Fig. 64-2).

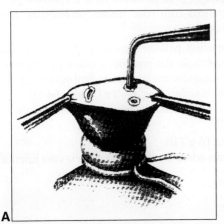 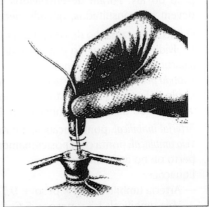

Fig. 64-1. Visualização de duas artérias e uma veia umbilical na canulização.

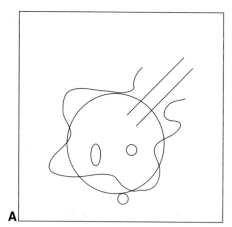 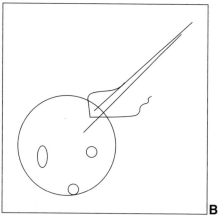

Fig. 64-2. Fixação do cateterismo com formação de bolsa ao redor da geléia.

12. Nenhuma fixação deve permanecer caso esteja comprimindo a pele ao redor do umbigo, pelo risco de necrose.
13. Duas posições são possíveis para colocação do cateter:
    - *Posição baixa*: entre a terceira e quarta vértebras lombares.
    - *Posição alta*: entre a sexta e a nona vértebras torácicas.

    A localização baixa tem maior incidência de vasoespasmo, comparada com a posição alta. A freqüência de hipertensão é similar nas duas posições. Complicações tromboembólicas para intestino e rins são superiores na posição alta, embora alguns estudos mostrem uma ocorrência grande também na posição inferior.
14. Nunca avançar um cateter para posição alta após ter permanecido em posição baixa por algum tempo (risco de infecção). O cateter deve ser retirado e um outro introduzido.
15. O cálculo do tamanho do cateter a ser introduzido é feito de várias formas. Pode ser calculado pela distância ombro/umbigo, pelo tamanho total corporal e pelo peso do RN. Foram desenvolvidos gráficos com base nesses parâmetros, que devem ser consultados, quando necessários.

O cálculo do tamanho do cateter a ser inserido, pela consulta aos gráficos que foram desenvolvidos, foi estipulado com base na definição das posições anatômicas objetivadas, a partir da *medida da distância entre o topo do ombro lateral à junção final da clavícula, e o ponto obtido por linha vertical virtual até o nível do umbigo* (Fig. 64-3 e Quadro 64-1).

Chula & Ferrara (1986) estabeleceram, em função do peso, gráficos e fórmulas para a instalação do cateter umbilical em RN:

- *Arterial umbilical*: ponta localizada entre T6 e T10.
- *Veia umbilical*: ponta com posicionamento acima do diafragma, na veia cava inferior perto ou no átrio direito.
- Equações:
    - Artéria umbilical: $2{,}5 \times peso + 9{,}7$.
    - Veia umbilical: $1{,}5 \times peso + 5{,}6$.

    O peso é expresso em kg e o tamanho em centímetros.

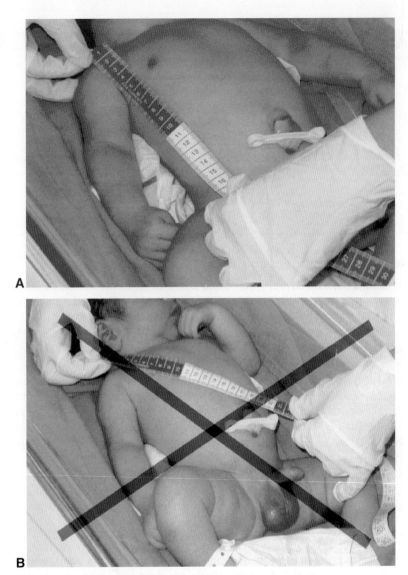

Fig. 64-3. Mensuração da distância ombro-umbigo. (**A**) Correta. (**B**) Errada.

Quadro 64-1. Linha umbilical

Distância ombro-umbigo (cm)	Posição baixa artéria umbilical	Posição alta artéria umbilical	Linha venosa umbilical
9	5,0	9,0	5,7
10	5,5	10,5	6,5
11	6,3	11,5	7,2
12	7,0	13,0	8,0
13	7,8	14,0	8,5
14	8,5	15,0	9,5
15	9,3	16,5	10,0
16	10,0	17,5	10,5
17	11,0	19,0	11,5
18	12,0	20,0	12,5

Problemas na passagem do cateter

- *Resistência 2 a 3 cm da penetração*: soltar o laço na base do coto umbilical, dilatar a artéria, aplicando gentil pressão por 30 a 60 segundos e, logo após, injetar 0,1 a 0,2 ml de lidocaína sem epinefrina para relaxar o vasoespasmo.
- *Resistência 5 a 8 cm da penetração*: é devida ao contorno do vaso ao redor da bexiga; aplicar pressão suave durante 30 a 60 segundos, além de poder usar a solução com lidocaína.
- *Falso pertuito*: teremos a sensação de um estalido, associado à não-progressão do cateter e ao não-refluxo de sangue. A técnica do duplo cateter pode ser utilizada (o cateter é passado para ocupar a área do falso trajeto; um outro cateter é passado até que haja êxito na penetração) ou outra artéria pode ser acessada.
- *Penetração na artéria ilíaca*: deve ser retirado e reintroduzido; a técnica do duplo cateter ou outra artéria podem ser utilizadas.
- *Cateter dobrado ou em um ramo da aorta*: o cateter é tracionado para gerar a desobstrução e, então, colocado em uma posição baixa. Esse problema ocorre quando se utiliza um cateter pequeno para a criança. Se o cateter não desdobrar, deve ser removido.

Remoção do cateter

Deve ser realizada vagarosamente de forma a levar alguns minutos, com o intuito de se evitar um espasmo arterial. A infusão de fluidos deve ser descontinuada durante a remoção. Se houver sangramento, aplicar uma pressão sobre o cordão. Quando o cordão é longo, pode ser utilizada uma pinça hemostática e permanecer nesse estado durante alguns minutos. Remover as suturas quando da retirada do cateter.

Complicações

Vasoespasmo causando palidez intensa de um membro inferior ou nádega é a mais comum das complicações. O vasoespasmo é resolvido aquecendo-se a perna contralateral. Caso não exista melhora, o cateter deverá ser removido.

- Perfuração vascular – necessita de intervenção cirúrgica.
- Trombose e acidentes embólicos são riscos em potencial. Trombose de aorta é a mais grave já descrita. São descritos embolismo causando perda de uma das extremidades, infarto de dedos ou pés e infarto de vários órgãos.
- Hemorragia por perfuração vascular, desconexões acidentais, saída acidental do cateter, quebra do cateter podem gerar a necessidade de transfusões.
- Infecção e enterocolite necrosante usualmente requerem a retirada do cateter.
- Hipertensão arterial pode se desenvolver se a ponta do cateter estiver próxima à origem da artéria renal.
- Outras complicações mais raras: perfuração peritoneal, hipoglicemia quando o cateter está localizado em posição oposta ao eixo celíaco, falso aneurisma, embolismo aéreo, paralisia de nervo ciático e secção de onfalocele.

CANULIZAÇÃO DE VEIA UMBILICAL

Indicações
- Acesso intravenoso para ressuscitação hídrica ou medicamentosa em situações de emergência.
- Acesso por período de tempo indeterminado em RN de muito baixo peso ao nascer.
- Monitorização da pressão venosa central.
- Exsangüinotransfusão.
- Introdução de balão para septostomia atrial.

Material necessário
É basicamente o mesmo da canulização arterial, sendo que o tamanho dos cateteres é de 5 F para uma criança abaixo 3,5 kg e 8 F para crianças acima de 3,5 kg.

Cálculo do tamanho do cateter
Em situações de emergência e para exsangüinotransfusão, o cateter é introduzido o suficiente para que exista um bom fluxo sangüíneo. Geralmente 4 a 5 cm da base do umbigo são suficientes para um fluxo adequado. Nessa posição a ponta do cateter permanece abaixo da origem da veia porta. Deve ser removido tão rápido quanto for possível ou colocado um novo cateter, caso haja necessidade de maior permanência.

Quando a indicação justifica uma longa permanência, o cateter deve ser passado pelo ducto venoso até que atinja a veia cava inferior.

Técnica
1. O preparo é o mesmo da canulização da artéria. A veia é identificada por ter a parede mais fina e elíptica e ser maior que as artérias.
2. Remover coágulos com a pinça. O cateter deve estar preenchido com solução heparinizada antes da introdução no vaso. Após esses cuidados, deve ser introduzido até o ponto desejado.

3. Se houver uma resistência 2 a 3 cm, o cordão deve ser puxado caudalmente. Essa movimentação gera uma retificação dos tortuosos vasos, facilitando a penetração do cateter. Se não houver refluxo após uma penetração de 2 a 3 cm, pode existir um coágulo. Deve ser aplicada uma leve sucção com seringa, enquanto o cateter é retirado. Essa manobra facilita a saída do coágulo. O cateter, então, deve ser reinserido.
4. Se o cateter encontra resistência ou apresenta movimento retrógrado antes da chegada à marca, deve ter se localizado em sistema porta. Deve ser puxado, rodado e reintroduzido para uma nova tentativa de passagem pelo ducto venoso. Nunca deve ser realizada força excessiva para inseri-lo em posição correta.
5. É fixado com ponto em "bolsa" com a utilização de um fio 4-0 para sutura na geléia de Wharton. Antes da fixação, se possível, realizar raios X para visualizar o posicionamento da ponta do cateter. *Deve estar localizada entre a 8^a e 11ª vértebras torácicas, logo acima do diafragma.*
6. Nunca deve ser introduzido aberto, isto é, em contato atmosférico, em função da possibilidade de embolismo aéreo.
7. Se o cateter estiver em uma posição abaixo da que estava estipulada, deve ser removido, e uma nova cânula deve ser introduzida. Nunca avançar um cateter já posicionado em função do risco de infecção.
8. A técnica de retirada é a mesma utilizada na artéria. Se ocorrer sangramento, deve ser exercida leve pressão no local.

Complicações

- Infecções generalizadas ou localizadas em função de longas permanências.
- Mau posicionamento em sistema porta pode causar necrose hepática e enterocolite necrosante. Quando localizado no coração, pode causar efusão pericárdica, tamponamento cardíaco, arritmias e endocardites.
- Trombose da veia umbilical e do sistema porta podem culminar em embolismo pulmonar e hipertensão do sistema porta. Podem ocorrer embolias sistêmicas, como para rins, fígado e cérebro, quando a ponta do cateter está localizada em átrio esquerdo.
- Já foi descrita perfuração do cólon logo após exsangüinotransfusão.

BIBLIOGRAFIA

Abe KK, Blum GT, Yamamoto LG. Intraosseus is faster and easier than umbilical venous catheterization in newborn emergency vascular acess models. *American Journal of Emergency Medicine* 2000;18(2):126-9.

Dunn PM. Localization of the umbilical catheter by post-mortem measurement. *Arch Dis Childh* 1966;41:69-75.

Kitterman JA, Phibbs RH, Tooley WH. Catheterization of umbilical vessels in newborn infants. *Pediatric Clinics of North America* 1970;17(4):895-913.

Rosienfield W, Biagtan J, Schaeffer H et al. A new graph for insertion of umbilical artery catheters. *J Pediatr* 1980;96(4):735-7.

Shukla H, Ferrara A. Rapid estimation of insertional length of umbilical catheters in newborns. *Arch J Dis Child* 1986;140:786-8.

65 EXSANGÜINOTRANSFUSÃO

Israel Figueiredo Júnior

CONCEITO

Trata-se de um procedimento invasivo em que existe a permuta do sangue de um paciente pelo sangue de um doador, com a finalidade de remoção de elementos circulantes agressivos e/ou para oferecimento de substâncias necessárias à sobrevivência.

INDICAÇÕES

- Hiperbilirrubinemias neonatais com risco de impregnação do sistema nervoso central.
- Anemias hemolíticas agudas graves.
- Septicemias em recém-nascidos e lactentes, com presença de coagulação intravascular disseminada e/ou choque séptico.
- Intoxicações exógenas em recém-nascidos e lactentes.

MATERIAL NECESSÁRIO

- *Bandeja:* seringas descartáveis, duas ou três torneiras de três vias descartáveis, estiletes, material de pequena cirurgia (bisturi, tesoura, quatro pinças de Backaus, quatro pinças de Halsted – mosquito, pinça anatômica, pinça tipo dente de rato, porta-agulhas e agulhas de sutura), fios de sutura, cuba com capacidade para 500 ml (Fig. 65-1).
- *Expurgo:* frasco de despejo do sangue retirado da criança.
- *Sangue compatível* com a necessidade clínica da criança (Fig. 65-2).
- *Cateteres e soros:* equipo para o sangue, equipo simples para soro, soro fisiológico, heparina, gluconato de cálcio 10%.
- *Material de reanimação:* deve ser realizada próximo a um ponto de reanimação, com fonte de oxigênio e aspirador, além de estarem preparados todo o material de ressuscitação e equipe treinada.

PROCEDIMENTOS QUE ANTECEDEM O ATO

- *Cateterismo venoso:* providenciar uma veia profunda e calibrosa. Várias veias são acessadas, e a opção depende basicamente da experiência do cirurgião – axilar, facial, umbilical, femoral, outras. A ponta do cateter (Argyle 5 ou 7, Silastic 0,4 ou 0,6) deve estar posicionada em local de grande fluxo sangüíneo, e ter a pressão venosa central é uma boa regra. No período neonatal o pediatra deve tentar estabelecer, por cateterismo umbilical, a via de troca (Fig. 65-3). Quando a geléia umbilical ainda está presente, a canulização é relativamente simples. Porém, quando o umbigo

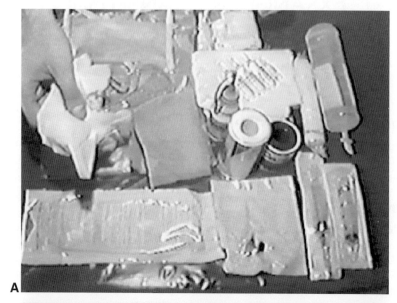
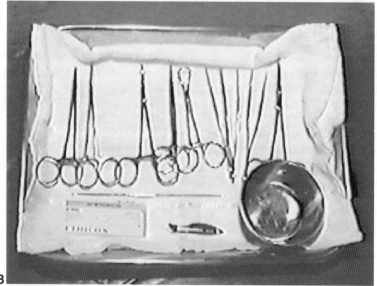

Fig. 65-1. (**A** e **B**) Bandejas de material de consumo e permanente.

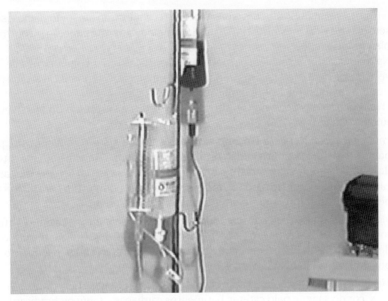

Fig. 65-2. Sangue para exsangüinotransfusão.

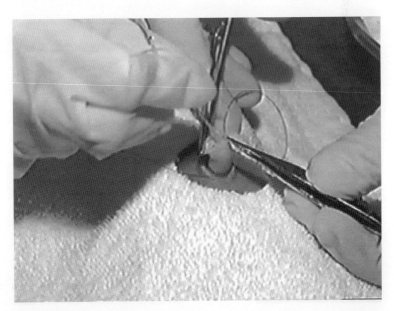

Fig. 65-3. Canulização umbilical.

encontra-se mumificado, devemos tentar a recanulização até, pelo menos, seis ou sete dias de vida, mesmo assim se não houver indicativo de infecção ou outros problemas locais.

Na chamada troca isovolêmica, podem ser aplicadas várias combinações de locais: veia/artéria periférica, veia periférica/artéria umbilical, veia umbilical/artéria periférica e veia umbilical/artéria umbilical.

O *tamanho do cateter* a ser inserido depende da distância ombro-umbigo (ver Capítulo 64, Quadro 64-1).

- *Posicionar e fixar a criança* em ambiente aquecido, ou gerar o aquecimento, principalmente se for RN, com algodão ortopédico e crepom. Também podem ser utilizadas as unidades de calor radiante em função do fácil acesso ao RN. Deve estar colocado em uma superfície rígida e em uma posição que permita um bom fluxo sangüíneo pelo cateter (procurar manter o cateter em linha reta).
- *Independente do local em que seja realizada* (preferencialmente no centro cirúrgico) todos os passos da *anti-sepsia e assepsia* devem ser tomados. Utilizar técnica correta de lavagem das mãos, usar avental e luvas estéreis; o cateter a ser inserido e os campos utilizados também devem ser estéreis (Fig. 65-4).
- *Monitorizar o paciente:* observação clínica (controle da cianose pela coloração dos lábios, cor do sangue pelo cateter, batimentos cardíacos – taqui ou bradicardia, abafamento das bulhas –, sinais de hipervolemia – taquipnéia, taquicardia, choro constante ou gemido etc.) e por aparelhos – monitor cardíaco e oxímetro de pulso. Caso não exista o aparelho disponível, colocar um estetoscópio no precórdio. Em RN sob oxigenoterapia ter em mente que a troca de hemoglobinas gerará uma hiperoxemia e, portanto, deve ser observado um controle rigoroso da saturação.

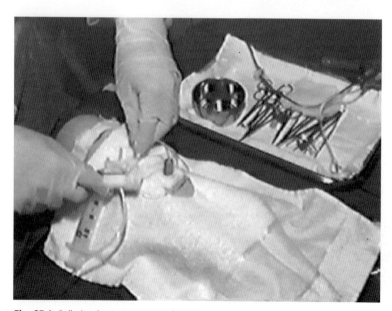

Fig. 65-4. Colheita de amostra antes da EST.

- *Tipo de sangue:* vai depender da indicação da exsangüinotransfusão.
Em sepse, o sangue deve ser do mesmo grupo sangüíneo e fator Rh do paciente e fresco, com, no máximo, 12 horas de coleta. Deve oferecer fatores de coagulação, opsoninas e complementos, fatores estes que são termolábeis. Uma proposta estabelece a realização de, no mínimo, três ESTs, com intervalo de tempo que varia de 8 a 24 horas entre cada uma, em função do controle clínico e laboratorial. Além dos benefícios já citados, também contribuiria para remoção de toxinas e microrganismos circulantes.
Em casos de incompatibilidade Rh materno-fetal estaria indicado um sangue Rh negativo homólogo ao do RN no grupo sangüíneo. Na falta deste, poderá ser usado sangue O negativo de doador com testes negativos para imunoanticorpos anti-A e anti-B ou ainda sangue preparado pela suspensão de eritrócitos O Rh negativo em plasma homólogo ao do RN. Em casos de incompatibilidade ABO, o sangue mais indicado é preparado com eritrócitos do grupo O suspenso em plasma homólogo ao do RN. É sempre importante a realização de compatibilidade do sangue (glóbulos) a ser infundido no RN e o soro materno através do Coombs indireto. De preferência utilizar sangue total, por conter albumina no plasma e aumentar o poder de ligação com a bilirrubina.
Tanto o sangue total como o concentrado devem ser os mais recentes possíveis (até 48 horas de estocagem), para impedir inconvenientes: possível acidose, níveis elevados de potássio, diminuição das taxas de hemoglobina e eritrócitos (minimizados quando colhidos em bolsa plástica).
Quanto às soluções conservadoras, devemos observar: quando utilizada a heparina, o sangue não poderá ser conservado por mais de 24 horas. Também, quando transfundida, poderá desencadear, além de sangramentos, caso a dose não for rigorosamente controlada, aumento da concentração de ácidos graxos não esterificados, que tem atividade competitiva com a bilirrubina na fração albumina. As soluções citratadas podem conservar o sangue por mais de 24-48 horas. Podem ocorrer alterações no equilíbrio ácido-básico (acidose em função do ácido cítrico) e eletrolíticas (hiperpotassemia e hipocalcemia – citrato de sódio se combinado ao cálcio ionizado).
- *Volume e alíquotas de troca:* dependerão do peso e das condições hemodinâmicas do paciente. Como regra geral pode ser utilizado o seguinte esquema:
  – Trocas de 5 ml por alíquota até 1.500 g.
  – Trocas de 10 ml por alíquota entre 1.500 e 2.500 g.
  – Trocas de 20 ml por alíquota acima de 2.500 g.

O processo deve ser cuidadoso e lento (grandes velocidades, além de gerarem instabilidades hemodinâmicas, podem desencadear hemólise e diminuição do fluxo de bilirrubina para o compartimento vascular), permitindo um tempo total de uma a duas horas.

O volume de sangue a ser administrado corresponde a duas volemias. Calculando-se uma volemia em média 80 ml/kg, a troca de duas volemias levaria a uma porcentagem de troca em torno de 85%-90% dos eritrócitos circulantes (volume de 170 a 180 ml/kg). Em relação à bilirrubina, é percebido que, em média, existe uma queda de 50% nos níveis iniciais.

A EST deve ser iniciada introduzindo ou retirando sangue, conforme a PVC (pressão venosa central) da criança. Quando a PVC estiver acima de 10 cm, inicia-se retirando volume. Caso contrário, injeta-se volume. Se a PVC não puder ser instalada, e acatando o que vários serviços estabelecem, é de boa norma iniciar o processo retirando sangue (10 a 20 ml), deixando o RN em déficit durante a realização do procedimento, e concluir transfundindo igual volume.

- Realizar a montagem do material e, *antes de iniciar a troca, simular*, já em ambiente estéril, a movimentação que será adotada no manuseio das torneiras (Fig. 65-5). Estar seguro do posicionamento correto das torneiras e do direcionamento do fluxo sangüíneo para os compartimentos. Proceder à montagem da solução com heparina para a lavagem de torneiras, seringas utilizadas e para limpeza do cateter, quando necessário. A heparina deve ser diluída em soro fisiológico (SF) 0,9% em uma proporção de 500 U para 250 ml de soro fisiológico. Ter próximo ou fácil acesso ao sulfato de protamina.
- Colheita de amostras sangüíneas:
  - Pré-troca: bioquímica, incluindo glicemia, hemocultura, hemograma e se a indicação for por hiperbilirrubinemia, bilirrubina, Coombs. Outros exames devem ser solicitados em função da indicação.

  A bolsa do doador deve ter, pelo menos, uma bioquímica mensurada.
  - Pós-troca: procurar estabelecer o comparativo com os exames citados anteriormente.

TÉCNICA

Podemos utilizar torneiras de três vias ou equipo de soro com três saídas para realização da troca.

- *Torneiras*: podem ser utilizadas duas ou três.

  A) Colocar as torneiras 1 (comunicação com o frasco de escoamento) e 2 (comunicação com o frasco de sangue) retificadas entre o cateter e a seringa de 10 ou 20 ml.
  B) Aspirar da criança o volume desejado de sangue.
  C) Muda-se a posição da torneira 1 (um), de modo a desviar o fluxo para o expurgo. Nesse nível pode ser conectada uma terceira torneira, atrelada a um frasco de SF 0,9%, que gerará o fluxo do sangue retirado para o expurgo.
  D) Modifica-se a posição da torneira 2 (dois), aspira-se o sangue a ser infundido para a seringa e, retificando-se novamente as torneiras 1 e 2, injeta-se no paciente o mesmo volume retirado e assim sucessivamente.

  Esses tempos são repetidos até que se esgote o volume de sangue preestabelecido. A Figura 65-5 ilustra o procedimento.

A mesma dinâmica deve ser utilizada quando a EST é realizada com um esquema de equipo (três vias). A única diferença é que, em vez de abrir e fechar as duas ou três torneiras, deve-se pinçar ou não as vias do equipo em tempos corretos.

As infusões de cálcio podem ser ou não realizadas a cada 50 ml caso o RN seja de baixo peso, ou a cada 100 ml se o RN tiver um peso normal para idade. Deve-se injetar 0,5 a 1,0 ml de gluconato de cálcio a 10% respectivamente. Para isso deve-se interrom-

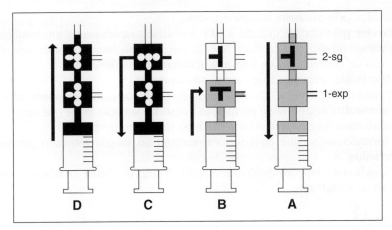

Fig. 65-5. Posições das torneiras durante a exsangüinotransfusão.

per a EST, lavar o sistema com SF heparinizado e fazer a aplicação lentamente (diluir em 4 ml de SF 0,9%). Promover um rigoroso controle da freqüência cardíaca. Após a infusão, lavar novamente o cateter e reiniciar o procedimento. Essa infusão de cálcio é uma medida controvertida. Alguns alegam que não previne a queda do cálcio ionizado e que pode levar a complicações.

A infusão de albumina uma a quatro horas antes da troca também é uma conduta aceitável. É utilizada para gerar maior migração da bilirrubina frouxamente ligada aos tecidos direcionada ao intravascular. Deve ser livre de sódio, em solução a 25% e na quantidade de 1 g/kg. Pode também ser infundida entre as duas volemias sangüíneas, gerando um intervalo de uma a duas horas antes do reinício de procedimento.

COMPLICAÇÕES

Podem ser divididas em imediatas e mediatas.

Imediatas

1. **Embolismo aéreo**: pode ocorrer durante a cateterização vascular ou na EXT. É uma boa regra introduzir o cateter já com soro fisiológico e manter a seringa com a ponta inclinada para baixo durante o procedimento.
2. **Perfuração da veia**: geralmente causada por erro na introdução ou no manuseio do cateter.
3. **Septicemia**: contaminação do sangue durante a EXT.
4. **Arritmia cardíaca**: cateter na aurícula ou no ventrículo esquerdo; também por hipomagnesemia, hipocalcemia ou sangue frio.
5. **Insuficiência cardíaca**: sobrecarga de volume por erro de controle das trocas; mau controle da temperatura do sangue.
6. **Parada cardíaca**: introdução rápida de gluconato de cálcio, utilização de sangue estocado.

7. **Toxidez pelo potássio:** sangue estocado.
8. **Toxidez pelo citrato:** quando a EXT é realizada rapidamente; em insuficiência hepática; insuficiência cardíaca. A utilização de cálcio durante o procedimento ou o uso de concentrado de hemácias minimiza este problema.
9. **Hipotermia:** ambiente frio; sangue não aquecido.
10. **Tromboflebite séptica:** falha na assepsia do cateter ou grande manuseio deste.
11. **Enterocolite necrosante e perfuração intestinal:** situação grave que parece estar relacionada a uma interferência no fluxo sangüíneo portal.
12. **Hipercalemia:** sangue aquecido em excesso ou sangue estocado por longos períodos.
13. **Hipoglicemia:** hiperinsulinismo secundário à carga de glicose no sangue estocado com anticoagulante.

Mediatas

Geralmente causadas por sangue contaminado: hepatite viral, malária, sífilis, doença de Chagas, AIDS, citomegalovirose, outras.

Pelo manuseio do sistema portal podemos ter, como conseqüência, a hipertensão porta e quadros de transformação cavernomatosa desse sistema.

Essas complicações são raras. A mortalidade permanece abaixo de 1% quando o procedimento é realizado com uma técnica correta e em mãos experientes.

Exsangüinotransfusão parcial

Para corrigir anemia grave sem hipovolemia ou policitemia.

Policitemia

Trata-se da situação em que a hemoglobina encontra-se maior que 22,0 gramas ou um hematócrito superior a 65% na primeira semana. Após o hematócrito atingir 60% a 65%, qualquer acréscimo resultará em aumento exponencial na viscosidade sangüínea. São vistos dificuldade respiratória, cianose, insuficiência cardíaca congestiva, convulsões, priapismo, icterícia, possível trombose em vários órgãos, principalmente ao nível de renais, hipocalcemia, hipoglicemia, entre outros. Podem ser assintomáticos. Pode ser hipervolêmica ou normovolêmica, sendo desencadeada por diversas situações maternas (p: ex., insuficiência placentária, gemelaridade), de nascimento (ordenha de cordão, nascimento extra-hospitalar) etc.

$$\text{Volume de troca (ml)} = \text{volume sangüíneo} \times \frac{(\text{hematócrito observado} - \text{hematócrito desejado})}{\text{hematócrito observado}}$$

Usar soro fisiológico 0,9% ou plasma, considerando-se um volume sangüíneo de 80 ml/kg peso para o RN a termo e 100 ml/kg peso em pré-termo, corrigindo-se o hematócrito para 55%.

Anemia

$$\text{Volume de troca (ml)} = \text{volume sangüíneo} \times \frac{(\text{hemoglobina desejada} - \text{hemoglobina observada})}{(\text{hemoglobina doador hemoglobina observada})}$$

BIBLIOGRAFIA

Department of neonatal medicine nursing protocols. *Royal Prince Alfred Hospital Exchange Transfusion.* Disponível em: http://www.cs.nsw.gov.au/rpa/neonatal/html/nursing/extrans.htm. Acesso em: 13/01/05.

Devaraj V, Raichur, Prakash K, Wari AV, Kasturi, Savitha D. Peripheral vessel exchange transfusion department of pediatrics, Karnatak Institute of Medical Sciences, Hubli 580 022, India and vithal clinic and children's hospital, Dharwad 580 008. *India Indian Pediatrics* 1999;36:914-917.

Dunn PM. Localization of the umbilical catheter by post-mortem measurement. *Arch Dis Childh* 1996;41:69-75.

Exchange transfusion. Disponível em: http://www.nlm.nih.gov/medlineplus/ency/article/002923.htm. Acesso em 21/10/04.

Junior IF, Filho AB, Barbosa ADM, Lima GM de, Souza MCS, Arruda ALM, et al. Exsanguineotransfusão em icterícia neonatal. Experiência em hospital universitário. (USP), São Paulo. *Pediatria* 2000;21(4):302-307.

Knight D. *Exchange Transfusion Newborn Services Medical Guidelines.* Julho 1999. Disponível em: http://www.adhb.govt.nz/newborn/Guidelines/Blood/Exchange/ExchangeTransfusion.htm. Acesso em 17/02/05.

Moromisato D. Therapeutic plasma exchange. In: Taeusch, Christiansen, Buescher. *Pediatric and neonatal tests and procedures.* Philadelphia: Saunders, 1996. p 173-8.

Transfusion of the newborn infant. Disponível em: http://www.transfusionguidelines.org.uk/transfusion_handbook/htm_c10_p3.html. Acesso em: 01/03/05.

Vaz FC. *Hematologia neonatal.* São Paulo: Sarvier, 1980. p 183-8.

66 Fototerapia para Recém-Nascidos Ictéricos – Mecanismo de Ação e Uso Clínico

Manoel de Carvalho

INTRODUÇÃO

A fototerapia é, sem dúvida, a modalidade terapêutica mais utilizada mundialmente para o tratamento da hiperbilirrubinemia neonatal. Estima-se que só nos Estados Unidos um número superior a 350.000 recém-nascidos receba anualmente este tratamento.

Entretanto, apesar da vasta literatura de investigação em humanos e animais de laboratório a respeito do mecanismo de ação, efeitos biológicos, complicações e uso clínico da fototerapia, existe ainda considerável desinformação acerca de como a fototerapia age, qual a dose de energia luminosa necessária para eficácia clínica e como ela deve ser administrada.

MECANISMO DE AÇÃO DA FOTOTERAPIA

O sucesso da fototerapia depende da transformação fotoquímica da bilirrubina nas áreas expostas à luz. Essas reações alteram a estrutura da molécula de bilirrubina e permitem que os fotoprodutos sejam eliminados pelos rins ou pelo fígado, sem sofrerem modificações metabólicas. Portanto, o mecanismo de ação básico da fototerapia é a utilização de energia luminosa na transformação da bilirrubina em produtos mais hidrossolúveis.

Bilirrubina absorve luz na região de 400 a 500 nm. Luz emitida nessa faixa penetra na epiderme e atinge o tecido subcutâneo. Dessa forma, somente a bilirrubina que está próxima à superfície da pele (até 2 mm) será afetada diretamente pela luz.

Dois mecanismos têm sido propostos para explicar a ação da fototerapia na redução dos níveis séricos de bilirrubina: fotoisomerização e fotooxidação.

Fotoisomerização

Uma vez irradiada pela luz, a molécula de bilirrubina dá origem a dois tipos de isômeros: o isômero geométrico ou configuracional e o isômero estrutural ou lumirrubina.

O isômero geométrico forma-se rapidamente e é reversível à molécula de bilirrubina que lhe deu origem; entretanto, sua excreção é extremamente lenta em recém-nascidos.

A formação de isômeros estrutural é mais lenta do que a do isômero geométrico; porém, essa reação, ao contrário daquela, é irreversível. A lumirrubina, por ser solúvel em água, é rapidamente excretada pela bile e, principalmente, pela urina do recém-nascido ictérico em fototerapia, sem a necessidade de conjugação.

Fotooxidação

Em ambiente aeróbico uma pequena parte da molécula ativa de bilirrubina sofre processo de oxidação, levando à produção de complexos pilóricos, solúveis em água e excretados na urina. A contribuição quantitativa da fotooxidação para diminuição dos níveis séricos de bilirrubina ainda não está totalmente determinada. Entretanto, parece que sua contribuição é pequena.

EFICÁCIA DA FOTOTERAPIA

A eficácia da fototerapia depende de uma série de fatores, como a concentração inicial da bilirrubina antes do tratamento, a superfície corporal exposta à luz, a dose e a irradiância emitida e o tipo de luz utilizado (Fig. 66-1).

A seguir discutiremos, brevemente, os mais importantes fatores que influenciam na eficácia da fototerapia.

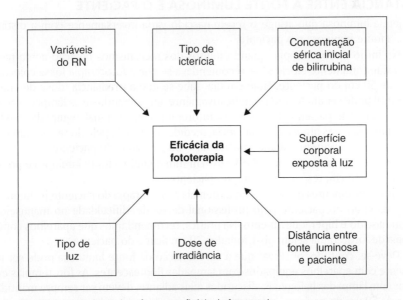

Fig. 66-1. Variáveis que interferem na eficácia da fototerapia.

CONCENTRAÇÃO SÉRICA INICIAL DE BILIRRUBINA

Quanto mais alto for o nível sérico inicial de bilirrubina, maior e mais rápida será a queda. Weise mostrou, por meio de fórmula matemática, que a "dose" de fototerapia necessária para diminuir a concentração sérica de 20 mg% para 7 mg% foi a mesma necessária para promover a queda de 10 mg% para 5 mg%.

A eficácia da fototerapia diminui à medida que a concentração sérica de bilirrubina cai. Com concentração sérica igual ou inferior a 5 mg%, é mínima a eficácia da fototerapia.

SUPERFÍCIE CORPORAL EXPOSTA À LUZ

Como a fototerapia age ao nível da pele do paciente, pode-se deduzir que a superfície corporal exposta à luz é uma determinante importantíssima na sua eficácia. Quanto maior a área irradiada, maior a eficácia da fototerapia.

O uso de fraldas em recém-nascidos ictéricos submetidos à fototerapia, por diminuírem a superfície corporal exposta à luz, diminui consideravelmente a eficácia da fototerapia e, dessa forma, deve ser evitado.

O uso de superfícies refletoras, colocadas abaixo ou lateralmente do recém-nascido, tais como espelho parabólico, filme refletor, folha de alumínio ou tecido branco ao redor da fototerapia, tem sido feito com sucesso para aumentar a área corporal iluminada. A utilização desses artefatos aumenta em até 35% a área corporal iluminada. Entretanto, deve-se ter em mente que a utilização de materiais ao redor da fototerapia diminui a visibilidade do profissional de saúde em relação ao paciente, além de aumentar o risco de sobreaquecimento.

Outra maneira mais eficaz de aumentar a superfície exposta à luz é a utilização de focos adicionais de fototerapia (fototerapia dupla ou tripla).

DISTÂNCIA ENTRE A FONTE LUMINOSA E O PACIENTE

A energia luminosa que atinge o recém-nascido varia inversamente com a distância entre a fonte luminosa e o paciente.

No início da fototerapia, quando muitos dos mecanismos de ação ainda não tinham sido totalmente elucidados, recomendava-se que a fototerapia fosse colocada a cerca de 50 cm do paciente. Hoje em dia, sabe-se que a irradiância (dose de energia luminosa) pode ser aumentada significativamente aproximando-se as lâmpadas o mais perto possível do paciente. Em relação à fototerapia convencional, equipada com lâmpadas fluorescentes brancas, a irradiância, medida ao nível da pele do recém-nascido, é de cerca de 4 $\mu w/cm^2/nm$ quando posicionada 30 cm acima do paciente.

A irradiância aumenta para 8 e 12 $\mu w/cm^2/nm$ quando a fonte luminosa é posicionada a 20 e 10 cm, respectivamente, do paciente.

Os inconvenientes de se aproximar demais a fototerapia do paciente incluem: bloqueio da visão do paciente pelo profissional de saúde, dificuldade no manuseio do recém-nascido e hiperaquecimento. Na prática, recomendamos que aparelhos convencionais de fototerapia sejam posicionados 30 cm acima do paciente.

Deve-se, contudo, observar que a aproximação da fonte luminosa pode ser feita somente com aparelhos equipados com lâmpadas fluorescentes. As fototerapias equipadas com lâmpadas halógenas, discutidas mais adiante, devem ser sempre mantidas a cerca de 50 cm do paciente pelo significante risco de queimaduras.

DOSE DE IRRADIÂNCIA

A eficácia da fototerapia está na dependência direta da quantidade de energia liberada (irradiância). Quanto maior a dose de irradiância que atinge o recém-nascido e maior a superfície corporal iluminada, mais eficaz será a fototerapia.

Na prática clínica, a irradiância emitida por um aparelho de fototerapia é medida através de irradiômetros ou dosímetros, que medem a quantidade de energia luminosa emitida entre 400 e 500 nm.

Atualmente, aparelhos de fototerapia emitem significativamente mais energia do que os da década de 1970. Diversos autores recomendam que os aparelhos de fototerapia devam liberar energia mínima, medida ao nível da pele do recém-nascido, significativamente maior do que previamente recomendada no passado.

A dose terapêutica ideal para fototerapia, certamente, ainda não está definida. Entretanto, diante da profusão de investigações clínicas e laboratoriais, fica evidente que o objetivo do tratamento fototerápico é prover o recém-nascido ictérico de uma dose terapêutica de fototerapia suficiente para reduzir as concentrações séricas de bilirrubina o mais rapidamente possível.

A não observância da importância da dose de irradiância na fototerapia é, sem dúvida, um dos fatores responsáveis pela enorme variação na eficácia da fototerapia em Berçários. Administrar fototerapia sem determinar a irradiância emitida constitui uma forma não controlada e, muitas vezes, ineficaz de tratamento.

Baseados em experimentos conduzidos no final da década de 1970, diversos autores têm sugerido que a dose de irradiância mínima que uma fototerapia deveria emitir seria de 4 $\mu w/cm^2/nm$, não se justificando o uso de fototerapia pelo recém-nascido submetido a doses inferiores a esta, que representa o limite abaixo do qual não ocorre fotorreação. Infelizmente, apesar das atuais evidências clínicas e laboratoriais, inúmeros recém-nascidos ainda são submetidos, em nosso meio, a doses subterapêuticas de fototerapia.

Facchini e colaboradores realizaram 20 avaliações de irradiância em aparelhos convencionais de fototerapia em quatro Maternidades da cidade de Campinas e encontraram valores inferiores a 4 $\mu w/cm^2/nm$ em todos os aparelhos pesquisados. De Carvalho e Lopes avaliaram 102 aparelhos de fototerapia em 21 hospitais públicos do Rio de Janeiro e encontraram uma média de irradiância, medida na faixa azul, de 2,4 $\mu w/cm^2/nm$ (variação de 0,6 a 4,4 $\mu w/cm^2/nm$). Apenas um aparelho, dos 102 investigados, apresentava irradiância, medida ao nível do recém-nascido, acima de 4 $\mu w/cm^2/nm$. Estudo recente, realizado em uma Maternidade de São Paulo, encontrou irradiância emitida por fototerapias convencionais que variava de 2 a 3,2 $\mu w/cm^2/nm^2$.

Diversos são os motivos pelos quais nossos aparelhos convencionais de fototerapia emitem, ao nível da pele do recém-nascido, irradiância abaixo do mínimo recomendável. Dentre alguns, destacamos o número insuficiente de lâmpadas por aparelho; o uso, não raro, de aparelhos com algumas lâmpadas queimadas; a menor intensidade de energia luminosa de lâmpadas fluorescentes tipo luz do dia de fabricação nacional, quando comparadas com similares americanas, e o posicionamento da fototerapia distante do paciente.

TIPOS DE LUZ UTILIZADA EM FOTOTERAPIA

A molécula de bilirrubina absorve luz visível na faixa compreendida entre 400 nm e 500 nm, com pico máximo ao redor de 460 nm. De maneira geral, todo e qualquer tipo de luz que emita suficiente energia nessa faixa é, teoricamente, eficaz na fotodegradação da bilirrubina. Com base nesse princípio, diversos tipos de fontes de luz têm sido utilizados em fototerapias. Os mais comuns são lâmpadas fluorescentes brancas (*daylight*) e azuis, luz monocromática azul *(special blue)* e lâmpadas de quartzo halogênicas com filamento de tungstênio.

Luz branca

Esse tipo de luz tem sido a mais utilizada em fototerapias ao longo dos anos e constitui-se no único tipo de luz cuja segurança foi testada em uma grande população de recém-nascidos acompanhados durante os seis primeiros anos de vida.

O problema é que o seu espectro de emissão é muito amplo (380 a 770 nm). Como o espectro de absorção de luz pela molécula de bilirrubina é relativamente curto (350 a 500 nm), isso significa que, teoricamente, luz emitida fora desse espectro não teria nenhuma função na reação fotoquímica.

A irradiância emitida na faixa correspondente à absorção da bilirrubina é baixa. Daí a necessidade de se equipar os aparelhos de fototerapia com um número adequado de lâmpadas fluorescentes (em geral, sete a oito).

Quando uma fototerapia equipada com lâmpadas florescentes brancas é posicionada a 50 cm do paciente, a energia luminosa que atinge o recém-nascido é abaixo do mínimo (4 $\mu w/cm^2/nm$) recomendado na literatura.

Uma dúvida freqüente que acomete pediatras e neonatologistas que lidam com fototerapia equipada com lâmpadas fluorescentes brancas é quando trocá-las. Como a irradiância tende a cair em função do tempo de uso, recomenda-se que esta energia liberada seja determinada periodicamente com fotodosímetros, e que as lâmpadas sejam substituídas sempre que o valor encontre-se abaixo do mínimo eficaz. Entretanto, fotodosímetros destinados a medir a irradiância de fototerapia somente foram lançados no mercado nacional em meados de 1989. E, atualmente, são pouquíssimos os serviços que dispõem de tal tecnologia.

Com o objetivo de buscar uma alternativa para esse problema, a maioria dos serviços de Pediatria do Brasil adota a prática de substituir as lâmpadas das fototerapias após determinado tempo de uso, que varia de 200 a 2.000 horas.

Extensa revisão da literatura não forneceu elementos que nos permitisse inferir a irradiância emitida (e dessa forma a eficácia da fototerapia) com base no tempo de uso das lâmpadas fluorescentes brancas.

De Carvalho e Lopes, analisando aparelhos de fototerapia equipados com diferentes marcas de lâmpadas fluorescentes brancas, mostravam que a queda na irradiância foi de cerca de 20% após 2.000 horas de uso ininterrupto.

Portanto nos parece que a irradiância deva ser medida periodicamente e as trocas das lâmpadas devam ser feitas sempre que essa irradiância, medida ao nível da pele do recém-nascido, for inferior ao mínimo clinicamente eficaz.

Luz azul

Diversos estudos demonstraram que lâmpadas de luz azul produzem queda mais rápida e acentuada dos níveis séricos de bilirrubina do que a obtida com luz fluorescente branca. Entretanto, resiste-se ao uso da luz fluorescente azul em Berçários por causa dos efeitos indesejáveis associados a ela. A equipe médica e de enfermagem queixa-se, com freqüência, de tonteiras, náuseas e vômitos após exposição prolongada a esse tipo de luz. Outro inconveniente é que o recém-nascido, sob luz azul, parece intensamente cianosado. Isso confunde e dificulta a avaliação clínica.

A luz azul *(special blue)* foi introduzida na prática clínica em 1972. Desde então, diversos estudos têm demonstrado que essas lâmpadas produzem queda mais rápida e acentuada nos níveis séricos de bilirrubina do que a obtida com luz fluorescente branca. Elas possuem em torno de 45% mais energia na faixa de onda compreendida entre 400 e 490 nm do que as lâmpadas fluorescentes brancas e são consideradas, por alguns autores, como a fonte luminosa mais eficaz para uso em fototerapia. Infelizmente, estas lâmpadas fluorescentes em azul especial *(special blue)* não são produzidas no mercado nacional.

Luz verde

A luz verde parece ser mais eficaz do que a fluorescente branca. Vecchi e colaboradores, estudando 100 recém-nascidos ictéricos, demonstraram maior queda na concentração de bilirrubina após 24 horas naqueles submetidos à fototerapia com luz verde do que com lâmpadas fluorescentes brancas (20% *versus* 16%).

Parece, entretanto, não haver diferença quanto à eficácia, quando se compara fototerapia com luz verde a fototerapia com luz azul. A maioria dos trabalhos mostra que tanto a queda na concentração de bilirrubina quanto a duração total de fototerapia não são mais estatisticamente diferentes quando se utilizam lâmpadas fluorescentes azuis ou verdes.

Apesar de extensa literatura mostrar que a luz fluorescente verde é eficaz na redução dos níveis séricos de bilirrubina, seu exato mecanismo de ação continua desconhecido.

Embora com menor freqüência do que com lâmpadas fluorescente azuis, as lâmpadas verdes podem causar eritema no recém-nascido, além de náuseas e tonteiras no pessoal de saúde.

Luz com emissão de iodo

Light Emitting Diode (LED) são fontes de luz com espectro de emissão muito curto e, atualmente, encontram-se no mercado em uma variedade de aplicações (indicadores luminosos de trânsito, letreiros etc.). Estas lâmpadas LED são extremamente pequenas, com dimensões de 5 mm de diâmetro e pesam, em média, 0,3 grama. Para seu uso no tratamento de hiperbilirrubinemia neonatal, elas são agrupadas em placas contendo 100, 200 ou 300 unidades. Essas placas podem ser posicionadas diretamente em contato com o paciente ou a distâncias variáveis. Quando em contato direto com o paciente, a irradiância atinge valores superiores a 200 $\mu w/cm^2/nm$.

TIPOS DE FOTOTERAPIA

Como objetivo de melhorar a eficácia terapêutica, têm sido introduzidos novos aparelhos no mercado. A seguir descreveremos, brevemente, os principais aparelhos de fototerapia em uso no nosso meio.

Fototerapia convencional

Usualmente é composta por seis ou sete lâmpadas fluorescentes tipo *daylight* de 20 watts. A irradiância emitida, com a fonte de luz posicionada a 50 cm do paciente, é de cerca de 3 a 4 $\mu w/cm^2/nm$.

A área de superfície corporal iluminada é grande, entretanto, uma vez que todo RN (face anterior ou posterior) é irradiado. A irradiância emitida é muito baixa e não é compensada pela grande área corporal exposta à luz. O produto final é uma eficácia menor do que a esperada para aparelhos de fototerapia. De fato, diversos estudos clínicos têm demonstrado a baixa eficácia clínica de fototerapias convencionais equipadas com lâmpadas fluorescentes nacionais.

Com o objetivo de melhorar a eficácia deste tipo de fototerapia, recomenda-se: a) posicionar o aparelho a cerca de 30 cm do paciente; b) manter limpa a superfície de acrílico da incubadora e a proteção do dispositivo da fototerapia; c) verificar se todas as lâmpadas estão acesas; d) utilizar aparelhos equipados com sete ou oito lâmpadas; e) substituir duas lâmpadas fluorescentes brancas por lâmpadas azuis (posicione-as no centro do aparelho); f) verificar periodicamente a irradiância emitida pela fototerapia (medir ao nível da pele do paciente; g) o recém-nascido deve ser exposto à fototerapia nu, para que maior superfície corporal seja atingida pela luz; h) sempre que possível, manter a nutrição enteral.

Como não há relato na literatura de alteração gonadal com o uso de fototerapia, não recomendamos sua proteção rotineira. O comprimento de onda luminosa normalmente utilizado em fototerapia penetra apenas 2-3 mm da pele do recém-nascido e, dessa forma, não atinge as gônadas. A proteção ocular, entretanto, deve ser mantida.

Fototerapia equipada com lâmpada halógena

Na fototerapia equipada com lâmpada halógena, a luz é emitida em forma de *spot* ou foco, de diâmetro aproximado de 20 cm, quando colocada a 50 cm do paciente. Usa-se lâmpada de halogênio-tungstênio, que emite alta irradiância na faixa azul (25-35 $\mu w/cm^2/nm$), e filtros para irradiação infravermelho e ultravioleta.

Estudos recentes demonstram que a fototerapia equipada com lâmpada halógena é mais eficaz que a fototerapia convencional no tratamento de recém-nascidos ictéricos com peso inferior a 2.500 g. A explicação para esse fato é que pacientes com baixo peso cabem quase totalmente no halo luminoso de 20 cm de diâmetro emitido pelo *bilispot*. Os recém-nascidos recebem, portanto, luz de alta intensidade em uma grande área corporal. A fototerapia equipada com lâmpada halógena é particularmente recomendada para recém-nascidos prematuros e de baixo peso cuja hiperbilirrubinemia constitua risco.

Em recém-nascidos com peso superior a 2.500 g, geralmente se utilizam duas fototerapias halógenas, dispostas de tal maneira que os halos luminosos se tangenciem, aumentando assim a superfície corporal iluminada.

Para evitar problemas de aquecimento e queimaduras, a fonte luminosa não pode ser colocada próximo ao paciente. Recomenda-se que fototerapias equipadas com lâmpadas halógenas sejam posicionadas a 40-50 cm do recém-nascido.

Em virtude do intenso calor gerado pelo filamento, essas lâmpadas têm vida média ao redor de 500 a 800 horas, quando a queda na irradiância emitida é de 35%. Entretanto, elas devem ser trocadas sempre que a irradiância for menor do que $10 < \% -1 > \mu w/cm^{2/n}m$.

Fototerapia Biliblanket

É uma fototerapia de contato, na qual o recém-nascido deita sobre um colchão luminoso. A fonte geradora de luz utiliza uma lâmpada halógena especial. A luz trafega da fonte geradora ao colchão luminoso através de um cabo de fibra óptica.

O colchão de fibra óptica luminoso é um pequeno retângulo de 13 cm × 10 cm. A pele do RN fica em contato direto com esse colchão. O Biliblanket possui um sistema de filtros que permitem apenas a passagem de luz na faixa compreendida entre 400-500 nm.

A irradiância emitida pelo Biliblanket se situa entre 35 e 60 $\mu w/cm^2/nm$. Apesar de alta irradiância, a eficácia é prejudicada pela pequena superfície corporal exposta à luz e, principalmente, pela mobilidade do recém-nascido. Na prática clínica, com freqüência, o recém-nascido "cai" fora do colchão luminoso ao se mover e com isso diminui a área corporal em contato com a luz. Em recém-nascidos prematuros, o Biliblanket é mais eficaz, uma vez que mais superfície corporal é exposta à luz, e esses pacientes são, relativamente, pouco ativos. Atualmente, o Biliblanket é mais utilizado como coadjuvante em fototerapia dupla, isto é, o recém-nascido deita no Biliblanket enquanto recebe a fototerapia convencional.

Fototerapia de alta intensidade

Na década de 1990, começaram a surgir aparelhos de fototerapias que emitiam alta irradiância distribuída em uma grande superfície corporal. Inicialmente, esses aparelhos utilizavam 16 lâmpadas fluorescentes *special blue*, dispostas em um cilindro. O paciente era, então, colocado dentro desse cilindro de modo que as lâmpadas ficassem a cerca de 15 cm ao redor de todo o seu corpo (fototerapia integral em 360°). Nessa circunstância, a irradiância que atinge o recém-nascido é superior a 100 $\mu w/cm^2/nm$ e proporciona uma redução de cerca de 70% nos níveis séricos de bilirrubina nas primeiras seis horas de tratamento.

Recentemente, De Carvalho *et al.* criaram uma fototerapia de alta intensidade utilizando lâmpadas fluorescentes brancas. Este aparelho consiste em um conjunto de sete lâmpadas brancas *(daylight)* dispostas na base de um berço de acrílico (60 cm comprimento/35 cm de largura) comumente usado em Berçários e alojamentos conjuntos de tal maneira que o basinete de acrílico do berço permaneça a cerca de 5 cm das lâmpadas. Esse conjunto de lâmpadas emite luz de baixo para cima, que atravessa a parede inferior do berço de acrílico e atinge o recém-nascido que estará ali deitado. Para maior conforto do recém-nascido, sobre o fundo do berço de acrílico existe um pequeno colchão transparente de silicone medicinal de modo a não interferir na iluminação a ser recebida pelo paciente.

Para aproveitar a luz periférica que normalmente seria perdida, as paredes laterais internas do referido berço de acrílico recebem a aplicação de película refletora semitransparente, e a abertura superior recebe a sobreposição de uma lâmina arqueada de acrílico, com a superfície interna também recoberta por um filme refletor, de modo a jogar a luz, que normalmente escaparia e se perderia, de volta para o corpo do paciente. Dessa maneira, o recém-nascido recebe luz direta de baixo para cima e luz refletida (indireta) das paredes laterais e cúpula superior do berço (fototerapia integral total).

O calor gerado por esse conjunto de lâmpadas é dissipado através de um sistema de ventiladores e exaustores.

A irradiância direta emitida por esse aparelho é de cerca de 19 $\mu w/cm^{2/nm}$. A irradiância indireta, proveniente da luz nas paredes e na cúpula refletora do berço, é de 2-3 $\mu w/cm^{2/nm}$.

Estudo clínico prospectivo, randomizado e controlado mostrou que, após 24 horas de tratamento, a queda nos níveis séricos de bilirrubina é cerca de seis vezes maior em recém-nascidos tratados com esta fototerapia de alta intensidade do que naqueles expostos à fototerapia convencional (29% vs. 4%).

Atualmente, em nosso serviço, recém-nascidos com icterícia grave (BT > 20 mg%) são tratados com a fototerapia de alta intensidade aliada a duas fototerapias equipadas com lâmpadas halógenas incidindo em cima do paciente (a cúpula de acrílico do berço é removida). Esta forma de fototerapia tripla permite que o recém-nascido receba luz de alta intensidade por todo o corpo. Invariavelmente os níveis séricos de bilirrubina caem significativamente após poucas horas de tratamento (temos observado redução de cerca de 40% nos níveis séricos iniciais de bilirrubina nas primeiras seis horas de tratamento). Essa atitude permitiu uma redução considerável na incidência de exsangüinotransfusões em nosso serviço.

Fototerapias de alta intensidade utilizando LEDs, lâmpadas (descritas anteriormente) introduzidas experimentalmente no final do ano 2000, têm mostrado bons resultados, mas ainda não se encontram disponíveis no mercado.

QUAIS NÍVEIS SÉRICOS DE BILIRRUBINA SÃO INDICATIVOS DE FOTOTERAPIA EM RECÉM-NASCIDOS ICTÉRICOS?

A indicação de fototerapia dependerá do tipo de icterícia (hemolítica ou não-hemolítica) e de características próprias do recém-nascido (termo ou pré-termo, presença de asfixia, equimoses etc.). A determinação da concentração sérica de bilirrubina é altamente imprecisa quando se utilizam métodos convencionais. Portanto, esse "nível" não existe isoladamente. Deve ser analisado dentro de um contexto global que inclua diversos fatores relacionados ao recém-nascido e a sua história perinatal (Fig. 66-2).

Em recém-nascidos a termo, saudáveis e com icterícia não-hemolítica (fisiológica), a tendência atual tem sido protelar o uso da fototerapia até que a bilirrubina sérica atinja valores consideravelmente superiores aos utilizados no passado. A razão dessa conduta é o aval de inúmeras publicações científicas que demonstram a ausência de correlação entre o nível sérico de bilirrubina e o dano neurológico em recém-nascidos a termo com icterícia não-hemolítica.

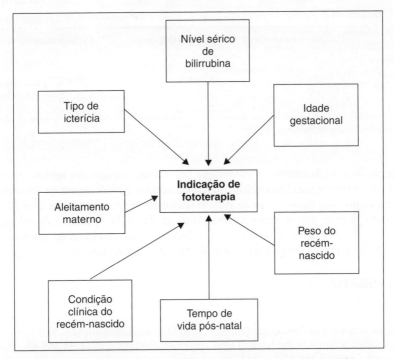

Fig. 66-2. Fatores que determinam a indicação de fototerapia em recém-nascidos ictéricos.

Os níveis séricos de bilirrubina indicativos de fototerapia (icterícia não-hemolítica) utilizados em nosso serviço, de acordo com a faixa de peso, são mostrados no Quadro 66-1.

Em recém-nascidos a termo, saudáveis e com icterícia não-hemolítica a recomendação da Academia Americana de Pediatria é mostrada no Quadro 66-2.

Quadro 66-1. Níveis séricos de bilirrubina indicativos de fototerapia em recém-nascidos prematuros

Peso (kg) nascimento	Bt (mg%)
< 1,0	5
1,0 a 1,2	6
1,2 a 1,4	7
1,4 a 1,6	8
1,6 a 1,8	10
1,8 a 2,2	12
2,2 a 2,5	12-15
> 2,5	> 15

Obs.: na presença de patologias (acidose, asfixia, sepse etc.) estes níveis devem ser reduzidos.

Quadro 66-2. Tratamento da hiperbilirrubina em RN a termo, saudável, sem hemólise

Idade	Considere fototerapia	Inicie fototerapia	Exsangüinotransfusão
≤ 24 h			
25-48 h	12 mg%	15 mg%	≥ 20 mg%
49-72 h	15 mg%	18 mg%	≥ 25 mg%
> 72 h	17 mg%	20 mg%	≥ 25 mg%

Academia Americana de Pediatria, 1994.

Segundo essa Academia, a fototerapia deveria ser iniciada em recém-nascidos a termo com icterícia não-hemolítica com níveis séricos de bilirrubina de 15 mg%. Em pacientes com mais de 48 horas de vida, esses níveis se situariam entre 18 e 20 mg%. Entretanto, apesar das recomendações preconizadas pela Academia Americana de Pediatria, a maioria dos pediatras e neonatologistas ainda continua, nesses pacientes, indicando fototerapia com níveis séricos de bilirrubina mais baixos.

BIBLIOGRAFIA

Agati G, Fusi F. Recent advances in bilirubin photophysics. *J Photochem Photobiol* 1990;7:1-14.

American Academy of Pediatrics. Practice parameter: management of hyperbilirubinemia in the healthy term newborn. *Pediatrics* 1994;94:558-65.

De Carvalho M, Lins MF, Lopes JMA. Lâmpadas fluorescentes para fototerapia: mudanças no mercado alteram eficácia terapêutica. (Rio J.) *J Pediatr* 1992;68:203-5.

De Carvalho M, Lopes JMA, Netto DB. Fototerapia de alta intensidade para o tratamento da icterícia do recém-nascido. *Rev Bras Eng Biom* 1999;15:109-13.

De Carvalho M, Lopes JMA, Rossi O. Fototerapia halógena para o tratamento da icterícia neonatal. *Rev Bras Eng* 1994;10:25-9.

De Carvalho M, Lopes JMA. Fototerapia nos hospitais públicos do Rio de Janeiro. *J Pediatr* 1991;67:157-62.

De Carvalho M, Lopes JMA. Fototerapia simples versus dupla no tratamento da hiperblirrubinemia em recém-nascidos de risco. (Rio J.) *J Pediatr* 1996;72:151-4.

De Carvalho M, Lopes JMA. Indicações de fototerapia em recém-nascidos a termo com icterícia não hemolítica: uma análise crítica. (Rio J.) *J Pediatr* 1995;71:189-194.

De Carvalho M, Lopes JMA. Phototherapy units in Brazil: Are they effective? *J Perinat Med* 1995;23:315-9.

De Carvalho M, Lopes JMA. Qual o tempo de vida útil de lâmpadas fluorescentes para fototerapia? (Rio J.) *J Pediatr* 1991;67:151-6.

De Carvalho M, Lopes, JMA. Lâmpadas fluorescentes para fototerapia. (Rio J) *J Pediatr* 1992;68:203-05.

De Carvalho M. Aspectos práticos no uso da fototerapia em recém-nascidos ictéricos. *Pediatria Moderna* 1998;XXXIV:167-74.

Eggert P, Stick C, Swalve S. On the efficacy of various iradiating regimens in phototherapy of neonatal jaundice. *Eur J Pediatr* 1988;147:525-8.

Fachini FP, Calil SJ, Hermini AH. *Eficácia dos aparelhos de fototerapia em uso na cidade de Campinas e sugestões para melhorar seu rendimento.* XII Congresso

Brasileiro, VI Congresso Latino-Americano, IX Reunião Brasileira de Enfermagem Perinatal (resumo) 1990 novembro 24-29; Rio de Janeiro. p 13.

Modi, N, Keay J. Phototherapy for neonatal hyperbilirubinemia: the importance of dose. *Arch Dis Child* 1983;58:406-09.

Seidman DS, Moise J, Ergaz Z, Vreman HJ, Stevenson DK, Gale R. A new blue light emitting phototherapy device versus conventional phototherapy. A prospective randomized controlled application in term newborns. *Pediatr Res* 1998;43:193A.

67 ERITROPOIETINA RECOMBINANTE

Cristina Ortiz Valete

INTRODUÇÃO

A eritropoietina (EPO) é um próteo-hormônio, primeiramente purificado em 1977. A purificação da EPO se deu a partir da urina de pacientes com anemia aplástica grave, material rico nessa substância. A produção de EPO é controlada pela modulação de um RNA mensageiro, e o estímulo hipóxico aumenta a expressão do gene. Após a sua produção a EPO vai se ligar a receptores específicos celulares que se encontram na superfície das células progenitoras de eritróides e induzir a diferenciação destas (Fig. 67-1).

O gene da EPO foi clonado em 1985, a partir de células ovarianas de *hamsters* chineses. Está localizado no braço longo do cromossomo 7, na região 21. Esse gene tem sido utilizado para transformar culturas de células de mamíferos, resultando na purificação da eritropoietina recombinante humana (rhEPO). A rhEPO é uma glicoproteína com 165 aminoácidos e é indistinguível imunobiologicamente do hormônio natural.

Os precursores eritróides no sangue e na medula de recém-nascidos pré-termo com anemia da prematuridade (AP) respondem a rhEPO *in vitro*, o que sugeriu que o tratamento com esta droga pudesse reduzir o número de transfusões de hemácias nesses pacientes.

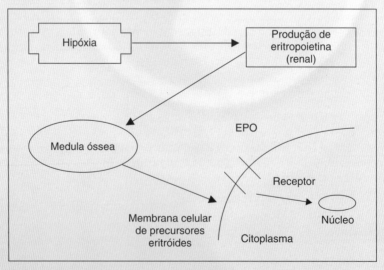

Fig. 67-1. Produção de EPO.

No período neonatal a rhEPO tem sido utilizada, então, no tratamento da anemia da prematuridade, condição definida como uma anemia progressiva associada à eritropoiese insuficiente, com baixa contagem de reticulócitos, baixo porcentual de precursores de eritrócitos na medula óssea e níveis de EPO baixos em relação ao grau de anemia. A menor produção de EPO parece ser um fator importante na patogênese da AP. Esta resposta humoral prejudicada poderia ser explicada por baixas necessidades teciduais de oxigênio em recém-nascidos pré-termo e menor quociente respiratório, além de menor produção de calor. É bem sabido que estas crianças anêmicas, quando comparadas a crianças maiores com o mesmo nível de hemoglobina (Hb), possuem níveis séricos mais baixos de EPO.

A meia-vida menor das hemácias do recém-nascido, o crescimento extraordinariamente rápido dos recém-nascidos pré-termo (e conseqüente aumento do volume sangüíneo) e o efeito fisiológico da transição da vida fetal para a neonatal contribuem para a AP. Acrescido a isso, transfusões sangüíneas realizadas no período neonatal (contendo hemoglobina A) também favorecem a oxigenação tecidual, bloqueando o estímulo eritropoiético. A contagem de reticulócitos diminui abruptamente após os primeiros dias de vida e permanece baixa por semanas, a despeito da progressiva queda da concentração de Hb.

Ao parto, a concentração de Hb é de cerca de 17 g/decilitro (dl) com nível de reticulócitos em torno de 5% nas crianças a termo. A diminuição da concentração de Hb que ocorre após o nascimento pode ser atribuída ao aumento na disponibilidade do oxigênio. Ao nascimento, quando o oxigênio chega aos pulmões, satura a Hb e a oferta tecidual de oxigênio é então facilitada, levando à diminuição da atividade da EPO plasmática e à redução da produção de células vermelhas nos primeiros dias de vida. No sangue periférico essas alterações resultam em diminuição da contagem de reticulócitos. Na medula óssea o porcentual de precursores eritróides diminui de uma média de 35% ao parto a 15% com uma semana de vida. Esta redução marcante da taxa de produção de células vermelhas continua por quatro a seis semanas. Após esse período tende a ocorrer estímulo à produção de células vermelhas e aumento da contagem de reticulócitos, havendo necessidade de aumento do conteúdo corporal de ferro para que haja produção satisfatória de eritrócitos.

Esta anemia normocrômica e normocítica normalmente aparece entre a 3ª e a 12ª semanas de vida, principalmente em crianças com idade gestacional menor que 32 semanas. Algumas toleram essa condição sem dificuldades aparentes. Contudo, outras demonstram sinais clínicos de anemia, como aumento de freqüência cardíaca, da concentração sérica de lactato e baixo ganho de peso.

Recém-nascidos pré-termo recebem cerca de 300.000 transfusões de sangue nos EUA a cada ano. Essa estimativa foi confirmada em 1993 a partir de questionários preenchidos por instituições hospitalares membros da American Association of Blood Banks.

Em teoria, a administração de rhEPO é um tratamento seguro da AP pois é biologicamente equivalente à proteína endógena e não oferece risco de transmissão de doenças infecciosas. O objetivo é reduzir ou eliminar a necessidade de transfusão sangüínea.

UTILIZAÇÃO CLÍNICA

É boa a biodisponibilidade da rhEPO, quando administrada por via subcutânea a crianças, sugerindo que essa via seja satisfatória, não sendo necessária então a administração endovenosa.

O Dr. Stockman, em 1988, discutiu a AP, antecipando o uso da rhEPO em ensaios terapêuticos. Ressaltou que toda alternativa terapêutica às transfusões sangüíneas deveria ser bem examinada, para que possamos evitá-las. Desde então vários estudos têm avaliado a sua administração. Grande parte desses estudos é criticada por não haver uma população homogênea de participantes, passível de comparação entre os estudos no que diz respeito à gravidade clínica, idade gestacional e critérios transfusionais, além de outras diferenças metodológicas.

O Segundo Estudo Multicêntrico Europeu, realizado pelo Grupo de Estudo sobre Eritropoietina em 1994, mostrou que as perdas sangüíneas maiores, a maior gravidade clínica, a menor idade gestacional e a realização de transfusão antes do início do estudo estão relacionadas à maior chance de transfusão sangüínea posterior. Contudo, os autores chamam atenção para a grande diferença de padrões clínicos e manejo transfusional dos centros participantes.

O controle dos outros fatores que influenciam a ocorrência de transfusões de sangue (critérios transfusionais, coleta de sangue) é tão importante que um ensaio clínico controlado randomizado, duplo-cego, no qual a rhEPO foi administrada na dose de 200 U/kg/semana (dose esta considerada baixa pela literatura) quase encontrou diferença significativa no volume de sangue transfundido entre os grupos. Como a amostra desse estudo foi relativamente pequena, o poder de detectar uma diferença estatística também foi baixo.

Há evidências suficientes de que o tratamento de recém-nascidos pré-termo com 300 a 1.200 U/kg de peso estimula a eritropoiese e não está associado a efeitos adversos. Esta ampla variação da faixa terapêutica deve-se provavelmente à grande variabilidade dos protocolos estudados. Os possíveis efeitos adversos são: dor torácica, edema, convulsões, *rash*, vômitos, diarréia, artralgias, reações de hipersensibilidade, neutropenia e trombocitose. Aumento da resistência vascular periférica e hipertensão arterial diastólica já foram relatados em pacientes com insuficiência renal. Esses efeitos não são comuns em recém-nascidos pré-termos. A neutropenia que ocorre com a administração de rhEPO parece ocorrer por um mecanismo de *down-modulation*. A trombocitose observada em alguns pacientes parece ocorrer em condições de anemia com deficiência de ferro, talvez por aumento do estímulo à produção de plaquetas. A correção da anemia ou da deficiência de ferro associa-se à normalização da contagem de plaquetas.

Ainda não há consenso sobre a dose ideal a ser administrada, o tempo ideal para o seu início e qual o ponto de corte de idade gestacional/peso de nascimento abaixo do qual a indicação seria precisa. Na prática, a droga é administrada a recém-nascidos de maior risco para transfusão sangüínea, o mais precocemente possível, desde que haja estabilidade clínica, e pelo período de maior vulnerabilidade (as primeiras quatro a seis semanas de vida).

Em geral, são indicações para sua utilização a idade gestacional ao nascimento menor que 32 semanas ou o peso de nascimento menor ou igual a 1.500 g. São critérios de início de tratamento por via subcutânea a presença de estabilidade clínica e a administração de dieta oral por pelo menos 48 horas antes do início do tratamento, com taxa calórica total mínima de 60 kilocalorias/kg/dia.

De acordo com a farmacocinética da droga, recomenda-se a administração subcutânea de, em média, 600 U/kg/semana divididas em duas a três aplicações semanais e por um período de quatro a seis semanas.

Durante o tratamento deve ser garantida a administração de ferro suplementar oral na dose de 3 a 12 mg/kg/dia, ajustada pelo controle da dosagem sérica de ferro e ferritina realizadas no início, na metade e ao final do tratamento, além de suplementação oral de vitamina E (25 a 50 UI/dia) e ácido fólico (50 mcg/dia). Pela possibilidade de efeitos colaterais, deve ser aferida a pressão arterial e acompanhada a contagem de plaquetas e de neutrófilos. A resposta terapêutica é avaliada em nível laboratorial pela contagem semanal de reticulócitos, hemoglobina e hematócrito.

Alguns autores indicam a utilização da droga por via venosa caso não seja possível utilizar a via subcutânea, acompanhada da administração venosa de ferro. Um algoritmo sugerido pela literatura que leva em consideração o risco de transfusão sangüínea precoce e tardia e a administração da droga por duas semanas pode ser visto na Figura 67-2.

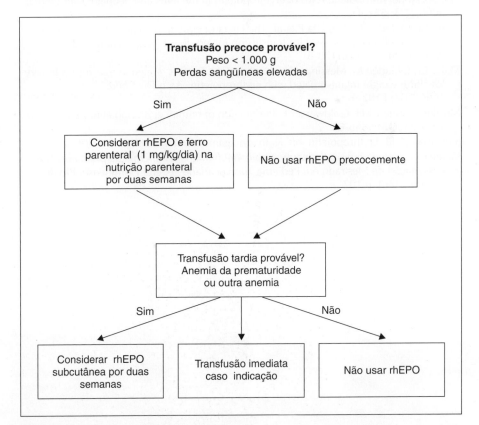

Fig. 67-2. Algoritmo de uso de rhEPO em recém-nascidos.

CONCLUSÃO

Entende-se, então, que o tratamento com esta droga faz parte de uma estratégia global de redução de transfusão sangüínea em recém-nascidos pré-termo. A administração dessa droga a esses pacientes tem-se mostrado benéfica. Contudo, essa estratégia abrange também a redução das perdas de sangue, principalmente através da diminuição da coleta de exames por vezes desnecessários; a adoção de critérios estritos de transfusão de hemácias; além da administração de ferro, oligoelementos, vitamina E, ácido fólico e manejo nutricional adequado. Ainda aguardamos uma melhor definição pela literatura das questões que permanecem em aberto sobre a administração de rhEPO na anemia da prematuridade, principalmente em relação à dose, população e momento de início ideais.

BIBLIOGRAFIA

Calhoun DA, Christensen RD, Edstrom CS et al. Consistent Approaches to Procedures and Practices in Neonatal Hematology. *Clin Perinat* 2000;27(3):741-3.

Foa P. Erythropoietin: Clinical Applications. *Acta Haematol* 1991;86(3):162-8.

Juul SE. Nonerythropoietic roles of erythropoietin in the fetus and neonate. *Clin Perinat* 2000;27(3):527-41.

Maier RF, Obladen M, Scigalla P et al. The Effect of epoetin beta (Recombinant human erythropoietin) on the need for transfusion in very-low-birth-weight infants. *NEJM* 1994;330(17):1173-8.

Maier RF, Obladen M, Messinger D, Wardrop CAJ. Factors related to transfusion in very low birth weight infants treated with erythropoietin. *Arch Dis Child* 1996;74(3):F182-6.

Miyake T, Kune CKH, Goldwasser E. Purification of human erythropoietin. *J Biol Chem* 1977;252(15):5558-64.

Stockman JA III. Erythropoietin: off again, on again. *J Pediatr* 1988;112(6):906-8.

Valete CO. *Uso da eritropoietina recombinante humana na anemia da prematuridade.* Dissertação de Mestrado em Pediatria, Universidade Federal Fluminense. Rio de Janeiro, 1999. p 107.

68 Aspectos Básicos da Hemoterapia em Recém-Nascidos

Cristina Ortiz Valete

INTRODUÇÃO

A transfusão de células vermelhas e outros derivados do sangue no período neonatal tem sido realizada levando em consideração a critérios clínicos e laboratoriais descritos pela literatura. Contudo, ao longo dos anos, o crescente conhecimento acerca dos mecanismos fisiopatológicos que envolvem os distúrbios hematológicos do recém-nascido (RN), aliado ao risco de transmissão de doenças, tem propiciado o uso mais racional e em menor escala desses derivados. Isso tem ocorrido particularmente em relação à transfusão de células vermelhas em prematuros. Qualquer que seja a decisão a ser tomada, uma revisão sistemática realizada em 2002 sugeriu que critérios mais conservadores estão associados à redução do número de pacientes transfundidos, do número de unidades transfundidas e não parece afetar a mortalidade, pelo menos em pacientes maiores.

A importância deste tema diz respeito não só ao perigo ou custo das transfusões, mas também à freqüência com que esses procedimentos vinham sendo realizados. Uma revisão de 192 RN prematuros com peso médio de nascimento de 1.159 g em 1992, no Rio de Janeiro, revelou uma freqüência de 65% de transfusão de células vermelhas nesses pacientes, freqüência esta maior para aqueles de menor peso de nascimento.

Os componentes do sangue mais utilizados para reposição são: concentrado de hemácias, plasma fresco congelado, concentrado de plaquetas e crioprecipitado. Existem produtos do sangue de origem industrial, chamados de hemoderivados, indicados para a reposição específica sangüínea, que oferecem menor risco de transmissão de doença.

Alguns princípios gerais devem ser observados na prática transfusional:

1. Os resultados laboratoriais que indicam a transfusão devem ser confirmados sempre que possível.
2. O paciente deve ser avaliado clinicamente acerca das conseqüências ou não das alterações laboratoriais.
3. Nenhuma solução deve ser adicionada ao componente final (exceto solução salina ou plasma ABO-compatível). Soluções hipotônicas causam hemólise de células vermelhas, com sérias conseqüências.

4. Evitar o contato dos componentes com soluções contendo cálcio (que reverte o efeito anticoagulante do citrato).
5. Os componentes não devem ser aquecidos a temperatura superior a 37°C.
6. Uma vez aberta a bolsa, o sangue deve ser utilizado em, no máximo, quatro horas se exposto a temperatura ambiente e em até 24 horas se conservado entre 1 a 4°C.
7. A transfusão de produtos contendo células vermelhas não deve exceder quatro horas.
8. Deve ser feita a observação das características do componente, e a identificação da unidade e do recipiente deve estar correta.
9. O paciente deve ser observado e monitorizado durante todo o procedimento, principalmente no início.

INDICAÇÕES DE TRANSFUSÃO DE COMPONENTES SANGÜÍNEOS NO PERÍODO NEONATAL

Concentrado de hemácias

O objetivo da transfusão de células vermelhas deve ser melhorar a oferta tecidual de oxigênio. Em situações onde essa oferta está prejudicada, pode haver comprometimento do metabolismo celular. Os valores de hematócrito e hemoglobina ao nascimento no RN a termo são em média de 50% e 16,5 g%, respectivamente. No prematuro esses valores são de 45% e 14,5 g%. Essa diferença entre os bebês a termo e os prematuros é pequena ao nascimento. O grande problema são as perdas seguintes, secundárias a doenças, e principalmente a coleta de sangue. É importante que se diga que a concentração "ótima" de hemoglobina para o RN sob várias circunstâncias fisiológicas e patológicas não está totalmente definida.

Têm sido adotados critérios mais rigorosos para a indicação de transfusão de células vermelhas em prematuros, pelos motivos já expostos e pelo efeito inibidor que a transfusão exerce sobre a eritropoiese, levando o RN à exposição a várias transfusões e, por conseguinte, a vários doadores. Assim, desde 1995, os critérios de Shanon *et al.* vêm sendo utilizados em várias Unidades Neonatais para a transfusão de prematuros (Quadro 68-1).

Havendo indicação precisa, a transfusão deve ser realizada com a infusão de um volume de 10 a 15 ml/kg por vez de sangue compatível, em acesso venoso seguro. A velocidade dessa infusão deve levar em conta as condições clínicas do paciente, sendo que, na maioria das vezes, o procedimento é realizado em duas horas e sob monitorização dos sinais vitais.

Com a sobrevida de RN cada vez menores e a preocupação com a exposição desses bebês a múltiplos doadores, foram desenvolvidas técnicas mais sofisticadas de preservação e estocagem de sangue. Assim, com a utilização de bolsas-satélites, um único doador pode dar origem a várias alíquotas de concentrados de hemácias. Isso reduziu também o volume de sangue que era desprezado com a abertura de uma bolsa para transfusão, configurando um uso mais eficiente deste. Além do uso dessas bolsas, a possibilidade de realização da irradiação preventiva também melhorou a qualidade do sangue administrado, especialmente a prematuros. Esse procedimento, que visa reduzir a incidência de doença enxerto-*versus*-hospedeiro, também está indicado quando o

Quadro 68-1. Critérios de Shanon et al.

Hematócrito ≤ 20% SE
1. Assintomático com reticulócitos < 100.000/microlitro

Hematócrito ≤ a 30% SE
1. Em uso de oxigenoterapia
2. Apnéias, bradicardias repetidas, já em uso de xantinas
3. CPAP, ventilação mecânica com pressão média de vias aéreas menor que 6 cmH$_2$O
4. Freqüência cardíaca maior que 180 batimentos por minuto ou freqüência respiratória maior que 80 incursões por minuto
5. Ganho ponderal menor que 10 g/dia por quatro dias com taxa calórica maior que 100 calorias/kg/dia
6. Necessidade de cirurgia

Hematócrito menor que 35% SE
1. Em uso de oxigênio com concentração maior que 35%
2. Intubado ou em CPAP nasal com pressão média de vias aéreas maior ou igual a 6 cmH$_2$O

Não transfundir
1. Para repor sangue retirado para laboratório
2. Para corrigir valor de Ht isolado

doador é parente do receptor do componente sangüíneo. Para pacientes politransfundidos, o uso de filtro de leucócitos deve ser considerado.

Em casos de exsangüinotransfusão, o concentrado de hemácias a ser utilizado deve ser o mais fresco possível, reconstituído com plasma fresco congelado, ou deve ser utilizado o sangue total (ver Capítulo 65).

Concentrado de plaquetas

A transfusão de plaquetas está indicada em situações nas quais há risco de sangramento em decorrência de plaquetopenia. Estima-se que cerca de 25% a 30% dos RNs doentes internados em UTI Neonatais apresentem trombocitopenia, e que destes aproximadamente 1/3 necessite transfusão de plaquetas.

O objetivo é aumentar a contagem total de plaquetas e evitar sangramentos. No RN o sangramento mais temido é a hemorragia intraperiventricular, que acomete preferencialmente prematuros, podendo levar a seqüelas futuras.

Os valores séricos de plaquetas no RN a termo e prematuro são de, em média, 290 × 10^3/mm^3 e 275 × 10^3/mm^3, respectivamente. Valores abaixo de 100 × 10^3/mm^3 no período neonatal já são preocupantes, e a causa deve ser investigada. O Comitê de Hemoterapia Pediátrica da Associação Americana de Bancos de Sangue (AABS) recomenda que para RNs estáveis os níveis indicativos de transfusão sejam de 50 × 10^3/mm^3 e que os RNs instáveis sejam transfundidos se a contagem for menor que 100 × 10^3/mm^3. O paciente é considerado instável se for incluído em qualquer uma das situações descritas no Quadro 68-2.

Quadro 68-2. Critérios de instabilidade para a transfusão de plaquetas

- Pré-operatório
- Pós-operatório (nos cinco primeiros dias)
- Instabilidade cardiovascular
- Instabilidade respiratória (FiO$_2$ > 0,4 ou pressão média de vias aéreas > 9 cmH$_2$O)
- Instabilidade neurológica (nas 72 horas seguintes a convulsões)
- Coagulação intravascular disseminada
- RN de muito baixo peso (na primeira semana de vida)

Estas recomendações da AABS representam na verdade uma "boa prática" para a transfusão de plaquetas. Estudos adicionais de intervenção multicêntricos precisam ser conduzidos para que possa ser elaborado um protocolo mais embasado.

A decisão de indicar ou não a transfusão deve levar em consideração a presença de condições que interfiram com o funcionamento das plaquetas, como é o caso da uremia e do uso de alguns medicamentos (indometacina, aspirina, óxido nítrico, anticoagulantes e trombolíticos).

Um concentrado de plaquetas contém cerca de 5×10^{10} plaquetas em 50 ml. A meia-vida das plaquetas transfundidas é de cerca de três a cinco dias. Havendo indicação de reposição, o volume administrado em geral é de 10 ml de concentrado plaquetário ABO-compatível por quilograma de peso corporal. Em pacientes graves, com restrição de volume, podem ser utilizados métodos de redução do concentrado, desde que garantam a integridade plaquetária. A velocidade de infusão pode ser rápida (30 a 60 minutos) e deve permitir que a transfusão termine em, no máximo, duas horas. O acesso preferido para o procedimento é o periférico, e deve-se ter o cuidado de lavá-lo após a transfusão para evitar a ocorrência de obstruções.

Plasma fresco congelado

O plasma fresco congelado é utilizado para a reposição de um ou mais fatores de coagulação que estão deficientes, causando sangramento no RN. O valor do tempo de tromboplastina parcial ativada (PTT) no RN a termo varia de 31,3 a 54,3 segundos (média de 42,9 segundos). Os prematuros apresentam um prolongamento desse tempo, que pode variar de 80 a 168 segundos (média de 108 segundos). O tempo de protrombina (TAP) encontra-se na faixa de 10,1 a 15,9 e 14,6 a 16,9 segundos para bebês a termo e prematuros, respectivamente. Esses parâmetros são utilizados de acordo com o quadro clínico, tanto para a indicação de reposição de plasma bem como para a sua suspensão.

O volume administrado é de 10 a 15 ml/kg de peso corporal de plasma ABO-compatível em, no máximo, quatro horas. O plasma a ser utilizado deve ser descongelado em banho-maria a 37°C e rapidamente utilizado. Não pode ser recongelado. Na prática clínica isso significa dizer que o plasma descongelado é prioridade de infusão em RN com distúrbio de coagulação. A viabilidade dos fatores nele presentes depende disso.

Crioprecipitado

O crioprecipitado é produzido a partir do plasma congelado a temperaturas muito baixas e centrifugado. A vantagem em relação ao plasma fresco congelado é a maior concentração de fator VIII, fibrinogênio e fibronectina. Uma vez que as deficiências congênitas de fatores podem ser tratadas com hemoderivados mais seguros, e a deficiência congênita de fibrinogênio é rara, na prática, o crioprecipitado tem sido utilizado em casos de coagulação intravascular disseminada que responderam mal à reposição de plasma fresco congelado, com comprovação laboratorial (dosagem de fibrinogênio e de produtos de degradação da fibrina alterados).

A administração venosa deve ser rápida (30 a 60 minutos), na dose de cerca de ½ unidade por quilograma de peso corporal, que também deve ser ABO-compatível.

Outros hemoderivados

Transfusões de granulócitos

São incomuns em Neonatologia. O candidato a este procedimento seria um paciente com sepse precoce e choque, em ventilação mecânica, em uso de drogas vasopressoras, com uma contagem de neutrófilos totais menor que 1.000/µl e que já tivesse feito uso de imunoglobulina intravenosa.

Imunoglobulina intravenosa

Tem duas indicações clínicas principais: a) como fonte de anticorpo específico, para prevenir infecções em pacientes com concentrações baixas de anticorpos e b) como forma de induzir um bloqueio temporário do sistema reticuloendotelial, para aumentar a circulação de células saturadas por imunoglobulinas. RNs de extremo baixo peso de nascimento (< 1.000 g) em geral apresentam concentrações de IgG circulantes muito baixas, uma vez que a maior parte da transferência materna de IgG ocorre a partir da 32ª semana de gestação. A despeito disso, estudos multicêntricos controlados e randomizados ainda não conseguiram mostrar uma redução importante dos índices de infecção com a administração profilática deste derivado. Esse fato talvez se deva aos baixos títulos de anticorpos contra o *S. epidermidis* e espécies de *Candida* nas preparações comercialmente disponíveis.

Fator estimulador de colônias de granulócitos recombinante (rG-CSF)

Foi aprovado pelo FDA para uso em casos de neutropenia crônica grave. Para a neutropenia da sepse neonatal de origem bacteriana, seu uso é experimental. Alguns trabalhos sugeriram que nessas circunstâncias as concentrações séricas de G-CSF endógeno estariam elevadas e que talvez o problema na verdade fosse a saturação dos receptores de G-CSF e não a quantidade deste. Apesar disso, alguns autores recomendam o seu uso em situações graves, em que a contagem de neutrófilos permanace abaixo de 500/µl por mais de três dias ou abaixo de 500-999/µl por mais de sete dias.

COMPLICAÇÕES DA TRANSFUSÃO SANGÜÍNEA

As seguintes complicações são possíveis com o uso de componentes sangüíneos:
- Reações transfusionais (hemolíticas, febril, alérgica, lesão pulmonar aguda).
- Complicações pelo acesso venoso (extravasamento, infecções e obstruções em cateteres).

- Complicações do componente sangüíneo (contaminação bacteriana, transmissão de infecções virais).
- Outras (coagulopatia dilucional, doença enxerto-*versus*-hospedeiro, sobrecarga de ferro, metabólicas, sobrecarga de volume).

CONSIDERAÇÕES FINAIS

A decisão final sobre a transfusão sangüínea de um recém-nascido deve ser o resultado de uma avaliação clínica apurada, que deve ser julgada levando em consideração as normas descritas pela literatura. Os protocolos existentes, na maioria das vezes conservadores, devem seguir o princípio da precaução, além de ser adaptados à realidade do doente, que é individual. Dessa forma, a administração de derivados do sangue vem evoluindo para uma regulação aliada a controles de qualidade mais rigorosos. A terapia transfusional deve ser entendida como um processo, que não termina com a administração do componente ou derivado, mas que requer a monitorização e a avaliação futuras.

BIBLIOGRAFIA

Calhoun DA, Christensen RD, Edstrom CS, Juul SE, Ohls RK, Schibler KR, et al. Consistent Approaches to Procedures and Practices in Neonatal Hematology. *Clinics in Perinatology* 2000;27(3):733-54.

Carson JL, Hill S, Carless P, Hebert P, Henry D. Transfusion triggers: a systematic review of the literature. *Transfusion Medicine Reviews* 2002;16(3):187-99.

Farrugia A. The Regulatory pendulum in transfusion medicine. *Transfusion Medicine Reviews* 2002;16(4):273-2.

Hay WW, Hayward AR, Levin MJ, Sondheimer JM. *Current pediatric diagnosis & treatment.* 16th ed. Mc Graw Hill, 2003.

Moreira MEL. *Anemia na prematuridade e a decisão de transfundir.* Rio de Janeiro: Dissertação de Mestrado em Saúde da Criança: IFF/FIOCRUZ, 1992. p 112.

Shanon KM, Keith JF, Mentzer WC *et al.* Recombinant human erytropoietin stimulates erythropoiesis and reduces erythrocyte transfusions in very low birth weight preterm infants. *Pediatrics* 1995;95(1):1-8.

Wood A, Wilson N, Skacel P *et al.* Reducing donor exposure in preterm infants requiring multiple blood transfusions. *Arch Dis Child* 1995;72:F29-33.

69 USO DO ÓXIDO NÍTRICO

Cristina Ortiz Valete

INTRODUÇÃO

O óxido nítrico (ON) foi identificado em 1987 como o fator de relaxamento derivado do endotélio. A produção endógena de ON é essencial para que haja redução da resistência vascular pulmonar após o nascimento. A síntese do ON inicia-se com a hidroxilação do nitrogênio terminal do aminoácido L-arginina, através da enzima ON-sintetase. A sua ação se dá através da produção de guanosina monofosfato cíclico (GMP-C) e conseqüente relaxamento da musculatura vascular lisa. O GMP-C é posteriormente hidrolisado pela enzima fosfodiesterase. Uma vez na circulação sangüínea, é rapidamente inativado pela ligação à hemoglobina, formando metemoglobina e é esta ligação que lhe confere seletividade no leito vascular pulmonar quando administrado por via inalatória. A metemoglobina é eliminada da corrente sangüínea pela enzima metemoglobina redutase. É facilmente convertido em dióxido de nitrogênio (NO_2) e peroxinitrito, substâncias que podem reagir com constituintes celulares e potencialmente levar à lesão celular.

Recém-nascidos com hipertensão pulmonar persistente apresentam níveis séricos menores de arginina e metabólitos do ON, e parece que a enzima carbamoilfosfato sintetase, um passo limitante do ciclo da uréia, está alterada na posição 1405.

A aprovação da utilização do ON inalatório pelo FDA em recém-nascidos a termo ou próximo do termo com insuficiência respiratória hipoxêmica e hipertensão pulmonar ocorreu em dezembro de 1999. A sua administração trouxe uma alternativa terapêutica de grande valor para essa condição clínica. Antes disso as possibilidades de tratamento resumiam-se a administração de oxigênio em concentração elevada, hiperventilação ou ventilação mecânica convencional, indução de alcalose metabólica, bloqueio neuromuscular e sedação. Apesar das evidências crescentes de que o tratamento de prematuros com baixas doses (5 ppm) seja útil, a droga ainda não está liberada para uso em recém-nascidos com idade gestacional menor que 34 semanas. Nenhum estudo até a presente data foi capaz de mostrar com segurança que o tratamento de prematuros seja benéfico e isento de efeitos colaterais graves.

UTILIZAÇÃO CLÍNICA

O óxido nítrico inalatório melhora a troca gasosa e reduz a resistência vascular pulmonar em crianças com doenças cardiopulmonares. É ofertado, preferencialmente, a áreas pulmonares mais bem ventiladas, resultando em vasodilatação e melhora do fluxo sangüíneo destas. Contudo a resposta em pacientes com doença parenquimatosa muito importante pode não ser tão satisfatória e, nesses casos (na síndrome de aspiração meconial e em pneumonias extensas, por exemplo), a ventilação de alta freqüência (VAF) pode ser uma estratégia ventilatória adjuvante bastante eficaz. De fato a VAF otimiza a insuflação pulmonar e, desse modo, facilita a ação do ON inalatório. Em relação às estratégias de hiperventilação e infusão venosa de álcali, parece que o mais adequado é tentar uma forma de ventilação o mais suave possível e não induzir alcalose metabólica. Essa alcalose inclusive está associada ao aumento da necessidade posterior de ECMO e de suplementação de oxigênio à idade de 28 dias.

Sua utilização está indicada, principalmente, no tratamento de pacientes com hipertensão pulmonar considerada grave, como estratégia central deste tratamento. Este diagnóstico pode ser obtido por critérios ecocardiográfico e clínico. Pelo ecocardiograma avalia-se o grau de regurgitação tricúspide, o possível abaulamento do septo interventricular para a esquerda, estima-se a pressão da artéria pulmonar, avalia-se o *shunt* pelo canal arterial ou forame oval e a função miocárdica. O grau de insuficiência respiratória pode ser estimado por vários índices, porém em geral o índice de oxigenação (IO) é o método utilizado (IO = pressão média em vias aéreas × FiO_2 × $100/PaO_2$). Estudos multicêntricos sugerem que as indicações da utilização do ON inalatório devem incluir um IO maior que 25 com evidência ecocardiográfica de *shunt* extrapulmonar direito-esquerdo.

O uso desse gás reduz muito a necessidade de circulação por membrana extracorpórea (ECMO), reduz a mortalidade, mas não de forma significativa, mas não reduz o tempo de internação ou de ventilação mecânica nem tampouco o desenvolvimento posterior de doença pulmonar crônica. No Brasil, carente de centros especializados em número suficiente para a realização de ECMO, o ON inalatório torna-se o estágio mais avançado de tratamento da hipertensão pulmonar grave do recém-nascido.

Em relação à utilização de ON inalatório, são recomendações da Academia Americana de Pediatria:

- ON deve ser administrado de acordo com as orientações do FDA no que diz respeito a indicações, dose, administração e monitorização.
- A realização de ecocardiograma para descartar o diagnóstico de cardiopatia congênita é desejável.
- Tratamento deve ser acompanhado por profissionais experientes.
- Deve ser realizado acompanhamento a longo prazo.
- Devem ser registrados dados prospectivos sobre tempo de tratamento, efeitos adversos e falha terapêutica.
- A administração deve seguir um protocolo da instituição.

A administração do gás se dá por via inalatória diretamente através do circuito inspiratório. A dose ideal ainda não foi definida pela literatura; a faixa terapêutica utilizada em recém-nascidos é de 5 a 20 ppm. Ainda no circuito inspiratório, próximo à entrada de gás para o paciente, deve ser colocado um analisador de quimioluminescência ou eletroquímico, que permitirá a estimativa da dose de ON administrada e a quantidade de NO_2 produzido. Caso não seja possível essa monitorização, pode-se calcular a dose de ON administrada através da fórmula:

$$\text{Fluxo de ON} = \frac{\text{concentração de ON desejada} \times \text{fluxo do respirador}}{\text{concentração de ON na bola}}$$

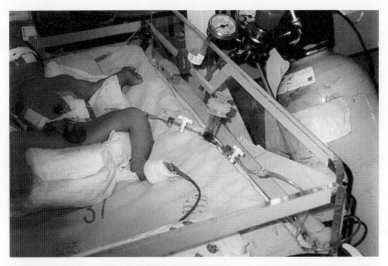

Fig. 69-1. Monitorização da pressão arterial invasiva em recém-nascido em uso de ON inalatório, com sistema fechado de coleta de sangue, através da artéria umbilical.

O paciente deve estar tranqüilo, se preciso sedado, e em ambiente calmo. A pressão arterial deve ser monitorizada continuamente, se preciso por método invasivo, principalmente nos estágios iniciais de tratamento (Fig. 69-1).

Deve ser levado em consideração que se trata de um paciente muito grave, com indicação próxima a de ECMO e nessa circunstância a pressão arterial média (PAM) aferida por manguito pode superestimar a real PAM e, assim, não ser tão fidedigna. Deve ser tomado muito cuidado na interpretação da pressão arterial não-invasiva em recém-nascidos criticamente doentes. Para entender a necessidade dessa monitorização é preciso lembrar que a melhora desse paciente vai estar diretamente relacionada à oferta de um tratamento ventilatório adequado, à redução da pressão pulmonar e à manutenção da pressão sistêmica. Das duas últimas depende a pressão de perfusão pulmonar (PPP = pressão arterial média – pressão arterial pulmonar). Se a pressão arterial média sistêmica não estiver em um nível acima da pulmonar, não haverá perfusão pulmonar satisfatória e conseqüentemente o paciente não apresentará melhora da oxigenação. Invariavelmente esses pacientes requerem algum suporte com drogas vasoativas e em doses elevadas, pois a hipóxia culmina com graus variados de disfunção miocárdica. De fato, existe uma interação cardiopulmonar que não pode ser esquecida (Fig. 69-2).

A resposta ao tratamento é rápida. Em nosso meio tem sido observada redução mais importante do IO nas primeiras seis horas de tratamento de recém-nascidos com hipertensão pulmonar. Pacientes com hérnia diafragmática associada não apresentam resposta satisfatória; o prognóstico nesses casos é ruim. Vários fatores estão associados à vasoconstricção pulmonar e também devem ser levados em consideração no tratamento (Quadro 69-1).

A literatura recomenda a administração da dose inicial de 20 ppm. Doses maiores que 40 ppm não oferecem vantagens. Na prática o desmame do uso do ON pode se ini-

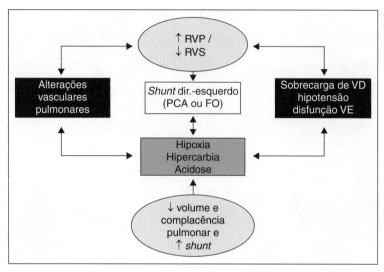

Fig. 69-2. Interação cardiopulmonar.

ciar quando a FiO_2 oferecida for < 0,6 com a PaO_2 do paciente > 60 mmHg. O desmame deve ser gradual, uma vez que a administração exógena de ON reduz a síntese edógena por um mecanismo de *down-regulation*. A duração do tratamento em pacientes que respondem a esta intervenção, em geral, não ultrapassa uma semana. Têm sido estudados os benefícios da administração de inibidores da fosfosdiesterase (dipiridamol), na tentativa de manter os níveis de GMP-C, em casos de hipóxia de rebote que dificulte o desmame.

Em casos de não-resposta ao tratamento, deve-se procurar por outras causas que possam estar associadas (Quadro 69-2).

Por mais simples que esses fatores possam parecer, é preciso lembrar que eles existem e com certa freqüência. Às vezes, com pequenos ajustes, consegue-se o sucesso do tratamento.

Algumas questões a respeito dos efeitos colaterais a longo prazo ainda permanecem em aberto. Contudo, a literatura mostra que não há aumento da ocorrência

Quadro 69-1. Fatores associados à vasoconstrição pulmonar

- Acidose
- Hipóxia
- Níveis de endotelina 1
- Estímulo adrenérgico
- Tromboembolismo pulmonar
- Disfunção ventricular
- Hipoplasia pulmonar
- Sub ou superdistensão alveolar

Quadro 69-2. Possíveis causas de não-resposta ao tratamento com ON inalatório

- Dose de ON inadequada
- Obstrução ao fluxo do respirador
- Insuflação pulmonar diminuída
- Defeito estrutural do leito vascular pulmonar
- Cardiopatia congênita
- Disfunção miocárdica
- Hipotensão sistêmica

de efeitos adversos no desenvolvimento ou comportamento infantis em recém-nascidos com idade gestacional > 34 semanas e com IO ≥ 25 quando é administrada a dose de 20 ppm.

Os possíveis efeitos colaterais desta terapêutica são os seguintes:

- Metemoglobinemia.
- Quebra de DNA (mutagênico?).
- Formação de NO_2, que pode causar lesão pulmonar.
- Reação com radicais superóxido e formação de peroxinitrito, que interfere com o sistema surfactante.
- Aumento de GMPc, que altera a proliferação celular normal.
- Bloqueio da agregação plaquetária.

O nível de metemoglobinemia deve ser monitorizado cerca de quatro horas após o início da administração e a partir daí diariamente. Se este for superior à margem de segurança para o paciente (> 7%), a dose deve ser reduzida. Esse efeito colateral parece ocorrer com o uso de doses mais elevadas (80 ppm). Doses menores que 20 ppm não levam a essa complicação. A concentração de NO_2 produzido não deve ultrapassar 3 ppm. Pacientes com plaquetopenia devem ter a indicação bastante criteriosa. Alguns centros contra-indicam o uso, se a contagem de plaquetas for < 100.000 células. O acompanhamento dos pacientes a longo prazo se faz necessário para a detecção e intervenção de possíveis lesões pulmonares ou até mesmo outros problemas ainda desconhecidos.

Esta droga pode se tornar futuramente um adjuvante no tratamento da insuficiência respiratória em prematuros e também de outras condições clínicas, como a displasia broncopulmonar ou a doença pulmonar crônica do recém-nascido.

BIBLIOGRAFIA

American Academy of Pediatrics. Committee on Fetus and Newborn. Use of Inhaled Nitric Oxide. *Pediatrics* 2000;106(2):344-5.

Gevers M, van Genderingen HR, Lafeber HN, Hack WW. Accuracy of oscillometric blood pressure measurement in critically ill neonates with reference to the arterial pressure wave shape. *Intensive Care Med* 1996;22(3):242-8.

Kinsella JP, Abman SH. Controversies in the use of inhaled nitric oxide therapy in the newborn. *Clin Perinatol* 1998;25(1):203-17.

Kinsella JP, Abman SH. Inhaled Nitric Oxide: current and future uses in neonates. *Semin Perinatol* 2000;24(6):387-95.

Neonatal Inhaled Nitric Oxide Study. Inhaled NO in full-term and nearly full-term infants with hypoxemic respiratory failure. *N Engl J Med* 1997;336(9):597-604.

Nicholl R. Towards evidence based medicine for paediatricians. Nitric oxide in preterm babies. *Arch Dis Child* 2002;86(1):59-63.

Nitric oxide for respiratory failure in infants born at or near term. *Cochrane Database Syst Rev* 2000;(2):CD000399.

Pearson DL, Dawling S, Walsh WF *et al.* Neonatal pulmonary hypertension—urea-cycle intermediates, nitric oxide production, and carbamoyl-phosphate synthetase function. *NEJM* 2001;344(24):1832-8.

The Neonatal Inhaled Nitric Oxide Study Group. Inhaled nitric oxide in term and near-term infants: Neurodevelopmental follow-up of The Neonatal Inhaled Nitric Oxide Group. *J Pediatr* 2000;136(5):611-7.

Valete COS, Martins MP, Martins SB, Novais M, Viana ME. *Uso de óxido nítrico em recém-natos com hipertensão arterial pulmonar.* XVI Congresso Brasileiro de Perinatologia, Salvador-Bahia, 1998. p 143.

70 SURFACTANTE EXÓGENO

Luciano Abreu de Miranda Pinto

INTRODUÇÃO

A descoberta, em 1959, de que a deficiência de surfactante era a maior responsável pela etiopatogenia da DMH levou a uma série de investigações nos anos seguintes, com o objetivo de avaliar a possibilidade do tratamento da doença através da administração de fosfolipídeos aerossolizados. Em 1980, um estudo clínico realizado no Japão utilizou uma mistura de lipídeos naturais e sintéticos que havia sido previamente testada em modelos animais, demonstrando ser eficaz e segura. Esse preparado foi administrado por via traqueal a um grupo de dez prematuros com DMH grave, que não apresentavam melhora do quadro respiratório apesar da ventilação mecânica. Após o tratamento com o surfactante houve melhora clínica, radiográfica e gasométrica, além de diminuição significativa nas necessidades de oxigênio e pressão inspiratória utilizadas. A evolução clínica foi complicada em nove pacientes, pelo surgimento de sinais clínicos e ecocardiográficos compatíveis com o diagnóstico de persistência do canal arterial, em torno de 35 horas de vida. Entretanto, os dois óbitos ocorridos não estiveram relacionados à DMH, sendo secundários a complicações cirúrgicas após a correção de uma atresia de esôfago e a sepse bacteriana. Outro fato importante verificado foi a ausência de barotrauma nessa população, apesar da gravidade da insuficiência respiratória.

A partir desse estudo pioneiro, vários outros preparados de surfactante foram testados com resultados positivos, o que acabou levando à aprovação, em 1990, do uso do surfactante para o tratamento de RN com DMH pelo United States Food and Drug Administration.

TIPOS DE SURFACTANTE

Os diversos tipos de surfactantes que vêm sendo utilizados clínica e experimentalmente podem ser divididos em quatro grandes grupos: os preparados naturais, os naturais modificados, os artificiais e os derivados sintéticos naturais.

Surfactantes naturais

Os surfactantes naturais foram os primeiros a ser estudados e são extraídos de lavados alveolares de animais adultos ou do líquido amniótico, por processos simples de centrifugação ou filtração, mantendo os grandes agregados de surfactante e contendo mais proteína que os derivados modificados. Esse grupo inclui os preparados utilizados em diversos estudos em modelos animais e o surfactante humano obtido de líquido amniótico.

Do grupo dos preparados naturais, o surfactante humano extraído do líquido amniótico de gestantes a termo durante cesarianas é teoricamente o melhor tipo para a terapia de reposição, oferecendo a vantagem de não expor o paciente a uma proteína estranha. O processo de preparação inclui a esterilização do líquido amniótico seguida da separação por centrifugação. É importante ressaltar que a dificuldade de se obter grandes quantidades de líquido amniótico para a extração do surfactante e a possibilidade de contaminação com agentes patogênicos são fatores que têm dificultado o uso clínico deste tipo de preparado em larga escala.

Surfactantes naturais modificados

O segundo grupo é o dos surfactantes naturais modificados, preparados através de processos de extração dos lipídeos dos surfactantes naturais obtidos de lavagem alveolar ou extratos pulmonares, seguidos da adição ou remoção de determinadas substâncias, esterilização e suspensão a fim de restaurar as propriedades originais do surfactante. Este grupo pode conter até 1% de proteína e inclui os derivados biológicos extraídos de várias espécies animais.

Dentre os derivados biológicos pertencentes ao grupo dos surfactantes naturais modificados, o mais freqüentemente estudado tem sido o surfactante bovino. Há dois subtipos que diferem de acordo com o método de obtenção. O primeiro inclui o surfactante TA [Tokio-Akita] e o beractante, que são extraídos de pulmões triturados de bovinos e comercializados com os nomes de **Surfacten** e **Survanta**. O segundo subtipo inclui o SF-RI 1 e o CLSE [*Calf Lung Surfactant Extract*], que são extraídos por lavagem do pulmão de bovinos e comercializados com os nomes de **Alveofact** e **Infasurf**. Os produtos de ambos os subtipos são extraídos por meio da utilização de solventes orgânicos como o clorofórmio e o metanol, são autoclavados para esterilização e possuem propriedades muito semelhantes, sendo constituídos predominantemente de fosfolipídeos, principalmente fosfatidilcolina e fosfatidilglicerol, e contendo apenas 1% de proteínas. Vários estudos clínicos e em modelos animais empregando esses preparados demonstraram sua eficácia a curto e longo prazos.

Outro derivado biológico que também tem sido bastante estudado é o surfactante suíno. Esse tipo é extraído de pulmões triturados de porco e preparado por um método semelhante ao bovino, sendo comercializado com o nome de **Curosurf**. Esse preparado contém basicamente fosfolipídeos e apenas 1% de proteínas, particularmente a SP-B.

Alguns outros tipos de derivados biológicos como os surfactantes canino e ovino vêm sendo empregados apenas em pesquisas com animais. Ambos são obtidos de lavagem pulmonar e ainda não foram comercializados.

Surfactantes artificiais

O terceiro grupo é composto pelos surfactantes artificiais produzidos através da mistura de diversos compostos sintéticos, que podem ou não ser constituintes naturais do surfactante. Os mais estudados são misturas de dipalmitoil-fosfatidilcolina e fosfatidilglicerol em composições diferentes da do surfactante natural, adicionados ou não de hexadecanol ou tiloxapol.

Dois tipos de surfactantes artificiais vêm sendo estudados clinicamente. O primeiro, conhecido pela sigla ALEC [*artificial lung-expanding compound*], é constituído de fosfatidilcolina e fosfatidilglicerol na proporção de 7:3 e não contém proteínas ou agentes dispersantes. A capacidade deste tipo de surfactante de reduzir a tensão superficial parece ser menor do que a dos derivados biológicos, pela falta de apoproteína para promover a dispersão do material. Um segundo surfactante sintético comercializado com o nome de **Exosurf** é constituído de uma mistura de lecitina e dois emulsificantes, o hexadecanol, que acelera a adsorsão, e o tiloxapol, que facilita a dispersão do fosfolipídeo. As propriedades dessa mistura aproximam-se das dos derivados biológicos.

Surfactantes sintéticos

O último grupo é representado pelos surfactantes sintéticos compostos por proteínas sintetizadas por técnicas de biologia molecular e com a adição de misturas de lipídeos e fosfolipídeos.

Os derivados das técnicas de biologia molecular encontram-se em fase experimental e pode-se esperar que, em um futuro próximo, preparados baseados em apoproteínas recombinantes humanas estejam disponíveis. Seus constituintes incluiriam a fosfatidilcolina, outros fosfolipídeos e as apoproteínas do tipo humano. O código para a síntese dessas proteínas já foi identificado, e os seus genes já foram clonados. A grande vantagem deste tipo de surfactante reside na disponibilidade de proteínas idênticas às humanas, aumentando a dispersão do surfactante e, portanto, sua eficácia, sem o risco de contaminação com patógenos potenciais ou de reações alérgicas secundárias à exposição a proteínas estranhas.

BENEFÍCIOS

Apesar do grande número de preparados existentes, de forma geral, os diversos tipos de surfactante resultam em benefícios semelhantes. A comparação entre os vários preparados existentes se torna difícil posto que os estudos com surfactante utilizam diferentes compostos, preparados freqüentemente pelos próprios pesquisadores, em doses variadas, em momentos clínicos distintos e analisando respostas terapêuticas diversas. Além disso, a comparação das propriedades de redução da tensão superficial do preparado surfactante *in vitro* não auxilia na escolha do melhor composto, já que estas, isoladamente, não são capazes de prever a eficácia clínica *in vivo*. Os surfactantes artificiais parecem ter início de ação mais tardio que os preparados naturais e que os naturais modificados, provavelmente pela ausência das apoproteínas, mas isso na maioria dos casos não significa uma diferença na eficácia terapêutica a médio e longo prazos.

Todos os esquemas de uso do surfactante parecem levar a melhora aguda da oxigenação a reduzir as necessidades ventilatórias, a incidência de pneumotórax, e outras formas de escape de ar, diminuindo a mortalidade nos primeiros 28 dias de vida por DMH e a mortalidade neonatal nos RNs entre 600 e 2.000 g de peso ao nascimento. O surfactante é capaz de diminuir a formação de membranas hialinas, diminuir o enfisema intersticial pulmonar à necropsia e reduzir as lesões do epitélio respiratório características das fases patológicas precoces da DMH. Em contraste, a incidência de doença respiratória crônica, hemorragia intracraniana, persistência do canal arterial, enterocolite necrosante e retinopatia da prematuridade parecem não ser alteradas pelo tratamento (Figs. 70-1 e 70-2).

A terapia com o surfactante apresenta uma relação custo-benefício positiva. A sua utilização rotineira pode levar a uma economia de 4% nos custos neonatais. Para uma

918 | Parte II ♦ Procedimentos Especiais em Neonatologia e Terapia Intensiva Neonatal

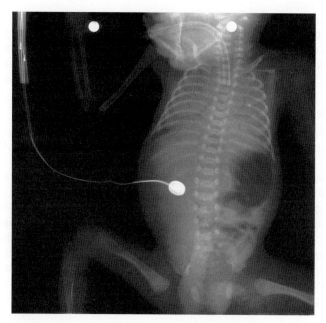

Fig. 70-1. Doença de membrana hialina grave: infiltrado difuso, aerobroncogramas e hipoinsuflação generalizada.

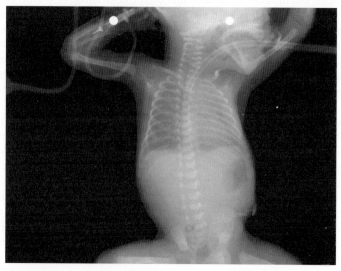

Fig. 70-2. Mesmo paciente da figura anterior após a segunda dose de surfactante.

terapia com efeitos benéficos estabelecidos é importante ressaltar que este porcentual é altamente significativo, visto que os custos hospitalares, em Unidades Neonatais, podem atingir cifras de 70.000 a 80.000 dólares por paciente internado e são duas vezes maiores em pacientes com DMH do que em RN de mesma idade gestacional sem a doença.

EFEITOS COLATERAIS

Vários efeitos colaterais têm sido atribuídos à terapia com o surfactante. Hemorragia pulmonar e *shunt* esquerda-direita através do canal arterial patente poderiam se seguir a uma queda súbita da pressão na pequena circulação em decorrência da melhora da função respiratória com o tratamento.

Muito embora a hemorragia pulmonar tenha sido descrita como uma possível complicação da utilização do surfactante, sendo inclusive recomendada precaução em relação a sua ocorrência pelo fabricante de alguns preparados comercialmente disponíveis, uma recente revisão analisando todos os estudos controlados com a utilização de um preparado bovino mostrou que a incidência geral de hemorragia pulmonar nos pacientes tratados era de 7,2%, o que não diferia estatisticamente do porcentual de 5,3% encontrado nos controles.

Em relação à PCA, os resultados são contraditórios, com alguns estudos mostrando que o fluxo sangüíneo pulmonar aumenta agudamente algumas horas após a instilação do surfactante por *shunt* esquerda-direita através do canal arterial, enquanto outros não mostraram diferenças na incidência dessa complicação entre tratados e controles.

Outra preocupação relacionada ao tratamento com o surfactante se relaciona às alterações da circulação cerebral e à possibilidade de HIC. Após a administração da droga ocorre uma queda pequena e transitória da pressão arterial média, uma depressão do eletroencefalograma por 10 a 20 minutos e uma queda pequena e rápida da concentração de oxiemoglobina cerebral paralela à diminuição da saturação arterial de oxigênio seguidas de aumento significativo a valores superiores ao pré-tratamento. Esta queda transitória tanto da saturação arterial de oxigênio, quanto da oxiemoglobina cerebral imediatamente após a instilação do surfactante não é significativamente maior que a verificada após uma simples aspiração de tubo orotraqueal.

Outra complicação descrita com alguma freqüência, a apnéia, pode estar relacionada à utilização do preparado em pacientes que estejam ventilando com uma IMV baixa durante a administração e o aumento da sobrevivência de RNs mais imaturos.

A administração de produtos de origem humana ou animal tem criado preocupações relacionadas ao risco de transmissão de agentes infecciosos e à sensibilização pela presença de proteínas estranhas nos derivados biológicos. A possibilidade de estimulação imunológica dos pacientes tratados com surfactante tem sido levantada em razão da detecção de anticorpos anti-surfactante no soro dos RNs que receberam essa droga. Entretanto não há diferença nas concentrações de complemento entre pacientes tratados e não-tratados que possam sugerir seu consumo com duas semanas de vida, fase de pico de detecção de anticorpos anti-surfactante. Além disso, testes intradérmicos com surfactante em pacientes tratados no período neonatal não mostram resultados positivos.

O efeito fisiológico da administração do surfactante parece estar relacionado a melhora da relação ventilação-perfusão e redução do *shunt* intrapulmonar. Existem controvérsias a respeito de qual a alteração produzida pelo produto na mecânica respiratória seja a responsável por essa melhora. Muito embora o aumento rápido dos índices de oxigenação arterial nos pacientes tratados sugerisse a possibilidade de recrutamento de alvéolos previamente atelectasiados, com efeito imediato na complacência pulmonar, isso não pôde ser confirmado de forma inequívoca nos estudos que avaliaram esse aspecto da terapia.

As diferenças encontradas entre os diversos estudos na resposta da complacência pulmonar ao uso do surfactante podem ser conciliadas em um modelo no qual o aumento dos índices de oxigenação e da capacidade residual funcional após o tratamento seja resultado tanto da estabilização de unidades alveolares já ventiladas, como do recrutamento de novos alvéolos. De acordo com essa hipótese, no pulmão de um RN com DMH podem ser encontrados três compartimentos: um grande grupo de alvéolos não-ventilados, um pequeno grupo ventilado, mas instável, ou seja, com uma tendência ao colapso na expiração, e um pequeno grupo ventilado e que se encontra estabilizado pelos métodos terapêuticos habituais, como o CPAP.

O efeito inicial do surfactante nesse contexto seria o de estabilizar as unidades respiratórias já ventiladas, diminuindo sua tensão de superfície durante a expiração, diminuindo sua tendência ao colapso e aumentando conseqüentemente o volume dessas unidades ao final da expiração. Como essas unidades ainda são em menor número que as colabadas e são responsáveis por toda a ventilação pulmonar, elas estão distendidas ao máximo ao final da inspiração. Dessa forma, com ou sem surfactante, seu volume ao final da inspiração é o mesmo, e como o surfactante levou ao aumento deste volume ao final da expiração, o volume corrente e conseqüentemente a complacência pulmonar, entendida como alteração de volume para uma dada pressão [que permaneceu inalterada], diminuíram. Neste momento de apenas estabilização, já se pode verificar um aumento tanto da capacidade residual funcional pulmonar quanto das trocas gasosas, já que estas passaram a se realizar por um período mais prolongado, posto que as vias aéreas não mais colapsem na expiração. O aumento da complacência pulmonar e do volume corrente ocorrerão apenas quando houver o recrutamento de unidades do compartimento previamente colabado. Com o aumento do volume corrente a ventilação alveolar aumentará com conseqüente redução da $PaCO_2$. Isso talvez explique porque enquanto a PaO_2 melhora rapidamente, a $PaCO_2$ em geral não se altera nos primeiros 30 minutos após a administração do surfactante. Segundo os autores, a probabilidade de detectar precocemente as alterações de complacência pulmonar dependerá do momento em que for administrado o surfactante. Nos tratamentos precoces um aumento rápido da complacência pulmonar é esperado já que, nesses casos, a droga promoverá principalmente recrutamento alveolar em razão da sua distribuição mais uniforme. Nos tratamentos mais tardios a possibilidade de recrutamento fica diminuída pela má distribuição do preparado e pela própria obstrução das vias aéreas atelectasiadas por restos celulares e outros produtos da lesão epitelial. Nesses casos, a estabilização alveolar será o principal efeito do uso do surfactante e não haverá melhora imediata da complacência pulmonar. No panorama em que a maior parte dos estudos que avaliaram as alterações da mecânica pulmonar foi realizada, com a utilização tardia do surfactante, o uso de ventilação mecânica, a abolição farmacológica da respiração espontânea e sem maiores preocupações com a distribuição mais uniforme da droga, a contribuição relativa dos fatores que levam ao aumento da capacidade residual pode ter favorecido a estabilização alveolar em detrimento do recrutamento como evento mais precoce e, portanto, impedindo a melhora imediata, conforme verificado nesses trabalhos, da complacência pulmonar.

EFICÁCIA

A eficácia do surfactante não é universal e, quando usado em dose única, 21% dos pacientes apresentam uma resposta apenas parcial, enquanto 24% não respondem ao tratamento. Alguns fatores que podem estar relacionados à falta de resposta incluem a imaturidade estrutural do pulmão nos RNs extremamente prematuros, ou seja, naqueles com menos de 27 semanas, o desenvolvimento de lesão pulmonar antes da administração da droga e a possibilidade de estar se usando uma dose insuficiente. Outro fator potencialmente associado à falta de resposta ao tratamento inclui a inativação do surfactante exógeno causada pela presença de proteínas plasmáticas e do interstício pulmonar no interior do alvéolo, secundário ao aumento da permeabilidade capilar e à ruptura da integridade epitelial. O fibrinogênio, os produtos de degradação da fibrina e a laminina, uma proteína intersticial pulmonar, são capazes de inibir *in vitro* as propriedades dos preparados de surfactante exógeno. O desenvolvimento de hipertensão pulmonar com *shunt* direita-esquerda extrapulmonar, em decorrência de alterações da vasorregulação pulmonar secundária à produção de agentes vasoconstritores ou diminuição da formação de vasodilatadores endógenos, é outro fator que poderia estar relacionado à diminuição da resposta à administração de surfactante exógeno. Muito embora tenha sido considerado que uma distribuição pulmonar não homogênea do surfactante administrado, com uma tendência de deposição maior nas áreas aeradas em detrimento das atelectasiadas, pudesse ser um fator que diminuísse a resposta ao tratamento, isso não pôde ser comprovado experimentalmente.

ADMINISTRAÇÃO E CUIDADOS

Vários aspectos da terapia com surfactante ainda precisam ser mais bem estudados. A técnica correta de administração do surfactante é um exemplo. As atuais necessitam da presença de um tubo traqueal e da administração fracionada da droga associada à mudança de posição do paciente com vistas à melhor distribuição. Existem duas formas básicas de se administrar o preparado, ou através de um adaptador lateral ao tubo traqueal, ou através da utilização de uma sonda colocada no interior do mesmo. Na primeira técnica, o surfactante é injetado através de uma abertura lateral de um adaptador aplicado ao tubo traqueal. Essa estratégia permite a administração da droga enquanto se mantém a ventilação mecânica. Na administração por sonda, o preparado é injetado na extremidade distal do tubo, em quatro alíquotas, sendo necessária a ventilação manual do paciente após a aplicação para a dispersão do surfactante.

A observação de alguns cuidados é fundamental para que o tratamento com o surfactante seja bem-sucedido. O preparado deve ser mantido refrigerado enquanto não estiver sendo utilizado. Em geral é utilizada uma seringa para a aspiração do produto contido no frasco e esta deve ser realizada da forma mais cuidadosa possível, a fim de evitar a formação de bolhas de ar no seu interior, já que estas são extremamente estáveis e difíceis de se desfazer. Antes da administração, o tubo traqueal deve ser cuidadosamente aspirado, e esse procedimento deve ser evitado por até 3 a 6 horas após a instilação da droga, a menos que haja necessidade clínica. Deve-se evitar o refluxo do surfactante na extremidade proximal do tubo traqueal. Quando utilizado sem a interrupção da ventilação através de adaptadores laterais, é necessário sincronizar a administração com a inspiração. Durante o procedimento é fundamental a monitorização dos parâmetros vitais, pois alterações mínimas relacionadas à freqüência cardíaca, pressão arterial e saturação de oxigênio foram descritas em até 25% dos pacientes. No caso de ocorrência dessas complicações, a administração deve ser interrompida, a posição do tubo checada, e o paciente deve ser estabilizado antes da continuação do tratamento. Como a apnéia é uma complicação comum, quando o preparado for utilizado em pacientes necessitando de uma IMV baixa, a freqüência do respirador deve ser elevada a um mínimo de 30 por minuto durante a administração da droga. Após a administração do preparado, o tubo se torna bastante escorregadio e deve-se exercer extremo cuidado a fim de se evitar que ele se desloque de sua posição ideal.

DOSE

A dose ideal e o esquema de tratamento necessário para os diversos preparados ainda estão sujeitos a debate. Na maioria dos estudos o surfactante foi utilizado em uma faixa que variou de 25 a 200 mg/kg, uma a duas vezes após o nascimento, nas primeiras 24 horas de vida. Essas doses foram escolhidas pelos diversos autores com base em considerações teóricas, porém existem poucos estudos experimentais realizados com o objetivo de estabelecer a dose correta e o melhor regime terapêutico. Alguma dose-dependência da terapia com o surfactante pôde ser verificada em estudos que utilizaram a mesma dose do medicamento para prematuros de pesos diversos, no quais os menores receberam uma dose proporcionalmente maior por quilo de peso e tiveram melhor prognóstico.

Estudos com dose única de surfactante mostraram uma deterioração do quadro respiratório 12 a 24 horas após a melhora inicial, manifestada pelo agravamento da doença, pela piora dos índices de oxigenação e pelo aumento das necessidades ventilatórias. Esses achados sugerem que a repetição da administração da droga pode ser benéfica, muito embora o número de doses necessárias ainda não tenha sido precisamente determinado. Em geral se recomenda o mínimo de duas doses para o tratamento de pacientes com doença estabelecida, muito embora alguns RNs possam necessitar de administrações adicionais, que devem ser utilizadas de acordo com uma perspectiva individual e institucional. É necessário descartar a presença de complicações como a pneumonia e a PCA, que podem ser as responsáveis pela piora clínica, antes da administração de uma dose subseqüente de surfactante, particularmente após a segunda dose.

Outro ponto que necessita ser mais bem esclarecido diz respeito à administração profilática ou terapêutica da droga. O uso profilático corresponde à administração do preparado na sala de parto, seja imediatamente, tão logo seja possível a intubação traqueal, seja após um curto período de estabilização de 5 a 30 minutos. Esta forma de utilização apresenta a dupla vantagem da administração antes do início da ventilação mecânica e do barotrauma a ela associado, além da maior dispersão e do menor consumo do surfactante endógeno, quando usado antes da primeira respiração e da eliminação total do líquido pulmonar. Além disso, o surfactante administrado precocemente é capaz de diminuir as lesões epiteliais bronquiolares características das fases precoces da DMH. Entretanto, essa forma de uso leva ao tratamento desnecessário de vários prematuros, já que a análise dos grupos-controles de estudos com a administração profilática de surfactante mostra que um porcentual variável destes ou não desenvolve a doença ou apresenta um desconforto respiratório mínimo, mesmo quando são estudados RNs na faixa de 25 a 29 semanas, considerada de alto risco para a DMH. Esses pacientes seriam, portanto, submetidos não só à intubação traqueal desnecessária com os riscos inerentes ao procedimento, como teriam seu período inicial de estabilização após o nascimento retardado, pela necessidade de administração precoce da droga. Além disso, seriam submetidos à utilização de uma modalidade terapêutica com riscos de toxicidade ainda pouco conhecidos sem benefícios claros.

A administração dita de resgate ou terapêutica consiste na utilização do preparado após o surgimento das manifestações clínicas da DMH. Este método permite o tratamento seletivo de apenas 60% a 70% dos pacientes com menos de 30 semanas de vida, que é o porcentual de pacientes que desenvolverá a doença nas suas formas moderada a grave. Uma vantagem adicional está relacionada à possibilidade de uma estabilização inicial do paciente e da verificação da posição do tubo orotraqueal. A desvantagem desta técnica é a possibilidade de que, no momento da administração da droga, a atelectasia e a lesão pulmonar já estejam estabelecidas. Essa preocupação é reforçada pelo achado de que, em RNs tratados com surfactante, a gravidade da doença, definida pelo espectro de alterações radiográficas, é um fator significativamente relacionado à sobrevivência dos pacientes com 28 dias de idade, sugerindo que a utilização do surfactante em fases precoces, antes do agravamento da doença, deva ser considerada como uma forma de reduzir o número de óbitos pela DMH.

A maioria dos estudos que analisaram essa questão não foi capaz de demonstrar uma vantagem substancial na administração profilática do surfactante em prematuros com mais de 26 semanas de idade gestacional ao nascimento. Nem a incidência de DBP, PCA ou HIC, nem a mortalidade parecem ser afetadas pela estratégia de administração. As necessidades de ventilação e oxigenoterapia tendem a ser menores nos tratados profilaticamente, muito embora o tempo em ventilação ou oxigenoterapia não pareça ser afetado. Uma possível exceção a essa regra parece ser no grupo de menos de 26 semanas de idade gestacional, nos quais tanto a mortalidade quanto a incidência de barotrauma parecem ser reduzidas. Esta poderia ser uma indicação de surfactante profilático, muito embora não exista consenso em relação a esse procedimento. Uma estratégia que seria desejável inclui a possibilidade da identificação precoce dos RNs com deficiência de surfactante através de testes rápidos a serem realizados no líquido amniótico ou nos aspirados gástricos ou traqueais. Isso possibilitaria uma abordagem mais seletiva, diminuindo a probabilidade de tratamento desnecessário e beneficiando através do tratamento precoce, antes do desenvolvimento de lesões pulmonares e do agravamento da doença, os RNs com imaturidade pulmonar comprovada. Em vista desses dados, o uso profilático de surfactante apenas se justifica para RN abaixo de 1.100 g de peso ao nascimento, cujo risco de doença exceda 75%, e para pacientes com imaturidade pulmonar documentada através do exame do líquido amniótico.

BIBLIOGRAFIA

Avery ME, Mead J. Surface properties in relation to atelectasis and hyaline membrane disease. *Am J Dis Child* 1959;97:517-23.

Avery ME, Merrit TA. Surfactant-replacement therapy. *New Engl J Med* 1991;324(13):910-2.

Dekowski SA, Holtzman RB. Surfactant replacement therapy: An update on applications. *Pediatr Clin North Am* 1998;45(3):549-72.

Fujiwara T, Chida S, Watabe Y, Maeta H, Morita T, Abe T. Artificial surfactant therapy in hyaline membrane disease. *Lancet* 1980;1(8159):55-9.

Greve H, Imaizumi S, Pereira GR. Surfactante: novo tratamento para a síndrome da angústia respiratória do recém-nascido. (Rio J) *J Pediatr* 1992;68(1/2):58-65.

Jobe A, Ikegami M. Surfactant for the treatment of respiratory distress syndrome. *Am Rev Respir Dis* 1987;136(5):1256-75.

Miller EP, Armstrong CL. Surfactant replacement therapy: Innovative care for the premature infant. *J Obstet Gynecol Neonatal Nurs* 1990;19(1):14-7.

Miyoshi MH. Terapêutica de reposição de surfactante. (Rio J) *J Pediatr* 2001;77(s1):S3-S16.

Pinto LAM. *Doença de membrana hialina: correlação clínico-patológica*. Dissertação de Mestrado. Niterói, RJ: Universidade Federal Fluminense, 1997. 197 pp.

Poulain FR, Clements JA. Pulmonary Surfactant Therapy. *West J Med* 1995;162(1):43-50.

Pramanik AK, Holtzman RB, Merrit A. Surfactant Replacement Therapy for Pulmonary Diseases. *Pediatr Clin North Am* 1993;40(5):913-36.

71 Ventilação Mecânica Neonatal

Luciano Abreu de Miranda Pinto ◆ Israel Figueiredo Júnior

INTRODUÇÃO

Muito embora estudos utilizando ventilação mecânica para tratamento de recém-nascidos (RN) estejam presentes, ainda que esporadicamente, na literatura desde a década de 1940, não foi senão depois da morte, por doença de membrana hialina (DMH), do filho dos Kennedy, em 1963, que os estudos em ventilação mecânica neonatal se intensificaram, possibilitando o surgimento da moderna terapia intensiva neonatal.

Durante a década de 1970 a ventilação mecânica passou a ser efetivamente utilizada em Neonatologia, sendo atualmente considerada como um dos maiores avanços da terapia intensiva neonatal daquele período e um importante fator de redução da mortalidade em RN de muito baixo peso ao nascer.

HISTÓRICO

As tentativas iniciais de ventilação mecânica neonatal com ventiladores de adulto geralmente implicavam na adaptação dos aparelhos ao fornecimento de pequenos volumes correntes, sob a forma de elevada pressão inspiratória e freqüências rápidas. Os resultados eram decepcionantes, com elevada mortalidade (80%) e alta incidência de barotrauma. O barotrauma era uma complicação tão freqüente que alguns centros adotavam a conduta de inserir profilaticamente drenos torácicos nos recém-nascidos que eram submetidos à ventilação.

O panorama começou a se modificar praticamente da noite para o dia quando Gregory, em 1971, aplicando pressão positiva contínua no tubo de recém-nascidos com doença de membrana hialina, conseguiu reverter as expectativas de sobrevivência, salvando 16 dos 20 prematuros submetidos à nova técnica.

Em 1972, Kirby desenvolveu um novo respirador *(babybird)*, desenhado para tratamento de recém-nascidos, no qual um fluxo contínuo era produzido no circuito do ventilador permitindo a respiração espontânea do paciente nos intervalos dos ciclos de ventilação mandatória, reduzindo a necessidade de paralisia muscular e inaugurando uma técnica que continua a ser utilizada ainda hoje na ventilação convencional: a ventilação mandatória intermitente (IMV).

Em meados da década de 1970 o último vestígio da ventilação de adultos em Neonatologia foi questionado. Herman e Reynolds descreveram uma nova técnica de ventilação neonatal na qual o tempo inspiratório era prolongado e a freqüência de ciclagem reduzida, produzindo um platô inspiratório e utilizando freqüentemente relações invertidas entre inspiração e expiração (I:E). Muito embora a inversão das relações I:E não seja mais utilizada rotineiramente, a nova técnica descrita permitiu à nascente ventilação neonatal o reconhecimento de que tempos inspiratórios mais prolongados não estavam obrigatoriamente associados a comprometimento significativo das funções cardiovasculares e o reconhecimento da pressão média nas vias aéreas como o grande fator determinante da troca gasosa. Naquela época o grande objetivo da ventilação mecânica, conquistada a redução da mortalidade, passou a ser a redução da morbidade devida principalmente à doença pulmonar crônica. Como se acreditava que esta seqüela da ventilação mecânica estava associada primordialmente às altas tensões de oxigênio inspirado, as estratégias ventilatórias eram destinadas prioritariamente a uma rápida redução da fração inspirada de oxigênio (FiO_2).

Durante a década seguinte, ficou claro que a simples redução da FiO_2 era incapaz de reduzir a incidência de doença pulmonar crônica. Os esforços então se concentraram na redução da pressão média nas vias aéreas dos pacientes ventilados. A estratégia desenvolvida para esse fim implicou no aumento da freqüência de ciclos do ventilador convencional com uma redução das pressões inspiratórias. Como alguns estudos demonstraram que essa estratégia de alta freqüência, quando aplicada em ventiladores convencionais, levava por vezes a necessidades paradoxalmente maiores de pressões inspiratórias, em decorrência da redução do volume corrente, os pesquisadores passaram a desenvolver aparelhos especialmente destinados para ciclar em alta freqüência, desenvolvendo a assim chamada ventilação de alta freqüência.

É importante destacar que, apesar dos vários avanços técnicos das estratégias alternativas de suporte respiratório neonatal, a ventilação mecânica convencional continua sendo, ainda hoje, o método recomendado para a ventilação inicial de RN com insuficiência respiratória. O avanço tecnológico dos aparelhos microprocessados permite que atualmente o neonatologista aplique técnicas como a ventilação sincronizada, avalie a função pulmonar e as curvas fluxo/volume enquanto ventila o RN, permitindo a melhor adaptação de parâmetros adequados para cada paciente.

TIPOS DE RESPIRADORES

A) Classificação geral:
- Pressão negativa.
- Pressão positiva.

B) Classificação por fluxo:
- *Intermitente*: gás somente na inspiração.
- *Contínuo*: gás oferecido na inspiração e na expiração.
- *Intermitente por demanda controlada*: gás é oferecido na inspiração e na expiração com o paciente acionando o ciclo.

C) Classificação por ciclagem:
- *Volumétricos*: inspiração termina quando um volume predeterminado é administrado.
- *Pressão*: inspiração termina quando o pico inspiratório é atingido.
- *Tempo*: pressão inspiratória é proporcionada por um determinado período de tempo.

CARACTERÍSTICAS DOS APARELHOS CONVENCIONAIS DE VENTILAÇÃO NEONATAL

A modalidade de ventilação por pressão positiva que melhor se adaptou à ventilação de RN foi a ventilação mandatória intermitente (IMV). Através dessa técnica, um fluxo contínuo de gás está presente no circuito do aparelho tanto durante a fase inspiratória quanto na expiratória, permitindo ao paciente respirar espontaneamente entre os ciclos do aparelho, sem os riscos de reinspiração de CO_2. Intermitentemente, um ciclo inspiratório é fornecido ao paciente de acordo com parâmetros preestabelecidos através da oclusão da saída expiratória do circuito. Durante esse ciclo a pressão no interior do circuito sobe até um valor predeterminado, a partir do qual uma válvula se abre no circuito inspiratório, limitando a pressão que é transmitida ao paciente. O ciclo inspiratório termina com a abertura da extremidade expiratória do circuito após um tempo predeterminado. Essas características fazem, dos aparelhos de ventilação neonatal, ventiladores de fluxo contínuo, limitados por pressão e ciclados por tempo. Este tipo de ventilação permite que um *platô inspiratório* seja mantido com pressões limitadas, além de facilitar o desmame, que pode ser conseguido através da simples diminuição da freqüência de ciclos oferecidos pelo ventilador, deixando que o paciente progressivamente assuma toda a sua ventilação (Fig. 71-1).

INDICAÇÕES GERAIS DE VENTILAÇÃO

Muito embora não se possa estabelecer indicações rígidas para o início da ventilação mecânica, algumas recomendações são freqüentemente utilizadas.

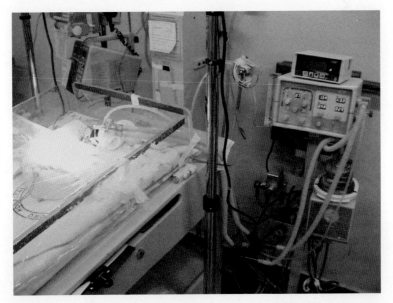

Fig. 71-1. INTER 3® ventilando um prematuro de muito baixo peso.

- Presença de retrações acentuadas.
- Freqüentes episódios de apnéia.
- Acidose respiratória definida por uma $PaCO_2 > 55$ mmHg e um pH < 7,25.
- Hipoxemia definida como uma $PaO_2 < 50$ mmHg, quando se oferece uma FiO_2 entre 60% e 100%.

PARÂMETROS DO VENTILADOR

Os parâmetros a serem ajustados ao se iniciar a ventilação são o pico de pressão inspiratória (PIP), a pressão positiva ao final da expiração (PEEP), a freqüência do aparelho (IMV), a relação entre a inspiração e a expiração (I:E) ou preferencialmente o tempo inspiratório (Tinsp), a fração inspirada de oxigênio (FiO_2) e o fluxo (Fig. 71-2).

Pico de pressão inspiratória (PIP)

A PIP deve ser individualizada de acordo com o paciente. Levando-se em consideração que ela é o elemento responsável pela entrada do ar durante a inspiração, já que a ventilação convencional é uma estratégia de ventilação por pressão positiva, a PIP ideal será aquela capaz de permitir um volume corrente satisfatório. Considera-se 4-5 ml/kg como um volume corrente suficiente para RN em ventilação mecânica. Um estudo de mecânica pulmonar em prematuros ventilados mostrou que incrementos de 2 cmH_2O na PIP são acompanhados de aumento no volume corrente da ordem de 7%. Em pacientes com DMH e, portanto, com diminuição da complacência pulmonar, a PIP recomendada para o início da terapia fica em torno de 20 a 25 cmH_2O. Com os modernos aparelhos micro-

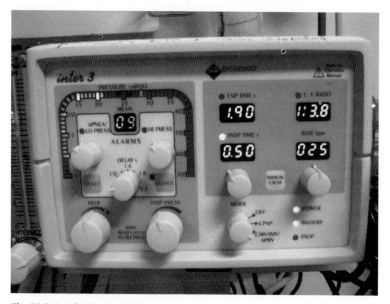

Fig. 71-2. Detalhe do ventilador.

processados, a PIP inicial e seus ajustes podem ser regulados diretamente através da leitura do volume corrente produzido. Quando este tipo de tecnologia não está disponível, um período inicial de ventilação manual monitorizada com um manômetro adaptado a uma bolsa de anestesia ou a um balão auto-inflável pode ajudar a estabelecer qual a pressão inicial necessária para a ventilação do paciente. Os ajustes posteriores serão realizados com base na observação dos movimentos da caixa torácica, na ausculta do murmúrio vesicular, na confirmação radiográfica de uma boa expansibilidade pulmonar e na avaliação gasométrica. Uma pressão insuficiente, sugerida por pouca movimentação torácica, murmúrio ausente ou diminuído e sinais radiográficos de hipoinsuflação pulmonar, acabará por levar à hipoxemia pela diminuição da pressão média das vias aéreas e hipercapnia pela redução do volume corrente. Ao contrário, uma PIP excessiva está relacionada à hiperinsuflação pulmonar com aumento da incidência de barotrauma, de displasia broncopulmonar e maior interferência na função cardiocirculatória.

Pressão positiva ao final da expiração (PEEP)

A utilização de PEEP foi uma conseqüência natural da eficácia terapêutica do uso do CPAP. A PEEP previne o colapso expiratório dos alvéolos, mantém o volume pulmonar e melhora a oxigenação através da melhora do coeficiente ventilação-perfusão. Os efeitos benéficos na oxigenação decorrem do aumento da pressão média das vias aéreas. A pressão a ser utilizada deve ser proporcional à concentração de oxigênio que é oferecida no ar inspirado. Como as alterações da PEEP alteram o gradiente de pressão entre a inspiração e a expiração, o volume corrente pode ser comprometido com o uso de uma pressão elevada, levando ao aumento da $PaCO_2$. Um estudo recente em prematuros ventilados mostrou que uma redução de 2 cmH_2O na PEEP era acompanhada de um aumento de 30% do volume corrente e que pequenos aumentos da ordem de 1 a 2 cmH_2O poderiam ser mal tolerados. Em recém-nascidos, o uso de uma PEEP elevada pode diminuir a complacência pulmonar, pois, diferentemente de adultos em ventilação mecânica, nos quais é possível recrutar alvéolos em resposta a PEEP elevadas, o pulmão dos RNs passa rapidamente de uma situação de baixos volumes para a hiperdistensão. Além disso, uma PEEP elevada pode causar efeitos hemodinâmicos indesejáveis pela redução do retorno venoso e do débito cardíaco. Em razão desses efeitos adversos, alguns autores vêm usando valores de PEEP mais baixos do que os anteriormente recomendados, considerando como níveis ótimos para a maioria dos RNs os valores de 4 a 6 cmH_2O. Por outro lado, uma PEEP mínima de 2 a 3 cmH_2O é sempre recomendada, pelo menos em pacientes com DMH, visto que a intubação traqueal elimina o mecanismo do RN de manutenção do volume pulmonar através da adução das cordas vocais. A PEEP ideal para cada paciente deverá ser determinada através da adequação da oxigenação.

Freqüência de ciclagem (IMV)

As alterações da IMV afetam primariamente a ventilação alveolar e, portanto, a eliminação do CO_2. Ao contrário do que se acreditava, está comprovado que uma oxigenação adequada pode ser mantida em regimes de alta freqüência. Isso tem gerado controvérsias em relação ao padrão de IMV mais adequado para a ventilação de RN. Os defensores dos regimes de alta freqüência argumentam que ela diminui a "briga" com o respirador, reduzindo conseqüentemente o barotrauma e melhorando as trocas gasosas. Por outro lado, os adeptos das baixas freqüências sugerem redução da incidência de barotrauma pela redução da pressão média, diminuição do aprisionamento de ar, pelo aumento do tempo expiratório e pela melhora da oxigenação. Não há evidências suficientes na literatura para justificar a escolha de uma das estratégias. Essa escolha é quase sempre baseada em preferências pessoais e na experiência com um ou outro regime.

É importante levar em consideração que, durante o uso de uma relação I:E fixa, o aumento da freqüência levará sempre à redução do tempo inspiratório, com queda do volume corrente, da pressão média das vias aéreas e piora gasométrica. A possibilidade de aprisionamento de ar, hiperinsuflação e diminuição da complacência pulmonar em conseqüência dos pequenos tempos expiratórios utilizados na ventilação com uma IMV mais elevada tem sido um dos riscos mais lembrados desta modalidade ventilatória. O aumento do IMV de 30 para 80 incursões por minuto em RN com DMH leva à redução da resistência e ao aumento da elasticidade do sistema respiratório. Essas alterações tendem a reduzir a constante de tempo do sistema e conseqüentemente diminuir o tempo expiratório necessário para a completa deflação pulmonar. Muito embora em alguns pacientes isso não seja o suficiente para impedir o aprisionamento expiratório de ar, nos pacientes com DMH essas alterações possibilitam a ventilação com regimes de alta freqüência sem hiperinsuflação pulmonar e barotrauma concomitantes.

Tempo inspiratório (Tinsp)

O maior efeito das alterações do tempo inspiratório é sobre a pressão média das vias aéreas e conseqüentemente na oxigenação. As alterações desse parâmetro são, entretanto, menos eficazes que as modificações da PIP ou PEEP no sentido de se aumentar a PaO_2. O tempo inspiratório ideal é aquele capaz de efetuar o maior equilíbrio da pressão inspiratória na maioria dos alvéolos, e isso vai depender da constante de tempo do sistema respiratório, que é o produto da resistência vezes a complacência desse sistema. Pode-se também considerar como tempo inspiratório ideal aquele capaz de permitir a liberação de todo o volume corrente com o menor platô pressórico possível. Isso obviamente torna essa variável dependente do pico de pressão inspiratório e do fluxo que está sendo utilizado, visto que esses parâmetros definem respectivamente o volume corrente e a velocidade com que se atinge a pressão limite do circuito. Como quanto maior o tempo inspiratório, maior o reflexo da ventilação na redução do retorno venoso e do débito cardíaco e como pouco equilíbrio ocorre a partir de três a cinco constantes de tempo, admite-se como valores satisfatórios para o início da ventilação na maioria dos RNs um tempo inspiratório inicial de 0,5 segundo. Valores elevados podem aumentar a incidência de hemorragia intraventricular e de pneumotórax.

Fração inspirada de oxigênio (FiO$_2$)

As alterações da FiO_2 modificam a PaO_2 através do aumento da pressão parcial deste gás no alvéolo. Como, para um determinado grau de *shunt*, a PaO_2 é diretamente proporcional à PAO_2 (pressão alveolar de oxigênio), o aumento de uma levará ao aumento da outra. Como tanto as alterações da FiO_2 quanto da pressão média das vias aéreas determinam a oxigenação, ambas devem estar sempre em equilíbrio quando se pretende ventilar um RN com o máximo de eficiência e o mínimo de efeitos colaterais.

A concentração de oxigênio deve ser suficiente para assegurar uma PaO_2 dentro do normal (entre 50 e 80 mmHg). Deve ser sempre umidificado e aquecido.

Fluxo

O fluxo necessário para a ventilação de um RN é proporcional ao consumido pela ventilação por minuto do mesmo, ou seja, deve se adequar ao volume corrente e à freqüência respiratória do paciente. Como existe um grande volume de espaço morto em razão da presença do tubo traqueal e do circuito do ventilador, o fluxo fornecido deverá ser sempre, no mínimo, duas vezes maior do que o calculado através da ventilação por minuto para o RN. Valores elevados podem levar a fluxo turbilhonar no interior do tubo traqueal e a aumento da resistência das vias aéreas. Entretanto, fluxos elevados podem ser necessários quando se utiliza um tempo inspiratório muito curto. Valores abaixo do necessário levam à reinspiração do CO_2 exalado contido no circuito do ventilador e à acidose respiratória. Os valores de fluxo capazes de ventilar a maioria dos RNs são da ordem de 4 a 10 litros por minuto.

AJUSTES

O objetivo da terapia é manter a PaO_2 entre 50 e 80 mmHg, a $PaCO_2$ entre 45 e 60 mmHg e o pH acima de 7,2 a 7,25. Atualmente a melhor forma de avaliar a oxigenação talvez seja a medida contínua da saturação de oxigênio da hemoglobina (SaO_2) através da oximetria de pulso. Essa avaliação, além de ser contínua, reflete melhor do que a PaO_2 a oxigenação basal do paciente, já que este último parâmetro freqüentemente se altera durante a manipulação para a coleta de sangue para o exame gasométrico. É importante lembrar que a saturação do RN será maior do que a esperada para a PaO_2 arterial em virtude do desvio para a esquerda da curva de dissociação da hemoglobina pela presença no período neonatal da hemoglobina F, mais ávida pelo oxigênio. Considerando-se a SaO_2, o objetivo da terapia é mantê-la entre 87% e 95%. Caso haja hipoxemia ou hipercapnia, estas responderão aos ajustes dos parâmetros ventilatórios que estiverem sendo utilizados de forma mais ou menos eficiente, de acordo com a situação clínica em particular e com o tipo de modificação realizada. Como várias estratégias podem ser utilizadas com o objetivo de manter os gases sangüíneos dentro dos valores considerados satisfatórios, a alteração a ser realizada em cada caso em particular dependerá, entre outras considerações, da eficácia da manobra a ser realizada, da sua segurança e da experiência do médico que assiste o paciente. De uma maneira geral, a PaO_2 pode ser aumentada através do aumento da FiO_2 ou da pressão média das vias aéreas, que pode ser elevada através do aumento da PIP, da PEEP, do tempo inspiratório, da freqüência respiratória e do fluxo. Tempo inspiratório, freqüência e fluxo são formas menos eficientes de se elevar a pressão média do que PiP e PEEP (Fig. 71-3).

De forma semelhante, a $PaCO_2$ pode ser reduzida através de qualquer manobra que aumente a ventilação alveolar e, portanto, através do aumento da freqüência respiratória, da PIP ou através da redução da PEEP. Normalmente se toleram valores mais altos de $PaCO_2$ que os normais. Essa prática, antiga em UTIs Neonatais, vem ganhando atenção em ventilação de adultos sob o conceito de "hipercapnia permissiva". A adoção dessa estratégia em ventilação neonatal parece reduzir a incidência de barotrauma e de doença pulmonar crônica (Fig. 71-4).

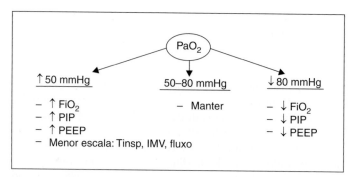

Fig. 71-3.

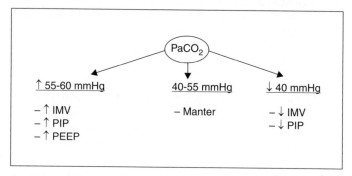

Fig. 71-4.

UTILIZAÇÃO DE DROGAS DURANTE VENTILAÇÃO

O uso de drogas para promover a paralisia muscular em pacientes submetidos à ventilação mecânica tem sido indicado para aqueles que estão necessitando de pressões e freqüências elevadas e para os RNs cuja agitação e respiração fora de fase com o aparelho impedem uma adequada ventilação. Pacientes com hipertensão pulmonar são particularmente vulneráveis aos efeitos da agitação na PaO_2. A paralisia muscular com pancurônio parece exercer efeitos circulatórios benéficos em prematuros ventilados por DMH, aumentando o fluxo aórtico, o débito cardíaco e a freqüência cardíaca, enquanto que a sedação com morfina parece reduzir o estresse de prematuros em ventilação mecânica, quando avaliado através das concentrações séricas de noradrenalina. Os efeitos colaterais do bloqueio muscular relacionam-se à piora das trocas gasosas, à taquicardia, à interação medicamentosa com outras drogas como a gentamicina, ao aparecimento de edema generalizado, aparentemente resultante da ausência de atividade muscular, e ao achado radiográfico de pobreza de gás no abdome, de significação incerta. O uso desses agentes, entretanto, permanece controverso, já que não existem trabalhos controlados avaliando suas indicações precisas, eficácia e complicações, particularmente em RN de muito baixo peso ao nascimento. Há evidências de que a paralisia muscular com pancurônio, quando os pacientes estão "brigando" com o respirador, possui um efeito protetor contra o desenvolvimento de pneumotórax, independente da estratégia ventilatória utilizada, seja de alta, seja de baixa freqüência. Em contrapartida, um levantamento realizado entre várias Unidades Neonatais americanas mostrou que a não utilização, em alguns centros, de relaxantes musculares e a manutenção da respiração espontânea durante a ventilação mecânica podem estar relacionadas à diminuição da probabilidade de desenvolvimento de doença pulmonar crônica nos prematuros com peso ao nascimento menor que 1.500 g. Outras evidências indicam que a utilização de sedação e paralisia para prematuros em ventilação mecânica por DMH leva à redução da capacidade residual funcional e à queda dos índices de oxigenação, provavelmente em decorrência da abolição de mecanismos presentes durante a respiração espontânea, como a atividade tônica pós-inspiratória da musculatura diafragmática e intercostal, que diminui a complacência da parede torácica do prematuro e impede o completo colabamento expiratório alveolar, aumentando a capacidade residual funcional.

CUIDADOS COM O TUBO TRAQUEAL

Durante a sucção ocasional, necessária para se manter o tubo traqueal desobstruído, a ponta do cateter de aspiração não deve ultrapassar os limites do tubo de forma a minimizar os traumas às vias aéreas (ter tubos padronizados na UTI e considerar relação tubo/tamanho do cateter a ser introduzido). Além disso, tem sido verificado que durante a aspiração do tubo traqueal ocorre um aumento da velocidade do fluxo sangüíneo cerebral e do volume sangüíneo cerebral. Há duas explicações possíveis para esses achados. A primeira é que tanto a hipoxemia sistêmica quanto o estímulo nociceptivo relacionados ao procedimento levariam ao aumento da pressão arterial sistêmica e conseqüentemente ao aumento da velocidade do fluxo sangüíneo cerebral, em virtude da falha da auto-regulação da circulação cerebral em prematuros. A outra é que haveria uma vasodilatação cerebral com o objetivo de aumentar a oferta de oxigênio, ao sistema nervoso em decorrência da queda da saturação arterial de oxigênio, com a aspiração traqueal. Independentemente da causa responsável, o aumento do fluxo sangüíneo cerebral que ocorre durante a aspiração traqueal pode levar ao aumento da probabilidade de hemorragia intracraniana nos prematuros em ventilação mecânica. Portanto, a retirada de secreções do tubo traqueal deve ser realizada com a técnica correta, com aspirações de curta duração, realizada na freqüência necessária, ditada pelas condições clínicas do paciente, e não como um procedimento de rotina cumprido de acordo com intervalos preestabelecidos e sem a avaliação dos riscos em relação aos benefícios. A pré-oxigenação do paciente imediatamente antes da aspiração traqueal parece prevenir as alterações do fluxo sangüíneo cerebral, sendo, portanto, recomendável o aumento da FiO_2 em 10% durante o procedimento para se diminuir o risco de hipoxemia (Quadro 71-1).

ABORDAGEM À CRIANÇA COM HIPOXEMIA

São extremamente comuns nas Unidades de Terapia Intensiva as dessaturações em RN sob ventilação mecânica. Várias são as possibilidades de ocorrências. Vão desde as desconexões dos inúmeros componentes do respirador e umidificador, até problemas, pulmonares ou não, relacionados ao RN. Uma abordagem sistematizada diante dessa situação é extremamente importante para o bem-estar neonatal. Devemos ter sempre em mente que a abordagem eficaz depende não só do conhecimento das possíveis causas

Quadro 71-1. Complicações da ventilação mecânica

1. Intubação traqueal
   - Trauma: lesões labiais
   - Paralisia da corda vocal. Intubação seletiva. Extubação não programada
   - Estenose e malacia traqueal. Ruptura traqueal
2. Aspiração. Microaspiração
3. Infecciosas
   Sinusite. Traqueobronquite. Pneumonia
4. Aparelho digestivo
   - Distensão gastrintestinal. Hipomotilidade gastrintestinal
   - Disfunção pancreática
   - Lesão aguda da mucosa gástrica. Hemorragia
   - Redução do fluxo sangüíneo porta
   - Compressão do ducto biliar intra-hepático
5. Cardiovasculares
   - Diminuição do volume sistólico. Hipotensão arterial
   - Diminuição da volemia e edema (PEEP)
   - Diminuição da contratilidade por redução do fluxo sangüíneo coronariano (PEEP)
   - Bloqueio de ramo direito. Arritmia cardíaca
   - Aneurisma da veia jugular interna (Spiro *et al.*, 1991)
   - Aumento do *shunt* direita-esquerda intracardíaco e em doenças angiomatosas pulmonares
   - Aumento da resistência e da pressão arterial pulmonar (volume corrente e/ou PEEP elevadas)
   - Isquemia miocárdica silenciosa (desmame)
   - Redução da pré-carga do ventrículo esquerdo durante a ventilação por pressão positiva
   - Aumento da pré-carga e da pós-carga ventricular esquerda durante o desmame
   - Isquemia da mucosa brônquica
   - Isquemia cerebral (alcalose respiratória acentuada)
   - Embolia gasosa sistêmica e cerebral
   - Alterações da distribuição do fluxo sangüíneo pulmonar
6. Metabólicas
   - Alcalemia e acidemia. Hipofosfatemia. Retenção de sódio e água
   - Diminuição do fator natriurético atrial e aumento da aldosterona (pressão positiva)
   - Aumento da secreção de vasopressina com diminuição do débito urinário
7. Neurológicos
   - Aumento da pressão intracraniana e diminuição do fluxo sangüíneo cerebral
8. Neuromusculares
   - Polineuromiopatia. Atrofia muscular
   - Diminuição da força de contração diafragmática
   - Incoordenação muscular respiratória
9. Barotrauma e volutrauma
   - Enfisema intersticial pulmonar
   - Pneumotórax unilateral e bilateral. Pneumomediastino. Pneumoperitônio
   - Edema pulmonar. SARA
10. Disfunção orgânica múltipla
11. Aumento da pressão ocular

que geram esses eventos, como também saber atuar em conjunto. É um momento para atuação em equipe, sendo que um dos componentes deve estar preparado para aplicar manobra invasiva, como, por exemplo, uma descompressão torácica, diante de um pneumotórax hipertensivo (Fig. 71-5).

DESMAME

O desmame da ventilação mecânica é um processo que deve ser iniciado tão logo seja possível, assim que a doença respiratória estiver estabilizada e as necessidades ventilatórias diminuírem, com o objetivo de reduzir a incidência das complicações a longo prazo relacionadas ao processo. O objetivo é fazer o desmame de forma gradual, iniciando-se pelos parâmetros mais nocivos até que o RN seja responsável pela maior parte de sua ventilação. O procedimento geralmente adotado consiste em se reduzir primeiramente a PIP, até que valores de 30 cmH$_2$O sejam atingidos. A partir desse ponto procede-se à redução da FiO$_2$ até valores de 60%. Nesse momento volta-se a reduzir a PIP até 20 cmH$_2$O e posteriormente a FiO$_2$ até 40%. Quando esses parâmetros de PIP e FiO$_2$ são atingidos, inicia-se a redução da IMV, até que esta se aproxime de 10 por minuto, podendo-se, então, tentar colocar o paciente em CPAP traqueal com uma FiO$_2$ 5% a 10% maior do que a que vinha sendo utilizada para a ventilação. Entretanto, a utilização rotineira antes da extubação de períodos prolongados de CPAP traqueal, particularmente em prematuro de peso muito baixo, utilizando tubos de pequeno diâmetro, determina maior probabilidade de apnéia e retenção de gás carbônico do que quando este RN é extubado sem esse procedimento. Isso parece ocorrer pelo aumento do trabalho respiratório necessário para vencer a grande resistência ao fluxo aéreo associada ao aumen-

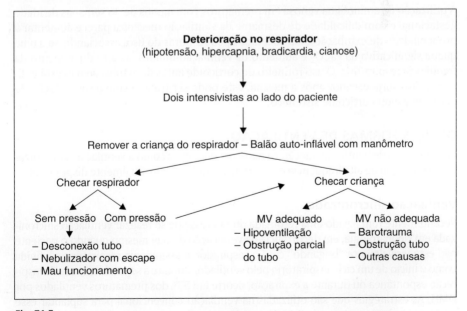

Fig. 71-5.

to do espaço morto imposta pelo tubo. O CPAP nasal pode facilitar o desmame desses pacientes, permitindo uma extubação mais precoce, além de ser uma forma eficaz de se evitar o desenvolvimento de atelectasia após a mesma.

EXTUBAÇÃO – SEQÜÊNCIA

Esse procedimento deveria fazer parte somente do capítulo de intubação traqueal. É interessante sua discussão em ventilação mecânica, pois muitos dos RNs que são desmamados de pressão positiva também são retirados do tubo traqueal e colocados em CPAP nasal. É importante que se estabeleça uma rotina durante esse procedimento. Uma seqüência bem definida deve ser seguida para que o êxito ocorra.

- Desmamar até o mínimo de IMV (10/min); PIP < 20 cmH_2O; FiO_2 < 40%.
- Esvaziar o estômago.
- Aspirar o tubo traqueal, boca e narinas (não esquecer as narinas).
- Insuflar os pulmões com ar enriquecido de O_2.
- Extubar com pressão negativa.
- Aspirar nariz e boca.
- Realizar fisioterapia torácica, se necessário.
- Colocar oxigênio em concentração 5% a 10% superior a anterior.
- Monitorizar gases arterial e capilar.
- Realizar radiografia duas horas após a extubação.
- Observar estado clínico continuamente.

DROGAS PARA EXTUBAÇÃO

A utilização da aminofilina venosa em prematuros com menos de 36 semanas de idade gestacional e com dificuldade de desmame da ventilação mecânica parece aumentar a probabilidade de extubação bem-sucedida após 72 horas do uso, associando-se a uma queda significativa da $PaCO_2$ e aumento da ventilação-minuto, à custa do aumento da freqüência respiratória. O uso rotineiro de corticóide antes da extubação não está indicado. Caso surja estridor após a mesma, este pode ser tratado com a vaporização de adrenalina e/ou corticóide sistêmico.

OUTRAS FORMAS DE VENTILAÇÃO

Várias formas de ventilação mecânica não-convencionais como a ventilação sincronizada, a ventilação de alta freqüência e a ventilação líquida estão atualmente disponíveis.

Ventilação sincronizada

Recentemente tem havido uma retomada do interesse de se realizar ventilação sincronizada em Neonatologia, em decorrência da verificação de que mesmo quando o paciente não está visivelmente "brigando" com o respirador, a assincronia respiratória, definida como o início de um ciclo inspiratório pelo ventilador durante a segunda metade da inspiração espontânea ou durante a expiração, ocorre em 53% dos prematuros ventilados por DMH. As estratégias que são utilizadas na ventilação convencional para suplantar esse problema incluem o ajuste do IMV de acordo com a freqüência respiratória do paciente e/ou a abolição da respiração espontânea através da sedação e paralisia. Essas condutas levam a dificuldades no desmame e eliminam a importante contribuição das respirações espontâneas para a ventilação do paciente conforme descrito anteriormente.

As técnicas atuais para obter a sincronia respiratória, conhecidas como ventilação determinada pelo paciente, empregam um detector de fluxo de ar, de pressão esofágica, de pressão de vias aéreas, ou de movimento toracoabdominal para indicar o início da inspiração espontânea. Em resposta a este esforço respiratório, o ventilador inicia um ciclo mecânico, assistindo a ventilação espontânea no modo assistocontrolado, ou de forma sincronizada com a mesma na ventilação mandatória intermitente sincronizada (SIMV). Além disso, se o paciente não realizar nenhum esforço respiratório durante um tempo predeterminado, o ventilador inicia um novo ciclo inspiratório. Essas técnicas podem resultar em melhora do volume corrente, da relação ventilação/perfusão e diminuir o consumo de oxigênio pela redução do trabalho respiratório. Em geral, os estudos comparando a SIMV com a IMV relatam intervenções agudas em uma pequena população, acompanhada por pouco tempo. Os resultados, porém, são promissores e indicam uma redução do tempo de ventilação e oxigenoterapia, além de uma redução na incidência de hemorragia intraventricular. Em prematuros com DMH moderada a grave, essa estratégia leva a uma sincronia respiratória maior que 98% e aumenta significativamente a PaO_2, além de reduzir a $PaCO_2$. A sincronização da respiração pode levar à diminuição das complicações associadas à ventilação pela diminuição das necessidades de pressão e oxigênio. A impressão de alguns autores é de que esta técnica, por ser mais fisiológica, justifica a sua utilização como modalidade de ventilação padrão para o tratamento de RNs.

Ventilação de alta freqüência

A ventilação de alta freqüência surgiu com o objetivo de reduzir as lesões iatrogênicas causadas aos pulmões de prematuros ventilados pelas técnicas tradicionais, utilizando uma abordagem que permitisse a ventilação com volumes correntes pequenos oferecidos a freqüências bem elevadas (acima de 150 por minuto), reduzindo a exposição ao oxigênio e o barotrauma pela diminuição das pressões ventilatórias nas vias aéreas. Como o dano pulmonar parece estar associado às variações do volume pulmonar decorrentes do ciclo inflação-deflação decorrentes da ventilação convencional por pressão positiva, particularmente quando são utilizadas altas pressões inspiratórias, a ventilação de alta freqüência poderia levar à diminuição deste tipo de lesão, já que nesta modalidade ventilatória uma troca gasosa adequada pode ser mantida sem grandes variações do volume corrente pulmonar, enquanto a capacidade funcional residual é mantida pela utilização de uma pressão de distensão pulmonar constante. Esta estratégia previne a hiperinsuflação das áreas mais complacentes e concomitantemente impede o colapso das unidades alveolares de menor complacência. Várias modalidades de ventilação de alta freqüência encontram-se atualmente disponíveis, incluindo a ventilação por pressão positiva, a ventilação a jato, a interrupção de fluxo, a ventilação por oscilação e os híbridos. Muito embora a maioria dessas técnicas utilize pequenos volumes de gás a freqüências elevadas, evitando a produção de altas pressões nas vias aéreas, existem diferenças marcantes nos ventiladores utilizados e nas ondas pressóricas geradas e, portanto, os resultados publicados a respeito de uma técnica não podem ser generalizados para todas as formas de alta freqüência. A maioria dessas estratégias interpõe à alta freqüência alguns ciclos de ventilação convencional com o objetivo de produzir "suspiros" mecânicos e prevenir a atelectasia.

O mecanismo de troca gasosa nas técnicas de alta freqüência não é completamente entendido e pode ocorrer por ventilação direta do alvéolo próximo à via aérea, pela troca gasosa entre alvéolos adjacentes decorrentes de diferenças nas velocidades de enchimento e esvaziamento das diversas unidades alveolares e pelo aumento da difusão entre as moléculas gasosas.

Ventilação por pressão positiva de alta freqüência

A ventilação por pressão positiva de alta freqüência é uma forma de suporte respiratório que emprega técnicas convencionais de ventilação modificadas pela utilização de circuitos de baixa complacência, que permitem que um volume corrente adequado seja fornecido apesar dos tempos inspiratórios curtos e das freqüências elevadas (60 a 150 por minuto). Neste método de ventilação, muito embora o volume corrente seja inferior ao da ventilação convencional, ele é maior do que o volume do espaço morto, e a expiração é passiva.

Ventilação a jato de alta freqüência

A ventilação a jato de alta freqüência usa um sistema completamente diferente de ventilação assistida, que é caracterizada pela liberação de pulsos de gases por uma fonte de alta pressão às freqüências bastante elevadas (150 a 900 por minuto), através de uma cânula traqueal de pequeno calibre. Os volumes correntes são iguais ou apenas ligeiramente maiores que o volume do espaço morto, e a expiração é passiva e facilitada pela utilização de tempos inspiratórios curtos e expiratórios prolongados com relações I: E maiores que 1:6. As pressões traqueais são monitorizadas e reguladas através de um mecanismo servocontrolado instalado no interior do tubo traqueal. Durante esta forma de ventilação, a umidificação dos gases inspirados é particularmente difícil e em conseqüência é comum o surgimento de lesões traqueais, como a traqueobronquite necrosante e outras complicações, como o pneumopericárdio.

A utilização precoce desta modalidade de ventilação, em prematuros com DMH grave, apesar de levar à redução da $PaCO_2$ e da pressão média nas vias aéreas necessária para a ventilação, não reduz significativamente nem a morbidade relacionada à barotrauma e displasia broncopulmonar, nem a mortalidade, quando comparada com a ventilação convencional. Por outro lado, a intubação brônquica seletiva e a ventilação a jato de alta freqüência podem ser bem-sucedidas no tratamento de prematuros com DMH e que desenvolveram enfisema pulmonar localizado, nos casos em que a ventilação convencional associada à intubação seletiva falhar.

A interrupção de fluxo de alta freqüência também é uma técnica capaz de gerar pequenos volumes sob altas freqüências, entretanto, como não há nenhum tipo de cânula ou injetor de gás, a turbulência neste tipo de ventilação é menor. Além disso, não há problemas com a umidificação do gás inspirado. Os aparelhos que utilizam esta modalidade de ventilação, em geral, também podem ser utilizados para a ventilação convencional, e seu princípio de funcionamento baseia-se em um sistema pneumático de interrupção de uma fonte de gás pressurizada que produz um fluxo pulsátil de ar junto à extremidade proximal do tubo traqueal.

Ventilação por oscilação de alta freqüência

A ventilação por oscilação de alta freqüência é uma técnica que gera volumes de gás extremamente pequenos, por vezes menores que o volume do espaço morto, sob freqüências bastante elevadas, que podem chegar a 3.000 por minuto. Nesta técnica, que utiliza um tubo traqueal convencional para a ventilação, as oscilações são produzidas através de um diafragma ou de um pistão mecânico e superpostas à pressão média das vias aéreas, que é controlada pelo ajuste do fluxo que entra e sai do circuito do ventilador. A expiração é ativamente produzida pelo aparelho em contraste com todas as outras formas de ventilação mecânica. Os resultados de diversos estudos utilizando esta técnica são controversos. Em modelos animais a utilização desta estratégia ventilatória sob a forma de resgate, ou seja, após oito horas de ventilação convencional, leva ao aumento significativo dos índices de oxigenação e redução nas necessidades de oxigênio, além de maior aeração alveolar e menor dilatação bronquiolar à necropsia nos animais tratados em relação aos controles. Nesses casos, muito embora a oscilação de alta freqüência não pareça ser capaz de reverter a lesão pulmonar estabelecida durante as primeiras oito horas em ventilação convencional, ela aparentemente consegue impedir a sua progressão. A comparação da eficácia desta forma de ventilação com a convencional, em prematuros de menos de 1.250 g ou de 1.250 g a 2.000 g com DMH grave, com menos de 12 horas de ventilação, não demonstra diferenças entre os grupos em relação à necessidade de ventilação com 72 horas e 28 dias de vida, incidência de displasia broncopulmonar ou mortalidade. Além disso há uma tendência de aumento da incidência de barotrauma, leucomalacia periventricular e hemorragia intracraniana, particularmente de graus 3 e 4, nos tratados com a alta freqüência. Esses resultados sugerem que, em virtude da ausência de vantagens objetivas desta técnica em relação às tradicionais, a oscilação de alta freqüência deve ser reservada para casos especiais, como, por exemplo, a aplicação sob a forma de resgate para pacientes extremamente graves e que não estejam respondendo à ventilação convencional. A avaliação das alterações seqüenciais da mecânica pulmonar com meia, uma, duas e quatro semanas de vida em pacientes submetidos a essa modalidade de ventilação e à ventilação convencional, analisando complacência e resistência pulmonar, volume corrente e ventilação-minuto, não é capaz de demonstrar diferenças significativas entre os RNs em ventilação convencional e os em alta freqüência. Os valores encontrados em ambos os grupos são consideravelmente anormais quando comparados com prematuros não-ventilados, sugerindo que a oscilação de alta freqüência não é capaz de minimizar o barotrauma e a lesão pulmonar relacionados à ventilação do pulmão de prematuros.

Quando a oscilação de alta freqüência é utilizada em uma estratégia que fornece pressões médias de vias aéreas elevadas na fase inicial da doença, porém com redução progressiva, conforme se verifica a melhora da oxigenação e portanto da complacência pulmonar, os efeitos hemodinâmicos adversos dessa forma de terapia não parecem diferir dos da ventilação convencional. Em animais, a utilização da técnica de microesferas para a avaliação do efeito hemodinâmico da ventilação mecânica não revela diferenças entre o débito ventricular esquerdo, o fluxo sangüíneo sistêmico e a pressão venosa central entre os animais ventilados de forma convencional e os que recebem a ventilação de alta freqüência com a estratégia descrita anteriormente.

Dessa forma, é importante ressaltar que a ventilação mecânica convencional continua sendo o método recomendado para o suporte ventilatório de RN com insuficiência respiratória, e que estudos adicionais sobre as diversas técnicas de ventilação de alta freqüência ainda serão necessários antes que esta modalidade terapêutica possa ser recomendada para o tratamento de RN em dificuldade respiratória.

Ventilação líquida

Uma nova técnica completamente revolucionária e que vem sendo utilizada com sucesso em nível experimental é a ventilação líquida com perfluorocarbono. Em uma de suas modalidades, a ventilação líquida parcial, uma capacidade residual funcional pulmonar líquida é estabelecida e mantida através da administração pelo tubo traqueal de uma substância conhecida genericamente como perfluoroquímico. Esse líquido cria no nível alveolar uma segunda interface ar-líquido de baixa tensão superficial que é continuamente ventilada e oxigenada através de um aparelho de ventilação tradicional que fornece, através de uma mistura gasosa, o volume corrente necessário ao paciente. A ventilação decorre de forma habitual, a não ser pelo fato de que freqüências respiratórias menores e tempos inspiratórios maiores são necessários em virtude do aumento do tempo de difusão dos gases no líquido pulmonar. Além disso, o PEEP perde o seu caráter de estabilizador alveolar, já que isso é realizado pelo perfluoroquímico, passando a ser usado apenas para impedir o refluxo do líquido para o interior das vias aéreas maiores. É necessário repor intermitentemente o perfluoroquímico que se perde por evaporação. Em animais prematuros com DMH, a ventilação líquida parcial com um tipo de perfluoroquímico conhecido como perflubron, quando comparada com a ventilação convencional com ou sem a administração de surfactante, aumenta significativamente a PaO_2, a complacência pulmonar e o volume corrente, reduz a $PaCO_2$ e a necessidade de pressão positiva poucos minutos após o seu início, além de reduzir a mortalidade a zero. Além disso, estudos *in vitro* e *in vivo* mostraram não haver incompatibilidade ou qualquer tipo de interação química entre o perflubron e preparados surfactantes naturais e artificiais. A experiência clínica utilizando a ventilação líquida parcial mostra que essa modalidade terapêutica é capaz de aumentar rapidamente a PaO_2 e a complacência dinâmica de prematuros com DMH grave. Além dessa melhora aguda nos índices respiratórios, parece haver uma redução da mortalidade quando comparada com o tratamento convencional com ventilação mecânica e surfactante.

BIBLIOGRAFIA

Barreto SSM, Filgueiras N, Crespo AS, Góes A, Vianna A, Carvalho A et al. II Consenso Brasileiro de Ventilação Mecânica. *J Pneumol* 2000;26(S2).

Carlo WA, Martin RJ. Princípios de Ventilação Assistida Neonatal. *Clin Ped Am Norte* 1986;1:233-50.

Clark RH. High-frequency ventilation. *J Pediatr* 1994;124(5):661-70.

Mammel MC, Bing DR. Mechanical ventilation of the newborn: an overview. *Clin Chest Med* 1996;17(3):603-12.

Mariani GL, Carlo WA. Ventilatory Management in Neonates: Science or Art?

Clin Perinatol 1998;25(1):33-48.
McGettigan MC, Adolph VR, Ginsberg HP, Goldsmith JP. New Ways to Ventilate Newborns in Acute Respiratory Failure. *Pediatr Clin North Am* 1998;45(3):475-509.
Pinto LAM. *Doença de membrana hialina: correlação clínico-patológica*. Dissertação de Mestrado. Niterói, RJ: Universidade Federal Fluminense, 1997. p 197.

72 OFTALMOSCOPIA

André Luiz L. Curi • Renato Luiz Nahoum Curi

INTRODUÇÃO

A retina, ou túnica nervosa, é a camada mais interna do bulbo ocular. Ela é dividida em retina sensorial e epitélio pigmentário. A retina sensorial é onde estão localizadas as células nervosas que levarão o estímulo luminoso até o córtex cerebral. Ela é composta por três camadas de células, os cones e bastonetes, as células bipolares e as células ganglionares. O estímulo luminoso é transformado em impulso elétrico nos cones e bastonetes e através de sinapses com as outras células sai do olho através do nervo óptico até o corpo geniculado lateral e segue até o lobo occipital.

A área central da retina, aquela responsável pela acuidade visual central e de melhor resolução, chama-se mácula. No centro da mácula está localizada uma pequena depressão chamada fóvea, onde só existem cones. O disco óptico é uma estrutura com aproximadamente 1,5 micra de diâmetro, de coloração amarelada, com uma depressão central. Ele corresponde à região onde o nervo óptico penetra no bulbo ocular e por onde saem as células ganglionares. Os vasos retinianos, artérias e veias são as artérias e veia centrais da retina e suas ramificações. A retina estende-se anteriormente até diferenciar-se em *ora serrata*, que é contínua com o epitélio ciliar não-pigmentado da *pars plana*.

EXAME DE FUNDO-DE-OLHO

O exame de fundo-de-olho é chamado de oftalmoscopia. Ele pode ser realizado de duas formas, através da oftalmoscopia direta ou oftalmoscopia indireta. A oftalmoscopia direta é amplamente utilizada por estudantes de medicina e médicos não oftalmologistas, através de um aparelho chamado oftalmoscópio direto. O oftalmoscópio direto consiste de uma fonte luminosa com várias lentes acopladas, o que permite observar o fundo-de-olho compensando os erros refracionais dos pacientes. A grande vantagem do oftalmoscópio direto é a facilidade na técnica de utilização, porém não é um exame fácil em recém-nascidos ou crianças, pois depende da colaboração do paciente. Outra vantagem do oftalmoscópio direto é a magnificação da imagem. Na oftalmoscopia direta o campo de visão é limitado e, por ser monocular, não permite a observação em três dimensões.

A oftalmoscopia indireta é um exame amplamente difundido entre os oftalmologistas, especialmente os especialistas em retina. A grande vantagem da oftalmoscopia indireta é a possibilidade de observar a retina com visão binocular, conseqüentemente com noção de profundidade. A imagem produzida é invertida, o que requer treinamento específico para a realização da técnica. O observador utiliza uma fonte luminosa na cabeça e uma lente de 20 ou 30 dioptrias (as mais comumente utilizadas) para observar o fundo-de-olho. Através da oftalmoscopia indireta podemos observar a retina do pólo posterior até a periferia, o que não ocorre quando utilizamos o oftalmoscópio direto. Essa técnica está indicada especialmente nos casos em que precisamos observar a periferia da retina, como é o caso da retinopatia da prematuridade. A oftalmoscopia indireta depende menos da colaboração do paciente do que a oftalmoscopia direta, o que a torna fundamental no exame do fundo-de-olho de crianças e neonatos. Nas crianças ou neonatos que estão em programas de triagem de toxoplasmose congênita ou rubéola, a oftalmoscopia indireta também está mais indicada, pois rapidamente podemos observar o pólo posterior onde normalmente essas doenças afetam o olho.

A dilatação das pupilas é obrigatória para a realização do exame de fundo-de-olho, seja ele realizado através da oftalmoscopia direta ou indireta. Existem vários colírios para a dilatação das pupilas, porém em pacientes pediátricos os mais indicados são a tropicamida 1% e a fenilefrina 2,5%. Eles promovem uma boa dilatação da pupila com poucos efeitos colaterais. A fenilefrina pode causar hipertensão arterial e taquicardia. O ciclopentolato e a atropina devem ser evitados.

Normalmente as crianças ou recém-nascidos não necessitam de sedação para realização do exame de fundo-de-olho. Um primeiro exame de triagem sem sedação é o mais indicado e normalmente é de fácil realização pelo oftalmologista. Quando observada alguma alteração que deva ser mais bem avaliada, a sedação estará indicada.

BIBLIOGRAFIA

Siqueira RC, Oréfice F. *Mapeamento de retina*. Rio de Janeiro, 2000.

Stout AU, Wright KW. Pediatric eye examination. In: *Pediatric Ophthalmology and Strabismus*, St. Louis: Mosby, 1995. p 63-72.

Parte III

Apoio Multidisciplinar em Neonatologia

73 Contribuição do Psicólogo na Unidade Neonatal

Marcia Salim de Martino

INTRODUÇÃO

> "...tenho percebido que para eles (bebês) também é uma vitória quando saem da UTI e vão para o Berçário."
> (Fala da mãe de um bebê que nasceu com 860 g e permaneceu 35 dias na UTI)

Nada mais interessante e desafiador do que acompanhar o desenvolvimento de um bebê. Há alguns anos, tem-se observado um interesse cada vez maior em se compreender o recém-nascido e avaliar a adequação dos procedimentos realizados nas Unidades Neonatais.

Desde o nascimento, o bebê revela sua individualidade através de comportamentos diferenciados que o tornam disponíveis para a interação com o meio familiar e social. Os avanços tecnológicos das Unidades de Tratamento Intensivo Neonatal, tanto no que se refere aos aparelhos e medicamentos, quanto à presença de profissionais cada vez mais especializados, têm garantido uma melhora significativa na taxa de sobrevivência e na qualidade de vida dos recém-nascidos, principalmente aqueles que necessitam de atenção especial quanto a sua evolução clínica e seu desenvolvimento global, que são os recém-nascidos de risco.

Por outro lado, esses avanços vieram acompanhados de alguns problemas, como: uma experiência, muitas vezes, dolorosa para os pais, dificuldade na interação entre o bebê e o meio ambiente e possíveis comprometimentos no seu desenvolvimento neuropsicomotor.

Entretanto, devemos ter cuidado quanto às generalizações a respeito dos problemas que esses recém-nascidos podem apresentar a longo prazo, pois cada bebê é único na sua singularidade e revela um repertório sensorial bem individualizado, respondendo de maneira diferente aos mesmos estímulos. É preciso, ainda, considerar outros fatores, como: a idade gestacional, o peso ao nascer, o tipo de tratamento dispensado e o contexto familiar, social e cultural onde a criança vai se desenvolver.

Dessa forma, além dos neonatologistas e enfermeiras, outros profissionais (psicólogos, assistentes sociais, fisioterapeutas, fonoaudiólogos, terapeutas ocupacionais), cada vez mais, vêm fazendo parte da equipe que se ocupa desses bebês, cujo desafio tem sido melhorar a qualidade de vida e reduzir as possibilidades de seqüelas.

Neste capítulo, vamos procurar dar uma ênfase maior ao recém-nascido pré-termo ou com alguma doença neonatal que o mantém nas Unidades de Tratamento Intensivo Neonatal, em incubadoras, com sondas, respiradores e monitores, todo um aparato médico necessário à sua sobrevivência, mas que dificulta sua interação com o meio e acesso a estímulos essenciais, necessários ao desenvolvimento biopsicossocial adequado.

COMPORTAMENTO DO RECÉM-NASCIDO

> "... aparece muito sentimento dentro da gente, de culpa, de desespero.
> Mas ele (filho) mesmo vai te dando esperança,
> ele se mexe, olha pra mim, já vai começar a tomar o leite."
> (Fala de uma mãe cujo filho nasceu pré-termo)

O comportamento de um bebê é essencial para a sua sobrevivência, ele garante que suas necessidades básicas – alimento, higiene, afeto e proteção – estejam satisfeitas.

Um recém-nascido é um ser humano altamente receptivo, embora durante muito tempo tenha se acreditado que ele fosse um ser passivo, insensível, desordenado e imprevisível, a ser modelado pelo meio ambiente. Ele já nasce equipado com capacidades perceptivas e motoras, com reações previsíveis aos estímulos do meio, sendo elas negativas ou positivas. Desde o nascimento o bebê já está atento aos estímulos visuais, aos sons, ao cheiro e ao toque. Com apenas algumas horas de vida pode reconhecer um rosto humano, o cheiro da sua mãe, responder aos estímulos táteis, reagir a barulhos altos e repentinos e ao tom da voz humana.

Estados de consciência

Embora com todas as suas particularidades, os recém-nascidos apresentam algumas características comuns a todos, como seus estados de consciência, que variam de um sono profundo a um estado de excitação máxima, o que deve ser considerado, já que o comportamento de cada bebê pode ser bem diferente segundo o estado em que ele se encontra e influenciar sobremaneira a qualidade e a forma da interação dos recém-nascidos com o meio.

Em seus primeiros momentos de vida o bebê passa por um período em que fica calmo e atento, quando está bem desperto e aberto para as sensações exteriores. Neste estado de consciência, que permanece por aproximadamente 60 minutos após o parto, o recém-nascido saudável pode estabelecer algum tipo de interação com o ambiente, principalmente com a mãe. Em seguida, e por algumas semanas, eles permanecem dormindo a maior parte do tempo, período que alterna o sono tranqüilo – caracterizado por tônus muscular relaxado, olhos fechados e imóveis, não há movimento do corpo, e a respiração é regular – e sono ativo – momento em que apresenta pálpebras fechadas, movimentos oculares rápidos, respiração irregular e mais rápida, pode haver atividade física ocasional, que varia de alguns movimentos dos membros ou de todo o corpo, e o tônus muscular é mais elevado.

O bebê pode também parecer sonolento ou meio adormecido, que é o estado de torpor, período em que a respiração, na maioria das vezes, é regular, o nível de atividade é fraco, os olhos podem estar abertos ou fechados e quando as pálpebras estão abertas não fixam nenhum objeto.

Em um outro estado: inatividade alerta, o bebê vai estar calmo e atento, seu olhos podem estar bem abertos, olhar brilhante, realiza poucos movimentos, presta atenção à fonte de estimulação, a respiração é quase sempre regular, o rosto é imóvel, sem contrações, pode seguir um objeto com os olhos e fazer contato com quem estiver próximo. Esse estado de consciência tem características bem particulares, pois é quando o bebê está totalmente atento e disponível para a interação.

O recém-nascido pode, ainda, estar desperto, é o estado alerta ativo, período em que observamos que sua atividade motora é considerável; os membros, o tronco, a cabeça estão em movimento, emitem sons, os olhos estão abertos, olham o que ocorre no ambiente, a respiração é muito irregular, o rosto pode ser descontraído ou contraído.

O último estado é caracterizado por choro intenso e difícil de interromper, a atividade motora é difusa, os olhos podem estar fechados ou ligeiramente abertos, a face fica vermelha e faz caretas. No entanto, o choro é também uma forma de comunicação, pela qual o bebê pode influenciar o comportamento dos outros.

Alguns fatores interferem nos estados de consciência, como idade gestacional, certos processos patológicos, principalmente aqueles que afetam o sistema nervoso central, ou, ainda, alguma medicação usada pela mãe ou pelo bebê. Esses estados não estão presentes de maneira consistente nos pré-termos com menos de 36 semanas de idade gestacional. Enquanto os bebês que nascem a termo, saudáveis, conseguem passar, espontaneamente, de um estado de consciência para outro e permanecer nele enquanto lhe for proveitoso, nos pré-termos o que se observa é que precisam de ajuda para alternar entre os estados de sono e de alerta.

Processos sensoriais

Durante a gestação o bebê vivenciou suas primeiras impressões relacionadas a visão, olfato, paladar, audição e tato. O útero materno não é só um lugar protegido onde o feto se forma e aguarda o momento do nascimento. É onde, também, ele tem a oportunidade de viver uma série de experiências sensoriais e motoras que lhe servem de base para a construção de novas habilidades.

Hoje sabemos que o recém-nascido está equipado com as capacidades necessárias para ter uma informação visual e responder de maneira diferente aos estímulos visuais a partir do nascimento. Pesquisas demonstram que os bebês têm preferência por determinados estímulos visuais, como, por exemplo, os objetos que se assemelham à face humana. A visão tem um papel importante no desenvolvimento, especialmente na troca do olhar no momento da interação pais-filho.

As respostas do recém-nascido aos estímulos auditivos são tão complexas e interessantes como as visuais. Mesmo antes do nascimento, o bebê já possui uma capacidade de ouvir bem desenvolvida. Durante as primeiras horas de vida, ele não só demonstra que ouve, mas também que fica atento e é capaz de identificar a direção de onde o som está vindo, seguindo-o com movimentos dos olhos e, às vezes, até da cabeça. Os bebês demonstram preferência por vozes agudas, e os pais costumam usar, instintivamente, esse tipo de voz quando falam com seus filhos.

Através do tato o bebê experimenta várias sensações, explora seu mundo e estabelece contato. Eles sentem variações na temperatura, na umidade e na textura dos objetos em contato com o seu corpo. As mãos e os lábios são as áreas mais sensíveis, pois contam com um número maior de receptores do tato, isso explica porque eles gostam tanto de chupar os dedos.

Outro parâmetro que diz respeito ao tato é a dor. Pesquisas demonstram que os recém-nascidos apresentam capacidade fisiológica de sentir dor. Portanto, podem sentir dor quando são manipulados com pouca delicadeza, quando são submetidos a procedimentos mais invasivos e, principalmente, quando sofrem intervenções cirúrgicas. Nesses momentos, tendem a demonstrar fazendo caretas, apresentando movimentos corporais mais vigorosos e chorando. Além disso, apresentam mudanças nas freqüências cardíaca e respiratória e na pressão sangüínea.

O bebê nasce com um paladar bem desenvolvido. Ele responde de forma diferente quando submetido a diversos sabores, demonstrando preferência por substâncias doces e desagrado quando lhe oferecem outras ácidas, salgadas ou amargas.

Pelo olfato o recém-nascido obtém informações sobre o mundo próximo que o rodeia. Ele pode distinguir diversos tipos de odores. Com seis dias de vida, quando dois tecidos são colocados um de cada lado do seu rosto, um umedecido com o leite de sua mãe e outro com o de outra mãe, ele irá virar-se para o que contém o leite de sua mãe, demonstrando que já reconhece o seu cheiro.

No entanto, os cinco sentidos não se desenvolvem de maneira uniforme durante a vida intra-uterina, eles vão se enriquecendo progressivamente ao longo da gestação. A atividade sensorial do recém-nascido vai depender da sua idade gestacional. Pesquisas demonstram que pré-termos de 26 semanas são sensíveis à dor. A sensibilidade ao toque também aparece cedo, se a mão ou o pé do feto tocar alguma coisa no útero, com oito semanas os dedos se curvarão. As reações auditivas surgem mais tarde, ou seja, fetos com 27 semanas já revelam alguma resposta aos sons. Alguns receptores do paladar surgem entre 28 e 30 semanas de gestação e recém-nascidos de 28 semanas já piscam os olhos e entre 30-31 semanas já têm preferências visuais.

Movimentos

Já não há dúvida de que os gestos e movimentos dos recém-nascidos têm um significado. Quando um bebê está em estado alerta ativo de consciência, ele alterna atividade e serenidade; esse mesmo ritmo de movimentação espontânea inicia-se no feto por volta dos quatro a cinco meses de gestação. A quantidade de movimento varia entre eles, no entanto algumas práticas culturais podem influenciar na sua movimentação, como, por exemplo, bebês que são enfaixados com cueiros movimentam-se pouco e tendem a tornar-se quietos.

Os bebês, que nascem saudáveis a termo, tendem a se organizar, muitas vezes, sugando seu punho ou adotando uma posição de conforto, semelhante à postura intra-uterina; geralmente mantêm os seus membros fletidos pela hipertonia que os caracteriza. Os pré-termos, de uma maneira geral, apresentam hipotonia muscular, extensão dos membros e movimentos globais e lentos. Quando recebem estimulação excessiva procuram se proteger para manter uma organização mais estável, retraindo-se: desviam o olhar, bocejam, apresentam movimentos peristálticos, entre outros. Por outro lado, quando estimulado adequadamente, o bebê responde com comportamentos de aproximação: mãos e pés juntos, tocando-se, movimentos de preensão, fixando o olhar, mão à face, aconchegando-se.

Sabemos, também, que o bebê nasce com um conjunto de atividades motoras que os especialistas chamam de "reflexos próprios do recém-nascido" e que tendem a desaparecer com os meses. Tais reflexos lhe permitirão que se adapte desde as primeiras horas de vida a esse novo mundo.

Sem ter a intenção de descrever os vários reflexos que os recém-nascidos apresentam, é interessante mencionar algumas características que se integram ao seu desenvolvimento global. Muito deles, como virar-se procurando pelo mamilo quando seu rosto é tocado, sugar e deglutir, são muito importantes para a sua sobrevivência, permitindo que eles se alimentem no seio materno, desde as primeiras horas de vida, interferindo diretamente na interação mãe-bebê. Temos, ainda, o reflexo tônico cervical, que está presente desde o nascimento e influencia o comportamento do bebê, ajudando-o a usar um lado do seu corpo separadamente do outro.

Outros causam surpresa, como, por exemplo, quando colocado em posição vertical, as pernas se mexem como se estivessem dando passos. Ou quando o bebê agarra o dedo de uma pessoa com força. São apenas reflexos que desaparecem após algum tempo e que, mais tarde, dão lugar a movimentos espontâneos, porém atraem a atenção das pessoas, favorecendo algum tipo de contato.

Os bebês apresentam outros reflexos, que podem preocupar os pais, como: tossir, espirrar, soluçar, bocejar, mas que muitas vezes proporcionam a manutenção da proximidade entre eles.

Os reflexos, como os estados de consciência e as atividades sensoriais, também dependem de alguns fatores, como a idade gestacional e a condição neonatal do recém-nascido. Como observado nos bebês de 28 semanas de idade gestacional, o reflexo de marcha está apenas esboçado, a coordenação entre a respiração, sucção e deglutição ainda não está presente, o reflexo dos pontos cardeais é nítido, contanto que auxiliemos a reação sustentando a cabeça do bebê.

Expressão facial

O recém-nascido está equipado com uma configuração da sua aparência que desperta a atenção das pessoas que o rodeiam. As expressões faciais, que inicialmente são reflexas, evoluem mais tarde para expressões sociais significativas.

As atividades faciais exibidas pelo bebê influenciam os comportamentos das pessoas em contato com eles. Como, por exemplo, quando estão calmos e alertas, colocados a uma distância de aproximadamente 25 centímetros, costumam fixar o olhar no rosto dos pais com interesse e são capazes de imitar algumas de suas expressões; ou ainda, pelas suas expressões faciais as pessoas que cuidam dos bebês costumam classificá-los de preguiçosos, simpáticos, tristes.

O BEBÊ NASCEU: E AGORA?

> *"Não conseguia colocar a mão nele, pensava: será que você é meu filho mesmo? A gente espera tudo certinho, bonitinho, é tudo diferente, tudo muito novo."*
> (Fala de uma mãe de um menino que nasceu com 895 g)

Bebê imaginário × bebê real

Antes de nascer, o bebê já existe na cabeça dos pais. E se não for como imaginaram? As relações humanas nascem, mantém-se, as pessoas unem-se e se separam através das imagens idealizadas por cada uma em relação à outra. Os pais não reagem apenas ao comportamento real do seu filho, mas também àquilo que esperam dele. Esse imaginário vai influenciar na ligação que se estabelece entre eles.

Pode-se dizer que a criança nasce primeiro na cabeça dos pais, já que a imagem do bebê, que começa a ser elaborada mesmo antes da concepção, vem acompanhada de uma série de desejos e ideais. A essa criança imaginária, dotada de todas as qualidades, segue-se uma criança real. E essa passagem pode ocorrer sem problemas ou ser muito dolorosa.

Alguns pais, por exemplo, esperam um bebê que responda prontamente aos seus estímulos e ficam muito frustrados quando constatam que a criança não corresponde ao comportamento esperado. Quanto mais o real se afasta da fantasia, maiores os questionamentos dos pais sobre sua função. É o caso, por exemplo, do filho que nasce pré-termo ou com alguma malformação, mais do que nunca ele não corresponde de imediato à imagem idealizada.

Vivenciar o luto sobre essa fantasia e aceitar o bebê real pode ser um processo doloroso para os pais, uma vez que alguns sentimentos são vivenciados, como: rejeição, fracasso, culpa entre outros. Além disso, na nossa cultura, há uma tendência de se imprimir uma marca de perfeição no comportamento dos pais, o que reforça alguns desses sentimentos.

Contudo, algumas ações podem ser garantidas pelos profissionais de saúde para que essa transição do filho idealizado para o filho real aconteça de maneira natural, com tranqüilidade, o menos dolorosamente possível, como:

- Respeitar o ritmo próprio de cada mãe/pai. Geralmente, eles necessitam de um tempo adequado para realizar a chegada de um filho, principalmente para associar a imagem mental às características de seu bebê.
- Procurar ajustar a imagem idealizada dos pais em relação ao seu filho, informando-lhes sobre o que aconteceu com o bebê para necessitar de cuidados intensivos, sobre os procedimentos a que está sendo submetido, sobre peso, comprimento, idade gestacional e aspecto físico. Todas essas informações devem ser fornecidas aos pais antes do primeiro contato com bebê.
- Promover e apoiar o primeiro contato dos pais com seu filho, assim que desejarem, a partir do qual ficará mais fácil e natural aceitar e reconhecer o seu bebê.
- Procurar desmistificar esta exigência de perfeição e se permitir observar as numerosas nuanças que entram na composição do vínculo entre pais e filhos. Nesse sen-

tido, atenuar a imagem idealizada dos pais em relação ao seu bebê pode ser positivo, favorecendo o apego recíproco.

Adaptação ao ambiente

No útero o bebê se sentia seguro, aconchegado e protegido, com as suas necessidades de sobrevivência asseguradas. Ao nascer, depara-se com um mundo novo, desafiador, barulhento, por vezes agressivo.

Com os recém-nascidos de risco, a mudança é ainda mais brusca. Quase sempre levados, imediatamente após o nascimento, para uma Unidade de Tratamento Intensivo Neonatal (UTI), entram em contato com uma rotina estressante, tanto para eles como para os pais. Passam a ter contato com ruídos dos aparelhos, excesso de iluminação, de manipulações e procedimentos necessários, mas que incomodam.

Preocupados com esses fatores, que podem interferir no desenvolvimento global desses recém-nascidos, os pesquisadores e os profissionais de saúde que atuam diretamente com eles têm valorizado, cada vez mais, a humanização do ambiente e do atendimento. Como, por exemplo: enfeitar o ambiente com objetos e/ou brinquedos coloridos proporciona sensação de bem-estar à equipe e à família; cobrir parte da incubadora, dosando a entrada da luz para o bebê ir se acostumando com o ritmo dia-noite; evitar a realização de procedimentos dolorosos seguidos; favorecer o posicionamento, para que o bebê se organize com mais facilidade, principalmente os pré-termos, que apresentam tônus muscular diminuído e menos flexão, o que pode ser realizado com rolos feitos de fraldas, cobertores, colocados ao redor da cabeça, apoiando as costas. Quando for manipulado, devemos procurar respeitar os seus estados de consciência, facilitando assim a auto-organização. Preferencialmente, realizar a rotina básica (tomada de sinais vitais, banho, pesagem, alimentação, exames de rotina) durante um mesmo período, principalmente no caso do pré-termo, para que ele permaneça mais tempo dormindo sem interrupção e assim podendo ganhar peso mais rapidamente. Garantir a presença dos pais na UTI Neonatal talvez seja a ação mais importante neste processo de humanização. Pesquisas demonstram que, quanto mais cedo se estabelece o vínculo entre a mãe e o bebê, menor é a possibilidade de ocorrência de maus-tratos e abandono.

A existência do alojamento conjunto em uma Unidade Neonatal é de grande importância no estabelecimento do vínculo mãe-bebê. Em condições normais, permite que ambos permaneçam juntos desde o nascimento até a alta, possibilita que a própria mãe cuide de seu filho, facilita o aleitamento materno e favorece a troca entre eles. No entanto, mesmo garantido por lei, ainda não foi implantado em muitos hospitais e Maternidades, tanto da rede pública quanto particular.

Uma outra ação de humanização do atendimento adotada em algumas Unidades Neonatais é o método "mãe-canguru". Consiste em manter o pré-termo junto ao colo materno (pele a pele), proporcionando que receba calor, estímulos, carinho e leite materno, através desse contato íntimo; foi observado que os ritmos cardíaco e respiratório do bebê se estabilizam, conservam mais calor, há um aumento do vínculo e do apego e um fortalecimento da competência e confiança dos pais nos cuidados do seu filho. A mãe deve desejar e optar pelo método; ter o apoio do companheiro é muito importante, e os profissionais de saúde devem ficar atentos quanto à sua disponibilidade física e emocional.

Não é só o bebê que precisa se adaptar a esse novo momento. Escutar os pais permite compreender a natureza dos seus temores e desdramatizar certas situações. Diversas dificuldades tocantes à angústia e à culpabilidade dos pais, assim como sua preocupação face às reações do bebê, podem encontrar solução em um grupo de apoio e orientação com os pais que compartilham dessas mesmas situações, criando oportunidade para troca de experiências e apoio mútuo; conhecimentos quanto às particularidades do desenvolvimento dessas crianças e onde possam superar as barreiras físicas e psicológicas que estejam interferindo na relação pais-bebê.

RELAÇÃO PAIS-BEBÊS

> *"Cada mãe e bebê é um indivíduo. Como tal, cada par está ligado por seus próprios métodos e interação."*
> (Brazelton, 1981:20)

Antes do seu nascimento e mesmo da combinação entre óvulo e espermatozóide, cada bebê já foi desejado, esperado e concebido várias vezes na imaginação dos pais. Durante a gestação um vínculo imaginário começa a se formar, reunindo os desejos dos pais e as mensagens transmitidas pelos movimentos do feto.

A ligação entre pais e filho não é tão instantânea nem adquirida ao mesmo tempo, cresce progressivamente com o tempo e varia de acordo com suas necessidades biológicas, com suas emoções, com sua história pessoal, com a dinâmica familiar, com as pressões sociais e culturais e com a qualidade das trocas entre eles. Deste vínculo único vão depender os relacionamentos no futuro e o desenvolvimento afetivo-emocional da criança.

Hoje já sabemos que o recém-nascido contribui bastante para que se instale uma interação social graças às habilidades inatas, que lhe permitem distinguir sua mãe de outras pessoas, a participar das trocas em função da sua capacidade receptiva a certos sinais e aos sons e as mímicas e gestos que lhe permitem uma comunicação.

No entanto, esse vínculo pode apresentar dificuldades para se instalar. Alguns sentimentos contraditórios, como o prazer e a angústia, dedicação e rejeição, podem tomar forma nesses primeiros contatos dos pais com seus bebês.

Nascimento

O nascimento é uma experiência carregada de emoções e expectativas, como podemos observar pela fala desta mãe: "*... quando ele nasceu fiquei preocupada, ele não chorou*". A organização de um parto nas melhores condições psicológicas e desde que asseguradas todas as condições de controle fisiológico é uma garantia da formação de um bom vínculo mãe-filho. Nesse sentido, os profissionais de saúde devem ficar atentos de que uma mulher que se encontra em bom estado clínico e emocional tem grandes possibilidades para que o contato com o seu filho, logo após o parto, decorra de um modo tranqüilo e harmonioso.

Portanto, o nascimento não é só o fim da gravidez, mas, principalmente, o início de um contato forte e único na continuidade da ligação mãe-bebê.

Contato inicial

Se tudo ocorrer bem antes e durante o parto, é muito importante que pais e filho logo se conheçam. Os primeiros minutos e horas de vida da criança, chamados pelos estudiosos de período sensível, são muito importantes para o relacionamento entre pais e filho. Esse contato inicial vai satisfazer suas necessidades afetivas e, com certeza, irá trazer benefícios, tanto para seu desenvolvimento físico como para o afetivo-emocional, a curto e a longo prazos.

Pesquisas demonstram que as crianças que não são separadas da mãe nas primeiras horas de vida mamam mais, choram pouco, têm menos problemas alimentares e melhor desenvolvimento global. E as mães que ficaram mais tempo com os seus bebês recuperam-se mais rapidamente, relacionam-se com mais facilidade com seu filho e apresentam maior sensibilidade para uma comunicação não-verbal com ele. Já em casa, essas mães sentem-se mais seguras nos cuidados do seu filho e costumam ter menos problemas relacionados à amamentação.

Amamentação

A amamentação constitui um dos principais atos de proximidade entre mãe e filho. O toque da pele, o olhar, o cheiro, todos os sentidos são despertados nesse momento de intimidade. Além da função de alimentar, grandes emoções são trocadas. Uma falta de oportunidade ou um desmame forçado pode trazer muitos conflitos.

O ato de amamentar estabelece vínculos que, como tantos outros, depende de cumplicidade, entendimento e dedicação. Mesmo com todo o empenho da mãe, muitas vezes, as coisas não saem conforme o esperado.

A boa produção de leite e o sucesso da amamentação dependem de alguns fatores: é preciso que a mulher deseje e confie na própria capacidade de oferecer o seio ao bebê; o apoio do pai e das outras pessoas da família é de extrema importância; e o acesso às informações, que possibilite à mãe reconhecer que o leite materno é o melhor e mais completo alimento e que todo bebê tem o direito de recebê-lo.

A verdade é que, mesmo atendendo a esses fatores e por mais natural que seja, o ato de amamentar pode apresentar algumas dificuldades. Como nos mostra a mãe de uma menina de 18 dias de vida, que nasceu de 32 semanas, pesando 1.150 g: "*o peito ela ainda não consegue sugar, fica só lambendo, isso me frustra um pouco.*" Muitos dos recém-nascidos de risco não têm a oportunidade de se alimentar no seio materno nas primeiras horas de vida e, às vezes, nem mesmo nas próximas semanas, despertando nas mães sentimentos de incompetência, frustração, culpa, o que pode dificultar a interação entre eles.

Intervenção direta

Através dos cinco sentidos e dos estímulos, o bebê explora o contato materno, seu próprio corpo, os objetos que o cercam, o ambiente, os sons, as pessoas. Assim, com a ajuda dos pais, que vão procurar fazer a ponte entre ele e esse ambiente e suprir seus desejos e necessidades, o bebê em condições normais, logo após o nascimento, vai descobrindo a maneira de responder às estimulações, de se relacionar com as outras pessoas e de atender as regras sociais. E essa possibilidade vai lhe proporcionar a ampliação das suas capacidades inatas e a construção de novas habilidades.

Os estudos que vêm sendo realizados há algumas décadas demonstram que mães e bebês organizam essas interações segundo regras, com solicitações e respostas, desempenho de papéis sucessivos e ritmos característicos, de tal forma que a criança aprende a prever o efeito de suas solicitações e a integrar os esquemas de relacionamento.

A interação do recém-nascido com as pessoas e/ou objetos vai depender da permanência ou variação dos seus estados de sono e alerta. Em situações naturais, os pais devem procurar levar em conta os sinais dos bebês e estimulá-lo de modo a adormecê-lo em caso de indicadores de cansaço ou irritação e a facilitar o estado de alerta tranqüilo, através do toque, da voz e da troca de olhares.

A quantidade de estímulos que o recém-nascido recebe também pode comprometer a interação. Se o excesso de estimulação o incomodar, ele reclamará e poderá chorar, fechar os olhos ou, ainda, realizar mímicas exprimindo tensão. No seu oposto, a hipoestimulação, também, pode causar perturbações na relação, muito observada nos casos de depressão materna. Entretanto, nem todos os bebês reagem da mesma maneira aos excessos ou à falta de estimulação. Para os bebês hipoativos, apáticos, por exemplo, pode ser excessivo o mesmo nível de estimulação que para outros bebês é adequado.

RECÉM-NASCIDO DE RISCO

*"... ele ainda está bem fraquinho,
tem horas que esquece de respirar."*
(Fala da mãe de um menino de 725 g)

A sensação gostosa da fome satisfeita, o prazer de sugar, sentir o contato da pele da mãe e ouvir sua voz, logo após o nascimento, quase sempre não acontece com os recém-nascidos de risco, como nos relata essa mãe de um menino de 725 g: *"... ele ainda está bem fraquinho, tem horas que esquece de respirar."* Geralmente são separados dos pais, pois há necessidade de serem levados para uma UTI Neonatal, colocados em uma incubadora, de serem reanimados ou submetidos a outros cuidados médicos, necessários a sua sobrevivência, mas que dificultam as trocas com o meio, necessárias ao desenvolvimento global adequado.

A dificuldade de interação entre os pais e esses bebês é observada também através dos sentimentos, muitas vezes contraditórios, vivenciados por eles e pelos mecanismos utilizados para sobreviver à dor de ter um filho que nasceu antes do tempo, muito pequeno, com dificuldades para respirar, malformados ou ainda que pode não sobreviver.

A seguir estão relacionados alguns fatores que podem interferir na relação dos pais com os recém-nascidos de risco e as ações preventivas que os profissionais que atuam na Unidade Neonatal (ou UTI) podem ter, uma vez que diversos estudos têm mostrado que o fator prognóstico maior, principalmente, em caso de prematuridade, é a qualidade da interação mãe-bebê.

- Falta de reciprocidade: com os bebês de risco não temos uma resposta imediata ao investimento afetivo, eles não reagem tão prontamente aos estímulos, como os

recém-nascidos em boas condições, o que pode suscitar nos pais sentimentos de rejeição, de insegurança e incapacidade.
- O medo de tocá-lo, da sua fragilidade, reforçado pelo senso comum e pelo aparato médico de que está muito fraco, de que pode ter infecção se for tocado.
- A impossibilidade de amamentar e cuidar do próprio filho, nas primeiras horas de vida, pode provocar um sentimento de culpa, incompetência e frustração, como se o filho não fosse deles e sim dos profissionais da UTI.
- Expectativa quanto à sobrevivência do filho. Ter um filho que nasce com problemas significa pensar que pode não sobreviver ou ficar com seqüelas. Alguns pais sentem-se responsáveis pela doença do filho. Sentimentos como tristeza, culpa e impotência podem surgir nesta situação.
- Conviver com a decepção da família e dos amigos em relação à ausência do bebê é outro fator que interfere na interação. Não levar o bebê para casa aumenta a sua culpa de não ter tido um filho perfeito.
- Um fator também complicador, para algumas mães, é a ausência do pai, ou por necessidade de retornar ao trabalho, ou ainda por serem mães que não tiveram apoio. Muitas vezes elas têm que se adaptar a essa nova situação sem ter com quem dividir seus medos, ansiedades e dúvidas.
- A existência de outros filhos também poderá influenciar na relação da mãe com o bebê. Algumas experimentam sentimentos conflitantes: permanecer no hospital para cuidar do filho que acabou de nascer ou "abandonar" os outros filhos.

O conhecimento destes fatores de risco e a análise dos mecanismos, que causam seus efeitos, oferecem várias possibilidades de ação facilitadora na interação pais-bebês. Entre elas:

- Proporcionar oportunidades aos pais que favoreçam o conhecimento de seus bebês. À medida que os pais vão tendo oportunidades de conhecer seus filhos através do toque, do olhar, de suas reações, eles ficam mais confiantes, e torna-se mais fácil aceitar o bebê real.
- Informar e orientar os pais sobre os procedimentos aos quais seu bebê está sendo submetido. Assim que começam ter acesso à rotina da UTI ficam mais seguros, menos ansiosos, começam a estabelecer uma relação de confiança com a equipe.
- Sensibilizar e orientar a mãe a manter a lactação e como retirar e armazenar o leite, já que grande parte desses bebês fica impossibilitada de mamar no seio nos primeiros dias de vida. São ações que podem minimizar alguns dos sentimentos experimentados nesta situação, como: frustração, incompetência.
- Viabilizar que os familiares acompanhem a evolução do bebê na UTI, como também as conquistas dos pais em relação ao seu filho, para que possam efetivamente apoiá-los.
- Favorecer e estimular a visita dos irmãos à UTI Neonatal; essa conduta poderá ter um papel facilitador na interação mães, outros filhos e recém-nascido.
- Permitir a presença dos pais o máximo de tempo possível, junto de seu filho, na UTI Neonatal faz com que eles não se sintam excluídos deste processo, e com isso vários sentimentos podem ser minimizados, como: a incapacidade de ser pais, a culpa, o ciúme e a inveja da equipe.

- Informar e orientar sobre o comportamento do bebê, seus reflexos, estados de consciência, seus movimentos, suas aptidões, suas fraquezas e como manipulá-lo, para que os pais possam, efetivamente, estar envolvidos na intervenção com o bebê e compreender melhor o processo de desenvolvimento do seu filho. No entanto, o mesmo deve ser individualizado, respeitando o ritmo do bebê e dos pais.

Pelo exposto não se poderia afirmar que todas as mães e seus recém-nascidos de risco apresentam dificuldades interacionais. Ao contrário, a maioria consegue estabelecer uma interação harmoniosa, pois o bebê com a mãe realiza mecanismos capazes de lutar contra as dificuldades iniciais. Entretanto, alguns deles, como os pré-termos extremos e os bebês malformados, permanecem um fator de risco de dificuldades interativas.

RELAÇÃO PAIS-PROFISSIONAIS DE SAÚDE

Algumas questões devem ser consideradas na relação entre os pais e a equipe atuante na Unidade Neonatal que podem interferir no processo de interação com os bebês. Mais do que uma necessidade, a busca de informações sobre o bebê é um direito dos pais e constitui um fator importante no processo de construção da relação com seu filho. Muitas vezes, a atitude autoritária do profissional, em não dar informações sobre o recém-nascido ou fazer comentários inadequados, pode aumentar a culpa e a insegurança já internalizada por muitas mães, e isso pode prejudicar a relação com o filho.

Outro fato que pode interferir é a utilização de uma linguagem muito técnica, que os pais não entendem. Não é que eles não devam ter acesso às informações, mas que a mesma seja dada de uma forma que eles compreendam, evitando o que algumas mães dizem: que os médicos têm um código diferente quando falam do recém-nascido.

Certos sentimentos que são experimentados pelos pais de recém-nascidos de risco, principalmente pelas mães, e alguns comportamentos e atitudes que às vezes recorrem para enfrentar essa situação podem dificultar a relação com os profissionais de saúde. Um deles é a raiva porque o bebê está doente, outro é a culpa por não ter sido capaz de levar a gravidez a termo ou de não ter gerado um filho perfeito. Como não podem culpar o próprio filho, é comum dirigirem essa raiva a Deus, ao cônjuge e principalmente à equipe que cuida do seu filho. Comportamento agressivo, negação, isolamento e pânico são também observados nessas situações.

Algumas atitudes podem ser tomadas para facilitar essa relação: respeitar o ritmo próprio que cada família necessita para se adaptar à nova situação; procurar compreender os sentimentos contraditórios que vivenciam; estimular que expressem suas dúvidas e ansiedades para que possam estruturar-se gradativamente. Além disso, a relação entre os profissionais de saúde e os pais deve ser vista na sua complexidade, e considerar o contexto sociocultural onde essa família está inserida e, dessa forma, contribuir para que não aconteçam situações como esta, relatada por uma mãe cujo filho estava na UTI Neonatal: *"eles falam: mãe tira leite... mãe isso, mãe aquilo, mãe você tem que aceitar o seu neném. A gente é ser humano também, é tudo muito difícil, tem dias que eu penso em não voltar mais."*

LEVAR O BEBÊ PARA CASA: OUTRO DESAFIO

"Eles (médicos) falam que a neném está bem, mas eu ainda tenho muito medo de levá-la para casa."
(Fala da mãe de uma menina que recebeu alta com 63 dias da vida)

Os pais geralmente vivenciam sentimentos contraditórios: alegria pela vitória alcançada e medo de assumir a nova situação. Não é só o bebê que deve ter seu momento certo para a alta, os pais também têm a hora correta para levá-lo.

A alta deve ser individualizada. Ao planejá-la, deve-se levar em conta o estado clínico e comportamental do recém-nascido e as condições psicológicas da mãe. Os pais devem ser gradativamente preparados para a situação de alta; além da orientação sobre os cuidados a respeito da alimentação, higiene, estimulação, é necessário também o apoio emocional. A equipe multiprofissional que acompanhou o bebê e os pais durante o período de internação deve avaliar se os mesmos estão em condições de receber o filho em casa.

É importante que, na ocasião da alta, os pais recebam por escrito o que ocorreu com seu filho durante a internação e continuem a se beneficiar do apoio e da possibilidade de exprimir suas preocupações referentes ao estado do bebê. Certamente isso é possível, quando são encaminhados a um acompanhamento especializado, o que deverá ser feito em se tratando de recém-nascidos de risco.

BIBLIOGRAFIA

Brazelton TB. *Bebês e Mamães*. Rio de Janeiro: Campus, 1981.
Brazelton TB, Cramer B, Kreisler L, Schappi R, Soule M. *A dinâmica do bebê*. Porto Alegre: Artes Médicas, 1987.
Bowlby J. *Formação e rompimento dos laços afetivos*. São Paulo: Martins Fontes, 1982.
Dargassies SS. *As bases da neurologia do desenvolvimento do lactente*. São Paulo: Malone, 1980.
Lebovici S. *O bebê, a mãe e o psicanalista*. Porto Alegre: Artes Médicas, 1987.
6. Klaus MH, Fanaroff A. *Alto risco em neonatologia*. 2 ed. Rio de Janeiro: Interamericana, 1982.
Klaus M, Kennell J. *Pais/bebê: a formação do apego*. Porto Alegre: Artes Médicas, 1993.
Klaus M, Klaus P. *O surpreendente recém-nascido*. Porto Alegre: Artes Médicas, 1989.
Kudo AM et al. Fisioterapia, fonoaudiologia e terapia ocupacional em pediatria. 2 ed. São Paulo: Sarvier, 1994.
Mazet P, Stoleru S. *Manual de psicopatologia do recém-nascido*. Porto Alegre: Artes Médicas, 1990.
Sklus MH, Kennell JH, Klaus PH. *Vínculo: construindo as bases para um apego seguro e para a independência*. Porto Alegre: Artmed, 2000.

74 Intervenção Fonoaudiológica em UTI Neonatal

Aline Soares Mendes Marques • Kay Sant'Anna Araújo

INTRODUÇÃO

Com os avanços científicos da Perinatologia e Neonatologia, tornou-se evidente a redução da mortalidade e natimortalidade neonatal. Conseqüentemente, alguns bebês passaram a sobreviver em Berçários, por meses, durante os quais seu sistema nervoso desenvolve-se sob condições não-fisiológicas e freqüentemente adversas, exposto a grandes riscos de agressões. A qualidade de vida desses bebês tornou-se então uma preocupação, exigindo a intervenção em etapas cada vez mais precoces.

Ao longo das duas últimas décadas, a Fonoaudiologia vem se firmando nesta área. Desde meados da década de 1980, o fonoaudiólogo dedica-se também aos Berçários normais e de risco.

Sua atuação nos hospitais deu-se através do serviço de audiologia e do atendimento a pacientes que sofriam AVC, sendo solicitada posteriormente pelas equipes de neonatologistas.

As habilidades oromotoras e, principalmente, a capacidade de alimentar-se ativamente são extremamente dependentes da estrutura anatômica da cavidade bucal. Sendo assim, para que ocorra adequada manifestação do comportamento motor oral, é necessário que o controle motor (o tônus postural global, a seqüência de ativação muscular e a quantidade de ativação muscular) estejam íntegros.

Durante o desenvolvimento da criança, a relação estabelecida entre as várias estruturas da cavidade oral sofre mudanças, e tais modificações na estrutura afetam a função alimentar.

O bom desempenho das funções oromotoras na criança é fundamental, uma vez que o seu organismo está em pleno desenvolvimento, e a falta de substâncias nutritivas pode causar danos graves, principalmente ao sistema nervoso.

O fonoaudiólogo tem, inicialmente, dois objetivos: prevenir e detectar precocemente possíveis alterações relacionadas ao desenvolvimento do recém-nascido e promover o bem-estar deste e de sua mãe, a fim de que esta se sinta segura ao alimentar e lidar com seu bebê.

O ato da alimentação é um processo fisiológico complexo. Depende de dois fatores que estão intimamente relacionados: estrutura e função, sob um processo dinâmico de crescimento e desenvolvimento no bebê e na criança. Estruturas anatômicas, que são essenciais para uma boa alimentação, sofrem crescimento que altera suas relações físicas e, conseqüentemente, sua função. As habilidades funcionais, que dependem da integridade das estruturas anatômicas, podem sofrer alterações baseadas na maturação neurológica e no aprendizado por experimentação.

Sendo o fonoaudiólogo o profissional responsável pela estimulação sensoriomotora oral em neonatos, é importante que ele domine as bases anatômicas e fisiológicas do comportamento motor oral, fazendo-se necessária uma breve revisão das principais estruturas (dando ênfase às relações entre estrutura e função) e dos sistemas sensoriais envolvidos.

COMPORTAMENTO MOTOR ORAL: BASES ANATÔMICAS E FISIOLÓGICAS PARA INTERVENÇÃO

Relações anatomofisiológicas

Cavidade oral

Os lábios, a maxila, o assoalho da boca, as mandíbulas, as bochechas, a língua, o palato duro e o palato mole são as estruturas mais importantes da cavidade oral (posteriormente incluem-se ainda os dentes).

A língua é uma estrutura de suma importância para o comportamento motor oral, sendo sua principal função o velamento anterior e posterior da cavidade oral e, ainda, comprimir o bico do seio materno ou da mamadeira, gerando assim uma pressão positiva durante a fase da sucção. Nesta fase, a pressão negativa é gerada, em parte, pelos movimentos peristálticos da parte central da língua, que se propagam em direção ao esôfago. A língua é responsável pela formação do bolo alimentar e sua propulsão para o esôfago, sendo importante também para o paladar. Sua postura ideal em repouso é conservar-se contida no interior da cavidade oral, devendo permanecer no assoalho bucal. Na sucção nutritiva ou não-nutritiva os movimentos realizados pela língua são semelhantes; a única diferença é a pressão exercida pelas paredes da cavidade oral, que é mais suave na sucção não-nutritiva.

Os lábios também são importantes para o bom desempenho motor oral, pois auxiliam no velamento anterior da cavidade oral e, no caso da sucção nutritiva, dão estabilidade ao bico do seio ou da mamadeira, facilitando assim a transferência do alimento. A posição normal dos lábios durante a sucção é caracterizada por um acoplamento ao bico e o desenvolvimento de suave compressão nas comissuras labiais.

A mandíbula possui a função de auxiliar na formação de pressão negativa durante a sucção, por meio de seus movimentos de depressão. Esta estrutura constitui uma base estável para que a língua realize movimentos adequados. Em posição normal, os arcos alveolares superior e inferior da mandíbula devem estar alinhados. Os movimentos devem ser suaves, rítmicos e de pequena amplitude.

A musculatura da bochecha (masseteres, bucinadores e zigomáticos) oferece estabilidade à cavidade oral e auxilia na formação do bolo alimentar. Os coxins adiposos na região do masseter devem estar visíveis e com pouca mobilidade durante a sucção. Quando há alguma alteração nas estruturas orais, a região do masseter adquire uma aparência flácida e se retrai durante cada sucção.

O palato é uma estrutura que se subdivide em palatos duro e mole. Durante a sucção, o palato duro tem como função primordial auxiliar na compressão do bico e manter a sua posição na cavidade oral, enquanto o palato mole realiza o velamento posterior e assiste a deglutição através do movimento de elevação.

Em relação à estrutura envolvida com a sucção, os estudos demonstraram que, durante a sucção nutritiva, o grupo dos músculos supra-hióideos seguido do orbicular da boca atuavam mais na fase de expressão (pressão intra-oral positiva). Essa musculatura é responsável pela elevação do osso hióide juntamente com a laringe durante a fase involuntária da deglutição. Além disso, essa musculatura, em ação conjunta com os infra-hióideos, mantém o osso hióide fixo, facilitando a movimentação da língua. Na fase de sucção, a ordem de atuação muscular se inverte: o orbicular da boca apresenta maior atividade, seguido dos supra-hióideos. Os músculos masseter e temporais atuam em ambas as fases, embora exibam menor atividade eletromiográfica comparada com a dos demais grupos musculares. Tanto as contrações do masseter quanto as do temporal promovem a elevação da mandíbula, no entanto as fibras posteriores do músculo temporal realizam a retração da mandíbula.

Os músculos do orbicular dos lábios, masseter, bucinador e supra-hióideos, quando contraídos, causam diferentes pressões e conseqüentemente movimentos de mandíbula e língua. À medida que a mandíbula se eleva, a porção medial da língua também se eleva, pressionando o bico ou objeto a ser sugado. A língua realiza movimentos peristálticos dirigidos posteriormente, enquanto a mandíbula abaixa. Dessa forma, a pressão se torna negativa, induzindo a transferência de líquido para dentro da cavidade oral. A mandíbula então deverá se retrair e a língua voltar à sua posição inicial, terminando assim um ciclo de sucção.

Faringe

A faringe é constituída por três partes: nasofaringe, que não faz parte do trato alimentar e está compreendida entre as coanas e o palato mole; orofaringe, que se estende do palato mole até a base da língua; e a parte laríngica, que se estende do ádito da laringe até a junção faringoesofágica.

No recém-nascido, a faringe apresenta uma curvatura suave, que se inicia na nasofaringe e desce até a orofaringe. Com o crescimento, essa curva se acentua e, no adulto, o ângulo entre a nasofaringe e a orofaringe se aproxima de 90 graus. As paredes da faringe são constituídas pelos músculos constritores superior, medial e inferior, que agem na deglutição.

A nasofaringe se situa na base do crânio. Conecta-se com a cavidade nasal e orofaringe e serve como condutor de ar, área de drenagem para o nariz, seios paranasais, tuba auditiva e orelha média, auxiliando na produção dos sons. Anteriormente, é limitada pelas coanas nasais; ântero-inferiormente, pelo palato mole; posteriormente, pela base do crânio e, inferiormente, pela orofaringe. As adenóides costumam aumentar de tamanho durante o primeiro ano de vida e involuir na puberdade. Por essa razão, em alguns bebês, o tamanho das adenóides pode obstruir as vias aéreas e dificultar a alimentação ativa.

Abaixo da nasofaringe tem-se a orofaringe, e é entre os arcos palatinos anterior e posterior da orofaringe que se encontram as tonsilas palatinas. O limite superior da orofaringe é o palato mole e inferiormente se encontra a base da língua.

A parte terminal da faringe é denominada hipofaringe ou parte laríngica. Estende-se desde a epiglote ao nível do osso hióide até a fenda das falsas pregas vocais. Na entrada para o esôfago, encontra-se o músculo cricofaríngeo, que está sempre em estado de contração tônica, podendo, desse modo, atuar como esfíncter faringoesofágico.

A nasofaringe, a orofaringe e a parte laríngica (hipofaringe) partilham as mesmas unidades motoras, embora a rede neural que as comanda seja diferente. O que ocorre de mais importante aqui é o reflexo de deglutição.

A deglutição é uma seqüência reflexa de contrações musculares ordenadas, que leva o bolo alimentar ou líquidos da cavidade bucal até o estômago. É uma atividade neuromuscular complexa e integrada, cuja organização neural é ainda pouco conhecida, embora suas características sejam bastante familiares. Aparece como sendo a primeira função a manifestar-se no feto. O movimento de deglutição inicia-se por volta do segundo trimestre, ou seja, na 12ª semana de vida intra-uterina. Como as áreas corticais do cérebro são muito imaturas nesta etapa do desenvolvimento, deduz-se que unicamente o tronco encefálico é essencial para a deglutição, que inicialmente se apresenta com padrão infantil, "deglutição infantil ou visceral", e vai amadurecendo com a mudança das consistências alimentares (líquido, pastoso e sólido), tornando-se somática ou madura. Respeitar a introdução dos alimentos é um dos principais estímulos oferecidos para que ocorra um equilíbrio harmônico das estruturas estomatognáticas.

Deglutição

A deglutição pode ser dividida em três fases distintas:

Fase bucal – consciente e voluntária

Sendo voluntária, pode ser acelerada, retardada ou interrompida. Esta fase vai desde a apreensão dos alimentos até a transferência do bolo alimentar para a faringe. Quando se fala em bolo alimentar, compreende-se tanto alimentos sólidos e pastosos quanto líquidos e saliva. Após a formação do bolo alimentar, este é centrado no sulco longitudinal da língua, por uma ação de sucção.

A ponta da língua faz um contato rápido com as faces linguais dos incisivos inferiores, elevando-se logo em seguida para pressionar contra a papila palatina, logo atrás dos incisivos superiores, sem, contudo, tocar nestes. As bordas da língua se colocam ao longo do palato, tocando levemente as faces linguais dos dentes posteriores. Os elevadores da mandíbula (masseteres, temporais e pterigóideos internos) contraem-se, e os dentes entram em oclusão.

Pela ação dos músculos periorais há o vedamento anterior promovido pelo fechamento dos lábios. A participação dessa musculatura no ato da deglutição é o que se pode chamar de passiva, pois não deve haver nenhuma mímica perioral no ato da deglutição.

A língua, então, em movimento ondulatório, da frente para trás, vai comprimindo o bolo alimentar até levá-lo à região das fauces, de onde é transferido para a faringe.

Fase faríngea – consciente e involuntária

Após o bolo alimentar ter sido transferido para a faringe, desencadeia-se uma série de reflexos, ocorrendo então o fechamento da nasofaringe, impedindo a comunicação entre as fossas nasais e a faringe, evitando que haja regurgitamento de alimentos para o nariz. A laringofaringe se fecha, provocando a suspensão temporária da respiração. A coordenação da respiração e deglutição é de grande importância. Se não houver fechamento da laringe, alguma partícula alimentar pode ser aspirada, ocasionando asfixia. A tuba auditiva fecha-se como um mecanismo de defesa para a orelha média. Fecha-se a bucofaringe, mas é importante ressaltar que a cavidade oral já foi vedada anteriormente pelo fechamento dos lábios e pela sucção da língua contra o palato. Com a passagem do bolo alimentar para a faringe, e continuando a parte anterior da cavidade oral vedada, a pressão oral se torna menor que a pressão das fossas nasais, formando-se na cavidade oral a chamada "pressão negativa". Ocorre, então, a elevação do hióide por ação dos músculos supra-hióideos e conseqüente dilatação da faringe (pelo relaxamento dos constritores) para a acomodação do bolo alimentar. Logo após, esses mesmos músculos entram em tensão de forma ordenada, e o bolo alimentar é empurrado para o esôfago.

Fase esofágica – inconsciente e involuntária

Através de movimentos peristálticos reflexos, o bolo alimentar é conduzido do esôfago para o estômago.

Dá-se início à terceira fase da deglutição, com a abertura do esfíncter faringoesofágico, que ocorre com o relaxamento do músculo cricofaríngeo, o que permite a entrada do alimento para o esôfago. A onda peristáltica iniciada na faringe continua no esôfago, permitindo que o bolo siga em direção ao estômago. Antes que a onda chegue ao estômago, uma segunda onda surge no terço inferior do esôfago, que se propaga lentamente no sentido de relaxar o esfíncter gastresofágico (inferior), permitindo a passagem do bolo para o estômago, completando assim o arco reflexo da deglutição.

Sistemas orossensoriais

Os sistemas gustativo e tátil são os primeiros sistemas sensoriais a se desenvolverem na vida intra-uterina. Com 11 semanas, o feto responde a estímulos oferecidos à região perioral e apresenta movimentos mais complexos, tais como deglutição, movimentação do tronco e dos membros. A partir de 12 semanas são observados movimentos de sucção com deglutição. O reflexo de busca aparece por volta de 22 semanas, e os movimentos de sucção propriamente ditos aparecem após 29 semanas. Essas respostas só são possíveis de se obter pelo desenvolvimento dos receptores sensoriais.

A sucção está primariamente sob o controle de uma rede neuronal chamada Gerador Central de Padrão (GCP), localizado na formação reticular do tronco cerebral, e este GCP controla as fases de transição do movimento e reforça a continuidade da atividade motora. Ao nascimento, o recém-nascido a termo apresenta os reflexos de busca, sucção e deglutição, e o alto grau de coordenação exigido para o ato de sugar faz deste muito mais que um simples reflexo, pois envolve ações coordenadas para permitir deglutição, sucção e respiração.

A cavidade bucal e a região perioral, desde o período precoce da vida fetal, apresentam elementos que possibilitam o desenvolvimento das capacidades relacionadas ao comportamento motor oral e à ingestão alimentar.

TRABALHANDO EM EQUIPE

Para assegurar a qualidade e eficiência em uma UTI Neonatal, faz-se necessário um trabalho multidisciplinar. Todos os profissionais envolvidos são fundamentais para o êxito com cada recém-nascido em particular.

Médico, enfermeiro, fonoaudiólogo, fisioterapeuta, psicólogo, nutricionista, assistente social, auxiliar de enfermagem e auxiliar geral, todos têm o mesmo objetivo: garantir a vida e o melhor nível possível de qualidade desta, para cada um dos RNs internados.

A habilidade de deglutir seguramente, sem riscos, é essencial para a nossa nutrição. A participação da equipe multidisciplinar tem um papel decisivo no desenvolvimento de uma deglutição segura. Esses profissionais podem diminuir o risco de complicações associadas aos distúrbios da deglutição.

A troca de impressões sobre os pacientes e a confiança profissional entre os membros da equipe proporcionam um atendimento global ao recém-nascido, passando por cuidados clínicos vitais e posturas facilitadoras, até chegar a alta hospitalar com aleitamento materno exclusivo.

UTIs Neonatais que até pouco tempo atrás contavam com visitas esporádicas de fonoaudiólogos mantêm-nos agora no quadro de funcionários, graças à percepção da relevância da atividade desse profissional. Isso possibilita maior interação com a equipe da Unidade e com a família, desde o nascimento do bebê até sua liberação para a intervenção fonoaudiológica.

BUSCANDO UM VÍNCULO COM A FAMÍLIA

O nascimento antes do tempo previsto no caso de prematuros, gravidez de risco ou com complicações no parto, que resultem em bebê de alto risco, pode causar sérios problemas emocionais à família. A afetividade assim comprometida pode prejudicar o vínculo pais-filho e ocasionar danos em alguns aspectos do desenvolvimento como, por exemplo, o da linguagem. No período inicial, onde mãe e bebê estão se conhecendo, é fundamental o apoio multiprofissional para que as dificuldades sejam superadas. Isso porque sabemos que bebês prematuros, sindrômicos, ou encefalopatas apresentam dificuldades para sugar o seio materno e que, muitas vezes, a mãe sofre com cobranças, o que pode causar certa insegurança ou sensação incapacitante que a faça recorrer à alimentação artificial pós-alta. O fonoaudiólogo orienta a mãe sobre todos os aspectos do aleitamento materno, como massagens nos seios, preparação dos mamilos e armazenamento do leite. Observamos diferentes bicos de seio como o plano, o curto, e o umbilicado – que podem dificultar a alimentação natural, porém não a impossibilita.

Não há dúvidas de que o aparelho estomatognático beneficia-se do aleitamento materno, tendo em vista que a sucção ao seio materno favorece a mastigação, a fala, o alinhamento dos dentes e a respiração, pois os órgãos que usamos para comer são os mesmos que usamos para falar. Por isso, a alimentação tem um papel importante no desenvolvimento da fala. O bebê precisa fazer força para exercitar a musculatura envolvida nesse processo.

O desejo materno de amamentar libera ocitocina, ocasionando boa ejeção do leite. No entanto, situações de estresse às quais a mãe é exposta liberam adrenalina, podendo inibir a produção de leite. A "mulher-mãe" é um elemento decisório entre o querer e o poder amamentar.

AVALIAÇÃO AUDITIVA DO NEONATO

A audição é um dos canais sensoriais que nos propicia estabelecer uma relação com o mundo exterior. Qualquer alteração na audição poderá implicar em uma deficiência na aquisição da linguagem, ocasionando assim o comprometimento no desenvolvimento social, psíquico e educacional.

A detecção precoce dessa deficiência garantirá a utilização de medidas adequadas para que as dificuldades pertinentes à mesma sejam minimizadas, podendo em alguns casos ser totalmente eliminadas.

Segundo Hodgson (1994), a preocupação com a identificação e o diagnóstico precoce da deficiência auditiva fez com que diversas experiências fossem iniciadas no que se refere à triagem auditiva neonatal. Em 1994, o Joint Committee on Infant Hearing recomendou que não só os neonatos de risco, mas todos sejam avaliados antes da alta hospitalar ou em até, no máximo, três meses de idade: é a chamada Triagem Auditiva Universal (Screening Universal).

Os procedimentos de triagem auditiva podem ser divididos em duas categorias:

- *Avaliação objetiva*: registro dos Potenciais Evocados de Tronco Cerebral (BERA) e, mais recentemente, as Emissões Otoacústicas Evocadas (EOA). O neonato deve estar em sono natural, pós-prandial.
- *Avaliação subjetiva*: observação das respostas comportamentais. O neonato deve estar em sono leve ou acordado.

Adotados os procedimentos de triagem citados e em sendo as respostas comportamentais claras e consistentes, não se faz necessária a avaliação fisiológica. O EOAs, conhecido também como "teste da orelhinha", vem sendo obrigatoriamente utilizado em Maternidades para identificar patologias da orelha interna. Segundo o Comitê Americano (JCIH/94), após o diagnóstico, no caso de haver uma perda auditiva, faz-se imediatamente a intervenção precoce, ainda no primeiro ano de vida. A conduta de intervenção deve incluir a indicação de recursos de amplificação, o aconselhamento e informação aos pais com relação à perda de audição, os métodos de reeducação existentes e as possibilidades de desenvolvimento da criança.

Neste capítulo, não iremos esgotar o assunto, mas não poderíamos deixar de citá-lo, uma vez que, além de avaliar e estimular a função sensoriomotor oral, o fonoaudiólogo avalia também a função auditiva nos neonatos (ver também Capítulo 58).

RECÉM-NASCIDOS DE RISCO PARA ALIMENTAÇÃO

Para o fonoaudiólogo que atua em UTI Neonatal, os RNs (recém-nascidos) que necessitam de atenção especial são, principalmente, aqueles privados de alimentação por via oral durante um longo período, como: RNs de baixo peso, RNs de muito baixo peso, sindrômicos, encefalopatas, anoxiados e RNs com síndrome do desconforto respiratório. Nestes casos citados, faz-se uma avaliação minuciosa e intervenção imediata, pois estados comportamentais e morfismo oral alterados, hipersensibilidade oral, ausência de sucção, sucção lenta, ritmo irregular de sucções para deglutições, incoordenação, sucção × deglutição × respiração e anteriorização do reflexo de vômito são os distúrbios encontrados com mais freqüência.

O bebê nasce com mecanismos prontos para funcionar através de adaptações. Essas adaptações são vitais e se realizam através dos reflexos. Ao nascer antes que esses mecanismos estejam maduros, torna-se necessária a intervenção precoce.

O fonoaudiólogo atua diretamente com este bebê para adequar os órgãos fonoarticulatórios, instalar os reflexos primitivos orais e proporcionar um tônus oral equilibrado em busca de uma alimentação segura e eficaz (Fig. 74-1).

AVALIAÇÃO ORAL DO NEONATO E TRATAMENTO

Xavier (1998) observa que é muito simplista pensar no processo de alimentação somente em termos de mecanismo motor oral. A alimentação é um processo que inclui estado

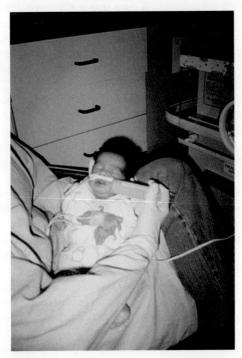

Fig. 74-1. RN prematuro em início de intervenção fonoaudiológica, em uso de sonda nasogástrica, o que propicia a liberação dos lábios e da cavidade oral, sendo estimulado com rolo térmico visando adequação do tônus perioral. Encontra-se em sono leve e pouco reativo aos estímulos.

de alerta, cognição, desenvolvimentos motor e neurológico, interação com a mãe ou pessoa responsável e maturação fisiológica do sistema estomatognático.

Intervir significa também diminuir estímulos ou até mesmo aboli-los, quando necessário. A intervenção fonoaudiológica produtiva e de bom resultado depende muito da abordagem inicial efetuada junto ao bebê e a sua família, se esta estiver presente, pois o ideal é que possamos promover um ambiente tranqüilo e sem distração durante o processo de alimentação do RN.

Estar atento aos sinais do RN é fundamental, pois a avaliação sofre mudanças nas respostas de acordo com o seu estado comportamental.

Estados comportamentais como sono profundo, sono leve, sonolência, alerta, alerta com atividade e choro são indicadores da receptividade do RN em relação à intervenção fonoaudiológica.

A disponibilidade para o contato social ou para estimulação é explicitada pelo bebê de diferentes formas: através de uma respiração coordenada, cor rosada, movimentação tranqüila, modulada com movimentos sincrônicos, emissões sonoras agradáveis e olhar atento (focado). Com essas características percebe-se um bebê pronto para a intervenção.

O estado de alerta é fundamental para que o RN receba os estímulos do meio ambiente – percebe-se um bebê mais responsivo para, de forma segura, ser alimentado. Já o choro seguido de bocejos, soluços, engasgos, regurgitações, vômitos, espirros, mudanças de coloração (palidez ou cianose), pausas respiratórias, respiração irregular e ofegante são sinais de estresse mais facilmente observados e indicam um momento impróprio para uma estimulação eficaz.

A atenção aos estados de consciência tem um significado importante para o fonoaudiólogo, pois garante a efetividade da estimulação.

A idade gestacional menor que 36 semanas, as medicações (em especial fenobarbital), estresse, estado febril, piora clínica, dependência de oxigênio (mesmo em macronebulização) caracterizam um RN que no momento, em razão do quadro clínico, apresenta pior controle dos estados comportamentais.

Para facilitar o estado de alerta do RN, deve-se pedir a colaboração da mãe (caso a mesma esteja presente) para falar com ele, trocar sua fralda, deixá-lo com menos roupa, favorecendo que o mesmo esteja acordado para então iniciar a avaliação.

O fonoaudiólogo observa o RN como um todo. Sua postura na incubadora, suas reações aos estímulos naturais da UTI (sons diversos, luminosidades e deslocamentos excessivos) e sua reatividade aos estímulos orais.

Ao examinar a cavidade oral, procuram-se sinais de inadequação postural oral (língua posteriorizada ou anteriorizada e lábios entreabertos), de alterações anatômicas (palato ogival, freio lingual ou labial hipertrofiado e macroglossia) ou comprometimento do tônus global flexor do RN.

Realizado o procedimento padrão de lavagem das mãos, colocação do capote e, estando as mãos enluvadas, testa-se a sucção não-nutritiva (SNN) e os reflexos primitivos orais. Caso haja uma boa coordenação dessas funções, testa-se a sucção nutritiva.

Pesquisas recentes relatam que os RNs prematuros têm benefícios diretos através da SNN, tais como: melhor organização global, transição mais rápida da alimentação por gavagem para a sucção, melhor desempenho da sucção através da exercitação dos

74 ◆ Intervenção Fonoaudiológica em UTI Neonatal | 969

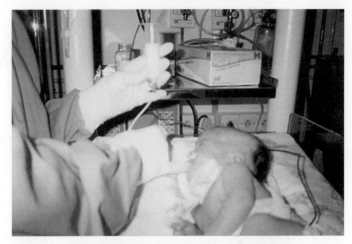

Fig. 74-2. RN prematuro, traqueostomizado, com indicação de SNN durante o processo de gavagem.

músculos, alta mais precoce, aumento dos movimentos peristálticos e maior ganho ponderal (Fig. 74-2).

As experiências de sucção oferecidas ao RN são fundamentais. Através delas evita-se que o reflexo de sucção diminua. Mesmo em RNs de muito baixo peso ou muito prematuros observa-se a presença da sucção. Esta, contudo, apresenta-se empobrecida.

Realizar a dieta através do processo por gavagem mais sucção traz ganhos para o RN. Se a sucção for fornecida concomitantemente com a alimentação pela sonda, pode desenvolver-se uma associação positiva entre sucção e saciedade. Para estimular a SNN são utilizadas chupetas comuns, chupetas para prematuros e, para os muito pequenos, bulbo de um conta-gotas de borracha.

O recém-nascido favorecido por situações de SNN pode passar por um processo rápido de transição da alimentação artificial (mamadeira) para a alimentação natural (seio materno). Há também profissionais que preferem não fazer uso de bicos de chupetas e mamadeiras e, sim, de copinhos, uma vez que acreditam que com o uso do copinho a criança passaria a sugar o seio materno com mais facilidade, prevenindo futuros hábitos viciosos e posteriores alterações nas arcadas dentárias (Figs. 74-3 e 74-4).

Alguns hospitais atendem as exigências da Iniciativa Hospital Amigo da Criança, que proíbe a utilização de bicos de mamadeiras e chupetas, em um esforço para incentivar o aleitamento materno. No entanto, toda e qualquer proibição gera uma polêmica, que não deixa de ser bem-vinda, uma vez que nos faz repensar e criar novas possibilidades de prevenção e estímulo. O fonoaudiólogo acompanha todas as etapas a serem percorridas, mantendo orientações sistemáticas à mãe.

Ao seio materno, avaliam-se o tempo de sucção, o interesse (a pega), a produção do leite, a postura do RN ao colo, os sinais de desconforto e a disponibilidade materna.

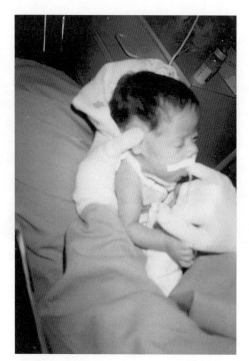

Fig. 74-3. RN prematuro, traqueostomizado, em tratamento fonoaudiológico visando alimentação por via oral. Fixação inadequada de sonda prejudicando os movimentos labiais. Grande satisfação na sucção, permanecendo calmo e organizado.

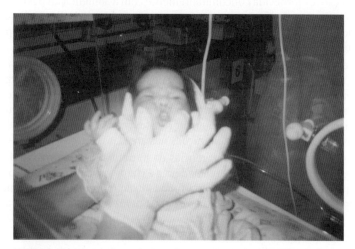

Fig. 74-4. RN sem uso de sonda para alimentação, em bom estado de alerta e reativo aos estímulos, sendo preparado para o aleitamento materno.

Quando a sucção está ausente, o terapeuta deverá postar o RN de frente em seu colo ou de acordo com a necessidade da criança. Para iniciar a intervenção, coloca-se na polpa do dedo mínimo, previamente enluvado, soro glicosado a 10% ou gotas do leite materno.

Várias são as manobras para a estimulação da sucção:

- Com a ponta do dedo mínimo, estimular o reflexo de busca.
- Circundar o lábio com o dedo.
- Pressionar a polpa dos dedos em direção ao palato duro e voltar a pressionar o dorso da língua; após três vezes de repetição, aguardar a resposta.
- Afagar gentilmente ou pressionar as bochechas.
- Encorajar movimentos de língua.
- Passar o cotonete com leve pressão da linha média para a lateral.

Deve ser dada atenção especial aos RNs que apresentem sucção incoordenada, pois em geral são observados excessiva projeção de língua, tendência à postura extensora, reflexo de vômito exacerbado e mordida hiperativa. Diminuir os possíveis estímulos, movimentar o RN de forma suave, inibir o reflexo de mordida e diminuir a projeção são procedimentos que produzem boas respostas orais.

No auxílio à deglutição, mostram-se eficazes vibrações com a ponta dos dedos na musculatura da laringe e faringe. A posição adequada evita a ação dos reflexos tônicos. A posição anormal de cabeça, pescoço e membros ocasiona efeitos negativos para o controle motor oral, respiratório e de cabeça.

Especificamente em relação ao controle motor oral, os efeitos observáveis são: limitação nos movimentos da língua, limitação na mobilidade do osso hióide, instabilidade mandibular, pobre mobilidade de bochechas e lábios e ausência da dissociação de língua, mandíbula, bochechas e lábios.

Deve-se estar atento à conduta a ser utilizada, pois diferentes dificuldades necessitam de diferentes abordagens. Cada hospital determina suas normas de funcionamento de acordo com as suas características físicas e filosóficas.

O sistema de alojamento conjunto prevê que o RN sadio permaneça ao lado de sua mãe durante sua estada no hospital. Não participam desse sistema RN pré-termo com peso inferior a 2.500 g, Apgar menor que 7 no 5º min, malformações congênitas graves, enfim, os RNs que precisam de uma intervenção ou maior observação médica.

Os bebês que necessitam ser afastados da mãe devem, assim que possível, ter contato com a pele e o seio maternos, para estimular a produção de leite, aumentar seu conhecimento sobre sua mãe (seu cheiro, seu gosto) e dessa forma facilitar o aleitamento materno (Fig. 74-5).

O contato pele a pele propicia melhor desenvolvimento, crescimento e bem-estar dos RNs.

A mama produz leite continuamente, pois os hormônios estão presentes na circulação sanguínea. O leite anterior contém boa porção de água, proteínas, lactose, vitaminas e minerais. Já o *Leite de Transição* contém mais proteína e gordura. Ao final da mamada, em virtude da ação dos hormônios da lactação, temos o *Leite Posterior*, que sacia a fome do bebê e é rico em gordura. Daí a importância do bebê mamar em um seio de cada vez.

Parte III ♦ APOIO MULTIDISCIPLINAR EM NEONATOLOGIA

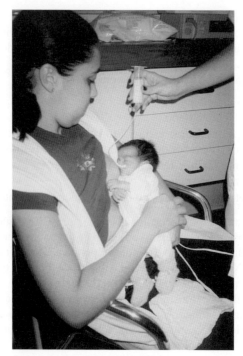

Fig. 74-5. Após a adequação perioral e intra-oral, RN mantendo pouco interesse e sucção irregular. O fonoaudiólogo orienta a sucção ao seio paralelamente à alimentação por gavagem.

O leite materno produzido é específico para cada bebê, com a qualidade e quantidade suficientes para satisfazer suas necessidades de nutrição. No caso, porém, de bebês pré-termos, com menos de 1.500 g, ocorre baixa densidade de alguns nutrientes, sendo necessário utilizar complementos.

O aleitamento materno deve ser incentivado dentro das Unidades de Terapia Intensiva, pois o uso de bicos artificiais e chupetas pode interferir no bom desenvolvimento do sistema estomatognático.

A sucção em bico comum ocasiona vedamento labial e posicionamento lingual com padrões inadequados. No bico ortodôntico observa-se melhor vedamento labial e língua em uma postura mais natural.

Com o bebê ao seio materno, exercita-se a musculatura orofacial, estimulando favoravelmente as funções da respiração e deglutição, o que não acontece quando a mamadeira é utilizada. Ao sugar o seio da mãe, ocorre um perfeito vedamento da passagem de ar pela boca, o que obriga o RN a realizar a sucção e a deglutição sempre respirando pelo nariz. O que não ocorre com o bico da mamadeira, que favorece a entrada de ar pela boca e, conseqüentemente, a instalação da respiração bucal. O exercício

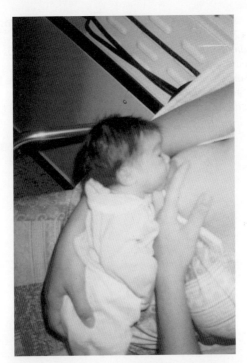

Fig. 74-6. RN em processo de alta hospitalar, em estado de alerta e com sinais de fome. Ao seio materno, observa-se sucção forte com ritmo regular e boa coordenação orofaríngea.

muscular realizado pelo bebê durante o aleitamento é um dos fatores responsáveis pelo crescimento harmonioso da face e da dentição (Fig. 74-6).

Para evitar a utilização inadequada das mamadeiras pelas mães, a OMS recomenda o uso do copo como método artificial seguro de alimentar crianças pré-termo e de baixo peso. Infelizmente, alguns hospitais não têm observado vantagens evidentes quanto ao uso do copo em vez da mamadeira, uma vez que não houve aumento nos índices de aleitamento materno.

Durante a internação, a utilização de bicos e chupetas deve ser prescrita criteriosamente, levando-se sempre em conta as características individuais dos RNs.

BIBLIOGRAFIA

Andrade FRC. *Fonoaudiologia em Berçário Normal e de Risco.* São Paulo: Lovise, 1996.

Bassetto, Brock e Wajnsztejn. *Um Convite a Atuação Fonoaudiológica.* São Paulo: Lovise, 1998.

Brazelton TB. *O Desenvolvimento do Apego em uma Família em Formação.* Porto Alegre: Artes Médicas, 1988.

Hernandez, Marchesan. *Atuação Fonoaudiológica no Ambiente Hospitalar.* Rio de Janeiro: Revinter, 2001.

Marchesan QI. *Fundamentos em Fonoaudiologia. Aspectos Clínicos da Motricidade Oral.* Rio de Janeiro: Guanabara Koogan.

Simonek e Lemes. *Surdez na Infância Diagnóstico e Terapia.* Rio de Janeiro: Soluções Gráficas Design Studio, 1996.

Vinha VHP. *O Livro da Amamentação.* São Paulo: Balieiro Editores LTDA, 2000.

75 Intervenção Fisioterapêutica no Recém-Nascido

Roberta Leite de Castro de Souza • Cristiane Alvarenga Silveira

INTRODUÇÃO

O avanço tecnológico na área da Neonatologia vem permitindo que crianças tornem-se viáveis a partir da 25ª semana de idade gestacional (Sheperd, 1996). Alguns autores acreditam que a melhora dos cuidados intensivos neonatais relaciona-se diretamente à queda da prevalência de encefalopatia crônica da infância (ECI) e de outras anormalidades do desenvolvimento (Kavcic & Perat, 1998). Outros autores acreditam na não-redução dessa taxa em razão da maior sobrevida, principalmente de recém-nascido (RN) de muito baixo peso associado à prematuridade. Uma grande parcela desses bebês evolui para um quadro clínico de disfunção neuromotora, aumentando dessa maneira a incidência da morbidade infantil (Brandão, 1992). Esse aumento da população de bebês de alto risco acarretou o desenvolvimento de métodos de avaliação e meios de intervenção mais adequados para a melhora do quadro clínico e qualidade de vida do cliente acometido de um possível distúrbio de desenvolvimento.

Desta forma, a Neonatologia tem no RN de risco o motivo maior de suas preocupações, quer pelos elevados índices de mortalidade perinatal, quer pelas expressivas e preocupantes seqüelas. A fim de melhorar os cuidados e diminuir a morbidade e mortalidade neonatais, é necessário identificar, o mais cedo possível, aquelas crianças que estão em risco especial durante os primeiros dias e semanas de vida.

A maioria dos centros de tratamento especializados em Neonatologia tem como foco principal as funções autônomas (hemodinâmicas, cardiorrespiratórias, nutricionais), deixando em segundo plano os sistemas sensoriais e motores, que são primordiais para o desenvolvimento futuro desses bebês. Assim, desde o momento inicial de intervenção, os fisioterapeutas atuam para minimizar ou prevenir compensações que acarretam distúrbios do movimento. A intervenção precoce, ou seja, aquela realizada nos primeiros quatro meses de vida, fornece aos bebês com anormalidades importantes oportunidades para o seu desenvolvimento, tanto nas áreas sensoriomotoras como nas cognitivas e afetivas.

Este capítulo enfocará, sucintamente, o desenvolvimento motor normal, sob uma abordagem cinesiológica do recém-nascido, para que haja entendimento das possíveis alterações sensoriomotoras que possam acometer os bebês de risco. Posteriormente, será abordada a importância da intervenção precoce, bem como sua caracterização, justificada pela existência de períodos críticos no desenvolvimento neurossensoriomotor. Pretende-se demonstrar tal processo de intervenção por meio de manuseios e posicionamentos mais comumente utilizados em Unidades Neonatais.

DESENVOLVIMENTO MOTOR NORMAL

Atualmente o desenvolvimento motor é entendido sob a abordagem dos sistemas dinâmicos, que considera seu surgimento a partir da interação entre organismo, ambiente e tarefa. As pesquisas na área de desenvolvimento motor, sob essa abordagem, têm considerado que qualquer movimento está embutido em um contexto de tarefa e necessita de adequado suporte postural (Thelen & Spencer, 1998). Isso pôde ser evidenciado por Von Hofsten (1982) e Grenier (1981), que demonstraram que o adequado apoio de cabeça em neonatos promoveu um melhor desempenho do braço em direção ao objeto (Bertenthal & Von Hofsten, 1998).

Não é possível o entendimento do desenvolvimento motor sem considerar o desenvolvimento do controle postural, desde o equilíbrio cefálico até a postura bípede. Assim, o adequado controle postural é um pré-requisito tanto para um desempenho preciso de movimentos voluntários quanto para interação social e comunicação (Van Der Fits & Hadders-Algra, 1998). Um dos principais objetivos do controle postural é a manutenção do ser humano na postura vertical, estando a cabeça e o tronco contra a gravidade, fornecendo ótima orientação para a visão e mobilidade direcionada a um objetivo (Hadders-Algra, Brogen & Forssberg, 1998).

No recém-nascido a termo a postura predominante é a flexão das extremidades. Este bebê apresenta movimentos contra a ação da gravidade, porém com mínimo controle. Tal característica tem sido atribuída a fatores como: espaço intra-uterino reduzido e desenvolvimento do sistema nervoso (Bly, 1994).

Shumway-cook e Woollacott (1995) e Bly (1994) enfatizam a relação entre controle cefálico, movimentos da cabeça e visão. Shumway-cook e Woollacott (1995) observaram que existe um efeito relevante da visão sobre a resposta vestibular antigravitária ao longo do tempo, em relação ao controle cefálico. Ou seja, crianças em idades precoces utilizam a visão como sistema principal de controle do equilíbrio. O relato de várias pesquisas sugere que é difícil afirmar que a melhora no controle cefálico é determinada pelo aumento da força muscular cervical, ou pelo processamento sensoriomotor nos músculos cervicais, ou ainda pelo melhor processamento vestibular-motor (Shumway-cook e Woollacott, 1995). Baseados na teoria dos sistemas dinâmicos, esses autores sugerem que existem circuitos de processamento visuoposturais que, ao longo da experiência de movimentação, tornam os bebês capazes de possuírem uma representação interna necessária para coordenar suas habilidades motoras.

Nash (1991 *apud* Bly, 1994) também enfatiza que aos dois meses de idade raramente a cabeça apresenta-se na linha média, provavelmente relacionado ao aumento na mobilidade articular e muscular cervical, estimulando receptores proprioceptivos articulares e, assim, eliciando o RTCA. Porém, mesmo em situação de assimetria, o bebê é capaz de fixação visual, porém não consegue manter esta convergência visual pelo déficit de controle muscular para estabilizar a cabeça (Bly, 1994).

Este desenvolvimento motor normal pode ser alterado em bebês que apresentam condições comumente vistas em UTI Neonatal como: prematuridade, baixo peso ao nascimento, asfixia perinatal, displasia broncopulmonar, entre outras. Nessas condições, o bebê estará sujeito a alterações sensoriomotoras, pela baixa qualidade de estímulos atribuídos, desde condições de luz e sons constantes até as posturas inadequadas.

POSSÍVEIS ALTERAÇÕES NOS BEBÊS DE RISCO: ASPECTOS CINESIOLÓGICOS

Bebês clinicamente instáveis, muitas vezes, experimentam estímulos nocivos pelas intervenções invasivas a que são submetidos. A maioria dos bebês de risco apresenta anormalidades semelhantes às dos bebês prematuros, principalmente alterações dos reflexos primitivos, hipotonia global, déficit de movimentação espontânea contra a gravidade e imaturidade nos sistemas de organização e adaptação. A redução da força dos grupos musculares antigravitacionais e o desequilíbrio muscular flexor e extensor reforçam ainda mais a postura em extensão observada nesses bebês, impedindo o desenvolvimento da postura organizada em flexão (Sheahan et al., 1999).

Os bebês de risco apresentam atraso nas aquisições sensoriomotoras, provavelmente decorrente deste desequilíbrio muscular impedindo o controle cefálico, a simetria do tronco, mobilidade eficaz das extremidades superior e inferior, junção das mãos na linha média e futuramente manutenção do equilíbrio na postura sentada. Algumas situações experimentadas pelos bebês, tais como a hiperextensão da cabeça, elevação e rotação interna de ombro associada à relativa extensão de tronco durante a permanência prolongada em ventilação mecânica, trazem prejuízo na formação dos circuitos de processamento visuoposturais. Assim os bebês de risco apresentarão atraso no controle cefálico tanto pelo desequilíbrio muscular quanto pela falta dos processamentos sensoriais adequados.

Considerando a relação entre controle cefálico, movimentos da cabeça e visão, enfatizados tanto por Bly (1994) quanto por Shumway-cook e Woollacott (1995), pode-se sugerir que o desenvolvimento do equilíbrio cefálico para novas aquisições motoras esteja relacionado à freqüência e à qualidade dos comportamentos exploratórios, como coordenação oculomanual, bucomanual, junção de mãos e equilíbrio do tronco, que serão intensamente estimulados nesta fase pela atuação fisioterapêutica. Essas atividades proporcionarão que a criança aprenda desde rolar sobre seu próprio corpo até sentar-se independente, em uma progressão que exige inicialmente suporte externo, passando à etapa em que a criança seja capaz de controlar os segmentos do corpo sobre uma base de suporte, o que possibilita que os MMSS e as mãos fiquem livres para exploração e realização de atividades funcionais como engatinhar e, finalmente, caminhar.

Intervenção precoce

Intervenção precoce é definida por vários autores como sendo um conjunto de procedimentos que pretendem promover certas alterações no ambiente ou no próprio indivíduo, visando otimizar o desenvolvimento do mesmo (Lopes & Faria, 1994; Brandão, 1992; Ramey, Bryant & Suarez, 1990; Rice, 1977). Pesquisas têm demonstrado que o ambiente adequado, rico em estímulos, contribui favoravelmente para a maturação do SNC e para o desenvolvimento de habilidades motoras e cognitivas (Bishop, 1982; Finger & Stein, 1982).

Para Brandão (1992) o período de intervenção precoce ideal para se intervir em crianças de risco que apresentam alterações no seu desenvolvimento está compreendido entre o período de recém-nascido até o quarto mês de vida. Nessa fase o sistema nervoso ainda apresenta maior plasticidade em adquirir padrões adaptativos funcionais. Para que este programa seja eficiente, é necessário conhecer as limitações desta população de risco através da comparação com uma população considerada adequada, por meio de métodos de avaliação precisos.

O surgimento dos comportamentos e das habilidades envolve, além da maturação do SNC e do sistema musculoesquelético, a interação entre a criança e o meio (Shumway-Cook & Woollacott, 1995). Assim, bebês de risco podem apresentar repetição de padrões anormais de movimento, dificultando a experimentação das atividades sensoriomotoras (Brandão, 1992), aumentando a gravidade do comprometimento motor (Bobath, 1967) e impedindo o surgimento adequado das habilidades e dos comportamentos.

Este capítulo entende por intervenção precoce vários procedimentos que pretendem promover certas alterações no ambiente ou no próprio indivíduo, visando otimizar o desenvolvimento do mesmo. O termo precoce implica na conduta terapêutica na qual se oferecem estímulos compatíveis com a idade cronológica e/ou neurológica do neonato (Tudella, 1989).

Considerando que o sistema sensorial do RN está em pleno funcionamento (Korner, 1971; Papousek, 1967) e o processo de aprendizagem é imediato (Lipsitt, 1967; Papousek, 1967), pode-se compreender que o estímulo é a base para o desenvolvimento comportamental e que provavelmente (se não todos) os sentidos sensoriais do cérebro são moldados pela experiência precoce (Bishop, 1982). Dessa forma, as técnicas de manuseio que serão demonstradas a seguir são usadas no neonato para proporcionar experiências sensoriais e motoras normais, que fornecerão a base do desenvolvimento motor.

Posicionamentos

Como citado anteriormente, todo o desenvolvimento do RN está diretamente ligado e é influenciado por experiências sensoriomotoras prévias. Sendo assim, através dos posicionamentos adequados, é possível facilitar os processamentos neuromusculares, através do alinhamento postural adequado, associado aos padrões flexores que auxiliam na aquisição dos movimentos antigravitacionais.

O posicionamento que melhor seria indicado em UTI Neonatal é o decúbito lateral, pois essa postura favorece a simetria, trazendo um bom equilíbrio flexor e extensor ainda favorecendo o esvaziamento gástrico quando o decúbito é direito, sendo ainda uma boa postura adotada em RN com refluxo, evitando a broncoaspiração e pneumonia secundária (Fig. 75-1).

O decúbito ventral aumenta a flexão dos quadris e joelhos, simulando a postura de um bebê nascido a termo, prevenindo dessa forma a posição em abdução e rotação externa do quadril muito comum nesses bebês (Fig. 75-2).

Para um bebê clinicamente instável a posição em decúbito dorsal facilita a execução dos procedimentos médicos, porém é das posturas a que mais favorece a extensão anormal intensificada pela ação gravitacional.

Quando colocado sentado, o bebê recebe mais estímulos do ambiente. Buscando equilíbrio da cabeça na horizontalidade, melhora o nível de alerta interagindo mais para executar as adequações posturais necessárias para as aquisições motoras (Fig. 75-3).

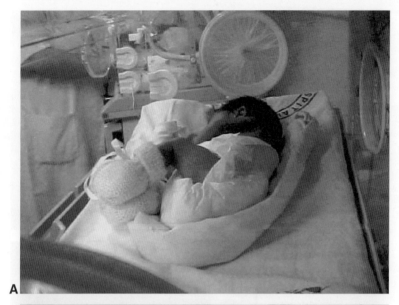
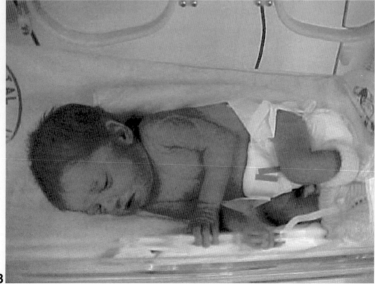

Fig. 75-1. RN posicionado na postura em decúbito lateral direito. (**A**) Vista posterior. (**B**) Vista anterior.

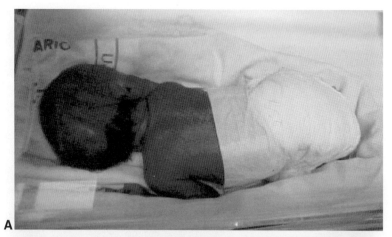
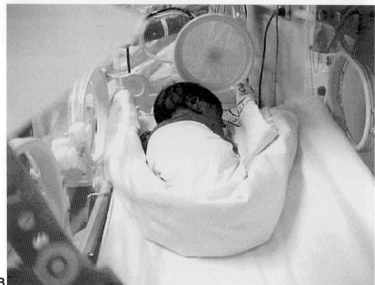

Fig. 75-2. RN posicionado. (**A**) Em decúbito ventral. (**B**) Em decúbito ventral – vista superior.

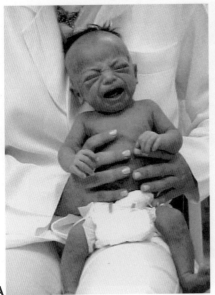 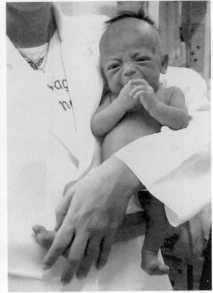

Fig. 75-3. (**A** e **B**) Posicionamento sentado.

MANUSEIOS TERAPÊUTICOS

Manuseios são técnicas de intervenção fisioterapêutica que objetivam, em sua maioria, prevenir as deformidades que possam surgir em conseqüência da internação por longos períodos, promover o melhor alinhamento postural, favorecendo o desenvolvimento sensoriomotor normal, melhorar reações visuais e auditivas, facilitar a organização oromotora e otimizar funções cardiorrespiratórias através de movimentos adequados.

O alongamento de cintura escapular e pescoço ativa os extensores de cabeça e tronco superior, promovendo a simetria, estabilidade e liberando os membros superiores para o movimento contra a gravidade, melhorando a coordenação oculocefálica, audiocefálica e bucomanual. Além disso, favorece a expansibilidade torácica, diminuindo o trabalho respiratório e facilitando as trocas gasosas (Fig. 75-4).

O manuseio que leva peso para a cintura escapular promove simetria da cabeça e membros superiores, alongamento de trapézio, paravertebrais cervicais, grande dorsal e paravertebrais lombares, ativando proprioceptores e sistema vestibular. Como conseqüência desse manuseio, pode-se obter junção das mãos na linha média, exploração oral e do ambiente (Fig. 75-5).

No manuseio para alongamento de cadeia flexora lateral em decúbito lateral combinam-se movimentos de extensão do lado apoiado e flexão do lado suspenso, ativando a musculatura abdominal tão importante para estabilidade do tronco e cintura pélvica, que futuramente participará do controle do sentar e ficar em pé (Fig. 75-6).

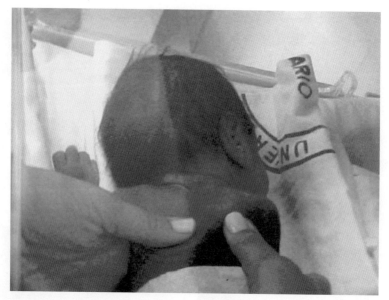

Fig. 75-4. Alongamento de cintura escapular e pescoço.

No manuseio de rotação do tronco tem como objetivo a ativação concêntrica e excêntrica do tronco, promovendo a dissociação da cintura escapular e pélvica, necessária durante as trocas posturais realizadas pelo bebê, os movimentos alternados de flexão e a extensão dos membros inferiores (Fig. 75-7).

Quando sentado a ginga do tronco promove movimentos alternados de flexão lateral, que será importante na estabilidade do tronco e da caixa torácica, favorecendo uma dinâmica respiratória adequada.

Partindo desse manuseio, pode-se realizar a rotação de tronco com os benefícios já descritos (Fig. 75-8).

Bebê colocado no colo ou na rede em flexão favorece o alinhamento, a organização oral, que é importante para os reflexos de sobrevivência (deglutição, sucção e busca), maturando a coordenação bucomanual (Fig. 75-9).

75 ♦ Intervenção Fisioterapêutica no Recém-Nascido | 983

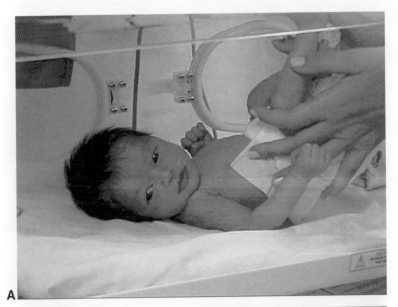

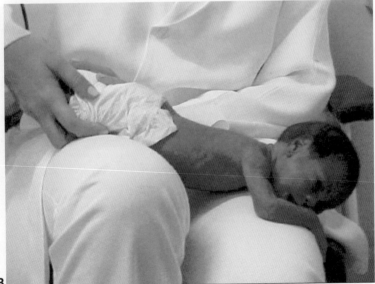

Fig. 75-5. (**A**) Peso sobre cintura escapular em decúbito dorsal. (**B**) Variante no colo: peso sobre a cintura escapular.

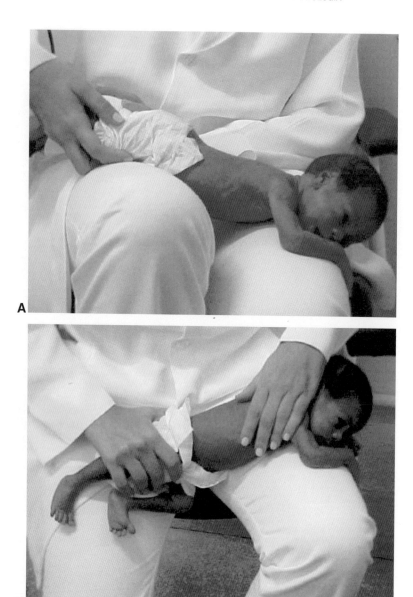

Fig. 75-6. Alongamento de cadeia flexora lateral. (**A**) Em decúbito lateral. (**B**) Variante no colo: alongamento.

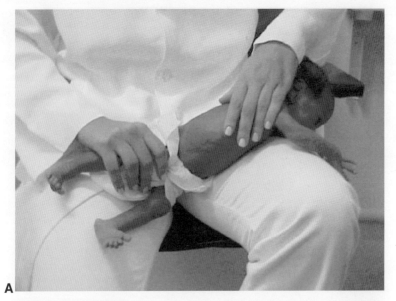

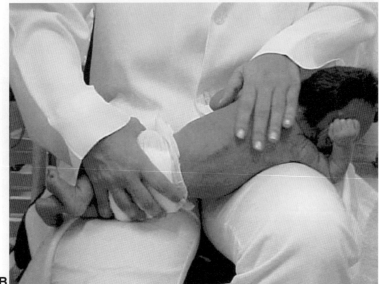

Fig. 75-7. Rotação do tronco. (**A**) Vista anterior. (**B**) Vista posterior.

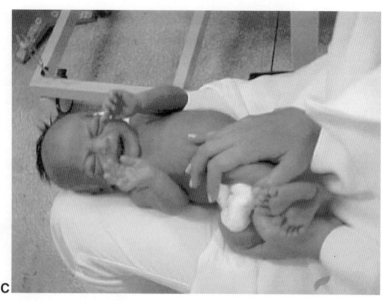

Fig. 75-7. (Cont.) (**C**) Variante no colo.

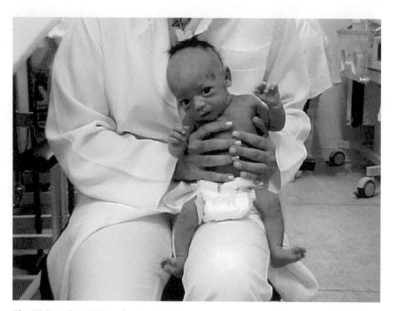

Fig. 75-8. Inclinação lateral: ginga do tronco.

75 ◆ Intervenção Fisioterapêutica no Recém-Nascido | 987

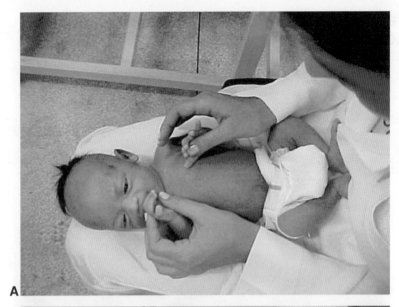

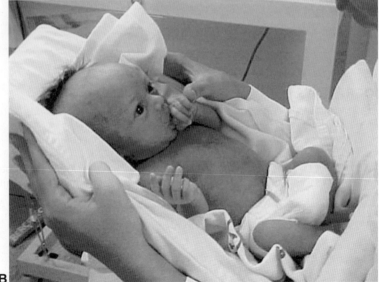

Fig. 75-9. (**A**) Coordenação bucomanual. (**B**) Manuseio em rede.

ESTE É UM EXEMPLO DE UM BEBÊ ORGANIZADO PELA FISIOTERAPIA (Fig. 75-10)

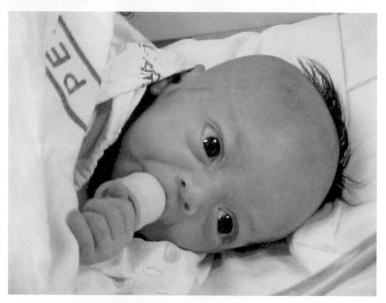

Fig. 75-10. Bebê organizado pela fisioterapia.

BIBLIOGRAFIA

Araújo MGM. *Avaliação clínico-neurológica de recém-nascidos subnutridos e normais e seu desenvolvimento.* São Paulo: Atheneu, 2002. p 171.
Baracho ELS. *Fisioterapia aplicada à obstetrícia: aspectos de ginecologia e neonatologia.* 3ed. Rio de Janeiro: Rio de Janeiro: Medsi, 2002. p 547.
Carteaux P, Cohen H, Check J, George J *et al.* Evaluation and development of potentially better practices for the prevention of brain hemorrhage and ischemic brain injury in very low birth weight infants. *Pediatrics* 2003;111:489-496.
Ratliffe KT. *Fisioterapia clínica pediátrica.* São Paulo: Livraria Santos. p 451.
Tecklin JS. *Fisioterapia pediátrica.* 3ed. Porto Alegre: Artmed, 2002. p 479.

76 Principais Procedimentos de Enfermagem Neonatal

Sueli Rezende Cunha • Amarylis Gonçalves Guedes

CONSIDERAÇÕES GERAIS

A enfermagem neonatal engloba uma variedade de funções, exigindo capacidade e responsabilidade exclusivas, fundamentadas para avaliar, compreender e apoiar com segurança o recém-nascido (RN) e a família, durante os períodos de adaptação à vida extra-uterina e período crítico da internação.

Devemos conhecer o recém-nascido em suas necessidades individuais, que representam o eixo para elaborar e implementar o processo de sistematização da assistência de enfermagem.

Destacamos que o recém-nascido de alto risco possui instabilidade fisiológica e/ou hemodinâmica, e essas características justificam inúmeras situações de estresse e desconforto em conseqüência do tratamento, sendo necessário que a enfermeira esteja preparada para identificar possíveis problemas, norteando suas ações para intervenções precoces, que garantam o bem-estar e a qualidade de vida do recém-nascido.

PROCEDIMENTOS DE ENFERMAGEM

Os procedimentos de enfermagem devem ser documentados, revisados e atualizados. Devem-se desenvolver ações baseadas em rotinas e protocolos que assegurem a qualidade, continuidade e eficiência dos cuidados prestados. O treinamento da equipe deve ser desenvolvido com freqüência para assegurar a qualidade da assistência. O registro minucioso dos procedimentos pode ser utilizado no planejamento, na avaliação e na auditoria dos serviços.

A rotina dos cuidados intensivos para a manutenção da vida inclui procedimentos como aspirar tubo endotraqueal e vias aéreas superiores, trocar sonda gástrica, realizar punções venosas para coleta de sangue e outros. Inicialmente esses cuidados causam um desconforto necessário, reconhecidos, na prática, pela observação de reações fisiológicas e comportamentais do recém-nascido, indicando que é fundamental a observação rigorosa, para avaliar suas reações antes, durante e após os procedimentos. As características singulares do recém-nascido e sua vulnerabilidade exigem da equipe de enfermagem não só destreza e habilidades técnicas, mas essencialmente ações humanas, sensíveis e éticas.

AMBIENTE FÍSICO-TERAPÊUTICO

O ambiente físico-terapêutico de uma Unidade Intensiva Neonatal caracteriza-se por alta tecnologia, onde os componentes do estresse são aumentados pelos ruídos, pela luminosidade e por procedimentos. Faz-se necessário que a enfermagem tenha conhecimento desses fatores e esteja qualificada a minimizar os seus efeitos nocivos para o crescimento e desenvolvimento do recém-nascido. O papel da enfermagem é proporcionar cuidados que favoreçam sua adaptação ao ambiente extra-uterino sem prejuízos, através do controle de fatores estressores externos. Esse ambiente, classificado pela National Association of Nurse (NAN) como estimulante, imprevisível e com complexidade além da compreensão do recém-nascido, é determinado pela quantidade de luz, ruído, temperatura e/ou odores que o compõem. Destacam-se nesses episódios: o manuseio, o toque, a postura, abraços e o desempenho dos procedimentos. Como respostas mal adaptadas aos eventos do ambiente, os recém-nascidos podem apresentar alterações fisiológicas, comportamentais e de estado de consciência.

Nesses ambientes, deve ser considerada como ação prioritária da enfermeira a comunicação do recém-nascido através do controle da dor como uma medida de conforto. Os recém-nascidos respondem diferentemente a um estímulo em cada um dos vários estados de consciência: sono profundo ou regular, sono leve, semi-alerta, alerta e habituação. Importante destacar que o bebê sente dor pelos cuidados prestados e não dorme por excesso de manipulações.

Cada bebê possui um nível de sensibilidade individual, respondendo de modo diferente aos vários conjuntos de estímulos percebidos, destacando-se a necessidade de um ambiente que envolva considerações térmicas e sensoriais favorecendo ao desenvolvimento neurológico e físico do recém-nascido.

O grande desafio que se apresenta para os cenários que incorporam tecnologia de ponta e inovações em saúde, como as Unidades de Terapia Intensivas Neonatais e Pediátricas, é estabelecer processos de trabalho que façam a aliança entre a tecnologia e a humanização.

Tornar esses ambientes humanizados e acolhedores sugere que podemos interferir no ambiente através de algumas estratégias: estar atentos a respostas do RN à dor; favorecer o sono e o repouso; aproximarmo-nos gentilmente do RN para executar procedimentos conversando suavemente; promover estímulo tátil agradável; permanecer por alguns minutos ao seu lado, após ser submetido a procedimento; observar a presença de sinais de estresse de má adaptação; manter atenção às alterações fisiológicas e comportamentais.

No cuidar do recém-nascido devemos refletir sobre o "conforto como terapêutica de enfermagem" referido por Guedes, visando a um possível estado de tranqüilidade que envolve o toque com carinho e o aconchego familiar, em um ambiente em que se reúnam esforços que visem restabelecer o equilíbrio do RN, evitando ou minimizando os estressores externos.

A família como integrante do contexto terapêutico deve fazer parte do plano de cuidados de enfermagem. Os modelos assistenciais centrados na família devem ser aperfeiçoados e aplicados sistematicamente como procedimentos de rotina da enfermeira. Essas ações favorecem a aproximação da família com seu bebê, o que é vital e determinante para a qualidade de vida do recém-nascido. Na promoção de condições que favoreçam a estabilidade emocional do bebê, é essencial envolver os pais, tendo como intervenções para as famílias de recém-nascido enfermo: aproximar mãe e filho, favorecer acomodações da mãe junto ao filho antes da alta, grupos de pais, "projeto canguru" e alta precoce.

ADMISSÃO DO RECÉM-NASCIDO

A unidade de recepção ao recém-nascido deve estar sempre em condições de uso, com material e equipamento necessários para a sua admissão independente da condição de nascimento.

Objetivos

- Favorecer a adaptação do RN à vida extra-uterina.
- Prevenir infecções.
- Realizar procedimentos necessários.
- Propiciar a regulação térmica.
- Detectar anormalidades.
- Intervir e solucionar precocemente os problemas.
- Estimular a interação afetiva recém-nascido e família.
- Incentivar o aleitamento materno.
- Realizar suportes cardiorrespiratório e metabólico, se necessário.

Procedimentos

- Lavar as mãos.
- Ligar a unidade de calor radiante ou incubadora até atingir a temperatura desejada.
- Instalar o ambu à fonte de oxigênio úmido e testar funcionamento.
- Providenciar o material de aspiração, conectar a extensão de borracha e testar vácuo; ter disponível para uso da Unidade do cliente: sondas de aspiração, luvas esterilizadas e água esterilizada.
- Montar equipamento de oxigenoterapia, conforme a necessidade.
- Preparar o material para colheita de exames laboratoriais.
- Instalar monitor de freqüência cardíaca e saturímetro.
- Ter em condições de uso: material de intubação endotraqueal e equipamentos de emergência.

Por se tratar de um setor especializado em recém-nascidos, deve possuir pessoal e equipamentos adequados para o recebimento destes. É fundamental que a admissão seja feita proporcionando um atendimento rápido, eficiente e preciso por ocasião da admissão, como:

- Pesar o cliente.
- Colocá-lo na incubadora ou berço aquecido, instalar o sensor de temperatura.
- Proceder a monitorização cardíaca e verificação dos sinais vitais e perímetros.
- Preparar RN para exames.
- Instalar acesso venoso, se necessário.

Pesagem

- Estabelecer a pesagem diária no mesmo horário.
- Realizar a pesagem na mesma balança.
- Evitar perda de calor, colocando a balança próximo ao leito do RN e reduzir a refrigeração do ar ambiente.
- Tarar a balança.
- Colocar a criança despida sobre a balança.

Verificar perímetros

Estatura

É a medida fiel do crescimento da criança; é estável e regular. Deve ser realizada com precisão na posição supina utilizando-se régua antropométrica.

Despir a criança colocando-a em decúbito dorsal com as pernas estendidas e com a cabeça na linha média.

A parte fixa da régua deve ficar em contato com a cabeça e levar a outra parte até a planta dos pés.

Joelhos juntos, pressionados para baixo, para que as pernas fiquem estendidas.

Perímetro cefálico

O controle da evolução do PC tem como objetivo identificar possíveis anormalidades.

Colocar a fita métrica em volta da cabeça, na porção mais saliente do occipital, acima do pavilhão auricular e das sobrancelhas.

Sinais vitais

Através do controle dos sinais vitais encontramos informações fundamentais para manutenção ou estabelecimento da terapêutica apropriada, garantindo rápida intervenção sem qualquer desequilíbrio das funções orgânicas. Esses dados são obtidos através do controle das freqüências respiratória e cardíaca, de temperatura e de pressão arterial.

Iniciar o controle pela freqüência respiratória para evitar que a criança fique agitada e altere seus parâmetros respiratórios, para continuar com a medida de freqüência cardíaca, temperatura e pressão arterial.

Freqüência respiratória

Anotar o número de incursões respiratórias por minuto. Verificar durante um minuto: ritmo, profundidade, simetria expansibilidade pulmonar e possíveis ruídos audíveis.

Freqüência cardíaca

O controle do pulso pode ser verificado através da palpação das artérias radial, braquial, femoral, carotídea, temporal, pediosa ou poplítea. Em razão da dificuldade de se palpar a artéria radial em RN, a verificação da freqüência cardíaca ou pulso apical é mais precisa; além da contagem dos batimentos, faz-se a ausculta das bulhas cardíacas, sendo importante verificar: freqüência por minuto, ritmo, tamanho e amplitude.

Temperatura

A verificação mais utilizada é a axilar, por ser prática e segura para a criança.

Colocar o termômetro ao longo da linha axilar, entre o tronco e o braço, na horizontal, retirar após sete a dez minutos.

Pressão arterial

A pressão sangüínea representa a força que o sangue circulante exerce contra a parede vascular, onde distinguimos a pressão sistólica (PAS) e a diastólica (PAD), relacionadas à sístole e a diástole ventricular.

As formas mais utilizadas para verificar a PA em Neonatologia são os métodos da palpação eletrônica, ultra-sonografia e auscultatório.

Dor como quinto sinal vital

Deve ser incorporada como procedimento de enfermagem de rotina, utilizando escalas para avaliar a dor e verificar a eficácia do tratamento utilizado. Importante estarmos aptos a decodificar a linguagem da dor através das ações, no sentido de diminuir o sofrimento do recém-nascido. Guinsburg destaca as reações dos bebês, quando sente dor, como: movimentos corporais, mímica facial, choro, respostas comportamentais complexas, respostas a longo prazo do estímulo doloroso repetitivo durante o período neonatal, respostas fisiológicas e comportamentais.

NUTRIÇÃO DO RECÉM-NASCIDO

Na promoção do crescimento normal e desenvolvimento integral do recém-nascido é necessária uma boa nutrição, e na avaliação do crescimento adequado do recém-nascido devem-se considerar o peso, o crescimento do perímetro cefálico e o comprimento. O aleitamento materno deve ser incentivado como rotina, por suas vantagens para a saúde do recém-nascido, seu valor nutricional, imunológico, além de benefícios psicológicos mãe-filho.

Alimentação enteral

É administrada por via gastrintestinal e inclui a via oral, gavagem e alimentação jejunal. É importante estar atento à intolerância alimentar, em que poderão ocorrer: distensão abdominal, resíduo gástrico de 30% do volume total da dieta administrada, resíduo bilioso (esverdeado), alças intestinais palpáveis e visíveis, vômitos, irritabilidade, letargia, fezes líquidas e/ou mau odor, presença de sangue nas fezes.

Alimentação por via oral

Dependerá da maturidade do RN e de sua capacidade de sugar, deglutir e respirar, priorizando o incentivo ao aleitamento materno.

Alimentação "trófica"

É administrada em pequenos volumes de leite, podendo ser a cada duas ou três horas, podendo ser contínua por tubo oro ou nasogástrico, com o objetivo principal de estimular o desenvolvimento da mucosa gastrintestinal, a maturação da atividade motora intestinal e a secreção dos hormônios reguladores.

Gavagem intermitente

É a administração através de um tubo nasogástrico, orogástrico ou jejunal, utilizada nos recém-nascidos que se encontram debilitados para sugar a dieta, ou prematuros sem coordenação adequada da sucção, deglutição e respiração. O leite é introduzido por ação da gravidade, devendo ser administrado de 20 a 40 minutos.

- Na escolha do calibre da sonda gástrica, considerar o peso do recém-nascido. Em RN < 1.300 kg utilizar sonda n° 5 ou 6 de material macio e flexível.
- Medir corretamente ao realizar a técnica (medir a distância sobre a sonda desde a ponta do nariz até o lóbulo da orelha e desse ponto até a parte inferior do apêndice xifóide).
- Checar a localização da sonda, colocando o estetoscópio sobre o epigástrio, e injetar 0,5 a 1 ml de ar.
- A sonda por via nasal só é utilizada para RN com um reflexo de náusea muito acentuado e que não tolera a sonda por via oral, pois o RN respira primeiramente pelo nariz.
- Checar resíduo gástrico.
- Manter o RN em decúbito lateral direito, para favorecer o esvaziamento gástrico.
- Trocar sonda orogástrica a cada 24 horas.

Gastróclise

Gavagem contínua podendo ser infundida por bomba infusora, somente para casos especiais com intolerância à gavagem intermitente. Para evitar deslocamento da sonda sugerimos: a fixação em forma de "bigode" na região acima do lábio superior e monitorização da freqüência cardíaca e/ou saturação de oxigênio, garantindo melhor observação durante o procedimento.

Higiene

A pele do recém-nascido, por sua constituição, pode sofrer lesões com maior facilidade. Destacam-se cinco funções principais da pele: proteção física, regulação térmica, "órgão" sensorial, propriedades imunológicas e propriedades de renovação. Os cuidados com a pele do recém-nascido têm por objetivos: favorecer a integridade da pele, prevenir lesões, reduzir a perda insensível de água, manter a termorregulação, prevenir infecções, promover higiene e conforto.

Higiene corporal e das cavidades

- Checar e avaliar os sinais vitais antes do procedimento.
- Avaliar as condições (peso e estado físico) do RN para determinar o tipo de banho; para RN > 1.500 g utilizar água morna e sabão alcalino e para RN < 1.500 g, somente água morna.
- Realizar troca de fraldas sempre que necessário, limpando a região com algodão e água.

ADMINISTRAÇÃO DE MEDICAMENTO

Devemos considerar que os recém-nascidos possuem respostas diferenciadas à ação das drogas quando comparados aos adultos e às crianças maiores, influenciadas por fatores ligados à maturação do fígado, rins e alterações ponderais freqüentes. Destacamos a importância de observar os níveis da droga para prevenir os efeitos tóxicos.

Vias de administração no período neonatal são: intravenosa, intramuscular, subcutânea, enteral e tópica.

Via intravenosa

É administrada diretamente na corrente sangüínea, podendo ser administrada por um período pequeno de tempo ou de forma contínua. As veias periféricas mais utilizadas no período neonatal são: mãos (arco dorsal, cefálica e basílica), braços (basílica, cefálica e mediana antebraquial), pés e pernas (safena e suas ramificações, arco dorsal venoso e veia marginal mediana), cefálica (veia frontal, veia temporal superficial e veia posterior auricular).

Importante ter na Unidade, para consulta da equipe, fontes bibliográficas contendo relação das medicações mais utilizadas e as possíveis interações medicamentosas.

Vias umbilical, arterial e venosa central

O uso do cateter de vias centrais está indicado para clientes que deverão permanecer por longo tempo com medicamentos endovenosos e soluções parenterais. As vias mais comuns no período neonatal são artéria umbilical, veia umbilical e o cateter percutâneo central.

Ao manusear as conexões do cateter, é necessário proceder a anti-sepsia: antes de conectar ou trocar os equipos e ao colher sangue, deverá ser feita a desinfecção em solução anti-séptica.

Via intramuscular

Administrada no músculo e absorvida através da vascularização muscular. A região de escolha é o músculo vasto lateral da coxa (face lateral, no terço médio). O volume administrado em recém-nascido menor que 1.000 g não deve exceder a 0,25 ml, e para os maiores de 1.000 g o volume não deverá exceder 0,5 ml. A agulha deverá ser proporcional ao volume da massa muscular, injetada em ângulo de 90° em relação à pele.

Via subcutânea

É a introdução no tecido subcutâneo. A solução deve ser isotônica e evitar substâncias irritantes; administrar o volume máximo de 0,1 ml.

Via enteral

É introduzida no trato gastrintestinal via oral, sonda gástrica ou jejunal. A absorção ocorre através do trato gastrintestinal, por vezes metabolizada pelo fígado antes de atingir a circulação.

Via retal
Utilizada geralmente para administrar supositórios, podendo ser usados como estímulo retal para promover a evacuação ou com fim terapêutico.

Via tópica
É absorvida pela pele; via pouco utilizada em Neonatologia.

Pontos fundamentais
- Ter conhecimento sobre a ação da droga, efeitos adversos, toxicidade e dosagem adequada.
- Observar a regra básica da administração de medicamentos, verificando: medicamento certo, dose certa, via certa, método de administrar certo, hora certa e o cliente certo.
- No preparo do medicamento ler três vezes o rótulo do frasco, vidro ou ampola: ao retirar do armário, antes de abrir e antes de descartar ou recolocar no armário ou geladeira.

OXIGENOTERAPIA
Tem por objetivo fornecer o substrato oxigênio para o organismo atender às necessidades do metabolismo celular. A forma de administrar depende da gravidade, podendo ser: *hood*, pressão positiva contínua nas vias aéreas (CPAP) via nasal e ventilação mecânica.

Medidas gerais na oxigenoterapia manter: umidificação e aquecimento adequados, permeabilidade das vias aéreas, posicionamento adequado do RN com retificação da traquéia e instalação adequada do equipamento.

- *Oxi-hood*: dispositivo de acrílico tipo capacete que permite concentrar O_2 em um espaço menor, favorecendo a manutenção adequada de FiO_2. Importante deixar o espaço livre ao redor do pescoço.
- *CPAP nasal*: equipamento que, através da pressão positiva contínua nas vias aéreas, permite a melhora da expansibilidade pulmonar, diminui o esforço respiratório e minimiza a atelectasia pulmonar.
- *Ventilação mecânica*: favorece a ventilação adequada do recém-nascido através do tubo orotraqueal acoplado ao respirador; o sistema de ventilação mais utilizado é constituído por aparelhos limitados à pressão e ciclados a tempo.

Cuidados de enfermagem
- Organizar a Unidade.
- Manter ambu acoplado ao sistema de O_2.
- Monitorizar freqüência cardíaca e oximetria de pulso.
- Manter aspirador montado para uso.
- Montar e checar funcionamento do respirador.

Na intubação traqueal

- Montar o laringoscópio e checar funcionamento.
- Posicionar o recém-nascido.
- Ligar aspirador com sonda e fonte de O_2 com ambu.
- Proporcionar esvaziamento gástrico.
- Fixar tubo registrando a posição da fixação do tubo e controlar possível deslocamento.

Em uso de respirador

- Checar aquecimento e nível da água no umidificador.
- Remover água depositada no circuito.
- Monitorizar os parâmetros do respirador e registrar.
- Manter vias aéreas permeáveis, promovendo aspiração do TOT e vias aéreas superiores.
- Observar alarmes do respirador.
- Trocar circuito e reservatório do umidificador a cada 72 horas.

Aspiração das vias aéreas superiores (VAS)

Com o objetivo de remover secreções das vias aéreas superiores, aspirar com cautela evitando traumatismo das mucosas. Utilizar calibre do cateter adequado para o tamanho do RN (nº 5 ou 6). Medir a sonda (do orifício nasal até o trago). Proceder primeiro à aspiração da cavidade oral e depois à da cavidade nasal, evitando a aspiração do conteúdo oral pelo RN durante a aspiração nasal. Ter o cuidado de pinçar o circuito antes de introduzir a sonda.

Na aspiração do tubo endotraqueal

O objetivo é a remoção das secreções retidas na cânula endotraqueal, permitindo a ventilação adequada assim como a oxigenação. Não deve ser feita de rotina, mas após avaliação dos ruídos respiratórios e alterações nos níveis de oxigenação.

- Deve ser realizada por duas pessoas treinadas; utilizar técnica asséptica.
- Realizar a ausculta pulmonar antes e após cada episódio de aspiração.
- Lubrificar o cateter de aspiração com água estéril e testar vácuo (ajustar a pressão de vácuo entre 5 e 10 cmHg).
- Nos casos de RN instáveis e que não toleram o procedimento, deverá aumentar a concentração de oxigênio 10% a 20% acima do valor que o RN está recebendo.
- Manter a saturação de oxigênio entre 88% e 96%, principalmente nos recém-nascidos de extremo baixo peso ao nascer (EBPN), monitorizando-o.
- Selecionar o calibre do cateter de aspiração de acordo com o calibre do tubo traqueal.
- Mensurar o cateter de aspiração e marcá-lo com linha estéril (profundidade a ser introduzida da sonda de aspiração = última marca externa em cm da cânula endotraqueal + 3).
- Introduzir a sonda com o látex clampeado e retirar com movimentos rotativos.

- Permitir a recuperação do RN entre os episódios de aspiração, recolocando-o na ventilação mecânica.
- Se necessário introduzir três a cinco gotas de soro fisiológico, para fluidificar as secreções antes da aspiração, reconectando-o ao respirador.
- Para que a aspiração seja mais eficiente, girar a cabeça do RN para ambos os lados, um de cada vez, antes de introduzir o cateter, e proceder à aspiração.
- Proceder à aspiração das VAS, após o tubo endotraqueal.
- Realizar limpeza da extensão do aspirador, aspirando água estéril para lavar a extensão e desprezar a sonda após o procedimento.

PRÉ E PÓS-OPERATÓRIO

Com o objetivo de assistir o RN no período anterior e após procedimentos cirúrgicos, destacamos:

- Manter jejum conforme o período programado.
- Avaliar as condições do RN e checar sinais vitais.
- Estabelecer acesso venoso.
- Administrar medicamento de acordo com a prescrição médica.
- Colocar o RN na incubadora de transporte ou no berço aquecido, dependendo de seu estado.
- Favorecer aos pais acompanhar o RN até a entrada do centro cirúrgico.
- Incentivar os pais a questionarem sobre as dúvidas.
- Monitorizar sinais de infecção, como instabilidade térmica, irritabilidade, dispnéia.
- Preparar Unidade do cliente.
- Receber o RN, instalar os monitores, verificar sinais vitais e PA de 15/15 minutos (3×) e a cada 30 minutos (2×).
- Manter instabilidade térmica.
- Checar débito urinário.
- Observar aspecto do curativo cirúrgico.
- Verificar funcionamento das drenagens.
- Avaliar a necessidade de administração de sedativos e analgésicos.
- Fazer balanço hídrico rigoroso.
- Alternar decúbito a cada duas ou quatro horas.
- Controlar infusão horária e observar anormalidades no local de infusão endovenosa.
- Trocar curativo cirúrgico, mantendo-o limpo e seco.
- Promover presença dos pais, para favorecer a interação e ajudar a reduzir a ansiedade.

Balanço hídrico

É o procedimento onde ocorre o controle a cada hora dos líquidos administrados (por via oral ou parenteral) e dos líquidos eliminados (suor, drenos, fezes, urina, sondas, vômitos). Objetivando controlar o volume de líquidos administrados e eliminados pela criança no período de 24 horas, em UTI Neonatal, o registro é feito de hora em hora. O B.H. parcial deve ser feito ao final de cada turno, e o total no período de 24 horas.

Procedimento
- Registrar peso diário.
- Medir e registrar volume de líquidos a serem administrados via enteral e parenteral.
- Medir e registrar o volume eliminado: diurese (ou fazer pesagem diferencial de fraldas), vômitos, fezes, drenagens de sondas e outras.

Sondagem vesical
O cateterismo pode ser de alívio (na retenção urinária aguda ou crônica) ou de demora (para drenar a urina no pré e pós-operatório, ou monitorizar débito urinário em paciente gravemente enfermo).
- Realizar lavagem externa asséptica.
- Utilizar técnica asséptica.
- Abrir a bandeja de cateterismo.
- Calçar as luvas estéreis.
- Colocar o campo fenestrado.
- Lubrificar bem o cateter com lubrificante ou anestésico tópico prescrito.
- Realizar limpeza do meato urinário com solução anti-séptica tópica: genitália masculina – limpar o meato urinário desde a ponta para baixo, manter a retração do prepúcio, na introdução da sonda segurar o corpo de pênis e elevá-lo; e na genitália feminina separar os pequenos lábios para visualização do meato urinário, limpando com toques descendentes (da parte anterior para posterior), descartando as compressas após cada uso.
- Utilizar o cateter de diâmetro adequado ao meato urinário.
- Introduzir o cateter na uretra; permitir que flua alguma urina pelo cateter antes de colher uma amostra.

ALTA HOSPITALAR
O avanço científico-tecnológico das últimas décadas e a complexificação do atendimento nas Unidades Intensivas Neonatais propiciaram a sobrevivência de prematuros e bebês de muito baixo peso. Muitas dessas crianças deixam o hospital com uma demanda de cuidados especiais de saúde e com dependência tecnológica.

Essas necessidades de cuidados especiais exigem o envolvimento da família em um plano de ensino para a alta. A enfermeira é o elemento-chave para o sucesso da alta, realizando o ensino dirigido às famílias cuidadoras que serão responsáveis pelo recém-nascido na pós-alta. Consideramos a alta hospitalar como um momento de grande expectativa para a família, que assume na íntegra os cuidados com o recém-nascido.

O preparo para alta deve acontecer durante a permanência da família no hospital. As interações com as famílias devem se pautar na relação de diálogo, para identificar suas necessidades e fundamentar nosso planejamento para avaliação e intervenção. A consulta de enfermagem representa instrumento efetivo na pré e pós-alta para identificar necessidades e elaborar um plano de ação centrado na família. Importante favorecer a participação dois pais nos cuidados do recém-nascido o mais cedo possível, permitindo o fortalecimento do vínculo afetivo e intensificando o senso de responsabilidade nos pais para o cuidado do seu recém-nascido.

O planejamento de alta deve permitir que a mãe assista, com orientações, os cuidados ao seu filho; no segundo momento ela realiza com ajuda, para que a mesma possa desenvolver com maior segurança e oferecer mais oportunidade de esclarecer as dúvidas.

SEGUIMENTO

No acompanhamento ambulatorial multiprofissional que deve haver após a alta de uma internação em UTI Neonatal, a enfermeira tem como destaque avaliar as condições de cuidar e promover orientações aos pais, garantindo a continuidade do tratamento e o apoio aos pais.

As consultas de seguimento devem incorporar as consultas de enfermagem, uma vez que as famílias de crianças prematuras, com necessidades especiais e dependentes de tecnologia necessitam da implementação e do acompanhamento de um plano educativo, que avalie o domínio do conhecimento, destreza e habilidades para o cuidado.

A demanda de cuidados especiais inclui uma variedade de ações por parte da família para garantir as condições de saúde dos filhos.

A enfermeira é o elo entre a família-equipe de saúde-hospital, o que pode amenizar muitas das dificuldades encontradas pelas famílias na pós-alta. O seguimento também deve prover acompanhamento diferenciado por famílias de maior complexidade e vulnerabilidade. Esta classificação deve se pautar em modelos assistenciais complexos e na prática clínica junto às famílias, para se realizar diagnósticos de enfermagem que atendam os problemas potenciais e os desafios contemporâneos de nossa atuação.

BIBLIOGRAFIA

Avery G. *Neonatologia: fisiologia e tratamento do recém-nascido.* 4 ed. Rio de Janeiro: Medsi, 1999.

Chaud MN et al. *O cotidiano da prática de enfermagem pediátrica.* São Paulo: Atheneu, 1999.

Cunha SR. *A enfermeira e a família da criança dependente de tecnologia: A Intermediação dos saberes.* Dissertação de Mestrado. EEAN. UFRJ. Rio de Janeiro, 1997.

Guedes AG. *Tocando o bebê com cuidado: o conforto como terapêutica de enfermagem.* Um estudo sobre representações da equipe de enfermagem. Dissertação de mestrado. EEAP. UNI-RIO. Rio de Janeiro, 2000.

Guinsburg RA. *Linguagem da dor no recém-nascido.* 3º Simpósio Internacional de dor, l997. p 9-12

National Association of Neonatal Nurse. *Infant developmental Guidelines.* Petalume, CA, l993.

Tamez RN e Silva MJP. *Enfermagem na UTI neonatal.* Rio de Janeiro: Guanabara Koogan, 2002.

Wright. L. Leahey. M. *Enfermeiras e famílias. Um guia para avaliação e intervenção na família.* 3 ed. São Paulo: Roca, 2002.

Índice Remissivo

A

Abdome
  do RN, 94
    umbigo, 96
      exame do, 96
      volume abdominal, 96
  exame do, 746
    por imagens essenciais, 746
      considerações gerais, 746
      raios X, 750
      ultra-sonografia, 752
      TC, 752
      RM, 755
Acesso
  vascular, 864–868
  venoso, 864
    periférico, 864
    profundo, 865
Aciclovir, 818
Acrocianose, 552
Adaptação
  pulmonar, 35
    pulmão fetal, 35
      desenvolvimento do, 35
    respiração, 35
      adaptações ao início da, 35
  de temperatura, 36
    termogênese química, 37
  endócrina, 37
    cortisol, 37
Afecção(ões)
  hipóxico-isquêmicas, 777
    LPV, 777
    NNSD, 777
Água
  perda insensível de, 412
    em RN pré-termo, 412
      fatores que afetam a, 412
AIDS/SIDA (Síndrome da Imunodeficiência Adquirida), 301–310, 562
  introdução, 301
  o vírus, 302
    classificação, 302
    morfologia, 302
    estrutura molecular, 302
  patogenia, 303
  epidemiologia, 306
  diagnóstico perinatal, 307
  profilaxia, 309
    na gravidez, 309
    no parto, 309
Albinismo
  oculocutâneo, 556
Aleitamento
  materno, 336, 338, 339
    razões para, 336
    contra-indicações, 338
    riscos nutricionais, 339
Alimentação
  do RN, 119
    no berçário, 119
    intermediário, 119
Alojamento
  conjunto, 119, 336
    atendimento no, 119
    aspectos gerais, 119
    pontos importantes, 119
    primeira evolução, 121
    resumo, 122
    folha de problemas, 122
  leite materno no, 336
Alta Hospitalar, 124–136
  do RN, 124–136
    introdução, 124
    critérios, 124
    pré-alta, 125
    exame físico, 127
    documentos entregues, 128
    conclusão, 135
Alteração(ões)
  de pigmentação, 555
    manchas, 555
      café-com-leite, 555
      hipocrômicas, 555
      hipomelanose, 556
      de Ito, 556
    albinismo, 556
      oculocutâneo, 556

Amamentação
  técnicas de, 336
  sucesso da, 337
    passos para o, 337
  normas para, 338
    recomendadas, 338
  dieta materna e, 339
  drogas contra-indicadas na, 940
    cardiovasculares, 840
      usadas em choque, 841
    antidisrítmicas, 841
    anti-hipertensivas, 841
    glicosídeos cardíacos, 841
Aminofilina-Teofilina, 819
Aminoglicosídeos, 818
Anal
  reflexo, 101
    no RN, 101
Anamnese
  história, 73
    materna, 73
      saúde geral, 73
      nutrição, 73
    obstétrica, 73
      uso de drogas, 74
      medicações maternas, 74
      doenças infecciosas, 74
      grupo sangüíneo materno, 75
      fator Rh materno, 75
    familiar, 75
  fatores de risco, 76
    no pré-parto, 76
      ausência de pré-natal, 76
      idade materna extrema, 76
      natimorto anterior, 77
      gestação múltipla, 77
      infecção materna, 77
      diabetes materno, 78
      hipertensão arterial crônica, 79
      DHEG, 79
      oligoidrâmnio, 79
      poliidrâmnio, 79

1001

isoimunização Rh, 80
   cuidados no parto, 80
   prematuridade, 80
   pós-maturidade, 81
   discrepância entre peso, 81
   e idade gestacional, 81
   ruptura prolongada de membranas, 82
Anastomose
   na atresia de esôfago, 694
   deiscência da, 694
   estenose da, 694
Anemia
   crônica, 265
   do RN, 265
   da prematuridade, 526–528
     introdução, 526
     conceituação, 526
     características, 527
     manifestações clínicas, 527
     indicadores, 527
Aneurisma
   da veia de Galeno, 786
Anfotericina
   B, 820
     lipossomal, 821
Aniridia, 735
   diagnóstico, 736
     diferencial, 736
   tratamento, 736
Anomalia(s)
   de Ebstein, 604
   anorretais, 705
     introdução, 705
     etiopatogenia, 705
     quadro clínico, 706
     diagnóstico, 709
     conduta, 709
   de Peters, 735
     diagnóstico, 735
       diferencial, 735
     tratamento, 735
Antimicrobiano(s)
   uso de, 52
     no berçário, 52
     e germes multirresistentes, 52
Ânus
   do RN, 96
Aorta
   grave, 596
     coarctação no RN, 596
       fisiopatologia, 596
       quadro clínico, 596
       tratamento, 597

Aparelho
   de ventilação, 7
     retirar criança de, 7
   digestório, 690–710
     patologias cirúrgicas do, 690–710
     atresia do esôfago, 690
     obstruções congênitas do intestino delgado, 695
     megacólon congênito, 701
     anomalias anorretais, 705
Apgar
   escore de, 107
     avaliação pelo, 107
     da vitalidade, 107
Aplasia
   cutânea, 559
     congênita, 559
Arritmia(s)
   no RN, 610
     taquicardia, 610
       supraventricular, 610
     extra-sistolia, 611
     tratamento, 611
Artéria
   umbilical, 870
     canulização da, 870
       indicações, 870
       material necessário, 870
       técnica, 870
     cateter, 874
       problemas na passagem, 874
       remoção do, 874
       complicações, 874
Artrite
   séptica, 718–720
     introdução, 718
     patogênese, 718
     patologia, 718
     quadro clínico, 719
     achados de imagem, 719
     punção articular, 719
     tratamento, 720
       antibioticoterapia, 720
       drenagem da articulação, 720
       imobilização articular, 720
       suporte pós-operatório, 720
Asfixia
   perinatal, 183–193
     introdução, 183
     lesão cerebral em RN, 183, 185
     quando ocorre, 183

     por que ocorre, 183
     extensão, 185
     distribuição, 185
     morte celular, 184
     comprometimento do RN, 185
     gravidade do, 185
     avaliação neurológica do RN, 188
       clínica, 188
       EEG, 188
       por imagem, 189
       espectroscopia, 189
       potencial evocado, 189
     prognóstico, 189
     resgate neuronal, 191
       potências estratégicas, 191
   neonatal, 186
     prevenção da, 186
Aspiração
   de mecônio, 223
     síndrome de, 223
       introdução, 223
       etiopatogenia, 223
       fisiopatologia, 224
       diagnóstico, 225
       tratamento, 226
       profilaxia, 227
       prognóstico, 227
Atitude
   corporal, 98
   do RN, 98
   de flutuação, 99
   no RN, 99
Atresia
   de válvula, 600, 602
     pulmonar, 600
       com CIV, 600
     tricúspide, 602
     tratamento, 602
   pulmonar, 601
     com septo íntegro, 601
     tratamento, 602
   do esôfago, 690
     introdução, 690
     tipos mais comuns, 691
       anatômicos, 691
     quadro clínico, 691
     diagnóstico, 691
     conduta, 691
       inicial, 691
     tratamento, 692
       com fístula traqueoesofágica, 692
       sem fístula, 693
     complicações, 694

ÍNDICE REMISSIVO

deiscência da
 anastomose, 694
fístulas, 694
 recidiva de, 694
estenose da anastomose, 694
refluxo gastresofágico, 694
traqueomalacia, 695
mortalidade, 695
Audiometria
 comportamental, 793
Avaliação
 auditiva, 789-807
 neonatal, 789-807
  introdução, 789
  comportamento auditivo, 791
   desenvolvimento normal, 791
  escala de perda auditiva, 792
  etiologia da deficiência auditiva, 792
  audiometria comportamental, 793
  orelha média, 794
   medidas de complacência, 794
  PEA de tronco encefálico, 796
  EOA, 800
  triagem auditiva universal, 805
Axenfeld-Rieger
 síndrome de, 734
  diagnóstico, 734
  diferencial, 734
  tratamento, 735
Aztreonam, 821

B

Babinsky
 reflexo de, 100
 no RN, 100
Banco
 de leite humano, 328-334
  introdução, 328
  normas de funcionamento, 328
  definições, 328
  conceitos, 358
  lay-out, 330
  equipamentos, 330
  utensílios, 330

equipe com atuação no, 330
 multiprofissional, 330
doadoras, 330
coleta, 331
ordenha, 331
 passos para, 331
processamento, 332
 acondicionamento, 332
 pasteurização, 332
 estocagem no, 332
 distribuição, 332
 controle, 333
  de qualidade, 333
  sanitário, 333
  físico-químico, 333
 material utilizado, 334
 higienização, 334
 esterilização, 334
BCG
 em RN, 511
  introdução, 511
  histórico, 511
  indicações, 512
  contra-indicações, 512
  vacina, 512
   administração da, 512
  eficácia, 513
  lesão vacinal, 514
   evolução da, 514
  reações adversas, 514
  teste tuberculínico, 515, 516
   após vacinação, 515, 516
   utilização do, 515
   interpretação do, 516
  perspectivas futuras, 516
Berçário
 controle da infecção no, 39-55
  introdução, 39
  mecanismos de defesa, 39
   do recém-nascido, 39
  definição, 40
  epidemiologia, 41
  etiologia, 41
  colonização, 42
  fatores de risco, 42
  hospitalares, 43
   vigilância e, 43
  medidas de, 44
   prevenção, 44
  área física, 46
  recursos humanos, 46
  visitantes, 46
  paramentação, 46
  olhos, 47
  pele, 47
  coto umbilical, 47

cateter, 48
 intravascular, 48
 trato respiratório, 48
 leite, 49
 lavagem, 49
  das mãos, 49
 precauções, 50
  padrão, 50
  de contato, 51
  respiratórias, 51
   para gotículas, 51
   para aerossóis, 51
 isolamento, 50
  situações especiais de, 52
 surtos, 52
 germes multiresistentes, 52
 uso de antimicrobianos e, 52
 saúde ocupacional, 54
intermediário, 107
 atendimento no, 107
  aspectos gerais, 107
  identificação, 107
  sinais vitais, 108
   avaliação dos, 108
  eliminações, 108
  credeização, 109
  aplicação de vitamina K, 109
  medidas antropométricas, 109
  classificação dos RN, 110
  alimentação, 119
Bilirrubina
 produção de, 534
  nos RN, 534
 metabolismo da, 535
 concentração sérica de, 888
  inicial, 888
  na fototerapia, 888
 níveis séricos de, 894
  indicativos para fototerapia, 894
  em RN ictéricos, 894
Bolha(s)
 de sucção, 553
Braço(s)
 tração dos, 99
 no RN, 99
Brasil
 recém-nascido no, 21
  atenção humanizada ao, 21
  método mãe-canguru, 21
Bulose(s), 559

C

Cabeça
　do RN, 87
　　crânio, 87
　　　posição, 87
　　　tamanho, 87
　　　macrocefalia, 87
　　　microcefalia, 88
　　　forma, 88
　　　fontanelas, 89
　　　suturas, 89
Cálcio
　distúrbios metabólicos do, 419–436
　　hipocalcemia neonatal, 429
　　doença óssea do prematuro, 432
Canal
　arterial, 593
　persistência do, ver PCA
Candida
　meningite por, 638
Candidíase
　neonatal, 765
　　imagens de, 765
Canulização
　da artéria, 871
　　umbilical, 870
　　　indicações, 870
　　　material necessário, 870
　　　técnica, 870
　　　cateter, 874
　　　　problemas na passagem, 874
　　　　remoção do, 874
　　　　complicações, 874
　da veia, 875
　　umbilical, 875
　　　indicações, 875
　　　material necessário, 875
　　　cateter, 875
　　　　cálculo do tamanho, 874
　　　　técnica, 875
　　　　complicações, 876
Cardiopatia(s)
　congênitas, 590–611
　　no RN, 590–611
　　　introdução, 590
　　　inspeção, 590
　　　　cianose, 590
　　　　dispnéia, 591
　　　exame, 591
　　　　dos pulsos periféricos, 591
　　　　do tórax, 591

　　　　medida da pressão arterial, 591
　　　diagnóstico, 592
　　　conduta, 592
　　　não-cianogênicas, 592, 597
　　　　com fluxo pulmonar, 592, 597
　　　　　aumentado, 592
　　　　　diminuído, 597
　　　cianogênicas, 598, 604
　　　　com fluxo pulmonar, 598, 604
　　　　　diminuído, 598
　　　　　aumentado, 604
　　　ICC no, 608
　　　arritmias no, 610
Cardiovascular
　exame, 94
　　no RN, 94
　　palpação, 94
　　ausculta, 94
Catarata
　congênita, 728–731
　　introdução, 728
　　etiologia, 728
　　classificação, 729
　　　morfológica, 729
　　diagnóstico, 729, 730
　　　diferencial, 730
　　　　das leucocorias, 730
　　　　da pupila branca, 730
　　tratamento, 729
Cateter
　intravascular, 48
　　e controle de infecção, 48
　　no berçário, 48
Cefaloematoma, 647
Cefotaxime, 822
Ceftaziadime, 822
Ceftriaxona, 823
Célula-Tronco
　criopreservação de, 106
Chiari
　malformação de, 786
　　estudo da, 786
　　por imagem, 786
Choro
　do RN, 85
Chryseobacterium
　meningossepticum, 637
　　meningite por, 637
Chvostek
　reflexo de, 99
　　no RN, 99
Cianose
　no RN, 590

Cisaprida, 824
Cisto(s)
　epidérmicos, 549
Citrobacter
　koseri, 637
　　meningite por, 637
CIV (Comunicação Intraventricular), 593
　fisiopatologia, 595
　quadro clínico, 595
　tratamento, 596
　atresia com, 600
　　de válvula pulmonar, 600
　　tratamento, 601
Classificação
　dos RN, 110
　　quanto, 110, 111
　　　à idade gestacional, 110
　　　ao peso de nascimento, 111
　　　com base nos padrões, 111
　　　de crescimento, 111
Clavícula
　fraturas da, 712
　　clínica, 712
　　diagnóstico, 713
　　　diferencial, 713
　　tratamento, 713
Clono
　do pé, 100
　　no RN, 100
CMV (Citomegalovírus)
　infecção pelo, 280–283
　　introdução, 280
　　etiologia, 280
　　transmissão vertical, 280
　　　epidemiologia da, 280
　　patogenia, 281
　　manifestações clínicas, 282
　　diagnóstico laboratorial, 282
　　tratamento, 283
　　prevenção, 283
Coarctação
　da aorta grave, 596
　　no RN, 596
　　　fisiopatologia, 596
　　　quadro clínico, 596
　　　tratamento, 597
Colestase
　neonatal, 534–546
Colheita
　de líquidos biológicos, 855–863
　　noções gerais sobre, 855–863

introdução, 855
  aspectos antes da, 856
  hemólise, 856
  material usado na, 857
  preparação do paciente, 961
  preservação da amostra, 861
Coluna
  vertebral, 97, 100
    do RN, 97, 100
      meningocele, 97
      mielomeningocele, 97
      reflexo da, 100
Comportamento
  auditivo, 791
    desenvolvimento do, 791
    normal, 791
Comunicação
  intraventricular, ver CIV
Conexão
  atrioventricular, 607
  univentricular, 607
Conformação
  corporal, 84
    do RN, 84
      simetria, 85
        do corpo, 85
        de movimentos, 85
Convulsão(ões)
  no período neonatal, 613–626
    introdução, 613
    epidemiologia, 613
    fisiopatologia, 613
    padrão, 614, 615
      clínico, 614
      eletroencefalográficos, 615
    tipos de, 614
    manifestações clínicas, 614
    síndromes epilépticas, 616
      classificação das, 616
    de início precoce, 617
      em RN gravemente enfermo, 617
      em RN relativamente saudáveis, 617
    etiologia, 618
    tratamento, 621
    curso, 623
    prognóstico, 623
    conclusões, 623
Coração
  esquerdo, 607
    hipoplasia de, 607
      tratamento, 608
Cordão
  umbilical, 106, 138
    laqueadura do, 106
      células-tronco, 106
    exame do, 138
      pelo neonatologista, 138

Corpo
  caloso, 786
    disgenesia do, 786
Cortisol, 37
Coto
  umbilical, 47
    controle de infecção no, 47
    no berçário, 47
Credeização
  no RN, 109
Cremastérico
  reflexo, 100
    no RN, 100
Criança
  transporte da, 847
    estresse no, 847
      angústia no, 847
      sedação no, 847
      dor no, 847
  com hipoxemia, 933
    abordagem á, 933
CRIB (Clinical Risk Index for Babies)
  escore de, 64
Criopreservação
  de células-tronco, 106
Cutis
  marmorata, 552

D

Dandy-Walker
  complexo de, 786
  variante de, 786
DBP (Displasia Broncopulmonar)
  introdução, 236
  incidência, 237
  etiopatogenia, 237
    lesão pulmonar, 237
    fatores associados, 238
    imaturidade pulmonar, 238
  fisiopatologia, 239
  diagnóstico, 239
  profilaxia, 240
  tratamento, 240
  prognóstico, 241
DDQ (Displasia do Desenvolvimento do Quadril), 722–727
  introdução, 722
  incidência, 722
  etiologia, 722
  diagnóstico, 722
  métodos de imagem, 725
  tratamento, 726
Defeito
  do septo, 597

atrioventricular, 597
  fisiopatologia, 597
  quadro clínico, 597
  tratamento, 597
Deficiência
  auditiva, 792
    etiologia da, 792
Deglutição
  reflexo de, 102
    no RN, 102
Depressão
  no pós-parto, 809–813
    aspectos clínicos da, 809–813
    introdução, 809
    manifestações clínicas, 809
    psicótica, 811
    fatores de risco, 811
    diagnóstico, 811
    prevenção, 812
    tratamento, 812
    conclusões, 813
    recomendações, 813
Dermatite
  de fraldas, 562
Dermatose(s)
  neonatais, 548–563
    introdução, 548
    pele do RN, 548
      embriogênese, 548
      aspectos fisiológicos, 548
    classificação, 549
    lesões, 549, 556
      cutâneas transitórias benignas, 549
      vasculares, 556
    nevos congênitos, 553
      pigmentados, 553
      melanocíticos, 553
      sebáceo, 554
      acrômico, 554
    alterações de pigmentação, 555
      manchas, 555
      hipomelanose de Ito, 556
      albinismo oculocutâneo, 556
    genodermatoses, 559
      aplasia cutânea congênita, 559
      hipoplasia da derme, 559
      buloses, 559

epidermólise bolhosa, 559
incontinência pigmentar, 560
ictioses, 560
  lamelar, 560
  eritrodermia ictisioforme congênita, 560
  ligada ao sexo, 561
  hiperceratose epidermolítica, 561
  doenças infecciosas, 561
    impetigo, 561
    síndrome, 561, 562
      da pele escaldada, 561
      da imunodeficiência adquirida, 562
      de Ritter, 561
    onfalite, 562
    herpes simples neonatal, 562
    sífilis congênita, 562
    miscelânea, 562
    dermatite de fraldas, 562
    lúpus neonatal, 562
Derme
  hipoplasia da, 559
Descamação, 552
Desidratação
  corrigindo a, 417
Deslumbramento
  reflexo de, 103
  óptico, 103
    no RN, 103
  acústico, 103
    no RN, 103
Desordem(ns)
  de migração neuronal, 783
    lisencefalia, 783
    heterotopia, 783
    esquizencefalia, 783
DHEG (Doença Hipertensiva Específica da Gravidez)
  como fator de risco, 79
  no pré-parto, 79
Diabete(s)
  materno, 78
    como fator de risco, 78
    no pré-parto, 78
Diazepam, 831
Difenilidantoína, 832
Disforia
  pós-parto, 809
Disgenesia
  do corpo caloso, 786
    estudo da, 786
      por imagem, 786

Displasia
  broncopulmonar, *ver DBP*
  do desenvolvimento do quadril, *ver DDQ*
Dispnéia
  no RN, 591
Distúrbio(s)
  respiratórios, 223–243
    do RN, 223–243
      síndrome da aspiração do mecônio, 223
      hipertensão pulmonar persistente, 228
      taquipnéia transitória do RN, 233
      DBP, 236
  metabólicos, 419–436, 440
    da glicose, 419–436
      hipoglicemia neonatal, 419
      hiperglicemia neonatal, 427
    do cálcio, 419–436
      hipocalcemia neonatal, 429
      doença óssea do prematuro, 432
    do magnésio, 419–436
      hipomagnesemia, 435
    inatos, 440
      principais, 440
  de fechamento, 786
    do tubo neural, 786
      malformação de Chiari, 786
DMH (Doença da Membrana Hialina), 194–221
  introdução, 194
  epidemiologia, 194
  etiopatogenia, 197
  fisiopatologia, 200
  patologia, 201
  diagnóstico, 202
    pré-natal, 202
    pós-natal, 204
  profilaxia, 207
  monitorização, 209
    cuidados gerais, 211
    suporte respiratório, 212
    surfactante exógeno, 215
    complicações, 215
Dobutamina, 824
Doença(s)
  infecciosas, 46, 74, 561
    prevenção de, 46
      no pré-parto, 46
      no periparto, 46

e RN, 74
    impetigo, 561
    pele escaldada, 561
      síndrome da, 561
      Ritter, 561
    onfalite, 562
    herpes simples, 562
      neonatal, 562
    sífilis congênita, 562
    imunodeficiência adquirida, 562
      síndrome da, 562
    miscelânea, 562
  hipertensiva específica da gravidez, *ver DHEG*
  da membrana hialina, *ver DMH*
  fetal, 263
    por parvovírus B19, 263
      importância, 263
      riscos, 263
      hidropisia não-imune, 264
      morte fetal, 265
      anemia crônica do RN, 265
      malformações congênitas, 265
  metabólica óssea, 432
    do prematuro, 432
      introdução, 432
      fatores de risco, 432
      fisiopatologia, 432
      achados clínicos, 434
      diagnóstico, 434
      tratamento, 435
  renais, 755
    no período neonatal, 755
      manifestações radiológicas, 755
  supra-renais, 755
    no período neonatal, 755
      manifestações radiológicas, 755
Dopamina, 825
Drenagem
  anômala, 607
  total, 607
    de veias pulmonares, 607
Droga(s)
  uso abusivo de, 74
    materno, 74
    e RN, 74
  usadas na gravidez, 817
    classificação das, 817
    fatores de risco, 817

ÍNDICE REMISSIVO

usadas na neonatologia, 818
principais, 818
    aciclovir, 818
    aminoglicosídeos, 818
    aminofilina-teofilina, 819
    anfotericina B, 820
        lipossomal, 821
    aztreonam, 821
    cefotaxime, 822
    ceftaziadime, 822
    ceftriaxona, 823
    cisaprida, 824
    dobutamina, 824
    dopamina, 825
    espironolactona, 825
    fenobarbital, 826
    fluconazol, 826
    furosemida, 827
    gentamicina, 827
    ganciclovir, 828
    hidroclorotiazina, 828
    imipenem, 829
    indometacina, 830
    lorazepam, 830
    meperidina, 831
    meropenem, 931
    diazepam, 831
    difenillidantoína, 832
    midazolam, 832
    morfina, 833
    naloxone, 834
    nifedipina, 834
    nitroprussiato de sódio, 834
    palivizumab, 835
    penicilina G, 835
    prostaglandina E1, 836
    surfactante, 836
    tolazolina, 838
    vancomicina, 839
    zidovudina, 839
com efeitos teratogênicos, 840
    provados em humanos, 840
contra-indicadas, 840
    na amamentação, 840
    cardiovasculares, 840
        usadas em choque, 841
    antidisrítmicas, 841
    anti-hipertensivas, 841
    glicosídeos cardíacos, 841
uso durante ventilação, 932
    para extubação, 936

E

Ebstein
    anomalia de, 604
ECN (Enterocolite Necrosante), 495–508
    introdução, 495
    epidemiologia, 495
    etiopatogenia, 496
        lesão hipóxico-isquêmica, 496
        alimentação enteral, 497
        agentes infecciosos, 498
        inflamação, 498
    patologia, 498
    manifestações clínicas, 499
    classificação, 500
    diagnóstico, 500
        exames laboratoriais, 500
        radiologia, 500
        ultra-sonografia, 503
    tratamento, 503
        clínico, 503
        cirúrgico, 505
    complicações, 506
    prevenção, 507
    prognóstico, 508
EIM (Erros Inatos do metabolismo)
    principais, 438–447
        introdução, 438
        apresentação dos casos, 438
        principais distúrbios, 440
        diagnóstico, 445
        tratamento, 446
Eliminação(ões)
    no RN, 109
        secreção, 109
        de vias aéreas superiores, 109
        gástrica, 109
        diurese, 109
        de mecônio, 109
Emissão(ões)
    otoacústicas, ver EOA
Encefalopatia
    bilirrubínica, 541
        na icterícia, 541
        neonatal, 541
Enfermagem
    na UTI neonatal, 62
    neonatal, 989–1000
        principais procedimentos de, 989–1000
        considerações gerais, 989
        ambiente
            físico-terapêutico, 990
        admissão, 991
        nutrição, 993
        administração de medicamento, 995
        oxigenoterapia, 996
        pré-operatório, 998
        pós-operatório, 998
        alta hospitalar, 999
        seguimento, 1000
Enfisema
    lobar, 672
        congênito, 672
            introdução, 672
            etiopatogenia, 672
            quadro clínico, 672
            diagnóstico, 673
            conduta, 673
Enterocolite
    necrosante, ver ECN
EOA (Emissões Otoacústicas), 800
    tipos de, 801
Epidermólise
    bolhosa, 559
EPO (Eritropoietina)
    recombinante, 898–902
        introdução, 898
        utilização clínica, 900
        conclusão, 902
Equilíbrio
    ácido-básico, 381–408
        abordagem fisiopatogênica, 381–408
        introdução, 381
        visão, 381, 400
            tradicional, 381
            não-tradicional, 400
        no RN, 391
        avaliação ácido-básica, 405
            distúrbios metabólicos, 405
            sistema sugerido, 405
            classificação sugerida, 406
        comentário final, 408
Equipe
    de atendimento, 62
        da UTI neonatal, 62
        médicos, 62
        enfermagem, 62
        outros profissionais, 62
    e médico assistente, 63
        relação entre, 63
    e familiares, 63
        relação entre, 63
    e acompanhantes, 63
        relação entre, 63

Eritema
  neonatal, 552
  tóxico, 552
Eritrodermia
  ictisioforme, 560
  congênita, 560
Eritropoietina, ver EPO
Erro(s)
  inatos do metabolismo, ver EIM
Escore(s)
  de gravidade, 64
    CRIB, 64
    SNAP, 65
    NTISS, 65
  de Apgar, 107
    avaliação pelo, 107
      da vitalidade, 107
Esôfago
  atresia do, 690
    introdução, 690
    tipos mais comuns, 691
      anatômicos, 691
      quadro clínico, 691
      diagnóstico, 691
      conduta, 691
        inicial, 691
      tratamento, 692
        com fístula traqueoesofágica, 692
        sem fístula, 693
      complicações, 694
        deiscência da anastomose, 694
        fístulas, 694
          recidiva de, 694
        estenose da anastomose, 694
        refluxo gastresofágico, 694
        traqueomalacia, 695
      mortalidade, 695
Espironolactona, 825
Esquizencefalia
  estudo da, 783
    por imagem, 783
EST (Exsangüíneotransfusão), 877–884
  na icterícia, 544
    neonatal, 544
      tratamento medicamentoso, 544
  conceito, 877
  indicações, 877
  material necessário, 877
  procedimentos que antecedem, 877

técnica, 882
complicações, 883
  imediatas, 883
  mediatas, 884
    parcial, 884
    policitemia, 884
    anemia, 884
Estenose
  pulmonar, 597
  da anastomose, 694
    na atresia de esôfago, 694
  de junção ureteropélvica, ver JUP
Estímulo
  táctil, 83
    reação ao, 83
      no RN, 83
Exame
  físico, 82
    impressão geral, 82
      fácies, 82
      reação ao estímulo táctil, 83
      postura corporal de repouso, 83
      tônus muscular, 83
      conformação corporal, 84
      movimentos espontâneos, 85
      choro, 85
    pele, 85
      edema, 86
    cabeça, 87
      crânio, 87
      face, 90
    pescoço, 93
    tórax, 93
      inspeção, 93
    cardiovascular, 94
      palpação, 94
      ausculta, 94
    abdome, 94
      exame do umbigo, 96
      volume abdominal, 96
    ânus, 96
    reto, 96
    genitália, 96
      masculina, 96
      feminina, 97
    coluna, 97
      vertebral, 97
    membros, 97
      extremidades, 97
    neurológico, 98
      sensório, 98
      atitude corporal, 98
      tônus, 98
      exploração neurológica, 98

Exploração
  neurológica, 98
    do RN, 98
      tonicidade muscular, 99
      tração dos braços, 99
      atitude de flutuação, 99
      reflexo, 99
        de Chvostek, 99
        bicipital, 99
        patelar, 99
        de Babinsky, 100
        de Galant, 100
        da coluna vertebral, 100
        cremastérico, 100
        anal, 101
        de Moro, 101
        de fuga, 101
        de preensão, 101
        de preensão do pé, 101
        labial, 102
        oral de procura, 102
        de sucção, 102
        de deglutição, 102
        corneano, 103
      óptico de deslumbramento, 103
      de deslumbramento acústico, 103
      glabelar, 103
      clono do pé, 100
      ptose, 102
      nistagmo, 102
      pupilas, 102
      fenômeno, 103
        dos olhos de boneca, 103
        do sol poente, 103
        de Willi, 103
Exsangüíneotransfusão, ver EST
Extra-Sistolia
  tratamento, 611
Extrofia
  vesical, 685
    introdução, 685
    etiopatogenia, 685
    quadro clínico, 686
    diagnóstico, 688
    conduta, 688
  cloacal, 685
    introdução, 685
    etiopatogenia, 685
    quadro clínico, 687
    diagnóstico, 688
    conduta, 688

F

Face
  do RN, 90
    fácies, 90
    olhos, 90
    hemorragia, 90
      conjuntival, 90
    oftalmia, 90
      neonatorum, 90
    orelhas, 92
    nariz, 92
    boca, 92
Fácies
  exame da, 82
  no RN, 82
Fallot
  tetralogia de, 598, 600
    conduta, 600
      crises hipoxêmicas, 600
Família
  recém-nascido e, 15
  atenção humanizada ao, 15
Farmacologia
  neonatal, 815-842
    introdução, 815
      composição corporal, 815
      proteínas plasmáticas, 815
      características, 816
        gastrintestinais, 816
        da pele, 816
        biotransformação, 816
        excreção renal, 817
      classificação das drogas, 817
      usadas na gravidez, 817
      principais drogas utilizadas, 818
        aciclovir, 818
        aminoglicosídeos, 818
        aminofilina-teofilina, 819
        anfotericina B, 820
          lipossomal, 821
        aztreonam, 821
        cefotaxime, 822
        ceftaziadime, 822
        ceftriaxona, 823
        cisaprida, 824
        dobutamina, 824
        dopamina, 825
        espironolactona, 825
        fenobarbital, 826
        fluconazol, 826
        furosemida, 827
        gentamicina, 827
        ganciclovir, 828
        hidroclorotiazina, 828
        imipenem, 829
        indometacina, 830
        lorazepam, 830
        meperidina, 831
        meropenem, 931
        diazepam, 831
        difenillidantoína, 832
        midazolam, 832
        morfina, 833
        naloxone, 834
        nifedipina, 834
        nitroprussiato de sódio, 834
        palivizumab, 835
        penicilina G, 835
        prostaglandina E1, 836
        surfactante, 836
        tolazolina, 838
        vancomicina, 839
        zidovudina, 839
      drogas, 840
        com efeito teratogênicos, 840
          provados em humanos, 840
        contra-indicadas na amamentação, 840
Fator(es)
  Rh, 75
    materno, 75
    e RN, 75
  de risco, 76
    no pré-parto, 76
      ausência de pré-natal, 76
      idade materna extrema, 76
      natimorto anterior, 77
      gestação múltipla, 77
      infecção materna, 77
      diabetes materno, 78
      hipertensão arterial crônica, 79
      DHEG, 79
      oligoidrâmnio, 79
      poliidrâmnio, 79
      isoimunização Rh, 80
        cuidados no parto, 80
      prematuridade, 80
      pós-maturidade, 81
      discrepância entre peso, 81
      e idade gestacional, 81
      ruptura prolongada de membranas, 82
Fêmur
  fraturas do, 716
    proximal, 716
      clínica, 716
      radiologia, 716
      tratamento, 716
    diáfise do, 716
Fenobarbital, 826
Fenômeno
  dos olhos, 103
    de boneca, 103
    do sol poente, 103
    de Willi, 103
Fístula(s)
  traqueoesofágica, 692, 694
    atresia de esôfago com, 692
    tratamento, 692
    recidiva, 694
Flavobacterium
  meningite por, 637
Fluconazol, 826
Fluidoterapia
  riscos da, 415
  padrão ideal de, 415
Flutuação
  atitude de, 99
  no RN, 99
Fluxo
  pulmonar, 592, 597, 598, 604
    aumentado, 592, 604
      cardiopatias com, 592, 604
        não-cianogênicas, 592
        cianogênicas, 604
    diminuído, 597, 598
      cardiopatias com, 597, 598
        não-cianogênicas, 597
        cianogênicas, 598
Fototerapia
  na icterícia, 544
  neonatal, 544
  para RN ictéricos, 886-896
    mecanismo de ação, 886-896
      fotoisomerização, 886
      fotooxidação, 887
    uso clínico, 886-896
    introdução, 886
    eficácia, 887
    bilirrubina, 888, 894
      concentração sérica inicial de, 888
      níveis séricos indicativos, 894

superfície corporal exposta, 888
distância da fonte luminosa, 888
dose de irradiância, 889
tipos de luz utilizadas, 890
  branca, 890
  azul, 891
  verde, 891
  com emissão de iodo, 891
tipos de, 892
  convencional, 892
  com lâmpada halógena, 892
  Biliblanket, 893
  de alta intensidade, 893
Fralda(s)
  dermatite de, 562
Fratura(s)
  no RN, 711–717
    por tocotraumatismo, 711–717
    introdução, 711
    diagnóstico diferencial, 712
    da clavícula, 712
    do úmero, 713
    do fêmur, 716
Fuga
  reflexo de, 101
  no RN, 101
Função
  renal, 650
    determinação da, 651
    no RN, 650
Furosemida, 827

G

Galant
  reflexo de, 100
  no RN, 100
Galeno
  veia de, 786
    aneurisma da, 786
Ganciclovir, 828
Gastrosquise
  introdução, 677
  embriologia, 677
  etiopatogenia, 677
  quadro clínico, 678
  diagnóstico, 680
  conduta, 681
GCP (Glaucoma Congênito Primário)

conceito, 732
incidência, 732
hereditariedade, 732
quadro clínico, 733
propedêutica, 733
diagnóstico, 733
  diferencial, 733
tratamento, 734
Genitália
  do RN, 96
    masculina, 96
    feminina, 97
  ambígua, 455–473
    introdução, 455
    conceito, 456
    fundamentos, 459
    classificação, 462
      pseudo-hermafroditismo feminino, 462
      PHM, 464
    diagnóstico etiológico, 465
      anamnese, 466
      exame físico, 466
      avaliação, 466, 467
        radiológica, 466
        histopatológica, 467
        laboratorial, 468
    conduta, 469
      orientação à família, 469
      escolha do sexo de criação, 470
      abordagem cirúrgica, 472
      tratamento hormonal, 473
Genoadermatose(s)
  aplasia cutânea, 559
    congênita, 559
  hipoplasia, 559
    da derme, 559
  buloses, 559
  epidermólise, 559
    bolhosa, 559
  incontinência pigmentar, 560
Gentamicina, 827
Germe(s)
  multirresistentes, 52
    no berçário, 52
    uso de antimicrobianos e, 52
Gestação
  múltipla, 77
    como fator de risco, 77
    no pré-parto, 77
Glabelar
  reflexo, 103
  no RN, 103

Glaucoma(s)
  da infância, 732–736
    introdução, 732
    anirida, 735
    secundários, 736
  congênito primário, *ver* GCP
  do desenvolvimento, 734
    com anomalias associadas, 734
    conceito, 734
    síndrome de Axenfeld-Rieger, 734
    anomalia de Peters, 735
Glicose
  distúrbios metabólicos da, 419–436
    hipoglicemia neonatal, 419
    hiperglicemia neonatal, 427
Grupo
  sangüíneo, 75
    materno, 75
    e RN, 75

H

HC (Hipotireoidismo Congênito), 475–480
  definição, 475
  etiologia, 475
  fisiologia, 476
  triagem neonatal, 476
  caso suspeito, 478
    avaliação inicial de, 478
  prematuridade, 478
  baixo peso, 478
  quadro clínico, 478
  tratamento, 479
  acompanhamento, 479
  prognóstico, 480
Hemangioma(s), 557
Hemorragia
  conjuntival, 90
    no RN, 90
  intracraniana, *ver* HIC
  intraventricular, *ver* HIVe
  subaracnóidea, *ver* HSA
  supra-renal, *ver* HSR
Hemoterapia
  em RN, 903–908
    aspectos básicos da, 903–908
      introdução, 903
      indicações, 904
      complicações, 907
      considerações finais, 908

ÍNDICE REMISSIVO

Hepatite
  B, 516
    em RN, 516
      introdução, 516
      transmissão perinatal, 516
      profilaxia, 517
      esquema vacinal, 519
      posologia, 519
      via de administração, 519
      proteção, 520
        eficácia da, 520
        duração, 520
      reações adversas, 520
      intercambialidade, 520
      prevenção da infecção perinatal, 520
      triagem sorológica das gestantes, 521
      conduta em RN, 521
        de mães HBsAg-positivas, 521
        de mães com sorologia desconhecida, 522
        testagem sorológica pós-vacinal, 522
Hérnia
  diafragmática, 662
    congênita, 662
      introdução, 662
      embriologia, 663
      patologia, 663
      fisiopatologia, 663
      quadro clínico, 665
      diagnóstico, 665
      conduta, 666
      cirurgia, 668
      manuseio pós-operatório, 669
      mortalidade, 669
      seguimento tardio, 669
      perspectivas futuras, 669
  inguinal, 682
    introdução, 682
    etiopatogenia, 683
    quadro clínico, .683
    diagnóstico, 683
    conduta, 684
Herpes
  simples, 45, 562
    prevenção do, 45
    no RN, 45
    neonatal, 562
  neonatal, 285–288
    introdução, 285
    etiologia, 285
    epidemiologia, 285
    patogenia, 286
    manifestações clínicas, 287

diagnóstico laboratorial, 287
tratamento, 287
prevenção, 288
Heterotopia
  estudo da, 783
    por imagem, 783
HIC (Hemorragia Intracraniana)
  no neonato, 640–647
    introdução, 640
    HIVe, 640
    subdural, 646
    HSA, 646
    do plexo coróide, 647
    intracerebelar, 647
    talâmica, 647
    parenquimatosa, 647
    extradural, 647
    cefaloematoma, 647
    trombose, 647
      venosa, 647
      dos seios cerebrais, 647
  no RN, 767
    estudo da, 767
      por imagem, 767
Hidratação
  venosa, 411–417
    no RN, 411–417
      introdução, 411
      indicações, 411
      perda insensível de água, 412
        fatores que afetam a, 412
      necessidades diárias, 413
        de líquidos, 413
      fluidoterapia, 415
        riscos de, 415
        padrão ideal de, 415
      monitorização da, 416
      corrigindo a desidratação, 417
Hidroanencefalia
  estudo da, 782
    por imagem, 782
Hidrocefalia
  estudo da, 777
    por imagem, 777
  obstrutiva, 779, 780
    intraventricular, 779
    não-comunicante, 779
    extraventricular, 780
    comunicante, 780
Hidroclorotiazida, 828
Hiperbilirrubinemia
  neonatal, 535, 536
    peculiaridades da, 535

relevantes, 535
etiologia da, 536
Hiperceratose
  epidermolítica, 561
Hiperglicemia
  neonatal, 427
    definição, 427
    etiopatogenia, 428
    achados clínicos, 429
    diagnósticos, 429
    prevenção, 429
    tratamento, 429
    complicações, 429
Hiperplasia
  de glândulas sebáceas, 552
Hipertensão
  arterial crônica, 79
    como fator de risco, 79
    no pré-parto, 79
  pulmonar, 228
    persistente, 228
      introdução, 228
      etiopatogenia, 228
      fisiopatologia, 228
      diagnóstico, 229
      tratamento, 230
      prognóstico, 233
Hipertonia
  no RN, 84
Hipertricose
  lanuginosa, 553
Hiperviscosidade
  sangüínea, 529–533
    no período neonatal, 529–533
      introdução, 529
      definição, 529
      considerações, 529
      causas, 530
      fisiopatologia, 530
      manifestações clínicas, 530
      tratamento, 533
Hipocalcemia
  neonatal, 429
    introdução, 429
    definição, 430
    etiopatogenia, 430
    achados clínicos, 430
    diagnóstico, 430
    tratamento, 430
Hipoglicemia
  neonatal, 419
    introdução, 419
    aspectos metabólicos, 419
    definição, 420
    incidência, 420

etiopatogenia, 421
achados clínicos, 425
diagnóstico, 426
tratamento, 426
Hipomagnesemia
definição, 435
etiopatogenia, 435
achados clínicos, 436
diagnóstico, 436
tratamento, 436
complicações, 436
Hipomelanose
de Ito, 556
Hipoplasia
da derme, 559
de coração, 607
esquerdo, 607
tratamento, 608
Hipotermia
cerebral, 191
Hipotireoidismo
congênito, ver HC
Hipotonia
no RN, 83
localizada, 83
generalizada, 84
Hipoxemia
criança com, 933
abordagem á, 933
HIVe (Hemorragia
Intraventricular)
etiologia, 640
patologia, 640
fatores de risco, 641
pré-natais, 641
intraparto, 641
diagnóstico, 641, 643
clínico, 641
por imagem, 643
tratamento, 644
agudo, 645
prognóstico, 646
Holoprosencefalia
estudo da, 782
por imagem, 782
HSA (Hemorragia
Subaracnóidea), 646
HSR (Hemorragia Supra-Renal)
imagens da, 765

I

ICC (Insuficiência Cardíaca
Congestiva)
no RN, 608
causas, 608

Icterícia
neonatal, 534–546
introdução, 534
bilirrubina, 534, 535
produção nos RN, 534
metabolismo, 535
hiperbilirrubinemia, 535
peculiaridades
relevantes, 535
etiologia, 536
fisiológica, 538
do leite materno, 538
exame físico, 539
diagnóstico, 539
complicações, 541
síndrome neurológica,
541
Kernicterus, 541
icterícia nuclear, 541
encefalopatia
bilirrubínica, 541
tratamento, 541
fototerapia, 544
conduta, 541
fototerapia, 544
EST, 544
tratamento
medicamentoso, 544
Ictiose(s), 560
lamelar, 560
ligada ao sexo, 561
Idade
materna, 76
avançada, 76
como fator de risco, 76
no pré-parto, 76
gestacional, 81
discrepância entre peso e,
81
como fator de risco, 81
no pré-parto, 81
Identificação
do RN, 107
no berçário intermediário,
107
IH (Infecções Hospitalares)
introdução, 39
definição, 40
epidemiologia, 41
etiologia, 41
controle de, 43
PCIH, 43
VE, 43
Íleo
obstrução do, 696
Imagem(ens)
essenciais, 741–766

exames em neonatologia
por, 741–766
tórax, 741
abdome, 741
manifestações
radiológicas de
doenças, 755
renais, 755
supra-renais, 755
Imipenem, 829
Impetigo, 561
Impressão
geral, 82
no exame físico, 82
fácies, 82
reação ao estímulo
táctil, 83
postura corporal de
repouso, 83
tônus muscular, 83
conformação corporal,
84
movimentos
espontâneos, 85
choro, 85
Imunização
em RN, 510–524
introdução, 510
BCG, 511
hepatite B, 516
VSR, 522
Incontinência
pigmentar, 560
Indometacina, 830
Infância
glaucomas da, 732–736
introdução, 732
GCP, 732
do desenvolvimento, 734
com anomalias
associadas, 734
anirida, 735
secundários, 736
Infecção
controle da, 39–55
no berçário, 39–55
introdução, 39
mecanismos de defesa,
39
do recém-nascido, 39
definição, 40
epidemiologia, 41
etiologia, 41
colonização, 42
fatores de risco, 42
hospitalares, 43
vigilância e, 43

medidas de prevenção e, 44
área física, 46
recursos humanos, 46
visitantes, 46
paramentação, 46
olhos, 47
pele, 47
coto umbilical, 47
cateter intravascular, 48
trato respiratório, 48
leite, 49
lavagem das mãos, 49
precauções, 50
  padrão, 50
  de contato, 51
  respiratórias para gotículas, 51
  respiratórias para aerossóis, 51
isolamento, 50
  situações especiais de, 52
surtos, 52
germes multirresistentes, 52
uso de antimicrobianos e, 52
saúde ocupacional, 54
hospitalares, ver IH
materna, 77
  no parto, 77
  como fator de risco, 77
  no pré-parto, 77
por parvovírus, 261–267
  B19, 261–267
  sistemática, 261
  descrição, 261
  histórico, 261
  patogenia, 262
  epidemiologia, 262
  doença fetal, 263
  diagnóstico da infecção, 265, 266
    materna, 265
    fetal, 266
  prevenção, 267
por CMV, 280–283
  introdução, 280
  etiologia, 280
  transmissão vertical, 280
    epidemiologia da, 280
  patogenia, 281
  manifestações clínicas, 282
  diagnóstico laboratorial, 282

tratamento, 283
prevenção, 283
Insuficiência
  cardíaca congestiva, ver ICC
  renal aguda, ver IRA
Internação
  em UTI, 63
    indicações de, 63
  em unidades intermediárias, 63, 64
    indicações de, 63, 64
Intervenção
  fonoaudiológica, 960–973
    em UTI neonatal, 960–973
    introdução, 960
    comportamento motor oral, 961
      bases anatômicas, 961
      bases fisiológicas, 961
    trabalho em equipe, 965
    buscando vínculo com a família, 965
    avaliação do neonato, 966, 967
      auditiva, 966
      oral, 967
    RN de risco para alimentação, 966
    tratamento, 967
  fisioterapêutica, 975–988
    no RN, 975–988
    introdução, 975
    desenvolvimento motor normal, 976
    possíveis alterações nos bebês de risco, 977
    aspectos cinesiológicos, 977
    manuseios terapêuticos, 981
Intestino
  delgado, 695
    obstruções congênitas do, 695
    introdução, 695
    etiopatogenia, 696
    classificação, 696
    quadro clínico, 697
    diagnóstico, 699
    conduta, 701
IRA (Insuficiência Renal Aguda)
  no período neonatal, 649–661
    introdução, 649
    diagnóstico, 649, 653, 656
    pré-natal, 649
    conduta, 649, 657
    função renal, 650

determinação da, 650
manejo, 653
fisiopatologia, 656
tratamento, 657
prognóstico, 660
Isoimunização
  Rh, 80
    cuidados no parto, 80
Isolamento
  no berçário, 50
    situações de, 52
    especiais, 52
  sala de, 64
    internação na, 64
    indicações, 64

J

Jejuno
  obstrução do, 696
JUP (Estenose de Junção Ureteropélvica)
  imagens de, 756
Justiça
  na neonatologia, 7

K

Kernicterus
  na icterícia, 541
  neonatal, 541

L

Labial
  reflexo, 102
    no RN, 102
Lactente(s)
  leites para, 335
    composição dos, 335
Leite
  e controle de infecção, 48
    no berçário, 48
  humano, 328–334
    banco de, 328–334
    introdução, 328
    normas de funcionamento, 328
    definições, 328
    conceitos, 358
    lay-out, 330
    equipamentos, 330
    utensílios, 330
    equipe com atuação no, 330

multiprofissional, 330
doadoras, 330
  coleta, 331
  ordenha, 331
    passos para, 331
  processamento, 332
  acondicionamento, 332
  pasteurização, 332
  estocagem no, 332
  distribuição, 332
  controle, 333
    de qualidade, 333
    sanitário, 333
    físico-químico, 333
  material utilizado, 334
    higienização, 334
    esterilização, 334
materno, 335–339
  introdução, 335
  aleitamento, 335, 338, 339
    razões para, 335
    contra-indicações, 338
    riscos nutricionais, 339
  composição do, 335
    para RN, 335
    para lactentes, 335
  educação materna, 335
  alojamento, 336
    conjunto, 336
  amamentação, 336–339
    técnicas de, 336
    passos para o sucesso, 337
    normas recomendadas, 338
    dieta materna e, 339
Lesão(ões)
  cerebral, 183, 185
    em RN asfixiados, 183, 185
    quando ocorre, 183
    por que ocorre, 183
    extensão, 185
    distribuição, 185
  cutâneas benignas, 549
    transitórias, 549
    mílios, 549
    cistos epidérmicos, 549
    miliária, 549
    hiperplasia de glândulas sebáceas, 552
    verniz caseoso, 552
    descamação, 552
    acrocianose, 552
    cutis marmorata, 552
    pustulose transitória neonatal, 552

eritema tóxico neonatal, 552
bolhas de sucção, 553
hipertricose lanuginosa, 553
mancha mongólica, 553
vasculares, 556
malformações, 556, 557
  capilares, 556
  venosas, 557
da medula, 717
  no RN, 717
  clínica, 717
  tratamento, 717
Leucocoria(s)
  diagnóstico das, 730
  diferencial, 730
Leucomalacia periventricular, *ver* LPV
Líquido(s)
  necessidades diárias de, 413
  biológicos, 855–863
    colheita de, 855–863
    noções gerais sobre, 855–863
    transporte de, 855–863
    noções gerais sobre, 855–863
Lisencefalia
  estudo da, 783
  por imagem, 783
Lorazepam, 830
LPV (Leucomalacia Periventricular)
  estudo da, 777
  por imagem, 777
Lúpus
  neonatal, 562
Luxação(ões)
  no RN, 711–717
    por tocotraumatismo, 711–717
    introdução, 711
    diagnóstico diferencial, 712
    do ombro, 715

M

Mãe-canguru
  método, 21
  benefícios, 22
Magnésio
  distúrbios metabólicos do, 419–436
  hipomagnessemia, 435

Malformação(ões)
  adenomatóide cística, 674
  congênita, 674
    introdução, 674
    etiopatogenia, 674
    quadro clínico, 675
    diagnóstico, 675
    conduta, 676
  do cérebro, 780
  congênitas, 780
Mancha
  mongólica, 553
    caput succedaneum, 553
    cefaloematoma, 553
  café-com-leite, 555
  hipocrômicas, 555
  salmão, 556
  em vinho do Porto, 556
Mão(s)
  lavagem das, 49
    e controle de infecção, 49
  no berçário, 49
Mecônio
  eliminação de, 109
    no RN, 109
  aspiração de, 223
    síndrome de, 223
      introdução, 223
      etiopatogenia, 223
      fisiopatologia, 224
      diagnóstico, 225
      tratamento, 226
      profilaxia, 227
      prognóstico, 227
Medicação(ões)
  maternas, 74
  e RN, 74
Medicina
  fetal, 25–31
    introdução, 25
Medida(s)
  antropométricas, 109
  do RN, 109
Medula
  lesão da, 717
    clínica, 717
    tratamento, 717
Megacólon
  congênito, 701
    introdução, 701
    etiopatogenia, 703
    quadro clínico, 703
    diagnóstico, 703
    conduta, 705
Meio Ambiente
  da unidade neonatal, 19
    intervenções no, 19

ÍNDICE REMISSIVO | 1015

tátil, 20
ruído na, 20
sonoro, 20
estratégias para
adequar, 20
Membrana(s)
ruptura prolongada de, 82
como fator de risco, 82
no pré-parto, 82
Membro(s)
do RN, 97
extremidades, 97
Meningite
neonatal, 628–638
introdução, 628
fisiopatologia, 628
etiologia, 629
manifestações clínicas, 629
diagnóstico, 630
ventriculite, 633
punção ventricular, 633
terapêutica, 633
complicações, 636
com comportamento, 637
diferenciado, 637
com abordagem, 637
diferenciada, 637
prognóstico, 638
por *Citrobacter*, 637
koseri, 637
por *Chryseobacterium*, 637
meningossepticum, 637
por *Flavobacterium*, 637
por candida, 638
Meperidina, 831
Meropenem, 931
Midazolam, 832
Miliária, 549
Mílio(s), 549
Morfina, 833
Moro
reflexo de, 101
no RN, 101
Morte
celular, 184
em RN, 184
Movimento(s)
simetria de, 85
espontâneos, 85
do RN, 85

N

Naloxone, 834
Não reanimar
recomendações de, 8

na neonatologia, 8
Natimorto
anterior, 77
como fator de risco, 77
no pré-parto, 77
Necropsia
do RN, 144
introdução, 144
protocolo, 144
Necrose
neuronal seletiva com lesão
difusa, ver NNSD
Neonatal
unidade, 19
meio ambiente da, 19
intervenções no, 19
circulação, 32
UTI, 57–71
histórico, 57
estrutura, 58
área física, 59
recursos materiais, 59
equipe de atendimento, 62
médicos, 62, 63
assistente, 63
enfermagem, 62
outros profissionais, 62
familiares, 63
internação em, 63
indicações de, 63
escores de gravidade, 64
CRIB, 64
SNAP, 65
NTISS, 65
período, 147–181, 529–533,
613–626, 649–661
reanimação no, 147–181
introdução, 147
hospitalar, 148, 163
extra-hospitalar, 171, 177
policitemia no, 529–533
introdução, 529
definição, 529
considerações, 529
causas, 530
fisiopatologia, 530
manifestações clínicas,
530
tratamento, 533
hiperviscosidade sangüínea
no, 529–533
introdução, 529
definição, 529
considerações, 529
causas, 530
fisiopatologia, 530

manifestações clínicas,
530
tratamento, 533
convulsões no, 613–626
introdução, 613
epidemiologia, 613
fisiopatologia, 613
padrão, 614, 615
clínico, 614
eletroencefalográficos,
615
tipos de, 614
manifestações clínicas,
614
síndromes epilépticas,
616
classificação das, 616
de início precoce, 617
em RN gravemente
enfermo, 617
em RN relativamente
saudáveis, 617
etiologia, 618
tratamento, 621
curso, 623
prognóstico, 623
conclusões, 623
IRA no, 649–661
introdução, 649
diagnóstico, 649, 653,
656
pré-natal, 649
conduta, 649, 657
determinação da função
renal, 650
manejo, 653
fisiopatologia, 656
tratamento, 657
prognóstico, 660
asfixia, 186
prevenção da, 186
herpes, 285–288
introdução, 285
etiologia, 285
epidemiologia, 285
patogenia, 286
manifestações clínicas, 287
diagnóstico laboratorial,
287
tratamento, 287
prevenção, 288
sepse, 312–327
introdução, 312
epidemiologia, 312
definições, 312
infecção, 313
mecanismos de, 313

ÍNDICE REMISSIVO

agentes causais, 314
fatores de risco, 315
  maternos, 315
  do RN, 316
  ambientais, 317
quadro clínico, 317
diagnóstico, 318, 322
  diferencial, 322
profilaxia, 323
tratamento, 324
teste de triagem, 449–454
  introdução, 449
  coleta das amostras, 451
  tempo de, 451
  considerações especiais, 451
  coleta do material, 452
    instruções para, 452
  manuseio do material, 452
    instruções para, 452
icterícia, 534–546
  introdução, 534
  bilirrubina, 534, 535
    produção nos RN, 534
    metabolismo, 535
  hiperbilirrubinemia, 535
    peculiaridades relevantes, 535
    etiologia, 536
  exame físico, 539
  diagnóstico, 539
  complicações, 541
    síndrome neurológica, 541
    Kernicterus, 541
    icterícia nuclear, 541
    encefalopatia bilirrubínica, 541
  tratamento, 541
    fototerapia, 544
  conduta, 541
    fototerapia, 544
    EST, 544
    tratamento medicamentoso, 544
colestase, 534–546
avaliação auditiva, 789–807
  introdução, 789
  comportamento auditivo, 791
    desenvolvimento normal, 791
  perda auditiva, 792
    escala de, 792
  deficiência auditiva, 792
    etiologia da, 792
  audiometria, 793

comportamental, 793
orelha média, 794
  medidas de complacência, 794
tronco encefálico, 796
  PEA de, 796
emissões otoacústicas, 800
triagem auditiva, 805
  universal, 805
farmacologia, 815–842
  introdução, 815
  composição corporal, 815
  proteínas plasmáticas, 815
  características, 816
    gastrintestinais, 816
    da pele, 816
  biotransformação, 816
  excreção renal, 817
  classificação das drogas, 817
    usadas na gravidez, 817
  principais drogas utilizadas, 818
    aciclovir, 818
    aminoglicosídeos, 818
    aminofilina-teofilina, 819
    anfotericina B, 820
      lipossomal, 821
    aztreonam, 821
    cefotaxime, 822
    ceftaziadime, 822
    ceftriaxona, 823
    cisaprida, 824
    dobutamina, 824
    dopamina, 825
    espironolactona, 825
    fenobarbital, 826
    fluconazol, 826
    furosemida, 827
    gentamicina, 827
    ganciclovir, 828
    hidroclorotiazida, 828
    imipenem, 829
    indometacina, 830
    lorazepam, 830
    meperidina, 831
    meropenem, 931
    diazepam, 831
    difenilidantoína, 832
    midazolam, 832
    morfina, 833
    naloxone, 834
    nifedipina, 834
    nitroprussiato de sódio, 834

    palivizumab, 835
    penicilina G, 835
    prostaglandina E1, 836
    surfactante, 836
    tolazolina, 838
    vancomicina, 839
    zidovudina, 839
  drogas, 840
    com efeito teratogênicos, 840
    provados em humanos, 840
    contra-indicadas na amamentação, 840
ventilação mecânica, 925–940
  introdução, 925
  histórico, 925
  tipos de respiradores, 926
    características, 927
  indicações gerais, 927
  parâmetros do ventilador, 928
  ajustes, 931
  uso de drogas durante, 932
  cuidados com tubo traqueal, 933
  criança com hipoxemia, 933
    abordagem à, 933
  desmame, 935
  extubação, 936
    seqüência, 936
    drogas para, 936
    outras formas de, 936
enfermagem, 989–1000
  principais procedimentos de, 989–1000
  considerações gerais, 989
  ambiente físico-terapêutico, 990
  admissão, 991
  nutrição, 993
  administração de medicamento, 995
  oxigenoterapia, 996
  pré-operatório, 998
  pós-operatório, 998
  alta hospitalar, 999
  seguimento, 1000
Neonatologia
  princípios éticos em, 3–12
  introdução, 3
  fazer bem, 4
  não fazer mal, 4
  autonomia, 4
  vida, 5

ÍNDICE REMISSIVO | 1017

preservação da, 5
justiça, 7
recursos, 7
   distribuição de, 7
aparelho de ventilação, 7
   retirar criança de, 7
NP, 7
   suspensão de, 7
   testemunhas de Jeová, 7
   pesquisa médica, 8
   não reanimar, 8
   recomendações de, 8
atenção na, 15
   humanizada, 15
exames em, 741–766
   por imagens essenciais, 741–766
      tórax, 741
      abdome, 741
      manifestações radiológicas de doenças, 755
      renais, 755
      supra-renais, 755
Neonatologista
   exame da placenta, 137–145
      importância, 137–145
      introdução, 137
      estrutura, 137
      cordão umbilical, 138
      exame, 138
      necropsia do RN, 144
Nevo(s)
   congênitos, 553
      pigmentados, 553
      melanocíticos, 553
      sebáceo, 554
      acrômico, 554
Nifedipina, 834
Nistagmo
   no RN, 102
Nitroprussiato
   de sódio, 834
NNSD (Necrose Neuronal Seletiva com Lesão Difusa)
   estudo da, 777
   por imagem, 777
NP (Nutrição Parenteral)
   suspensão de, 7
   na neonatologia, 7
   no RN, 361–378
      introdução, 361
      objetivo da, 362
      necessidades nutricionais, 363
      água, 363
      eletrólitos, 363

energia, 367
macronutrientes, 367
micronutrientes, 372
vitaminas, 372
oligoelementos, 372
prescrições, 376
cuidados, 376
complicações, 377
   metabólicas, 378
   vias, 378
      venosas, 378
      arteriais, 378
   infecciosa, 378
NTISS *(Neonatal Therapeutic Interventions Scoring System)*
   escore de, 65
Nutrição
   parenteral, *ver NP*
   materna, 73
   e RN, 73
   enteral, 341–359
   no RN, 341–359
      definição, 341
      ontogênese do tubo digestório, 341
      necessidades nutricionais, 343

O

Obstrução(ões)
   do intestino delgado, 695
      congênitas, 695
         introdução, 695
         etiopatogenia, 696
         classificação, 696
         quadro clínico, 697
         diagnóstico, 699
         conduta, 701
      duodenal, 696
      do jejuno, 696
      do íleo, 696
   ureteral, 757
      baixa, 757
      imagens de, 757
Oftalmoscopia, 942–943
   introdução, 942
   fundo-de-olho, 942
   exame de, 942
Olho(s)
   infecção nos, 47
      controle de, 47
      no berçário, 47
   de boneca, 103
   fenômeno de, 103
   no RN, 103
Oligoidrâmnio
   como fator de risco, 79

   no pré-parto, 79
Ombro
   luxação do, 715
      tratamento, 715
   epífise distal do, 716
   fratura da, 716
      clínica, 716
      radiologia, 716
      tratamento, 716
ON (Óxido Nítrico)
   uso do, 909–913
      introdução, 909
      utilização clínica, 909
Onfalite, 562
Onfalocele
   introdução, 677
   embriologia, 677
   etiopatogenia, 677
   quadro clínico, 678
   diagnóstico, 680
   conduta, 681
Oral
   reflexo, 102
      de procura, 102
      no RN, 102
Orelha
   média, 794
      medidas de, 794
      de complacência, 794
Óxido
   nítrico, *ver ON*

P

Palivizumab, 524, 835
Parede
   abdominal, 100, 677–689
      reflexo da, 100
         no RN, 100
      patologias cirúrgicas da, 677–689
         onfalocele, 677
         gastrosquise, 677
         hérnia inguinal, 682
         extrofia, 685
            vesical, 685
            cloacal, 685
Parto
   infecção materna no, 77
      como fator de risco, 77
      no pré-parto, 77
   cuidados no, 80
      isoimunização Rh, 80
   sala de, 105
      atendimento inicial na, 105
      aspectos gerais, 105
      aspiração, 106

laqueadura do cordão
umbilical, 106
avaliação da vitalidade,
107
Parvovírus
B19, 261–267
infecção por, 261–267
sistemática, 261
descrição, 261
histórico, 261
patogenia, 262
epidemiologia, 262
doença fetal, 263
diagnóstico da infecção,
265, 266
materna, 265
fetal, 266
prevenção, 267
PCA (Persistência do Canal
Arterial)
quadro clínico, 593
tratamento, 594
Pé
clono do, 100
no RN, 100
preensão do, 101
reflexo da, 101
no RN, 101
PEA (Potencial Evocado
Auditivo)
de tronco encefálico, 796
Pele
infecção na, 47
controle de, 47
no berçário, 47
do RN, 85, 548
edema, 86
localizado, 87
generalizado, 87
embriogênese, 548
aspectos fisiológicos, 548
escaldada, 561
síndrome da, 561
Penicilina
G, 835
Perda
de água, 412
insensível de, 412
em RN pré-termo, 412
auditiva, 792
escala de, 792
Pescoço
do RN, 93
Peso
discrepância de, 81
e idade gestacional, 81
como fator de risco, 81
no pré-parto, 81

Pesquisa
médica, 8
na neonatologia, 8
Peters
anomalia de, 735
diagnóstico, 735
diferencial, 735
tratamento, 735
PHM (Pseudo-Hermafroditismo
Masculino), 464
Placenta
importância do exame,
137–145
para neonatologista,
137–145
introdução, 137
estrutura, 137
cordão umbilical, 138
exame, 138
necropsia do RN, 144
Plexo
coróide, 647
hemorragia do, 647
Pneumotórax
introdução, 670
etiopatogenia, 670
quadro clínico, 671
diagnóstico, 671
conduta, 671
Policitemia
no período neonatal, 529–533
introdução, 529
definição, 529
considerações, 529
causas, 530
fisiopatologia, 530
manifestações clínicas, 530
tratamento, 533
Poliidrâmnio
como fator de risco, 79
no pré-parto, 79
Pós-maturidade
como fator de risco, 81
no pré-parto, 81
Postura
corporal, 83
em repouso, 83
do RN, 83
Potencial
evocado auditivo, ver PEA
Precaução(ões)
no berçário, 50
padrão, 50
de contato, 51
respiratórias, 51
para gotículas, 51
para aerossóis, 51

Preensão
reflexo de, 101
no RN, 101
do pé, 101
no RN, 101
Prematuridade
como fator de risco, 80
no pré-parto, 80
anemia da, 526–528
introdução, 526
conceituação, 526
características, 527
manifestações clínicas, 527
indicadores, 527
retinopatia da, ver ROP
Prematuro
doença óssea do, 432
metabólica, 432
introdução, 432
fatores de risco, 432
fisiopatologia, 432
achados clínicos, 434
diagnóstico, 434
tratamento, 435
Pré-natal
ausência de, 76
como fator de risco, 76
no pré-parto, 76
Pressão
arterial, 591
medida da, 591
no RN, 591
Prevenção
medidas de, 44
periparto, 44
pós-parto, 44
no RN, 44–46
de infecção, 44
por EGB, 44
pelo HIV, 45
de hepatite B, 45
do HTLV, 45
tipo I, 45
tipo II, 45
da varicela, 45
do herpes simples, 45
da tuberculose, 46
pulmonar, 46
de doenças infecciosas, 46
Prostaglandina
E1, 836
Pseudo-hermafroditismo
feminino, 462
masculino, ver PHM
Psicólogo
contribuição do, 947–959

ÍNDICE REMISSIVO

na unidade neonatal, 947–959
  introdução, 947
  comportamento do RN, 948
  bebê nasceu: e agora?, 952
  relação, 954, 958
    pais-bebês, 954
    pais-profissionais de saúde, 958
    RN de risco, 956
    levar o bebê para casa, 959
    outro desafio, 959
Ptose
  no RN, 102
Pulmão
  fetal, 35
    desenvolvimento do, 35
Pulso(s)
  periféricos, 591
    exame dos, 591
    no RN, 591
Punção
  ventricular, 633
Pupila(s)
  exame das, 102
    neurológico, 102
    no RN, 102
  branca, 730
    diagnóstico das, 730
    diferencial, 730
Pustulose
  neonatal, 552
    transitória, 552

Q

Quadril
  displasia do desenvolvimento do, ver DDQ

R

Reanimação
  no período neonatal, 147–181
    introdução, 147
    hospitalar, 148, 150, 163
      com recursos, 148, 163
      poucos, 163
      na sala de parto, 150
    extra-hospitalar, 171, 177
      com recursos, 171
      sem recursos, 177
Recém-nascido, ver RN

Recurso(s)
  distribuição de, 7
  na neonatologia, 7
Reflexo
  no RN, 99
  de Chvostek, 99
  bicipital, 99
  patelar, 99
  de Babinsky, 100
  de Galant, 100
  da coluna vertebral, 100
  cremastérico, 100
  anal, 101
  de Moro, 101
  de fuga, 101
  de preensão, 101
  de preensão do pé, 101
  labial, 102
  oral de procura, 102
  de sucção, 102
  de deglutição, 102
  corneano, 103
  óptico de deslumbramento, 103
  de deslumbramento acústico, 103
  glabelar, 103
Refluxo
  gastresofágico, 481–493, 694
    conceito, 481
    incidência, 482
    prevalência, 482
    fisiopatologia, 482
    fisiológico, 484, 486
      avaliação clínica, 486
    patológico, 484, 486
      avaliação clínica, 486
    quadro clínico, 484
    diagnóstico, 486
    tratamento, 489
      medidas clássicas, 489
      farmacológico, 490
      cirúrgico, 491
    na atresia de esôfago, 694
  vesicoureteral, ver RVU
Resgate
  neuronal, 191
    potências estratégicas de, 191
      neurotrofinas, 191
      hipotermia cerebral, 191
Respiração
  início da, 35
    adaptações ao, 35
Respirador(es)
  tipos de, 926
Retinopatia
  da prematuridade, ver ROP

Reto
  do RN, 96
Rim
  multicístico displásico, ver RMD
Ritter
  doença de, 561
RMD (Rim Multicístico Displásico)
  imagens de, 757
RN (Recém-Nascido)
  atenção humanizada ao, 14–23
    introdução, 14
    a neonatologia, 15
    a família, 15
    a equipe, 18
    unidade neonatal, 19
      meio ambiente da, 19
      intervenções no, 19
    no Brasil, 21
      método mãe-canguru, 21
  defesa do, 39
    mecanismos de, 39
  na UTI, 64
    escores de gravidade, 64
      CRIB, 64
      SNAP, 65
      NTISS, 65
  semiologia do, 73–103
    anamnese, 73
    história, 73
      materna, 73
      obstétrica, 73
      familiar, 75
      fatores de risco, 76
      no pré-parto, 76
    exame físico, 82
      impressão geral, 82
      pele, 85
      cabeça, 87
      pescoço, 93
      tórax, 93
      cardiovascular, 94
      abdome, 94
      ânus, 96
      reto, 96
      genitália, 96
      coluna, 97
      membros, 97
      neurológico, 98
  assistência ao, 105–122
    introdução, 105
    na sala de parto, 105
      atendimento inicial, 105
      berçário intermediário, 107

atendimento no, 107
alojamento conjunto, 119
  atendimento no, 119
alta hospitalar do, 124–136
  introdução, 124
  critérios, 124
  pré-alta, 125
  exame físico, 127
  documentos entregues, 128
  conclusão, 135
necropsia do, 144
  introdução, 144
  protocolo, 144
distúrbios respiratórios do, 223–243
  síndrome da aspiração, 223
    do mecônio, 223
  hipertensão pulmonar, 228
    persistente, 228
  taquipnéia transitória do RN, 233
  DBP, 236]
leites para, 335
  composição dos, 335
nutrição enteral no, 341–359
  definição, 341
  tubo digestório, 341
    ontogênese do, 341
  necessidades nutricionais, 343
    água, 345
    energia, 345
    carboidratos, 347
    gorduras, 347
    proteínas, 348
    minerais, 351
    vitaminas, 351
    oligoelementos, 351
  instruções de procedimentos, 352
  tipos de leite, 355
  alimentação enteral, 356
    mínima, 356
    trófica, 356
    intolerância, 357
      sinais de, 357
      condutas nas, 357
NP no, 361–378
  introdução, 361
  objetivo da, 362
  necessidades nutricionais, 363
    água, 363
    eletrólitos, 363
    energia, 367
    macronutrientes, 367
    micronutrientes, 372

vitaminas, 372
oligoelementos, 372
prescrições, 376
cuidados, 376
complicações, 377
  metabólicas, 378
  vias, 378
    venosas, 378
    arteriais, 378
    infecciosa, 378
imunização em, 510–524
  introdução, 510
  BCG, 511
  hepatite B, 516
  VSR, 522
sindrômico, 564–589
  introdução, 564
  diagnóstico pré-natal, 564
    métodos, 565
      não-invasivos, 565
      invasivos, 565
    higroma cístico, 567
    oligoidrâmnio, 568
    poliidrâmnio, 569
    hidropsia fetal, 569
      não-imune, 569
  exame do, 571, 588
    na sala de parto, 571
    no berçário, 575
    laboratoriais, 588
      regras para solicitação, 588
  nascimento do, 587
  considerações finais, 588
cardiopatias congênitas no, 590–611
  introdução, 590
  inspeção, 590
    cianose, 590
    dispnéia, 591
  exame, 591
    dos pulsos periféricos, 591
    do tórax, 591
    pressão arterial, 591
      medida da, 591
  diagnóstico, 592
  conduta, 592
  não-cianogênicas, 592, 597
    com fluxo pulmonar, 592, 597
      aumentado, 592
      diminuído, 597
  cianogênicas, 598, 604
    com fluxo pulmonar, 598, 604
      diminuído, 598

aumentado, 604
ICC no, 608
  causas, 608
arritmias no, 610
  taquicardia
    supraventricular, 610
  extra-sistolia, 611
fraturas no, 711–717
  por tocotraumatismo, 711–717
  introdução, 711
  diagnóstico diferencial, 712
  da clavícula, 712
  do úmero, 713
  do fêmur, 716
luxações no, 711–717
  por tocotraumatismo, 711–717
  introdução, 711
  diagnóstico diferencial, 712
  do ombro, 715
SNC do, 767–788
  estudo por imagem do, 767–788
  introdução, 767
  HIC, 767
  afecções
    hipóxico-isquêmicas, 777
  hidrocefalia, 777
  malformações
    congênitas do cérebro, 780
  hidroanencefalia, 782
  holoprosencefalia, 782
  desordens de migração neuronal, 783
  fechamento do tubo neural, 786
    distúrbios de, 786
  disgenesia do corpo caloso, 786
  complexo de Dandy-Walker, 786
  aneurisma da veia de Galeno, 786
grave, 849–851
transporte do, 843–851
  introdução, 843
  histórico, 843
  indicações, 846
  preparos, 846
  problemas comuns no, 847
  estresse no, 847

angústia no, 847
sedação no, 847
dor no, 847
qualificação da equipe, 848
equipamento médico necessário, 849
escolha da forma de, 849
consentimento, 850
ictéricos, 886–896
fototerapia para, 886–896
mecanismo de ação, 886–896
uso clínico, 886–896
introdução, 886
eficácia, 887
bilirrubina, 888, 894
concentração sérica inicial de, 888
níveis séricos indicativos, 894
superfície corporal exposta, 888
distância da fonte luminosa, 888
dose de irradiância, 889
tipos de luz utilizadas, 890
tipos de, 892
hemoterapia em, 903–908
aspectos básicos da, 903–908
introdução, 903
indicações, 904
complicações, 907
considerações finais, 908
intervenção no, 975–988
fisioterapêutica, 975–988
introdução, 975
desenvolvimento motor normal, 976
possíveis alterações nos bebês de risco, 977
aspectos cinesiológicos, 977
manuseios terapêuticos, 981
ROP (Retinopatia da Prematuridade), 738–740
introdução, 738
fisiopatologia, 739
manifestações oculares, 739
tratamento, 739
prognóstico, 739
Rubéola
congênita, 269–279
introdução, 269
epidemiologia, 270
transmissão, 270
imunidade, 270
patogênese, 271
manifestações clínicas, 272
diagnóstico, 276
tratamento, 277
prevenção, 277
pós-natal, 272
complicações, 272
Ruptura
prolongada de membranas, 82
como fator de risco, 82
no pré-parto, 82
RVU (Refluxo Vesicoureteral)
imagens do, 759

S

Sala
de isolamento, 64
internação na, 64
indicações, 64
de parto, 105
atendimento inicial na, 105
aspectos gerais, 105
aspiração, 106
laqueadura do cordão umbilical, 106
avaliação da vitalidade, 107
Saúde
ocupacional, 54
no berçário, 54
geral, 73
materna, 73
e RN, 73
Seio(s)
cerebrais, 647
trombose dos, 647
Sepse
neonatal, 312–327
introdução, 312
epidemiologia, 312
definições, 312
infecção, 313
mecanismos de, 313
agentes causais, 314
fatores de risco, 315
maternos, 315
do RN, 316
ambientais, 317
quadro clínico, 317
diagnóstico, 318, 322
diferencial, 322
profilaxia, 323
tratamento, 324
Septo
íntegro, 601
atresia com, 601
pulmonar, 601
Sífilis
congênita, 289–298, 562
introdução, 289
transmissão, 289
fatores de risco, 289
agente etiológico, 290
patogenia, 290
quadro clínico, 291
diagnóstico, 293
ultra-sonografia antenatal, 293
microscopia de campo escuro, 294
coloração para imunofluorescência indireta, 294
sangue fetal, 294
Doppler obstétrico, 294
diferencial, 296
tratamento, 296
da gestante, 296
do RN, 297
acompanhamento, 297
prognóstico, 298
Sina(ais)
vitais, 108
avaliação dos, 108
temperatura, 108
freqüência, 108
cardíaca, 108
respiratória, 108
Síndrome
de aspiração, 223
de mecônio, 223
introdução, 223
etiopatogenia, 223
fisiopatologia, 224
diagnóstico, 225
tratamento, 226
profilaxia, 227
prognóstico, 227
da imunodeficiência adquirida, ver AIDS/SIDA
neurológica, 541
na icterícia, 541
neonatal, 541
da pele escaldada, 561
de Axenfeld-Rieger, 734
diagnóstico, 734
diferencial, 734
tratamento, 735

ÍNDICE REMISSIVO

Sistema
  cardiovascular, 32
    circulação, 32, 34
      fetal, 32
      neonatal, 32
  nervoso central, *ver* SNC
SNAP *(Score for Neonatal Acute Physiology)*
  escore de, 65
  II, 65
SNC (Sistema Nervoso Central)
  do RN, 767–788
    estudo por imagem do, 767–788
    introdução, 767
    HIC, 767
    afecções
      hipóxico-isquêmicas, 777
      hidrocefalia, 777
      malformações congênitas do cérebro, 780
      hidroanencefalia, 782
      holoprosencefalia, 782
      desordens de migração neuronal, 783
      fechamento do tubo neural, 786
        distúrbios de, 786
      disgenesia do corpo caloso, 786
      complexo de Dandy-Walker, 786
      aneurisma da veia de Galeno, 786
Sódio
  nitroprussiato de, 834
Sucção
  reflexo de, 102
    no RN, 102
  bolhas de, 553
Surfactante, 836
  exógeno, 915–923
    introdução, 915
    tipos de, 915
      naturais, 915, 916
      modificados, 916
      artificiais, 916
      sintéticos, 917
    benefícios, 917
    efeitos colaterais, 919
    eficácia, 921
    administração, 921
    cuidados, 921
    dose, 922

T

Taquicardia
  supraventricular, 610
    envolvendo via acessória, 610
Taquipnéia
  transitória, 233
    do RN, 233
      introdução, 233
      incidência, 234
      etiopatogenia, 234
      fisiopatologia, 234
      diagnóstico, 235
      tratamento, 235
      profilaxia, 236
      prognóstico, 236
Temperatura
  adaptação de, 36
  termogênese química, 37
Termogênese
  química, 37
Teste
  de triagem, 449–454
    neonatal, 449–454
      introdução, 449
      tempo de coleta das amostras, 451
      considerações especiais, 451
      coleta do material, 452
      manuseio do material, 452
Testemunha(s)
  de Jeová, 7
    na neonatologia, 7
Tetralogia
  de Fallot, 598, 600
    conduta, 600
      crises hipoxêmicas, 600
TGVB (Transposição dos Grandes Vasos da Base), 604
  conduta, 606
Tocotraumatismo
  fraturas por, 711–717
    no RN, 711–717
      introdução, 711
      diagnóstico diferencial, 712
      da clavícula, 712
      do úmero, 713
      do fêmur, 716
  luxações por, 711–717
    no RN, 711–717
      introdução, 711
      diagnóstico diferencial, 712
      do ombro, 715

Tolazolina, 838
Tonicidade
  muscular, 99
    no RN, 99
Tônus
  muscular, 83
    no RN, 83
      hipotonia, 83
      hipertonia, 84
Tórax
  do RN, 93, 591
    inspeção, 93
      mamilos, 93
      clavícula, 93
      pulmões, 93
    exame do, 591
    patologias do, 662–676
      cirúrgicas, 662–676
        hérnia diafragmática congênita, 662
        pneumotórax, 970
        enfisema lobar congênito, 672
        malformação adenomatóide cística congênita, 674
    exame do, 741
      por imagens essenciais, 741
      normal, 743
      patológico, 744
Toxoplasmose
  congênita, 244–260
    introdução, 244
    etiologia, 244
    epidemiologia, 246
    patogenia, 247
    patologia, 247
    transmissão, 248
    diagnóstico, 248, 250, 252, 258
      na gestante, 248
      no feto, 250
      no RN, 252
      diferencial, 258
    manifestações clínicas, 255
      infecção subclínica, 255
      doença clinicamente aparente, 255
      sistema nervoso central, 255
      toxoplasmose ocular, 255
    tratamento, 258
Tração
  dos braços, 99
    no RN, 99

Transporte
  do RN grave, 849–851
    introdução, 843
    histórico, 843
    indicações, 846
    preparos, 846
    problemas no, 847
      comuns, 847
      criança no, 847
        estresse na, 847
        angústia na, 847
        sedação na, 847
        dor na, 847
      equipe de, 848
        qualificação da, 848
      equipamento médico, 849
        necessário, 849
      escolha da forma de, 849
        ambulância, 849
        helicóptero, 850
        bimotor, 850
      consentimento, 850
  de líquidos biológicos, 855–863
    noções gerais sobre, 855–863
      introdução, 855
      preparo da amostra, 857
      preservação da amostra, 861
Transposição
  dos grandes vasos da base, ver TGVB
Traqueomalacia
  na atresia de esôfago, 695
Trato
  respiratório, 48
    e controle de infecção, 48
    no berçário, 48
Trombose
  venosa, 647
    dos seios, 647
      cerebrais, 647
  de veia renal, ver TVR
Tronco
  encefálico, 796
    PEA de, 796
Trunco
  arterioso, 606
    comum, 606
Tubo
  digestório, 341
    ontogênese do, 341
      na nutrição enteral no RN, 341
  neural, 786
    fechamento do, 786

  distúrbios de, 786
  traqueal, 933
    cuidados com, 933
    na ventilação mecânica, 933
TVR (Trombose de Veia Renal)
  imagens da, 763

U

Úmero
  fraturas do, 713
    proximal, 713
      clínica, 714
      radiologia, 714
      tratamento, 714
    diáfise do, 715
Unidade
  neonatal, 19, 947–959
    meio ambiente da, 19
    intervenções no, 19
    contribuição do psicólogo na, 947–959
      introdução, 947
      comportamento do RN, 948
      bebê nasceu: e agora?, 952
      relação, 954, 958
        pais-bebês, 954
        pais-profissionais de saúde, 958
      RN de risco, 956
      levar o bebê para casa, 959
      outro desafio, 959
    de terapia intensiva, ver UTI
Uretra
  posterior, 761
    válvula de, ver VUP
UTI (Unidade de Terapia Intensiva)
  neonatal, 57–71, 960–973
    histórico, 57
    estrutura, 58
      área física, 59
      recursos materiais, 59
      equipe de atendimento, 62
        médicos, 62, 63
          assistente, 63
        enfermagem, 62
        outros profissionais, 62
        familiares, 63
      internação em, 63
        indicações de, 63
        escores de gravidade, 64

      CRIB, 64
      SNAP, 65
      NTISS, 65
    intervenção
      fonoaudiológica em, 960–973
        introdução, 960
        comportamento motor oral, 961
          bases anatômicas, 961
          bases fisiológicas, 961
        trabalho em equipe, 965
        buscando vínculo com a família, 965
        avaliação do neonato, 966, 967
          auditiva, 966
          oral, 967
        RN de risco para alimentação, 966
        tratamento, 967

V

Válvula
  pulmonar, 600
    atresia de, 600
      com CIV, 600
  tricúspide, 602
    atresia da, 602
      tratamento, 602
  de uretra posterior, ver VUP
Vancomicina, 839
Vaso(s)
  da base, 604
    grandes, 604
      transposição dos, ver TGVB
  umbilicais, 870–876
    cateterização de, 870–876
      conceito, 870
      canulização, 871, 875
        da artéria, 871
        da veia, 875
VD (Ventrículo Direito)
  via de saída de, 607
    dupla, 607
Veia(s)
  pulmonares, 607
    drenagem total de, 607
      anômala, 607
  renal, 763
    trombose de, ver TVR
  de Galeno, 786
    aneurisma da, 786
  umbilical, 875
    canulização da, 875

indicações, 875
material necessário, 875
cateter, 875
 cálculo do tamanho, 874
técnica, 875
complicações, 876
Ventilação
 aparelho de, 7
 retirar criança de, 7
 mecânica, 925-940
 neonatal, 925-940
  introdução, 925
  histórico, 925
  tipos de respiradores, 926
  características, 927
  indicações gerais, 927
  parâmetros do ventilador, 928
  ajustes, 931
  uso de drogas durante, 932
  cuidados com tubo traqueal, 933
  criança com hipoxemia, 933
   abordagem à, 933
  desmame, 935
  extubação, 936

seqüência, 936
drogas para, 936
outras formas de, 936
Ventriculite, 633
 tratamento da, 636
Ventrículo
 único, 607
 direito, *ver* VD
Verniz
 caseoso, 552
Vida
 preservação da, 5
  na neonatologia, 5
 extra-uterina, 32-38
  adaptação fetal á, 32-38
  introdução, 32
  sistema cardiovascular, 32
  adaptação, 35-37
  pulmonar, 35
  de temperatura, 36
  endócrina, 37
Vírus
 da AIDS/SIDA, 302
  classificação, 302
  morfologia, 302
  estrutura molecular, 302
 sincicial respiratório, *ver* VSR
Visitante(s)
 e paramentação, 46

no controle de infecção, 46
 no berçário, 46
Vitalidade
 avaliação da, 107
 pelo escore de Apgar, 107
Vitamina
 K, 109
  aplicação de, 109
  no RN, 109
VSR (Vírus Sincicial Respiratório)
 em RN, 522
 introdução, 522
 imunoprofilaxia, 523
  VSR-IGIV, 523
  Palivizumab, 524
VUP (Válvula de Uretra Posterior)
 imagens da, 761

W

Willi
 fenômeno de, 103
 no RN, 103

Z

Zidovudina, 839